Essential Echocardiography
A Companion to Braunwald's Heart Disease

Braunwald 心脏病学
超声心动图精要

原著　[美] Scott D. Solomon

　　　[美] Justina C. Wu

　　　[美] Linda D. Gillam

插图　[美] Bernard E. Bulwer

主译　宋海波　唐　红　刘　进

中国科学技术出版社
· 北 京 ·

图书在版编目（CIP）数据

Braunwald 心脏病学超声心动图精要 /（美）斯科特·D. 所罗门 (Scott D. Solomon)，（美）贾斯蒂娜·C. 吴 (Justina C. Wu)，（美）琳达·D. 吉勒姆 (Linda D. Gillam) 原著；宋海波，唐红，刘进主译 . — 北京：中国科学技术出版社，2023.1

书名原文：Essential Echocardiography: A Companion to Braunwald's Heart Disease

ISBN 978-7-5046-9687-8

Ⅰ.① B… Ⅱ.①斯…②贾…③琳…④宋…⑤唐…⑥刘… Ⅲ.①超声心动图—教材 Ⅳ.① R540.4

中国版本图书馆 CIP 数据核字 (2022) 第 122559 号

著作权合同登记号：01-2022-1371

策划编辑　孙　超　焦健姿
责任编辑　孙　超
文字编辑　史慧勤　汪　琼
装帧设计　佳木水轩
责任印制　徐　飞

出　　版　中国科学技术出版社
发　　行　中国科学技术出版社有限公司发行部
地　　址　北京市海淀区中关村南大街 16 号
邮　　编　100081
发行电话　010-62173865
传　　真　010-62179148
网　　址　http://www.cspbooks.com.cn

开　　本　889mm×1194mm　1/16
字　　数　974 千字
印　　张　43.5
版　　次　2023 年 1 月第 1 版
印　　次　2023 年 1 月第 1 次印刷
印　　刷　运河（唐山）印务有限公司
书　　号　ISBN 978-7-5046-9687-8/R·2942
定　　价　398.00 元

Elsevier（Singapore）Pte Ltd.

3 Killiney Road, #08–01 Winsland House I, Singapore 239519

Tel:（65）6349–0200; Fax:（65）6733–1817

This Translation of *Essential Echocardiography: A Companion to Braunwald's Heart Disease* by Scott D. Solomon, Justina C. Wu, Linda D. Gillam, illustration by Bernard E. Bulwer was undertaken by China Science and Technology Press and is published by arrangement with Elsevier（Singapore）Pte Ltd.

Essential Echocardiography: A Companion to Braunwald's Heart Disease by Scott D. Solomon, Justina C. Wu, Linda D. Gillam, illustration by Bernard E. Bulwer 由中国科学技术出版社进行翻译，并根据中国科学技术出版社与爱思唯尔（新加坡）私人有限公司的协议约定出版。

Braunwald 心脏病学超声心动图精要（宋海波　唐红　刘进，译）

ISBN: 978–7–5046–9687–8

Copyright © 2023 by Elsevier（Singapore）Pte Ltd. and China Science and Technology Press

译校者名单

主　译　宋海波　唐　红　刘　进

译校者　（以姓氏笔画为序）

王　馨　邓晓倩　玉　红　白文娟　刘古月

许　钊　许炯辉　李　萍　李诗月　宋海波

张　璐　张伟义　张孟秋　陈　皎　陈长伟

陈丽萍　陈明静　周文英　郑剑桥　郑寅曦

赵雨意　唐　丽　康　慧　程　浩　蔡宇燕

熊　伟　潘四磊　魏　薪

内容提要

本书引进自 Elsevier 出版社，是一部系统学习超声心动图基础理论和基本知识的经典教材。全书共十一篇 49 章，系统介绍了超声心动图原理、目标导向的心脏结构、功能评估的基本方法，归纳了常见心肌、瓣膜、大血管疾病超声心动图基本知识，还重点阐释了超声心动图与急诊、麻醉重症、心脏内 / 外科及放射影像等学科的横向联系，总结了超声心动图的最新进展，如掌上超声、多模式检查和多学科协作等。书中有关慢性系统性疾病合并心脏损害、心脏占位、成人先天性心脏病等方面的专科诊疗内容，以及书末附录中的超声心动图定量指标的参考值、常用超声心动图的基本概念与公式，对非心脏内科专业的临床医生补充相关知识颇有帮助。本书内容实用，图表丰富，讲解细致，既可作为超声医生的案头工具书，又可为临床心脏外科医生提供指导。

补充说明

书中参考文献条目众多，为方便读者查阅，已将本书参考文献更新至网络，读者可扫描右侧二维码，关注出版社"焦点医学"官方微信，后台回复"Braunwald 心脏病学超声心动图精要"，即可获取。

原书编著者名单

原 著

Scott D. Solomon, MD
The Edward D. Frohlich Distinguished Chair
Professor of Medicine, Harvard Medical
    School Director
Director, Noninvasive Cardiology
Brigham and Women's Hospital
Boston, Massachusetts

Justina C. Wu, MD, PhD
Assistant Professor of Medicine
Co-Director, Noninvasive Cardiology
Brigham and Women's Hospital
Boston, Massachusetts

**Linda D. Gillam, MD, MPH, FACC,
    FASE, FESC**
Dorothy and Lloyd Huck Chair
Department of Cardiovascular Medicine
Medical Director, Cardiovascular Service Line
Morristown Medical Center/Atlantic Health System
Morristown, New Jersey
Professor of Medicine
Sidney Kimmel Medical College
Thomas Jefferson University
Philadelphia, Pennsylvania

插 图

Bernard E. Bulwer, MD, FASE
Noninvasive Cardiovascular Research
Cardiovascular Division
Brigham and Women's Hospital
Boston, Massachusetts

参编者

Theodore Abraham, MD
Meyer Friedman Distinguished Professor of
    Medicine
Director, Echocardiography
University of California at San Francisco
San Francisco, California

Vikram Agarwal, MD, MPH
Noninvasive Cardiovascular Imaging Program
Department of Medicine (Cardiology) and
    Radiology
Brigham and Women's Hospital
Boston, Massachusetts

Lillian Aldaia, MD
Department of Cardiovascular Medicine
Morristown Medical Center, Gagnon
Cardiovascular Institute
Morristown, New Jersey

M. Elizabeth Brickner, MD
Professor
Department of Internal Medicine
Division of Cardiology
UT Southwestern Medical Center
Dallas, Texas

Bernard E. Bulwer, MD, FASE
Noninvasive Cardiovascular Research
Cardiovascular Division
Brigham and Women's Hospital
Boston, Massachusetts

Romain Capoulade, PhD
Echocardiography
Massachusetts General Hospital
Boston, Massachusetts

Maja Cikes, MD, PhD
Assistant Professor

Department for Cardiovascular Diseases
University of Zagreb School of Medicine
University Hospital Centre Zagreb
Zagreb, Croatia

Sarah Cuddy, MBBCh
Brigham and Women's Hospital Heart and
    Vascular Center
Boston, Massachusetts

Jan D'hooge, PhD
Professor
Department of Cardiovascular Sciences
University of Leuven
Leuven, Belgium

Rodney H. Falk, MD
Division of Cardiovascular Medicine
Brigham and Women's Hospital
Boston, Massachusetts

Patrycja Z. Galazka, MD
Division of Cardiovascular Medicine
Brigham and Women's Hospital
Boston, Massachusetts

Linda D. Gillam, MD, MPH, FACC,
FASE, FESC
Dorothy and Lloyd Huck Chair
Department of Cardiovascular Medicine
Medical Director, Cardiovascular Service
Line
Morristown Medical Center/Atlantic Health
System
Morristown, New Jersey
Professor of Medicine
Sidney Kimmel Medical College
Thomas Jefferson University
Philadelphia, Pennsylvania

Alexandra Goncalves, MD, MMSc, PhD
Cardiovascular Division
Brigham and Women's Hospital
Boston, Massachusetts
Department of Physiology and Cardiothoracic
Surgery
University of Porto Medical School
Porto, Portugal

John Gorcsan III, MD
Professor of Medicine
Director of Clinical Research
Washington University in St. Louis
St. Louis, Missouri

John D. Groarke, MBBCh, MSc, MPH
Brigham and Women's Hospital Heart and
Vascular Center;
Cardio-Oncology Program
Dana-Farber Cancer Institute/Brigham and
Women's Hospital
Boston, Massachusetts

Deepak K. Gupta, MD
Assistant Professor of Medicine
Division of Cardiovascular Medicine
Vanderbilt Translational and Clinical
Cardiovascular Research Center
Vanderbilt University Medical Center
Nashville, Tennessee

Rebecca T. Hahn, MD, FACC, FASE
Director of Interventional Echocardiography
Center for Interventional and Vascular
Therapy
Columbia University Medical Center
New York, New York

Sheila M. Hegde, MD
Cardiovascular Division
Brigham and Women's Hospital
Boston, Massachusetts

Carolyn Y. Ho, MD
Cardiovascular Division
Brigham and Women's Hospital
Boston, Massachusetts

Stephen J. Horgan, MB, BCh, PhD
Cardiology Fellow
Morristown Medical Center
Morristown, New Jersey

Judy Hung, MD
Associate Director
Echocardiography
Division of Cardiology
Massachusetts General Hospital
Boston, Massachusetts

Eric M. Isselbacher, MD, MSc
Director, Healthcare Transformation Lab
Co-Director, Thoracic Aortic Center
Massachusetts General Hospital
Associate Professor of Medicine
Harvard Medical School
Boston, Massachusetts

Kurt Jacobsen, RDCS
Lead Sonographer
Echocardiography Lab
Brigham & Women's Hospital
Boston, Massachusetts

Konstantinos Koulogiannis, MD
Associate Director
Cardiovascular Core Lab
Department of Cardiovascular Medicine
Morristown Medical Center
Morristown, New Jersey

André La Gerche, MBBS, PhD
Laboratory Head
Department of Sports Cardiology
Baker Heart and Diabetes Institute
Cardiologist
St. Vincent's Hospital
Melbourne, Victoria, Australia
Visiting Professor
Department of Cardiovascular Medicine
KU Leuven
Leuven, Brabant, Belgium

Jonathan R. Lindner, MD
M. Lowell Edwards Professor of Cardiology
Knight Cardiovascular Institute and Oregon
National
Prime Research Center
Oregon Health & Science University
Portland, Oregon

Dai-Yin Lu, MD
Instructor
National Yang-Ming University School of
Medicine
Taiwan, China
Visiting Scientist
Department of Cardiology
The Johns Hopkins University School of
Medicine
Baltimore, Maryland

Judy R. Mangion, MD, FACC, FAHA,
FASE

Associate Director of Echocardiography
Department of Cardiovascular Medicine
Brigham and Women's Hospital
Boston, Massachusetts

Warren J. Manning, MD
Section Chief, Non-invasive Cardiac Imaging &
Testing
Cardiovascular Division
Beth Israel Deaconess Medical Center
Professor of Medicine and Radiology
Harvard Medical School
Boston, Massachusetts

Leo Marcoff, MD
Director of Interventional Echocardiography
Department of Cardiovascular Medicine
Morristown Medical Center
Morristown, New Jersey
Assistant Professor of Medicine
Sidney Kimmel Medical College
Thomas Jefferson University
Philadelphia, Pennsylvania

Thomas H. Marwick, MBBS, PhD, MPH
Director and Chief Executive, Professor
Baker Heart and Diabetes Institute
Melbourne, Victoria, Australia

Federico Moccetti, MD
Oregon Health & Science University
Portland, Oregon
Cardiovascular Division
University Hospital Basel
Basel, Switzerland

Monica Mukherjee, MD, MPH
Assistant Professor of Medicine
Department of Cardiology
Johns Hopkins University
Baltimore, Maryland

Denisa Muraru, MD, PhD
Department of Cardiac, Thoracic, and
Vascular Sciences
University of Padua
Padua, Italy

Jagat Narula, MD, DM, PhD
Associate Dean for Global Affairs and
Professor
Departments of Medicine and Cardiology
Icahn School of Medicine at Mount Sinai
New York, New York

Faraz Pathan, MBBS
Imaging Cardiovascular Fellow
Menzies Institute for Medical Research
Hobart, Tasmania, Australia

Elke Platz, MD, MS
Assistant Professor
Department of Emergency Medicine
Brigham and Women's Hospital
Harvard Medical School
Boston, Massachusetts

Jose Rivero, MD, RDCS
Cardiovascular Department
Brigham and Women's Hospital
Boston, Massachusetts

Mário Santos, MD, PhD
Faculty of Medicine
Department of Physiology and Cardiothoracic
    Surgery
Cardiovascular R&D Unit
University of Porto
Department of Cardiology
Porto Hospital Center
Porto, Portugal

Sara B. Seidelmann, MD, PhD
Cardiovascular Division
Brigham and Women's Hospital
Boston, Massachusetts

Keri Shafer, MD
Adult Congenital Heart Disease Cardiologist
Brigham and Women's Hospital
Instructor
Boston Children's Hospital
Harvard Medical School
Boston, Massachusetts

Amil M. Shah, MD, MPH
Assistant Professor of Medicine
Harvard Medical School
Associate Physician
Division of Cardiovascular Medicine
Brigham and Women's Hospital
Boston, Massachusetts

Douglas C. Shook, MD, FASE
Chief, Division of Cardiac Anesthesia
Department of Anesthesiology, Perioperative
    and Pain Medicine
Brigham and Women's Hospital, Harvard
    Medical School
Boston, Massachusetts

Scott D. Solomon, MD
The Edward D. Frohlich Distinguished Chair
Professor of Medicine, Harvard Medical
    School
Director, Noninvasive Cardiology
Brigham and Women's Hospital
Boston, Massachusetts

Jordan B. Strom, MD
Division of Cardiovascular Disease
Beth Israel Deaconess Medical Center
Instructor in Medicine
Harvard Medical School
Boston, Massachusetts

Timothy C. Tan, MBBS, PhD
Clinical Associate Professor
Department of Cardiology
Westmead Hospital
University of Sydney
Westmead, Australia
Conjoint Associate Professor
Department of Cardiology
Blacktown Hospital, Western Sydney
    University
Blacktown, Australia

Eliza P. Teo, MBBS
The Department of Cardiology
Royal Melbourne Hospital
Melbourne, Australia

Seth Uretsky, MD, FACC
Medical Director of Cardiovascular Imaging
Department of Cardiovascular Medicine
Morristown Medical Center
Morristown, New Jersey
Professor of Medicine
Sidney Kimmel School of Medicine
Thomas Jefferson University
Philadelphia, Pennsylvania

Rory B. Weiner, MD
Inpatient Medical Doctor
Cardiology Division
Massachusetts General Hospital;
Assistant Professor of Medicine
Harvard Medical School
Boston, Massachusetts

Leah Wright, BAppSc
Baker Heart and Diabetes Institute
Melbourne, Victoria, Australia

Justina C. Wu, MD, PhD
Assistant Professor of Medicine
Co-Director, Noninvasive Cardiology
Brigham and Women's Hospital
Boston, Massachusetts

译者前言

　　一个偶然的机会，在推广"华西维思模心超手语"的过程中，我们看到了这部堪称经典的超声心动图参考书——*Essential Echocardiography: A Companion to Braunwald's Heart Disease*。书中独具匠心的创意插图一张接一张，令人目不暇接，譬如左心室十七节段和容积 – 时间曲线的结合、原发孔中央型房间隔缺损边缘用不同的颜色分区、右心室心搏量与肺动脉压力及肺血管阻力的关系等插图让人印象深刻。

　　令人震撼的是，本书配有 600 余幅风格统一的精美插图，书中内容涵盖超声心动图的基础理论、基本知识和基本技能，准确详尽地传递了大量文字无法有效表达的信息，令本书真正配得上 *Essential Echocardiography* 这样的书名。

　　本书的大部分著者来自心脏内科和超声心动图专业，在具体写作中兼顾急诊、重症、麻醉、放射、心脏外科等诸多专业的从业人员，因此不论是哪个专业的医生，只要你是对超声心动图感兴趣，本书都值得花时间去仔细研读。

　　翻译过程中我们反复斟酌，希望能够准确表达原著者的原意，但由于译者众多，风格各异，解读有别，加之中外语言表达习惯有所不同，中文翻译版中可能存在一些表述不妥或失当之处，恳请各位同行和读者批评指正。

四川大学华西医院

致谢

　　谨以本书献给 Caren、Will、Katie 和 Dan。

——Scott D. Solomon

　　谨以本书献给 Tsu-ming 和 Grace。

——Justina C. Wu

　　谨以本书献给 John、Laura 和 Jack。

——Linda D. Gillam

　　谨以本书献给让这一切成为可能的所有人，还有我的父母 Albertha 和 Joseph。

——Bernard E. Bulwer

超声心动图又称心脏超声，是最常用的心脏和大血管可视化成像技术。尽管存在其他成像技术，如心脏磁共振、计算机断层扫描（CT）、核素成像（SPECT 和 PET），超声心动图仍是心血管疾病评估和管理的基本工具。超声心动图已被证实对绝大多数心血管疾病具有诊断和评估预后的价值。与其他技术相比，它相对无创、价格低廉，且没有电离辐射的危害。由于其便携性越来越强，几乎可用于任何临床环境，因此被包括心脏科医生、重症监护医生、急诊医生和麻醉医生在内的各科医生广泛使用。

掌握超声心动图需要其实际操作者对超声基本的物理原理有很深入的理解，对心脏解剖和生理学、正常变异和不同心血管疾病的超声表现也要有一定了解。此外，超声心动图技术的关键是动手操作，获取高质量的图像有赖于操作者的技能和所接受的培训。

Essential Echocardiography: A Companion to Braunwald's Heart Disease 是一部经典的超声心动图参考书，适合所有对这项技术感兴趣的人，包括心脏科医生和心脏病学研究者、超声医生、麻醉医生、重症监护医生、急诊医生、放射科医生、住院医生和医学生。本书由专业的超声心动图专家编纂，强调实践应用而非晦涩难懂的复杂理论，同时聚焦解剖原则、生理学，以及获得和解释超声心动图图像的必要操作方法，并特别兼顾了临床治疗，既有简单到足以作为该领域入门的内容，又有全面到足以作为资深从业者参考的内容。书中插图精美、数量众多，这一点非常符合超声心动图基于视觉学习的特点，其中大部分插图都经过相关专家审核确认。插图中既有普适的经典图像，又有特殊案例，展示了数十年来多个学术机构的经验和该领域的最新进展。

超声心动图仍是一项与时俱进的重要技术。作为 *Braunwald's Heart Disease* 系列丛书之一，本书可帮助心脏病学的医学生和从业人员掌握这项必备工具，并能应用超声影像照护心脏病患者。

Scott D. Solomon，MD

Justina C. Wu，MD，PhD

Linda D. Gillam，MD，MPH，FACC，FASE，FESC

Eugene Braunwald，MD

目　录

第四篇　超声心动图评估心肌疾病

第五篇　心脏瓣膜病

第六篇　心包和大血管疾病

第七篇　肺动静脉疾病

第八篇　心脏肿块

第九篇　心脏相关全身性疾病

第十篇　成人先天性心脏病

第十一篇　超声心动图的其他形式

第一篇
超声和设备的基本原理
Principles of Ultrasound and Instrumentation

第 1 章
超声的物理原理和图像的产生
Physical Principles of Ultrasound and Generation of Images

Maja Cikes   Jan D'hooge   Scott D. Solomon   著

白文娟   译

一、概述

超声成像在临床实践中应用广泛，可以用于身体各部分的成像，包括软组织、血管和肌肉。超声成像的设备涵盖了从类似手机大小、可以手持的小超声设备到可以进行精细复杂的高端成像［如三维（3D）超声成像］的大型设备。虽然心脏和大血管的成像传统上被称为超声心动图，但图像生成的基本物理原理对所有超声设备都是通用的。终端用户应该熟悉这些原则，因为它们对于理解超声的用途、限制和对超声图像的解释至关重要，并且可以帮助优化超声系统的使用，以获得高质量的图像。

二、超声图像的生成

超声图像的生成基于脉冲回声原理。电脉冲导致探头内压电陶瓷晶体的形变[1-3]。这一形变产生了高频（＞1 000 000Hz）的声波（超声波），当探头扫查人体时声波在组织中传播，从晶体产生的声压缩波在软组织中传播的速度大约是 1530m/s。与所有的声波一样，每一次压缩之后都要进行解压缩：这些事件的频率决定了声波的频率。在诊断性超声成像中，使用频率在 2.5～10MHz，远远超过了人类的听力范围，因此称其为超声。

超声波的主要决定因素有三个：①波长（λ），表示两个压缩点之间的空间距离（它是轴向分辨率的主要决定因素，如后文定义的）；②频率（f），与波长成反比；③声速（c），对于给定的介质是常数（图 1-1A 和 B）。这三个波的特征有固定的关系：$c = \lambda f$。频率的增加（如波长缩短）意味着穿透深度减低，因为较大的黏性效应会导致更多的衰减。当声波通过组织时，组织特性（如组织密度）的变化会引起传播波的破坏，导致其能量的部分反射（镜面反射）和散射（反向散射）（图 1-2 和框 1-1）[4]。通常，镜面反射来自不同类型组织的界面（如血池和心肌，或者心肌和心包），而反向散射来自组织内部（如心肌壁）。在这两种情况下，反射反向传播到压电晶体，再次导致其变形，从而产生电信号。这个信号的振幅（称为射频信号）与晶体的变形量成正比（即反射波的振幅）。然后，这个信号被电子放大，可以通过系统的"增益"设置进行调节，对信号和噪声同时放大或缩小。除了定义返回信号的振幅外，反射结构的深度还可以根据从发射脉冲到接收脉冲的时间间隔来定义，这个时间间隔等于超声从探头到组织再返回所需要的时间。反射振幅和深度数据用于形成扫查线，整个图像构建是基于前面提到的图像（扫查线）获取和（后处理）

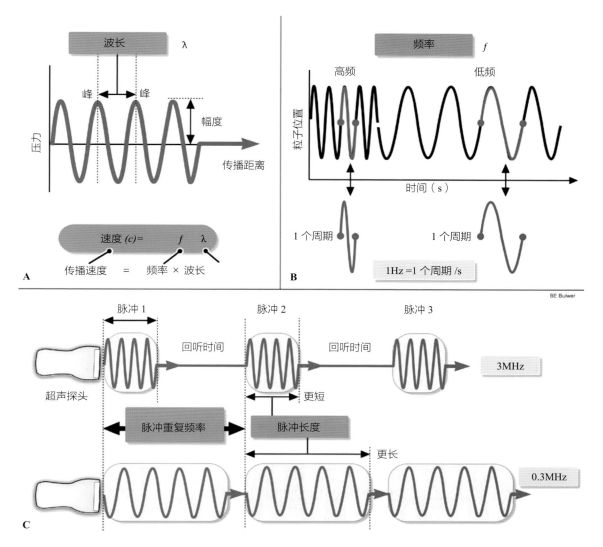

▲ 图 1-1　**A 和 B.** 将（超）声波描计为正弦波。这种波在组织中传播的波长是由频率决定的（与频率成反比），波幅是确定的，可以量化由波传送能量的总量（如压力变化）。对于声波，频率即为音调，而振幅即为音调的响度。**C.** 脉冲长度（持续时间）主要由探头的频率决定，而探头的频率与之成反比（例如，高频探头可以发出较短脉冲长度的脉冲）。这些脉冲以一定的频率发射，称为脉冲重复频率（图片由 Bernard E. Bulwer, MD, FASE 提供）

过程的重复操作。在图像采集过程中，探头以一定脉冲持续时间（脉冲长度）和一定的速率发射超声波，称为脉冲重复频率（PRF），这是超声图像时间分辨率的决定因素之一 [显然受到脉冲回波测量时间的限制（即它的决定因素）]，后文中进一步阐明（图 1-1C）。

从扫查线获得的数据可以被可视化地表示为 A 型或 B 型的图像（图 1-3）。成像射频信号最基本的模态是 A 型（A= 振幅），这种信号被成像为距离探头一定距离处的振幅峰值。然而，由于 A 型信号的可视化不具有吸引力，因此，A 型不用作图像显示选项。使用进一步处理来创建 B 型（B = 亮度）图像，其中振幅以灰阶显示（图 1-3）。为了实现这样的灰度编码，信号的多个点（如像素）是基于信号的局部振幅，用一个数字来进一步表示灰阶上的颜色。B 型数据集可以显示为 M 型（M = 运动）图像，显示了随时间变化的一维（1D）图像结构（从

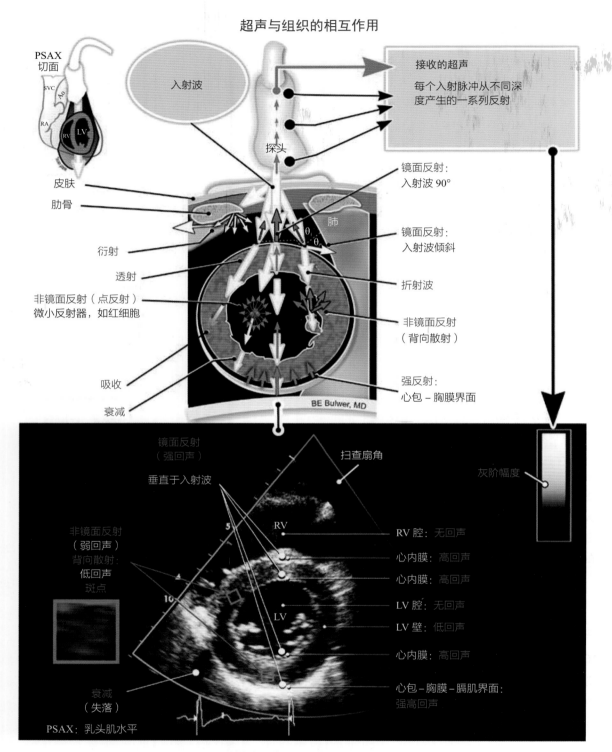

▲ 图 1-2 透射波与声界面的相互作用（即心脏结构）

透射波的一部分在界面处反射，另一部分通过组织传递。波可以折射，而透射波也可能反射并返回到探头（因此携带了信息的信号振幅）作为一个镜面反射（主要发生在不同类型组织的交界处，如心肌和心包），或背向散射（主要是来自于心肌壁）。LV. 左心室；PM. 乳头状肌；PSAX. 胸骨旁短轴切面；RV. 右心室；RA. 右心房；Ao. 主动脉；SVC. 上腔静脉（改编自 Bulwer BE, Shernan SK, Thomas J. Physics of echocardiography. In: Savage RM, Aronson S, Shernan SK, eds. *Comprehensive textbook of perioperative transesophageal echocardiography*. Philadelphia: Lippincott, Williams & Wilkins; 2009:15.）

框 1-1　超声波的衰减、反射和折射

软组织的衰减通常以每厘米每兆赫的分贝来表示 [如 dB/（cm·MHz）]，前提是假定衰减依赖于频率和波的传播距离。软组织中衰减的值是 0.5dB/（cm·MHz），这意味着在 20cm 的范围内（例如，从探头到二尖瓣环，再返回探头顶端的位置），由成人心脏超声探头（如 2.5MHz）产生的声波的振幅减少了 25dB，这意味着在探头表面接收到的声波最多（假设是完全反射和最佳聚焦）——只有发射波振幅的 5%。当频率增加 1 倍至 5MHz 时（如儿童探头），则总的衰减量增加了 1 倍，达到 50dB，这意味着只有约 0.3% 的发射波振幅从 20cm 深处返回，这可能会变得难以检测。因此，应根据需要显示的结构深度来选择合适的探头。

声波的反射和折射发生在不同的声阻抗结构上 [例如，物体密度和（或）可压缩性] 比波长大（例如，2.5MHz 的波长明显 > 0.5mm）。在这种情况下，声波的行为非常类似于光波：部分能量以稍微不同的角度进入第二介质（即折射波），部分能量被反射（即反射波）。举个简单的例子，你可以想象一下你在水下握住你的手时会看到你的手臂似乎与水面形成了一个角度。原因是水面的光波折射，超声波也存在同样的现象。因此，人们认为后壁可能会因为波在室壁界面的折射而出现扭曲（就像你的手臂在水下）。虽然这是事实，但在实践中这些折射效应通常是可以忽略的。

框 1-2　彩色图谱

像素值范围为 0～255（2^8），即对于一个 8 位系统，0 通常表示黑色，255 表示白色，中间数字对应于灰色的色调，可以扩展到一个光谱。例如，对于具有 16 位分辨率图像的当前系统，可以扩展到 65 536（2^{16}）个细微差别的灰色。此外，现代超声系统还提供了一种彩色图谱的选择，在这种情况下，这些值对应于色调，如青铜色或紫色。虽然最常使用的是灰度彩色图谱，但这并没有科学的理论依据，有些人更喜欢使用其他的配色方案，因此这仍然是个人喜好的问题。

探头到图像结构的距离显示在 y 轴上，时间记录在 x 轴上；最佳的评估需要高时间分辨率和线性测量）或作为一个二维（2D）图像。按照惯例，高振幅的强反射设定为明亮的颜色，而低振幅的弱反射以暗色显示（框 1-2）。

处理射频信号的另一点是克服了超声心动图的潜在技术限制；也就是说，由于衰减，来自离探头较远的组织反射在振幅上本来就比较小（框 1-1）。在临床实践中，这意味着超声图像的分段，例如，在心尖切面上心房将不如

心肌明亮。然而，衰减校正可以补偿这种影响，自动放大来自更深段的信号，定义为自动时间增益补偿（time-gain compensation，TGC）（图 1-4）。除了自动 TGC，大多数系统都配备了 TGC 滑块，允许操作者在图像采集期间调整各段 TGC。由于衰减效应在患者之间是可变的，因此获取超声心动图图像的初始 TGC 滑动器置于中位，然后根据患者和当前的超声心动图视图对各滑动器位置进行调整。值得注意的是，衰减在图像采集后不能修正。图像优化的最后一步是对数压缩，它可以在后处理过程中执行，在诊断成像中作为"动态范围"应用。该方法通过修改灰度值来增加图像对比度，从而得到接近黑白的图像（低动态范围）或灰度更多的图像（高动态范围）[2]。

通常，脉冲回波的持续时间大约 200μs，这由于在心脏检查中常见的波传播距离（从胸壁到心房顶和背部大约 30cm）和通过软组织超声传播的速度决定的。这意味着大约每秒进行 5000 次脉冲回波测量，而大约 180 次这种测量形成一个典型的心脏 2D 图像，通过在 90° 扫查切面发射 180 个不同方向的脉冲，为每个脉冲传播重建一条扫查线。总之，一个超声心动图图像的重建需要大约 36ms（180 次测

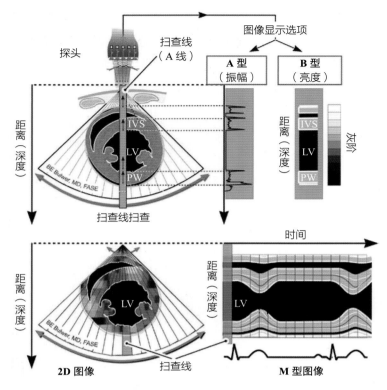

◀ 图 1-3　超声图像的产生

位于探头（左上）的压电晶体发出超声脉冲后，它穿过组织，从结构反射，并传回到探头。接收到的信号经过处理，并根据其振幅和反射深度显示出来（右上）。基本的 A 型显示图像信号为振幅峰值（右上）。在 B 型图像下，这些振幅峰值被转换成灰度，这样无反射的组织（如血池）被显示为黑色（右上）。B 型图像可以进一步显示为 2D 横截面图像（左下）或 M 型图像，M 型图像可以在一段时间内显示 1D 图像结构（右下）。请注意，振幅最大的反射来自于组织界面，如心肌和心包，或血池和心肌（上图和下图）。IVS. 室间隔；LV. 左心室；PW. 后壁（由 Bernard E. Bulwer, MD, FASE 提供；改编自 Solomon SD, Wu J, Gillam L, Bulwer BE. Echocardiography. In: Mann DL, Zipes DP, Libby P, Bonow RO, Braunwald E, eds. *Braunwald's heart disease: a textbook of cardiovascular medicine*.10th ed. Philadelphia: Elsevier; 2015:180.）

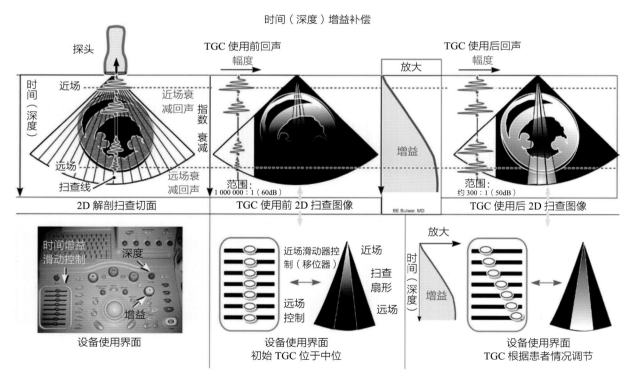

▲ 图 1-4　衰减校正设置

时间增益补偿（TGC）的最佳设置可以在扫查区域的不同深度，为来自类似反射结构的回声提供均匀的信号强度。dB. 分贝（引自 Bulwer BE, Shernan SK. Optimizing two-dimensional echocardiographic imaging. In: Savage RM, Aronson S, Shernan SK, eds. *Comprehensive textbook of perioperative transesophageal echocardiography*. Philadelphia: Lippincott, Williams & Wilkins; 2009:59.）

量 ×200μs），这意味着每秒大约有 28 帧图像。然而，帧的数量（即帧频）可以通过各种技术来实现，其中一些技术在当前的系统中已经实现，如多线采集，它可以同时构建 2～4 条线，从而将 2D 图像帧频提高 4 倍。有关高帧频成像的更多信息，请参见框 1-3。

（一）超声心动图图像的分辨率

分辨率被定义为可以分辨的两个物体之间的最短距离。超声心动图的分辨率作为一种动态技术，由空间分辨率和时间分辨率两个主要部分组成。此外，空间分辨率主要包括轴向分辨率和侧向分辨率，取决于物体相对于图像线的位置，不同的决定因素会影响图像分辨率的各个组成部分（图 1-5 至图 1-7）[1-3, 5, 6]。时间

分辨率（即帧频）表示两次后续测量之间的时间（即系统将时间事件区分为独立事件的能力）。

轴向分辨率指的是沿图像线的分辨率（即声束穿过介质时能被分辨为前后两点的最小间距）（图 1-6）。它的主要决定因素是脉冲长度（与波长类似，与频率成反比），因此较短的超声脉冲有更好的轴向分辨率（通常是波长的 1.5 ～ 2 倍）[2, 6]。脉冲长度主要由探头的特性决定：高频探头发射更短的脉冲，有着更好的轴向分辨率。实际上，典型的 2.5MHz 的扫查频率意味着波长约为 0.6mm，轴向分辨率约为 1mm。然而，由于软组织的衰减，高频脉冲的穿透力低，意味着需要在轴向分辨率与图像可视深度之间做出妥协。因此，高分辨率成像主要应用于儿童超声心动图，其中频率高达 10～12MHz 的探头可用于婴儿，反之，用于成人超声心动图的探头的频率为 2.5～3MHz。

侧向分辨率是指垂直于波束的空间分辨率（即识别两个相邻物体相对于图像线的最小距离）（图 1-7）。它主要由波束宽度决定，后者取决于探测深度和探头的大小（框 1-4）。因此，使用较窄的波束，侧向分辨率可增加 [即更大的探头接触面和（或）更浅的扫查深度]。

横向分辨率是指垂直于扫查线的分辨率，与侧向分辨率有些类似。在这种情况下，决定因素是横向上波束的尺寸（即正交于 2D 扫查切面）。与 1D 探头相比，在使用 2D 阵列探头技术的新系统中，横向分辨率更接近于侧向分辨率。

时间分辨率，正如前面提到的，主要是由脉冲重复频率（PRF）决定，PRF 即脉冲 - 回波时间的持续时间——波传播距离（胸壁和扫查切面的距离）和超声波通过软组织传播的速度（这被认为是常数）。帧频可以通过减小扫查的视野（一个较小的领域需要的扫查线更少，从而允许单帧频的更快获取）或减少每帧的线帧数（线密度）来增加，由系统上的帧频按键

框 1-3　高帧频成像

许多方法可以提高超声心动图图像的帧频（即时间分辨率）。大多数高端商用系统可以从每个发射脉冲重建 2～4 条图像线，但 3D 成像系统可以为每个发射重建多达 64 条图像线。虽然这种"平行波束形成"可以让图像的时间分辨率更好，但它通常是以降低图像的空间分辨率和（或）信噪比为代价的。寻找这些参数之间的最佳配合是所有超声设备研发的主要挑战。目前正在开发一些可以加速采集过程，并对空间分辨率和信噪比影响小的替代成像技术（如多线发射成像和发散波成像）。目前正在探索的两种流行的方法是多线发射成像和发散波成像。对于前者，大量的脉冲回波测量是在多个方向上并行进行的，面临的技术挑战是避免同时传输的脉冲之间的串扰。后一种技术中，整个视野（或它的大部分）被一个非常宽的超声波束照射（即非聚焦），允许用非常小的传输次数（如 1～5 次）来重建整个图像。以这种方式，帧频大幅增加（高达 1～5kHz），挑战在于如何保持图像的空间分辨率和对比度（即图像质量）。尽管仍存在这些挑战，快速成像方法无疑将在未来几年进入临床诊断领域。

空间分辨率参数

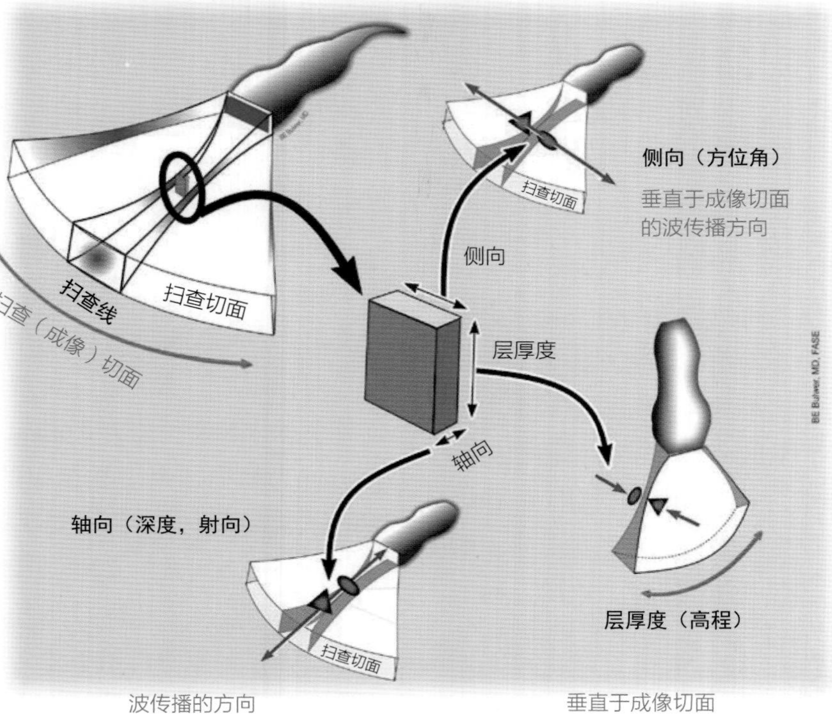

▲ 图 1-5　空间分辨率的构成

侧向分辨率为垂直于波束的空间分辨率，轴向分辨率为沿扫查线的分辨率，横向分辨率也垂直于扫查线；然而，它的决定因素是在垂直方向上的波束（改编自 Bulwer BE, Shernan SK. Optimizing two-dimensional echocardiographic imaging. In: Savage RM, Aronson S, Shernan SK, eds. *Comprehensive textbook of perioperative transesophageal echocardiography.* Philadelphia: Lippincott, Williams & Wilkins; 2009:54.）

控制。降低线密度会影响空间分辨率，因为它使图像线距离进一步增大。图像扇角、空间分辨率和时间分辨率之间相互影响制约，这是该技术的一个潜在缺点（框 1-5）。有关图像优化的建议，请参阅框 1-6。

（二）相控阵和矩阵探头

与早期超声心动图系统中使用的机械旋转探头不同，现代 2D 成像技术是基于电子束控制的。这是通过压电晶体阵列（通常多达 128个元素）实现的，而它们之间的激发时间延迟技术使超声波在扫查切面的各个方向发射，并产生多个扫查线（图 1-8）。单个元素接收到的信号总和转化为特定传输的射频信号，这个过程被称为波束形成（框 1-7），这对于获得高质量图像至关重要。3D 成像依赖于基于 2D 元素矩阵的矩阵阵列探头，从而实现了超声波束在3D 空间的偏转。这使得同时进行多切面 2D 成像和容积 3D 成像成为可能。

（三）二次谐波成像

目前的超声系统是基于基波和谐波成像。在基波成像中，探头监听与发射波相同频率的超声波。然而，在发射波振幅较大的情况下，在传播过程中可能会发生波畸变，产生谐波频率（发射频率的数倍），探头可以接收到谐波频率（图 1-9）。这种二次谐波图像明显提高了信噪比，尤其是改善了心内膜边界的清晰度。然而，这是以较低的轴向分辨率为代价的（由于传输脉冲较长），这可能会导致某些结

探头频率、空间脉冲长度和轴向分辨率

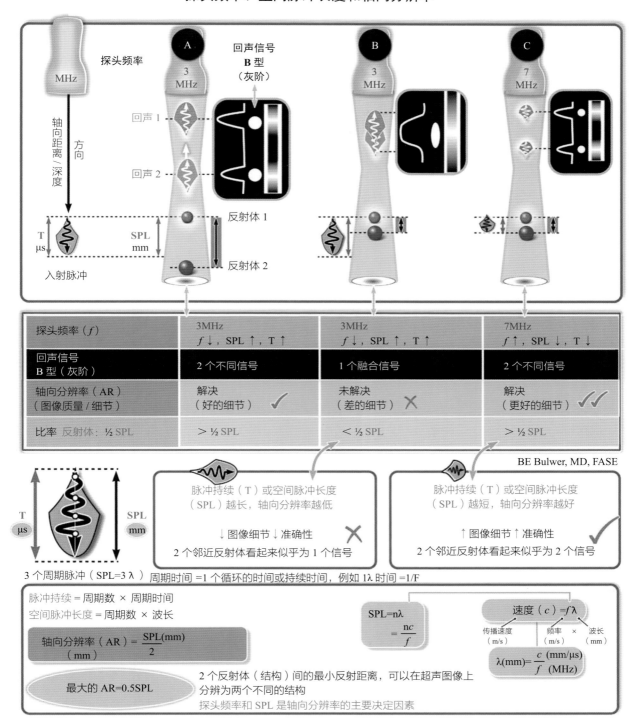

探头频率（f）	3MHz $f\downarrow$，SPL$\uparrow$，T$\uparrow$	3MHz $f\downarrow$，SPL$\uparrow$，T$\uparrow$	7MHz $f\uparrow$，SPL$\downarrow$，T$\downarrow$
回声信号 B 型（灰阶）	2 个不同信号	1 个融合信号	2 个不同信号
轴向分辨率（AR） （图像质量 / 细节）	解决 （好的细节）✓	未解决 （差的细节）✗	解决 （更好的细节）✓✓
比率 反射体：½ SPL	> ½ SPL	< ½ SPL	> ½ SPL

BE Bulwer, MD, FASE

脉冲持续（T）或空间脉冲长度
（SPL）越长，轴向分辨率越低

↓图像细节 ↓准确性 ✗

2 个邻近反射体看起来似乎为 1 个信号

脉冲持续（T）或空间脉冲长度
（SPL）越短，轴向分辨率越好

↑图像细节 ↑准确性 ✓

2 个邻近反射体看起来似乎为 2 个信号

3 个周期脉冲（SPL=3 λ）　周期时间 =1 个循环的时间或持续时间，例如 1λ 时间 =1/F

脉冲持续 = 周期数 × 周期时间
空间脉冲长度 = 周期数 × 波长

$$SPL=n\lambda$$
$$=\frac{nc}{f}$$

$$速度（c）=f\lambda$$

传播速度　频率 × 波长
（m/s）　（m/s）　（mm）

$$\lambda(mm)=\frac{c\ (mm/\mu s)}{f\ (MHz)}$$

$$轴向分辨率（AR）=\frac{SPL(mm)}{2}$$
（mm）

最大的 AR=0.5SPL

2 个反射体（结构）间的最小反射距离，可以在超声图像上
分辨为两个不同的结构
探头频率和 SPL 是轴向分辨率的主要决定因素

▲ 图 1-6　轴向分辨率的特征由脉冲持续时间（空间脉冲、长度）决定，这主要是由探头的特征决定（如频率）
A. 两个反射体（回声 1 和回声 2）位于足够远的位置，可以通过分别返回的回声脉冲进行分辨；B. 两个反射体（回声 1 和回声 2）
靠得太近，返回的回声脉冲会合并；C. 探头频率从 3MHz 增加到 7MHz，空间脉冲长度（和脉冲持续时间）将缩短，从而使
从这些反射体返回的回声能够被区分（图片由 Bernard E. Bulwer, MD, FASE 提供）

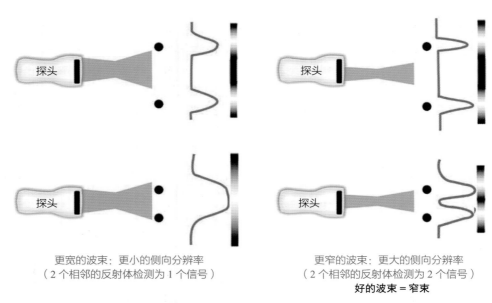

侧向分辨率（LR）

更宽的波束：更小的侧向分辨率
（2 个相邻的反射体检测为 1 个信号）

更窄的波束：更大的侧向分辨率
（2 个相邻的反射体检测为 2 个信号）

好的波束 = 窄束

▲ 图 1-7　横向分辨率主要由波束宽度决定，因此较窄的波束允许较大的侧向分辨率

相控阵探头操作

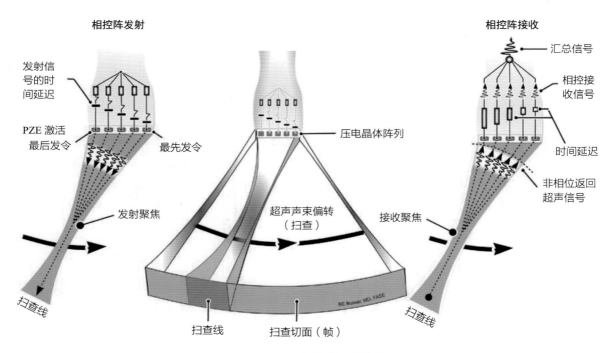

相控阵发射

相控阵接收

发射信号的时间延迟

PZE 激活最后发令

最先发令

发射聚焦

扫查线

汇总信号

相控接收信号

压电晶体阵列

超声声束偏转（扫查）

接收聚焦

时间延迟

非相位返回超声信号

扫查线

扫查线

扫查切面（帧）

▲ 图 1-8　相控阵探头技术

超声心动图探头偏转超声束（也称为扫描）通过扫查切面，从而创建一个相当宽的扫查扇角（中图）。在超声传输过程中，激活压电晶体的时间延迟引导扫查线扫过扫查切面（左）。在接收过程中，每个晶体接收到的反射回波信号相位不一致，需要在汇总和进一步处理之前进行时间处理（即相控）（右）（图片由 Bernard E. Bulwer, MD, FASE 提供；改编自 Solomon SD, Wu J, Gillam L, Bulwer B. Echocardiography. In: Mann DL, Zipes DP, Libby P, Bonow RO, Braunwald E, eds. *Braunwald's heart disease: a textbook of cardiovascular medicine*. 10th ed. Philadelphia: Elsevier; 2015:180.）

框 1-4　波宽

作为第一近似，波束宽度可以计算为：1.22λd/D，其中 λ 为波长，d 为焦点深度，D 为探头的接触面的大小。d/D 的比值称为探头的 f 值。由上式可知，探头大小直接影响给定深度的空间分辨率。然而，对于心脏应用，由于有限的肋间隙，探头的接触面大小受限。因此，虽然可以将心脏超声探头用于胎儿心脏成像，但是使用大的凸阵产科探头，图像分辨率将更好。

框 1-5　时间和空间分辨率之间的权衡

超声心动图数据的空间分辨率、时间分辨率、信噪比和成像扇角之间的相互制约影响，根据应用目的进行调节。事实上，当测量一个给定的心脏结构的大小时，时间分辨率可能不那么重要，可以调整系统设置，以减低时间分辨率为代价获得最佳空间分辨率和信噪比。另一方面，在对心脏进行功能分析时（例如在应用斑点追踪时），时间分辨率更重要，可以适当降低整体图像质量。因此，要根据应用目的调整最佳的采集设置。

框 1-6　图像优化要点

◆ 为了获得最佳的空间分辨率，尽可能使用高频探头
◆ 为了获得最佳的时间分辨率，使用尽可能窄的成像扇区和高帧频设置（即低线密度）
◆ 根据图像结构调整深度和焦距，尽量使用最小深度
◆ 增益和动态范围的调整是为了获得最佳的图像对比度：从一个黑色血池开始，增加增益到最小值以显示心脏结构
◆ 时间增益补偿的应用使图像在不同深度均匀化，初始位置应位于滑块中间

框 1-7　波束形成

相控阵探头可以通过简单地调整单个探头阵元的电激励来实现超声波束的转向和聚焦（图 1-8 左侧）。同样，在接收过程中，来自各个探头阵元的信号将根据单个探头阵元路径长度的差异延时矫正不同的回声信号（图 1-8 右侧）。前者称为"发射聚焦"，而后者是"接收聚焦"。有趣的是，在接收聚焦的过程中，我们可以动态地调整焦点，因为在已知声速的情况下，可以预知一定深度回声信号在传输后到达的时间点。因此，来自不同阵元信号的动态延时调整，可以达到全场超声波束的最佳聚焦。同样，考虑到聚焦在接近探头的地方更好（框 1-4），靠近探头边缘的一些阵元，在接收聚焦靠近探头的声波时可以关闭，以减小有效探头的大小，从而使其聚焦能力变差。这种方法的优点是波束宽度及图像横向分辨率随着深度的变化变得更加均匀。这些波束形成模式分别称为"动态接收聚焦"和"动态调节"，在所有心脏超声系统都有应用。

构，如心脏瓣膜，在谐波成像时显得较厚。基波成像与谐波成像之间的转换是通过发射频率的选择来实现的：较低的频率可以自动地进行谐波成像，这可以通过显示在屏幕上的发射和接收频率（如 1.7/3.4MHz）分辨出来，而单一的显示频率意味着基波成像[1, 2, 5]。

三、多普勒成像原理

虽然对心脏结构形态学的成像越来越多地得到其他形式的辅助，如磁共振成像（MRI）或计算机断层扫描（CT）成像，但超声心动图成像在评估瓣膜功能和血流动力学的无创评估中的诊断作用仍然是相当独特的。这种评估是基于多普勒原理，该原理允许计算心脏或血管内的血液流速[1, 3, 5, 6]。多普勒效应表明，当声源靠近或远离观测者时（由于波的压缩或膨胀，取决于运动方向），发射和接收波的频率不同

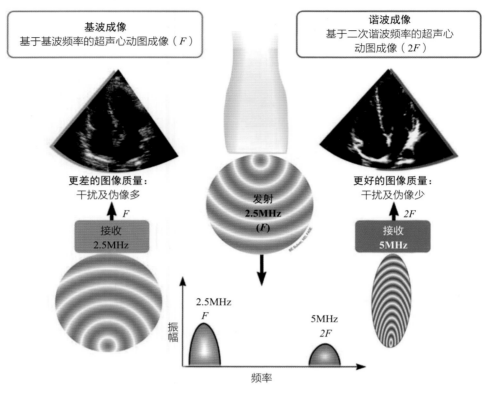

基波成像
基于基波频率的超声心动图成像（F）

谐波成像
基于二次谐波频率的超声心动图成像（2F）

更差的图像质量：
干扰及伪像多

更好的图像质量：
干扰及伪像少

发射
2.5MHz
(F)

F

2F

接收
2.5MHz

接收
5MHz

2.5MHz
F

5MHz
2F

振幅

频率

▲ 图 1-9　组织谐波成像

组织谐波成像使用二次谐波可以改善图像质量，其中特定频率的超声诱发组织振动的频率是 2 倍。接收如此高频率的返回超声可以极大地改善信噪比。二次谐波成像获取的图像明显改善了组织清晰度，且噪声和伪像明显减小（右）（由 Bernard E. Bulwer, MD,FASE 提供；引自 Solomon SD, Wu J, Gillam L, Bulwer B. Echocardiography. In: Mann DL, Zipes DP, Libby P, Bonow RO, Braunwald E, eds. *Braunwald's heart disease: a textbook of cardiovascular medicine*. 10th ed. Philadelphia: Elsevier; 2015:181. ）

（图 1-10 ）。例如，当救护车接近观察者时，与它离开时相比，警报器会发出更高的音调。多普勒效应可以应用于测量血液（和组织）的速度，通过测量发射和接收超声波频率（移动的红细胞反射）之间的差异。当红细胞向探头方向移动时，反射波将被压缩，接收到的超声频率将高于发射出的超声频率。相反，随着红细胞远离探头，接收超声波的频率会降低。这种发射和接收频率之间的差异被称为多普勒频移或多普勒频率，它与反射结构（红细胞，即血流）的速度成正比，公式如下。

$$f_d = 2f_t v \left(\cos\theta \right) / c$$

f_d 是多普勒频率，f_t 是最初的超声发射波频率，v 是血液流动速度的大小，θ 代表超声波束和血流之间的角度（即入射角度 / 回声角

度），c 为超声通过软组织的速度（1530m/s）。多普勒方程的主要局限是入射角，入射角的增加使计算速度减小：$\cos 0° = 1$，说明平行于血流方向的超声波束采集数据较为理想；反之，$\cos 90° = 0$，说明无论速度大小如何，都无法检测到与超声波束垂直的运动。实际上，$\theta < 20°$ 被认为是可以接受的测量值（注意，由于这种现象，速度不可能被高估）。为了优化对齐，多普勒成像可以与 2D 成像结合使用，这允许在多普勒数据采集之前，调节多普勒取样的最佳位置。此外，如果入射角已知，它可以使用速度估计的多普勒方程来校正，通常称为角度校正。这在层流条件下是可以接受的（血管超声检查中，特别是无狭窄的血管），而实际上，心脏内血流的确切方向是未知的。因

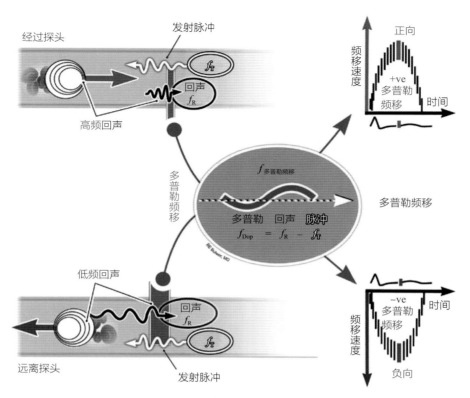

▲ 图 1-10　多普勒原理及多普勒频移

从探头发出的超声波经移动的红细胞反射并返回探头：若红细胞向探头方向移动，回波返回的频率（较短的波长）高于发射的超声脉冲（左上）；相反，若红细胞向探头反方向移动，低频回声将被反射回探头（左下）。传输频率和返回频率之差等于多普勒频移，多普勒超声心动图系统利用多普勒频移来计算血流速度。这些速度通过频谱多普勒以时间速度图的形式表现，其中正向多普勒移动（表示血流迎向探头）在基线之上，负向多普勒移动（表示血流背离探头）在基线之下（右）。在彩色多普勒中，可以根据彩色编码的速度来判断血流流动方向（图片由 Bernard E. Bulwer, MD, FASE 提供；改编自 Solomon SD, Wu J, Gillam L, Bulwer B: Echocardiography. In Mann DL, Zipes DP, Libby P, Bonow RO, Braunwald E, eds. *Braunwald's Heart Disease: A Textbook of Cardiovascular Medicine*. 10th ed. Philadelphia: Elsevier; 2015:182.）

此，不建议在心脏超声检查中使用角度校正（如果使用，请谨慎使用并注意这一问题）。

（一）连续波多普勒

超声心动图所用的多普勒模式有脉冲波（pulse wave，PW）和连续波（continuous wave，CW）多普勒（图 1-11），以及彩色血流图（彩色血流多普勒）。在 CW 中，单独的压电晶体连续发射和接收超声波，并连续计算这些声波频率的差值（多普勒频移）。在 PW 中，超声以脉冲的形式发射，就像标准的图像采集一样先发射后接收。根据多普勒方程，将多普勒频移转换为速度，然后在一定的时间帧内显

示（由图像的扫查速度决定），称为谱图。当红细胞在超声波束内以不同的速度移动时，将检测到不同的接收频率，这意味着将计算出一个多普勒频移的频谱，并在频谱图上显示出来，因此称为多普勒谱图（图 1-12）。在 CW 中，由于大的取样容积，相对于 PW，探测速度的范围很大。虽然超声波超出了人类听觉范围，典型的血液速度多普勒频移的频率实际上是可听范围内，在检测时可以听到，高的声音对应更高的速度（较大的多普勒频移），而较低的速度产生更小的声音（更小的多普勒频移）。此外，因为超声波在 CW 中不断地发射和接收

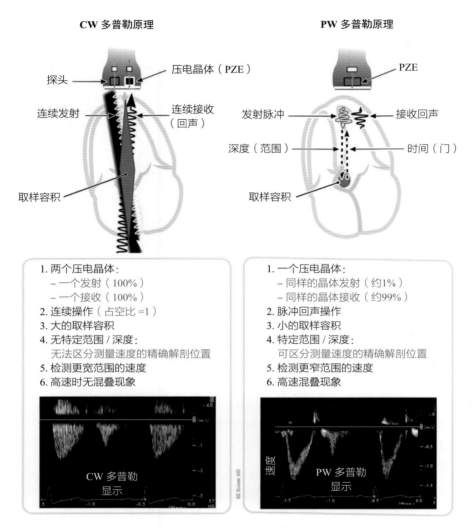

CW 多普勒原理

探头
压电晶体（PZE）
连续发射
连续接收（回声）
取样容积

1. 两个压电晶体：
   – 一个发射（100%）
   – 一个接收（100%）
2. 连续操作（占空比 =1）
3. 大的取样容积
4. 无特定范围 / 深度：
   无法区分测量速度的精确解剖位置
5. 检测更宽范围的速度
6. 高速时无混叠现象

CW 多普勒
显示

PW 多普勒原理

PZE
发射脉冲
接收回声
深度（范围）
时间（门）
取样容积

1. 一个压电晶体：
   – 同样的晶体发射（约1%）
   – 同样的晶体接收（约99%）
2. 脉冲回声操作
3. 小的取样容积
4. 特定范围 / 深度：
   可区分测量速度的精确解剖位置
5. 检测更窄范围的速度
6. 高速混叠现象

PW 多普勒
显示

▲ 图 1-11　连续波（CW）多普勒与脉冲波（PW）多普勒比较

图片由 Bernard E. Bulwer, MD, FASE 提供；改编自 Solomon SD, Wu J, Gillam L, Bulwer B. Echocardiography. In: Mann DL, Zipes DP, Libby P, Bonow RO, Braunwald E, eds. *Braunwald's heart disease: a textbook of cardiovascular medicine*. 10th ed. Philadelphia: Elsevier; 2015:182.

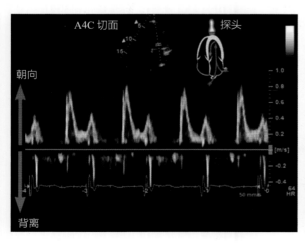

A4C 切面　　探头
朝向
背离

◀ 图 1-12　**频谱多普勒特性**

血流速度以图形化方式在 y 轴上显示，x 轴为时间轴。根据频谱图与基线的关系，可以确定流向：朝向探头的速度在基线上方，背向探头的速度图像在基线下方。信号强度反映了在特定速度范围内移动的红细胞的数量。在 CW 谱图中，相对于 PW（如图所示），由于波束探测到的速度范围很广，因此频谱相当宽。A4C. 心尖四腔心

（超声系统不等待发射脉冲的反射和返回），反射声的位置无法确定，因此 CW 无法获得速度的空间定位。然而，所有沿着波束的频率变化（即速度）都被测量，因此 CW 可进行高速测量，通常用在主动脉瓣狭窄患者评估主动脉瓣的高速（湍流）或者从三尖瓣反流的速度估测肺动脉压力时。与 2D 成像的情况一样，在 CW 中也会发生衰减效应，其结果是来自深层组织的速度对显示信号的贡献较小（图 1-13）。有关 CW 多普勒优化的建议，请参阅框 1-8。

（二）脉冲波多普勒

与 CW 相反，PW 多普勒超声的发射和接收方式与 2D 成像相似，即单个脉冲以短暂的、间歇的脉冲形式发射。在发出这样的脉冲后，探头只在脉冲发射后规定的短时间间隔内监听返回信号。这个时间间隔对应于脉冲到达一定深度并返回到探头所需的时间。深度是由取样容积定义的，在实际操作中，将光标沿传输光束放置在 2D 图像上的某个深度。从技术上讲，这意味着要调整信号发射和接收之间的定时。此外，前面提到的脉冲回波测量是沿着一条特定的线，以特定的重复率重复的，称为 PRF（即脉冲重复频率，每秒钟从探头传输的脉冲数）。这样的脉冲需要一定的时间来反射并传回探头。因此，它们传播的间隔必须足

框 1-8　CW 多普勒优化要点

◆ 波束对准测量速度方向（流向）
◆ 优化增益，使多普勒轮廓均匀，尽可能不出现"扫帚样"表现：为了防止由于增益不够造成的信息损失，可以从一个增益过大的图像开始，将增益降低到最小所需量
◆ 优化"压缩"控制（给不同振幅分配一定的颜色）：极值会影响波谱分析的质量
◆ "低速排除"抛弃了振幅较低的信号，提供了更清晰的图像和更精确的测量
◆ "滤波"减少了来自心肌和其他心脏结构反射体产生的噪声

够长，使超声系统能够辨别反射的信号是来自给定的脉冲还是来自后来的脉冲。基于这一概念，PW 可以测量心脏特定位置的血流速度，从而提供血流的空间信息。因此，PRF 表示超声机的取样率：血液流速越高，多普勒频移频率越高，需要更高的取样率才能检测到频移（框 1-9）。值得注意的是，PRF 不应该被误认为是超声波的频率，与音乐类似，PRF 表示某个音符重复的频率，而超声波的频率则对应于某个音符的音高。PRF 是最大多普勒频移的主要决定因素（即超声系统能够准确测量的取样容积内的最大流速）。这个最大速度也被称为

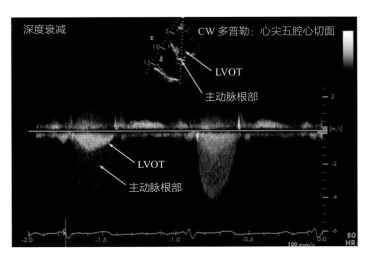

◀ **图 1-13　主动脉瓣狭窄病例中观察到连续波（CW）多普勒随深度的衰减**
在最小增益设置下，观察到来自深层组织的速度对谱图的贡献更小，来自主动脉根部的多普勒信号减弱，明显弱于来自左心室流出道（LVOT）的多普勒信号。使用更高的多普勒增益（第二心脏周期），这种效应就不明显

在一些系统中，具有高 PRF PW 多普勒的选项，特点是多普勒波束上出现的多个取样容积。测量概念是基于这样的认识，即 PW 多普勒系统准确地知道什么时候对回波信号进行取样（例如在取样容积时）。因此，在接收到原始发射的超声波之前，新的脉冲已经可以发射（到更近端 / 远端取样容积），而不会产生伪影。因此，PRF（和 Nyquist 极限）可以通过在接收来自预期深度的第一个脉冲信号之前发射一个（或多个）新脉冲来提高。然而，这种频谱结构意味着信号沿着多普勒声束的确切位置是无法知道的。

Nyquist 频率（或 Nyquist 极限），是在一定的取样容积内可以被精确地查询的最大速度。它与 PRF 直接相关，而与探头与取样容积之间的距离成反比。Nyquist 极限等于 PRF 的 1/2。当血流速度高于 PRF 值的 2 倍时，对波的取样是不准确的，从而无法准确地评估速度，而这可以通过生成图像中出现的混叠反映出来。混叠现象的发生是由于系统无法准确地确定速度超过 Nyquist 极限时的流速或流动方向（图 1-14）。

使用较高的 PRF 可以避免混叠，但是较低的 PRF 可以更好地估计血流速度，因此应该使用尽可能低的 PRF 且不产生混叠。根据机器的不同，PRF 调节被称为"比例""速度范围"或"Nyquist 速度"[1-3, 5, 6]。此外，如果血流背离探头，速度图的基线应该向上移动；如果血流迎向探头，速度图的基线应该向下移动，以允许测量更高的速度。最后，根据测量血流的深度，需要使用更低或更高的 PRF：测量更深处（离探头更远）的血流，需要使用更低的 PRF。在实践中，超声系统上的一个专门的低 PRF 按钮可以帮助获得瞬时的 PRF 移位和改善信号质量，这一点在心尖切面测量肺静脉血流时尤为重要。同样，在离探头较近的采样位置，可以在不混叠的情况下采用较高的速度。关于 PW 多普勒优化的建议，见框 1-10 和图 1-15。

（三）彩色血流多普勒

彩色多普勒处理是基于 PW 多普勒成像技术，然而在彩色血流多普勒中，一系列测量之间的时间偏移是沿着多条扫查线的多取样容积确定的。计算出的速度根据特定的颜色图与预设的配色方案相关（显示在超声图像上，

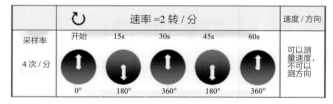

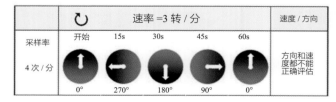

◀ 图 1-14　基于马车轮例子的混叠解释，源于西方电影中看到的马车轮错觉（一个来自取样理论的例子）：想象一个旋转的时钟指针，它每分钟旋转一圈。如果拍一张照片，每分钟（每 15s）对时钟采样 4 次，就可以很容易地捕捉到时钟的运动，可以理解时钟的旋转方向是顺时针的，以及可以感知时钟的旋转速度（上）。但是，如果转速增加到每分钟 2 转，保持采样率，只会捕捉到 12 点钟和 6 点钟的指针，仍然能够辨别旋转的速度，但不能辨别方向（中）。最后，如果旋转速度增加到每分钟 3 转（方向相同），保持相同的采样率，则感知的旋转速度为每分钟 1 转，感知的方向为逆时针（下）。PW 多普勒与之类似，系统在一定采样率下，不能充分地评估增加的血流速度，即既不能评估它们的速度，也不能评估血流的方向（引自 Solomon SD. Echocardiographic instrumentation and principles of Doppler echocardiography. In: Solomon SD, ed. *Essential echocardiography—a practical handbook with DVD*. Totowa, NJ, Humana Press; 2007:12.）

框 1-10　PW 多普勒优化要点

- 像在 CW 调节中一样，优化波束校准和增益，使用压缩、排除和过滤器设置
- 取样容积的放置需要特别注意：即使是轻微的变化也可显著地影响测量结果（图 1-15）
- 基线向上或向下移动以显示整个向前或向后的血流（用于单向血流）
- 优化 PRF：使用尽可能高的速度检测，避免混叠
- 使用低的 PRF 检测远离探头的血流
- 如果与血流起源相关，谨慎使用高的 PRF

CW. 连续波多普勒；PRF. 脉冲重复频率

图 1-16），该配色方案对血流的方向及速度进行颜色编码。按照惯例，背向探头的血流用蓝色表示，迎向探头的血流用红色表示。彩色血流多普勒数据可叠加在 2D 或 M 型图像上显示，将流动模式可视化，提供的附加信息包括血流空间位置、血流性质（湍流、流动方向）、心脏腔室或大血管之间潜在连接的几何形态等。由于与 PW 多普勒的基本原理相同，彩色血流多普勒也存在混叠现象，在一些特定像素的高速血流以方差显示，大多以绿色阴影表示，提示

湍流。与 PW 多普勒类似，混叠的出现可以通过增加 PRF（然而，PRF 与速度分辨率相关）或降低发射频率（很少用）来减少。彩色血流多普勒图像的生成需要更多的计算时间，为了保持一个可接受的时间分辨率，建议彩色血流成像的区域（即彩色框）尽可能小[1, 2, 5]。关于彩色血流多普勒优化的建议，参见框 1-11。

（四）多普勒超声心动图在血流动力学评估中的应用

多普勒超声心动图主要用于评估心脏和大血管内的血流速度，这是由这些结构之间的压力差驱动的（例如通过心脏瓣膜）。类似地，通过某个瓣膜测量的血流速度可以用于评估相关腔室之间的压力阶差，即基于能量守恒，Bernoulli 方程定义了由孔隔开的心腔中血流的压力和速度之间的关系，如下所示。

$$P_1-P_2=\frac{1}{2}\rho\ (V_2^2-V_1^2)+\rho\int_1^2\frac{\mathrm{d}\upsilon}{\mathrm{d}t}\ \mathrm{d}\vec{s}+R(\vec{\upsilon})$$

加速度　　　　　血流加速　　黏滞摩擦

其中 P_1 和 P_2 表示压力，V_1 和 V_2 表示开口的近端和远端速度。

在日常应用中，可以使用简化的 Bernoulli

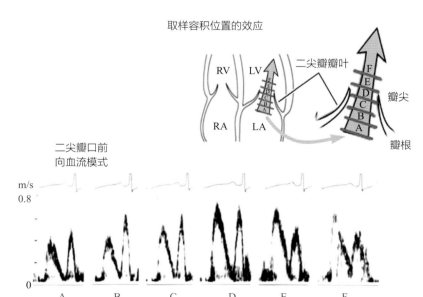

取样容积位置的效应

二尖瓣瓣叶

RV　LV

RA　LA

瓣尖

瓣根

二尖瓣口前向血流模式

m/s
0.8

0

A　B　C　D　E　F

◀ 图 1-15　取样容积位置对二尖瓣口前向血流模式的影响

评估左心室舒张功能，PW 多普勒取样容积应放置于二尖瓣口，对应于二尖瓣口字母 E 处。可以看到，即使稍有偏离这个位置，都可以明显影响血流形态及测量，从而影响舒张功能评估的准确性。LA. 左心房；LV. 左心室；RA. 右心房；RV. 右心室［经许可引自 Appleton CP, Jensen JL, Hatle LK, Oh JK. Doppler evaluation of left and right ventricular diastolic function: a technical guide for obtaining optimal flow velocity recordings. *J Am Soc Echocardiogr.* 1997;10(3):271–292.］

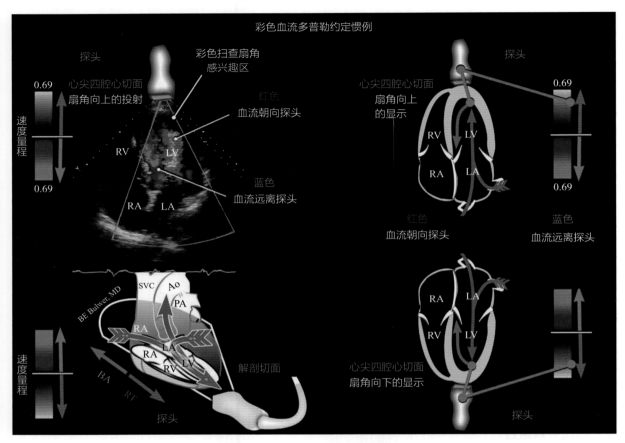

▲ 图 1-16　彩色血流多普勒成像

彩色血流多普勒叠加在 2D 图像上。按照惯例，平均速度为流向探头的用红色编码，平均速度为远离探头的用蓝色编码。与其他形式的 PW 多普勒类似，高速血流和湍流也容易产生混叠，在彩色多普勒中，混叠被描绘成五彩镶嵌图像（主要为绿色和黄色）。彩色速度量程柱显示了从基线开始在两个方向上的速度增量，速度越高，颜色越明亮。Ao. 主动脉；BA RT. 蓝离红迎；LA. 左心房；LV. 左心室；RA. 右心房；RV. 右心室（图片由 Bernard E. Bulwer, MD, FASE 提供；改编自 Solomon SD, Wu J, Gillam L, Bulwer B. Echocardiography. In: Mann DL, Zipes DP, Libby P, Bonow RO, Braunwald E, eds. *Braunwald's heart disease: a textbook of cardiovascular medicine*. 10th ed. Philadelphia: Elsevier; 2015:183. ）

框 1-11　彩色多普勒血流优化要点

- 调整颜色框的大小，尽可能调小
- 优化增益设置：从过大的有背景噪声的增益开始，下调增益减少背景噪音直到消失
- 根据测量速度调节 Nyquist 量程：高速血流选择高 Nyquist 极限（如二尖瓣反流），低速血流选择低 Nyquist 极限（如肺静脉血流）

方程，而不考虑血流加速和黏滞摩擦。

$$P_1-P_2=1/2\rho\ (V_2^2-V_1^2)$$

狭窄近端的速度（如开口）与狭窄远端相比通常较低，因此可以忽略，从而进一步简化了方程。

$$P_1-P_2=4V^2$$

Bernoulli 方程在血流动力学评估中最常见的应用，包括评估主动脉瓣狭窄时的最大收缩跨瓣压差。多普勒超声心动图可以评估狭窄主动脉瓣血流的峰值速度，应用改进的 Bernoulli 方程可以评估瞬时跨瓣压力峰值，该值与主动脉瓣狭窄的严重程度有关。另一个常见的应用是评估右心室及肺动脉收缩期压力峰值，它是通过添加衍生峰三尖瓣反流的喷射速度，这表明收缩期右心房和右心室之间的压力梯度，

右心房压力估计（也可以由超声心动图进行，依据下腔静脉口直径和呼吸塌陷率）。然而，Bernoulli 方程适用于所有存在速度阶差的情况，即瓣膜狭窄或反流，以及连接异常（如室间隔缺损等）。重要的是，应该记住多普勒超声心动图能够实现速度测量，从速度可以估算出压力和流量，心脏压力的直接测量只能借助心腔内置管等有创性手段。

另一个血流动力学评估中经常使用的物理原理是血流的连续方程法，即相同的体积 / 流量通过管道的不同截面（心脏），假设没有流体损失（如无分流）。该方程通常应用于体积 / 流量和瓣口面积的测量，将在同一水平的开孔的横截面积（cross-sectional area，CSA）乘以时间速度积分（time velocity integral，TVI，即在一个心动周期内通过一个孔的血流速度时间积分）。可以评估血流量的大小（图 1–17）。

此外，由于病变瓣口的 CSA 可能难以测量，因此可以通过瓣口近端流量和瓣口水平的 TVI 来计算瓣口面积。一个常用的例子是评估主动脉瓣狭窄的 CSA：根据连续方程法，收缩期左心室流出道（LVOT）的流量等于主动脉瓣口（AV）的流量。

$$TVI_{LVOT} \times 面积_{LVOT} = TVI_{AV} \times 面积_{AV} \rightarrow 面积_{LVOT} = (TVI_{AV} \times 面积_{AV})/TVI_{LVOT}$$

显然，这样的计算容易出现错误，原因包括 LVOT 直径测量错误，PW 多普勒取样容积在 LVOT 中的定位不佳，或 CW 未取得主动脉瓣峰值速度。

图 1–18 概述了从多普勒超声心动图中获得的血流动力学数据。具体测量和更详细的解释将在后文中给出。

（五）组织多普勒成像

多普勒成像的原理也适用于组织多普勒成像（DTI）——一种测量心肌运动速度而不是血流速度的方法。这是通过使用对比过滤器获得的，当血流成像时，低速的强反射结构（如心肌）被过滤；相反，在 DTI 时高速的低散射结构（如红细胞）被过滤[8, 9]。

DTI 的基本定量是心动周期内所有点（心脏的任何节段）的心肌运动速度（与探头有关），从而也可以评价局部心肌功能。典型的 DTI 波形包括收缩期收缩（S'）、舒张早期舒张（E'）和舒张晚期舒张（A'）。DTI 数据可以通过 PW 多普勒和彩色多普勒两种方法获得。而多普勒成像固有的局限性，如角度依赖性，DTI 同样存在，这加强了最佳波束对准心肌运动方向的必要性。此外，应该注意到，PW 和彩色 DTI 技术的绝对记录速度并不相等，PW DTI 速度代表峰值速度，因此高于彩色 DTI 获得的速度[8, 9]。

DTI 的主要优点之一是其高时间分辨率（通常在 150～200Hz），这通常是通过在窄角扇区内对心肌壁进行成像获得的。相反，基于 DTI 的速度测量的缺点之一是它们依赖于心脏的整体运动。因此，开发了其他的模式来更好地评估特定心肌节段的变形（而不是运动）。在 DTI 方法中，计算相邻心肌节段速度的空间梯度可以量化局部心肌变形（即应变率）。然而，应变率曲线可能有相当大的噪声，通常需要对这些曲线进行时间积分来提取应变值。实际的术语中，应变率表示心肌变形的速度（s^{-1}），可以表示收缩期和舒张期事件，而应变对应的是变形量（%），通常表示收缩期形变。上述量化可以用于心肌变形的纵向、径向和环向形变三个主要组成部分（图 1–19）[8, 9]。

（六）2D 斑点追踪超声心动图

有关此主题的信息，请参阅第 6 章。

左心室每搏输出量的血流动力学多普勒评价

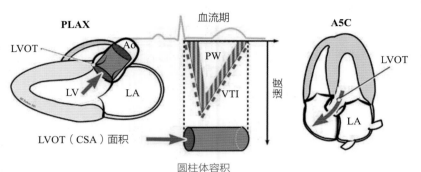

◀ 图 1-17 基于多普勒测量的每搏输出量计算，可应用于四个心脏瓣膜

A5C. 心尖五腔心；CSA. 横截面积；HR. 心率；LA. 左心房；LV. 左心室；LVOT. 左心室流出道；PLAX. 胸骨旁左心室长轴切面；PW. 脉冲波多普勒；SV. 每搏输出量；VTI. 速度时间积分；Ao. 主动脉

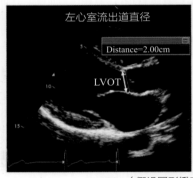
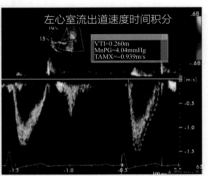

CSA（假设圆形瓣口的面积）= π × 半径²

LVOT: 左心室流出道
PW: 脉冲波多普勒
VTI: 速度时间积分
HR: 心率

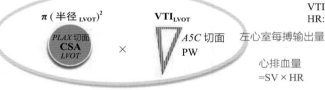

心排血量
=SV × HR

• 容积测量
    – 每搏输出量（SV）和心排血量（CO）
    – 反流容积（RV）和射血分数（RF）
    – 体肺血流比值（Qp/Qs）
• 瓣膜面积
    – 狭窄瓣口面积
    – 反流孔面积

} 连续方程法

• 压差
    – 最大的瞬时压差
    – 平均压差
• 心内压
    – 肺动脉压
    – 左心房压
    – 左心室舒张末压

} Bernoulli 方程

◀ 图 1-18 多普勒超声心动图获得的血流动力学数据

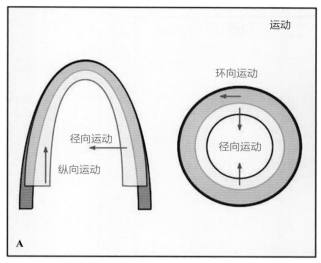
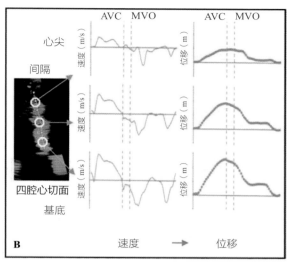
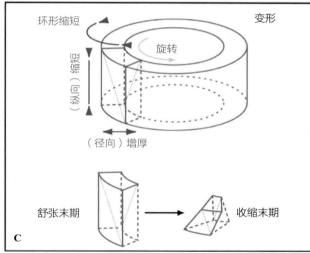
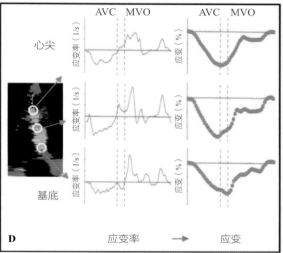

▲ 图 1-19　心肌运动和形变的三个主要部分：纵向、径向和环向（**A** 和 **C**）。心肌节段从舒张末期到收缩末期的总形变包括缩短、增厚和剪切（**C**）。图示正常人在一个心动周期内的典型心肌速度和位移波形（**B**），以及应变率、应变成像波形（**D**）

AVC. 主动脉瓣关闭；MVO. 二尖瓣打开 [经许可引自 Bijnens BH, Cikes M, Claus P, Sutherland GR: Velocity and deformation imaging for the assessment of myocardial dysfunction. *Eur J Echocardiogr*. 2009;10(2):216–226.]

推荐阅读

Armstrong, W. F., & Ryan, T. (Eds.). (2010). *Feigenbaum's Echocardiography* (7th ed.). Philadelphia: Lippincott Williams & Wilkins.

Bijnens, B. H., Cikes, M., Claus, P., & Sutherland, G. R. (2009). Velocity and deformation imaging for the assessment of myocardial dysfunction. *European Journal of Echocardiography, 10*, 216–226.

D'hooge, J., & Mertens, L. L. (2016). Ultrasound physics. In W. W. Lai, L. L. Mertens, M. S. Cohen, & T. Geva (Eds.), *Echocardiography in Pediatric and Congenital Heart Disease: From Fetus to Adult* (2nd ed.) (pp. 2–18). Chichester: John Wiley and Sons.

Solomon, S. D. (Ed.). (2007). *Essential Echocardiography—A Practical Handbook with DVD*. Totowa, New Jersey: Humana Press.

Szabo, T. L. (Ed.). (2014). *Diagnostic Ultrasound Imaging: Inside Out* (2nd ed.). Amsterdam: Elsevier.

第 2 章
M 型超声心动图
M-Mode Imaging

Judy R. Mangion　著

刘古月　译

一、概述

M 型超声心动图具有优越的时间分辨率，因此较二维或三维成像更易于识别细微改变。M 型成像的功能包括更精确地测量各心腔大小（一条取样线同时测量）、显示瓣膜赘生物的独立运动、瓣膜结构提前关闭或提前开放在心动周期内的具体时象（图 2-1）、识别人工瓣膜及其功能、评估室间隔矛盾运动和左心室壁不协调运动，以及瓣膜反流引起的瓣叶震颤（图 2-2），同时也能快速地识别各种心脏结构的过度或限制运动。

M 型成像能够得到心脏特定结构有关于时间和距离的一维信息，横轴表示时间，纵轴表示深度或距离。在显示器上结构的反射回波以辉度表示（图 2-3）。而它的局限性是只能为三维结构提供一维信息。由于测量依赖于明确定义边界，因此这在某些有技术难度的患者身上难以实现。当患者存在节段性室壁运动异常时，通过 M 型测量的射血分数也不准确。

Edler 和 Hertz 于 50 余年前提出 M 型超声心动图，但是优于 M 型的新概念和新技术也在持续发展中。例如，形成于 20 世纪 90 年代的彩色 M 型超声心动图能快速评估时间相关事件，如舒张期二尖瓣反流，还能较少地依赖负荷提供舒张功能的相关信息。彩色 M 型技术也被应用于评估心肌形变或应变，其中 M 型曲线能追踪感兴趣心肌区域，结果同时用参数和图表表示，这使得我们能精确地评估正常和异常心室的收缩性能。左心室 M 型成像通常能在左心室应变分析中连续显示以提供随心动周期的变化曲线。虽然 M 型技术已经应用了多年，而且随着诸多技术的进步，超声心动图领域已发生巨变，但是 M 型成像仍然能为我们提供额外的补充信息，这使得更精确、更完整地心脏评估得以实现。

本章讲述正常 M 型图像和各种经典的心脏异常 M 型频谱。图注将提供相关技术获取的重要概念及注意事项或每个 M 型图像的注释说明。

二、M 型的正确测量

（一）主动脉根部、主动脉瓣叶开放和左心房直径的测量

M 型已经被用于测量主动脉根部大小、主动脉瓣叶开放和左心房直径，这些测量均可以从胸骨旁长轴切面获得。不同于二维从内缘至内缘的测量，M 型测量是从前缘至前缘。M 型取样线应垂直置于被测结构，图 2-4 为主动脉

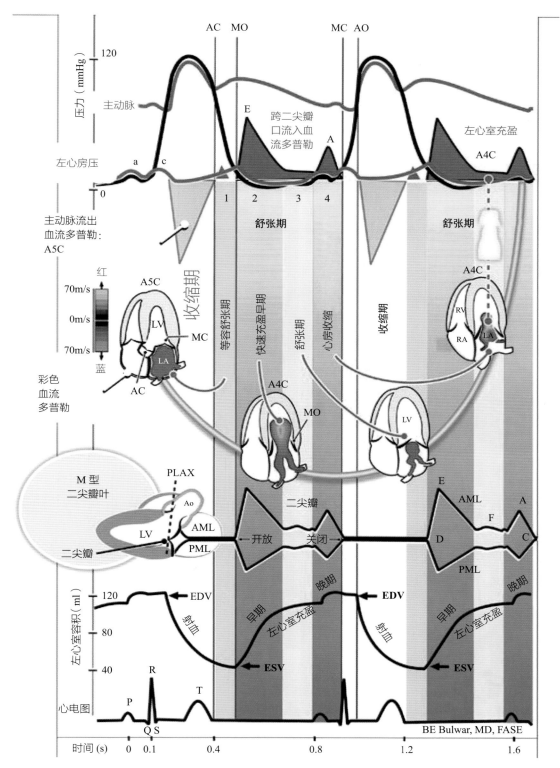

▲ 图 2-1　**M 型超声心动图的功能汇总图，主要包括优越的时间分辨率，从而允许精确测量，可获取心脏结构运动在心动周期内的具体时象**

AC. 主动脉瓣关闭；AML. 二尖瓣前叶；EDV. 舒张末期容积；ESV. 收缩末期容积；MO. 二尖瓣开放；PLAX. 胸骨旁长轴；PML. 二尖瓣后叶；A5C. 心尖五腔心切面；A4C. 心尖四腔心切面（图片由 Bernard E. Bulwer, MD, FASE 提供）

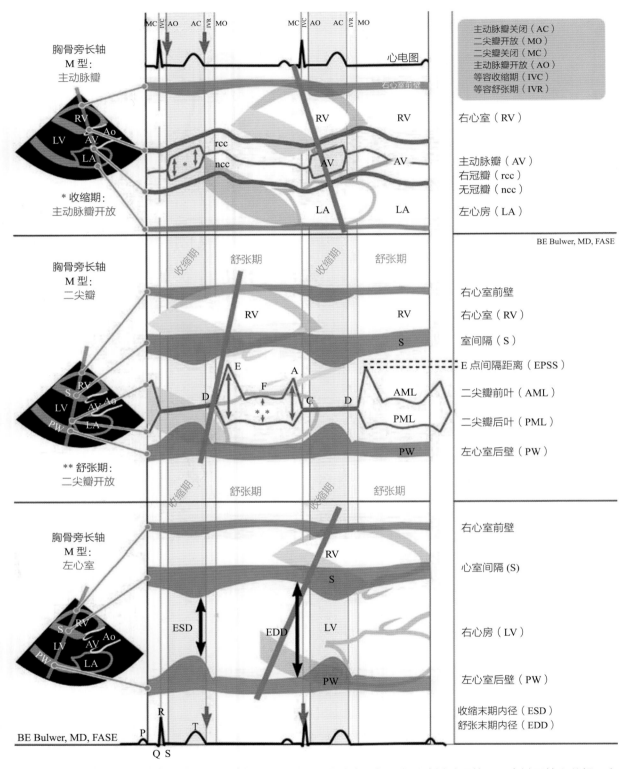

▲ 图 2-2 胸骨旁长轴切面最常见的 M 型测量，包括测量主动脉根部、主动脉瓣叶开放、二尖瓣开放和关闭，左心室测量包括舒张期和收缩期内径、舒张晚期室间隔和后壁厚度（图片由 Bernard E. Bulwer, MD, FASE 提供）

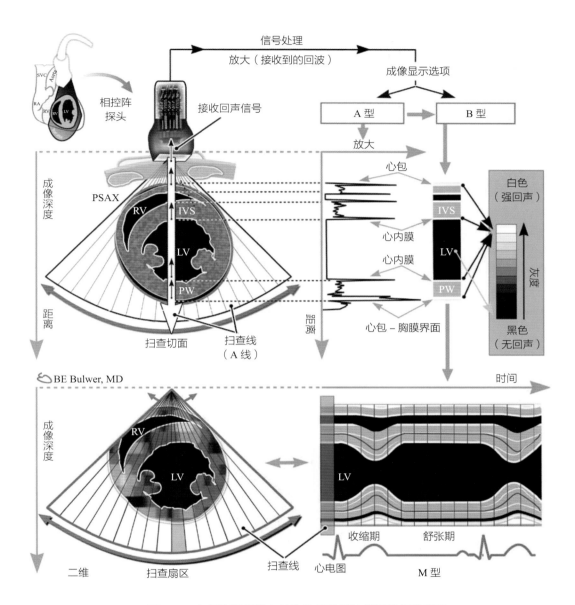

▲ 图 2-3　在超声显示器上结构的反射回波以图像辉度表示

时间单位为 ms；横轴表示心动周期（收缩和舒张期），纵轴表示距离。Aorta. 主动脉；EDV. 舒张末期容积；IVS. 室间隔；LV. 左心室；PSAX. 胸骨旁短轴；PW. 后壁；RA. 右心房；RV. 右心室（图片由 Bernard E. Bulwer, MD, FASE 提供）

根部、主动脉瓣叶和左心房的正确测量方法。主动脉根部应于舒张晚期、QRS 波起始点前测量，主动脉瓣叶开放应于收缩中期测量。在收缩期，主动脉瓣叶的正常形态像一个开放的盒子，反映了整个收缩期瓣叶都处于开放状态。左心房应于心室收缩期或心房舒张期测量，这时左心房处于最大充盈状态。

（二）左心室的测量

左心室的测量依然通过胸骨旁长轴切面实现。左心室内径应于舒张晚期和收缩晚期测量，但是左心室壁厚度，包括室间隔和后壁，只能于舒张晚期测量。在左心室长轴切面，M 型取样线垂直置于二尖瓣腱索水平。图 2-5 为收缩晚期和舒张晚期左心室内径、舒张晚期室间隔

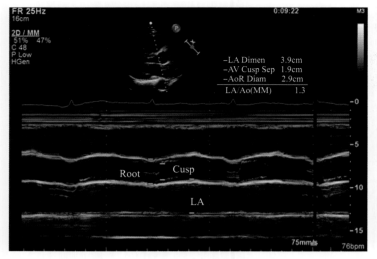

◀ 图 2-4 胸骨旁长轴切面，主动脉根部、主动脉瓣和左心房的正确 M 型测量

注意整个收缩期瓣叶都处于开放状态。不同于二维测量，M 型测量是从前缘至前缘，取样线应垂直置于主动脉瓣叶。Ao. 主动脉；AoR. 主动脉根部；AV. 主动脉瓣；Cusp. 主动脉瓣叶开放；LA. 左心房；Root. 主动脉根部

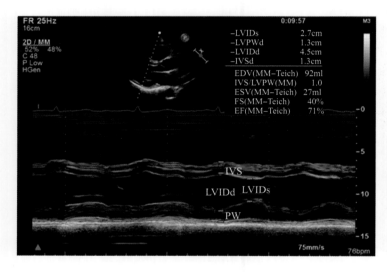

◀ 图 2-5 胸骨旁长轴切面左心室的正确 M 型测量

左心室内径应于舒张晚期和收缩晚期测量，然而室间隔和后壁厚度只能于舒张晚期测量。在左心室长轴切面，M 型取样线垂直置于二尖瓣腱索水平。EDV. 舒张期容积；EF. 射血分数；ESV. 收缩期容积；FS. 缩短分数；IVS. 室间隔；LVIDd. 舒张期左心室内径；LVIDs. 收缩期左心室内径；LVPWd. 舒张期左心室后壁内径；PW. 后壁

和后壁厚度的正确测量方法。若患者没有左心室壁节段性运动异常，那么 M 型运用 Teicholtz 法计算左心室射血分数是一种精确的测量方法，其计算公式为舒张期左心室内径的平方减去收缩期左心室内径的平方，再除以舒张期左心室内径的平方。

（三）二尖瓣的观察

二尖瓣和主动脉根部、左心房和左心室一样，也是从胸骨旁长轴切面观察。在该切面，M 型取样线垂直置于二尖瓣尖。在整个舒张期二尖瓣前叶和后叶都处于开放状态，而在整个收缩期完全关闭（图 2-6）。

（四）肺动脉瓣的观察

肺动脉瓣可以从胸骨旁短轴切面，也可以从右心室流出道切面或主肺动脉及其分叉处切面观察（图 2-7）。与主动脉瓣相同，肺动脉瓣也是整个收缩期均处于开放状态，并且也具有"开放盒子"的形态。图中字母的含义如下：a= 心房收缩，b= 心室开始收缩，c= 心室射血，d= 心室射血期，e= 心室射血晚期。

（五）三尖瓣的观察

三尖瓣应于右心室流入道切面观察（图 2-8）。通常情况下，只有三尖瓣前叶能被

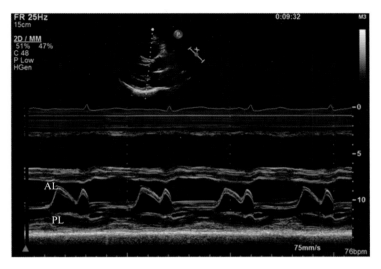

◀ 图 2-6 胸骨旁长轴切面二尖瓣叶的正常
M 型图像

在左心室长轴切面，M 型取样线垂直置于二尖
瓣尖。AL. 前叶；PL. 后叶

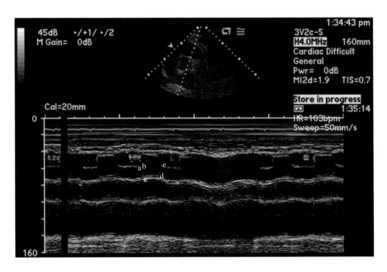

◀ 图 2-7 胸骨旁短轴切面肺动脉瓣的正常
M 型图像

右心室流出道切面或主肺动脉及其分叉处也可
以观察。与主动脉瓣相同，肺动脉瓣也是整个
收缩期均处于开放状态。通常情况下，M 型仅
能横切右后叶，在该图中前叶和右后叶均被横
切到。a. 心房收缩；b. 心室开始收缩；c. 心室
射血；d. 心室射血期；e. 心室射血晚期

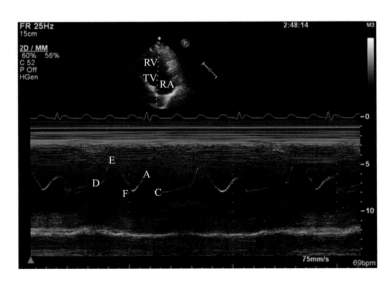

◀ 图 2-8 右心室流入道切面三尖瓣的正常
M 型图像

仅有三尖瓣前叶能被横切到。RA. 右心房；
RV. 右心室；TV. 三尖瓣。以下字母分别表示：
D. 舒张早期；E. 瓣叶最大开放状态；F. 瓣叶关
闭；E-F 斜率. 三尖瓣关闭运动；A. 心房收缩
瓣叶再开放；C. 心室收缩期瓣叶关闭

M 型取样线横切。图中字母的含义如下：D=舒张早期，E= 瓣叶最大开放状态，F= 瓣叶关闭，E-F 斜率 = 三尖瓣关闭运动，A= 心房收缩瓣叶再开放，C= 心室收缩期瓣叶关闭。

三、M 型超声心动图诊断异常心脏结构和功能

（一）二叶式主动脉瓣

M 型超声心动图常常有助于诊断二叶式主动脉瓣（图 2-9），其经典图像特征为瓣叶呈现偏心关闭。如果出现这种图像说明很大可能为二叶式主动脉瓣，部分二叶式主动脉瓣的开放可能是对称的。

（二）主动脉瓣下隔膜

M 型超声心动图也有助于确诊固定的主动脉瓣下隔膜（图 2-10）。当 M 型取样线穿过主动脉瓣叶时，将发现在收缩期主动脉瓣提前关闭。这是因为体循环和左心室之间的压差减低，从而导致主动脉瓣提前关闭。

（三）二尖瓣脱垂

M 型也能诊断二尖瓣脱垂（图 2-11）。在胸骨旁长轴切面，M 型取样线置于二尖瓣尖能观察到舒张晚期二尖瓣脱入左心房。然而由于对超声束的依赖，仅靠 M 型二尖瓣脱垂可能被漏诊，也可能被误诊。因此，二尖瓣脱垂必须通过二维图像确诊，诊断标准为收缩期二尖瓣叶脱入左心房并超过瓣环水平 2mm。

（四）收缩期二尖瓣前移

M 型超声心动图对于动力性左心室流出道梗阻引起的收缩期二尖瓣前移（systolic anterior motion，SAM）的诊断非常有用（图 2-12）。该征象通常见于肥厚型梗阻性心肌病，但是也见于非肥厚型心肌病。在胸骨旁长轴切面，当左心室腔缩小时，二尖瓣前叶和凸出的室间隔接触。M 型图像尤其有助于提供二尖瓣 "SAM"

现象发生的确切时间（如收缩早期、全收缩期或收缩晚期）。

（五）重度主动脉瓣关闭不全（Austin-Flint 杂音）

M 型超声心动图也有助于提供量化重度主动脉瓣关闭不全的线索。当主动脉瓣重度关闭不全时，主动脉瓣反流束撞击二尖瓣前叶，导致舒张期二尖瓣前叶震颤并提前关闭（图 2-13 至图 2-15），或在临床检查中听到所谓的 Austin-Flint 杂音，该杂音的出现可能被误诊为二尖瓣狭窄。在严重的急性主动脉瓣关闭不全，舒张期突然的容量超负荷使左心室充盈的阻力增加，导致二尖瓣于舒张早期关闭。

（六）瓣膜赘生物

由于它的高帧频（即超声图像每秒更新次数），M 型成像有时能识别被二维成像漏诊的瓣膜赘生物，这时我们能观察到某个瓣膜上附着一活动团块并且呈独立运动（图 2-16），高度怀疑为赘生物时临床需要考虑是否为感染性心内膜炎。

（七）风湿性二尖瓣损害

M 型超声心动图也有助于诊断风湿性二尖瓣狭窄（图 2-17）。由于联合部的融合导致舒张期二尖瓣开放程度减小，运用频谱多普勒测量二尖瓣跨瓣压差、压力减半时间以评估二尖瓣口面积，也可以直接测量二尖瓣口面积，但是当不同测量方法有差异时，加上 M 型获得的信息有助于精确评估二尖瓣狭窄的程度。

（八）心肌病和左心室充盈压升高

M 型观察二尖瓣有助于评估心肌病的血流动力学变化。扩张型心肌病的典型图像为二尖瓣前叶出现 "b 形切迹"（图 2-18）。虽然不常常出现，但是一旦出现则代表左心室舒张晚期压力显著升高。

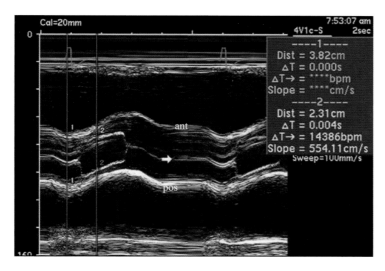

◀ 图 2-9　胸骨旁长轴切面二叶式主动脉瓣的 M 型图像

该图中瓣叶呈不对称关闭（箭）。一旦出现这种图像，将成为二叶式主动脉瓣诊断的重要线索。在某些情况下，二叶式主动脉瓣的开放可能是对称的。ant. 前；pos. 后

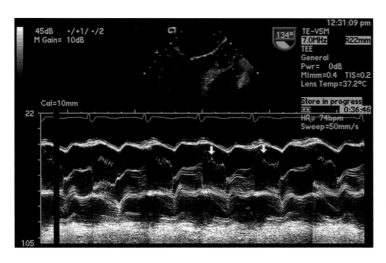

◀ 图 2-10　固定的瓣下隔膜导致主动脉瓣叶收缩早期关闭（箭）

该隔膜导致体循环和左心室之间的压差减低，导致主动脉瓣叶提前关闭。该图像是通过经食管探头从主动脉瓣长轴切面获得

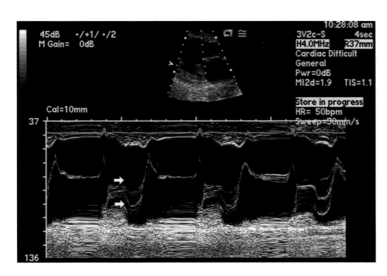

◀ 图 2-11　经典的收缩晚期二尖瓣双叶脱垂（箭）

该图像从胸骨旁长轴切面获得。然而由于对超声束的依赖，仅靠 M 型脱垂可能被漏诊也可能被误诊。因此，确诊必须通过二维图像，诊断标准为收缩期二尖瓣叶脱入左心房并超过瓣环水平 2mm

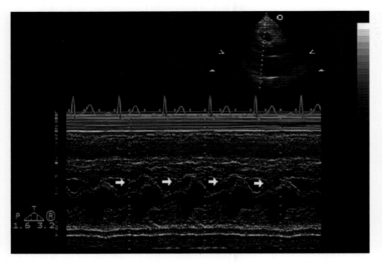

◀ 图 2-12　胸骨旁长轴切面 M 型观察二尖瓣，由左心室流出道梗阻导致的收缩期二尖瓣前移（箭）

该征象通常见于肥厚型梗阻性心肌病，但是也见于非肥厚型心肌病。在收缩期，当左心室腔缩小时，肥厚型梗阻性心肌病二尖瓣前叶和凸出的室间隔接触。M 型图像有助于提供二尖瓣前移发生的确切时间

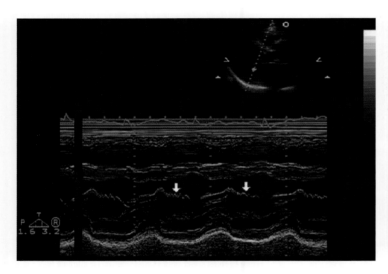

◀ 图 2-13　胸骨旁长轴切面 M 型观察二尖瓣

由于重度主动脉瓣关闭不全引起的二尖瓣前叶舒张期高频震颤（箭），这是 Austin-Flint 杂音产生的原因

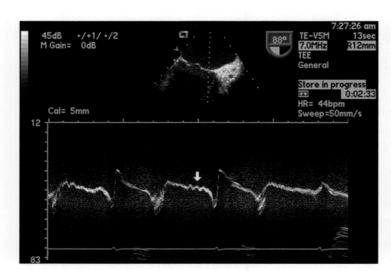

◀ 图 2-14　食管中段两腔心切面 M 型观察二尖瓣

同样可以观察到重度主动脉瓣关闭不全引起的二尖瓣前叶舒张期高频震颤（箭），这是由于瓣叶受到撞击产生的

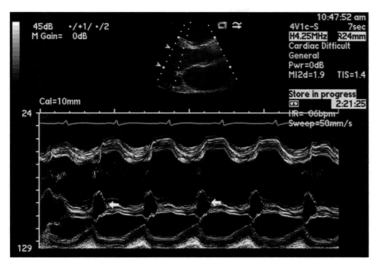

◀ 图 2-15　胸骨旁长轴切面 M 型观察二尖瓣

严重的主动脉瓣关闭不全导致的二尖瓣舒张早期关闭（箭）。舒张期突然的容量超负荷使左心室充盈的阻力增加，因此二尖瓣于舒张早期关闭

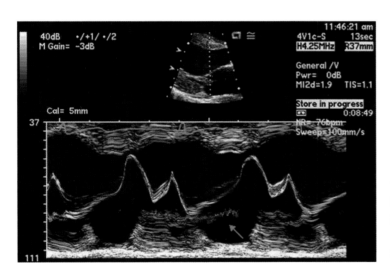

◀ 图 2-16　可疑感染性心内膜炎患者，M 型观察二尖瓣发现后叶左心房面附着一个大的活动团块（箭）并且呈独立运动

由于它的高帧频，M 型超声心动图有时能识别被二维成像漏诊的瓣膜赘生物

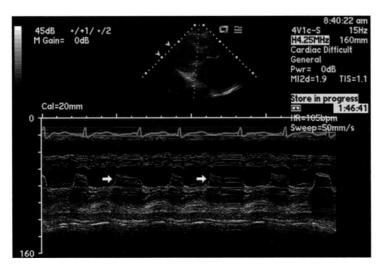

◀ 图 2-17　M 型观察风湿性二尖瓣疾病

由于联合部的融合导致舒张期二尖瓣开放程度减小（箭）

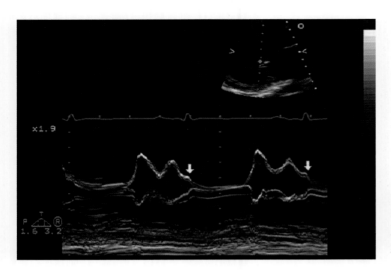

◀ **图 2-18** 扩张型心肌病患者 M 型图像二尖瓣前叶出现 "b 形切迹"（箭）

虽然不总是常常出现，但是一旦出现，就代表左心室舒张晚期压力显著升高

（九）心肌病和左心室射血分数减低

M 型观察二尖瓣也常被用于评估弥漫性左心室收缩功能障碍患者的左心室射血分数。M 型图像出现 E 点间隔距离（E point septal separation，EPSS）增大（图 2-19），说明每搏输出量减低和左心室收缩功能差。一般来说，正常的 EPSS 应小于 1cm。M 型上 EPSS 越大，左心室整体收缩功能越差。

（十）左心室运动不协调

M 型也常常被用于心力衰竭导致的左心室运动不协调患者心脏再同步化治疗（cardiac resynchronization therapy，CRT）效果的评估。图 2-20 为左束支传导阻滞（left bundle branch block，LBBB）患者的左心室 M 型图像，该患者具有明显的室间隔矛盾运动和收缩期室间隔延迟收缩。室间隔 - 后壁运动延迟（septal-to-posterior wall motion delay，SPWMD）的测量定义为室间隔和后壁收缩的时间间距，该值可预测 CRT 治疗后患者是否具有正反应，大于 130ms 是预测出现正反应的临界值。

（十一）缩窄性心包炎

M 型也有助于观察室间隔位置的过度呼吸变异（"室间隔抖动征"）（图 2-21）。对于可疑的缩窄性心包炎患者这是一个非特异性征象，出现这种征象虽然增加了心脏运动受限的临床可疑度，但是确诊还应当结合其他二维和多普勒指标综合评估。

（十二）肺心病

结合右心室压力和容量超负荷的征象，左心室 M 型也能提供关于右心衰竭和肺心病的超声心动图证据（图 2-22）。M 型能快速识别室间隔在收缩期和舒张期的扁平征（"D 型间隔"）。收缩期室间隔变得扁平说明肺动脉高压导致右心室压力超负荷，而舒张期室间隔变得扁平说明右心室容量超负荷，这通常继发于严重的三尖瓣反流。

（十三）重度肺动脉高压

M 型从胸骨旁短轴或主肺动脉切面观察肺动脉瓣有助于诊断重度肺动脉高压（图 2-23）。由重度肺动脉高压和右心室充盈压升高导致的肺动脉瓣收缩早期关闭（"飞 W"）轻易被 M 型识别，通常也可能缺乏 M 型追踪的 α 波（心房波）。

（十四）埃布斯坦综合征

埃布斯坦综合征是由于部分或全部三尖瓣下移至右心室腔导致的先天性疾病。先天畸形

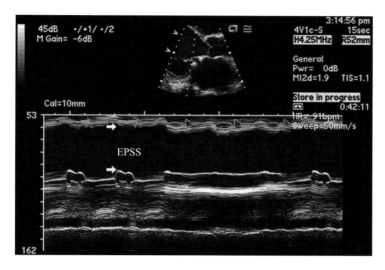

◀ 图 2-19　由于每搏输出量减低和左心室收缩功能差，扩张型心肌病患者二尖瓣 M 型图像出现 E 点间隔距离（EPSS）增大（箭）

一般来说正常的 EPSS 应小于 1cm。M 型上 EPSS 是左心室整体收缩功能的重要指标

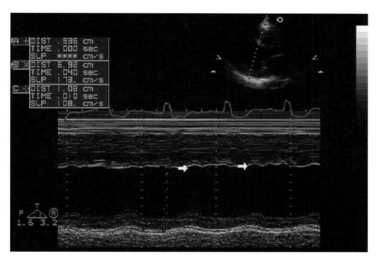

◀ 图 2-20　胸骨旁长轴左束支传导阻滞患者左心室 M 型图像

图为室间隔的矛盾运动和收缩期室间隔延迟收缩（箭）

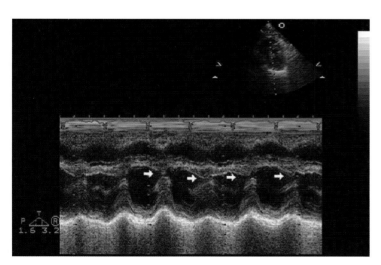

◀ 图 2-21　胸骨旁左心室短轴室间隔位置的过度呼吸变异 M 型图像（"室间隔抖动征"）（箭）

对于可疑的缩窄性心包炎患者，这是一个非特异性征象，出现这种征象虽然增加了心脏运动受限的临床可疑度，但是确诊应当结合其他二维和多普勒指标综合评估

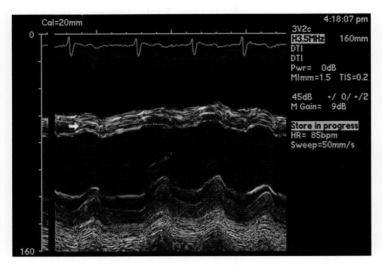

◀ 图 2-22　胸骨旁长轴切面重度肺心病患者左心室 M 型图像，收缩期和舒张期室间隔变得扁平（"D 型间隔"）（箭）

收缩期室间隔变得扁平说明肺动脉高压导致右心室压力超负荷，而舒张期室间隔变得扁平说明右心室容量超负荷，这通常继发于严重的三尖瓣反流

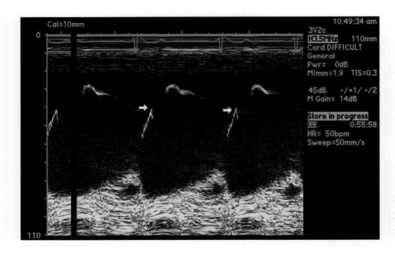

◀ 图 2-23　主肺动脉切面重度肺动脉高压和右心室充盈压升高导致的肺动脉瓣收缩早期关闭（"飞 W"）（箭）M 型图像，通常也可能缺乏 M 型能追踪到的 α 波（心房波）

的三尖瓣前叶在舒张期开放减小（图 2-8 为正常三尖瓣 M 型图像），因此从右心室流入道切面检测三尖瓣 M 型有助于诊断埃布斯坦综合征（图 2-24）。

（十五）右心房压升高

右心房压升高——各种心脏疾病均可见，包括心脏压塞、心脏运动受限、左心衰竭和右心衰竭——通过 M 型追踪汇入右心房的下腔静脉即可确诊。图 2-25 为显著右心房压升高时剑突下切面下腔静脉 M 型图像，该图所示下腔静脉（inferior vena cava，IVC）内径显著扩张（大于 2cm）并且容量增大（不随呼吸运动塌陷）（箭）。M 型取样线置于右心房和下腔静

脉的交界处，估计该幅图像中右心房压至少为 20mmHg。当充盈压较低时，M 型图像显示下腔静脉随呼吸运动塌陷的发生率应该超过 50%。

（十六）人工瓣膜

M 型有助于区分不同类型的人工瓣膜，尤其适用于患者不清楚自己所用为何种人工瓣膜时。M 型能识别单叶侧倾瓣、双叶瓣、球笼机械瓣和生物瓣，也能从可疑人工瓣膜功能障碍中识别出具有正常功能的瓣膜。图 2-26 为具有正常功能的 St. Jude 双叶机械主动脉瓣的 M 型图像。该图像从经食管超声心动图食管中段长轴切面采集，显示人工瓣叶在收缩期开放（箭）。图 2-27 为具有正常功能的 St. Jude 双叶机械二

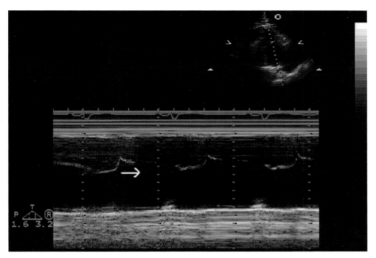

◀ **图 2-24　右心室流入道切面埃布斯坦综合征三尖瓣 M 型图像**

如图所示先天畸形的三尖瓣前叶在舒张期开放减小（箭），图 2-8 为正常三尖瓣 M 型图像。埃布斯坦综合征是由于部分或全部三尖瓣下移至右心室腔导致的先天性疾病

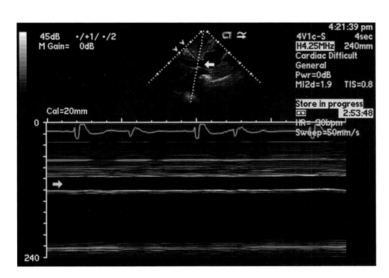

◀ **图 2-25　显著右心房压升高时（如心脏压塞、心脏运动受限和肺心病）剑突下切面下腔静脉 M 型图像**

该图所示下腔静脉内径显著扩张（大于 2cm）并且容量增大（不随呼吸运动塌陷）（箭）。M 型取样线置于右心房和下腔静脉的交界处，估计该图中右心房压至少为 20mmHg

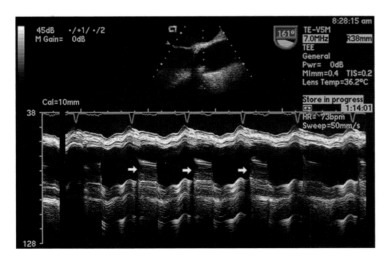

◀ **图 2-26　经食管超声心动图长轴观，具有正常功能的 St. Jude 双叶机械主动脉瓣 M 型图像**

为了评估人工瓣叶在收缩期的正常运动（箭），M 型超声心动图一直是人工瓣膜功能评估的重要工具

尖瓣的 M 型图像。该图像从经胸超声心动图胸骨旁长轴切面采集，显示人工瓣叶在舒张期开放（箭）。

（十七）彩色 M 型超声心动图

彩色 M 型超声心动图是明确事件在心动周期内的具体时间节点的一种完美形式，尤其有助于瓣膜反流的评估。彩色 M 型已经被用于评估左心室舒张功能，而且相较于频谱多普勒，它被认为更少地依赖前 / 后负荷，因此我们就能测量左心室内血流的初始速度（propagation velocity，Vp）。图 2-28 为胸骨旁长轴切面主动脉根部和左心房的彩色 M 型图像，该图显示了

心脏传导阻滞导致的心房舒张期二尖瓣轻度反流（箭）。图 2-29 为心尖四腔心切面左心室彩色 M 型图像，该图显示了左心室舒张期血流速度为 81.6cm/s，这是一个正常的血流速度，反映了左心室具有正常的舒张充盈模式。血流速度是通过彩色 M 型测量 E 峰初始斜率，正常流速应大于 45cm/s。为了显示彩色 M 型，Nyquist 彩色量程应调至 39.4cm/s（箭），这样从二尖瓣环到左心室心尖部的彩色多普勒血流才能始终被观察到。图 2-30 为心尖四腔心切面左心室彩色 M 型图像，该图提示舒张充盈模式符合左心室舒张功能受损。在该例中所测 Vp

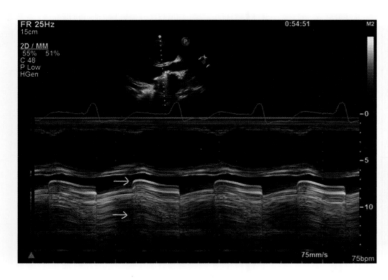

◀ 图 2-27　经胸超声心动图胸骨旁长轴观，具有正常功能的 St. Jude 双叶机械二尖瓣 M 型图像

为了评估人工瓣叶在舒张期的正常运动（箭），M 型超声心动图仍然是人工瓣膜功能评估的重要工具

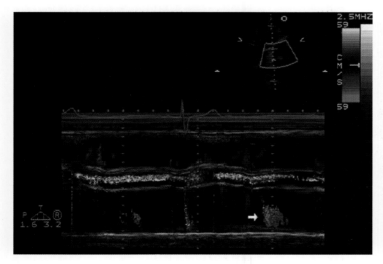

◀ 图 2-28　胸骨旁长轴切面主动脉根部和左心房的彩色 M 型图像

该图显示了心脏传导阻滞导致的心房舒张期二尖瓣轻度反流（箭）。彩色 M 型是明确事件在心动周期内的具体时间节点的一种完美形式

为 40.2cm/s，提示舒张功能轻度减低。图 2-31 仍然为心尖四腔心切面左心室彩色 M 型图像，该图显示舒张充盈模式为显著地延迟充盈或充盈受限，此时 Vp 明显小于 45cm/s（蓝箭）。值得注意的是，彩色 M 型舒张早期充盈时的 Vp 测量，需升高扫查速度至 100mm/s（黄箭）才能提高精确性。

（十八）心肌应变成像（参数化的 M 型超声心动图）

应变成像是一种依赖负荷的技术，经证实可用于测量参数局部心室肌形变，测量参数反映心肌细胞在收缩期相对缩短的百分比。图 2-32 为心尖四腔心切面左心室 M 型超声心动图参数曲线，该图为左心室正常应变模式，其中弯曲的 M 型线沿着室间隔从心尖到心底进行追踪。图中宽的橙色带代表收缩期心肌缩短，而宽的黄色带代表舒张期心肌拉长。图像下方的四条红色曲线分别代表从心尖到心底的 4 个应变测量，代表心尖的曲线（最上端的曲线）为应变或收缩期形变的最小值（箭）。不同的应

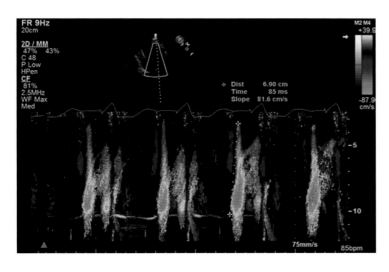

◀ 图 2-29　心尖四腔心切面左心室彩色 M 型图像

该图显示了左心室舒张期血流速度为 81.6cm/s，这是一个正常的血流速度，因此反映了左心室具有正常的舒张充盈模式。血流速度是通过彩色 M 型测量 E 峰初始斜率，正常流速应大于 45cm/s。为了显示彩色 M 型，Nyquist 彩色量程应调至 39.4cm/s（箭），这样从二尖瓣环到左心室心尖部的彩色多普勒血流才能始终被观察到

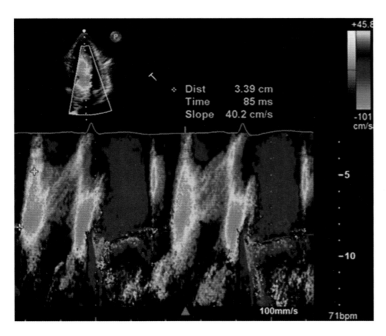

◀ 图 2-30　心尖四腔心切面左心室彩色 M 型图像

该图提示舒张充盈模式符合左心室舒张功能受损。在该例中所测 Vp 为 40.2cm/s，提示舒张功能轻度减低。彩色 M 型是评估左心室舒张功能的有力工具，而且相较于脉冲波多普勒，它被认为具有更少的血流依赖性

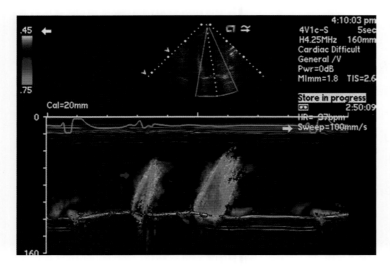

◀ 图 2-31　心尖四腔心切面左心室彩色 M 型图像

该图显示舒张充盈模式为显著地延迟充盈或充盈受限，此时 Vp 明显小于 45cm/s（蓝箭）。值得注意的是，彩色 M 型舒张早期充盈时的 Vp 测量，需提高扫查速度至 100mm/s（黄箭）才能提高精确性

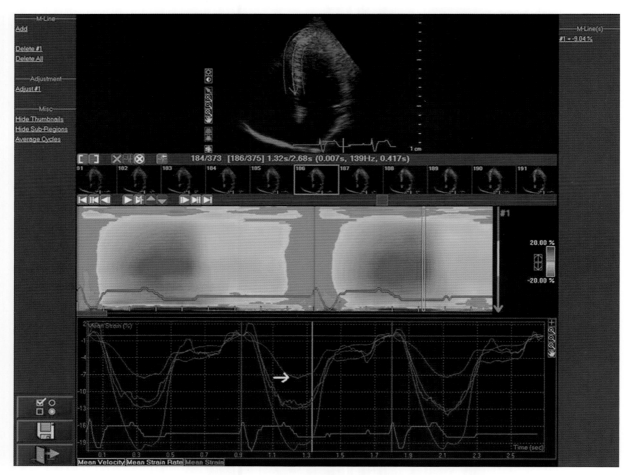

▲ 图 2-32　心尖四腔心切面左心室 M 型参数曲线，该图为左心室正常应变模式

应变成像为负荷依赖，尖端技术允许测量局部心室肌形变，测量参数反映相关心肌细胞在收缩期相对缩短的百分比。弯曲的 M 型线沿着室间隔从心尖到心底进行追踪。图中宽的橙色带代表收缩期心肌缩短，而宽的黄色带代表舒张期心肌拉长。图像下方的 4 条红色曲线分别代表从心尖到心底的 4 个应变测量，代表心尖的曲线（最上端的曲线）为应变或收缩期形变的最小值（箭）

变模式能区分不同的心肌病，包括心肌淀粉样变性、肥厚型和高血压心肌病。它是一个令人兴奋的、有活力的超声心动图研究领域，未来有可能显著提升心脏超声的诊断能力。

四、总结

由于 M 型超声心动图具有优越的时间分辨率，因此在当今的超声诊断中仍然具有重要地位，它可以追踪快速运动的心内结构，例如瓣膜在心动周期内的具体时象，它还能为复杂的临床问题提供额外线索，因此在广阔的、无限扩张的超声心动图工具箱中，它仍然是无价之宝。

推荐阅读

Feigenbaum, H. (2010). Role of m-mode echocardiography in today's echo lab. *Journal of the American Society of Echocardiography*, 23, 240–257.

Sahn, D. J., DeMaria, A., Kisslo, J., & Weyman, A. (1978). The committee on M-mode standardization of the American Society of Echocardiography: recommendations regarding quantitation in M-mode echocardiography: results of a survey of echocardiographic measurements. *Circulation*, 58, 1072–1083.

Weyman, A. E. (1994). M-Mode echocardiography: principles and examination techniques. In *Principles and Practice of Echocardiography* (2nd ed.) (pp. 282–301). Philadelphia: Lea & Febiger.

第3章
心脏超声造影原理
Principles of Contrast Echocardiography

Jonathan R. Lindner　著

刘古月　译

一、概述

心脏超声造影是一个广义词，用于描述心脏超声成像时，通过血池中声学增强来提高并拓展诊断效能的一系列方法[1, 2]。超声对比剂通常由充满气体的包裹微粒组成，一般来说是直径 1～5μm 的微泡或纳米粒子[1]。心脏超声造影在临床上最常用于识别左心室心内膜边界，这称为左心室心腔造影（left ventricular opacification，LVO）（图 3-1）[3, 4]。尽管临床医生选择对特定患者进行 LVO 有许多原因，但最佳适应证是用于评估左心室整体或节段性收缩功能。LVO 的适应证包括三项：①在 10%～20% 的随机患者中，不能充分明确左心室心肌肥厚；②由于使用正压通气而声窗差或不能配合检查的危重患者；③当出现节段性室壁运动时需要精确观察每个心肌节段，并非常有把握地做出重要决定时（例如使用负荷超声心动图即时诊断心肌缺血或评估心力衰竭）。对于其他临床疾病，LVO 的应用也有重要意义（框 3-1）。

相对于心肌组织信号，超声造影技术的改进提高了冠状动脉循环微泡信号的检测能力，因此心肌微循环成像得以实现，这些技术被广义地称为心肌造影（myocardial contrast

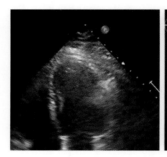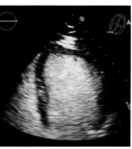

▲ 图 3-1　经胸超声心动图心尖四腔心切面，无超声对比剂时患者心内膜边界难以识别（左），通过静脉注入微泡对比剂后，心内膜边界得以显示（右）

框 3-1　左心室心腔造影的其他临床应用

检测节段性室壁运动异常（静息或负荷状态下）

量化左心室射血分数

量化左心室容量

检测左心室或左心房血栓

检测并显示左心室占位的特征

确诊心尖肥厚型心肌病

评估嗜酸性粒细胞心肌病

检测心室假性室壁瘤

评估左心室致密化不全

增强多普勒信号

检测主动脉血栓或夹层

echocardiography，MCE）。MCE 最常应用于空间上评估完整微循环的存在。功能性微血管床的存在被用于评估心肌活力。功能性微血管床的存在有助于辨别心脏肿块是肿瘤而不是血栓，检测急性心肌梗死的治疗性或自发性再灌注（图 3-2）[5-10]。量化或半量化评估灌注不仅需要定量完整的微循环，也需要获取微泡通过微循环转运的时间信息。这种测量通常需要破坏声窗内的微泡，然后评估信号的再现情况[11]。该方法可用于检测静息状态下缺血、负荷超声心动图时血流不均一、微血管功能障碍，以及侧支循环存在 / 丰富。

本章讲述心脏超声造影的基本原理，包括超声对比剂概述，以及在临床应用中已形成的能提高微泡信噪比的特定成像模式。心脏超声造影的临床应用详见第 12 章。

二、超声对比剂

心脏超声造影中信号增强依赖于超声压力波与微粒的动态相互作用，微粒具有高度可压缩性和可膨胀性，其尺寸小于所应用的超声波长。如后文所述，超声压力波峰和波谷时粒子扩张和压缩产生体积振荡，这是超声信号产生的主要来源[12-14]。使用微泡作为超声对比剂是基于它们的可压缩性 / 可扩张性及在体内的稳定性。应用微泡对比剂配制的空气和高分子量气体比水或组织的可压缩性大几个数量级。在大多数临床心脏造影模式中，微粒停留在感兴趣区域的血管腔隙内（例如左心室腔或心肌的微循环影中），因此出现增强振荡和随后的声能响应。

通过微泡进行对比增强最初由 Gramiak 和 Shah 提出，当行心导管时进行心排血量的测量，通过快速、高压静脉内注入水溶性荧光剂，运用流体动力产生微泡，这时一系列超声信号在右心被检测到[15]。随后，通过手动激发或低频声波产生的几种不同形式的无外壳微泡被研究出来，包括冠状动脉注入后通过 MCE 模式进行心肌造影[16-19]。这些技术的限制性包括产生的微泡尺寸大小不一，静脉注入后大多数微泡不能进入左心，动脉注入后大的微泡有可能滞留于微循环。

静脉注射微泡对比剂进行左心室心腔和心肌造影，其安全性、可重复性和广泛的临床

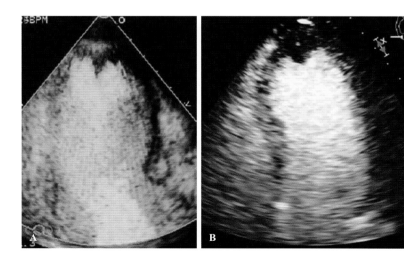
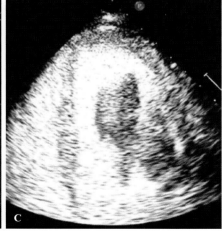

▲ 图 3-2 不同患者的经胸心脏超声造影的心尖成像

A. 左前降支心肌梗死再灌注后，前间隔区域灌注缺损反映该区域微血管无血流；B. 心尖血栓；C. 转移性黑色素瘤导致的较大心腔占位，由于对比剂的出现反映功能性微循环的存在，从而将其和血栓区分

可行性依赖于小而稳定的微泡的产生，这些具有声学活性的微泡能自由通过肺和全身毛细血管[1]。大多微泡对比剂具有相对窄的粒径分布（相对单分散）[20]。考虑到当管腔内注入蛋白多糖复合物时，那些所谓的多分散对比剂仍然包含少部分直径大于功能毛细血管平均直径（5～7μm）的微泡[21-22]。这些稳定且大小恒定的能产生强烈声学信号的微泡依赖于两种主要改进，即微泡核心材料所用气体的改进和微泡封装。

目前商业生产的、市场化的并且可用于患者的部分微泡对比剂列于图 3-3。这些对比剂的一大普遍特征是其气体核心并非大气环境中的空气成分组成，即不是大部分氮气和氧气，改变成分的理由基于预测气泡稳定性的数学模型。在某种特定媒介中气泡消失的速度取决于气泡大小、表面张力，以及描述微泡中气体溶解度和扩散能力的常数[23]。因此，当人体使用的微泡对比剂中含有扩散系数低且在水或血中溶解度低的气体时，其稳定性得到改善，通过溶解在周围液体中的气体量与气象中的气体量之比或者 Ostwald 系数来描述[24]。这些气体也必须是惰性的，对人体安全的且易于通过呼吸清除。在室温和体温下保持气体形式的全氟化碳等高分子量气体的使用——包括八氟丙烷（C_3F_8）、十氟丁烷（C_4F_{10}）、六氟化硫（SF_6），使得当代对比剂均符合这些要求。

微泡封装是当代对比剂的第二个常见特征。从根本上来说，封装外壳由生物可兼容物质组成，如蛋白质（白蛋白）或脂质表面活性剂，通过屏障功能减少气体核心向外弥散，从而增加在体内的稳定性。外壳对于减低微泡的表面张力也有重要作用，这使得微泡的粒径分布得到严格控制，并且在未使用时和在体内都是小且充满气体的稳定微粒。微泡对比剂使用空气（主要是氮气）作为气体核心仍然是可行的，前提是使用相对厚且不可渗透的外壳。然而，第一代对比剂，如 Albunex，由空气核心和白蛋

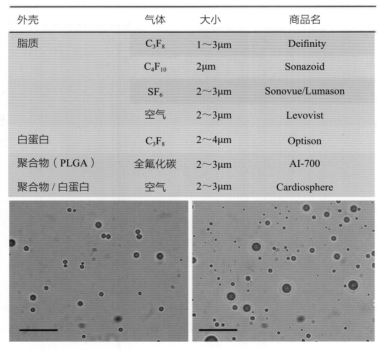

外壳	气体	大小	商品名
脂质	C_3F_8	1～3μm	Deifinity
	C_4F_{10}	2μm	Sonazoid
	SF_6	2～3μm	Sonovue/Lumason
	空气	2～3μm	Levovist
白蛋白	C_3F_8	2～4μm	Optison
聚合物（PLGA）	全氟化碳	2～3μm	AI-700
聚合物 / 白蛋白	空气	2～3μm	Cardiosphere

▲ 图 3-3　部分商业生产的微泡对比剂（上）和光学显微镜下脂质外壳的全氟化碳对比剂成像（下），分别为相对单分散（左）和多分散粒径分布（右）

白外壳组成，仍然不能证明它足够稳定地用于重复性 LVO 或心肌造影，尤其是当患者心排血量减低，经静脉到体循环转运时间增加或需吸氧时[25-26]。但是空气弥散的问题可以通过使用更不可渗透的"气密"外壳解决，这种外壳由厚的生物聚合物层组成。然而，成分改变导致相对无延展性的微泡仅能在非常高的声能下才能高质量成像[27]。

微泡外壳成分的化学特性和自我组装受气体成分和将气体整合进封装粒子的过程的严重影响。例如，许多白蛋白外壳微泡对比剂由于生产过程中的温度和压力环境，被预测以一种变性的形式存在。因为全氟化碳的某种疏水特性，微泡中脂质外壳不是像细胞膜那样以双分子层构造排列，而是以单分子层排列，并且内部伴随碳氢残基[20, 28]。部分研究也制造出以水为主要核心，具有双层脂质排列外壳或多层膜的纳米粒对比剂[29-31]。但是，由于这些对比剂注入的空气量小，因此传统成像接收到的信号较弱。

研究性的超声对比剂

许多研究性的超声对比剂并没有在临床常规使用，而仅仅用于特定的诊断或治疗（框 3-2）。一个普遍的方向是制造纳米粒对比剂，这种对比剂比传统生产的微泡几乎小一个数量级，想要使用亚微米声学活跃的纳米粒对比剂有几个原因。基于脂质体的经验，更小的基于脂质的对比剂在被网状内皮吞噬器官清除前，具有更长的血管内循环时间[31-32]。因为微泡大小与它的理想声频呈反比关系（详见后文）[12, 33]，更小的微泡有利于高频超声应用，如心腔内超声、血管内超声或小动物成像。对于微泡作为治疗的载体，即使非常小的对比剂也有渗出血管的可能，尤其是当组织炎症或缺血内皮渗透性增加时。纳米粒的主要限制在于它们的不稳定性。因此，使用这些对比剂，如多

层纳米粒或全氟化碳乳剂纳米液滴（主要为液相），正如前面讨论的，当使用传统成像模式或频率时不会产生强烈的声信号。

纳米粒超声对比剂的一些限制性可以通过创造移相纳米液滴解决[34]。这些带外壳的粒子直径比微泡小一个数量级，具有一个冷凝液相全氟化碳核心，并且需要激活，从而在声场负压阶段，通过汽化核心变成气相从而直径增加[35]。近来这些对比剂已经被证实能用于心肌微血管造影。它们的使用有可能创造出新的方法来量化血流成像或者减少左心室腔内高气相浓度造成的远场衰减[36]，使用限制性包括需要重复进行液相至气相的转换，并且要避免大的粒子滞留于微循环中。

已经有广泛的研究使用特定微泡对比剂进行超声分子成像[37, 38]。最常见的方法是使用分子间隔基将配体与全氟化碳微泡的脂质外壳结合，该分子间隔基将配体从微泡表面投射出去，理论上产生杠杆臂，减少实现微泡连接所需的力。数以万计的配体结合到每个微泡的表面[39]。最常见的成像方法是在静脉注射 5～10min 后进行超声成像，以检测残留的微泡，并从自由循环的微泡中获取最小的背景信号[40]。由于微泡超声对比剂被局限于血管内，而靶向的生物过程通常涉及发生在血池 - 内皮界面的事件。心血管医学最感兴趣的临床领域包括组织缺血、血管炎症或动脉粥样硬化、血

框 3-2　超声对比剂对于心血管医学的未来潜在应用方向

分子成像（如动脉粥样硬化、缺血记忆）

凝块溶解加速（超声溶栓）

声学靶向基因或药物载体

高强度聚焦超声增强组织消融

通过剪切路径增强组织灌注

栓形成和血管生成的分子成像[38, 41]。许多研究也在积极探索如何通过配体、隔基臂或微泡形状的改变来提高微泡的黏附性，以及应用新的超声算法来检测残留的微泡信号。

新的微泡对比剂也被设想用于治疗。尽管对这些对比剂的一系列讨论超出了本章的范围，但值得注意的是，利用 cDNA 可与阳离子微泡电荷耦合，以及通过靶向对比剂至血管内皮，增强了超声促进的基因传递[42-44]。同样地，超声促进的药物递送也被微泡增强，微泡被特别设计用于携带亲脂性或亲水性药物，亲脂性药物被装载于微泡的油性边缘或脂质外壳中，亲水性药物可直接或间接置于微泡表面[45]。

三、微泡的微血管特性

出于对传统微泡对比剂在微循环中的流变学或血管血流动力学的安全性考虑，理解组织特异性差异在视频强度中随时间变化以及灌注成像的示踪剂动力模型具有重要意义。有几种途径可用于评估流变性，其中一种方法是通过心肌微循环比较微泡与 Tc 标记红细胞的转运功能。为了避免混淆再循环效应以及从血池中差异性清除，这些研究是通过动脉内注射进行的。这些研究表明，白蛋白微泡通过心肌循环和红细胞具有相似的首过示踪动力学[46]。另一种方法是使用活体镜检法直接观察完整微血管网络内的微泡，这项技术已经证明微泡在正常肌层的微循环中畅通无阻，不凝聚或聚集，其速度分布与小动脉、小静脉和毛细血管中的红细胞相似[47, 48]。

与流变学相关的安全问题是基于确保微泡不会滞留于全身微循环中的需要。静脉内注射后，肺循环具有与心脏相似直径的毛细血管，可充当滤过器，滤过大于平均毛细血管直径（约 5μm）的微泡，从而防止其在体循环转运（图 3-4）[49]。这个过程也可能有例外。一种可能是任何隐秘的右向左分流都可能导致对比剂在体循环中滞留，预计滞留程度与较大微泡的数量成正比，因此，对于具有更多多分散粒径范围的对比剂来说更值得关注。即使对这些对比剂而言，少于 1%～2% 的微泡具有足够的尺寸可以滞留，显微镜观察表明，由于逐渐的放气，滞留通常是一个短暂的事件[47]。虽然对于微泡对比剂来说，存在"显著"的右向左分流仍然是一个禁忌证，而且在超声心动图检查中，大约 20% 的非选择受试者存在卵圆孔未闭，但是这在大型安全性研究中没有导致任何重大事

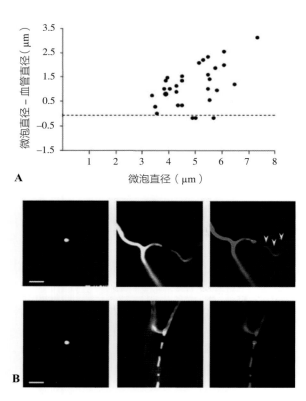

▲ 图 3-4　微泡在微循环中滞留

A. 滞留在微血管床中的微泡直径及微泡与血管大小间的差异关系示例说明尺寸依赖性滞留；B. 荧光显微镜显示滞留微泡（左）、由荧光葡聚糖定义的毛细血管（中）和一个低血浆容量（箭头）超出滞留微泡的合并图像（右）[引自 Kaufmann BA, Lankford M, Behm CZ, et al. High-resolution myocardial perfusion imaging in mice with high-frequency echocardiographic detection of a depot contrast agent. *J Am Soc Echocardiogr*. 2007; 20 (2): 136–143.]

件。在肺动静脉分流比例较高（3%～8% 跨肺血流）的小动物模型中，可以出现大到足以被体循环捕获的微泡通道，并可用于评估微泡从血池中清除后的区域血流[49]。

如果注射后微泡联合、聚集或扩大，也可能发生体循环滞留。当微泡处于体温条件时，热使气体的体积增加，后者也是可能发生的。这一过程在一些实验性的无外壳微泡对比剂中被观察到，这些对比剂主要由低沸点的液体乳剂组成，静脉注射后其尺寸会不受控制的增大。对于已被批准用于人体的对比剂，通过使用较小分子量的全氟化碳气体和封装微泡解决了这个问题。另一个理论问题是校正扩散，血液中溶解的空气根据浓度梯度进入相对无氮或氧的微泡，特别是在超声负压阶段，这会产生气泡膨胀。在体内成像过程中，这种现象在任何程度上都没有被检测到。幸运的是，由于微泡被血液稀释，其浓度相对较低，体内也不会发生聚集和结合[47]。

虽然到达体循环的微泡在正常冠状动脉微循环中具有与红细胞相似的流变性，但微血管损伤后也有例外发生。微泡从血池中清除通常依赖于网状内皮器官的单核 / 吞噬细胞的功能。对于许多对比剂来说，这一过程依赖于调理素，血清补体通过受体介导摄入细胞，例如肝脏的 Kupffer 细胞[50, 51]。在血管炎症或缺血后损伤的区域，脂质微泡可以直接黏附在内皮细胞或白细胞上，从而导致微血管滞留[52-56]。调理素作用的放大是通过微泡外壳中的脂质实现的，这些具有很强负电荷的脂质能够放大调理素作用，并且当没有外壳成分（如聚乙二醇）时，也能为微泡和气泡的相互作用提供空间位阻[54]。如果有足够强的负电荷或外壳中含有某些脂质成分，微泡甚至可以保留在正常的微循环中[57]。这一现象并没有引起任何安全性问题，而是被用作检测新发但已治疗的心肌缺血的技术，这导致微泡滞留增加[55]。

（一）微泡超声信号的检测

微泡和其他超声对比剂是有效的，因为它们的大小和形变能力允许它们在超声场的正弦压力环境中压缩和膨胀（图 3-5）。信号增强程度与微泡大小及在平衡半径附近振荡的类型有关。有许多不同的模型被用于描述微泡体积共振的决定因素[33]，母方程是 Rayleigh-Plesset 方程，它根据施加的压力、表面张力和边界条件描述微泡动力学[23]。该方程最早的应用之一是用于解释气泡破裂如何导致船舶螺旋桨的物理退化。随后根据母方程对声场中气泡振荡的描述被用于解释热阻尼（进入介质的热损失）、黏性阻尼（在黏性介质中产生共振）和辐射阻尼（其中一部分表现为声发射）所产生的能量损耗[12, 33, 58]。这些模型有助于确定产生声振荡的大小与气芯的可压缩性和密度、周围介质的黏度和密度、所应用超声的功率和频率，以及

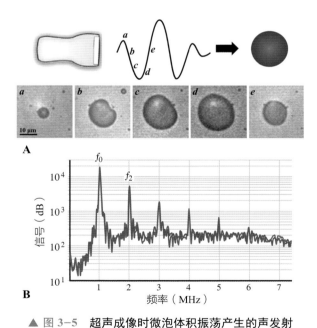

▲ 图 3-5　超声成像时微泡体积振荡产生的声发射

A. 330ns 间隔的显微镜图像（F）显示微泡体积压缩和膨胀分别发生于高压和低压阶段，声脉冲示意图（上）显示 a 至 e 的位置；B. 用宽带水中听音器进行被动空化检测获得的频率 - 幅度直方图。f_0 和 f_2 分别表示基波和二次谐波的峰值（A 图中微泡图像由伊拉斯姆斯大学 M. Postema、A. Bouakaz 和 N. de Jong 提供）

微泡半径的关系。对于传统上用作超声对比剂的封装微泡，外壳的黏性阻尼是影响微泡振荡的另一大重要因素[12, 58, 59]。实际应用中，对于任何给定的超声功率和频率，由外壳厚且坚硬的微泡形成的振荡和声信号较少。通过在体内和体外对比不同外壳厚度的微泡形成的声信号，证实了这一概念[27, 60]。如果具有足够高的功率使游离气体从微泡外壳的裂隙释放，即使微泡具有非常坚硬的外壳，在成像时也能产生强烈的增强。

共振频率是超声对比剂声发射的另一个重要决定因素。微泡理想的共振频率与其半径的平方呈反比，而且受到外壳与气体黏弹性和可压缩性的影响[12, 33]。当声压和共振频率相等或接近时，说明声压足够高，这时微泡会出现非线性振荡，因此微泡大小和声压呈非线性相关，而且压缩和扩张的变化也是非对称的[13]。正是这种非线性特征产生了独特的声学特征，可用于选择性地检测微泡信号。

被视为超声压力增加的第一个非线性声响应是谐波的产生。在谐波中，不仅在超声传输频率（基频）而且在基频的倍数（谐波）处，也能发出强烈的信号（图 3-5）[32]。与基波信号相比，尽管谐波峰值的接收振幅较低，但由于组织产生的谐波相对较少，因此在造影过程中，除谐波信号外，对所有信号进行过滤可以提高信噪比和相对微泡信号[61, 62]。在较高的声压下，微泡会产生过大的振荡，从而导致微泡被多种机制破坏和自由气泡瞬时释放[14, 63]。破坏的程度取决于外壳的成分和超声功率。超声系统的"功率"通常以相对压力等级（dB）或机械指数（MI）的形式显示在诊断成像系统上，它与声压（峰值负压，单位为 MPa）成正比，与频率的平方根成反比。对于大多数对比剂，非破坏性低功率 MCE 成像在 MI 为 0.1～0.2 时进行，而 MCE 灌注成像期间有目的的微泡破坏在 MI > 0.8 时进行。

（二）超声造影特定的成像方法

商业超声成像系统已经进行了改进，纳入了专门用于检测微泡非线性信号、零基波甚至组织谐波信号的成像协议[1, 64]。虽然现在很少应用，但是高 MI 的 MCE 灌注成像通过惯性空化（微泡破坏）产生最强的微泡信号。当这种情况发生时，对谐波频率范围内的信号进行滤波可以产生强微泡信号。然而，高 MI MCE 灌注可产生最大的不良组织信号。高组织信号可以通过滤过谐波波峰之间的信号来解决，谐波峰代表微泡破坏产生的宽带信号，也可以通过对微泡空洞图像进行离线数字减影来解决。另一种方法是执行多脉冲去相关算法（如功率多普勒成像），显示依赖于微泡在随后脉冲间的破坏而"消失"。尽管如此，高功率 MCE 的技术难度（需要长的帧间延迟的图像采集）已经导致采用低 MI "实时"成像技术进行组织灌注成像。

在低声功率（MI 0.1～0.3）下成像时，谐波信号是由非线性微泡特性和仅仅少量组织信号产生。但微泡信号较低，所以必须采用信号处理技术来完全消除组织信号，从而优化对比度信噪比[1, 64]。一种方法称为脉冲反转或相位反转（图 3-6）。对于每条传输线，发送相位反转（相位转换 180°）的连续脉冲。在低 MI 时，大部分线性后向散射将在基频返回，并且可以通过对两个相移信号求和来消除。微泡稳定空化产生的非线性信号不会被求和所抵消，而是根据信号的振幅来显示。另一种方法是使用振幅调制（图 3-7），利用这项技术，可使低或非常低（称为半振幅）声功率的交替脉冲被应用。从组织中返回的线性信号在每个脉冲的相位和频率上相似，并且可以通过将半幅信号加倍并从低功率信号中减去它来消除。微泡在极低功率（半振幅）脉冲期间停止产生非线性信号。因此，将低功率线性信号加倍不会导致信号完全抵消。一些超声系统通过结合相位反转和幅

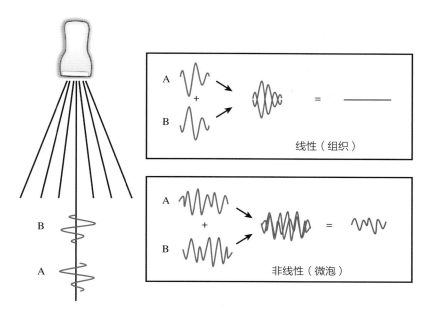

▲ 图 3-6　脉冲反转超声造影成像示意图

为每条相位反转的线路发送 2 个或多个顺序脉冲（表示为 A 和 B）。组织返回信号（低功率线性散射）的总和被消除，而非线性微泡信号则没有

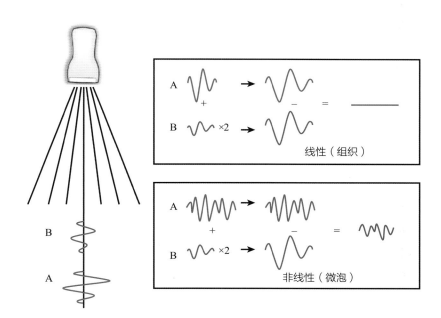

▲ 图 3-7　功率调制成像示意图

每条线路传输 2 个或多个顺序脉冲（表示为 A 和 B），包括低功率时的全幅脉冲和极低功率时的半幅脉冲。通过将半幅脉冲的返回信号加倍并从全幅脉冲中减去，那么组织信号被消除，而微泡信号则没有

度调制，使微泡信号的信噪比达到最大。

四、微泡对比剂的安全性

商业化生产并受监管机构批准的微泡是最安全的对比剂之一，可用于所有形式的心血管系统无创成像。微泡所特有的安全性问题涉及以下三个主要因素：①微血管行为和微血管梗阻的可能性；②由声空化产生的物理、生化生

物效应；③微泡和机体固有成分及适应性免疫过程的相互作用。

微血管行为的问题已在前文进行描述。批准用于人体的微泡对比剂由于缺乏物理特性也会导致一些问题产生。通过封装控制微泡粒径分布，因此毛细血管或前毛细血管滞留被最小化，微泡不会在体内聚集、联合或扩张[47]。这些特性对于微泡作为示踪剂来说尤其重要，而且可以确保没有微血管梗阻导致的缺血性并发症或肺动脉收缩压增加[65-67]。甚至对于某些既往患有至少中度肺动脉高压的患者，全剂量应用多粒径分布的微泡对比剂不会增加肺血管压力或减轻肺血管阻力[65]。因为对肺血管滞留问题的关注，即使用低沸点气体（十二氟戊烷）的未封装微泡对比剂会产生非控制性的尺寸增加，所以尚未被批准用于人体。同样，由大的全氟化碳组成的相变纳米粒在均匀化时会发生汽化和生长，因此在任何监管审批过程中，需要仔细检查以控制尺寸。

微泡对比剂，或者更准确地说是它们的外壳成分，与免疫系统的成分相互作用。通过网状内皮器官（例如肝脏的 Kupffer 细胞或脾脏的单核细胞）的免疫清除是微泡从血池中清除的主要方式之一[50, 68]。这个过程也可通过循环或外周活化 / 黏附的白细胞来重现[52, 54]。微泡与吞噬细胞相互作用存在几种机制。具有脂质外壳的微泡通过局部激活血清补体进行调理作用，后者介导微泡附着于白细胞或有时激活内皮细胞复合受体[52]。脂质结合清道夫受体（如 CD36、SR-A 和 Lox-1）也可能与脂质微泡非特异性结合[69]。虽然白蛋白外壳微泡也可以调理，但与免疫细胞相互作用的主要机制似乎是由能够结合变性白蛋白的特异性整合素介导[52]。

由于补体可被微泡外壳成分激活[57]，因此存在非 IgE 介导的免疫反应风险，称为假过敏反应。由于使用脂质体药物的经验，我们认识到这些反应具有脂质剂量依赖性[70, 71]。因此，

它们更可能发生在具有大量初期共注入脂质的微泡，但不是以微泡（如微胶粒）的形式出现。庆幸的是，严重的假过敏反应很罕见，并且只发生于脂质外壳微泡，不发生于白蛋白外壳微泡[66, 72, 73]。接受超声造影的患者中，大约 1/10 000（0.01%）会发生严重的心肺反应。在回顾性倾向匹配人群中，进行超声心动图检查期间接受超声造影的住院患者死亡率较低[67]。上市后注册也进一步证实，超声对比剂导致的患者死亡或严重不良事件没有显著增加。与脂质体类似，脂质外壳微泡的注入会引起背部或侧腹疼痛。这种反应被认为是由于补体介导的微泡附着在肾小球内皮细胞上的一种温和形式，它不产生肾缺血，但可能通过活化补体激活下游的疼痛受体[74]。

稳定空化过程与任何可能引起安全问题的生物过程无关。另外，惯性空化或突然的微泡破裂可产生多种效应，包括短暂的内皮细胞微孔化，血管通透性，表现为细胞内钙和内吞增加的细胞活化，甚至瘀点性出血[75, 76]。这些生物效应中的一部分促使我们应用微泡作为载体，向靶向组织传递治疗基因或药物，或用于急性血栓事件中加速血栓溶解[42, 45, 77, 78]。生物效应强烈依赖于超声振幅(压力)、频率和微泡剂量。在监管批准和上市后对人体进行的广泛安全性研究中，即使进行高 MI 成像，也没有检测出任何组织损伤、肌钙蛋白释放、微血管破裂或 MCE 期间炎症的证据。然而，由于在高功率成像过程中有室性期前收缩发生的病例报道[79]，一些插入对比剂包装中的警告指出，在最高 MI 范围内成像的安全性还没有确定。

尽管已建立了经批准的微泡对比剂的安全记录，但 2007 年美国食品药品管理局强制要求对标签进行修订，包括对接受超声对比剂的患者产生的严重心肺不良事件发出"黑匣子"警告。这一行动是基于危重患者中超过 100 万剂量的给药中发生的一些危及生命的事件，这些

事件不一定直接归因于微泡注入。之前提到的许多安全性研究都是在这一行动之后进行的，结果放宽了对超声对比剂使用和血流动力学监测需求的限制。目前，使用超声对比剂唯一的主要禁忌证是大的心内右向左分流，或既往对白蛋白外壳的对比剂或血制品过敏。对于怀孕（C类）、哺乳期或儿童年龄段的患者，也有使用超声对比剂的警告，主要是由于缺乏信息，而不是任何具体的安全问题。小规模的初步研究表明，微泡在一般儿童中使用是安全的[80]。也有警告不要使用商业生产的超声对比剂进行动脉内注射，尽管在计划进行酒精室间隔消融的肥厚型心肌病患者中，一些药物已经被用于确定冠状动脉的灌注范围[81]。

推荐阅读

Kaufmann, B. A., Wei, K., & Lindner, J. R. (2007). Contrast echocardiography. *Current Problems in Cardiology*, 32, 51–96.

Bhatia, V. K., & Senior, R. (2008). Contrast echocardiography: evidence for clinical use. *Journal of the American Society of Echocardiography, 21,* 409–416.

de Jong, N., Hoff, L., Skotland, T., & Bom, N. (1992). Absorption and scatter of encapsulated gas filled microspheres: theoretical considerations and some measurements. *Ultrasonics, 30,* 95–103.

Lindner, J. R. (2009). Molecular imaging of cardiovascular disease with contrast–enhanced ultrasonography. *Nat Rev Cardiol, 6,* 475–481.

第 4 章
经食管超声心动图的原理
Principles of Transesophageal Echocardiography

Douglas C. Shook　著

蔡宇燕　译

一、概述

经食管超声心动图（transesophageal echocardiography，TEE）是获取心脏及其周围结构超声图像的一种附加和补充方法。柔韧的 TEE 探头通过口腔进入患者的食管。TEE 探头的顶端包含一个小型相控阵换能器，可产生 180° 的成像面（多切面成像；图 4-1A）。

TEE 可以获取经胸超声心动图（transthoracic echocardiography，TTE）的所有成像切面，包括二维（2D）和三维（3D）图像，以及彩色、频谱和组织多普勒。大部分的 TEE 图像可在食管切面获取，其余部分可在胃底切面获得（图 4-1B）。由于食管毗邻心脏，与 TTE 相比，TEE 可使用更高的发射频率，从而获取更高的

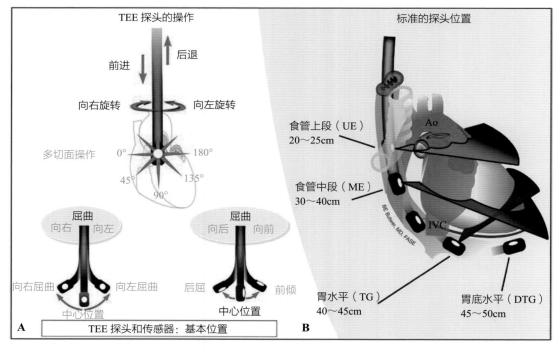

▲ 图 4-1　**TEE 探头操作（A）和标准检查的各切面水平（B）**

TEE. 经食管超声心动图；Ao. 主动脉；IVC. 下腔静脉（由 Bernard E. Bulwer, MD, FASE 提供）

图像质量和空间分辨率。尤其是毗邻食管的后方结构，如左心房、左心耳、肺静脉、房间隔及左侧瓣膜更为明显。TEE 通常作为 TTE 检查的辅助或后续补充，或是在 TTE 图像不确定时，用于获取更多的信息。表 4-1 总结了 TEE 与 TTE 比较的优缺点。

1999 年，美国超声心动图学会和美国心血管麻醉医师协会发布了术中 TEE 综合检查指南，该指南的内容中包括 20 个 2D 切面[1]。2013 年，该 TEE 指南更新至 28 个 2D 切面[2]。原指南中的 20 个切面主要用于术中图像评估和决策。2013 年新增加的切面，如左心耳切面，是非术中 TEE 常规切面。此外，指南还新增了 3D 和双切面成像，其中 3D 超声心动图是非常有价值的影像学手段，尤其是 TEE 检查时[3-5]。

二、适应证

TEE 的适应证包括诊断性和程序性两个基本类别（表 4-2）。TEE 的诊断性应用包括评估心脏及其周围结构，此时 TTE 检查未能诊断或未明确诊断。通常情况下需要评估的结构在 TTE 中位于远场，但在 TEE 中位于近场，例如排除左心耳血栓或评估经皮左心耳封堵术的适应证[6, 7]。此外，TEE 还可用于评估心脏瓣膜的病理生理学，其优质的图像质量有助于手术计划及决策。例如，外科或经皮瓣膜植入，包括感染性疾病并发症（如感染性心内膜炎）在内的瓣膜异物，以及人工瓣膜功能障碍的评估等。考虑到 TEE 操作的有创性，该检查不应该作为所有疾病诊断的确诊手段，而应是针对一些通过 TEE 检查可能改变医疗和手术决策的患者。

TEE 的程序性适应证包括外科和介入手术的评估和指导。TEE 在心脏外科手术中的评估和指导作用得到了心脏病学家、麻醉医师和外科医师的认可[8-10]。最近美国麻醉医师协会和美国心血管麻醉医师协会发布的指南[11]发布了围术期 TEE 的适应证，包括可用于所有心脏和胸主动脉手术的术中监测，以及在冠状动脉手

表 4–1　TEE 相比于 TTE 的优缺点

优　点	缺　点
适用于经皮和外科手术及床旁检查	半侵入性——通常需要镇静，因此存在插管（胃肠道和肺部并发症）和镇静（低血压）相关的风险；若操作时间长，需全身麻醉；通常需要两名工作人员：一名操作医师和一名镇静监护人员
更高的分辨率：能更好地明确诊断或观察赘生物、血栓、肿块、心内分流的特点；图像质量更优质：如瓣膜（尤其是二尖瓣和主动脉瓣）、左心房、左心室、主动脉和主动脉弓，以及房间隔和肺静脉	对左心室心尖或右侧结构的观察有限（距离探头较远的结构，尤其是体型较大的患者）
声窗为"连续性"（与 TTE 相比，没有肋骨的遮挡）	食管和心脏之间的气管可形成局部观测盲区 腹主动脉几乎无法观察
二尖瓣或人工二尖瓣的图像质量更佳，可准确判断瓣膜或瓣周损伤	人工主动脉机械瓣可导致过多的阴影 技术上难以获取测量主动脉压差的最佳角度（例如，评估主动脉瓣狭窄的压差时重复性较差） 尽管多数患者可配合，但想通过患者的配合来增加或减少前负荷（如 Valsalva 动作）难以实现 实时 3D 成像和重建依赖于较缓慢的心律和稳定的声窗

TEE. 经食管超声心动图；TTE. 经胸超声心动图

引自 Solomon SD, Wu J, Gillam L. Echocardiography. In: Mann DL, Zipes DP, Libby P, et al. eds. *Braunwald's Heart Disease: A Textbook of Cardiovascular Medicine*. 10th ed. Philadelphia: Elsevier; 2015:179–260.

表 4-2　TEE 的适应证

适应证	举　例
诊断性 TEE，当 TTE 无法诊断或难以诊断时，TEE 的发现将改变患者的管理策略	• 对 TTE 中远场结构异常的评估，如左心耳 • 人工瓣膜 • TTE 声窗差 • 心内膜炎和瓣周漏 • 使用呼吸机的患者
围术期 TEE（心脏或非心脏手术及围术期管理）	• 所有心脏外科手术 • 所有胸主动脉手术 • 部分冠状动脉搭桥术 • 非心脏手术中心脏病变可能导致血流动力学不稳定或神经系统损害时 • 不能解释且难以纠正的循环不稳定 • TEE 提供的信息可能改变治疗决策的危重患者
介入术中 TEE	• 经皮介入手术的引导

改编自 Hahn RT, Abraham T, Adams MS, et al. Guidelines for performing a comprehensive transesophageal echocardiographic examination: recommendations from the American Society of Echocardiography and the Society of Cardiovascular Anesthesiologists. *Anesth Analg.* 2014;118(1):21-68.

术中考虑使用。TEE 监测的目的包括确认或修正术前诊断，发现新的或可疑的病变，以及评估手术效果。TEE 也应用于经导管心脏介入手术的评估，尤其适用于结构性心脏病（如房间隔缺损、卵圆孔未闭、左心耳封堵以及经导管的瓣膜成形或置换术）的评估。TEE 在心律失常治疗中的应用尚不明确。对于非心脏手术的患者，当手术或病情可能导致血流动力学障碍、肺循环或神经系统异常时可使用 TEE 监测。当出现不能解释且难以纠正的循环不稳定时，可使用 TEE 监测。

超声心动图适应证标准的确立可帮助临床医师确定需要使用超声心动图的具体临床时机[12]。编写工作组共列出了 202 种超声心动图检查的适应证。列出的适应证并非完全详尽，其中特别列举了 TEE 的 15 种临床适应证，并不包括术中 TEE 评估。表 4-3 列出了 TEE 的 15 种适应证及 TEE 作为初次或补充检查的适应证。

三、并发症

TEE 是一项有创操作，对患者来说有潜在的风险。由于 TEE 的有创性，每个患者在行 TEE 检查时都应遵循最佳适应证。总体而言，TEE 属于低风险操作，但在诊断性 TEE 和介入术中 TEE 均有出现并发症的相关报道。Hiberath 等[13]的回顾性研究报道，非术中或诊断性 TEE 检查相关并发症发生率为 0.2%～0.5%，估计死亡率低于 0.01%。全身麻醉患者行 TEE 检查时风险会增加，由于食管探头放置时没有患者的吞咽配合，因此放置探头时应轻柔地进入食管。此外，患者对疼痛刺激没有反应，因此检查过程中可能损伤食管。尽管如此，术中 TEE 检查的死亡率与诊断性 TEE 的死亡率相近，为 0.2%～1.2%[14]。迄今为止，Kallmeyer 等报道的一项最大的单中心术中 TEE 研究表明相关的发病率和死亡率分别为 0.2% 和 0%。TEE 检查中潜在的损伤部位包括口腔（牙齿和嘴唇损伤）、口咽（撕裂伤、穿孔）、食管（撕裂伤、穿孔、假道）及胃部（撕裂伤、穿孔、出血）（图 4-2）。

其他报道较少的并发症包括心律失常，如心房颤动、非持续性室性心动过速，这些并发症可能与患者自身的合并症、TEE 操作及术中镇静相关[15, 16]。镇静的并发症包括缺氧、非计划性的气管插管、支气管痉挛、喉痉挛，以及

表 4-3　推荐的 TEE 的适用标准

TEE 作为初始或补充检查	检查适应证	使用是否恰当
一般使用	患者心脏结构和特征通过 TTE 检查无法获得诊断时使用 TEE	是
一般使用	TTE 能解决所有的诊断和管理决策问题时常规使用 TEE	否
一般使用	TEE 评估治疗发生改变后原有疾病的变化（抗凝后血栓消退、抗生素治疗后赘生物消退情况）	是
一般使用	TEE 评估治疗未发生改变时疾病的变化（抗凝后血栓消退、抗生素治疗后赘生物消退情况）	否
一般使用	经皮非冠状动脉介入手术的指导，包括但不限于封堵手术、射频消融和经皮瓣膜手术	是
一般使用	怀疑急性主动脉病变，包括但不限于夹层	是
一般使用	肺静脉异位术后无症状患者肺动脉状态的常规评估	否
瓣膜疾病	评估瓣膜结构和功能以评估介入手术的适应性，并协助手术计划	是
瓣膜疾病	诊断发生概率较小的感染性心内膜炎（如一过性发热、已知的感染源、血培养阴性或非典型病原体性心内膜炎）	否
瓣膜疾病	诊断发生概率较高的感染性心内膜炎（如葡萄球菌败血症、真菌血症、人工心脏瓣膜或心内人工装置）	是
栓塞事件	评估无确切心脏来源的心血管栓塞源	是
栓塞事件	评估有非心脏来源栓子病史的心血管栓塞源	不确切
栓塞事件	评估已知心脏来源的心血管栓子，TEE 不会改变患者的管理	否
心房颤动 / 扑动	评估有助于抗凝、心脏复律、射频消融等临床决策的制订	是
心房颤动 / 扑动	已有抗凝计划且无须心脏复律的评估	否

改编自 American College of Cardiology Foundation Appropriate Use Criteria Task Force, American Society of Echocardiography, American Heart Association, et al: ACCF/ASE/AHA/ASNC/HFSA/HRS/SCAI/SCCM/SCCT/SCMR 2011 appropriate use criteria for echocardiography. A report of the American College of Cardiology Foundation Appropriate Use Criteria Task Force, American Society of Echocardiography, American Heart Association, American Society of Nuclear Cardiology, Heart Failure Society of America, Heart Rhythm Society, Society for Cardiovascular Angiography and Interventions, Society of Critical Care Medicine, Society of Cardiovascular Computed Tomography, Society for Cardiovascular Magnetic Resonance, American College of Chest Physicians. *J Am Soc Echocardiogr* 24(3):229–267, 2011.

不耐受检查。Kallmeyer 等[14] 报道术中 TEE 时气管导管错位发生率约 0.03%。TEE 探头的超声能量吸收及探头发热可能导致周围组织损伤[17]，在长时间的单一窗口采集一定强度的超声图像（如 3D 图像）时尤为明显。多数探头有安全传感器，但周围组织感受到的温度到达预设温度的阈值时，系统会自动关闭超声波的传导。

为降低损伤风险，每名患者都应根据个体情况评估 TEE 的相对或绝对禁忌证（表 4-4）[11, 13]。根据患者的禁忌证及临床情况共同评估患者的风险和受益情况，以确定患者 TEE 检查是否恰当。患者可能还需要额外的术前检查，例如需消化科医师评估 TEE 操作的风险（如有吞咽困难或上消化道出血的病史）。对于有相对禁忌证的患者，可做一定的调整，包括对有远端食管或胃肠道禁忌证的患者限制 TEE 检查的深度，或者仅在食管中段水平进行 TEE 操作。有经验

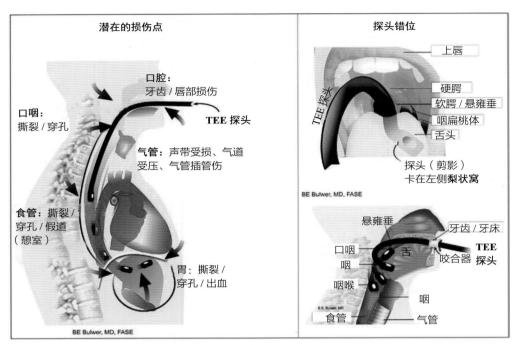

▲ 图 4-2　TEE 探头插入时的潜在损伤点及过程中的错位
TEE. 经食管超声心动图（图片由 Bernard E. Bulwer, MD, FASE 提供）

表 4-4　TEE 的禁忌证

绝对禁忌证	相对禁忌证
穿孔粘连	颈椎活动受限（寰枢关节疾病、严重关节炎）
食管狭窄	胸部放疗
食管创伤	裂孔疝
食管肿瘤	胃肠道手术
食管硬皮病	近期的上消化道出血
食管憩室	食管炎
贲门撕裂	消化性溃疡
活动性上消化道出血	胸腹动脉瘤
近期上消化道手术	Barrett 食管
食管切除术	吞咽困难
食管胃切除术	凝血障碍

当患者 TEE 检查的受益大于风险时，如果采取适当的预防措施并且与患者及医师讨论后，TEE 也可用于有绝对或相对禁忌证的患者 [改编自 Hilberath JN, Oakes DA, Shernan SK, et al. Safety of transesophageal echocardiography. *J Am Soc Echocardiogr*. 2010;23(11):1115–1127 quiz 1220–1221.]

的超声心动图医师可以在手术过程中尽量减少 TEE 探头活动的次数，或者选择更小的探头，如儿童探头。如果患者有绝对或相对禁忌证，在操作风险大于受益的情况下，应选择可替代的影像学诊断方式，包括心脏计算机断层扫描（CT）或磁共振成像（MRI），在介入诊断室或者手术室可选择心腔内超声（ICE）或主动脉周超声 [18, 19]。任何时候当患者出现可疑的 TEE 操作相关并发症时（例如拔出的探头有血迹），应全面评估患者从口腔到腹部任何部位的可能损伤。

四、患者管理

在多数诊断性操作中，TEE 操作在镇静的患者中或是在手术室 / 介入室内不适合镇静的全麻患者中进行。在任何情况下，都必须征得患者知情同意，并充分评估操作和麻醉的风险及益处。镇静患者在接受 TEE 检查前应使用口咽局部麻醉药，该步骤有利于 TEE 探头的进入，同时减少检查过程镇静药物的使用。每个机构都应遵循当地的方针政策，由非麻醉人员或麻醉师参与镇静患者 TEE 检查过程中的护理。美国麻醉协会制订了非麻醉人员的镇静实践指南[20]。多数患者使用短效苯二氮䓬类药物和（或）阿片类药物镇静，因为两者较好的遗忘和镇静综合作用。非麻醉人员应接受培训后管理轻 - 中度镇静的患者（表 4-5）。中度镇静的患者对言语或触觉刺激有回应，通常有自主呼吸，无须特殊干预，很少需要血流动力学的支持。深度镇静需被非麻醉人员尽快识别并尽量避免。如果患者有多种并发症，不适合轻度或中度镇静，则需要咨询麻醉师进行镇静以及可能的气道和（或）血流动力学干预。手术室和介入室中多数的 TEE 操作需要在全麻下进行及麻醉医师的参与。

对于镇静的患者，在插入 TEE 探头时通常让患者保持左侧卧位，确保探头表面没有破损或处于锁定位置，因为这些可能会对患者造成损伤。放置好口腔咬合器后，已润滑的探头从口咽中份轻柔地送入到达下咽后方。当探头轻柔进入食管时，患者应保持足够清醒，以配合吞咽。探头轻微前倾和（或）使用 1~2 个手指引导可确保探头的正确放置。如果进探头时感觉到阻力，应该停止探头的送入。有些患者无法在中度镇静下放置探头或者合并其他危险因素，如需氧量增加或血流动力学不稳定以至于无法实施镇静状态下的 TEE 时，需要寻求麻醉医师的协助。

在手术室或介入间时，患者通过处于气管插管状态和仰卧位。TEE 探头通常位于头端。放置探头前确保患者处于深麻醉状态。由于患者不能主动使用咬合器，口腔内的咬合器可能将舌头推向口腔后方，导致探头放置困难。因此需将患者口腔打开并固定，用另一只手的 1~2 个手指引导将润滑的探头轻轻置于后咽，探头一旦进入后咽，将患者下颌骨向前抬起，使食管入口开放，此时探头在几乎无阻力的情况下进入食管。如果感觉到阻力，可借助喉镜或可视喉镜引导探头放置。咬合器需一直使用，以保护 TEE 探头和患者的牙齿及口腔。

五、综合性的 TEE 检查

2013 年美国超声心动图协会和心血管麻醉协会[2]关于 TEE 检查指南的最新推荐中概括了 28 个超声切面。这 28 个切面是综合评估心脏结构和功能的基础（图 4-3 至图 4-6）。并非所有患者都需要完成所有切面的检查，应根据患者疾病特点优先完成重要切面的筛查，这对于镇静患者尤为重要，因为患者难以耐受长时间的 TEE 检查。除 28 个标准 TEE 切面外，还有一些非标准切面，对于全面评估患者解剖和病理生理学特点也是必需的。在食管和胃底水平多切面扫查心脏结构（图 4-1），是综合性检查的重要部分。在检查过程中，常常可以发现术前未被诊断的解剖学或病理生理学异常，这些信息会用于患者医疗和手术决策中[22, 23]。

表 4-5 镇静深度的连续性：全麻和镇静 / 镇痛水平的定义[21]

	轻度镇静	中度镇静（清醒状态下的镇静）	深度镇静	全 麻
自主反应	对言语刺激有正常反应	对言语或触觉刺激有目的性反应	对重复性或疼痛刺激有目的性反应	疼痛刺激也无法唤醒
气道	不受影响	无须预防工作	可能需要预防性准备	通常需要预防性准备
自发通气	不受影响	适当的	可能不足	常常不足
通气功能	不受影响	通常可维持	通常可维持	可能降低

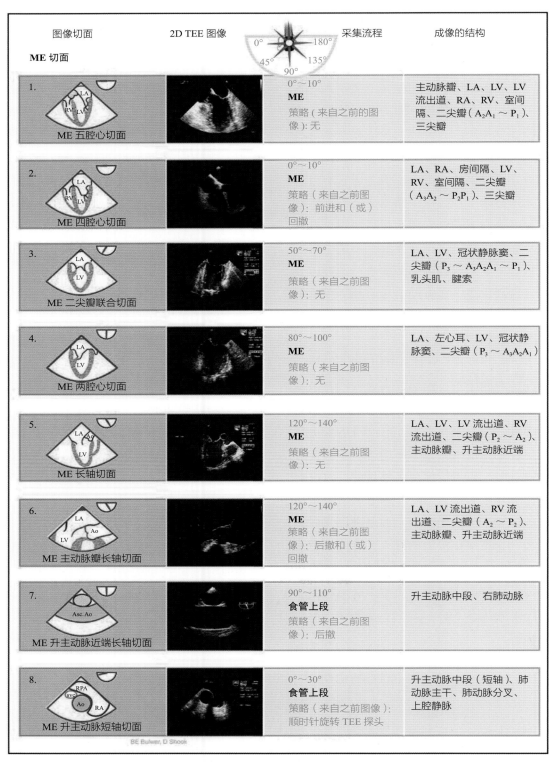

图像切面	2D TEE 图像	采集流程	成像的结构
ME 切面		0°~180° 45°~135° 90°	
1. ME 五腔心切面		0°~10° **ME** 策略（来自之前的图像）：无	主动脉瓣、LA、LV、LV 流出道、RA、RV、室间隔、二尖瓣（$A_2A_1 \sim P_1$）、三尖瓣
2. ME 四腔心切面		0°~10° **ME** 策略（来自之前图像）：前进和（或）回撤	LA、RA、房间隔、LV、RV、室间隔、二尖瓣（$A_3A_2 \sim P_2P_1$）、三尖瓣
3. ME 二尖瓣联合切面		50°~70° **ME** 策略（来自之前图像）：无	LA、LV、冠状静脉窦、二尖瓣（$P_3 \sim A_3A_2A_1 \sim P_1$）、乳头肌、腱索
4. ME 两腔心切面		80°~100° **ME** 策略（来自之前图像）：无	LA、左心耳、LV、冠状静脉窦、二尖瓣（$P_3 \sim A_3A_2A_1$）
5. ME 长轴切面		120°~140° **ME** 策略（来自之前图像）：无	LA、LV、LV 流出道、RV 流出道、二尖瓣（$P_2 \sim A_2$）、主动脉瓣、升主动脉近端
6. ME 主动脉瓣长轴切面		120°~140° **ME** 策略（来自之前图像）：后撤和（或）回撤	LA、LV 流出道、RV 流出道、二尖瓣（$A_2 \sim P_2$）、主动脉瓣、升主动脉近端
7. ME 升主动脉近端长轴切面		90°~110° **食管上段** 策略（来自之前图像）：后撤	升主动脉中段、右肺动脉
8. ME 升主动脉短轴切面		0°~30° **食管上段** 策略（来自之前图像）：顺时针旋转 TEE 探头	升主动脉中段（短轴）、肺动脉主干、肺动脉分叉、上腔静脉

BE Bulwer, D Shook

▲ 图 4-3　食管中段开始的 8 个切面

每个切面有切面水平、2D 图像、图像采集流程，这些指标使用图 4-1 中的术语图像依次变化。ME. 食管中段；Ao. 主动脉；LA. 左心房；LV. 左心室；RA. 右心房；RV. 右心室；SVC. 上腔静脉；Asc Ao. 升主动脉 [图片由 Bernard E. Bulwer, MD, FASE 提供，改编自 Hahn RT, Abraham T, Adams MS, et al. Guidelines for performing a comprehensive transesophageal echocardiographic examination recommendations from the American Society of Echocardiography and the Society of Cardiovascular Anesthesiologists. *Anesth Analg.* 2014;118(1):21–68.]

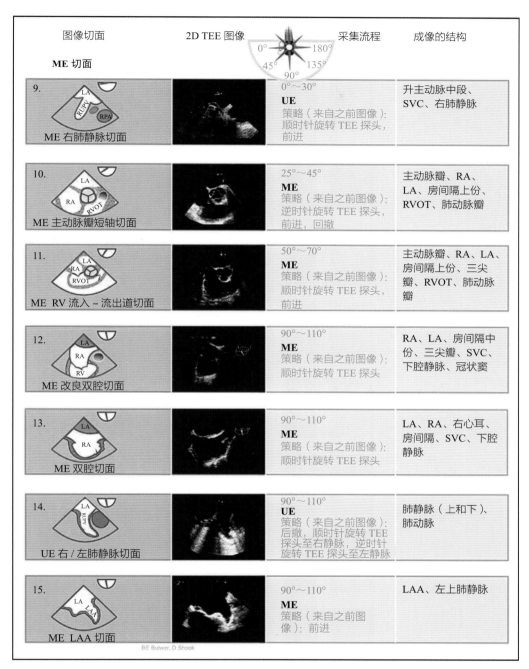

▲ 图 4-4 食管中段切面 9 至切面 15

每个切面有切面水平、2D 图像、图像采集流程，这些指标使用图 4-1 中的术语图像依次变化。ME. 食管中段；UE. 食管上段；LA. 左心房；RA. 右心房；SVC. 上腔静脉；RVOT. 右心室流出道；LAA. 左心耳；RUPV. 右上肺静脉 [图片由 Courtesy of Bernard E. Bulwer, MD, FASE 提供，改编自 Hahn RT, Abraham T, Adams MS, et al: Guidelines for performing a comprehensive transesophageal echocardiographic examination: recommendations from the American Society of Echocardiography and the Society of Cardiovascular Anesthesiologists. *Anesth Analg.* 2014;118 (1): 21–68.]

　　检查过程中，指南提及的 28 个切面中重要的结构通常位于图像中央。例如，食管中段（midesophageal，ME）的主动脉瓣短轴（short-axis，SAX）切面中，主动脉瓣位于该切面的中央。找到该切面最简单的方法是从 ME 的四腔心切面沿食管方向慢慢回撤探头，直到在图像中央

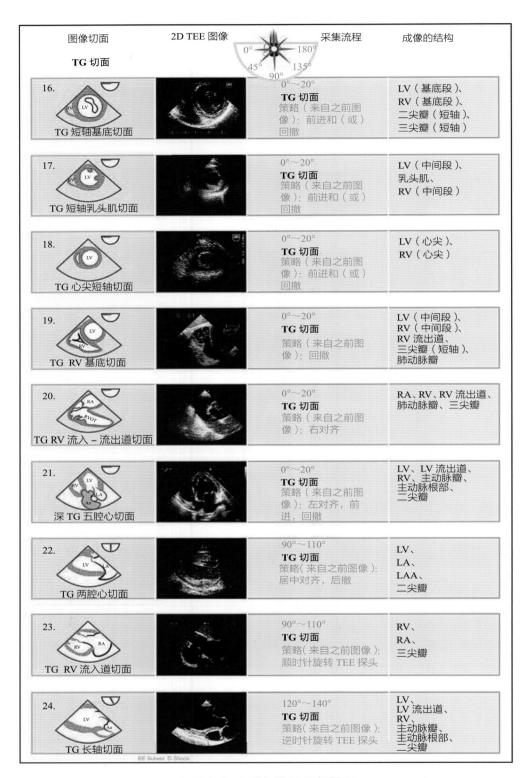

▲ 图 4-5 经胃切面 16 至切面 24

每个切面有切面水平、2D 图像、图像采集流程，这些指标使用图 4-1 中的术语图像依次变化。TG. 经胃的；Ao. 主动脉；LA. 左心房；LV. 左心室；RA. 右心房；RV. 右心室 [图片由 Bernard E. Bulwer, MD, FASE 提供，改编自 Modified from Hahn RT, Abraham T, Adams MS, et al: Guidelines for performing a comprehensive transesophageal echocardiographic examination: recommendations from the American Society of Echocardiography and the Society of Cardiovascular Anesthesiologists. *Anesth Analg.* 2014;118(1):21-68.]

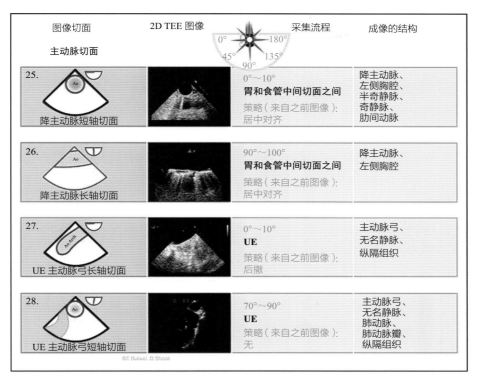

▲ 图 4-6　主动脉切面 25 至切面 28

每个切面有切面水平、2D 图像、图像采集流程，这些指标使用图 4-1 中的术语图像依次变化。UE. 食管上段；Ao. 主动脉；Ao Arch. 主动脉弓 [由 Bernard E. Bulwer, MD, FASE 提供，改编自 Hahn RT, Abraham T, Adams MS, et al: Guidelines for performing a comprehensive transesophageal echocardiographic examination: recommendations from the American Society of Echocardiography and the Society of Cardiovascular Anesthesiologists. *Anesth Analg.* 2014;118(1):21–68.]

出现主动脉瓣。该图像通常出现在 25°～45°，但每个患者心脏结构与食管的角度关系并不完全相同，因此，TEE 检查时角度的调整程度由图像中实际看到的解剖结构决定，而不是完全依据文献中提到的角度。在某些患者中，10° 左右就可获得 ME 的 SAX 切面，而另一些患者，在 90° 获得相同的切面。超声心动图医师应对心脏解剖结构有深入的了解并将这些知识应用于 TEE 图像的采集。切面的获取是由实际的心脏解剖结构决定，而非超声声束的建议调整角度或探头的建议位置。

六、食管中上段的成像

多数超声心动图医师从 ME 水平开始 TEE 的各切面检查，该水平的切面是综合性检查的主要组成部分（图 4-3 和图 4-4）。ME 水平位于左心房的正后方，因此，在该水平除了升主动脉长轴（LAX）和升主动脉短轴（SAX）外，其他所有切面均能在图像顶端看见左心房。上述两个切面的获取，需要将探头回撤到心房水平以上。每个切面的获取都是通过前进 / 回撤探头、探头顶端前翘 / 后仰或左右旋转探头共同调整。心脏结构一旦出现在评估中央，改变超声声束角度可看到该结构的其余切面。每个切面都应综合 2D 图像、彩色血流、频谱和组织多普勒综合评估患者的病理生理特点，此外，可根据需要结合实时 / 门控 3D 图像，以完善检查。

七、经胃图像

探头继续前进到达胃部可获取经胃（transgastric，TG）切面（图 4-6）。TG 水平是 ME 切面的补充，可提供 TG 切面不能获取的信息。例如，左心室流出道及主动脉瓣的血流方向与声束平行的切面只有通过 TG 水平获取（TG–五腔心切面和 TG–主动脉长轴切面）。TG 的心尖短轴切面（SAX）与 ME 水平左心室短轴切面相似，在这些切面可同时观察到左心室壁的所有节段（基底段室间隔、前壁、侧壁和下壁），相比之下，ME 水平可同时获取左心室不同水平的节段（基底、中间和心尖）。对于镇静患者，TG 水平的操作会导致患者不舒适，尤其是在该水平前屈探头时，如 TG–

五腔心切面。

八、胸主动脉图像

当探头从胃部回撤时，探头向患者左侧旋转，可获取胸主动脉图像（图 4-7）。这些图像包括降主动脉短轴和长轴切面。回撤探头的过程中，也可观察到左侧胸腔，评估有无左侧胸腔积液。当探头回撤至主动脉弓时，可获取主动脉弓的长轴和短轴切面，以及其他切面观察右侧胸腔积液或相关病变（图 4-8），比如可将 TEE 探头转向患者右侧，经过 ME 水平四腔心

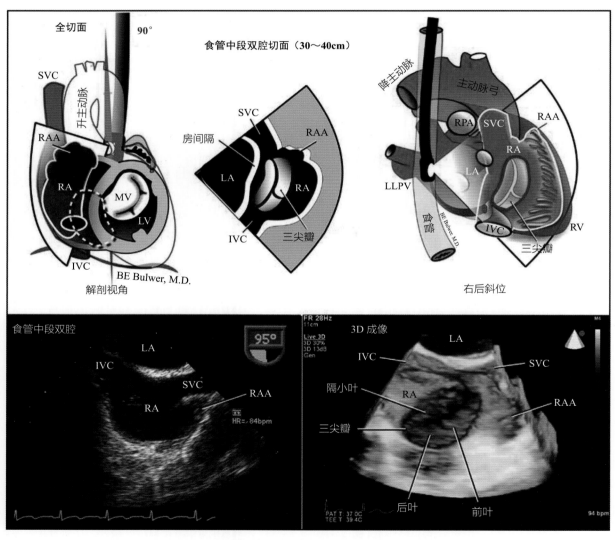

▲ 图 4-7　TEE 探头位置与解剖、2D 成像、3D 成像的结合

IVC. 下腔静脉；LA. 左心房；LV. 左心室；RA. 右心房；SVC. 上腔静脉（图片由 Bernard E. Bulwer, MD, FASE 提供）

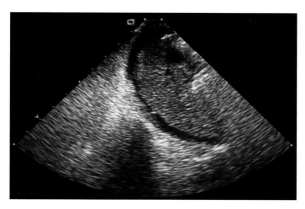

▲ 图 4-8　右侧胸腔积液

切面的右心室后可获取右侧胸腔图像。

九、介入超声心动图

结构性心脏病的范围和复杂性不断扩大。结构性心脏病介入术中 TEE 引导也逐渐成为手术评估的标准流程[24, 25]。导管室既往的经皮介入手术主要是房室间隔缺损封堵，如今已发展成为所有心腔和瓣膜均可进行介入手术。如今，实时精准成像对于介入手术的成功至关重要。

介入超声心动图这一术语的出现说明了超声心动图医师也是结构性心脏病介入手术团队的重要人员[26]。介入术中 TEE 以实时、连续和渐近的方式评估介入手术进展和手术效果。超声心动图医师和介入手术医师对解剖结构及功能的反复沟通，为手术进展不断提供反馈。TEE 的所有模式被整合在检查过程中，包括 2D 成像和 3D 成像。TEE 检查适应证范围的扩大，意味着新技术不断发展，超声心动图医师需不断保持对该技术发展成为日常实践的适应。

十、结论

TEE 为心脏、大血管和胸部的解剖及病理生理学提供了更多信息。这是一个微创操作，由于操作的有创性以及需要辅以镇静或全身麻醉，接受 TEE 检查有一定的风险。当 TEE 检查作为适应证通过了风险和获益分析后，可为患者诊断、手术的计划和指导及疗效评估提供重要信息。

推荐阅读

American Society of Anesthesiologists and Society of Cardiovascular Anesthesiologists. (2010). Task Force on Transesophageal Echocardiography: practice guidelines for perioperative transesophageal echocardiography. An updated report by the American Society of Anesthesiologists and the Society of Cardiovascular Anesthesiologists Task Force on Transesophageal Echocardiography. *Anesthesiology, 112,* 1084–1096.

Hahn, R. T., Abraham, T., Adams, M. S., et al. (2014). Guidelines for performing a comprehensive transesophageal echocardiographic examination: recommendations from the American Society of Echocardiography and the Society of Cardiovascular Anesthesiologists. *Anesthesia and Analgesia, 118,* 21–68.

Hilberath, J. N., Oakes, D. A., Shernan, S. K., et al. (2010). Safety of transesophageal echocardiography. *Journal of the American Society of Echocardiography, 23,* 1115–1127; quiz 1220–1221.

Savage, R. M., Aronson, S., & Shernan, S. K. (Eds.). (2011). *Comprehensive Textbook of Perioperative Transesophageal Echocardiography* (2nd ed.). (pp. 487–565). Philadelphia: Lippincott Williams & Wilkins.

第 5 章
三维超声原理
Principles of Three–Dimensional Ultrasound

Alexandra Goncalves　Denisa Muraru　著
蔡宇燕　译

一、概述

自 1974 年，Dekker 和同事[1] 首次获得三维超声心动图（three-dimensional echocardiography，3DE）图像以来，3DE 获得长足发展。实时容积采集技术的发展，以及计算机技术和传感器技术的重大进步，大大提高了 3DE 的成像质量和实用性，使其在临床上得以应用。3DE 数据可以通过经胸超声心动图（TTE）或经食管超声心动图（TEE）途径获得，允许从任何空间角度实时可视化心脏结构。3DE 已被证明在多种临床应用中优于二维超声心动图（2DE），例如以下临床情况：①定量心腔容积和功能；②评估心脏瓣膜疾病的机制和严重程度；③评估先天性瓣膜疾病的复杂解剖和缺损；④对心脏介入手术患者进行筛选和监测（框 5-1 和框 5-2）[2]。然而，想要充分利用这项技术，必须充分了解其技术原理、优点和局限性。

全采样矩阵阵列换能器

随着硬件和软件方面的长足进步，包括微电子技术、成像算法和数字处理，促进了全采样矩阵阵列换能器的发展，实现了短时间内进行具有优质全容积 3DE 的采集（图 5-1）。目前，矩阵阵列换能器由近 3000 个压电元件组成（传统 2DE 相控阵换能器只有 128 个元件），工作频率为 2～4MHz（TTE）和 5～7MHz（TEE）。压电元件排列成行和列，以形成矩形网格（即矩阵配置），分别单独连接并同时激活（完全采样）。压电元件的电子控制相位边缘产生沿径向（y，轴向）传播的扫查线，并且可以横向（x，角向）和仰角（z，垂直方向）来控制扫查线，以获得棱锥体容积数据集（图 5-1A 和 B）。

目前，除了常规的 2D 多普勒成像外，矩阵阵列探头可用于 TTE 和 TEE 成像，它们还

> **框 5-1　经胸 3DE 的主要适应证**
>
> 1. 左心室解剖结构异常（如室壁瘤、广泛的室壁运动异常）需准确评估严重程度
> 2. 左心室功能不全需植入装置或接受复杂外科手术
> 3. 心力衰竭或右心疾病可能导致右心室大小和功能异常
> 4. 拟行二尖瓣手术的瓣膜评估
> 5. 二尖瓣狭窄的评估
> 6. 三尖瓣狭窄和（或）轻度以上三尖瓣反流，需评估瓣膜形态和反流严重程度
> 7. 先天性心脏病
> 8. 声窗质量尚可，但 2DE 对解剖异常仍不明确

1. 二尖瓣狭窄、功能性或退行性二尖瓣反流、先天性异常或心内膜炎的瓣膜解剖评估，为临床提供数据

2. 拟行经导管主动脉瓣置换（TAVR）手术但无法完成心脏断层扫描的患者的左心室流出道解剖结构的评估

3. 评估主动脉瓣反流时主动脉解剖结构，筛选适合行瓣膜修复术的患者

4. 左心耳封堵术时左心耳开口径评估

5. 评估房间隔缺损大小和封堵器尺寸

6. 评估可疑或明确的人工二尖瓣结构性或功能性异常或心内膜炎

7. 引导或监测导管室的介入手术

8. 二尖瓣和先天性心脏病外科手术的围术期评估

9. 2D 经胸或经食管超声心动图检查无法确诊

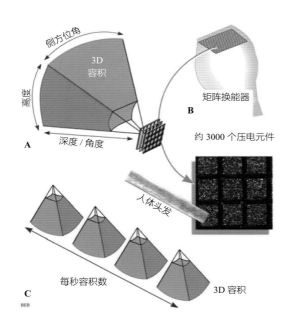

▲ 图 5-1　通过全采样矩阵阵列探头（B），压电元件的电控相位产生径向（y，轴向）传播的扫查线，并且可以通过控制横向（x，角向）和纵向（z，垂直方向）扫查线获取金字塔容积数据集（A）。使用心电门控的子容积（C），通过采集连续的心动周期图像获得棱锥体容积（图片由 Bernard E. Bulwer, MD, FASE 提供）

支持多切面 2DE 成像、实时 3DE 成像和多拍心电门控 3DE 成像三种不同的采集模式，这三种成像可有或没有彩色血流信息（见第 10 章，3D 超声心动图：图像采集）。

以往的 3DE 设备只能实时采集并且显示相对较小（约 30°×50°）容积的数据集。这些金字塔图像足够大，可以部分显示心室或瓣膜结构。覆盖整个结构所需的较大容积需要在连续的心动周期内获得至少 4 个较小的成分容积，才能产生 90°×90° 的图像（图 5-1C）。然而，随着技术的发展，目前的 3DE 系统具有实时采集以及显示 90°×90° 棱锥体的单拍容积能力（图 5-1A），并且提高了时间和空间分辨率（仍低于多拍采集）。

全采样矩阵阵列换能器的一个重大技术突破是电子小型化和微波束成形。矩阵阵列换能器中集成了几个小型化电路板，使得部分波束成形可在换能器中完成，从而降低了能耗和电缆尺寸。此外，先进的晶体制造工艺（如纯波晶体技术），提高了电能和超声波能之间的转换效率，减少了热量产生[3]。

二、3D 超声物理

3DE 作为一种超声技术，受人体组织中超声速度的限制（心肌组织和血液中的声波速度为 1540m/s）[4]。图像深度决定单个脉冲移动的距离，形成每秒最大脉冲数。3DE 图像的获取是金字塔图像大小、空间分辨率（单个维度上波束的空间大小）和时间分辨率（每秒成像容积）。因此，类似于 2DE，时间分辨率、图像容积大小和空间分辨率之间存在相关关系，如以下方程所示。

容积速率（时间分辨率）= [1540× 平行接收波束的数量（容积大小）] / [2×（容积宽度 / 横向分辨率）^{2}× 容积深度（空间分辨率）]

根据感兴趣的结构和具体需求，可减小容积宽度或深度，或者通过增加平行接收波束

的数量（线密度）来增大容积率。然而，减小容积宽度或深度可能会限制对感兴趣区域整体结构的观察，而增加平行接收波束的数量可能会对影响信噪比和图像质量。目前已有一些方法克服这个问题，例如开发多心动图周期心电门控集、实时变焦和平行接收波束等方法采集图像。

（一）多心动周期心电门控采集

该技术使用连续心动周期（图 5-1C）采集的大量心电门控的子容积，将其位置和大小拼接在一起，以增加保持容积率（> 30Hz）的锥体体积。尽管如此，为了获得更高的空间分辨率，金字塔应该优化至包含感兴趣的心脏结构的最小容积。门控成像的主要局限性是出现拼接伪影，在棱锥体成像中表现为子容积不协调，这可能会影响图像的准确评估或量化。这些局限可能是由于换能器移动，以及呼吸引起的心脏平移运动或心脏节律的改变（心律失常；图 5-2)[5]。

（二）实时放大采集

实时放大模式是研究局部结构的理想模式，具有较高的空间和时间分辨率。操作者可以调整具有最小水平轴和垂直轴宽度的采集区域，系统自动裁去相邻结构以实现感兴趣结构的实时显示。如果感兴趣的区域面积较大，可以多心动周期放大采集来进一步提高时间分辨率。实时放大的主要缺点是显示感兴趣结构和周围结构之间的解剖关系能力有限。该功能对于二尖瓣的观察非常适用，尤其是 TEE 时，以及一些无法实现较大容积心电门控采集的情况（如心律失常、患者无法配合屏气等；图 5-3)[6, 7]。

（三）平行接收波束成形

平行接收波束成形是用于处理信号的技术，可以从传感器阵列发送或者接收在各个维度或空间被选择的信号。平行接收波束成形采用高端成像引擎，该系统是发射一个宽波束，平行接收多个窄波束，同时需要具有更高体积/信

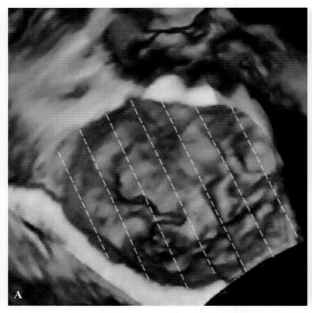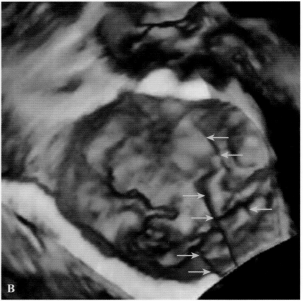

▲ 图 5-2　正常呼吸情况下一例患者的二尖瓣 P₁ 区多心动周期 3D TEE 图像采集
子容积（A 中的白虚线分隔）中显示的缝合瑕疵（B，黄箭）

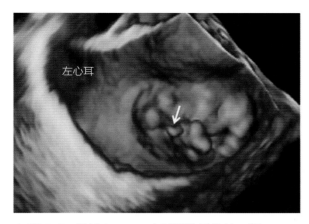

▲ 图 5-3 通过 3D TEE 实时聚焦采集的一例 Barlow 病心房颤动患者的二尖瓣图像，以及 P₂ 区脱垂和腱索断裂（箭）

息速率的平台。发射波束形成器每秒发送定时脉冲，接收波束形成器通过平行实时处理回波产生多个波束。由接收波束形成器平行生成的接收波束的数量决定了成像系统可以达到的最大信息速率。这种方式通过接收光束数的因子增加容积比 / 时间分辨率。然而，由于往返脉冲需要数百微秒才能到达最大深度，接着传播回声学阵列，声波通过组织的有限速度造成了最大脉冲的物理极限。相反，容积大小、目标容积速率和横向分辨率决定了每秒所需的光束总数。例如，要以 25 容积 / 秒获得完整容积（ 90°×90° ）、16cm 深的金字塔图像，系统每秒需要接收 100 000～200 000 束，且受横向分辨率的影响。由于发射速率约为 5000 个发射脉冲，因此对于每个发射脉冲，系统需要平行形成 20～40 束，而对于实时成像时要求更高。然而，平行波束数量的增加是有限的，因为平行波束数量的增加会使得波束形成电子设备的尺寸、成本和能耗的增加，以及信噪比和对比度分辨率的降低[8]。为了克服这个问题，制造商一直在开发用于波束形成、图像形成和处理的创新技术（nSight 成像，飞利浦医疗；XDclear 和 cSound，GE 医疗；相干体积形成，西门子

医疗等），这些技术使我们能够提高 3DE 图像的空间分辨率、清晰度和整体质量，并降低噪声。

与传统的 2DE 成像类似，3D 彩色多普勒的使用会影响 3DE 图像的空间和时间分辨率。3D 彩色多普勒的帧频较低，金字塔容积较小。相反，多心动周期 3D 彩色全容积成像可能出现拼接错位。TEE 途径获取的 3D 彩色血流比 TTE 具有更高的空间分辨率和更好的图像质量。3D 彩色多普勒有限的空间和时间分辨率是最大的局限，但随着技术的进步，这方面有了很大的改善，目前彩色多普勒容积可以达到 40 个体素 / 秒（图 5-4）。

最后，3DE 数据集的图像质量也会受到点扩散函数的影响。点扩散函数用于描述成像系统对点输入的响应，该点输入代表为单个像素。点对象的扩散（模糊）程度根据所使用的维度而不同，在当前的 3DE 系统中，扩散（模糊）程度在纵轴维度上约为 0.5mm，在横轴维度上约为 2.5mm，在 z 轴维度上约为 3mm。因此，当使用纵轴维度（如胸骨旁切面）而不是 z 轴维度（如心尖切面）获取时，以及当在金字塔扇形的中心而非偏心位置获取感兴趣的结构时，获得的图像可有更高的分辨率。

因此，为了获得有效的 3DE 图像，选择合适的采集窗口和模式尤为重要，并且根据感兴趣结构优化采集设置。

三、3DE 图像的显示

利用计算机图形技术可将心脏结构的 2D 图像重组为 3DE 图像。由于心脏内部的结构（血液、心包积液、空气）具有不同的物理性质和不同的声波反射能力，因此可通过设置回声强度阈值进行分割。分割后，使用一系列渲染功能显示 3DE 数据集，包括 2D 断层扫描、容积渲染、表面渲染和线框渲染。

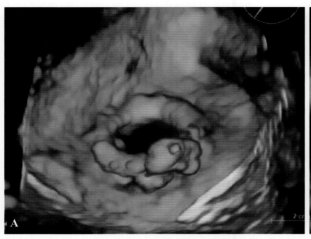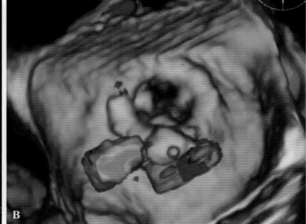

▲ 图 5-4　A. 3D TEE 显示使用了两个封堵器的二尖瓣生物瓣周漏封堵术后图像；B. 3D TEE 彩色多普勒显示封堵装置周围的残余漏

（一）2DE 断层扫描

容积数据集被剪切或裁剪后可获得 3D 结构的多个同时的 2D 视图和。这种方法允许从任何声学窗口观察任何切面，克服了传统 2DE 的局限性。优化的心脏横断面可精确测量心腔尺寸和瓣膜面积，同时提高了形态和功能评估效能[9, 10]。此功能也可在图像采集时使用，因为它允许同时评估多个 2DE 视图。这样数据采集的质量得以提高。目前用于沿三个轴（x、y、z）的 3DE 体积分割的软件工具可用于实时或者在后处理时定性评估，以及线性和面积测量。

（二）容积渲染

该技术使用不同类型的计算方法保存所有 3DE 信息，并将其投影到 2D 切面上以用于操作和浏览[11]。这些计算方法通过收集的体素投射光束，并对体素进行加权以获得体素梯度强度，后者与不同级别的浑浊和阴影相结合，使得结构看起来为立体的（如组织）或透明的（如血液）。此外，使用各种着色技术（距离着色、灰度梯度编码和纹理着色）可显示不同深度的心脏 3D 结构[4]。与 2D 断层图像相反，当以体积渲染模式显示结构时，组织表征会丢失，其中颜色阴影完全依赖于结构相对于裁剪切面的深度和包含结构的容积数据集的总深度（如较小的容积深度具有较高的颜色梯度）。容积渲染通常用于显示心脏解剖结构，尤其像心脏瓣膜这种复杂形态的结构，这些结构需要更多的解剖学细节才能进行有临床意义的成像（图 5-5）。

由于所有的 3DE 采集实际上都是金字塔形状，所以内部结构的显示需要裁剪，这代表了对数据集的一个或多个部分进行虚拟电子"切割"的过程，以从视野中移除不相关的心脏组织。为了显示感兴趣的心脏结构，可以在 3DE 数据集采集期间或之后进行裁剪。放大采集的应用避免了裁剪的过程。最新的 3DE 扫查仪上配备了特定的裁剪工具，使得临床 3DE 图像处理更简便、更迅速。当在采集过程中进行裁剪时，数据集的时间和空间分辨率更高。但已完成的裁剪在后续阶段无法撤销。保留多个解剖结构间关系的未被裁剪的图像对空间方位和单个解剖结构的识别较为重要。裁剪可以在任何切面中执行，并且可以旋转相应的"裁剪切面"以从任何期望的视角可视化感兴趣的结构，而不考虑其在心脏内的方向和位置。这提供了心脏解剖的独立图像，也是传统的 2DE 难以获得的。

（三）表面渲染

这种类型的显示器显示立体的结构或器官。

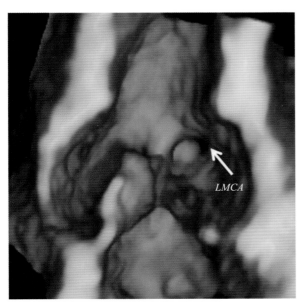

▲ 图 5-5　主动脉根部 3D TEE 容积成像
显示了主动脉瓣的附着点、左冠状动脉瓣、无冠状动脉瓣叶交界，以及左冠状动脉开口（LMCA，箭）

3D 数据集分割生成的横断面图像中可通过手动或半自动边界检测法追踪心内膜，从而生成 3D 图像。

生成的 3D 图像可详尽地观察结构的实体和框架[12]。实体和框架表面绘制技术的组合可帮助理解心脏的形状和运动（例如在心脏周期中右心室或左心室的容积变化）。

（四）线框渲染

线框渲染是 3DE 最简单的显示技术。它通过识别手动跟踪或者使用半自动边界检测算法获得 3D 图像表面上的等距点，并跟踪横断面图像中的心内膜边界，最终将这些点用线条连接起来，创建由小多边形瓷砖组成的网格。平滑算法用于平滑角度并为感兴趣的结构提供逼真的外观。这种渲染技术处理的数据量相对较少，并且主要用于相对平滑的心内膜边界（如心室壁）（图 5-6）。

四、3DE 的临床应用

心腔的量化

传统的 2DE 对心腔大小的评估需要分别手动勾勒 1～2 个心腔断面，从而测量心腔大小和

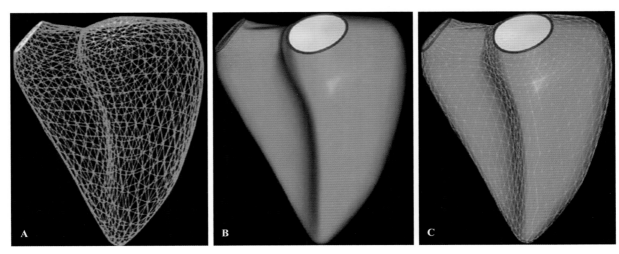

▲ 图 5-6　3D TTE 完成的右心室 3D 模型（"Beutel"），线框显示（A）、表面渲染（B）及线框和表面渲染的联合显示（C）

面积。使用不同的公式（如面积长度、圆盘总和等），以及对心腔形状（椭球体）和横断面的相对位置（彼此正交且为最大腔尺寸）的几何假设，使得通过简单测量后系统即可计算心腔容积。然而，所有几何假设在实践中很少得到验证。在不同的病理条件下，心腔可以呈现不同的形状，并且推荐的最佳横断面可能会缩小或无法代表整体心腔的大小及功能。探头位置和旋转的微小差异也可能导致测量结果不同，尤其是对于复杂形状的腔室（如右心室）或局部异常的情况时。通过常规超声心动图不能获取标准心尖四腔心或两腔心切面时，心腔的定量受限，准确性降低。最后，静止图像的手动测量会有误差，在图像的选择上也受操作者的主观影响。

由于独特的容积采集技术，3DE 对心腔容积和功能的评估无须通过计算或几何假设，相比于传统测量具有更高的准确性和重复性[12]。只需将心内膜清晰完整的心腔全部置于金字塔形的 3DE 数据集中，3DE 几乎不受特定声窗的限制。此外，3DE 数据集为多层显示（即同时显示多个长轴和短轴切面的心脏腔体 2DE 层析图，采集后可重新定位拼接），无须从几个切面进行切割或重组，就能实现所有心肌局部和整体的形态和功能的全面分析。最后，获得大容量心脏（包括一个以上的心室）的可能性为不同心脏结构之间的功能相互依赖的 3DE 量化打开新的机会，这是不可能从用于每个结构的多个断层切面进行评估的。

另外，3DE 的心腔量化的局限性也较少，主要包括五个方面：①依赖良好的声学图像质量；②需要患者屏气合作及节律；③相对 2DE，空间和时间分辨率更低；④不同供应商提供的软件、算法和测量方面有差异；⑤需要操作者具备相应软件工具的专业知识，以保证测量的准确有效。

五、3DE 的临床应用

（一）左心室的结构与功能

无创计算左心室整体射血分数（ejection fraction，EF）是超声心动图的主要应用之一。这对临床决策有重要影响，尤其是对心力衰竭或瓣膜病的患者。3DE 的左心室容积和 EF 通常是通过 4～7 个连续心搏的全容积左心室数据集获取。该方法在心律失常或无法屏气配合的患者可能会出现拼接错位，从而限制了 3DE 左心室定量在临床的广泛应用。现阶段，尽管大量的 3DE 左心室数据集可通过单心动周期获得可接受的时间分辨率的图像，然后基于分割算法和已有的知识建立自动模型。但是这些模型不能评估一些重要的结构改变，如左心室大动脉瘤、连枷状二尖瓣或先天性缺损。软件会对心内膜自动识别的准确性进行强制性验证，同时在必要时手动校正（编辑）也是需要的[13]。单周期的左心室数据集可在几分钟内同时获得的左心室几何和功能参数（取决于特定的 3DE 平台），包括整体和节段性左心室容积、每搏输出量、EF、形态（即球性指数）、心肌质量、局部和整体收缩功能分析（基于 3DSTE 的纵向、环向、径向和局域的应变、旋转、扭转和扭转率）及同步性分析（收缩不同步指数，SDI）[14]。除了显示左心室测量的最终结果外，3DE 左心室分析还生成时间 - 容积曲线，以及涵盖反应左心室整体和节段功能等多个参数的 17 节段"牛眼图"（图 5-7）。

3DE 在评估左心室容积、EF 和室壁运动分析等方面已被证实有较高的准确性[15]。多项研究表明[16, 17]，以放射性核素心室造影和心脏磁共振（CMR）等其他影像学手段作参照，3DE 较传统的 2DE 具有更高的准确性和重复性。一些研究曾报道[17-19]，与 CMR 相比，3DE 的左心室容积被显著低估，原因可能是 3DE 空间分

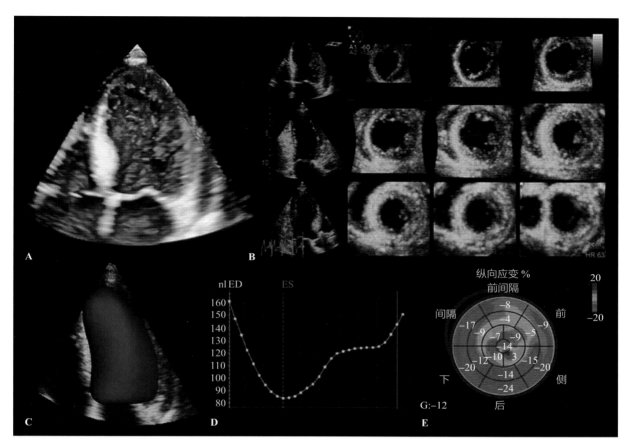

▲ 图 5-7　通过 3D TTE 单心动周期图像采集的一例前壁心肌梗死患者图像并进行综合性左心室分析

A.3D 解剖的形态学显示；B. 多切面显示的局部室壁运动评分；C. 通过 3D 模型计算的左心室容积、射血分数和形状球形性；
D. 左心室容积随心动周期的变化曲线；E.3D 纵向应变值牛眼图，显示左心室尖部和前壁应变受损

辨率低于 CMR [15, 18]，使得其分辨心肌和肌小梁的能力降低。通过改进 3DE 软件、系统化的评估方法以及增加高性能的自动边界检测算法的使用，可能会改善 3DE 对肌小梁和乳头肌的识别（应包括在左心室腔内作为左心室容积测量）的识别，并与 CMR 吻合度更高。

通过 M 型和 2DE 计算的左心室心肌质量同样受到准确性和重复性的局限，并影响左心室容积的量化 [12]。3DE 可能避免 2DE 固有的不准确的几何假设，该几何假设使得 2DE 在重塑心室时高估心室容积 [20]。几项与 CMR 的对比研究表明，尽管 3DE 难以追踪左心室外膜边界，尤其是心室增大后无法完全显示金字塔形数据时，但 3DE 在测量左心室质量方面比传统的超声心动图方法具有更高的重复性和准确性 [21, 22]。现在推荐使用 3DE 进行左心室质量测量，特别是对心室形态异常或不对称性或局限性左心室肥大的患者 [20]。值得注意的是，基于 3DE 质量测量得出的左心室肥大应有详细的正常参考值 [23]。

左心室球性指数是反映左心室形状的参数，该参数由 3DE 测量的左心室舒张末期容积除以球体体积得出，球体的直径为左心室舒张末期最大径。随着左心室球形增大（如扩张型心肌病），左心室球形指数逐渐增加并接近 1。基于 3DE 的左心室球形指数能够预测急性心肌梗死患者的左心室重塑，其价值优于临床指标、心电图和常规超声心动图参数 [24]。SDI [25] 定义

为达到最小区域容积的标准差，以心动周期时长的百分比表示，可作为患者选择心脏再同步治疗（CRT）的额外评估指标。对 CRT 患者 SDI 的观察性研究表明，SDI 能预测 CRT 的效果[26]，但由于不同软件技术及观测者之间的差异，不同研究的异常阈值不完全相同[27]。

与 2D 超声斑点追踪（speckle tracking echocardiography，STE）方法相比，3DSTE 费时更少，且准确性和可重复性更高[28, 29]。斑点追踪是在感兴趣的容积区域内追踪，3DSTE 不受斑点所在平面运动的影响，相比 2DSTE 要求的时间分辨率更低，并且提供来自同一心尖左心室数据集的所有左心室应变参数。区域斑点整合了纵向和环向应变，是准确反映整体和局部左心室收缩功能的 3DSTE 参数[30-32]。在目前的开发阶段，3DSTE 的应用主要局限于研究目的，由于其临床附加意义证据不足，不同供应商之间 3DSTE 参数有差异[33]，并且需要特定的正常参考值范围[9, 34]。

在负荷超声心动图中，3DE 可克服 2DE 的一些局限性。矩阵式换能器的应用使得扫查时无须旋转探头即可同时显示两个（胸骨旁声窗）或三个（心尖声窗）图像切面，并获取峰值应变。此外，与 2DE 相比[36-38]，3DE 全容积成像所需的采集时间更短，减少了图像采集过程中对操作员的依赖[35]，也避免了心尖短缩的情况，并且对左心室心尖缺血的检出率更高。然而相对 2DE，多巴酚丁胺峰值负荷时 3DE 的时间分辨率可能相对不足，但在双嘧达莫注射时（不显著影响心率）不存在这种顾虑[38]。随着图像质量、显示、帧率及左心室局部功能自动化算法的进一步改善，3DE 在不久的将来可能为左心室缺血的负荷评估提供更准确和客观的方法。

（二）右心室结构和功能

右心室功能是多种疾病状态下患者临床状态和预后的独立决定因素。由于其复杂的解剖形态，常规超声心动图对右心室大小和功能的准确定量仍然具有挑战性。根据目前指南[39]，3DE 较 2DE 具有更高的准确性和重复性，被推荐用于评估和监测右心室的大小及功能。基于 3DE 计算的 EF 是唯一真实反映右心室整体收缩功能的超声心动图参数，因为其余参数（TAPSE、TDI-S 波、面积变化分数、纵向应变）均是仅仅从右心室流入道切面获取。用于量化右心室的专用 3DE 软件可以测量右心室容积和 EF，其计算方法是基于舒张末期和收缩末期的容积半自动心内膜边界测定[40]。主流研究对右心室功能的测量需要手动追踪不同切面（如矢状面、四腔面和冠状面）的右心室心内膜，获得右心室全容积的 3DE 数据集（图 5-8）。最近，一款使用更方便、自动化和耗时更少的分析软件在商业上发布以促进其临床使用[41]。

3DE 对右心室功能测量的准确性已在不同疾病[42]（肺动脉高压、肺动脉反流、二孔型房间隔缺损、Fallot 四联症矫治术后、Ebstein 畸形、右心室心肌病等）患者中报道，同时描述了右心室容积和功能参数的正常参考值范围[43]。尽管报道了 3DE 右心室容积与 CMR 和放射性核素心室造影术有很好的相关性[44]，但有报道，与 CMR 右心室容积相比，3DE 的右心室容积被低估[40, 42, 43]，这主要是由于 3DE 图像的空间分辨率较低，以及需要手动调节右心室流出道的模糊的心内膜边界。当手动校正自动识别的心内膜轮廓时，可减少容积的低估，但增加了分析时间。最近 ASE/EACVI 指南建议在拥有适当设备和专业知识的临床实验室中使用 3DE 来评估右心室大小和 EF[12]。随着近期图像质量和软件计算方法的改进，3DE 很可能会成为临床上定量右心室容积和 EF 的标准方法，与左心室定量相似。

（三）左心房和右心房

近年来，随着心房在各种心血管疾病中的

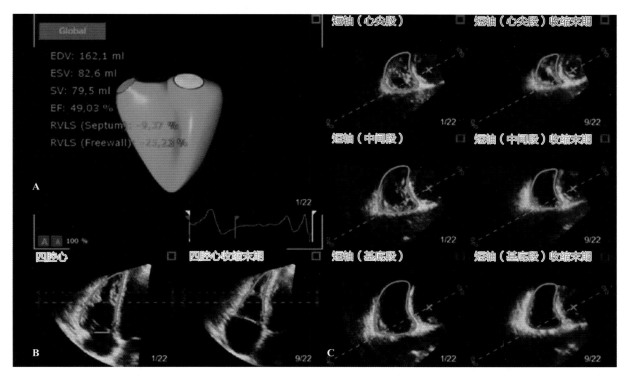

▲ 图 5-8 **3D TTE 数据集的右心室定量分析实例**

软件自动追踪心内膜边界（A），不同切面（B. 三个不同水平的短轴切面；C. 四腔心切面）的心内膜边界自动追踪，可追踪整个心动周期。A 显示了基于 3D 模型的定量分析。EDV. 舒张末期容积；EF. 射血分数；ESV. 收缩末期容积；RVLS. 右心室纵向应变；SV. 每搏输出量；Septum. 间隔；Freewall. 游离壁

预后价值的发现，以及心脏电生理介入治疗的迅速发展，心房功能受到越来越多的关注。目前基于超声心动图心腔定量的指南推荐使用双平面圆盘求和（源于辛普森法则）或面积长度法来计算心房容积[2, 12, 46]。但是，这两种算法都对成像切面的正确位置和角度严重依赖，并且基于未经验证的心房形状几何假设。因此，与心脏 CT[47] 和 CMR[48, 49] 相比，2DE 明显低估了心房大小。

由于 3DE 不依赖任何几何假设，因此对心房容积的测量比 2DE[2] 更准确[50-54]，重复性更好[55]。3DE 可自动计算心脏周期中多个时间点的心房容积，并获得多个时间间隔点的心房功能参数，这与 2DE 不同，后者是根据需要获取最大的心房容积（图 5-9）。由于 3DE 的心房容积明显大于 2DE 容积，因此在评估左心房 /

右心房的大小和功能时，应使用每种技术的特有的参考范围。

相对 2DE，3DE 计算的左心房容积对心血管事件的预测价值更高[56, 57]。近期的研究数据显示，基于 3DE 的最小左心房容积[58-61] 和总左心房排空分数的预测价值高于左心房最大容积[59, 62-64]。对于风湿性二尖瓣狭窄患者，3DE 评估更倾向于球形的左心房，与栓塞性脑血管事件的风险增加独立相关，其预测价值高于年龄和左心房功能[64]。

右心房大小是肺动脉高压、艾森门格综合征和慢性收缩性心力衰竭预后的预测因子[65]。与 2DE 计算的容积相比，3DE 的右心房容积更大[66]，但与 CMR 的右心房容积相似[53]，但比 CT 的体积更小[67]。2DE 和 3DE 计算的右心房容积相关性较差提示了 2DE 几何假设和

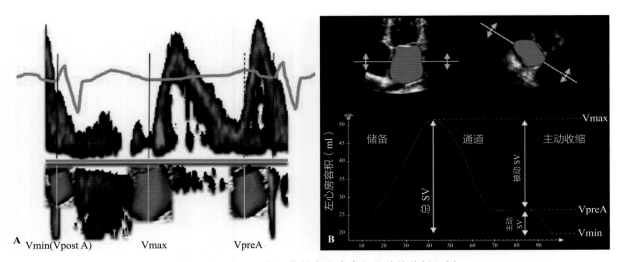

▲ 图 5-9　**3DTTE 数据集的左心房容积和功能分析示例**

A. 最小容积（Vmin）、最大容积（Vmax）及 A 峰前容积（VpreA）测量的时间叠加在 ECG 和多普勒二尖瓣流入曲线上；
B. 通过对左心房容积随心动周期变化的半自动分析可以评估储备、通道和增压泵功能

切面短缩的局限性[68]。其他心腔相同。3DE 的右心房容积指数可以提示急性失代偿性心力衰竭患者的右心房压力升高[69]。因此，3DE 可能成为临床评估心房大小和功能的主要手段。

（四）心瓣膜病

3DE 是评价心瓣膜病的重要临床工具，已被证明在多种情况下优于 2DE。3DE 通过轴向确定结构方向能力，使瓣膜结构的显示可以是表面视角（外科视角）或心室面视角，为心内结构形态和空间毗邻关系提供更好的理解。结果表明，在临床抉择二尖瓣修补术、选择经皮介入治疗的患者及这些手术有效实施过程中，这提高了诊断的信心和心脏团队之间的沟通[70, 71]。3DE 在评估心瓣膜病方面的主要局限性在于时间分辨率低（10～20 容积 / 秒）。多次心搏时图像的采集可以提高帧频，但依赖于心脏运动周期也限制了其在 R-R 间期不同患者中的使用。3DE 未来的发展包括更广角的图像采集界面，实现单周期的彩色血流图像，以及自动测量血流动力学相关参数。

（五）二尖瓣

二尖瓣装置是由二尖瓣环、瓣叶、瓣连合和瓣下装置（包括腱索、乳头肌及左心室壁附着物）组成的复杂结构体。3DE 可详细展示这些结构，即可从左心室视角及"外科医生视角"观察，促进解剖和功能的理解，对二尖瓣脱垂、连枷样改变或腱索断裂的具体节段位置的识别准确性高（图 5-10）[71]。无论是退行性变还是缺血性病变，3D TEE 在诊断复杂二尖瓣疾病的位置和严重程度方面均优于 2D TEE[72]。此外，它提高经皮介入手术患者选择的诊断可信度，如 MitraClip，并且促进了手术过程中心脏团队之间的沟通交流。特别是，在 MitraClip 部署期间，3D TEE 可协助间隔穿刺、二尖瓣 A_2 与 P_2 之间的对合[73]，以及术中并发症的即时评估[70, 74]。同样，在二尖瓣球囊切开术中，3DE 改善了从心室的角度对二尖瓣和瓣下装置的可视化，提供了对瓣膜运动、腱索和二尖瓣联合短缩、融合以及乳头肌纤维化或穿孔的详细的解剖学评估[75]。

此外，3DE 还提供了评估二尖瓣狭窄和二尖瓣反流的工具，克服 2DE 的部分局限[76]。传

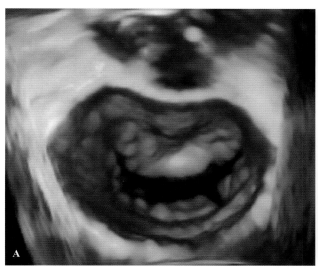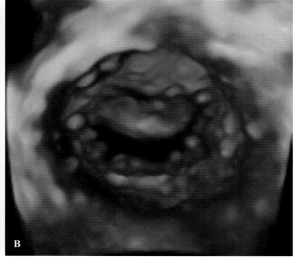

▲ 图 5–10　**3D TEE 从左心房面（"外科视角"，A）和左心室面（B）显示的二尖瓣**
注意在 P_2 和 P_3 区交界处有一个小的缺陷（"裂隙"），从外科视角观察最为明显

统二尖瓣狭窄的评估依靠二尖瓣跨瓣压差、二尖瓣口面积，压差降半时间、近端等速表面积（PISA）法或 2DE 直接测量平面几何数据。然而，目前 3DE 被推荐作为二尖瓣面积定量的新标准[77, 78]。3DE 可获取任何方向的心脏结构，不受狭窄瓣膜开放角度影响，获得二尖瓣最小开口的最佳切面。与 2DE 比较，3DE 计算的二尖瓣口面积与 Gorlin 公式的结果一致性更好。

对于二尖瓣反流，3DE 显示实际的近端血流会聚区域（紧缩口血流）通常是半椭圆形的，而基于 2DE 的球形 PISI 的错误假设低估了二尖瓣反流程度[79, 80]。3DE 的图像是通过数据集操纵多个切面（x、y 和 z），并裁剪出垂直正交的四腔、双腔切面，然后定位至切面中反流束口的最窄横截面区域[2]。在该区域内，即使反流为偏心性，也可以通过手动调整彩色多普勒信号的切面来测量反流口。这种方法在功能性和复杂的二尖瓣反流中非常有用，因为这些类型的反流在 2DE 的评估时容易被低估[81]。然而，通过 3DE 测量二尖瓣反流患者的解剖反流瓣口面积并计算的反流容积与基于 CMR 计算的二尖瓣反流容积之间相关性良好[82]。此外，目前已有用于可视化和计算有效反流瓣口面积的专用自动软件（西门子医疗系统）[83, 84]。操作者通过设置反流口和瓣膜结合点的位置，并在指定所需的等速值和感兴趣的方向之后，启动分析，随后全自动分割瓣环和等速表面积计算（图 5–11）。体内外实验已证实了这种方法在测量表面积、EROA 和反流等方面的准确性[84, 85]。随后的一项研究表明了 3D PISA 分析对 MR 严重程度分析需要重新分类，进一步设置 3D 评估 MR 的严重程度的界限值[86]。目前推荐使用 3D TTE 和 TEE 对二尖瓣疾病做常规临床分析，3D TEE 也被推荐用于二尖瓣介入手术的指导。

TEE 图像采集后建立的 3DE 瓣膜模型为包括瓣环大小、形态、非平面的程度、瓣叶表面积和脱垂高度在内的二尖瓣的解剖结构提供了详细数据。然而，第一个模型的建立非常耗时并且需要重要的专业知识[70]。最近，已有详细量化的软件被开发，可在几秒内提供主动脉和二尖瓣的自动测量，同时建模和测量瓣膜随时间的变化（例如二尖瓣环直径在整个心动周期中的变化；图 5–12）。到目前为止，它的临床应用仍在探索中。

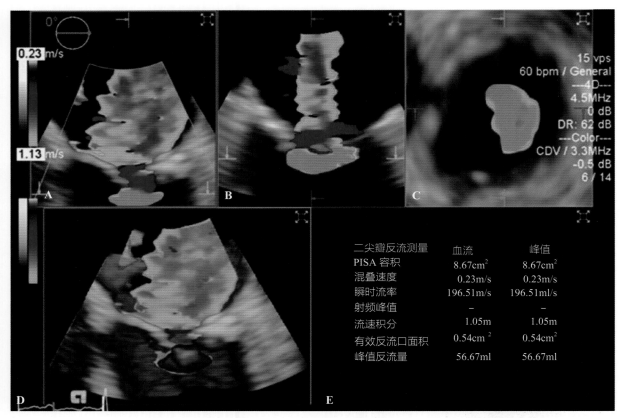

二尖瓣反流测量	血流	峰值
PISA 容积	8.67cm^2	8.67cm^2
混叠速度	0.23m/s	0.23m/s
瞬时流率	196.51s/s	196.51ml/s
射频峰值	—	—
流速积分	1.05m	1.05m
有效反流口面积	0.54cm^2	0.54cm^2
峰值反流量	56.67ml	56.67ml

▲ 图 5-11　**3D TEE 通过近端等速表面积法半自动识别与定量二尖瓣反流**
A. 四腔心 / 矢状面；B. 两腔心 / 冠状面；C. 短轴 / 横切面；D. 二尖瓣反流的 3D 图像；E. 有效反流口面积和反流定量

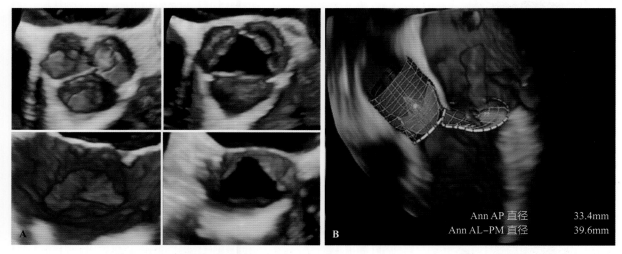

▲ 图 5-12　**3D TEE 显示主动脉瓣的 3D 图像，显示了三尖瓣形态（主动脉根部角度是最佳视角，A，上部图像），**
钙化导致瓣缘不规则增厚，以及椭圆形的主动脉瓣环（心室角度是最佳视角，A，下部图像）。使用软件可自动定量主动脉、二尖瓣环及瓣叶的参数（B）

（六）主动脉瓣

超声心动图对主动脉瓣的具有挑战性，因为主动脉瓣叶薄，其成像需要通过超声的倾斜入角获取。然而，3DE 在评估主动脉瓣形态方面比 2DE 价值更高[87]，3DE 提供了主动脉瓣周围结构的空间关系，并且允许主动脉环口在切面上对齐，不用考虑主动脉根部在体内的空间位置。这种排列在 2DE 短轴切面下是难以获得的，尤其是在主动脉根部病变或偏水平位的心脏中。

图像采集之后，MPR 的使用为左心室流出道和主动脉环的完美对合提供了工具，因此可以精确测量主动脉瓣的直径和面积（图 5–13）。

以这种方式获得的图像显示的左心室流出道通常是椭圆形而不是圆形的，通过 2DE 的胸骨旁长轴切面测量的左心室流出道面积通常被低估[88]。因此，与 2D TEE 测值相比，3DE 不依赖连续性方程中的假设，其测量的主动脉瓣面积与有创性操作测量的主动脉瓣面积具有更好的相关性，并且准确性和重复性得到提高[89]。另外一种避免错误的方法是选择 3DE 半自动左心室心内膜边界[89]。类似的，主动脉环大多是椭圆形的[70]，使用多切面（MPR）工具的 3DE 可显示瓣环的实际短轴切面，从而可以通过切面测量仪测量瓣环面积及其更长或更短的径线，减少 2DE 圆形假设产生的潜在误差[90]。在 TAVR 术中，3D TEE 可以帮助指导手术和评估

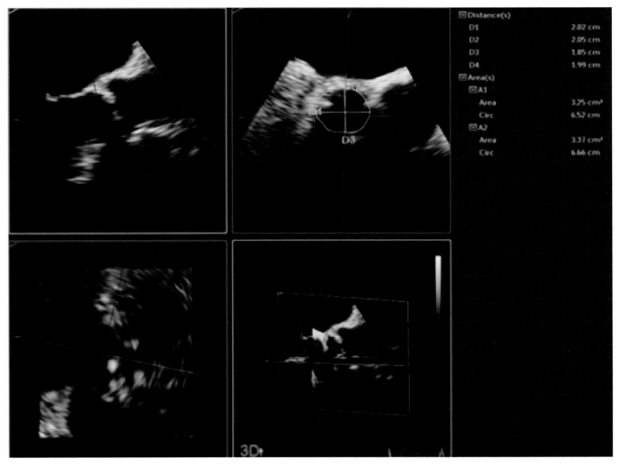

▲ 图 5–13 **3D TEE 通过多切面工具形成完美的正交切面，测量主动脉环直径、面积和周长**

并发症（详情请参阅"经皮瓣膜修复 / 置换术中的超声心动图"）。在 TAVR 中，3D TEE 可以帮助指导手术和评估并发症（详情请参阅"经皮瓣膜修复 / 置换术中的超声心动图"）。

主动脉瓣反流的评估可以使用前面描述的评估二尖瓣反流的 MPR 工具，测量 3DE 反流紧缩口。这种方法不通过几何假设，准确度较高，与主动脉造影和 CMR 评估的主动脉瓣反流有很好的相关性[91, 92]。然而，到目前为止，在缺乏更多临床数据的情况下，主动脉瓣反流的评估应该遵循综合评估和多方法整合的原则[93]。

（七）三尖瓣

3DE 可以多角度显示三尖瓣叶和瓣下装置、腱索、乳头肌和调节束，增强形态学评估。这些切面特别有助于定位瓣叶病变（如瓣膜脱垂、穿孔或赘生物），以及确定反流的起源，或测量三尖瓣狭窄的开放面积[94, 95]。

3DE 显示，相对于二尖瓣环，三尖瓣环的平面不是呈圆形或椭圆形[96]，而是呈马鞍形，较高的点朝向右心房，沿着环的前段和后段；较低的点朝向右心室，位于环的内侧和外侧。评估三尖瓣环独特的形态有利于三尖瓣成形环的创新设计，因为目前三尖瓣成形术环多数是呈平面的。

此外，3DE 测量的三尖瓣环和 CMR 相比是较准确的，并在手术决策中起着重要作用[97]。使用来自 3DE 数据集的三尖瓣专用分析软件可以半自动定量三尖瓣环的面积和直径、瓣环的非平面性及瓣膜的延展性。软件对三尖瓣环和瓣叶的重建可获得高度吻合的三尖瓣的 3D 打印模型[98]。三尖瓣 3D 打印在经导管的三尖瓣手术操作以及有挑战性病例的术前规划中有很可观的应用前景[99]。软件自动追踪整个心脏周期中三尖瓣的几何参数，这为研究正常三尖瓣环动态变化以及功能性三尖瓣反流的病理生理学提供了新思路（图 5-14）。

此外，3DE 彩色血流的概念也可用于评估三尖瓣反流，其对三尖瓣反流紧缩口面积测量的可行性已被证实[100]。3DE 测得的反流紧缩口面积与 2DE 测量的数据相关性很差[101]，这说明三尖瓣反流口具有复杂的几何形态，未来应加强进一步研究，不断促进 3DE 技术进步。

（八）人工瓣膜

3D TEE 改善了超声对心脏手术并发症，如人工瓣膜心内膜炎、瓣周反流等的可视化和评估。3DE 可从左心室流出道或主动脉角度很好地显示人工主动脉瓣环[102]。然而，与 2DE 相比，3DE 对人工生物或机械主动脉瓣的瓣叶观察较差，可能帧频的受限限制了 3DE 对可移动的较小物体的识别能力。相反，二尖瓣机械瓣或生物瓣环、瓣叶等可从不同角度清晰地显示，而 3D TEE 可以精确地描述瓣环裂隙。使用 MPR 3D 彩色血流成像，可以量化瓣环裂隙的面积，并辅助手术或经皮介入治疗[70]。

六、结论

目前，3DE 在临床上是对 2DE 的补充（表 5-1）。然而，这是一个快速发展的领域，在不久的将来，3DE 可有更好的图像质量、更高的时间和空间分辨率，以及软件方面的进一步改进。此外，需要可供参考的参数和特定临界值来提供适当的解释和促进全球对 3DE 测量的使用。因此，虽然目前大多数超声心动图实验室对 3DE 的使用有限，但随着技术的进步，我们可预见 3DE 的广泛使用，并期望其对心脏结构和功能的评估，尤其是对介入治疗的指导作用将越来越显著。

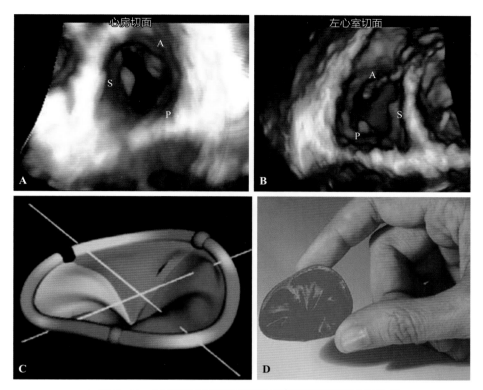

▲ 图 5-14 **3D TTE** 数据集对正常三尖瓣的定性和定量分析

A 和 B. 显示三尖瓣叶的 3D 图像解剖（A. 前瓣；P. 后瓣；S. 侧瓣）；C. 显示三尖瓣环和瓣叶的 3D 模型，呈现椭圆形和马鞍形；D. 显示三尖瓣的 3D 打印模型

表 5-1 **3DE、常规 2DE 及多普勒超声心动图主要优点和局限性比较**

优　势	局限性
显示复杂的、非平面心脏结构的 3D 图像，并定量分析	临床应用高度依赖于患者的声窗和基线 2D 图像的质量
在一个独立的图像中综合分析感兴趣区域的整体结构，通常无须通过多个角度去获取同一结构的多个切面	高质量的数据集和分析需要稳定的 R-R 间期以及患者屏气配合，以确保多心动周期采集时无拼接错位
无须对心脏的特定形状或方向做几何假设	定量分析需要使用相应的分析软件（有时需要离线分析），以及需要对每种软件进行足够的培训和经验
全面获取任意层析切面的位置和方向	数据后处理（剪切、分割、导航）和定量分析增加了额外的超声工作时间
独特的解剖视角（生成面视角、外科视角等）	3D 图像中组织特点的失真
分析心脏结构的空间关系和功能相互作用	体积大小与空间和时间分辨率之间的权衡（即观察视野越大，时间分辨越低；3D 彩色多普勒实时成像时时间分辨率较低等）
相对 2DE 数据，基于 3DE 的测量更为准确，重复性更高	测量的准确性取决于数据集图像质量、3D 图像设置（增益、时间分辨率等）及内膜追踪的准确性
促进外科医生或临床医生对真实的心脏解剖的理解	3DE 作为一种补充辅助检查，它无法完全替代 2DE 检查；通过 3DE 发现新的或不寻常的病变时，通常需要再用 2DE 多切面扫查以排除伪影干扰

推荐阅读

Badano, L. P., Boccalini, F., Muraru, D., et al. (2012). Current clinical applications of transthoracic threedimensional echocardiography. *Journal of Cardiovascular Ultrasound, 20,* 1–22.

Lang, R. M., Badano, L. P., Mor–Avi, V., et al. (2015). Recommendations for cardiac chamber quantification by echocardiography in adults: an update from the American Society of Echocardiography and the European Association of Cardiovascular Imaging. *European Heart Journal of Cardiovascular Imaging, 16,* 233–270.

Lang, R. M., Badano, L. P., Tsang, W., et al. (2012). EAE/ASE recommendations for image acquisition and display using three–dimensional echocardiography. *European Heart Journal of Cardiovascular Imaging, 13,* 1–46.

Muraru, D., Badano, L. P., Sarais, C., et al. (2011). Evaluation of tricuspid valve morphology and function by transthoracic three–dimensional echocardiography. *Current Cardiology Reports, 13,* 242–249.

Zamorano, J. L., & Goncalves, A. (2013). Three dimensional echo-cardiography for quantification of valvular heart disease. *Heart, 99,* 811–818.

第 6 章
应变超声心动图原理及应用
Principles and Practical Aspects of Strain Echocardiography

Dai-Yin Lu　Monica Mukherjee　Theodore Abraham　著

刘古月　译

一、概述

局部和整体心室功能的评估长期以来都依赖于视觉观察。然而，这种方法具有主观和可变的，这导致了显著的观察者间差异。心脏是一个机械器官，在收缩期和舒张期经历周期性形变。这种周期性形变可以测量，但几十年来仅限于那些接受心脏直视手术的人。将金属珠撒到左心室的特定位置，然后通过透视来评估形变。大约 20 年前，磁共振技术被引入，从而可以对形变进行无创评估。后来，超声心动图的组织多普勒技术被用于追踪组织运动。这些技术的进一步改进使得超声可以通过测定应变来评估局部形变。

二、应变成像原理

应变是组织形变的量度，其定义为物体长度相对于原始长度的改变（例如，减少到原来长度的一半是 50% 应变；图 6-1）。应变率（strain rate，SR）是形变（长度变化）发生的速率。尽管心肌形变是一种三维现象，但基于超声的交互技术通常仅限于测量纵向、圆周和径向三种成像切面中的一种或多种（图 6-2）。最近，三维应变被引入。

临床医生通过应变和应变率可获得关于局部和整体心肌功能的参数，这些参数与肌肉生

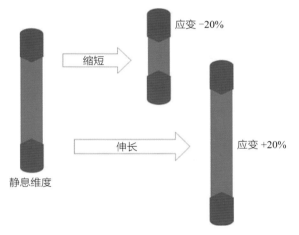

▲ 图 6-1　应变是一个无量纲指标，定义为相较于标准化原始长度的长度变化。心肌节段长度减少 20% 表明应变为 −20%。相反，心肌节段延长 20% 将产生 +20% 的应变。应变率是发生长度变化的速率

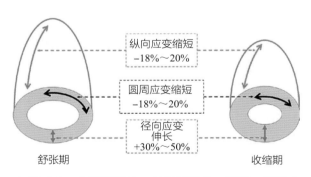

▲ 图 6-2　心肌形变是一种三维现象。然而，超声心动图对应变的测量主要沿着三个方向——纵向（心尖到基底）、圆周（沿短轴弯曲）和径向（心内膜到心外膜）。在纵向和圆周方向，收缩期缩短，舒张期延长。在径向方向，收缩期增厚，舒张期变薄

理学家获得的缩短分数和缩短率相似[1]。

基于超声的技术主要通过组织多普勒和斑点追踪两种方法测量形变。在组织多普勒成像中，应变率是沿心肌壁两点间的速度差（速度梯度），标准化为两点间的距离（图 6-3）。在心内膜和心外膜之间存在着相似的速度梯度，因为心内膜运动更快，借此我们获得心肌速度梯度（径向应变率）。这个速度梯度表示收缩期和舒张期心肌壁厚度的变化率。因此，应变率测量的是两个感兴趣的点相互靠近或远离的速率。应变率整合获得应变，即两点间的长度标准化改变（图 6-4）。

在斑点追踪技术中，系统追踪心肌内斑点（一种独特声学模式）。斑点随时间变化并可被追踪，斑点的位移可用于计算组织速度和应变（图 6-5）。该方法相对不依赖角度，因为它不基于多普勒原理。因为斑点追踪可以自动化，这种技术有助于应变的半自动测量，从而可以

生成纵向节段应变的牛眼图（图 6-6）。另一种类似的技术使用箭头来显示心脏各个点的运动方向和幅度（速度向量成像）。斑点追踪成像可以分析预先采集的二维图像，但是它以更低的帧率（40～90 帧/秒）执行，而且在机械事件的定时方面可能不如多普勒成像（100～250帧/秒）那样精确。

常规测量的应变参数包括收缩期和舒张期应变率及收缩期应变（图 6-7）。收缩期峰值应变率是临床心脏病学中测量局部收缩功能最接近的参数。它相对不依赖容积，并且相对于应变，更少依赖压力。相反，收缩期峰值应变依赖于容积，并且不能像应变率一样反映收缩功能。

三、扭转和扭矩

心肌是一种三维连续的纤维，其方向变化为从心内膜下的右手螺旋至心外膜下的左手螺

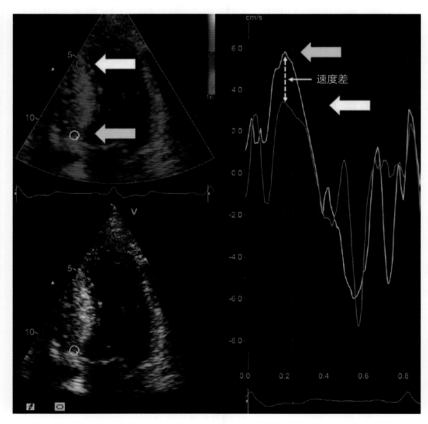

▶ 图 6-3 基于组织速度的应变成像测量沿长轴方向的组织速度。峰值速度的差异标准化为它们之间的距离，该差异产生心肌速度梯度或应变率

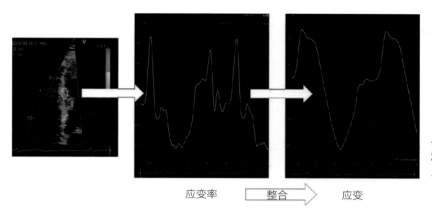

◀ 图 6-4　基于组织速度的应变成像，心肌的一个特定位置为感兴趣的区域，可以测量该位置的应变率，应变率整合获得应变

应变率　　整合　　应变

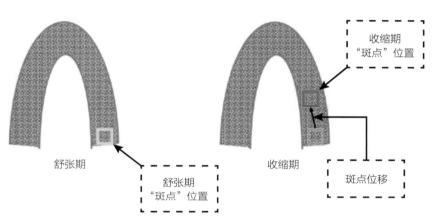

◀ 图 6-5　二维应变成像采用斑点追踪技术

收缩期"斑点"位置

舒张期　　　　收缩期

舒张期"斑点"位置

斑点位移

斑点是一种特殊的声学模式，可以通过计算在心肌内识别出来。对于应变评估，在舒张末期（黄框）识别到斑点，并追踪到收缩末期（蓝框）。斑点移动距离即位移，位移用于计算应变，位移的时间衍生物反过来产生应变率

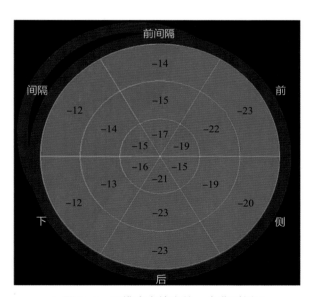

前间隔

间隔　　　　　　　　　　前

下　　　　　　　　　　　侧

后

▲ 图 6-6　二维应变输出的一个典型例子
节段应变率追踪提供每个节段的心尖视图：四腔（左上）、双腔（右上）和心尖长轴（左下）。峰值应变值被转换成一个彩色代码，表示为牛眼图（右下）

旋[2]。逆时针方向的纤维排列在收缩过程中产生滑动或剪切形变[3]。从心尖向心底观察时，在收缩过程中心尖逆时针旋转，而心底顺时针旋转（图 6-8）。扭转是心尖到心底的旋转差，用度表示。扭矩是标准化后的扭转，扭转角度除以左心室心底和心尖之间的距离，用度 / 厘米表示。年龄、前后负荷改变、舒张功能障碍、心肌病和瓣膜病均对收缩期扭转和舒张期解扭转产生影响[4]。

四、节段和整体功能

（一）左心室

在二尖瓣、乳头肌和心尖水平的标准胸骨旁短轴切面中获得圆周和径向应变值。纵向应变通过心尖双腔、三腔和四腔切面得到，三个切面总共六个壁，均包括基底、中间和心尖段。主动脉瓣关闭时间定义为心动周期中的收缩晚期。为避免低估，在进行圆周和径向应变分析时获得圆形左心室图像非常重要，并在纵向应

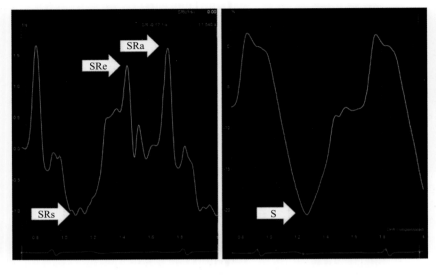

◀ 图 6-7　应变率（左）和应变（右）的代表性图像

常规测量参数包括收缩期峰值应变率（SRs）、舒张早期和晚期应变率（分别表示为 SRe 和 SRa）和收缩期峰值应变（S）

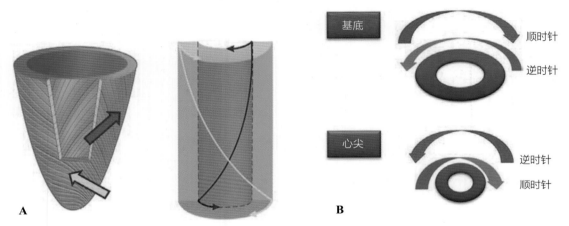

▲ 图 6-8　A. 心外膜下纤维以左手螺旋（黄箭）环绕左心室，心内膜下纤维以右手螺旋（绿箭）环绕左心室。B. 左心室基底部心外膜层（红箭）顺时针方向旋转，而心内膜层（蓝箭）则相反。心尖部心外膜层逆时针旋转，心内膜层顺时针旋转。由于心外膜层的半径更大，所以左心室整体旋转方向被心外膜层旋转控制

［ 改编自 Partho P, Sengupta A, Tajik J, et al: Twist mechanics of the left ventricle: principles and application. *JACC Cardiovasc Imaging*. 2008;1(3):366–367. ］

变分析中应避免缩短经心尖切面。整体纵向应变（global longitudinal strain，GLS）是所有节段的平均值，常用来衡量左心室的整体功能。图 6-9 显示了正常心脏的典型节段性斑点追踪应变。收缩期结束的时间需要明确界定，以区分收缩期后缩短和收缩期缩短。据报道，健康受试者的正常 GLS 值在 18%～25%[5]，但也存在干预性变异。

（二）右心室

右心室壁比左心室心肌薄，这两个心室形状不同。组织多普勒成像已被证实可以量化健康个体右心室心肌形变。右心室纵向速度显示了典型的基底至心尖梯度，基底速度更高（图 6-10A）。左心室内部的形变特性更加均匀，相反，右心室的应变率和应变值分布不均匀，并且显示出一个相反的基底至心尖梯度，最高值出现在心尖部和流出道[6]（图 6-10B）。这种相反的模式可以通过右心室薄壁新月形的复杂几何结构以及局部室壁应力分布不均匀进行解释。组织多普勒和斑点追踪得到的应变和应变

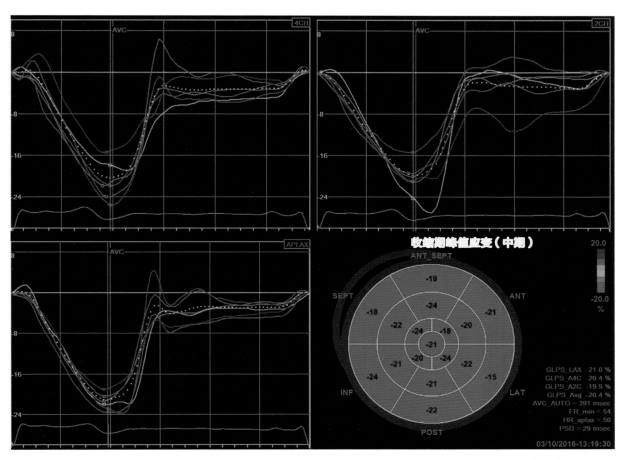

▲ 图 6-9　通过追踪三个心尖切面形成的典型应变图像——四腔心（左上）、两腔心（右上）和心尖长轴（左下），以及由此产生的"牛眼"图（右下）

在本例中，节段应变值均为正常值，在牛眼图中用红色阴影表示。整体纵向应变为 –20%（正常范围）。SEPT. 室间隔；INF. 左心室下壁；POST. 左心室后壁；LAT. 左心室侧壁；ANT. 左心室前壁；ANT_SEPT. 左心室前壁 – 室间隔

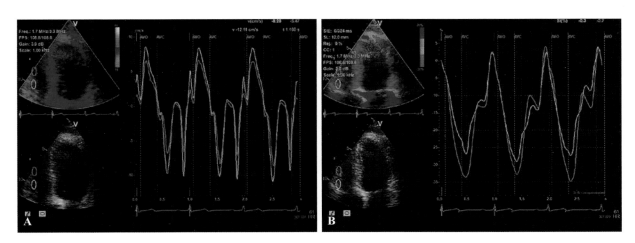

▲ 图 6-10　在正常受试者中使用彩色组织多普勒评估右心室横向游离壁速度（A）和纵向应变（B）

记录纵向应变中基底 – 心尖速度梯度和心尖 – 基底速度梯度。黄色轨迹表示基底；绿色轨迹表示心尖

率可用于评估右心室动力学，两者都是可行的，并且具有普遍的可比性[7]。应变和应变率与放射性核素获得的右心室射血分数具有良好的相关性。收缩速度和应变与有创测定的右心室每搏输出量和输注血管扩张药后右心室功能的变化最为相关[8]（图 6-11）。在各种情况下，儿童和成人的应变率及应变量化反映右心室局部收缩功能[9, 10]。

（三）左心房

正常情况下，左心房是一个低压、高度可扩张的腔室，但在急性和慢性损伤的情况下，左心房壁被拉伸并且变僵硬[11, 12]。左心房容积并不是左心房功能的特异性标志物，因为它反映左心室充盈压的慢性效应，但也可能在房性心律失常患者或左心室充盈压实际上正常的运动员中增加。

运用二维斑点追踪和多普勒应变评估左心房应变能够提供有关左心房机制的额外信息。心房功能的组成部分包括储备、通道和增压泵样主动收缩。左心房应变和应变率代表心房生理学特征，并在心动周期中密切跟随左心室动力学变化。左心房储备功能用总应变表示，收缩功能用 P 波开始后的负向应变表示。定义参考点（零点）有两种不同的方法：一种方法是以 P 波起始点为基线，然后第一个负向峰值应变对应心房收缩功能，峰值正向应变代表中转功能，总和代表储备功能；另一种方法是以 QRS 波群峰值为基线，峰值纵向正应变代表心房储备功能，心室舒张早期和晚期应变等于通道和心房收缩功能[13, 14]（图 6-12）。总应变和应变率通过计算左心房所有节段的平均值得出[15, 16]，一般采用 15 节段模型（心尖四腔心切面 6 个节段、两腔心切面 6 个节段、三腔心切面 3 个节段）[17] 或 12 节段（四腔心切面 6 个节段、两腔心切面 6 个节段）模型[18]。左心房形变评估对于左心房性能和左心室舒张功能的评估具有重要作用。对于心房颤动的患者，心房应变和应变率较高的患者在复律后似乎更有可

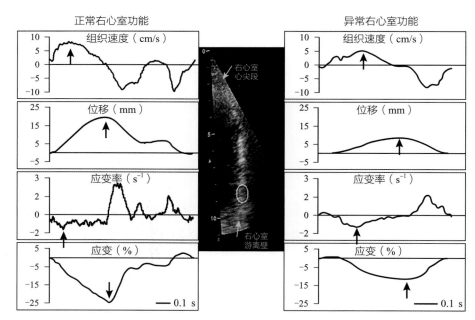

▲ 图 6-11　应变似乎优于其他多普勒指标，例如心肌功能指数和基于组织多普勒的等容加速度。右心室游离壁基底段的代表性轨迹，显示正常受试者（左）和右心室功能异常者（右）的组织速度、组织位移、应变率和应变

［引自 Urheim S, Cauduro S, Frantz R, et al: Relation of tissue displacement and strain to invasively determined right ventricular stroke volume. *Am J Cardiol*. 2005;96(8):1173–1178.］

能保持窦性心律（图 6–13）[19]。

五、冠状动脉疾病和缺血性心肌病

应变和应变率似乎是亚临床疾病的敏感指标，包括糖尿病或非缺血性心肌病、心肌缺血、动脉高压和瓣膜病。它们也有助于评估心肌梗死后的心肌损伤以及血管再通术后的预后情况[20-28]。心肌缺血与收缩期峰值应变降低相关，并常伴随收缩后缩短。梗死或严重缺血与收缩延长有关。应变和应变率的这些变化是动态的（例如，缺血时迅速减低，血运重建后立即恢复正常；图 6–14）。二维应变的牛眼图（斑点追踪法）省时、半自动、易于生成和解释。

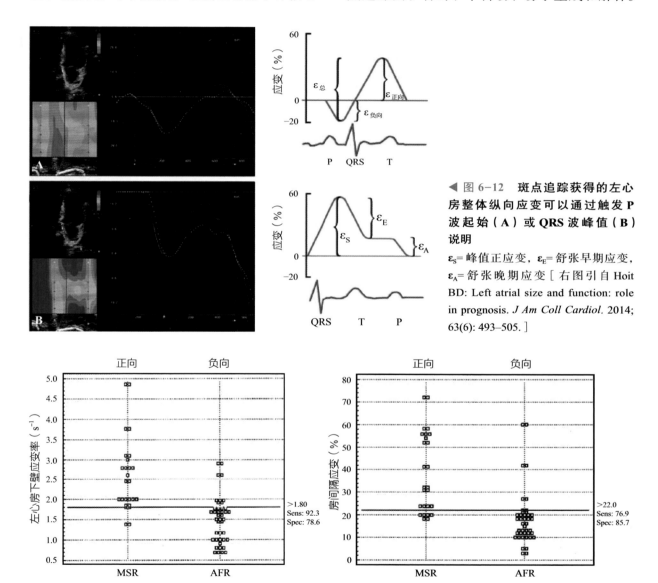

◀ 图 6–12　斑点追踪获得的左心房整体纵向应变可以通过触发 P 波起始（A）或 QRS 波峰值（B）说明

ε_S= 峰值正应变，ε_E= 舒张早期应变，ε_A= 舒张晚期应变 [右图引自 Hoit BD: Left atrial size and function: role in prognosis. *J Am Coll Cardiol*. 2014; 63(6): 493–505.]

▲ 图 6–13　心房下壁收缩期峰值应变率的临界值为 1.8s⁻¹，与窦性心律的维持相关，敏感性为 92%，特异性为 79%（左）。对于房间隔收缩期峰值应变，22% 的临界值与 77% 的敏感性和 86% 的特异性相关（右）

MSR. 窦性心律维持；AFR. 心房颤动复发 [引自 Di Salvo G, Caso P, Lo Piccolo R, et al: Atrial myocardial deformation properties predict maintenance of sinus rhythm after external cardioversion of recent-onset lone atrial fibrillation: a color Doppler myocardial imaging and transthoracic and transesophageal echocardiographic study. *Circulation*. 2005; 112(3): 387–395.]

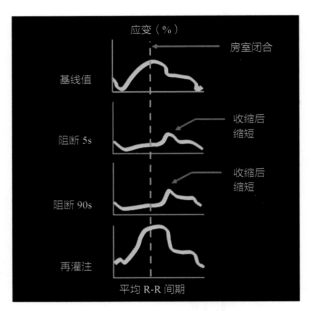

▲ 图 6-14 **78 岁女性患者接受冠状动脉成形术，平均心动周期后连续后壁局部应变（%）。缺血期、收缩期峰值应变明显降低，并出现收缩后增厚现象。再灌注后，由反应性运动亢进引起的心肌收缩期增厚增加**

改编自 Jamal F, Kukulski T, D'hooge J, et al: Abnormal postsystolic thickening in acutely ischemic myocardium during coronary angioplasty: a velocity, strain, and strain rate Doppler myocardial imaging study. *J Am Soc Echocardiogr*. 1999; 12(11): 994–996.

图 6-15 为一些局部缺血的实例。应变成像的另一个重要应用是结合小剂量多巴酚丁胺进行负荷超声心动图评估心肌活力。多巴酚丁胺输注后应变和应变率增加有助于确定存活心肌。收缩后缩短发生在心肌主动收缩时，因此反映了存活心肌。然而，它不应作为显示心肌活力的唯一指标，因为收缩后缩短也可能存在于心肌跨壁坏死或瘢痕。

六、非缺血性心肌病

在常规超声心动图显示明显心肌病的情况下，通常不需要应变成像。然而，当疾病处于早期阶段或预测预后时，它会有很大的帮助。在预测主要心脏不良事件方面，GLS 似乎比左心室射血分数具有更高的预测价值[29]。应变图显示 GLS 的整体降低，在下壁基底段和下侧壁发现了典型的功能保留（图 6-16）。

（一）肥厚型心肌病

肥厚型心肌病（hypertrophic cardiomyopathy,

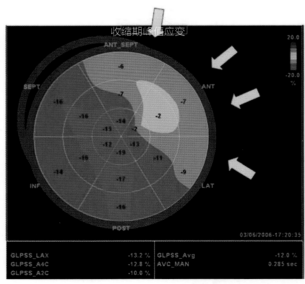
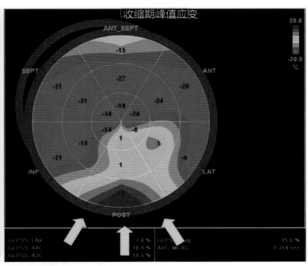

▲ 图 6-15 **代表性二维应变极性彩色牛眼图**

显示左前降支区域缺血（左），前间隔、前壁和前侧壁（箭）低应变可证实；左回旋支区域（右）下侧壁应变减低和动力障碍（箭）。INF. 左心室下壁；POST. 左心室后壁；LAT. 左心室侧壁；ANT. 左心室前壁；ANT_SEPT. 左心室前壁 – 室间隔；SEPT. 室间隔

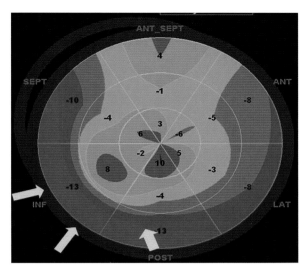

▲ 图 6-16 非缺血性心肌病患者的典型二维应变极性彩色牛眼图

显示整体应变降低，但保留收缩功能，间隔基底段、下壁和下侧壁应变正常。INF. 左心室下壁；DOST. 左心室后壁；LAT. 左心室侧壁；SEPT. 室间隔；ANT_SEPT. 左心室前壁 - 室间隔；ANT. 左心室前壁

HCM）的特点是肥厚区内的纤维分布紊乱[30-31]。节段性分析将心肌异常肥厚区域与相邻正常区域区分开来，因为肥厚区域心肌收缩期无缩短[32-34]。心肌最厚节段通常最大形变程度减少，甚至没有形变（图 6-17）。在一项针对家族性非梗阻性 HCM 患者的研究中，尽管收缩功能正常，但与正常对照组相比，受累个体的平均纵向应变降低。此外，组织多普勒与二维应变超声心动图获得的值没有显著差异[32]。舒张早期应变率 ≤ 7s^{-1} 能准确区分 HCM 患者和运动员生理性肥大（阳性预测值和阴性预测值分别为 0.96 和 0.94）（图 6-18）[35]。此外，应变分析可提供预后分层。静息时 GLS 临界值 15% 是 HCM 患者心脏事件和症状加重的独立指标[36]。

（二）化疗相关心脏毒性

化疗相关心脏毒性通常定义为患者左心室射血分数从基线值降低至小于 55%，有症状的患者左心室射血分数降低超过 5% 或无症

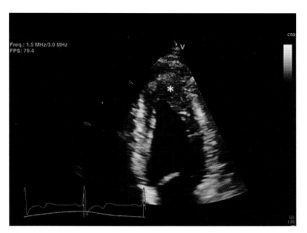

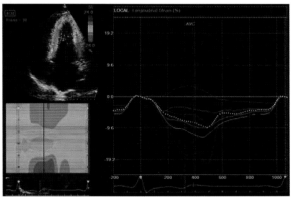

▲ 图 6-17 心尖肥厚型心肌病，最厚节段为心尖（星号），通常该节段最大形变程度减少，甚至没有形变

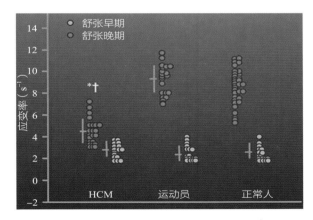

▲ 图 6-18 舒张早期（黄点）应变率 ≤ 7s^{-1} 能区分 HCM 和运动员的生理性肥大

HCM. 肥厚型心肌病 [改编自 Palka P, Lange A, Fleming AD, et al: Differences in myocardial velocity gradient measured throughout the cardiac cycle in patients with hypertrophic cardiomyopathy, athletes and patients with left ventricular hypertrophy due to hypertension. *J Am Coll Cardiol*. 1997; 30(3): 760–768.]

状的患者降低超过 10%[37]。然而，左心室射血分数的降低不是一个敏感的参数，因为它出现在疾病进程的晚期，在已经出现严重的心脏毒性之后。心肌形变指数已被用于检测化疗患者的早期心肌损伤，早在第一次服用蒽环素后 2h，心肌形变参数迅速下降[38]。在最近发表的一篇系统评价中，13 篇涉及 384 名患者的研究一致表明，尽管患者年龄、肿瘤类型、应变方法学和随访时间存在异质性，心肌形变的降低均早于左心室射血分数的降低；应变方法学和随访时间，GLS 是最具有一致性的参数。此外，化疗期间伴随左心室射血分数降低或心力衰竭的患者，通过斑点追踪测量 GLS 早期降低 10%～15% 似乎是预测心脏毒性最有用的参数[39]。美国超声心动图学会和欧洲心血管协会的专家声明中指出，与基线值相比，GLS 降低小于 8% 可能没有意义，然而降低大于 15% 则很可能是异常的[40]。由于干预者的可变性，当患者进行系列评估时，应使用类似的设备和方案计算应变，这一点很重要。

（三）其他心肌病

杜氏肌营养不良（Duchenne muscular dystrophy，DMD）是最常见的 X 连锁隐性神经肌肉疾病之一。患有 DMD 的男童在 12 岁时失去独立行走能力，并在十几岁或 20 多岁时死于呼吸衰竭或心肌病。2006 年的一份报告显示，在常规超声心动图没有显示任何异常的情况下，无症状 DMD 男童的径向应变明显较低[41]。

弗里德赖希共济失调（Friedreich ataxia，FRDA）是一种遗传性神经退行性疾病，伴随心肌病和糖耐量受损。应变率为进一步诊断 FRDA 患者的心肌异常提供了一种手段。舒张早期心肌速度梯度似乎与遗传异常导致的frataxin 蛋白降低密切相关（图 6-19）[42]。

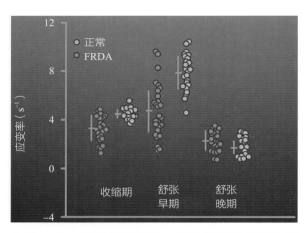

▲ 图 6-19　与对照组相比，弗里德赖希共济失调（FRDA）患者的收缩期和舒张早期应变率降低。相反，FRDA 患者的舒张晚期应变率高于对照组

改编自 Dutka DP, Donnelly E, Przemyslaw P, et al: Echocardiographic characterization of cardiomyopathy in Friedreich's ataxia with tissue Doppler echocardiographically derived myocardial velocity gradients. *Circulation*. 2000; 102(11): 1276–1282.

七、扩张型心肌病及不同步性分析

机械性不同步是由于电传导延迟或异常的心室收缩引起的心室收缩不协调。据报道，它是比左心室射血分数更敏感的心肌功能障碍标志物[43, 44]。心脏再同步化治疗（cardiac resynchronization therapy，CRT）是一种以导管为基础的治疗心力衰竭和左心室不同步的方法。几项大型临床试验已经证实了 CRT 对严重左心室功能不全和 QRS 波间期 > 120ms 的患者的住院或生存有益[45-47]。然而，根据心电图标准选择的患者中约 1/3 对 CRT 无反应。利用组织多普勒成像测量局部电机械活动有助于识别机械不同步，并有助于选择可能从 CRT 获益更多的患者[48, 49]。通过斑点追踪或组织多普勒成像的应变分析来检测和确定室内运动不同步性，该方法被证明是预测 CRT 反应的可靠标志物[50-52]。

通过斑点追踪测量纵向应变的延迟指数预测缺血和非缺血患者对 CRT 的反应具有重要价值[48]。CRT 疗效的另一个重要问题是寻找左心室游离壁最佳导联位置。一些研究表明，与最新的机械激活区域相吻合的左心室导联位置与不协调的位置相比产生了更优的结果[53]。

八、瓣膜性心脏病

对于无症状、轻症或中至重度瓣膜性心脏病，手术干预的时机主要取决于症状、病变严重程度、负性左心室容积重构或功能减退。左心室射血分数降低表明收缩受损。然而，它往往是心肌损伤的晚期结果，有时手术后不完全可逆。亚临床心肌功能障碍可能是外科干预时机的潜在指引[54]。最近的研究表明，应变成像在主动脉瓣和二尖瓣疾病中具有额外的临床价值[55-57]。严重主动脉瓣狭窄的患者，尽管左心室射血分数保留，但左心室应变和应变率受损显著。主动脉瓣置换术后，这些参数明显改善。左心室收缩力的细微变化可以通过二维斑点追踪成像检测[58]。另一份关于经皮主动脉瓣置换术的报道表明组织多普勒成像显示应变和应变率的改善[59]。在接受经皮二尖瓣球囊扩张术（percutaneous mitral balloon valvotomy，PMBV）的二尖瓣狭窄患者中，GLS 是成功 PMBV 后长

期预后的有力预测因子，比传统参数具有更高的预测价值[60]。在无症状二尖瓣反流患者中，应变和应变率有助于识别亚临床左心室功能障碍，并与运动收缩储备相关。具有足够收缩储备的患者，应变和应变率明显更大[26]。然而，这些结果主要基于观察研究，在常规推荐应用应变成像选择手术时机时，需要进行前瞻性随机对照试验。

九、浸润性疾病

淀粉样变性

心脏的淀粉样变性（见第 24 章）是淀粉样变的一种表现。细胞外错误折叠的纤维蛋白沉积在心肌中，左心室壁增厚，表现为限制型心肌病，随后出现明显的心力衰竭或猝死[61]。淀粉样变性患者存在严重的舒张功能障碍，心肌形变明显减低（图 6-20）[62]。与常规二尖瓣血流频谱多普勒速度（E 波和 A 波）相比，右心室和左心室的应变成像对心脏淀粉样变性的早期诊断更具洞察力和敏感性[63, 64]。一种特定的纵向应变模式是心肌淀粉样变性的典型特征，即心室中间段和基底段纵向应变差，而心尖相对保留[63]，这可能有助于区分高血压性心肌病或肥厚型心肌病（图 6-21）[65, 66]。

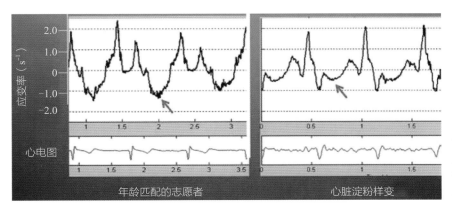

◀ 图 6-20　**心脏淀粉样变**
患者收缩期应变率是 –0.4s⁻¹（右，箭），显著低于年龄匹配志愿者的绝对值（左，箭）

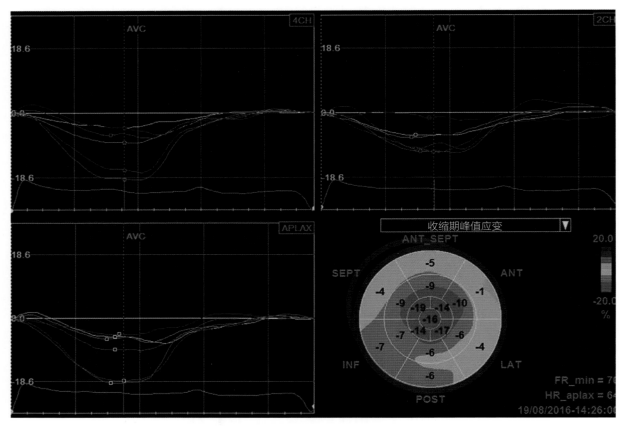

▲ 图 6-21　二维斑点追踪纵向应变（"牛眼图"）

显示心脏淀粉样变性患者的基底和中间段应变降低，而心尖保留（樱桃圣代模式）。SEPT. 室间隔；INF. 左心室下壁；POST. 左心室后壁；LAT. 左心室侧壁；ANT. 左心室前壁；ANT_SEPT. 左心室前壁－室间隔

推荐阅读

Mirea, O., Duchenne, J., & Voigt, J. U. (2016). Recent advances in echocardiography: strain and strain rate imaging. *F1000Res, 5.* pii: F1000 Faculty Rev-787.

Opdahl, A., Helle-Valle, T., Skulstad, H., & Smiseth, O. A. (2015). Strain, strain rate, torsion, and twist: echocardiographic evaluation. *Current Cardiology Reports, 17*(3), 568.

Smiseth, O. A., Torp, H., Opdahl, A., et al. (2016). Myocardial strain imaging: how useful is it in clinical decision making? *European Heart Journal, 37*(15), 1196-1207.

Voigt, J. U., & Flachskampf, F. A. (2004). Strain and strain rate. New and clinically relevant echo parameters of regional myocardial function. *Z Kardiol, 93*(4), 249-258.

Maja Cikes Jan D'hooge 著

陈丽萍 译

一、概述

伪像是指超声图像中能够看见却又不是真实存在的结构。它们不仅不存在，而且还可能会掩盖实际存在的结构。伪像主要由成像组织与超声本身之间的物理性质相互作用引起，其复杂程度超出超声系统的预设。当然，它们也可能是由超声设备故障或设置不当，或其他电子设备的干扰而形成的。伪像有时会妨碍超声心动图检查（特别是对于新手而言），因此应该认识伪像来尽量减少其影响。由于伪像没有标准的命名和涉及的相关文献有限，笔者站在自己的角度进行了相关分类（表 7–1）。

二、B 型伪像

（一）声影（衰减）——失落伪像

声影（衰减）使得其深部的某些结构（部分）变得模糊。由于几乎所有的超声能量都会被反射，当成像结构具有本质上不同于软组织（例如，用于人造瓣膜的金属或空气 / 对比剂）的机械性能时 [即质量密度和（或）压缩系数]，会产生很强的反射，导致超声能量很少或没有转移到更多的远端区域。于是图像表现为反射区域的强反射，接着是信号空洞的"声影"（图 7–1，黄虚箭）。

这种声影不仅会影响二维（2D）图像，还会干扰彩色多普勒信号。例如，它可能与评估人工心脏瓣膜的反流程度高度相关。严重钙化是一个类似的强反射组织，借助于其他的扫查切面基本可以避开这些伪影。有关负阴影的更多信息，请参考框 7–1 和图 7–2。

同样，导致超声明显衰减的表面结构可能会显著损害其穿透能力。其结果是，肋骨或肺组织可能会减弱对底层结构成像的能力，导致通常发生在呼吸周期某些阶段的"失落"伪像。可以通过在呼吸周期的不同时间间隔（如屏住呼吸）进行扫查来减少或避免这种伪影，或者偶尔选择另一个探头位置（图 7–3）。"失落"伪像与伪影一样，有时候可能离换能器的位置比较近，从而使图像的一部分变得不可见。

（二）混响

在图像生成过程中，到达换能器的反射波信号被转换为电能（即射频信号）用于图像重建过程（详情请参阅第 1 章）。然而，反射波的某一部分并没有转换成电能，而仅仅是反射到换能器表面，开始在组织中重新传播，就好像它是另一个超声波传播。这种二次"传输"再次被组织反射，并最终被换能器检测到（图 7–4A）。由于超声波系统假设所有的回波信

表 7-1　超声心动图中遇到的伪像和潜在的解决办法

伪像类型	解决办法
B 型伪像 • 声影（衰减）或失落伪像 　－逾量／赤字衰竭 　－强反射（图 7-1 和图 7-6） 　－失落伪像——部分心动周期内其表面结构的声影（图 7-3）	• 另选成像切面 • 增加输出功率 • 调整时间增益补偿
• 混响伪像 　－换能器相关混响（图 7-4） 　－内部混响（图 7-5） 　　➢ "阶梯" 伪像（混响结构长于脉冲长度，图 7-1、图 7-6 和图 7-7） 　　➢ 彗星尾征（混响结构短于脉冲长度，图 7-8）	• 另选成像切面 • 减少输出功率
• 多重反射伪像（图 7-9） 　－近场杂波（图 7-10） 　－"鬼影" 或镜像（图 7-1 和图 7-11）	• 另选成像切面 • 减少输出功率
• 旁瓣伪像（图 7-7、图 7-12 至图 7-14）	• 控制呼吸（如果是肺或者肋骨导致） • 减低增益 • 运用彩色多普勒 • 改变影像结构向视野中心的位置 • 改变聚焦位置／发射频率
• 折射（透视）伪像（图 7-15）	• 另选成像切面 • 减低增益
• 声束－宽度伪像／部分容积伪像（图 7-16）	• 使用二维阵列进行二维成像（提高垂直声束宽度）
多普勒伪影 •（血流）多普勒镜像伪像（图 7-17）	• 另选成像切面
四维超声心动图伪像 • 拼接伪像（图 7-18）	• 患者屏住呼吸

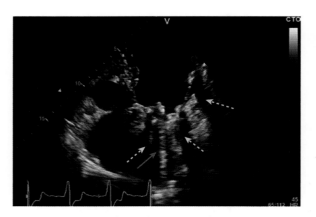

▲ 图 7-1　图示心尖四腔心切面，二尖瓣为人工机械瓣

由于其在近端的强反射导致了多个声窗的声影（即无信号，黄虚箭）。并且，二尖瓣的瓣尖产生了 "阶梯" 伪像（如下文所述，蓝箭），它穿过左心房的中部，并超过左心房的顶部

框 7-1　"负" 声影（后方回声增强）

虽然声影通常被认为是高度反射（常见）或吸收结构（少见）的远端较暗的区域（即无信号），但也可能出现相反的情况，即结构衰减小于扫查仪自动时间增益补偿的假设值（参见第 1 章）。结果，远端回波信号被扫查仪过度放大，在低衰减结构的远端形成一个较亮的区域，称为 "负" 声影。一个典型的例子是囊肿，因为囊肿内的液体对超声波的衰减小于对软组织的衰减，而扫查仪自动校正衰减，假设它只是软组织成像。图 7-2 给出了肝脏囊肿后的这种 "负" 声影的一个例子。在心脏成像中，"负" 声影通常不会发生。

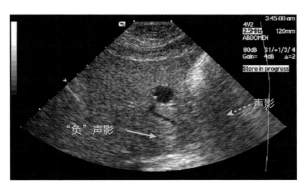

▲ 图 7-2 肝脏囊肿后的声影（黄虚箭）和"负"声影（黄箭）

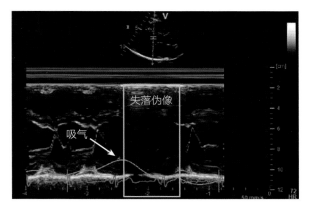

▲ 图 7-3 胸骨旁长轴 M 型图像中的失落伪像

本例中，吸气时（如呼吸计显示，白箭）换能器附近的组织（如肋骨或肺组织）引起回波信号的衰减，从而使底层图像模糊

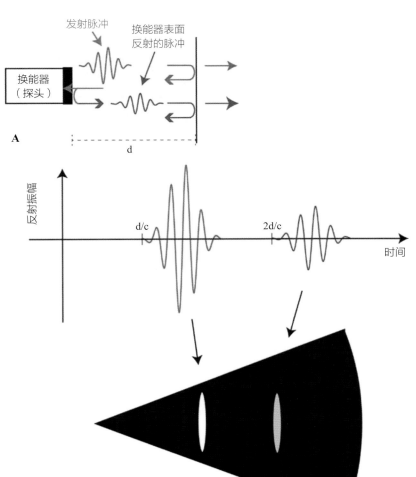

◀ 图 7-4 混响伪像的产生

结构发射脉冲（绿色）并产生回波信号（绿色）。反射脉冲将部分反射到换能器表面（红色），并成为二次回波信号的来源（红色；A）。信号的"来回"移动所需的额外时间导致超声系统将伪像描绘到真实图像的远端，定位在换能器和反射结构（B）之间真实距离（d）的整数倍距离上（引自 D'hooge J, Mertens LL. Ultrasound physics. In: Lai WW, Mertens LL, Cohen MS, Geva T, eds. *Echocardiography in pediatric and congenital heart disease: from fetus to adult, Second Edition.* Chichester: John Wiley and Sons; 2016: 8.）

号都是由原始信号传输产生的，这些延迟到达的二次反射（因为它们必须来回两次）因此将在更大的深度上进行描绘，模拟更大距离上的反射结构（图 7-4B）[1]。

事实上，部分二次反射也将反射在换能器表面，导致明显的第三次发射，这个过程可以重复多次。虽然这些二阶和（或）高阶反射总是发生，但它们的振幅相对于主波通常是微不足道的，因此可以简单地忽略。然而，当原波发生强反射时，混响信号（即由两次或两次以上往返所引起的信号）可能很多，以致产生图像伪影（即混响伪像）。这种伪像通常在强反射物体距离探头整数倍距离的位置。当引起混响的反射结构移动时，引起的混响也会移动（伴有放大的运动幅度）。同时，如果这个结构不运动（如一根肋骨），那么产生的伪影也将是静止的（如静止混响伪影）。

类似地，混响可以在可视化的结构内部发生。事实上，在返回换能器的过程中，来自主波的反射会遇到强反射，使这些反射再次开始沿远离换能器的方向传播（图 7-5）。因此，这些波相对于原始波的传播有一定的时间

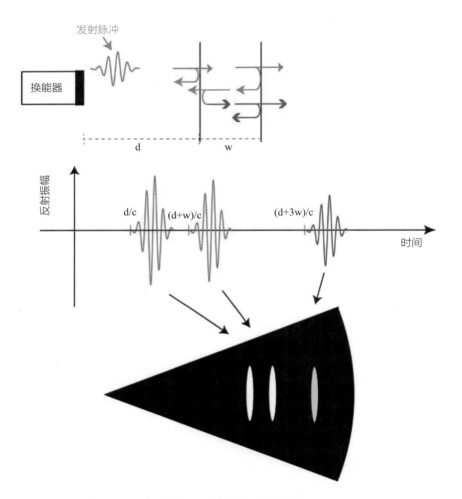

▲ 图 7-5　内部混响伪像的产生

发射脉冲（绿色）部分反射形成两个平行结构，在对应距离 "d" 和 "d+w" 的时刻产生预期的回波信号（绿色）。然而，来自远端边界的反射在近端边界处反射（红色），导致较晚的回波信号（红色）。在层内来回反射需要额外的时间，这使得超声系统将伪像描绘真实边界的远端，距离为层厚（w）的 2 倍。大多数情况下，重复这个过程会产生一系列额外的（伪像）回波信号。d. 距离；w. 层厚；c. 超声传播速度

延迟，同时产生二次反射。显然，与前面描述的与传感器相关的混响类似，高阶反射在物体的两个边界之间多次往返产生。具有整齐、平坦、强反射边界的结构（由于在机械性能方面强烈不匹配），如导管或人工金属瓣，最有可能产生这种声学"乒乓声"。当混响结构充分的大于超声脉冲的长度时，可以检测到单个的"乒乓"反射（图7-6，蓝箭；图7-7 黄箭），

即"阶梯"伪像。另外，如果这个结构与脉冲长度相比很小，所有的"乒乓"反射就会开始干扰，呈现出更加模糊的外观而被称为"彗星尾征"（图7-8）。根据混响波的衰减情况，"阶梯"或"彗星尾征"衰减得更快（如高衰减；图7-6）或更慢（如低衰减；图7-1，蓝箭；图7-8）。

在瓣环钙化、心包钙化、机械瓣膜和左心室辅助装置套管后面，经常可以看到各种混响伪像（图7-1、图7-6至图7-8）。值得注意的是，换能器频率的改变通常不会消除这些伪影。有关"振铃"伪像和混响伪像诊断时应用的更多信息，请参考框7-2和框7-3。

（三）多次反射伪像

尽管超声波系统假设透射波以垂直的方式到达目标物并返回，但事实并非如此。实际上，类似于混响（声波沿着图像线在结构之间往返传播）的更复杂声波传播路径也会出现。例如，声波可以在某些结构上反弹，然后被反射并到达换能器，以便继续从换能器向另一个方向传播（图7-9）。因此，检测到的回波信号与计算距离上沿图像线的结构无关，从而产

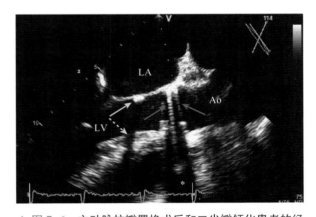

▲ 图7-6 主动脉拉瓣置换术后和二尖瓣钙化患者的经食管超声心动图左心室长轴切面（食管中段切面114°）
人工主动脉瓣产生"阶梯"伪像（蓝箭）和声影（星形）。在二尖瓣前瓣心室侧可见较大的钙化（黄箭），也产生伪像，使其后方室间隔（黄虚箭）的全层变得模糊。Ao. 主动脉；LA. 左心房；LV. 左心室

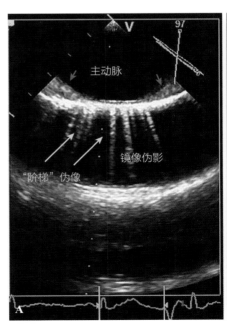
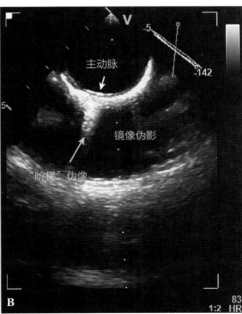

◀ 图7-7 经食管超声心动图胸降主动脉双切面视图，即长轴切面（A）和短轴切面（B）
主动脉壁（特别是内皮钙化，白箭所示，B）产生"阶梯"伪像形式的混响回声（黄箭）。并且，钙化也是旁瓣伪像的起源（蓝箭，A；详细阐述见下文）。最后，两个主动脉切面中均可以在主动脉后看到类似于主动脉腔的镜像伪像。而这只是心脏超声众多伪像中例子中的一种

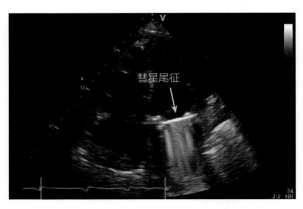

▲ 图 7-8　由机械瓣引起的彗星尾征遮挡了整个左心房

值得注意的是，相较于"阶梯"伪像［图 7-1（蓝箭）、图 7-6（蓝箭）、图 7-7（黄箭）］，彗星尾征的外观更加模糊

框 7-2　"振铃"伪像意义的变化

　　"彗星尾征"和"阶梯"伪像有时被称为"振铃"伪影，因为反射的回声信号的振幅逐渐下降，就像被击中后的铃声一样。虽然这种振铃效应最初与换能器在被电脉冲"击中"后产生的近场效应有关，但最先进的传感器使用了非常好的阻尼材料，从而从本质上消除了这种现象。因此，较早的文献可能将"振铃"伪影称为与换能器相关的近场伪影，而最近同样的术语被用来指代与衰减相关的混响伪像（即彗星尾征）。

框 7-3　混响是信息的来源

　　阶梯伪像也可以用来提取信息。事实上，"阶梯"重复的距离与混响结构（例如人工二尖瓣的瓣叶）的厚度直接相关。因此，混响伪像能非常精确地测量反射结构的厚度（使用所谓的倒谱法，自动测量回声信号重复的距离）。这种测量比用基于 B 型模式卡尺测量引起混响的结构厚度要精确得多。

　　类似地，彗星尾征通常被作为一种无创性的、易于执行的半定量工具用于肺超声 B 线评估血管外肺水[2]。

生多重反射伪像。由于声波所遵循的路径可以到达图像的视场之外，并且可以涉及两个以上的反射面，因此理解这些伪影的起源就颇具挑战性。

　　多重反射伪像的一个典型例子是近场杂波，它是由声波在靠近探测器的结构（如皮肤、肌肉 / 脂肪层和肋骨）之间的反射引起的。例如，区别左心室心尖的杂波伪像与血栓就有难度。（图 7-10）。此例中的杂波（而非心尖血栓）有几个显著的特征：①心尖可能看见血流充盈（尤其是低速血流时）；②在心尖收缩良好的情况下更容易出现；③与心肌运动无明显相关性；④如同心尖的"阴影"一样，延伸至左心室室壁上。这些特征如果不足以区分近场杂波和心尖血栓 / 心脏结构，应该使用其他角度视图和（或）心脏超声造影。

　　当多次反射以一种非常系统的方式发生时，它们可以产生"鬼影"或镜像。例如，当心包非常具有反射性（即明亮）时，反射的心包回声信号很强。在返回换能器的过程中，心包反射信号也会从遇到的结构中产生回波信号。显然，这些回声信号会沿着心包的方向传播回去。由于心包具有很强的反射性，到达心包的回波信号再次被反射，现在开始向检测到它们的换能器传播。由此可见，声波从心包向换能器传输成像（即强心包回声），并在心包远端产生一个明显的图像。因此，这个图像与原始的回声图像相似，在心包周围形成镜像（镜像；图 7-11）。有趣的是，镜像并不一定与原图像完全相同，因为心包是弯曲的。因此，反射通常不会平行于原来的线，导致在声学上类似于看弯曲的镜子。最终，镜像结构可能会被扭曲。另外，由于心包的反射是三维的，心包切面外的弯曲会导致镜像面与原像面不同（图 7-11）。类似于上述心包的例子，在经食管超声心动图中有时可以看到主动脉的镜像（图 7-7）[1, 3]。请注意，镜像不仅发生于心包（它

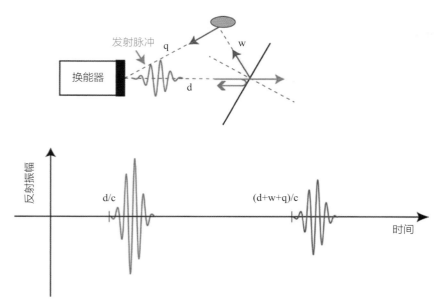

▲ 图 7-9 多重反射伪像的产生

透射波（绿色）在离换能器一定距离（"d"）的组织边界处反射，部分能量被反射（由于散射），在适当的时间引起回声。然而，部分能量反弹（红色），并遇到其他结构，导致较迟的回波信号（红色）。d. 换能器到成像组织的距离；w. 层厚；q. 其他反射器到换能器的距离；c. 超声传播速度

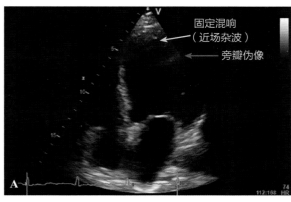

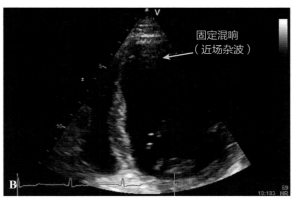

▲ 图 7-10 心尖四腔心切面（A），以及同样的切面且聚焦左心室（B）

由肋骨引起的固定混响伪像，产生的"鬼影"可能类似于左心室顶端血栓（黄箭）。这种特殊的伪像类型称为近场杂波。图 A（蓝箭）也可以观察到旁瓣伪像（文中详细阐述）

最常出现的地方），还可以出现在任何强反射界面。

（四）旁瓣伪像

图像重建是基于超声波传输与回波信号线路一致这样的假设。如前所述，由于多次反射的发生，这种假设并不总是成立（即沿图像线路导致混响伪像；更复杂的声学路径则导致多重反射伪像）。本质上，相控阵探头不仅会沿着需要重构的图像声线方向传输声波能量（即主瓣），而且还可以向其他方向传输能量（即旁瓣），如图 7-12 所示。

与作为混响观察到的高阶反射相似，与来自主瓣的回波振幅相比，旁瓣的回波振幅通常也可以被忽略。然而，如果主瓣是一个无回声区域（例如心脏的一个腔室），那么旁瓣的贡献相对变得有意义，并且会被不正确地显示于其中。因此，由旁瓣成像的结构将在无回声区域"溢出"，导致旁瓣伪像。一些旁瓣伪像的来源包括肺（图 7-13）、心脏的纤维骨架、主动脉瓣尖（图 7-14）、主动脉斑块（图 7-7A，蓝箭）和房室沟。

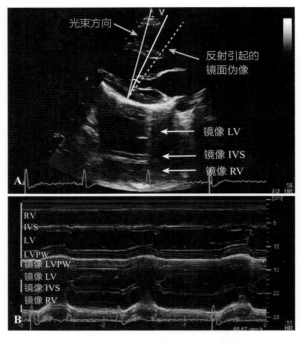

▲ 图 7-11 胸骨旁长轴切面和 M 型图像

A. 胸骨旁长轴切面，显示一个强烈反射的心包，在真实左心室后方形成镜像：镜像左心室（LV）、镜像室间隔（IVS）、镜像右心室（RV）（白箭）。该图还显示了超声从换能器发出并反射回换能器的方向（黄线），以及在心包表面产生的反射方向（黄虚线），导致了真正左心室长轴图像远端（下）的镜像伪像。请注意，光束方向（黄线）与垂直于心包的切面（白线）之间的夹角等于垂直切面与反射（虚线）之间的夹角。也就是说，心包的凹面扭曲了反射光束的方向，使得反射实际上以一种扭曲的方式反射了图像。这可以在 M 型图像（B）上更好地理解。例如，从镜像左心室腔内可见二尖瓣叶活动（在"真实"腔内看不到）、心肌壁稍微不同的运动，以及更大的右心室腔。然而，由于反射光束的扭曲，镜像图像清晰地显示了二尖瓣叶。LVPW. 左心室后壁

（五）折射伪像

虽然超声成像假设超声光束沿直线运动到目标结构，但当成像通过具有不同声学特性的物体时，可能会违背这一假设，从而导致传播波在该物体表面发生折射（即改道）（详细解释参见第 1 章）。因此，形态畸变可能会发生（当真正的回波信号超出预期，从另一个方向到达时），这可能不是微不足道的检测。这种由于超声波改变方向而产生的伪像称为"折射"或"透镜"伪像。胸壁或腹壁（结构如肋软骨、筋膜和脂肪组织）及胸膜、心包，甚至膈膜都可以作为一种诱导折射的介质（即镜头）。此伪像还可以在图像中以双倍结构的形式呈现自己（图 7-15）。折射伪像大部分可被认出，因为它们形成了解剖学上基本不可能存在的结构（图 7-15）。在大多数情况下，有必要采用另一超声心动图声窗避免折射结构的透镜效应[4]。

（六）波束 - 宽度伪像 / 部分容积伪像

虽然二维超声心动图显示心脏的二维横截面，但声波本质上是三维的，这意味着所有来自切面外方向的回声信号都会被系统解释为来自成像切面本身。因此，由于声波在垂直方向上的延伸，位于切面外的结构可以投射到成像切面上（即与扫查切面垂直的方向）。这种伪像

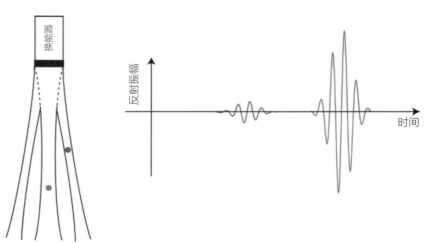

◀ 图 7-12 来自旁瓣（红色）的反射通常比来自主瓣（绿色）的反射振幅要小

如果主瓣覆盖一个无回声区域，旁瓣反射的振幅将取代主瓣反射的振幅，旁瓣反射将错误地映射到图像上（引自 D'hooge J, Mertens LL. Ultrasound physics. In: Lai WW, Mertens LL, Cohen MS, Geva T, eds. *Echocardiography in pediatric and congenital heart disease: from fetus to adult, 2nd ed.* Chichester: John Wiley and Sons; 2016:7.）

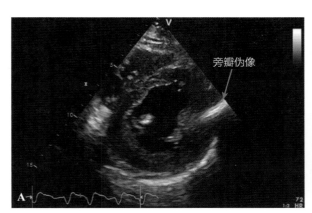

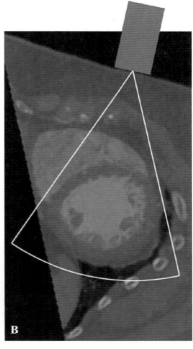

◀ 图 7-13 胸骨旁左心室短轴切面，显示来自邻近肺组织的旁瓣伪像（A）（计算机断层扫描可清晰识别，B），因为其充满空气，因此反射性很强，从而在左心室侧壁产生"鬼影"回声（蓝箭）

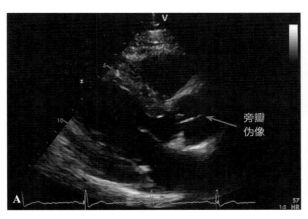

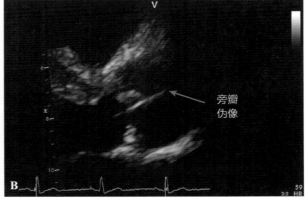

▲ 图 7-14 胸骨旁长轴切面（A）及同一切面放大的主动脉瓣和左心室流出道（LVOT）（B）显示了一个旁瓣伪像，在主动脉瓣尖水平可见一条明亮、锐利的线（箭）

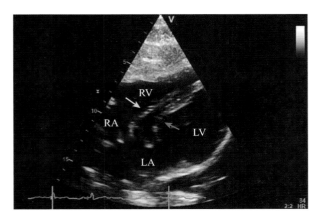

◀ 图 7-15 在剑突下切面中，折射伪像造成室间隔双重图像（黄箭）（真正的室间隔用蓝箭标记）

本例伪像的原因很可能是隔膜的表层造成。LA. 左心房；LV. 左心室；RA. 右心房；RV. 右心室

被称为波束 – 宽度伪像 / 部分容积伪像。同样，多普勒记录时也可能会遇到切面外的速度在成像切面内显示的问题（图 7–16）。

三、（彩色）多普勒镜像伪像

B 型镜面成像伪影是由一个强反射体产生的，它作为一个二次声源以及图像向探头发射声波而形成（前面已讨论）。（彩色）多普勒成像也拥有这一特性，因此可以产生（彩色）多普勒镜像伪像。从反射镜的角度看，与换能器观测到的血流速度信号相反（方向相反）。因此，彩色多普勒成像所呈现的颜色在镜像中仍然是相反的。图 7–17 给出了一个心包彩色多普勒镜像的例子。

文献中描述的彩色多普勒镜像伪影的另一个例子是，人工二尖瓣患者左心房可见彩色多普勒血流，提示二尖瓣反流[5]。显然，不要将这种伪像血流误认为是瓣膜反流，它具有十分重要的临床意义，甚至可能导致不适当的外科重新修补手术。上述血流很容易通过评估 PW

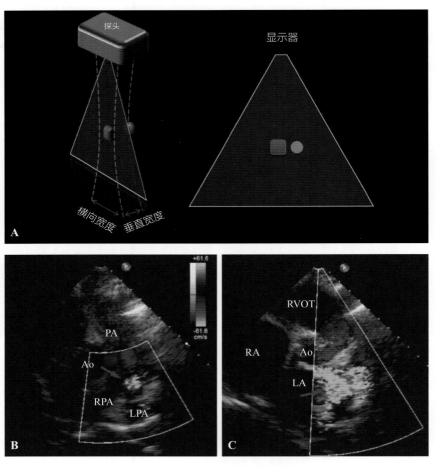

▲ 图 7–16　波束 – 宽度伪像的产生

A. 超声波束的横向宽度和垂直宽度等特征分别影响了波束的横向分辨率和诱导波束 – 宽度伪像的产生。蓝色方框（位于成像切面内）充分位于波束中心。然而，由于波束的垂直宽度，在扫查切面内无法充分识别绿色圆形物体（位于成像切面之外）。B. 胸骨旁短轴图像聚焦肺动脉，显示不明原因的湍流流入左肺动脉（LPA；箭），无明显分流或狭窄。C. 通过将探头倾斜出扫查切面，声束检测到大量二尖瓣反流（箭），反流至左心房（LA），就像发生在肺动脉（PA）一样。Ao. 主动脉；RA. 右心房；RPA. 右肺动脉；RVOT. 右心室流出道 [引自 Bertrand PB, Levine RA, Isselbacher EM, Vandervoort PM. Fact or artifact in two-dimensional echocardiography: avoiding misdiagnosis and missed diagnosis. *J Am Soc Echocardiogr*. 2016;29(5):381–391.]

多普勒确定的血流模式和持续时间来识别。本例中 PW 多普勒模式下相当于左心室流出道（LVOT）血流，而不是二尖瓣反流的血流。

四、四维超声心动图拼接伪像

为了保持四维成像系统足够的时空分辨率，通过多次心搏获取多个小的容积图像，随后融合（即拼接）成一个单独的全容积图像。然而，这个拼接过程可能会因为不同子容积的运动（即空间错位）和（或）心率不同（即时间错位，图 7-18）而失败，我们通常称它为"拼接"伪像。如果是由呼吸运动引起，当患者屏息时，拼接伪像可能会消失。然而，它们在其他方面的不足限制了图像的诊断作用，尤其是在心律失常方面。较新的系统采用单心动周期采集全容量数据，以降低数据集的时空或对比噪声比为代价，规避了四维超声心动图的技术限制。

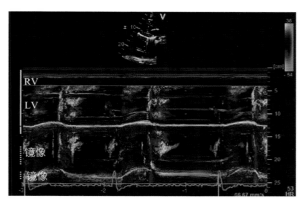

▲ 图 7-17 彩色 M 型图像，显示心脏的真实结构（近端，黄线）和镜像（远端，黄虚线）结构

在镜像部分的图像中，测量的速度是相反的符号，因此颜色编码是反向的。请注意，镜像颜色血流的速度是沿着镜像图像线计算的，而不是沿着原始图像路线。LV. 左心室；PV. 右心室

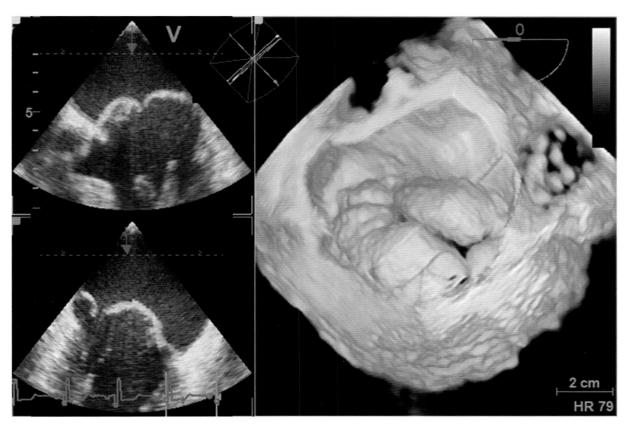

▲ 图 7-18　四维超声心动图在连续的 4 次心搏中获得的四个子容积融合（即拼接）不良的例子

推荐阅读

Bertrand, P. B., Levine, R. A., Isselbacher, E. M., & Vandervoort, P. M. (2016). Fact or artifact in two–dimensional echocardiography: avoiding misdiagnosis and missed diagnosis. *Journal of the American Society of Echocardiography*, 29, 381–391.

D'hooge, J., & Mertens, L. L. (2016). Ultrasound physics. In W. W. Lai, L. L. Mertens, M. S. Cohen, & T. Geva (Eds.), *Echocardiography in Pediatric and Congenital Heart Disease: From Fetus to Adult* (2nd ed.) (pp. 2–18). Chichester: John Wiley and Sons.

Linka, A. Z., Barton, M., Attenhofer Jost, C., & Jenni, R. (2000). Doppler mirror image artifacts mimicking mitral regurgitation in patients with mechanical bileaflet mitral valve prostheses.

European Journal of Echocardiography, 1(2), 138–143.

Miglioranza, M. H., Gargani, L., Sant'Anna, R. T., et al. (2013). Lung ultrasound for the evaluation of pulmonary congestion in outpatients: a comparison with clinical assessment, natriuretic peptides, and echocardiography. *JACC Cardiovascular Imaging*, 6(11), 1141–1151.

Solomon, S. D. (2007). Echocardiographic instrumentation and principles of Doppler echocardiography. In S. D. Solomon (Ed.), *Essential Echocardiography - A Practical Handbook with DVD* (pp. 3–17). Totowa, NJ: Humana Press.

第二篇
超声心动图检查
The Echocardiographic Examination

第8章
经胸图像采集原理：成人标准经胸超声心动图检查

Principles of Transthoracic Imaging Acquisition: The Standard Adult Transthoracic Echocardiographic Examination

Bernard E. Bulwer　著

李　萍　程　浩　译

一、概述

针对成人二维（2D）经胸超声心动图（transthoracic echocardiographic，TTE）检查，美国超声心动图学会（American Society of Echocardiography，ASE）推荐了一系列标准的横断面解剖图像[1-6]。每个超声心动图图像通过三个方面描述，包括：①将超声探头放置在胸壁上或胸壁旁特定的解剖"声窗"；②被超声探头声束穿过的心脏扫查切面；③解剖结构或感兴趣的区域（图 8-1）[1-12]。二维 TTE 检查是综合评估心脏结构和功能的基础（图 8-2 至图 8-21，也见图 8-1）。

一维的"动态模式"检查——M 型检查被二维 TTE 检查取代，但是它仍然是二维 TTE 检查的一个有用的附件。二维 TTE 检查还可辅以其他超声心动图检查方案，包括多普勒超声心动图（彩色血流、频谱和组织多普勒）和三维（3D）超声心动图（图 8-22 至图 8-24）[13-18]。心肌节段的命名和评估也是二维 TTE 检查的组成部分（图 8-25）[19]。

（一）探头放置的位置

骨性胸壁和充满空气的肺是超声波传输的主要障碍。因此，优化的成人心脏检查需要将超声探头放置在胸壁上或胸壁附近的指定位置或"声窗"。推荐超声探头放置的四个主要位置或"声窗"：① 左胸骨旁声窗——P；② 心尖声窗——A；③ 剑突下声窗——SC；④ 胸骨上窝声窗——SSN（图 8-2）[1-6]。

（二）心脏成像切面

按照惯例，大多数人体器官和结构的断层成像是根据解剖位置和标准解剖切面来描述的——正中（矢状面）、横向（水平或横断面）和额面（冠状面）。但由于心脏胚胎发育的独特性，心脏的成像切面是不同于上述原则的[5-7]。每个标准超声心动图检查采用三个正交成像切面作为参考：① 长轴切面——LAX；② 短轴切面——SAX；③ 四腔心切面——4C（图 8-3 和图 8-4）[1, 4, 5]。

心脏 LAX 切面与左心室长轴平行，与左心室心尖、主动脉瓣（aortic valve，AV）中心和二尖瓣（mitral valve，MV）前后径切面垂直。左心的长轴切面可以通过左胸骨旁声窗和心尖声窗获得（图 8-1、图 8-4 和图 8-5）[1-6]。

心脏短轴切面与左心室长轴切面垂直，始

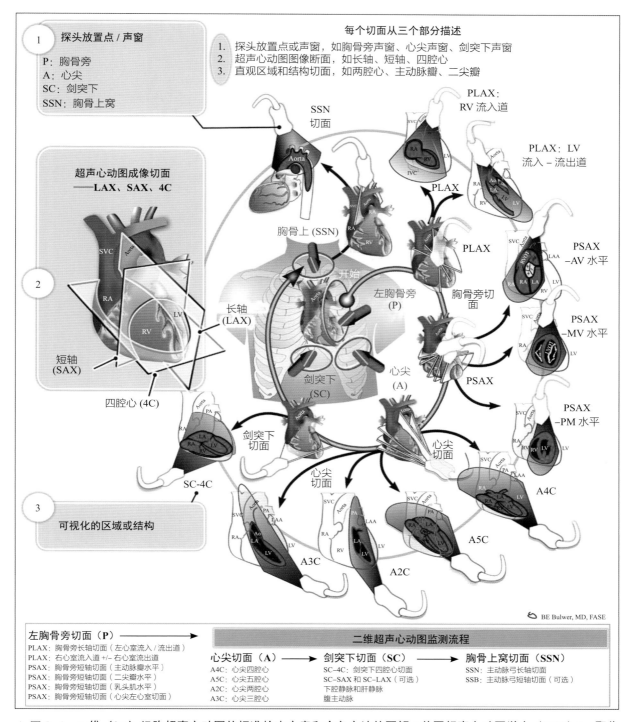

▲ 图 8-1　二维（2D）经胸超声心动图的标准检查方案和命名方法的图解 [美国超声心动图学会（1980）]。聚焦超声扫查切面和横断面解剖切面

Aorta（Ao）. 主动脉；AV. 主动脉瓣；IVC. 下腔静脉；LA. 左心房；LAA. 左心耳；LAX. 长轴；LV. 左心室；MV. 二尖瓣；PA. 肺动脉；PM. 乳头肌；RA. 右心房；RV. 右心室；SVC. 上腔静脉（引自 Bulwer BE, Shernan SK, Thomas JD. Physics of echocardiography. In: Savage RM, Aronson S, Shernan SK, eds. *Comprehensive textbook of perioperative transesophageal echocardiography*. Philadelphia: Lippincott, Williams & Wilkins; 2009:1–41.）

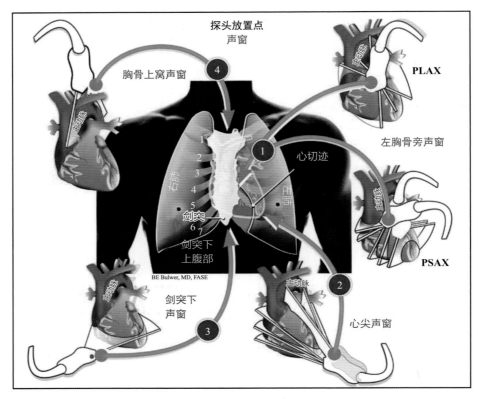

▲ 图 8-2　经胸超声心动图的标准探头放置位置

PLAX. 胸骨旁长轴；PSAX. 胸骨旁短轴（图片由 Bernard E. Bulwer, MD, FASE 提供）

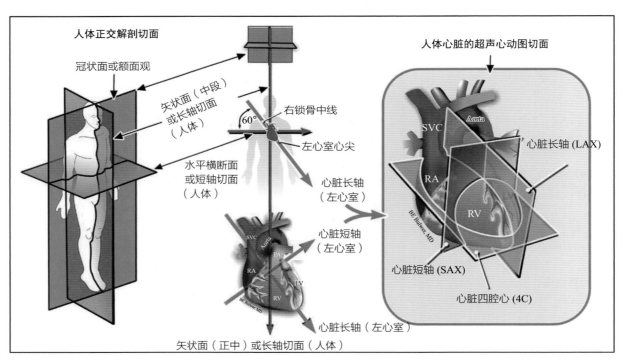

▲ 图 8-3　人体正交解剖显像切面与超声心动图显像切面进行比较

Aorta. 主动脉；RA. 右心房；RV. 右心室；SVC. 上腔静脉（图片由 Bernard E. Bulwer, MD, FASE 提供）

于在主动脉瓣层面的心脏基底短轴切面，依次移向左心室心尖。左胸骨旁声窗和剑突下声窗都可以获得左心室短轴切面（图 8-1、图 8-4 和图 8-5）[1-6]。

四腔心切面可以同时横切心脏的两个心房、两个心室和它们之间的间隔。四腔心切面垂直于 LAX 和 SAX 切面。在心尖声窗和剑突下声窗都可以获得心脏的四腔心切面（图 8-1、图 8-4 和图 8-5）[1-6]。

（三）感兴趣的结构或区域

描述每个标准超声心动图图像的第三个组成部分是感兴趣的结构或区域（图 8-1 和图 8-8）[1-6]。使用这个术语，可以通过以下步骤获得超声心动图图像：① 将探头放置在左胸骨旁声窗 P；②心脏长轴切面——LAX 放置；③以左心室（LV）的流入道和流出道为中心（聚焦二尖瓣和主动脉瓣）。被称为胸骨旁长轴 - 左心室流入 - 流出道切面，简称 PLAX。

同样，可通过以下步骤获得其他超声心动图图像：①将探头放置在左胸骨旁声窗 P；②沿着心脏短轴切面——SAX；③以二尖瓣为中心的切面命名为胸骨旁短轴切面 - 二尖瓣层面，简称为 PSAX-MVL。将超声探头置于心尖声窗（A）或剑突下声窗（SC）均通过四腔心切面，因此将以上切面称为心尖四腔心切面或剑突下四腔心切面，以此类推（图 8-1 和图 8-6）。

用于检查主要心腔和瓣膜的标准成人 TTE 切面的概述总结于图 8-7[1-6]。

二、图像方位标准

超声心动图检查中使用的相控阵探头上有指示标记。这个标记可以作为超声探头扫查切面方位、推荐的探头操作手法及结果图像显示的指示。根据 ASE 规定，探头标记所在方位显示为超声图像切面的右侧方位（图 8-8 和图 8-9）[3-5,7-8]。

三、二维超声心动图：断层扫查切面方位和显示流程

在成人 2D TTE 检查中，探头扫查切面、方向和图像的流程如下。

- 左胸骨旁切面（图 8-9 至图 8-11）。
- 心尖切面（图 8-12 至图 8-15）。
- 剑突下切面（图 8-16 和图 8-17）。
- 胸骨上窝切面（图 8-18 到图 8-20）。

四、补充方案：多普勒、三维超声心动图和心肌节段

超声心动图的彩色血流多普勒和频谱多普勒在心内血流和瓣膜血流动力学的综合评估中是必不可少的[13-15]。这些流程被整合到二维 TTE 检查中（图 8-22 和图 8-23）[13-17]。

最新的组织多普勒技术和三维超声心动图技术也越来越多地融入二维 TTE 检查的工作流程中（图 8-23 和图 8-24）[16-18]。它们为我们在心肌收缩和舒张性能、血流动力学功能、心室定量方面的检查增加了新的评估方法。

心肌壁的收缩运动是超声心动图评估患者冠状动脉疾病的一个重要部分。二维 TTE 检查是将心室心肌节段与其相应的冠状动脉供血联系起来的基础（图 8-25）[19]。

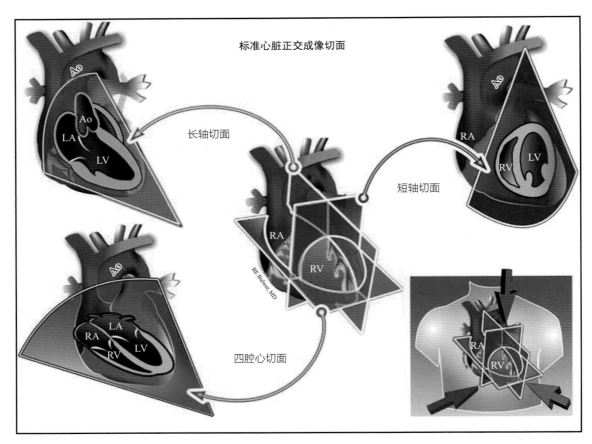

▲ 图 8-4　标准心脏正交成像切面和横断面投影
Ao. 主动脉；LA. 左心室；LV. 左心室；RA. 右心房；RV. 右心室

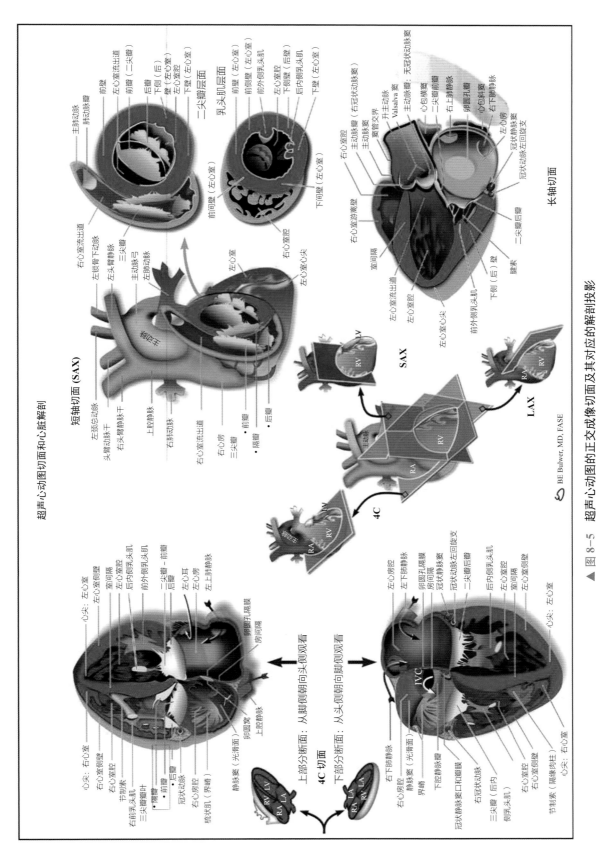

▲ 图 8-5　超声心动图的正交成像切面及其对应的解剖投影

IVC. 下腔静脉；LV. 左心室；RA. 右心房；RV. 右心室；4C. 四腔心（图片由 Bernard E. Bulwer, MD, FASE 提供）

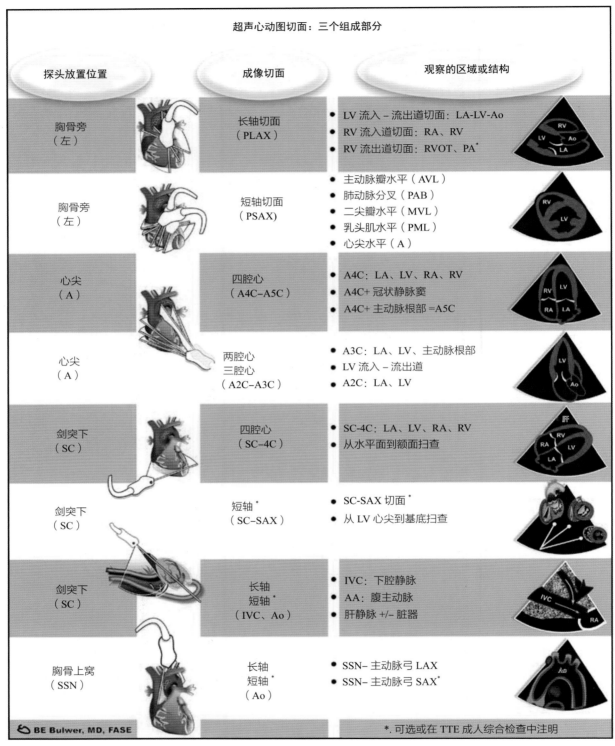

超声心动图切面：三个组成部分

探头放置位置	成像切面	观察的区域或结构
胸骨旁（左）	长轴切面（PLAX）	• LV 流入 – 流出道切面：LA-LV-Ao • RV 流入道切面：RA、RV • RV 流出道切面：RVOT、PA *
胸骨旁（左）	短轴切面（PSAX）	• 主动脉瓣水平（AVL） • 肺动脉分叉（PAB） • 二尖瓣水平（MVL） • 乳头肌水平（PML） • 心尖水平（A）
心尖（A）	四腔心（A4C–A5C）	• A4C：LA、LV、RA、RV • A4C+ 冠状静脉窦 • A4C+ 主动脉根部 =A5C
心尖（A）	两腔心 三腔心（A2C–A3C）	• A3C：LA、LV、主动脉根部 • LV 流入 – 流出道 • A2C：LA、LV
剑突下（SC）	四腔心（SC-4C）	• SC-4C：LA、LV、RA、RV • 从水平面到额面扫查
剑突下（SC）	短轴 *（SC-SAX）	• SC-SAX 切面 * • 从 LV 心尖到基底扫查
剑突下（SC）	长轴 * 短轴 *（IVC、Ao）	• IVC：下腔静脉 • AA：腹主动脉 • 肝静脉 +/– 脏器
胸骨上窝（SSN）	长轴 短轴 *（Ao）	• SSN– 主动脉弓 LAX • SSN– 主动脉弓 SAX *

BE Bulwer, MD, FASE

*. 可选或在 TTE 成人综合检查中注明

▲ 图 8-6 成人标准经胸超声心动图（TTE）视图的三个组成部分的图形摘要：① 超声探头放置位置或"声窗"；② 心脏成像切面；③ 感兴趣的心脏区域或结构

A2C. 心尖两腔心；A3C. 心尖三腔心；A4C. 心尖四腔心；A5C. 心尖五腔心；Ao. 主动脉；LA. 左心房；LAX. 长轴；LV. 左心室；PA. 肺动脉；RA. 右心房；RV. 右心室；RVOT. 右心室流出道；SAX. 短轴；SC-4C. 剑突下四腔心；SC-SAX. 剑突下短轴（图片由 Bernard E. Bulwer, MD, FASE 提供）

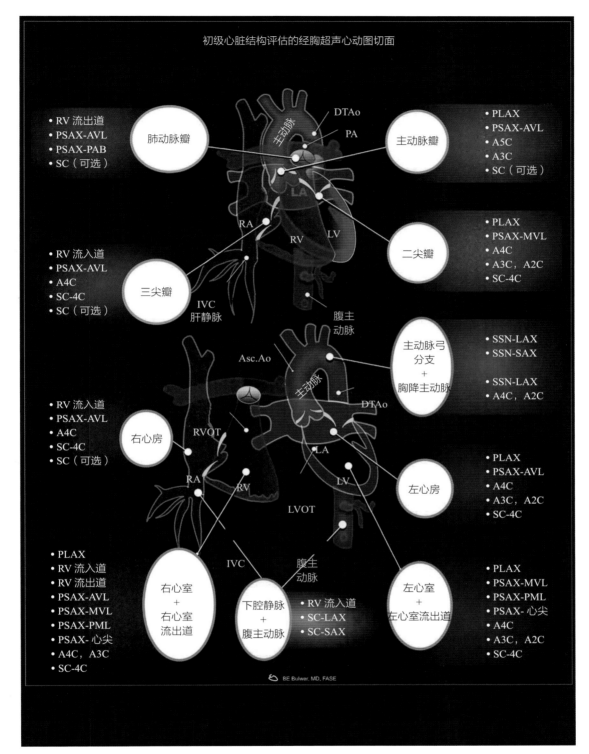

▲ 图 8-7　用于初级心脏结构评估和标准经胸超声心动图检查切面

A2C. 心尖两腔心；A3C. 心尖三腔心；A4C. 心尖四腔心；A5C. 心尖五腔心；Ao. 主动脉；ASCAO. 升主动脉；AV. 主动脉瓣；AVL. 主动脉瓣水平；DTAo. 胸降主动脉；IVC. 下腔静脉；LA. 左心房；LV. 左心室；LVOT. 左心室流出道；MV. 二尖瓣；MVL. 二尖瓣水平；PAB. 肺动脉分叉；PLAX. 胸骨旁长轴；PML. 乳头肌水平；PSAX. 胸骨旁短轴；PV. 肺动脉瓣；RA. 右心房；RV. 右心室；RVOT. 右心室流出道；SC. 剑突下；SC-4C. 剑突下四腔心；SC-LAX. 剑突下长轴；SC-SAX. 剑突下短轴；SSN. 锁骨上窝；TV. 三尖瓣（图片由 Bernard E. Bulwer, MD, FASE 提供）

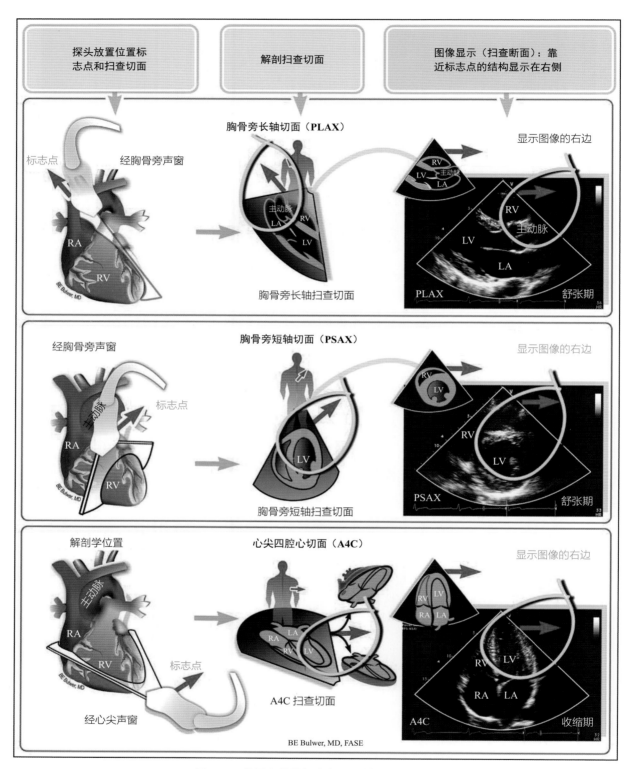

探头放置位置标志点和扫查切面

解剖扫查切面

图像显示（扫查断面）：靠近标志点的结构显示在右侧

胸骨旁长轴切面（PLAX）

标志点

经胸骨旁声窗

显示图像的右边

RA

RV

BE Bulwer, MD

主动脉

LA

RV

LV

胸骨旁长轴扫查切面

RV

LV

主动脉

LA

PLAX

舒张期

胸骨旁短轴切面（PSAX）

经胸骨旁声窗

标志点

显示图像的右边

主动脉

RA

RV

LV

胸骨旁短轴扫查切面

RV

LV

PSAX

舒张期

心尖四腔心切面（A4C）

解剖学位置

显示图像的右边

主动脉

RA

RV

标志点

RA

LV

LA

RV

LV

经心尖声窗

A4C 扫查切面

RV

LV

RA

LA

RV

LV

RA

LA

A4C

收缩期

BE Bulwer, MD, FASE

▲ 图 8-8　此图由美国超声心动图学会推荐（1980）

探头标记所在方位显示在超声图像切面的右侧（图片由 Bernard E. Bulwer, MD, FASE 提供）

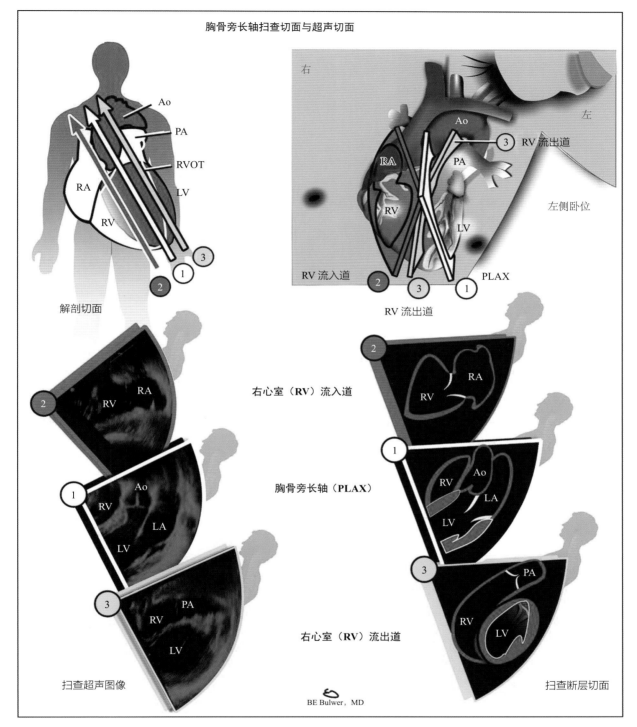

胸骨旁长轴扫查切面与超声切面

解剖切面

RV 流出道

右心室（RV）流入道

胸骨旁长轴（PLAX）

右心室（RV）流出道

扫查超声图像

扫查断层切面

BE Bulwer，MD

▲ 图 8-9 标准的左胸骨旁长轴（PLAX）视图的全景图显示其解剖方位（上）、相应的横断面解剖（右下）和超声图像显示（左下）

PLAX 切面（扫查切面 1）——二维经胸超声心动图检查首先得到的代表性切面（图 8-1）——沿左心室（LV）、主动脉（Ao）和左心房（LA）长轴排列，横切二尖瓣和主动脉瓣。右心室流入道切面（扫查切面 2）横切右心房（RA）、右心室（RV）和三尖瓣。右心室流出道（RVOT）切面（扫查切面 3）横切右心室流出道和肺动脉瓣。值得注意的是，当超声探头位于左胸骨旁声窗时，第一个接触的心腔是右心室（RV）——在超声图像的近场显示（图片由 Bernard E. Bulwer, MD, FASE 提供）

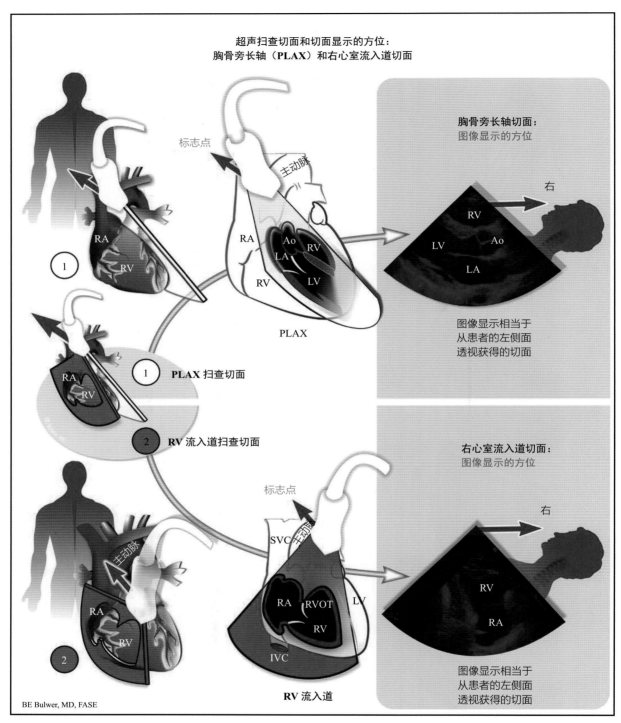

▲ 图 8-10 胸骨旁长轴切面（PLAX）中左心室流入流出道和右心室（RV）流入的方位，显示它们的解剖方位（左）、横断面解剖（中）及相应超声图像显示（右）

与相应的图像相比显示，注意探头标记点所指的解剖方向——指向右肩（约 10 点钟位置）。Ao. 主动脉；IVC. 下腔静脉；LA. 左心房；LV. 左心室；RA. 右心房；RV. 右心室；RVOT. 右心室流出道；SVC. 上腔静脉（图片由 Bernard E. Bulwer, MD, FASE 提供）

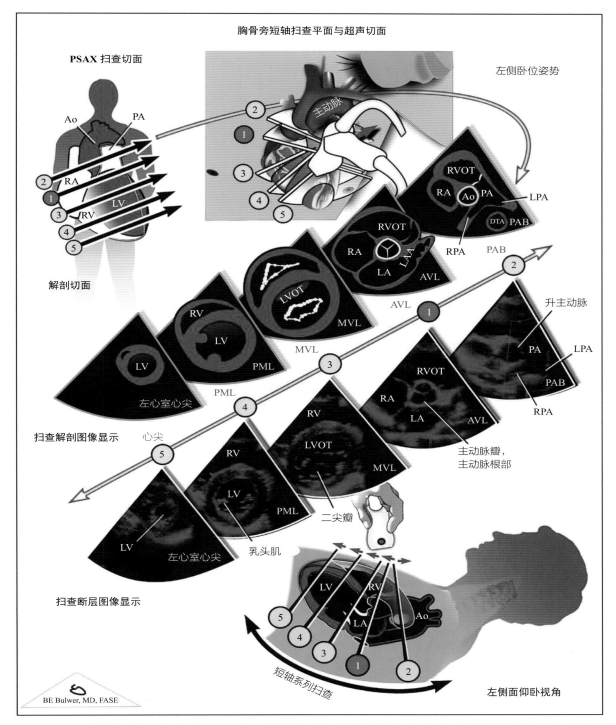

▲ 图 8-11　标准的左胸骨旁短轴（PSAX）视图的全景图显示其解剖方位（上）、相应的横断解剖（中）和图像显示（下）

注意，胸骨旁短轴切面与长轴（LAX）切面是正交的（图 8-1 和图 8-9）。胸骨旁长轴系列切面检查后获得 PSAX 系列切面（图 8-1）。主动脉瓣水平（AVL，扫查切 1）的 PSAX 视图通常是第一个获得的 PSAX 视图（因为它是通过从 PLAX 视图开始顺时针旋转声窗切面 90° 而获得的）。PSAX-AVL 作为标记为 2～5 的扫查切的参考切面。Ao. 主动脉；DTA. 降主动脉；LA. 左心房；LAA. 左心耳；LPA. 左肺动脉；LV. 左心室；LVOT. 左心室流出道；RA. 右心房；RV. 右心室；RVOT. 右心室流出道；SVC. 上腔静脉；PSAX. 胸骨旁短轴；PML. 乳头肌水平；MVL. 二尖瓣水平；AVL. 主动脉瓣水平；PA. 肺动脉；RVOT. 右心室流出道；PAB. 肺动脉分叉；RPA. 右肺动脉（图片由 Bernard E. Bulwer, MD, FASE 提供）

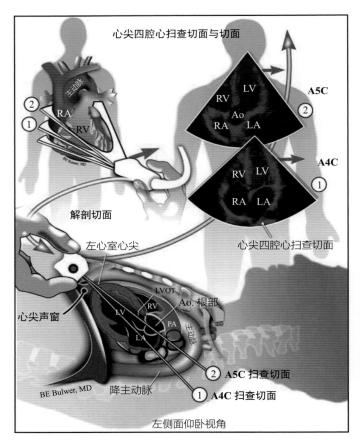

◀ 图 8-12　超声探头置于心尖 (A) 声窗获得标准心尖的超声图像，穿过左心室心尖 (LV) 和四腔心 (4C) 切面

注意它们的解剖方位（左上），从人体仰卧角度的左侧（图像下方）观看相应的横断面解剖，以及相应的超声图像显示（右上）。A4C 切面穿透左心室心尖和所有四个心腔（LA、LV、RA 和 RV）和心腔间隔等，使心脏内部结构清晰可见。当 A4C 切面向人体上方倾斜探头时，穿过左心室流出道和主动脉（Ao）根部，也是心脏的"第五"室，因此称为心尖五腔心或 A5C 切面。获得心尖切面的最佳解剖位置是 LV 的心尖。心尖切面是在左侧胸骨旁切面后检查获得（图 8-1）（图片由 Bernard E. Bulwer, MD, FASE 提供）

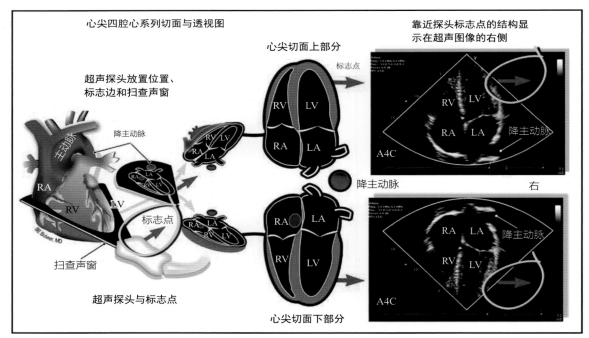

▲ 图 8-13　心尖四腔心 (A4C) 切面的解剖方位和扫查切面投影

推荐两个获得图像的部位。大多数超声检查室都使用心尖朝上的切面显示 A4C 切面，因为这与其他成像原理，如心脏计算机断层扫描和心脏磁共振成像是一致的。在儿科超声心动图中首选心尖朝下的切面显示 A4C 切面（图片由 Bernard E. Bulwer, MD, FASE 提供）

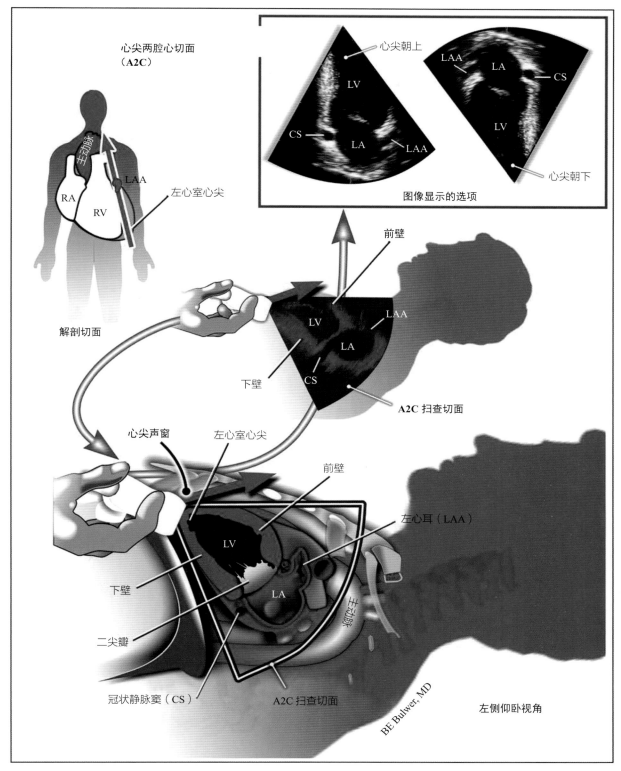

▲ 图 8-14　心尖两腔心（A2C）切面的解剖方位（左上），从左侧仰卧视角观察相应的横断面解剖（图像底部），以及相应的超声图像显示选项（右上）

注意位于心尖声窗的超声探头，扫查切面穿过左心室（LV）心尖、左心室、左心房（LA）和二尖瓣中部（MV）。在获取 A4C 和 A5C 切面后进行 A2C 切面的检查（图 8-1）（图片由 Bernard E. Bulwer, MD, FASE 提供）

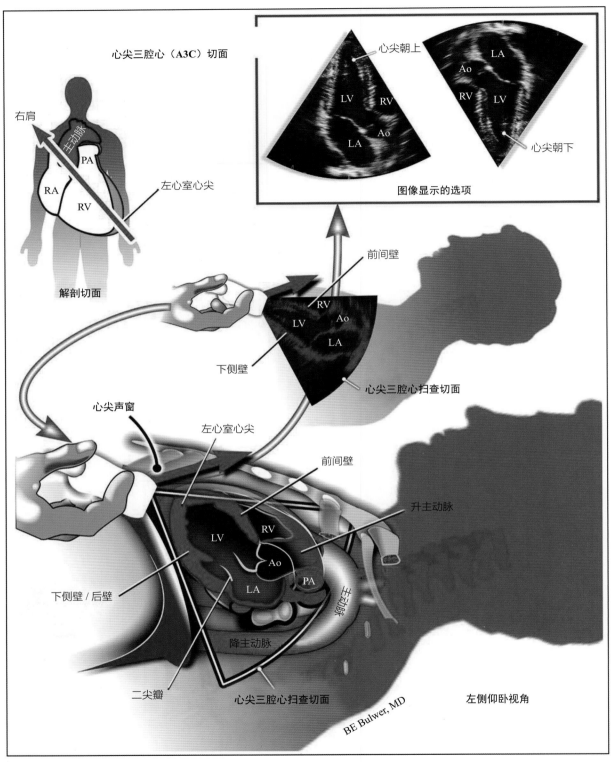

▲ 图 8-15 心尖长轴切面,又称心尖三腔心(A3C)切面,其解剖方向的显示(左上),从左侧仰卧位观察相应的横断面解剖(图像底部)和相应的超声图像显示选项(右上)

注意位于心尖声窗的超声探头放置点,扫查切面沿左心室的长轴切面(LV)、主动脉(Ao)根部和左心房(LA)排列,并穿过二尖瓣和主动脉瓣。注意,A3C 切面与胸骨旁长轴切面不同,它穿过 LV 心尖和心尖段。是在获得 A4C 和 A5C 视图之后进行的检查(图 8-1)(图片由 Bernard E. Bulwer, MD, FASE 提供)

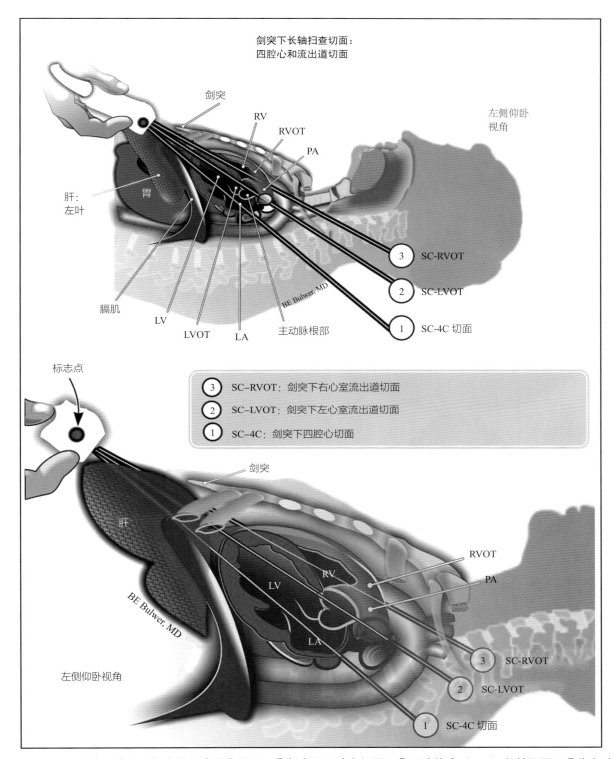

剑突下长轴扫查切面：
四腔心和流出道切面

剑突

RV

RVOT

PA

左侧仰卧
视角

肝：
左叶

胃

③ SC-RVOT

② SC-LVOT

膈肌

① SC-4C 切面

LV

LVOT

LA

主动脉根部

BE Bulwer, MD

③ SC-RVOT：剑突下右心室流出道切面

② SC-LVOT：剑突下左心室流出道切面

① SC-4C：剑突下四腔心切面

标志点

剑突

肝

RVOT

PA

RV

LV

BE Bulwer, MD

LA

③ SC-RVOT

② SC-LVOT

左侧仰卧视角

① SC-4C 切面

▲ 图 8-16　剑突下声窗和相应的超声图像显示：①剑突下四腔心切面；②下腔静脉（IVC）长轴切面；③腹主动脉（AA）长轴切面

在成人二维（2D）经胸超声心动图（TTE）检查中，从胸骨旁声窗和心尖声窗获得超声心动图以全面评估心脏结构和功能。因此，剑突下声窗主要用于评估房间隔和室间隔（在剑突下四腔心切面），并评估近端下腔静脉、肝静脉和近端腹主动脉。在儿科检查时，剑突下 IVC 和 AA 短轴切面通常是儿科 2D TTE 检查流程）的第一步（下图）。这些切面可以建立心脏和器官的相对位置，是心腔系列节段评估的一部分（图片由 Bernard E. Bulwer, MD, FASE 提供）

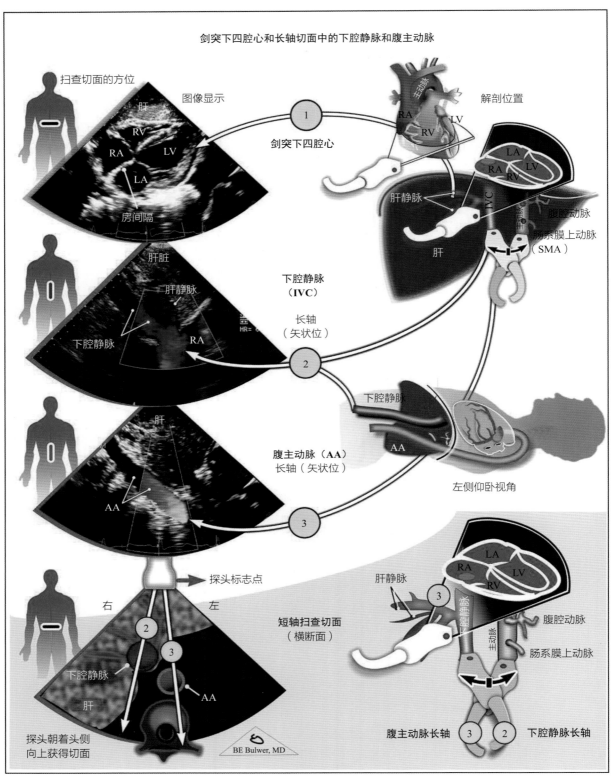

▲ 图 8-17　在左侧卧位解剖角度从剑突下扫查切面扫过：①剑突下四腔心（**SC-4C**）切面；②切面通过左心室流出道；③通过右心室流出道

如果胸骨旁和心尖声窗被遮挡或超声无法穿过，或者在儿科超声心动图检查中，剑突下声窗可用于获得近似短轴、长轴和四腔心切面的系列超声切面（图片由 Bernard E. Bulwer, MD, FASE 提供）

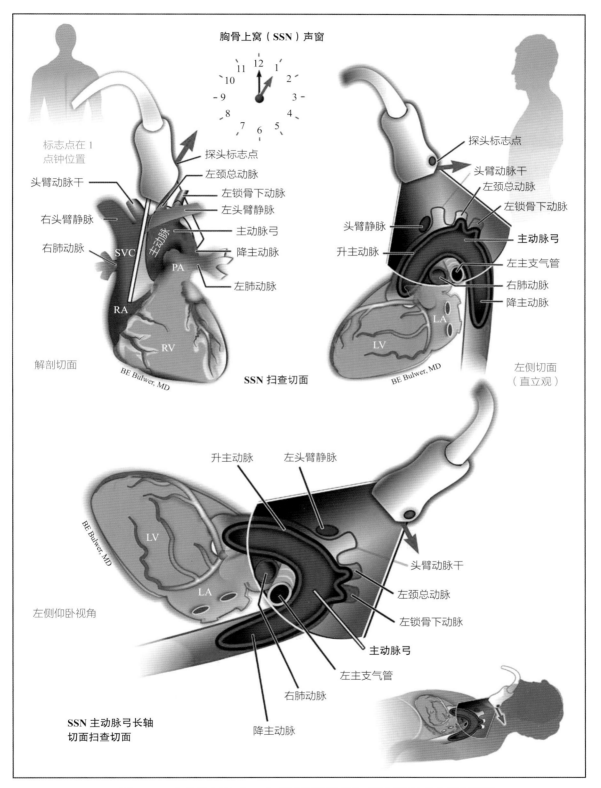

胸骨上窝（SSN）声窗

标志点在 1
点钟位置

头臂动脉干

右头臂静脉

右肺动脉

SVC

RA

RV

解剖切面

探头标志点
左颈总动脉
左锁骨下动脉
左头臂静脉
主动脉弓
降主动脉
左肺动脉

主动脉

PA

BE Bulwer, MD

SSN 扫查切面

探头标志点
头臂动脉干
左颈总动脉
左锁骨下动脉

头臂静脉
升主动脉

主动脉弓
左主支气管
右肺动脉
降主动脉

LA

LV

BE Bulwer, MD

左侧切面
（直立观）

升主动脉　　左头臂静脉

BE Bulwer, MD

LV

LA

左侧仰卧视角

SSN 主动脉弓长轴
切面扫查切面

头臂动脉干
左颈总动脉
左锁骨下动脉

主动脉弓

左主支气管

右肺动脉

降主动脉

▲ 图 8-18　在胸骨上窝（SSN）扫查声窗获得主动脉弓长轴的全景超声图

在成人二维经胸超声心动图检查中，SSN 声窗主要用于评估主动脉弓、升主动脉远端和降主动脉近端。主动脉弓分支的近端部分，包括头臂干动脉（无名动脉）、左颈总动脉和左锁骨下动脉，也可以使用 SSN 声窗进行检查。在儿科检查中，SSN 声窗还用于评估升主动脉、主肺动脉及分支、左心房及其四条分支肺静脉（图片由 Bernard E. Bulwer, MD, FASE 提供）

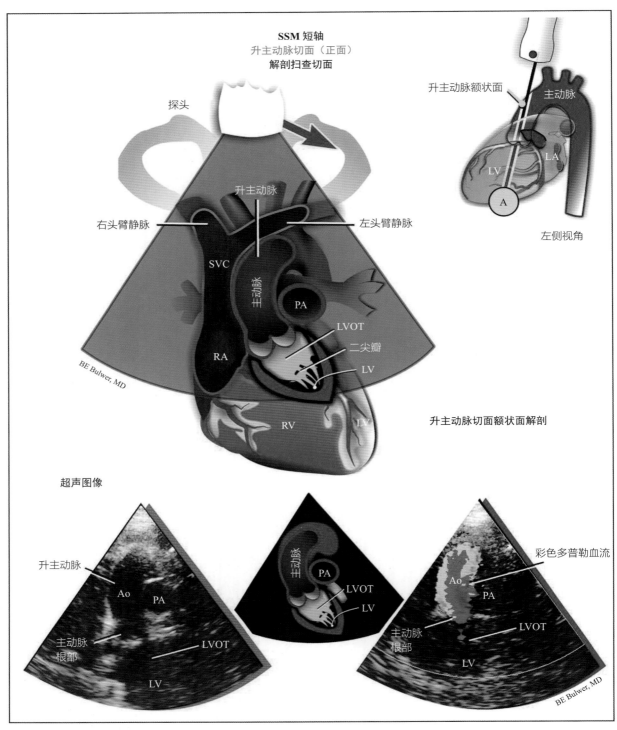

▲ 图 8-19   用于获得 SSN- 升主动脉切面的正面视图（上），以及胸骨上窝（SSN）声窗、超声探头方位和解剖扫查声窗相应的超声图像显示（下）

Ao. 主动脉；LA. 左心房；LV. 左心室；LVOT. 左心室流出道；PA. 肺动脉；RA. 右心房；RV. 右心室；SVC. 上腔静脉（图片由 Bernard E. Bulwer, MD, FASE 提供）

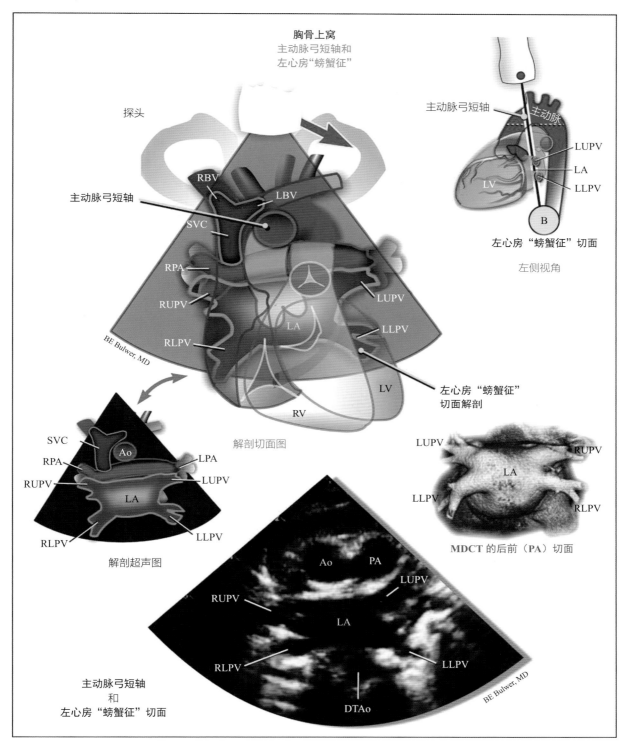

▲ 图 8-20　用于获得 SSN 主动脉弓短轴切面（上和中）的胸骨上窝 (SSN) 声窗、超声探头方位和解剖扫查切面相应的超声图像显示（下）

在儿科检查中，这个切面对于上肺静脉（RUPV、LUPV）和下（RLPV、LLPV）肺静脉流入左心房的评估是很重要的——左心房（LA）常用评估的术语为螃蟹征。Ao. 主动脉；DTAo. 降主动脉；LA. 左心房；LBV. 左支气管静脉；LLPV. 左肺下静脉；LPA. 左肺动脉；LUPV. 左肺上静脉；LV. 左心室；MDCT. 多探测器 CT 扫描；RBV. 右支气管静脉；RLPV. 右肺下静脉；RPA. 右肺动脉；RUPV. 右肺上静脉；RV. 右心室；SVC. 上腔静脉（图片由 Bernard E. Bulwer, MD, FASE 提供）

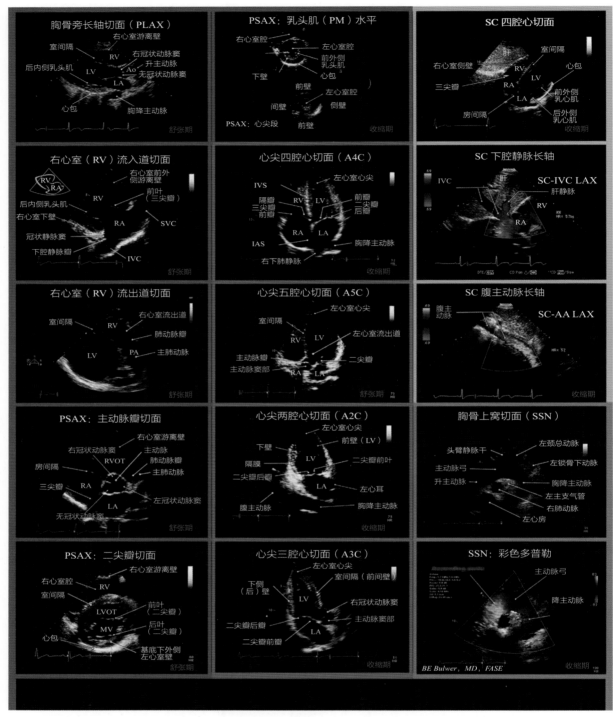

▲ 图 8-21　成人二维经胸超声心动图流程：基于美国超声心动图学会命名和标准的超声心动图横断面解剖

AA. 腹主动脉；Ao. 主动脉；Asc.Ao. 升主动脉；AV. 主动脉瓣；BCA. 头臂动脉干；DTAo. 胸降主动脉；IAS. 房间隔；IVC. 下腔静脉；IVS. 室间隔；LA. 左心房；LAX. 长轴；LLPV. 左下肺静脉；LSA. 左锁骨下动脉；LUPV. 左上肺静脉；LV. 左心室；LVOT. 左心室流出道；PA. 肺动脉；PLAX. 胸骨旁长轴；PM. 乳头肌；PSAX. 胸骨旁短轴；RA. 右心房；RLPV. 右下肺静脉；RUPV. 右上肺静脉；RV. 右心室；RVOT. 右心室流出道；SC. 剑突下；SVC. 上腔静脉；TV. 三尖瓣（图片由 Bernard E. Bulwer, MD, FASE 提供；改编自 Solomon SD, Wu J, Gillam L. Echocardiography. In: Mann DL, Zipes DP, Libby P, et al., eds. *Braunwald's heart disease: a textbook of cardiovascular medicine.* 10th ed. Philadelphia: Elsevier; 2015:186.）

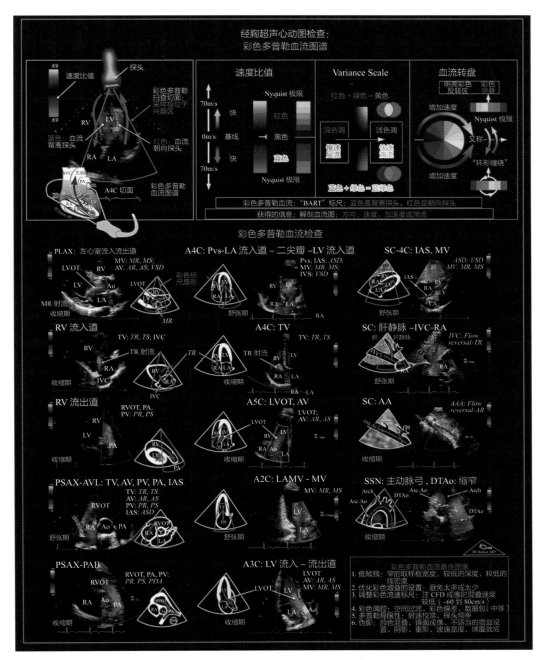

▲ 图 8-22 超声心动图彩色多普勒图表总结

主要增加了标准二维 (2D) 经胸超声心动图检查标准。平均彩色编码速度被实时映射到二维图像上。这项功能除了帮助 2D 检查，还可以方便快速直观地评估正常和异常的心内血流模式。多普勒血流速度显示使用传统的彩色标尺，朝向探头血流编码为红色，背离探头的血流速编码为蓝色（图顶部）。A2C. 心尖两腔心；A3C. 心尖三腔心；A4C. 心尖四腔心；A5C. 心尖五腔心；AAA. 腹主动脉瘤；Abd AO. 腹主动脉；AO. 主动脉；AR. 主动脉反流；AS. 主动脉狭窄；ASC AO. 升主动脉；ASD. 房间隔缺损；AV. 主动脉瓣；DTAo. 胸降主动脉；IAS. 房间隔；IVC. 下腔静脉；LA. 左心房；LVOT. 左心室流出道；MR. 二尖瓣反流；MS. 二尖瓣狭窄；MV. 二尖瓣；PDA. 动脉导管未闭；PLAX. 胸骨旁长轴；PR. 肺动脉反流；PS. 肺动脉狭窄；PSAX. 胸骨旁短轴；PV. 肺静脉瓣；PV. 肺静脉；RA. 右心房；RV. 右心室；RVOT. 右心室流出道；SC. 剑突下；SC-4C. 剑突下四腔心；SSN. 胸骨上窝；TR. 三尖瓣反流；TS. 三尖瓣狭窄；TV. 三尖瓣；VSD. 室间隔缺损（图片由 Bernard E. Bulwer, MD, FASE 提供）

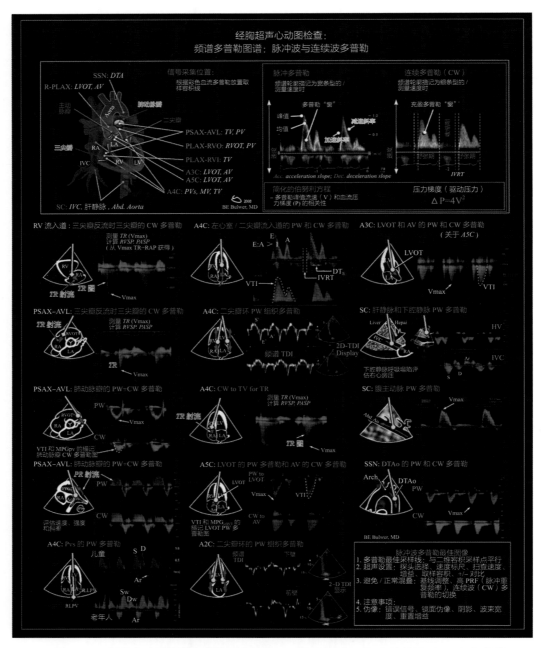

▲ 图 8-23 超声心动图频谱多普勒图表总结——脉冲波（PW）和连续波（CW）多普勒

在心血管系统中血流速度的频谱——最小、最大和平均。超声心动图频谱多普勒被用来量化宽频的流速。这些评估方式是定量评估心内、经瓣膜速度、压力梯度的核心，后者是利用 Bernoulli 方程推导得出。通过频谱多普勒测量血流速度一般以图形方式显示，朝向探头的血流速度显示在基线之上，背离探头的血流速度显示在基线之下。A. 舒张末期左心室前向流速 / 心房收缩波；A′. 舒张末期左心室 / 二尖瓣组织多普勒纵向速度；A2C. 心尖两腔心切面；A3C. 心尖三腔心切面；A4C. 心尖四腔心切面；A5C. 心尖五腔心切面；Abd Ao. 腹主动脉；AO. 主动脉；AR. 主动脉反流；Ar. 心房血流负向波；AS. 主动脉狭窄；Asc Ao. 升主动脉；AV. 主动脉瓣；D PW. 舒张波；DT. 减速时间；DTAo. 胸降主动脉；E. 舒张早期二尖瓣 / 左心室前向流速；E′. 舒张早期二尖瓣 / 左心室组织多普勒纵向速度；HV. 肝静脉；IVC. 下腔静脉；LA. 左房；LLPV. 左下肺静脉；LVOT. 左心室流出道；MPG. 平均压力梯度；MV. 二尖瓣；PASP. 肺动脉收缩压；PLAX. 胸骨旁长轴切面；PR. 肺动脉反流；Pvs. 肺静脉；RA. 右心房；RAP. 右心房压；RLPV. 右下肺静脉；RV. 右心室；RVSP. 右心室收缩压；S′. 收缩期左心室 / 二尖瓣组织多普勒纵向速度；SC. 剑突下切面；SC-4C. 剑突下四腔心切面；SSN. 胸骨上窝切面；TR. 三尖瓣反流；TDI. 组织多普勒图；TV. 三尖瓣；Vmax. 峰值流速；VTI. 速度时间积分（图片由 Bernard E. Bulwer, MD, FASE 提供）

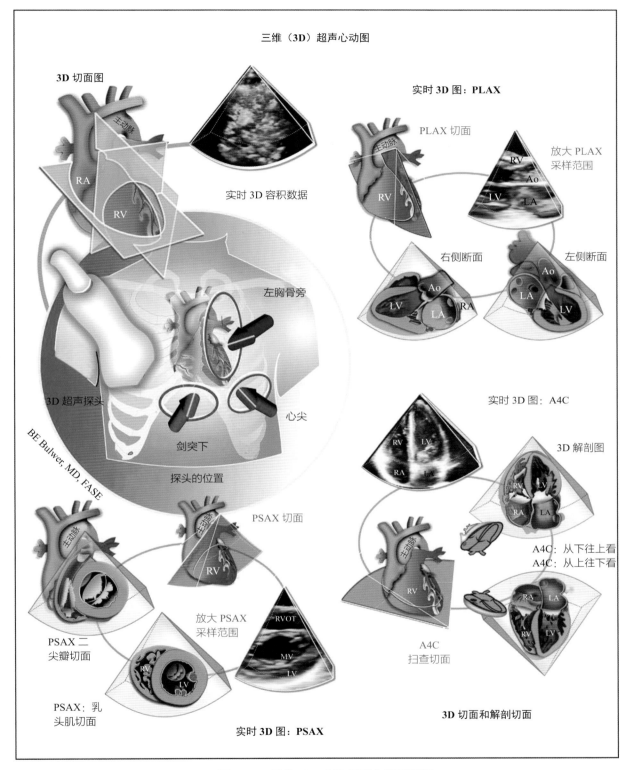

▲ 图 8-24　三维 (3D) 经胸超声心动图流程

在标准超声心动图声窗实时获得三维容积或数据，沿着心脏成像切面正交方位获得：长轴切面 (LAX)、短轴切面 (SAX) 和四腔心切面 (4C)（图片由 Bernard E. Bulwer, MD, FASE 提供）

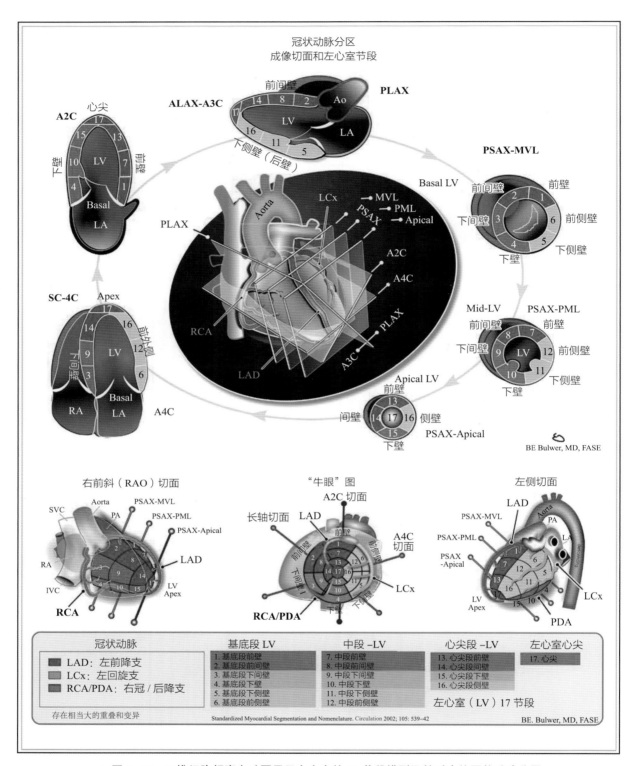

▲ 图 8-25　二维经胸超声心动图显示左心室的 17 节段模型及其对应的冠状动脉分区

区域室壁运动异常与其相应冠状动脉供血的相关性是超声心动图评估冠状动脉疾病的基础。PLAX. 胸骨旁长轴；PSAX-MVL. 胸骨旁短轴（二尖瓣层面）；PSAX-PML. 胸骨旁短轴（乳头肌切面）；PSAX-Apical. 胸骨旁短轴（心尖段切面）；A4C. 心尖四腔心切面；A2C. 心尖两腔心切面；A3C/ALAX. 心尖三腔心切面 / 心尖长轴切面（图片由 Bernard E. Bulwer, MD, FASE 提供）

推荐阅读

Bulwer, B. E., & Rivero, J. M. (2013). *Echocardiography Pocket Guide—The Transthoracic Examination*. Sudbury, MA: Jones and Bartlett Learning.

Cerqueira, M. D., Weissman, N. J., Dilsizian, V., et al. (2002). Standardized myocardial segmentation and nomenclature. *Circulation*, *105*, 539–542.

Henry, W. L., DeMaria, A., Gramiak, R., et al. (1980). Report of the American Society of Echocardiography report on nomenclature and standards in two-dimensional echocardiography. *Circulation*, *62*, 212–217.

Seward, J. B., Jamil Tajik, A., et al. (1990). Nomenclature, image orientation, and anatomic–echocardiographic correlation with tomographic views. In J. N. Schapira, & J. G. Harold (Eds.), *Two-Dimensional Echocardiography and Cardiac Doppler* (2nd ed.) (pp. 68–120). Baltimore: Williams & Wilkins.

Weyman, A. (1994). Cross-sectional echocardiographi examination. In A. Weyman (Ed.), *Principles and practice of Echocardiography* (2nd ed.) (pp. 75–97). Philadelphia: Lea & Febiger.

第 9 章
经胸检查及系列切面
The Transthoracic Examination, View by View

Bernard E. Bulwer 著

周文英　熊　伟　译

一、概述

本章介绍了正常成人在二维（2D）综合经胸超声心动图检查时获得的图像。该系列图像是美国超声心动图学会推荐的标准图像（见第8章）[1]。采集最佳图像是超声医生/心内科医生对成人经胸超声心动图做出最佳解读和报告的先决条件，这需要心脏超声医生经过培训且具有一定的操作能力[2]，也需要优选患者及优质的超声设备（见第11章）。

成人综合二维TTE检查从左侧胸骨旁声窗开始，然后到心尖声窗、剑突下声窗和胸骨上窝声窗（表9-1至表9-6）。每一个标准心动图图像可从三方面描述（表9-1；见第8章）：①探头位置或声窗，包括胸骨旁声窗（P）、心尖声窗（A）、剑突下声窗（SC），以及胸骨上窝声窗（SSN）；②超声心动图图像切面，包括长轴（LAX）、短轴（SAX），或是四腔心（4C）切面；③心脏结构或心内目标区域。

超声心动图的每一个切面和每一幅图像都必须进行标准化采集和标准化测量，包括采集视频循环的时长、静态的图像、推荐的测量（图9-1至图9-10）[1-10]。常用的多模态成像和测量方式如下。

(1) 二维超声检查用于检查心脏断层解剖结构。

(2) M型超声检查用于采集心脏功能的线性测量指标。

(3) 彩色血流多普勒超声检查用于初步区分正常和异常血流，以及使用频谱多普勒定量评估血流速度。

(4) 频谱多普勒超声检查包括连续波（CW）多普勒用于测量最大跨瓣血流速度和压差，以及脉冲波（PW）多普勒用于测量特定解剖区域的血流速度。

(5) 组织多普勒成像（TDI）用于评估心肌运动速度。

(6) 三维（3D）超声心动图仅在合适条件下和必要时使用（见第10章）。

二、左侧胸骨旁系列切面

左侧胸骨旁声窗（P）是成人TTE检查开始时探头所处位置。在此，可以采集和评估系列的左侧胸骨旁长轴和短轴切面（表9-1和表9-2；图9-1至图9-4）。心脏的四个腔室、四个瓣膜和心旁大血管都需要检查。全面评估心脏的结构与功能需要经心尖声窗、剑突下声窗和胸骨上窝声窗的图像相互补充（图9-5至图9-10）。

胸骨旁左心室流入－流出道长轴切面，简称左心室长轴，是成人TTE超声检查的起始位置（表 9-1 和表 9-2；图 9-1）。左心室长轴是评估整体和部分心脏结构及功能的重要参数。左心重要结构显示完整，可测量左心室室壁和心腔，以及二尖瓣和主动脉瓣（MV 和 AV）。左心室长轴还可用于初步评价右心室功能和心包情况。

右心室流入道切面常用于评估右心室流入道，从右心房（RA）通过三尖瓣（TV）到右心室（RV）（表 9-1 和表 9-2；图 9-2）。该切面可用于评估下 2/3 的右心室、三尖瓣、右心房、下腔静脉和冠状静脉流入右心房。该切面也可用于评估右心压力，尤其是右心室收缩压（RVSP）和肺动脉收缩压（PASP）。右心室流出道切面通常用于检查右心室流出道（PVOT）、肺动脉瓣（PV）和近端肺动脉（PA；表 9-1 和图 9-2）。

表 9-1　标准二维成人经胸超声心动图

声　窗	心脏图像切面	兴趣区域结构
胸骨旁系列切面（图 9-1 至图 9-4）		
胸骨旁（P）	长轴（LAX）	左心室流入 - 流出道平面：左心房，二尖瓣，左心室，左心室流出道，右心室流出道，室间隔，主动脉根部，胸降主动脉
P	LAX	右心室流入道平面：三尖瓣，右心室，冠状静脉窦，下腔静脉
P	LAX	右心室流出道平面：右心室流出道，肺动脉瓣，肺动脉
P	短轴（SAX）	主动脉瓣平面：主动脉瓣，三尖瓣，肺动脉瓣，房间隔，左心房，室间隔，冠状动脉；下腔静脉
P	SAX	肺动脉分叉平面：主肺动脉，肺动脉瓣，右肺动脉，左肺动脉，冠状动脉
P	SAX	二尖瓣平面：二尖瓣，基底段左心室室壁，左心室流出道，房间隔
P	SAX	乳头肌平面：左心室室壁，乳头肌，室间隔
P	SAX	心尖平面：心尖段左心室室壁；左心室心尖（心尖）
心尖系列切面（图 9-5 至图 9-8）		
心尖（A）	四腔心（4C）	左心室，右心室，左心房，右心房，二尖瓣，三尖瓣，肺静脉
A	五腔心（5C）	主动脉瓣，左心室，左心室流出道
A	两腔心（2C）	左心室室壁，左心室，左心房，左心耳，二尖瓣
A	三腔心（3C）或长轴（LAX）	左心室室壁，左心室流入 - 流出道，左心房，二尖瓣，左心室，左心室流出道，右心室流出道，室间隔
剑突下系列切面（图 9-9）		
剑突下（SC）	四腔心	房间隔，左心室，右心室，左心房，右心房，二尖瓣，三尖瓣
SC	长轴（LAX）	下腔静脉，肝静脉
SC	LAX	腹主动脉
SC	可选切面	当经胸声窗的系列长轴、短轴切面难以获得，或是做儿科检查时可获取下腔静脉、腹主动脉的 SAX 切面
胸骨上系列切面（图 9-10）		
胸骨上窝	长轴	主动脉弓及分支，远端升主动脉，近端胸降主动脉
胸骨上窝	可选切面	主动脉弓短轴，左心房与肺静脉"螃蟹"图，升主动脉前壁

表 9-2　胸骨旁长轴系列切面：正常检查（图 9-1 和图 9-2）

探头位置（声窗）	二维 ±M 型 ± 三维超声	彩色血流多普勒	频谱多普勒（脉冲波多普勒、连续波多普勒）
胸骨旁长轴：左心室流入 - 流出道	胸骨旁长轴 二维 • 使用增加深度来排除积液，然后再降低深度 • 二维缩放二尖瓣和主动脉瓣 • 二维测量主动脉根部从边缘到边缘 • 在胸骨旁长轴或短轴 / 主动脉瓣层面心室收缩期测量左心房最大径 • 在舒张末期，当二尖瓣关闭时在二尖瓣腱索层面测量左心室舒张末内径，室间隔厚度，左心室后壁厚度（M 型或二维） • 在测量舒张末期左心室内径层面，在收缩末期测量左心室收缩内径（M 型或二维） • M 型二尖瓣 / 主动脉瓣，主动脉根部 / 左心房和左心室 • 三维全容积（可选）	彩色多普勒主动脉瓣 / 二尖瓣，缩放（开 / 关）	如果存在室间隔缺损选用连续波多普勒
右心室流入道	二维深度 20cm，然后 15～16cm 放大三尖瓣	彩色多普勒用于三尖瓣反流	连续波多普勒测量最大速度；三尖瓣反流速度
右心室流出道（可选）	二维 放大肺动脉瓣	彩色多普勒用于肺动脉瓣反流	

表 9-3　胸骨旁短轴切面：正常检查（图 9-3 和图 9-4）

探头位置（声窗）	二维 ±M 型 ± 三维超声	彩色血流多普勒	频谱多普勒（脉冲波多普勒、连续波多普勒）
胸骨旁短轴（PSAX）：主动脉瓣层面	二维主动脉瓣 • 二维放大主动脉瓣 二维三尖瓣 二维肺动脉瓣 M 型（选项） 三维全容积（选项）	彩色血流多普勒主动脉瓣 彩色血流多普勒三尖瓣观察三尖瓣反流 彩色血流多普勒肺动脉瓣观察肺动脉反流	连续波多普勒测量三尖瓣反流最大流速
PSAX：肺动脉分叉（PAB）	肺动脉分叉二维图像	彩色血流多普勒观察肺动脉反流和动脉导管未闭	肺动脉瓣脉冲 - 连续波多普勒
PSAX：二尖瓣层面	二尖瓣和左心室室壁基底段二维图像	二尖瓣彩色血流多普勒	—
PSAX：乳头肌层面	乳头肌，左心室中段室壁二维图像	—	—
PSAX：心尖层面	图像左心室心尖室壁和左心室心尖节段二维图像	—	—

胸骨旁短轴切面与左心室或主动脉长轴正交（表 9-1 和表 9-3；图 9-3 和图 9-4）。胸骨旁系列短轴切面可用于检查心脏的四个瓣膜（AV、MV、PV 和 TV），两个心室（LV 和 RV），两个心房（LA 和 RA），以及两个间隔[房间隔（IAS）和室间隔（IVS）]。该系列切面在不同的平面采集（图 9-3 和图 9-4；表 9-3），包括：① 主动脉瓣切面（AVL）；② 肺动脉分叉切面（PAB）；③ 二尖瓣切面；④ 乳头肌（PM）或左心室中段切面；⑤ 心尖切面及心尖。

三、心尖系列切面

心尖系列切面（图 9-5 至图 9-8；表 9-1 和表 9-4）是 TTE 检查中（连同胸骨旁切面一起）最重要的切面之一。它们在评估心室收缩和舒张功能，以及房室瓣结构和功能中扮演着重要角色。经心尖切面是通过实际的心尖部与心室长轴平行测量。心尖系列切面包括：① 经心尖四腔心切面（A4C）；② 经心尖五腔心切面（A5C）；③ 经心尖两腔心切面（A2C）；④ 经心尖三腔心（A3C）或经心尖长轴切面（ALAX）。

表 9-4 心尖系列图像（图 9-5 至图 9-8）

探头位置（声窗）	2D±M 型 ±3D	彩色血流多普勒	频谱多普勒（脉冲波多普勒、连续波多普勒）	组织多普勒成像（TDI）
心尖四腔心切面（A4C）	2D 图像，深度 15～16cm 左心室和左心室室壁 • 优化心内膜边界用于左心室容积 EF 评估 二尖瓣评估 2D 左心房容积测量，测量左心房收缩末容积与左心房较短的直径	彩色血流多普勒监测二尖瓣反流、狭窄 彩色血流多普勒监测肺静脉，脉冲波测量右上或右下肺静脉 彩色 M- 型测量血流传播速度 彩色血流多普勒与连续波用于测量三尖瓣反流最大速度	将脉冲多普勒目标区置于二尖瓣叶的尖部用于二尖瓣流入血流测量	TDI（PW）用于二尖瓣环（侧壁和间壁） 左心室室壁彩色 TDI 三尖瓣环 TDI
心尖五腔心切面（A5C）	2D 可视化主动脉瓣区域放大	彩色血流多普勒用于主动脉瓣监测	左心室流出道脉冲多普勒瓣叶主动脉瓣关闭（1～2cm）处 连续多普勒测量跨主动脉瓣速度	
心尖两腔心切面（A2C）	2D 图像 左心室与左心室室壁 • 优化心内膜边界用于左心室容积 EF 评估 左心房容积测量	彩色血流多普勒用于二尖瓣监测		TDI（PW）用于二尖瓣环（前壁和下壁） 彩色 TDI 用于左心室室壁
心尖三腔心切面（A3C）或心尖长轴切面（ALAX）	2D 图像用于室壁运动	彩色血流多普勒用于主动脉瓣和二尖瓣监测	—	—

2D. 二维超声心动图；3D. 三维超声心动图；CW. 连续波多普勒超声心动图

表 9-5　剑突下系列切面（图 9-9）

探头位置（声窗）	2D±M 型 ±3D	彩色血流多普勒	频谱多普勒脉冲，连续波	组织多普勒	3D
剑突下系列切面	剑突下四腔心（SC-4C） • 开 - 关放大	室间隔和房间隔的彩色血流多普勒测量三尖瓣的彩色多普勒测量，三尖瓣反流使用连续波（选项）	选项	选项	选项
	主动脉瓣水平剑突下短轴切面 2D	彩色多普勒	选项	选项	选项
	剑突下切面 • 下腔静脉长轴 2D 图像 下腔静脉呼吸改变；使用 M- 型或 2D(用力吸) 下腔静脉 / 肝静脉 • 左心室短轴	彩色多普勒	脉冲多普勒	—	—
	剑突下切面 • 腹主动脉长轴	2D 彩色多普勒	脉冲多普勒	—	—

2D. 二维超声心动图；3D. 三维超声心动图；SC. 剑突下

表 9-6　胸骨上窝切面（图 9-9）

探头位置（声窗）	二　维	彩色血流多普勒	频谱多普勒脉冲，连续波	组织多普勒	三　维
胸骨上窝	二维图像 主动脉弓，升主动脉远端，降主动脉近端	彩色血流多普勒	脉冲波 / 连续波多普勒	—	—

四、剑突下系列切面

在成人超声心动图中，剑突下系列切面检查补充了胸骨旁和心尖切面，例如双心房（LA、RA）、双心室（LV 和 RV）、房间隔和室间隔、二尖瓣和三尖瓣、下腔静脉和肝静脉，以及近端的腹主动脉（AA；图 9-9；表 9-1 和表 9-5）。

在晚期慢性梗阻性肺疾病和胸部创伤 / 术后的患者中，胸骨旁声窗和心尖声窗通常不可采集，可采用剑突下声窗代替。此时，在剑突下采集系列短轴和长轴切面与正常从左侧胸骨旁声窗和心尖声窗采集的切面效果类似。

五、胸骨上窝系列切面

在成人二维 TTE 综合检查中，胸骨上窝切面通常是成人 TTE 检查中最后采集的切面。该切面可检查主动脉弓及其分支、腔静脉（SVC 和 IVC）汇入右心房的路径、肺动脉近端分支（图 9-10；表 9-1 和表 9-6）。

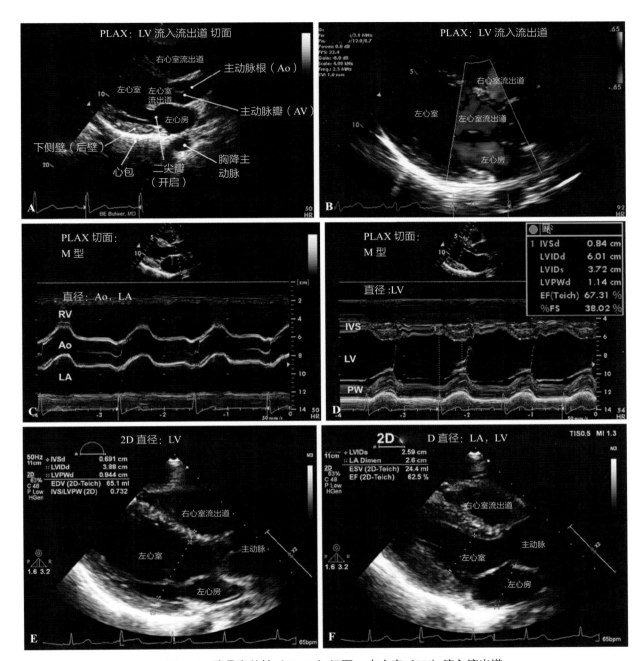

▲ 图 9-1　胸骨旁长轴（**PLAX**）切面 - 左心室（**LV**）流入流出道

A. 心脏胸骨旁长轴显示左心室流入和流出道，部分右心室（RV）流出道和相关结构。该切面通常作为经胸检查采集的第一个切面，可以快速了解心脏的几个重要结构和功能。随后使用的超声心动图声窗和切面可能获得重要发现。在 PLAX 切面，还可定量测量心腔大小和直径。B. 胸骨旁长轴显示二尖瓣和主动脉瓣的彩色血流多普勒。该检查可发现瓣膜狭窄或反流的血流信号。彩色血流多普勒也用于检测室间隔缺损的部位。C. 在主动脉瓣（AV）水平胸骨旁长轴 M 型超声（连续动图下）。D. 左心室水平胸骨旁长轴 M 型超声。C 和 D 适用于左心室几何形态正常的患者。E. 使用胸骨旁长轴切面线性测量左心室直径。这比 M 型线性测量更常用，M 型测量容易出现偏离轴向，在左心室几何重构时常出现测量偏差。F. 在收缩期末（图像）显示左心室的内径（LVID）及左心房直径

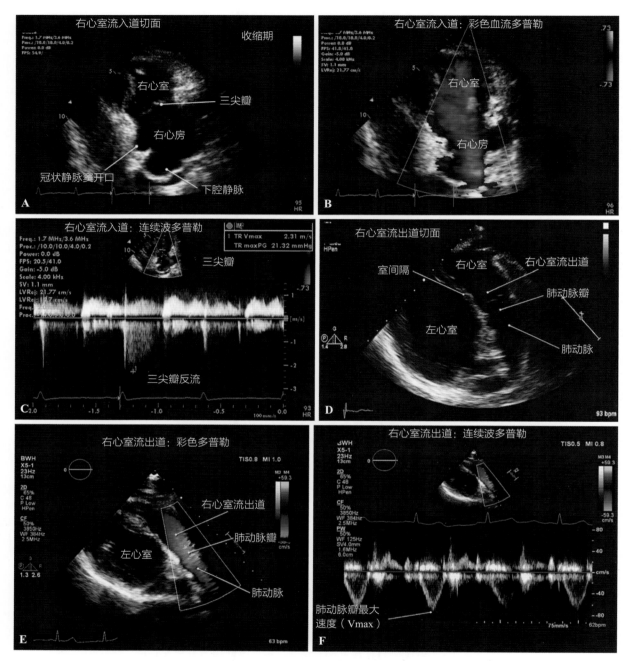

▲ 图 9-2　右心室流入道和流出道切面。右心室（RV）流入切面适用于三尖瓣问题的检查

A. 右心室流入道切面，该切面对于右心室多普勒检查很有用。舒张期血流从右心房（RA）流入右心室，血流朝向探头，血流呈红色（常规），血流背离探头（如三尖瓣反流）将呈蓝色；B. 连续波（CW）多普勒检查三尖瓣显示频谱分布主要位于基线下方，表明三尖瓣微量反流，血流背离探头；C. 右心室流出道和主肺动脉长轴切面通常用于初步评估右心室流出道血流、肺动脉瓣和主肺动脉；D. 彩色血流多普勒显示收缩期正常的跨肺动脉瓣血流速度，蓝色血流表明血流背离探头；E. 脉冲波（PW）多普勒对肺动脉瓣水平血流进行评估。低于基线的速度表示血流背离探头正向流动

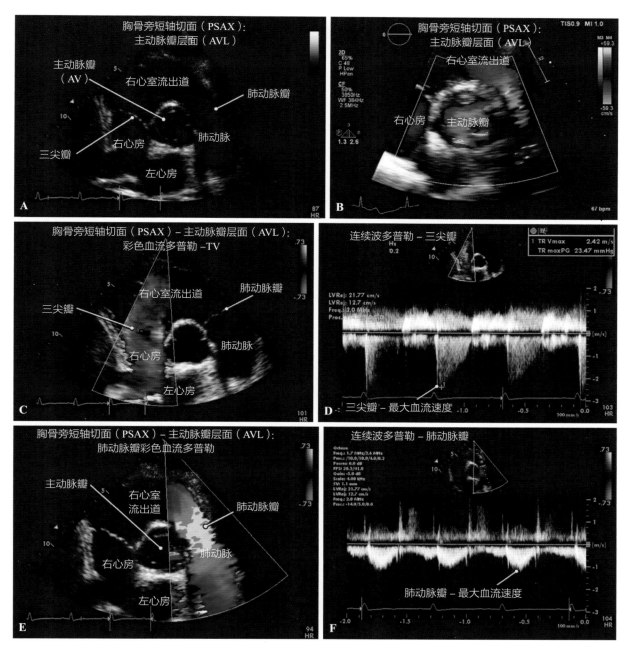

▲ 图 9-3 胸骨旁短轴切面 - 主动脉瓣水平（AVL）

A. 心脏基底段胸骨旁主动脉瓣短轴切面对于评估心脏的三个瓣膜非常重要（主动脉瓣、三尖瓣和肺动脉瓣）；B. 放大彩色血流多普勒图像显示血流经过主动脉瓣；C. 跨三尖瓣血流的常用评估，包括胸骨旁主动脉瓣水平短轴切面使用彩色血流多普勒测量三尖瓣反流；D. 三尖瓣反流最大速度常用连续多普勒测量。使用 Bernoulli 方程估算右心室收缩压 / 肺动脉收缩压（PASP）；E. 彩色血流多普勒评估是跨肺动脉血流评估的首要步骤；F. 跨肺动脉瓣的最大速度常用连续多普勒测量

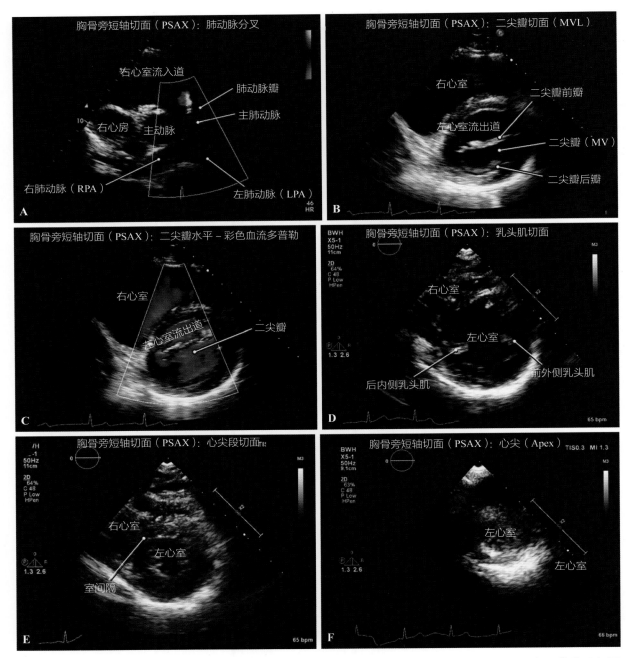

▲ 图 9-4　胸骨旁系列短轴切面 - 肺动脉分叉切面（PSAX-PAB）、二尖瓣切面（PSAX-MVL）、乳头肌切面（PSAX-MVL）和左心室心尖

A. 显示舒张期胸骨旁肺动脉分叉短轴切面，伴有少量肺动脉瓣反流。通过该切面可以检查冠状动脉开口情况；B. 显示舒张期胸骨旁二尖瓣水平左心室短轴切面，可见二尖瓣叶处于开放位。在二维和三维的超声心动图中该切面都可用于测量二尖瓣的开口幅度；C. 在胸骨旁二尖瓣水平左心室短轴切面中，彩色血流多普勒有助于评估跨二尖瓣异常血流信号。彩色血流多普勒可以确定二尖瓣的受累区域；D. 常用胸骨旁乳头肌左心室短轴切面评估心室、左心室室壁、室间隔。该切面补充了左心室节段室壁运动的评估；E. 此外，左心室室壁节段运动的评估也常用胸骨旁左心室心尖段短轴切面评估；F. 左心室扭转可通过胸骨旁左心室心尖短轴切面观察。也可以通过斑点追踪超声心动图上量化

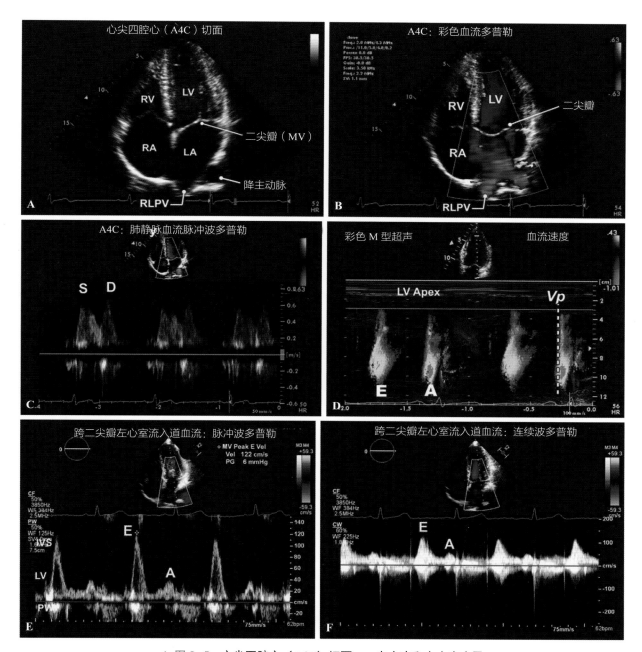

▲ 图 9-5　心尖四腔心（A4C）切面——左心房和左心室充盈

A. 心尖四腔心显示心脏四个腔室和房室瓣。该切面对于评估心室收缩和舒张功能非常重要，同时也是评估左心房和左心室充盈的最佳切面；B. 彩色血流多普勒最初用于评估心腔内跨二尖瓣和三尖瓣血流；C. 脉冲波多普勒肺静脉血流评估左心房充盈。这可作为左心室舒张功能评估的综合测量指标；D. 左心室内测量血流速度常使用彩色多普勒 M 型。左心室舒张早期快速充盈血流速度的斜率（VP）也可用作评价左心室舒张功能的一种综合测量指标；E. 常规评估跨二尖瓣左心室充盈是左心室舒张功能的综合测量指标。二尖瓣叶尖端的血流使用脉冲波多普勒测量；F. 跨二尖瓣峰值血流与梯度使用连续波多普勒测量

RV. 右心室；LV. 左心室；RA. 右心房；LA. 左心房；RLPV. 右下肺静脉

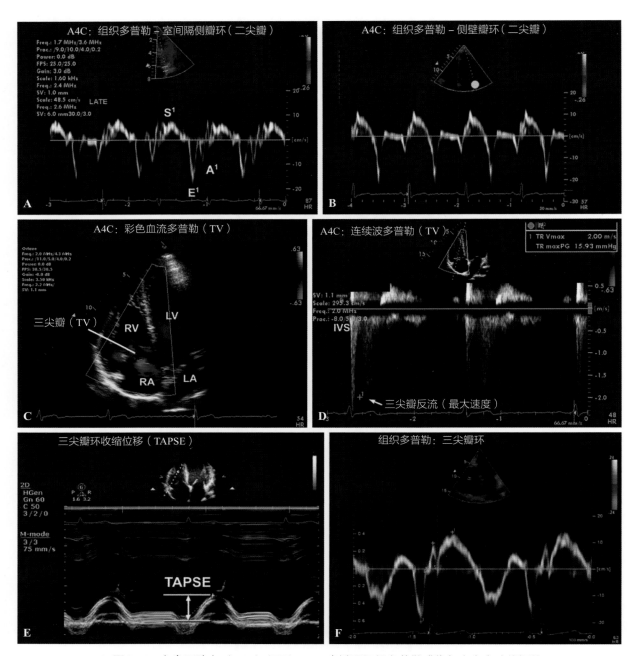

▲ 图 9-6 心尖四腔心（A4C）切面——二尖瓣环组织多普勒成像与右心室功能评估

A. 心尖四腔心切面二尖瓣环组织多普勒成像（TDI）。TDI 利于评估心肌纵向舒张和收缩机制是有用的；B. 在成人经胸超声心动图综合检查中，通常都会评估室间隔和二尖瓣环；C. 心尖四腔心跨三尖瓣（TV）血流评估。这补充了对三尖瓣反流的评估，该评估最初始于胸骨旁主动脉瓣水平短轴切面；D. 连续波多普勒用于评估三尖瓣反流（TR）。由此，右心房收缩压和肺动脉收缩压可用三尖瓣反流最大速度来评估；E. 右心室收缩功能补充测量包括 M 型超声测量三尖瓣环收缩期位移（TAPSE）和右心室面积变化分数；F. 右心室心肌速度通常在心尖四腔心切面使用组织多普勒成像方法（TDI）测量。RV. 右心室；LV. 左心室；RA. 右心房；LA. 左心房

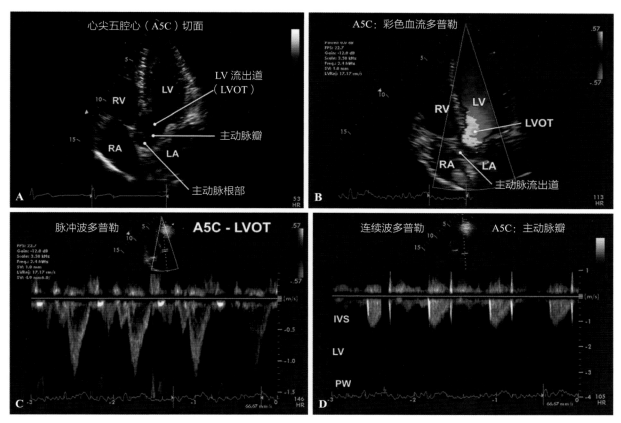

▲ 图 9-7 心尖五腔心切面（A5C）

A. 心尖五腔心切面显示主动脉根部和左心室流出道。心尖五腔心切面还可以补充评估四个心腔、室间隔和房室瓣；B. 在心尖五腔心切面对左心室流出道（LVOT）和主动脉瓣的血流速度进行彩色多普勒检查。该切面对于主动脉瓣和左心室流出道病理评估很重要；C. 心尖五腔心切面是评估左心室流出道和主动脉瓣血流的理想切面。该帧（图像）显示脉冲波多普勒评估左心室流出道血流的速度和梯度。此切面对于评估肥厚型心肌病左心室流出道梗阻和主动脉瓣下狭窄十分有用；D. 连续波多普勒（CW）对于跨主动脉瓣血流速度和压力梯度的评估是有用的。该测量方法用于主动脉瓣狭窄中计算跨主动脉瓣的峰值血流速度和梯度。RV. 右心室；LV. 左心室；RA. 右心房；LA. 左心房；LVOT. 左心室流出道

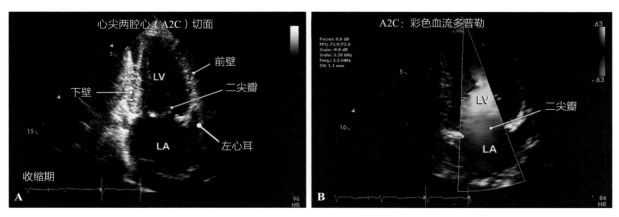

▲ 图 9-8 心尖两腔心（A2C）和心尖三腔心（A3C）切面

A. 心尖两腔心切面显示左心心腔和二尖瓣。心腔大小和直径也可以通过该切面测量获得。B. 心尖两腔心切面使用彩色血流多普勒评估二尖瓣。（LV. 左心室；LA. 左心房）

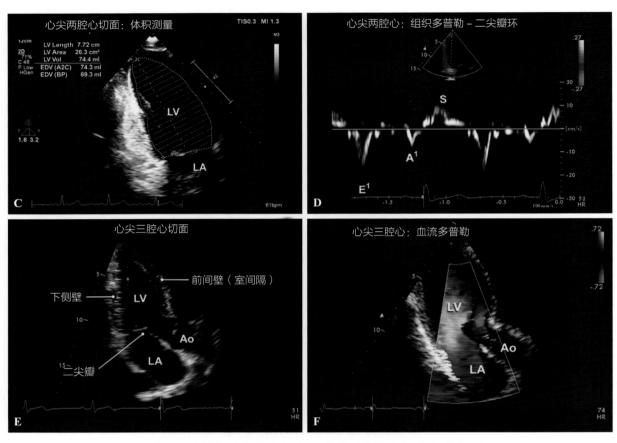

▲ 图 9-8（续） 心尖两腔心（A2C）和心尖三腔心（A3C）切面

C. 显示舒张期使用圆盘双平面法（辛普森法）测得左心室的面积，作为左心室容积测量的一部分。在心尖两腔心切面也可以用辛普森法测量左心房面积与容积；D. 显示二尖瓣环下份测量结果，在心尖两腔心切面通过组织多普勒评估左心室瓣环；E. 心尖三腔心或心尖长轴切面（ALAX）与胸骨旁左心室长轴切面类似。但是，该切面可以观察左心室心尖。在胸骨旁长轴和心尖五腔心切面的测量和评估都可以通过心尖三腔心切面验证；F. 在心尖三腔心切面使用彩色血流多普勒评估跨二尖瓣和主动脉瓣的左心室流入流出道。LV. 左心室；LA. 左心房；Ao. 主动脉

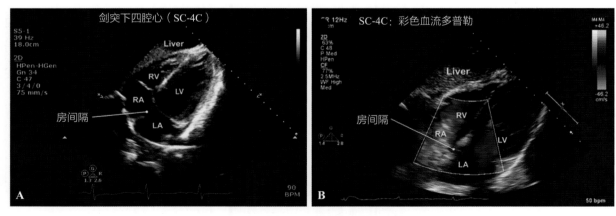

▲ 图 9-9 剑突下切面

A. 剑突下四腔心切面（SC-4C）是观察房间隔和房间隔缺损的最佳切面。它补充了胸骨旁和心尖切面对 4 个心脏腔室与房室瓣的评估；B. 使用彩色血流多普勒在剑突下四腔心切面（SC-4C）探查房间隔，显示房间隔完整。RV. 右心室；RA. 右心房；LV. 左心室；LA. 左心房

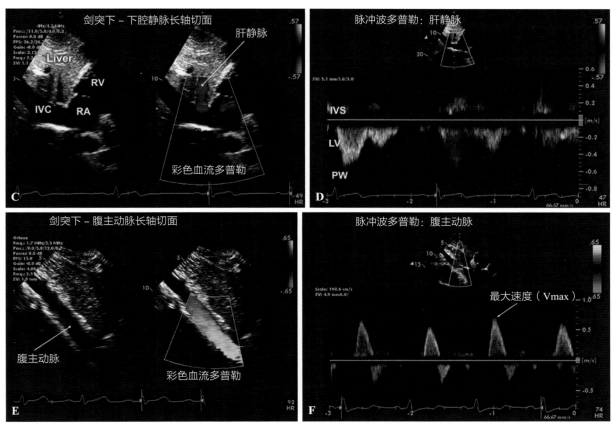

▲ 图 9-9（续） 剑突下切面

C. 剑突下下静脉切面评估下腔静脉（IVC）直径，呼吸相位行为，在该切面使用多普勒测量评估下腔静脉和肝静脉血流；D. 在剑突下 – 下腔静脉切面，脉冲波多普勒（PW）评估肝静脉显示血流速度频谱分布（低于基线），主要在收缩期。这种模式在三尖瓣重度反流中由于血流逆转而反向；E. 剑突下腹主动脉近端长轴切面（左）。腹主动脉的彩色血流多普勒检查显示层流状红色血流，血流朝向探头运动；F. 主动脉瓣脉冲波多普勒检查显示典型的双相血流频谱，正向血流频谱高于基线，峰值速度小于 1m/s 。IVC. 下腔静脉；RA. 右心房；RV. 右心室

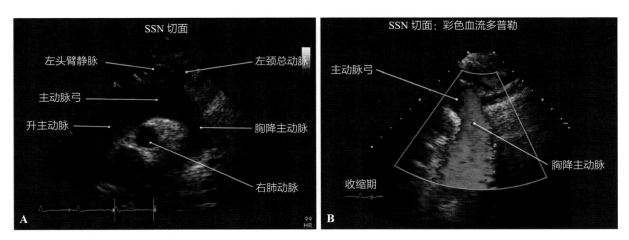

▲ 图 9-10　心尖两腔心（A2C）和心尖三腔心（A3C）切面

A. 胸骨上窝切面（SSN）是主动脉弓及其分支与评估主动脉缩窄的最佳切面；B. 彩色血流多普勒评估近心端胸降主动脉血流，显示正常（蓝色）血流背离探头运动

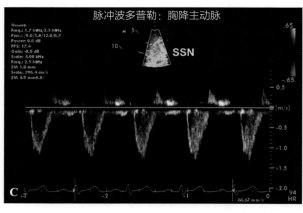
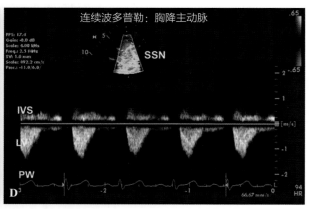

▲ 图 9-10（续） 心尖两腔心（A2C）和心尖三腔心（A3C）切面

C. 胸骨上窝切面（SSN）是观察与评估胸降主动脉血流的最佳切面。主动脉缩窄，其典型影响是对左锁骨下动脉始部远端的导管后段。需要脉冲波与连续波多普勒区分。D. 连续波多普勒评估胸降主动脉。血流用其评估胸降主动脉峰值血流速度

推荐阅读

Quinones, M. A., Otto, C. M., Stoddard, M., et al. (2002). Recommendations for quantification of Doppler echocardiography: a report from the Doppler quantification task force of the nomenclature and standards committee of the American Society of Echocardiography. *Journal of the American Society of Echocardiography, 15*, 167–184.

Seward, J. B., Jamil Tajik, A., Hagler, D., & Edwards, W. D. (1990). Nomenclature, image orientation, and anatomic–echocardiographic correlation with tomographic views. In J. N. Schapira, & J. G. Harold (Eds.), *Two-Dimensional Echocardiography and Cardiac Doppler* (2nd ed.) (pp. 68–120). Baltimore: Williams & Wilkins.

Solomon, S. D., Wu, J., Gillam, L., & Bulwer, B. E. (2015). Echocardiography. In D. L. Mann, D. P. Zipes, P. Libby, et al. (Eds.), *Braunwald's Heart Disease—A Textbook of Cardiovascular Medicine* (pp. 340–560). Philadelphia: Elsevier.

Weyman, A. (1994a). Cross–sectional echocardiographic examination. In A. Weyman (Ed.), *Principles and Practice of Echocardiography* (2nd ed.) (pp. 75–97). Philadelphia: Lea & Febiger.

Weyman, A. (1994b). Standard plane positions—standard imaging planes. In A. Weyman (Ed.), *Principles and Practice of Echocardiography* (2nd ed.) (pp. 98–123). Philadelphia: Lea & Febiger.

第 10 章

3D 超声心动图：图像采集
Three-Dimensional Echocardiography : Image Acquisition

Jose Rivero　Alexandra Goncalves　Bernard E. Bulwer　著

宋海波　译

一、概述

在现代超声心动图实验室中，三维经胸超声心动图（3D TTE）是对标准二维经胸超声心动图（2D TTE）检查的补充。3D TTE 通过避免 2D TTE 几何假设中的固有误差，增加心腔定量方面的价值，改进其工作流程并大大提高其准确性（图 10-1 和图 10-2）。3D TTE 更准确地评估了心脏形态学和病理学，自体和人工瓣膜的结构和功能，并能指导介入性心内手术。

本章概述了现代超声心动图实验室中使用的基本 3D TTE 图像采集和优化技术。用 3D TTE 需要了解其临床或研究应用（框 10-1 和表 10-1）。对临床应用的全面了解有助于确定使用适宜的图像优化、采集、绘制、显示和分析 3D TTE 技术（图 10-3）。3D TTE 在心脏结构和功能评估中的具体临床应用在本书的其他部分有介绍（见第 5 章）。

二、3D TTE 数据获取流程

与 2D TTE 检查一致优化患者和设备的准备对 3D TTE 而言是十分重要的（见第 11 章）。心电图门控对 3D 触发模式成像至关重要。因此，获得良好的、清晰可见的心电信号很有必要。直到最近，3D TTE 检查还要求将标准的

2D 相控阵换能器换为 3D 矩阵换能器。如今，最新的 3D "一体化" 换能器设计可方便同时使用同一个探头进行 2D 和 3D 图像采集，这提高了工作流程的效率（图 10-2）。在 3D TTE 图像采集过程中，一般需要以下步骤（框 10-2；图 10-3）。

① 2D 图像优化。

②采集模式。

- 窄容积 vs. 宽（全）容积。
- 单个心动周期 vs. 多个心动周期。
- 3D 缩放。
- 3D 彩色血流。

③渲染。

④最终图像显示和分析。

三、2D 图像优化

与应用 B 型模式成像的物理原理相同，获取最佳 3D 图像取决于获得一个最佳的 2D 图像（框 10-3；见第 11 章）。如果 2D 图像很差，那么生成的 3D 图像也会很差。选择适当的换能器频率对于获取 3D 数据集是必要的。使用低频换能器可以提高图像的穿透能力，并且适用于更大深度。谐波成像方式也被推荐，因为这改善了血液 – 组织的清晰度。为了获得尽可能好的图像，操作者应该：① 通过减少 3D 扫查

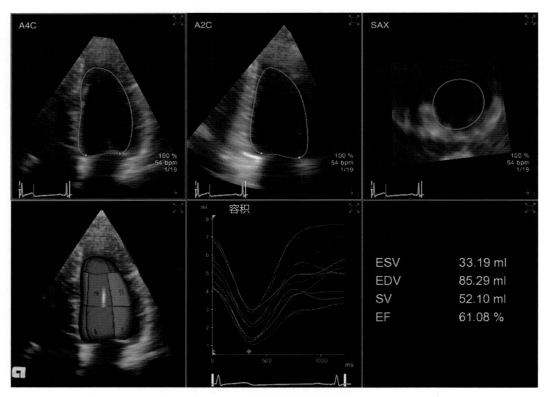

▲ 图 10-1　三维经胸超声心动图（3D TTE）

3D TTE 用于评估左心室容积和射血分数（EF）。3D TTE 大大提高了量化心脏容积测量的工作流程和准确性，避免了 2D TTE 中几何假设固有的错误，如左心室短缩（见正文与框 10-1）。EDV. 舒张末期容积；EF. 射血分数（左心室）；ESV. 收缩末期容积；SV. 每搏量

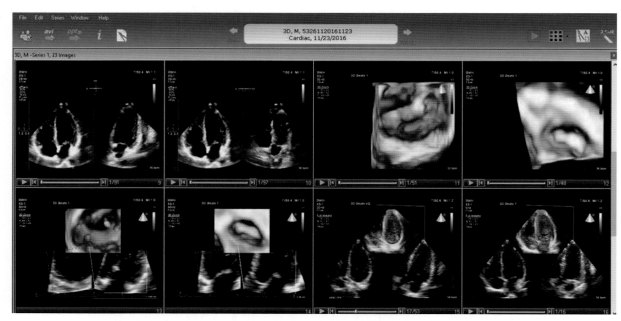

▲ 图 10-2　三维经胸超声心动图（3D TTE）优化了现代超声心动图实验室的工作流程

直到最近，3D TTE 检测还包括从 2D 相控阵换能器切换到单独的 3D 矩阵换能器。而且，较新的 3D 换能器设计方便了使用单一探头同时进行 2D 和 3D 图像采集（见框 10-2 和框 10-3）

框 10-1　3D 超声心动图的临床和研究应用

临床及研究运用

左心室与右心室结构与功能

- 心室容积
- 左心室质量
- 左心室几何 / 形状
- 左心室不同步性
- 负荷超声心动图

心房容积

心内分流

瓣膜结构和功能

自体瓣膜解剖学

自体瓣膜病理学

- 二尖瓣狭窄、反流
- 主动脉瓣狭窄、反流

人工瓣膜

有创性手术

- 经导管引导手术
- 心内活组织检查
- 电生理学中的消融手术

框 10-2　3D TTE 的典型工作流程

1. 优化 2D 图像，包括成像深度、扇区大小
2. 使用低频换能器提高穿透深度
3. 应用组织谐波成像
4. 应用自动增益优化
5. 增加整体增益补偿，通常超过 50%（55～60 单位）
6. 使用多切面扫查，确保感兴趣区完全在扫查扇区内
7. 应用 3D 缩放
8. 优化取样框尺寸和位置；确保感兴趣区在框大小范围之内
9. 激活 3D 缩放
10. 添加 3D 彩框置于选定的解剖兴趣区
11. 确保彩框占据整个选定区域
12. 明确图像采集和帧频之间的权衡：面积越大，容积越大，帧频越低
13. 如有必要，获取 6 次心动周期数据集，以获得更高的彩色帧频

表 10-1　超声实验室 3D TTE 采集方式选择示例

临床应用	模　式
左心室、右心室容积 心房容积 射血分数 全心	全容量（广角、多搏）
瓣膜解剖 瓣膜病理 分流病变 狭窄区域内的小结构可视化	实时 3D 变焦（彩色）
经导管手术指南	实时 3D 变焦（彩色）
自体心脏活组织检查 电生理消融	实时 3D

扇区容积的角度、深度和线密度来优化感兴趣区域；② 在宽（全）容积成像中将子容积的数目增至最多，增加系统增益；③ 避免或尽量减少成像伪影，包括图像缺失或衰减伪影；④ 优

化时间增益补偿（TGC）。大多数情况下，最好是对 2D 图像进行过增益，因为这样，如增益过大，可以对 3D 数据集进行采集后优化，从而降至最优增益设置。

四、成像模式

3D TTE 主要采用两种图像采集模式：①实时（live）3D 成像；②心电触发多心动周期 3D 成像（图 10-3 和表 10-2）。在实时（live）3D TTE 中，每秒可在一次心搏中获得多个 3D 金字塔数据集（图 10-3 和图 10-4）。相比之下，在心电图触发的多心动周期 3D 图像采集中，多个窄容积（子容积）在多次心搏（通常为 2～7 次）中被采集，然后拼接生成单个 3D 全容积（图 10-3 和图 10-5）。子容积在每一次心动周期中被采集和显示，并在随后的心动周

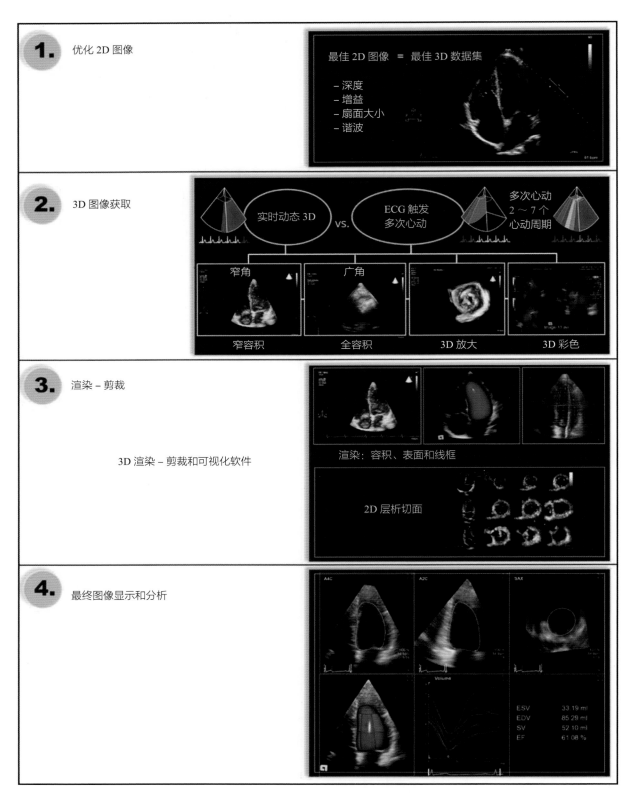

▲ 图 10-3　3D TTE 图像优化涉及 2D 图像优化、基于临床问题的 3D 图像采集、图像绘制、最终图像显示、后处理分析等一系列技术（见正文和框 10-2）

ESV. 收缩末期容积；EDV. 舒张末期容积；SV. 每搏量；EF. 射血分数

期中获得更新。该模式在临床上可用于 3D 左心室功能评估和左心室质量评估。在实时动态 3D 和心电图触发的多个心动周期 3D 采集模式下，获得的 3D TTE 数据集可以是窄容积，也可以是宽容积，并包含 3D 缩放和 3D 彩色血流多普勒选项（图 10-6 至图 10-8；也见图 10-3）。全容积 3D 图像采集产生更大的 3D 数据集或整个心脏的全容积（图 10-7）。单个心动周期采集的优点是它可以最大限度地减少由于心律失常和呼吸性心脏移位引起的拼接伪像。然而，它的主要缺点是时间分辨率有限。与单心动周期采集相比，多心动周期 3D 采集具有更高的时间分辨率，但其主要缺点是易受运动或拼接伪像的影响。

3D 缩放有助于聚焦在一个想要的感兴趣区（图 10-3 和图 10-8）。扇区越窄，时间分辨率越高。根据感兴趣区相应地调整框的大小。

• 优化 2D 图像；更换低频换能器（好的

---

1. 优化 2D 图像，包括成像深度、扇区大小
2. 改变换能器频率为穿透性谐波
3. 使用多切面扫查，确保感兴趣区被包在多切面扫查区域内
4. 在机器上使用自动增益优化工具
5. 提高整体增益补偿至稍微超过一半（55 ～ 60 单位）
6. 优化心电图
7. 设置采集心动周期数（2-4-6 个心动周期），添加彩色多普勒需要 6 个心动周期
8. 一旦准备好，让患者吸气，然后慢慢呼气
9. 如看到的图像是最佳的，请患者屏住呼吸
10. 按 Full Volume（全容积）按钮，检查有无拼接伪影，并开始采集

表 10-2　实时和 ECG 触发 3D 超声心动图的对比

实时 3D TTE	ECG 触发的多搏动 3D TTE
• 单次心搏即可获得图像	• 多个容量采集需要多次心搏数据，通常 2～7 次，并整合成一份 3D 数据集
窄容积	宽（全）容积
3D 缩放	3D 缩放
实时 3D 彩色	3D 彩色
优点 • 受心律失常影响较小 • 受呼吸运动影响较小（转化）	优点 • 更好的时间分辨率 • 更好的空间分辨率
缺点 • 时间分辨率差 • 空间分辨率差	缺点 • 容易因心律失常、呼吸和患者运动而产生拼接伪影

ECG. 心电图；3D TTE. 三维经胸超声心动图

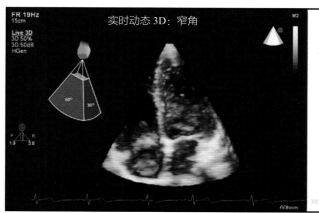
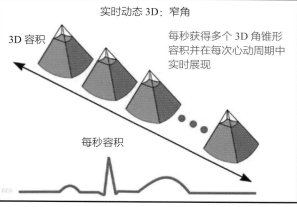

▲ 图 10-4　经胸实时（live）或窄角三维（3D）图像采集（见正文）
（图片由 Bernard E. Bulwer, MD, FASE 提供）

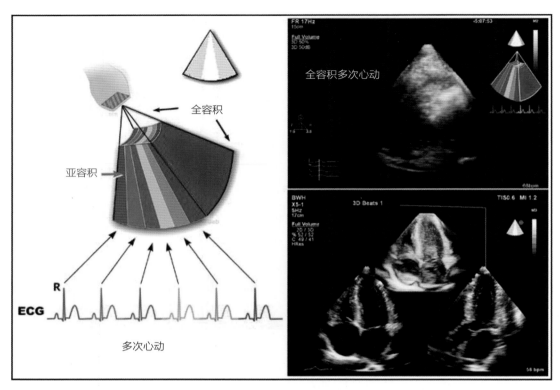

▲ 图 10-5　ECG 触发经胸超声心动图 3D 多个心动周期图像采集

需要注意在每一个连续的搏动中，会采集到一个狭窄的锥体体积。然后每个狭窄的数据体会被拼接在一起，形成一个单一的 3D 全容积（90°×90°）。宽或全容积模式 3D 采集扇区可以提供最大的数据集和更好的空间分辨率，从而促进了复杂病理的改进评估。此外，全容积 3D 数据集可以被裁剪和后处理，从而被分析并促进图像改进（图 10-3）（图片由 Bernard E. Bulwer, MD, FASE 提供）

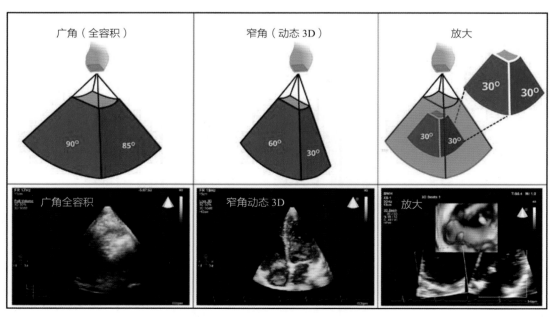

▲ 图 10-6　窄容积和宽容积三维（3D）图像采集对比（见正文）

图片由 Bernard E. Bulwer, MD, FASE 提供

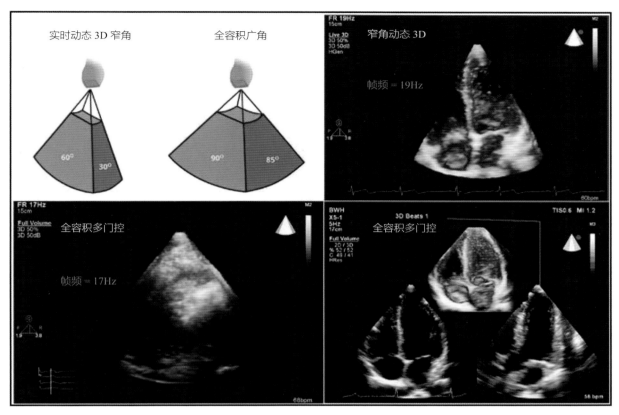

▲ 图 10-7　窄容积与全容积图像采集对比（见正文）

图片由 Bernard E. Bulwer, MD, FASE 提供

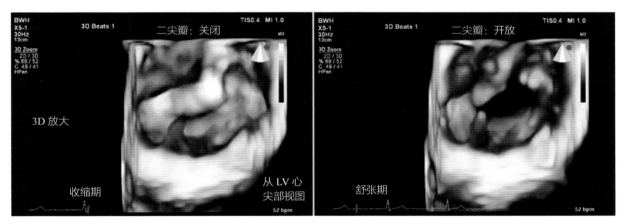

▲ 图 10-8　**3D 缩放**（见正文）

2D 图像等于好的 3D 数据集）。

　　• 如有必要，改变焦点、声束大小和位置。

　　• 预览图像，确保感兴趣区在扇区之内；调整横向宽度和高程，并将焦点置于感兴趣区。这提高了帧率。

　　• 调节 3D 增益设置。

　　• 使用轨迹球调整图像，以确保最佳的视觉效果。

　　• 旋转旋钮（在大多数仪器上）可以参考中心轴进行图像处理。

有的专用软件具备额外 3D 采集和显示流程。同步多切面 3D 超声是一种有用的方式，它同时显示正交图像来显著改进工作流（图 10-9 和图 10-10）。

五、裁剪和渲染

在获得最优的 3D 数据集后，使用专用软件以三种通用格式渲染和显示 3D 图像：①体绘制；② 表面绘制；③ 2D 断层切片（图 10-3）。通过体绘制，获取的 3D 数据集要经过各种算法 [例如光线投射（ray casting）或错切变形（share warp）]，来将 3D 数据集投射到 2D 图像显示以供查看。生成的图像可以被操控、旋转和裁剪以显示感兴趣区域，并可用于评估复杂的关系，例如心内瓣膜和相关解剖。可以裁切 3D 体得到

横切的心脏短轴断面，从心尖处观察主动脉和二尖瓣，或从 3D 角度观察与标准 2D 成像切面一致的心腔（图 10-10）。

3D 数据集也可以进行表面渲染。表面绘制通过使用手动描记或专有算法，帮助实现感兴趣区的可视化。这些可以显示心脏结构的轮廓，轮廓可以被可视化为 2D 图像的实体形状或线框图（图 10-11）。

在心脏循环期间，心腔及其动态容积的表面绘制是至关重要的（与图 10-1 相比较）。在实时 3D 和心电门控下多个心动周期的 3D 图像采集之后，获取的 3D 数据集可以被裁切以显示所需的解剖或切割平面。根据供应商软件的不同，可以选择多种裁切方式。美国超声心动图学会（ASE）和欧洲超声心动图协会

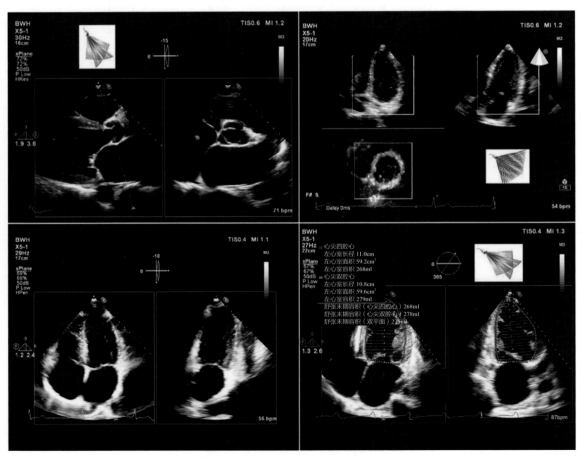

▲ 图 10-9　用矩阵探头得到的 2D 正交切面

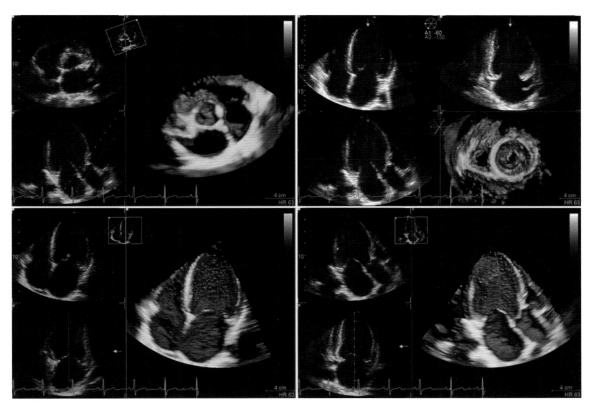

▲ 图 10-10　按选定切面裁切。流程与美国超声心动图学会和欧洲超声心动图协会提出的流程一致

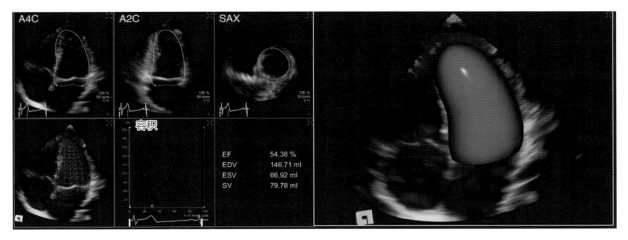

▲ 图 10-11　**3D TTE** 的体绘制（左）和面绘制（右）（见正文）

（EAE）已经制订了 3D TTE 图像方位和显示的方案（表 10-3），但在目前的临床实践中，3D TTE 是用来补充而不是替代全面的 2D TTE 检查的。

六、图像显示与分析

同步多切面 3D 成像有利于同时显示 2D 图像切面，可以调节、旋转、倾斜，或进而使用预设或操作人员自定义的设置。多切面 3D 成

表 10-3 美国超声心动图学会（ASE）/ 欧洲超声心动图协会（EAE）推荐的 3D TTE 流程

主动脉瓣	胸骨旁长轴（PLAX）——无彩色血流多普勒 胸骨旁长轴（PLAX）——彩色血流多普勒 窄角 缩放
二尖瓣	胸骨旁长轴（PLAX）——无彩色血流多普勒 胸骨旁长轴（PLAX）——彩色血流多普勒 窄角 缩放 心尖四腔心（A4C）——无彩色血流多普勒 心尖四腔心（A4C）——彩色血流多普勒 窄角 缩放
三尖瓣	右心室流入道——无彩色血流多普勒 右心室流入道——彩色血流多普勒 窄角 缩放 心尖四腔心（A4C）——无彩色血流多普勒 心尖四腔心（A4C）——彩色血流多普勒 窄角 缩放
肺动脉瓣	右心室流出道——无彩色血流多普勒 右心室流出道——彩色血流多普勒 窄角 缩放
左心室	心尖四腔心（A4C） 窄角 广角
右心室	心尖四腔心（A4C） 窄角 宽角

像有助于提高帧率。这种模式使用双屏幕，同步显示实时图像中的 2D 图像（图 10-12 和图 10-13）。第一个图像通常显示在左侧的参考切面上，而第二个或其他图像可以使用预设的或操作人员自定义的横向旋转或水平升降切面来查看。默认情况下，两个图像正交或互为 90° 呈现。每个图像使用自己的参考切面进行调整。

此外，同步多切面 3D 成像还有助于同步进行彩色血流多普勒成像，将彩色多普勒数据叠加在 2D 图像上，这在定量和瓣膜评估中是有用的（图 10-13）。这种同步显示和标准测量大大减少了对探头操纵的需求，从而改进了工作流程，提高了效率，并改进了诊断和量化工作。

七、3D 数据获取：优化与挑战

3D 成像的关键是容积采集速率和空间分辨率之间的权衡（图 10-14）。通过调整成像容积大小，在保持空间分辨率的同时提高了容积采集速率。在每个心动周期内的采样容积越大，时间分辨率越高。

八、ECG 门控与屏息

门控设置对心律失常或呼吸窘迫的患者更具挑战性。在这两种情况下，拼接伪影的可能性更高（图 10-15）。如果要回答的临床问题需要更大的 3D 数据集，心电图追踪将需要优化清晰的 R 波和使用患者的呼吸保持技术，以防止拼接伪影。这反过来又避免了心脏平移。拼接伪像在垂直方向上获取的图像（一系列短轴切割）上可以清楚地显示。较大的容积数据需要更多心动周期来采集，这会影响空间分辨率。如果目标是获得解剖数据集（例如，存在扩大的左心室），扇区大小可以减少到只包括感兴趣。在这种情况下，左心室可增加容积采集速率和时间分辨率，并保持空间分辨率。同样的方法也适用于右心室和其他心脏结构或心腔。它类似于有一个聚焦的门控 3D 图像采集；容积采集速率大于或等于每秒 15 个容积被认为是 LV 和 RV 采集的最优值。

九、3D 图像优化

增益设置也是数据集优化的另一个重要因素（图 10-16）。同样的原理也需要在 3D 数据集和 2D 中同等看待。低增益设置将导致 2D 和 3D 数据集的回波衰减。使用总体增益设置、TGC 设置、改变频率、使用供应商提供的自动

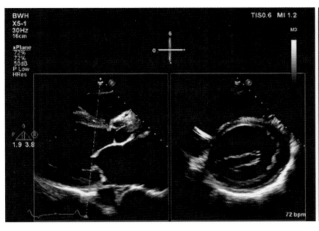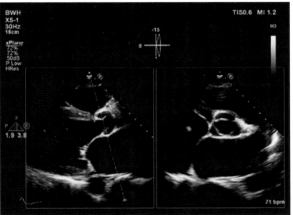

▲ 图 10-12　**Multi-iRotate** 功能可不同程度旋转成像切面

无须手动旋转传感器；对于那些操作人员无法将探头置入肋间隙的困难病例和需要在负荷超声心动图中快速获取图像非常有用

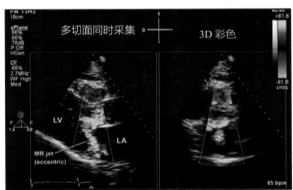

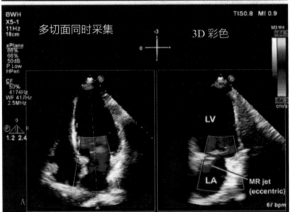

▲ 图 10-13　利用矩阵探头同时采集多切面 **3D** 图像，双切面图像（左上）和三切面图像（右上）可以同时同屏显示。这种图像显示模式还有助于 **2D** 彩色（左下）的使用，以及对标准 **2D** 测量的量化，包括左心室射血分数（右下）

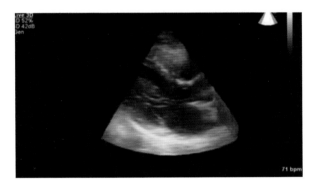

▲ 图 10-14　**3D 成像缺陷：分辨率差**（见正文）

增益设置系统优化 2D 图像，将使最终的数据集优化。没有一个简单的公式或设置——如果 2D 图像很差，生成的 3D 图像将不理想。

- 优化 2D 图像、深度和图像扇区。
- 改变换能器频率到具有穿透性的谐波。
- 使用多切面扫查确保感兴趣区包含在扇区内。
- 在机器上使用自动增益优化工具。
- 把总增益调到一半以上（55 ～ 60 单位）。
- 打开实时 3D，寻找数据集中的缺失区域，调节最佳 3D 图像深度。

十、实时 3D 优化

实时 3D 是一个单一的金字塔体积数据随着时间的推移，需要足够的帧率。它的大部分

局限性来自于对整个解剖结构的有限显示。它能提供常规 2D 成像无法看到的附加信息，是临床 2D 图像的有用补充。它支持无门控下从控制面板快速启动（没有心电门控也能获得）。实时 3D 在心脏介入手术前后及操作过程中有临床意义（如 TAVR、封堵器、自体心脏组织活检）。实时 3D 超声心动图的优化总结见框 10-4。

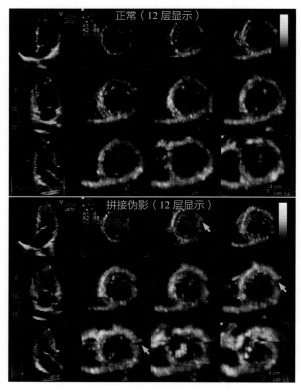

▲ 图 10-15　3D 成像缺陷：拼接伪影（12 层）

当寻找拼接伪影时，重要的是检查图像切面是否垂直或正交于扫查切面。例如，当观察使用心尖四腔心切面获得的图像时，应该在短轴图上寻找拼接伪影（见正文）

框 10-4　优化实时 3D 图像的步骤

1. 优化 2D 图像，深度和扇区大小
2. 改变换能器频率为穿透性谐波
3. 使用多切面扫查确保感兴趣区被包在该区域内
4. 使用自动增益优化工具
5. 将整体增益补偿提高到一半以上（55～60 个单位）
6. 打开 3D 模式
7. 大多数设备提供了一个多切面重建显示模式，这有助于辨别所需解剖区域是否包含在显示的 3D 图像中
8. 使用轨迹球旋转 3D 数据集；使用多切面重建后立面、前立面或宽度

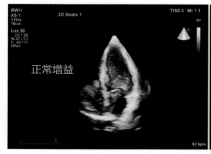
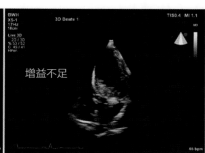
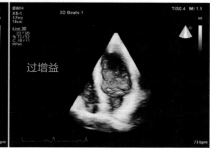

▲ 图 10-16　3D 成像缺陷：过增益和增益不足（见正文）

推荐阅读

Badano, L. P., Boccalini, F., Muraru, D., et al. (2012). Current clinical applications of transthoracic threedimensional echocardiography. *Journal of Cardiovascular Ultrasound*, *20*, 1–22.

Badano, L. P., Lang, R. M., & Goncalves, A. (2015). Three-dimensional echocardiography. In P. Lancellotti, J. Zamorano, G. Habib, & L. Badano (Eds.), *EACVI Textbook of Echocardiography* (2nd ed.) (pp. 59–69). Oxford: Oxford University Press.

Badano, L. P., & Muraru, D. (2016). Three-dimensional echocardiography. In R. M. Lang, S. A. Goldstein, I. Kronzon, et al. (Eds.), *ASE's Comprehensive Echocardiography* (2nd ed.) (pp. 3–10). Philadelphia: Elsevier.

Badano, L. P., Muraru, D., Dal Lin, C., & Iliceto, S. (2013). Instrumentation and data acquisition. In R. Lang, S. K. Shernan, G. Shirali, & V. Mor-Avi (Eds.), *Comprehensive Atlas of 3D Echocardiography. Philadelphia* (pp. 13–28). Lippincott Williams & Wilkins.

Lang, R. M., Badano, L. P., Mor-Avi, V., et al. (2015). Recommendations for cardiac chamber quantification by echocardiography in adults: an update from the American Society of Echocardiography and the European Association of Cardiovascular Imaging. *European heart journal Cardiovasc Imaging*, *16*, 233–270.

Lang, R. M., Badano, L. P., Tsang, W., et al. (2012). EAE/ASE recommendations for image acquisition and display using three-dimensional echocardiography. *Journal of the American Society of Echocardiography*, *25*, 3–46.

Thavendiranathan, P., Liu, S., Datta, S., et al. (2012). Automated quantification of mitral inflow and aortic outflow stroke volumes by three-dimensional real-time volume color-flow Doppler transthoracic echocardiography: comparison with pulsed-wave Doppler and cardiac magnetic resonance imaging. *Journal of the American Society of Echocardiography*, *25*, 56–65.

第 11 章
患者选择和设备优化
Optimization of the Patient and Equipment

Jose Rivero　Kurt Jacobson　Bernard E. Bulwer　Linda D. Gillam　著

魏　薪　译

一、概述

经胸二维超声心动图（TTE）的最佳图像取决于操作者（超声医生/内科医生）、患者及机器设备（超声系统）三者合作的共同结果（图 11-1）。本章重点阐述患者以及超声系统的优化获取技术，它主要包括了患者及探头位置的优化，也涵盖了操作技术及机器设置关于二维图像、频谱以及彩色多普勒的优化。

二、患者体位和探头位置的优化

如第 9 章所讨论到的一样，TTE 检查基于标准切面（左心室长轴/心尖四腔心）的框架结构之上。这些切面的图像/多普勒最佳获取方式取决适合的患者以及探头的位置（图 11-2）。虽然一些患者拥有较好的图像获取声窗，但有些患者却非常具有挑战性以至于在研究中我们常把它叫作"技术性难题"。超声医生有各种工具来帮助每个患者获得最好的超声心动图图像/多普勒信号。它们包括患者的定位、操作探头以及超声设备设置的有效利用。根据患者个体化不同可能需要非标准切面和操作，因此标准超声心动图切面主要是一种指导（表 11-1）。此外，非标准切面还可能被用来描述病理学特点，以及回答临床提出的问题。因此，我们的

目标是无论什么患者、探头位置及操作方式，超声机器设备都应当显示最佳的图像和（或）多普勒。对比剂的使用在第 3 章和第 12 章中有详细的讨论，但是它应当在这里被特别提出，因为超声心动图对比剂的适当使用是图像优化的关键组成部分。

超声探头和它的目标靶器官心脏之间隔着多骨的胸壁及充满气体的肺。这些都严重阻碍

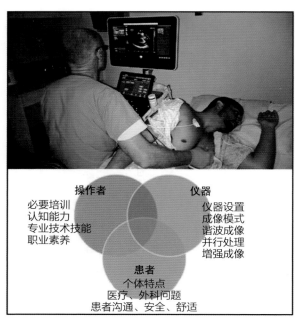

▲ 图 11-1　图示在优化超声心动图图像采集过程中，操作者、仪器和患者（下图为模式图）之间的交互作用

图片由 Bernard E. Bulwer, MD, FASE 提供

表 11-1　患者特征和检查注意事项

患者特征	检查注意事项
正常个体差异	使用指南推荐的探头位置或"声窗"。但需优化图像的最佳声窗来获取图像
声窗差的正常检查者	考虑更换患者体位、吸气、选择合适的探头和仪器调节
身材异常，包括肥胖	考虑使用低频探头（小于 2.5MHz），必要时使用超声对比剂
肺部疾病（如肺气肿、气胸）	肺过度膨胀使胸骨旁声窗减小或消失。剑突下可能是肺气肿患者最好的声窗。考虑使用超声对比剂
胸廓畸形（如脊柱侧凸、漏斗胸）	非标准切面和（或）患者体位可提供最佳视图
重症监护室或急诊室患者	有针对性或重点检查，并非进行全部扫查。经食管超声心动图（TEE）可适用。考虑使用超声对比剂
胸部手术后	剑突下检查可能是唯一的"自由"声窗。其他的成像选择（如 TEE 或对比剂）可能是必要的

超声声束的传播从而影响图像质量。使用不同的 TTE 探头位置或"声窗"以及包括在检查期间患者的体位，就是为了减少声束传输的阻碍，从而优化图像质量。

TTE 检查一般从胸骨左缘的声窗开始，患者处于左侧卧位，左臂向上抬高，探头位于胸骨左缘第三肋间或接近第三肋间隙（图 11-2）。有时患者的身体状况、有手术史或先天性异常可能需要探索更佳的方法，但通常这是最好的起点。左侧卧位时，心脏取代充满空气的肺更加贴近胸部，从而扩展了声窗。呼气末屏气以及浅呼吸也常常可以帮助获取优化的图像。在这个位置可以获得胸骨旁长轴及短轴切面。胸骨旁的切面必须具有轴向性，也就是说，在胸骨旁长轴切面中，心脏的长轴指向左侧或水平位。通常，若所记录的图像是心室长轴向上指向图像的左上角，则典型地反映了一个低于理想窗口的位置。在这样的非轴向切面中，左心室的心腔和室壁都不可能精确地测量，同时相同位置的短轴切面更加类似于椭圆形而不是圆形，使得评估间隔的轮廓以及室壁的运动难度增加。试着更高位的声窗或让患者更向左侧倾斜，可以避免非轴向切面（图 11-3 和图 11-4）。

也就是说，基底部以及中间段的短轴切面也必须从优化的长轴切面获取。但是为获取真正的心尖短轴切面，应当将探头远离胸骨并且下移。从这个新的声窗将探头旋转 90°，介于左心室长轴切面和心尖四腔心切面之间，可以获取一个心尖长轴切面，它可以减少漏诊心尖部室壁运动异常以及血栓的风险。应当引起注意的是标准胸骨旁左心室长轴切面没有显示心尖部分。对于升主动脉的显示，向上移动一个肋间隙并稍微向下倾斜探头，通常可以获得一个有效的声窗，胸骨右缘切面也是如此。

心尖切面在患者"陡峭的"左侧卧位时获得，这时候左心室心尖更加贴近胸壁，同时探头的位置应放在或者临近心尖搏动明显的地方（图 11-2）。对于心尖切面，应注意将探头移动到足够远的侧面和下方，以看到真正的心尖，避免心尖缩短的图像。在呼气末或患者屏气时获得图像可以使许多心尖切面优化，特别是心尖两腔心和心尖三腔心切面。尤其对于有左心室壁节段性运动异常的患者，可将探头从看似标准的心尖切面往下移动一个肋间隙，并嘱患者屏住呼吸，这样更易发现心尖部节段性运动异常以及心尖部的室壁瘤和（或）血栓。

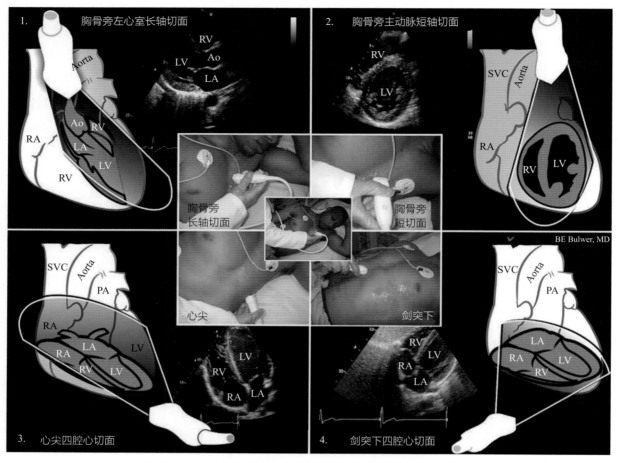

▲ 图 11-2　综合显示患者体位、探头位置和对应的超声心动图切面

Aorta/Ao. 主动脉；LV. 左心室；LA. 左心房；RA. 右心房；RV. 右心室；PA. 肺动脉；SVC. 上腔静脉（图片由 Bernard E. Bulwer, MD, FASE 提供）

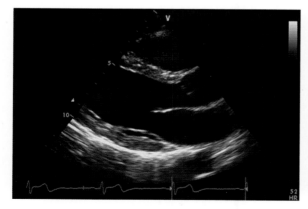

▲ 图 11-3　标准的胸骨旁左心室长轴切面

注意左心室长轴在图像上呈水平位。典型的该切面左心室心尖不可见

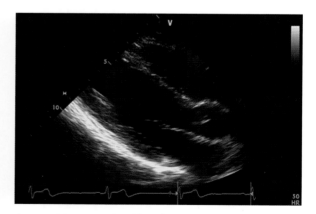

▲ 图 11-4　非同轴的胸骨旁左心室长轴切面

注意左心室长轴是斜向的。通过向上移动探头和（或）改变患者体位，可将其转换为标准的胸骨旁左心室长轴切面

嘱患者平卧位且膝盖弯曲，使其腹部肌肉放松，此时剑突下切面最易获得（图 11-2）。抬高床头通常会有所帮助，因重力会使心脏靠近探头。若吸气末获取图像，那么图像质量将得到进一步的优化。当患者用力吸气时，应用 2D 或者 M 型超声来评估下腔静脉内径随呼吸的变化，可用来估测右心房压力。然而值得注意的是，必须明确下腔静脉的变小不是因为吸气时操作者人为造成真正的图像切面丢失所致。三维图像的双平面模式可以帮助解决该问题。

获取胸骨上窝（SSN）切面时，患者保持仰卧位，颈部伸展或过伸，且头部旋转以方便探头放置。在患者肩部下方放一个枕头有助于患者颈部充分伸展。胸骨右缘切面是评估主动脉瓣狭窄基本的切面，该切面的获得是将探头置于患者胸骨右缘，方向与胸骨左缘长轴切面相同。同时患者应右侧卧位，右臂抬高，远离躯干。有种更小的无图像笔式探头会使胸骨上窝及胸骨右缘切面的多普勒测量更容易（表 11-2）。

三、二维成像的优化：机器设置

建立一种灰度模式（B 型）的解剖图像，是基于回波相对的强度（振幅）以及深度（时间），探头接收这些回波后必须经历一系列复杂的处理步骤才能形成随时间推移的 M 型图像、2D 图像或三维（3D）图像。返回的弱回波信号必须被放大到与图像整体"强度"一致，图像受到总体增益 / 时间增益补偿（基于图像深度）（图 11-5）以及侧面增益补偿（基于图像中间到外侧的位置）的影响。额外的调整包括对数 - 压缩（动态范围控制）来优化灰度图像。

有几个操作可以影响超声图像的对比度，它们可用于平衡图像，使得它不会显得过黑，过白或者过灰。动态范围（压缩；图 11-6）设置最强和最弱回波之间的范围，可以通过压缩或解压为更少或更多的灰阶来显示。充分压缩，图像将有高的对比度，并主要表现为黑色和白色。另一个操作方式是反射，它可以滤过低的回波信号（灰色），可能是用来剔除低的回波

表 11-2　优化图像采集的检查技巧

目　的	技术和方法
心脏移动最小化	• 安静或暂停呼吸（呼气末）
优化图像分辨率	• 图像深度最小 • 探头频率最高 • 调节合适的增益，动态范围，横向增益 • 帧频≥ 30 帧 / 秒 • 谐波成像
避免心尖短缩	• 陡峭的侧卧位 • 有洞的床垫 • 不要完全依赖心尖搏动 • 将探头从最初的心尖声窗向下移动一个肋间隙，检查深吸气时是否显示了比最初切面更多的心尖节段 [和（或）室壁瘤]
最大限度显示心内膜边界	• 组织谐波成像 • 使用对比剂来增强心内膜边界的显示
识别舒张末期和收缩末期	• 使用心室腔大小和二尖瓣运动而不是依赖心电图（舒张末期 = 最大心室腔内径，收缩期末期 = 最小心室腔内径）
优化胸骨旁的声窗	• 心尖应指向水平位。如果没有，尝试更高位的胸骨旁声窗和（或）重新调节患者体位

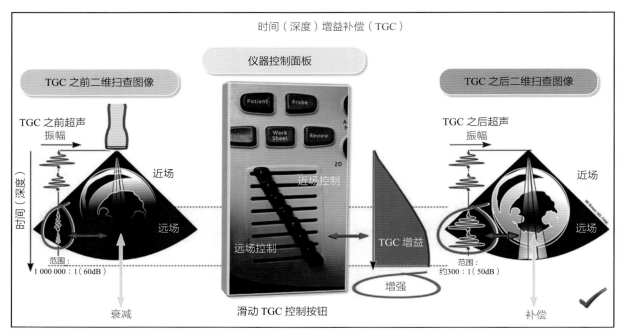

▲ 图 11-5　时间增益（或深度增益）补偿原理

当超声波从探头传播到成像目标时，会发生强度 / 振幅的衰减或损失。深度越大声波返回所需的时间更长且衰减更多，因此需要更多的补偿以达到最佳的显示效果（图片由 Bernard E. Bulwer, MD, FASE 提供）

信号使得图像变得更加清晰。超声专家可以通过调整现代全功能仪器平台上的几种仪器设置（"knobology"）来优化图像质量（图 11-7 和图 11-8；表 11-3）。

四、超声造影的应用

超声造影的应用在第 3 章和第 12 章详细讨论，但这里必须提及，是因为它在图像的优化中起着非常重要的作用。本章主要着重讨论患者以及设备、特定造影预设的使用 [应用谐波图像和与非增强造影图像相比较低的能量输出设置（机械指数）] 的优化。优化设置根据对比剂以及探头的不同而发生改变，同时建议读图的人与超声造影医生以及系统应用专家一起工作以保证图像得到了优化。

五、频谱多普勒检查的优化

多普勒超声心动图是综合 TTE 检查的一部分。它基于多普勒的原理，使得无创评估血流的速度、方向以及运动形式成为可能。与 B 型超声运用回波的振幅来建立二维图像不同，多普勒超声心动图应用回波频率的改变或者平移来探测和定量血流速度（图 11-9 和图 11-10）。按照惯例，红细胞朝向探头运动时显示为基线上方的信号，背离探头运动时信号显示为基线下方。

心动周期中血流速度会发生变化。医生可以评估血流速度，它以红细胞流速随时间变化而绘制的直方图来显示。这就是所谓的频谱多普勒。

综合超声心动图检查中常用的两种频谱多普勒是脉冲波多普勒（PW）和连续波多普勒（CW）。PW 用于评估小取样容积内特定解剖位置的血流速度（图 11-10）。PW 因为这个"特定范围"而具有优势，使得它可以对于血流分布进行定位探测。这也可以延伸为检测反流病变以及分流的能力。PW 最主要的缺点是不能准确记录超过 Nyquist 极限的血流速度，它与取样容积到探头的距离成反比。因此，PW 成像窗口应尽可能靠近感兴趣的区域。CW 多普

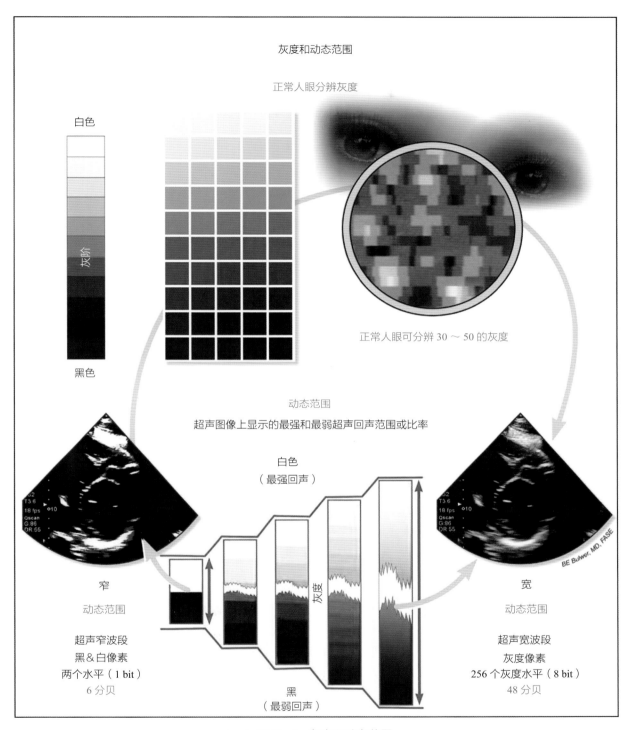

▲ 图 11-6　灰度和动态范围

正常人眼分辨灰度的能力受到环境整体亮度以及环境和地面照明强度的影响。动态范围调整是通过增加（解压）或减少（压缩）灰度阴影来优化图像（图片由 Bernard E. Bulwer, MD, FASE 提供）

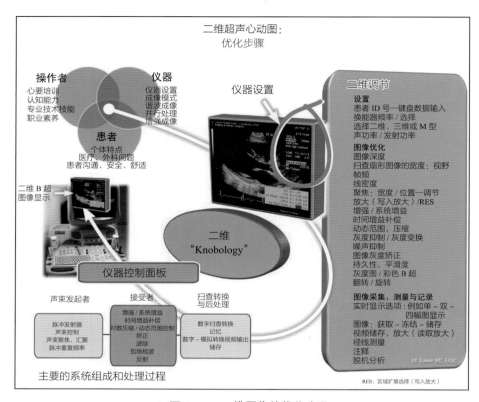

▲ 图 11-7 二维图像的优化步骤

注意带注释的仪器旋钮（图片由 Bernard E. Bulwer, MD, FASE 提供）

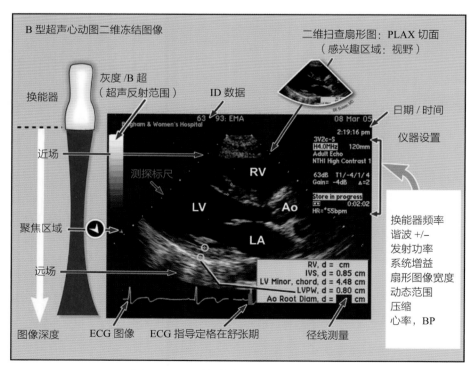

▲ 图 11-8 B 型超声心动图二维冻结图像显示

请注意显示器的各种元件以及在图像采集期间需要优化的仪器设置（图片由 Bernard E. Bulwer, MD, FASE 提供）

表 11-3　超声心动图仪器使用

二维	二维超声心动图，经常也指"B"超
三维	三维超声心动图
声功率	发射功率；超声束单位时间内的声能量输出 [瓦特（W）]；控制调整发送多少能量给患者；使用高功率默认设置优化图像质量（更好的信噪比）；声学输出指数：机械指数（MI）和热指数（TI）通常显示在图像上
标注键	在 B 超图像显示时，用于输入标签以及测量的功能键
归档	将超声图像传输到存储媒体（如 CD、DVD、USB 驱动器、在线 / 网络上传）
B 超	利用灰度对接收到的回波信号振幅进行亮度调节；显示格式包括 M 型、2D 和 3D
测量键	用于测量的功能工具，通常由指向装置激活
电影循环 / 回放	用于在应用冻结或保存功能前查看系统内存中最近获得的图像
彩色 B 超	B 超下应用各种色彩对比增强技术
加彩色	见彩色 B 超
深度	与探头的距离；根据需要进行调整，以观察特定的感兴趣区域；扫查扇形图像上可见深度范围；由于超声速度有限，帧率随成像深度的增大而减小
深度增益	深度增益补偿（DGC）；参见时间增益补偿（TGC）
动态范围 / 对数压缩	可在 B 超图像上显示的从阈值（最小）到饱和（最大）的回波强度范围；增加动态范围会增加灰色阴影的数量。减少动态范围减少灰色阴影的数量（图像显示更加黑和白）
边缘增强	选择性增强灰度像素差异，提高组织清晰度
视野	视场；感兴趣区域（ROI）或扫查扇形宽度；扇形图像，扫查扇形旋转或扫查角度 ±45°（典型范围 15°～90°）；参见扫查扇角；扇角宽度
聚焦	超声光束最窄的区域，显示最佳的空间分辨率；也称焦区、焦斑、焦点
聚焦、动态	这是一种调节超声波光束焦点的技术
焦点数量和位置	用于增加发射焦点区域数目或移动焦点区域的位置
帧	心脏超声显示数字记忆（典型显示由 512×512 像素组成）。B 超显示静态帧或定格帧；在扫查扇形图上显示
平均帧	时间录波器平均帧频，以显示更具美学意义的光滑图像
帧频	超声波设备实时处理和显示图像帧的速率或频率（帧 / 秒）；实时显示无闪烁的图像需要约 30 帧 / 秒的处理能力。提高帧频：缩小扫查扇区，降低成像深度，降低线密度
冻结	冻结对话框；视频图像的静态显示
频率	参见探头频率、脉冲重复频率（PRF）；多频
增益	系统增益；用于放大弱的回波信号，提高图像对比度；避免过度增益（特别是在手术室）
灰阶图像	在 B 超（亮度模式或灰度）图像时，表示回波强度或亮度；产生最高强度回声的结构呈白色回波反射，"亮回波"）；几乎无回声的结构呈黑色（无回声区或"无回声"）；人眼可从可能显示的 256 种灰色阴影中分辨出 16～32 种灰色阴影
谐波成像	一种提高图像质量的技术；改善信噪比，减少旁瓣伪影，改善横向分辨率与基本频率成像。物理原理在第 1 章中讨论

（续表）

图像优化	包括预设、探头频率、成像深度、聚焦、增益 /TGC 和自动优化功能
线密度	扫描线密度；调整以优化 B 超帧频或空间分辨率；扫描扇区内的扫描线数；由于超声速度有限，帧频和时间分辨率随线密度的增加而降低
机械指数	描述超声的非热能和生物安全影响（如空化、微泡破裂）的声输出测量；比较了透射超声的峰值稀薄压力和中心频率两个参数
M 型	时间 – 运动模式（T-M-mode）；一维超声心动图随时间变化，x 轴是时间，y 轴是深度
探头	换能器外壳，但广泛地称为换能器
脉冲重复频率（PRF）	脉搏率或 PRF；传感器每秒发送的脉冲数或单独脉冲数；如果要求图像范围清楚，那么脉冲回波操作要求换能器在传输另一个成像脉冲之前必须等待回波（"往返"）；PRF 一般为 1000～5000 脉冲 / 秒（1～5kHz）；因此在成像深度较浅时，PRF 可能改善帧频
读放大	一个后处理功能，允许对存储的图像中操作人员定义的感兴趣区域进行简单的图像放大（与"写放大"相比，图像分辨率没有变化）
感兴趣区域（ROI）	超声图像上感兴趣的解剖区域
拒绝	放大和处理阈值的选择；消除不必要的"噪声"
RES	区域扩展选择（参见"写入放大"）
分辨率	成像细节；显示图像细节而不模糊的能力；囊括轴向、侧向、厚度、时间和对比分辨率
扫查切面	换能器光束范围内解剖扫查切面
扇形扫查	扫查解剖切面的扇形图像框
扫查大小	参见扫查宽度；视场；扫查角度加图像深度
扫查宽度	扇形扫查角度 ±45° 的图像；宽扫查扇区（增加线密度）导致较低的帧频和时间分辨率
光滑度	图像平滑或软化；后处理功能
空间组合	这是一种提高图像质量的技术，它通过合并或平均多个超声角度获得的超声图像成为一个单一的图像
抑制	去除不需要的低回波信号或声学"噪声"
扫查速度	改变横扫时间线的速度
时间增益补偿	TGC；补偿波束衰减（随成像深度增加而造成的声能量损失）；使用显示面板上的滑动控件对回波进行依赖深度的放大（基于图像显示的应用）；也称为深度增益补偿（DGC），时变增益，或可变横扫增益
描记	追踪选定感兴趣区域的测量工具（如周长和横截面积）
换能器	探头包含压电元件；相控阵传感器尽管局限于一个小传感器"脚印"（如肋间隙或食管腔），但仍能获得广泛的视野
换能器频率	超声波光束的基本特性 [以兆赫兹（MHz）计]；经胸、经食管超声心动图的典型值范围分别为 2～5MHz 和 5～7.5MHz；现代传感器能够多赫兹操作
写入放大	一种预处理功能，允许在操作者定义的感兴趣区域内的动态图像进行放大；重新扫描选定区域获得的图像分辨率有所提高（与"读取放大"相比，线密度和像素有所增加）；RES：区域扩展选择
放大	读取放大、写入放大

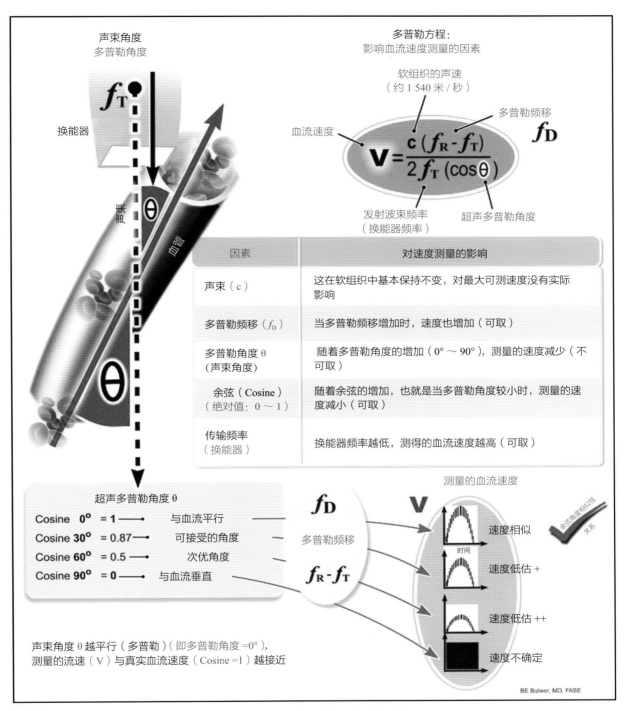

▲ 图 11-9　多普勒角度和多普勒方程

当探头超声束与血流方向平行时，多普勒血流速度评估最为准确（例如多普勒角度为 0° 时）。多普勒角度越大（意味着更少的血流平行），越容易低估真实血流速度（图片由 Bernard E. Bulwer, MD, FASE 提供）

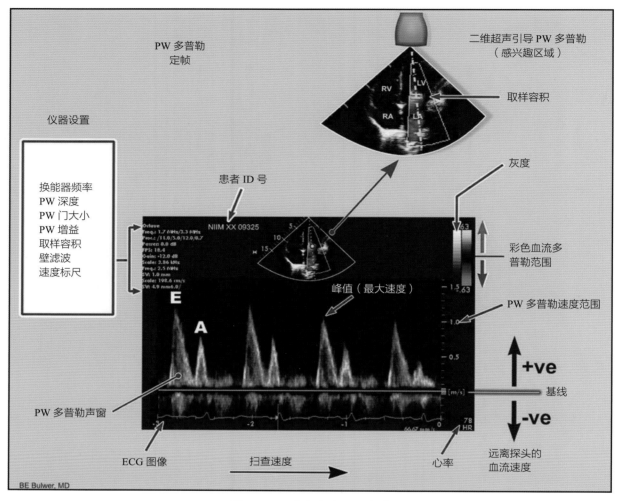

▲ 图 11-10   脉冲波（PW）多普勒

PW 多普勒时间 – 速度谱显示从心尖四腔心切面获得正常左心室充盈或跨瓣血流模式。使用 PW 多普勒成像，应用适当的技术，包括最佳探头位置（多普勒角度）以及适当的仪器设置时，便可得到最佳的信息（图片由 Bernard E. Bulwer, MD, FASE 提供）

勒克服了这种混叠限制，但不能区分血流速度记录的位置，只能识别速度来自于取样线。因此这两种多普勒常结合在一起综合应用。

血流速度的测量受到多种变量的影响，这些变量可由超声医生操控。其中最主要是血流方向与多普勒声束的夹角。根据多普勒方程，当入射角度是 180° 时（与血流平行），记录的血流速度是最准确的。同时，当探头发射的声束与血流呈垂直关系时，将无法准确测量血流速度。进一步探究多普勒方程与余弦值的关系时发现当入射角 > 30° 时血流测量的准确性才

会受到明显的影响（图 11-9）。

由于角度依赖现象，多普勒的测量都在预先设定的切面进行测量（图 11-11）。然而这只是基础，信号最优化的状态是尽量使血流朝向或者背离探头，从而获得最高的血流速度。当夹角为 90° 时可能产生严重的假阳性或假阴性信号，这种情况应当避免。目前建议使用角度矫正方法来矫正次优化状态的入射角，它的局限是只能用于矫正切面角度，而不能进行三维矫正。否则，超声医生则需要努力尝试调整入射角，听信号的音高以及观察频谱上的最高血

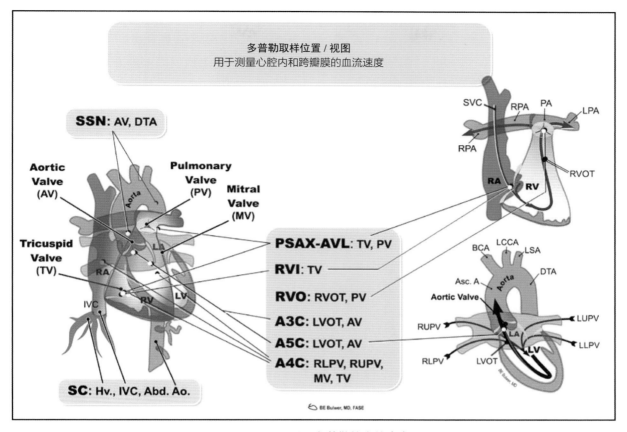

▲ 图 11-11　用于多普勒检查的声窗

声窗的选择主要是为了最大限度地使超声声束与血流方向平行，并使探头与感兴趣区域之间的距离最小化。A3C. 心尖三腔心；A4C. 心尖四腔心；A5C. 心尖五腔心；Asc. A. 升主动脉；AV. 主动脉瓣；BCA. 头臂干；DTA. 胸降主动脉；IVC. 下腔静脉；LA. 左心房；LCCA. 左颈总动脉；LLPV. 左下肺静脉；LPA. 左肺动脉；LSA. 左锁骨下动脉；LUPV. 左上肺静脉；LV. 左心室；LVOT. 左心室流出道；MV. 二尖瓣；PA. 肺动脉主干；PSA-AVL. 胸骨旁主动脉瓣短轴切面；PV. 肺动脉瓣；PVs. 肺静脉；RA. 右心房；RLPV. 右下肺静脉；RPA. 右肺动脉；RUPV. 右上肺静脉；RV. 右心室；RVI. 右心室流入道；RVOT. 右心室流出道；SC. 剑突下；SSN. 胸骨上窝切面；SVC. 上腔静脉；TV. 三尖瓣（图片由 Bernard E. Bulwer, MD, FASE 提供）

流速度。

　　彩色血流多普勒（稍后讨论）可能可以帮助引导频谱多普勒，特别是应用 CW 时。例如测量三尖瓣反流束的最高速度时，彩色血流位置可以指导多普勒取样线和（或）取样容积的位置。因此，这两者常互补应用。除此之外，频谱多普勒测量速度的优化有多种仪器设置需要调节，以避免速度混叠及伪像（框 11-1）。

　　对于 PW 来说，比较重要的一点是获取的情景，在血流可以定量的任何情景常常都可以测量其速度。在这些应用中，PW 频谱的增益应调低以便可以显示完整的多普勒频谱。调整已获得频谱的亮度以及对比度可以对次优化记录的信号进行补充，但这并非首选方法。

六、彩色多普勒频谱检查的优化

　　实质上，彩色血流是脉冲波多普勒的参数表现；它展示了彩色编码的血流速度，一般情况下，映射于 B 型模式（2D、M 型或者 3D）超声图像上（图 11-12 和图 11-13）。血流方向背离探头时显示为蓝色；朝向探头时显示为红色，即迎红背蓝（BART）。对于 PW 频谱多

1. 优化声束 – 血流方向：最小化多普勒角度。

2. 使用彩色多普勒引导频谱多普勒取样线（PW/ CW）± 取样容积（PW）的放置。

3. 避免 / 纠正混叠：调整成像窗口、基线和速度标尺设置，以避免 PW 的混叠；切换到高 PRF 以增加混叠速度。

4. 调整增益设置：尽量减少噪声和伪影。

5. 优化壁滤波设置：尽量减少低频（来自血管壁及瓣叶），从而优化频谱的显示。

6. 取样容积的大小：通常 PW 时 2～5mm 的取样容积是最好的。更大的取样容积缩小了范围特异性和加宽了多普勒频谱。

7. 避免或尽量减少多普勒伪像：包括混叠、镜像、阴影、重影、串扰、波束宽度伪像和不适当的增益设置。

CW. 连续波多普勒；PRF. 脉冲重复频率；PW. 脉冲波多普勒

普勒而言，最大血流速度可以清楚地显示取决于 Nyquist 极限。原色对应的像素是依据平均速度，但这个平均值周围的变化可以通过叠加一个颜色编码（通常是绿色）来获得不同颜色（图 11-12 和框 11-2）。

与其他的多普勒一样，彩色多普勒也具有角度依赖性。其相对特别之处在于它的帧频。通过减小感兴趣彩色区域大小（彩色框），减少深度以及减小扇角宽度均可提高帧频（框 11-2）。

七、总结

本质上，超声心动图是医生以及患者依赖的图像形式。一个优秀的超声医生可通过结合患者和探头的位置以及上文所述的机器调整从而优化图像。

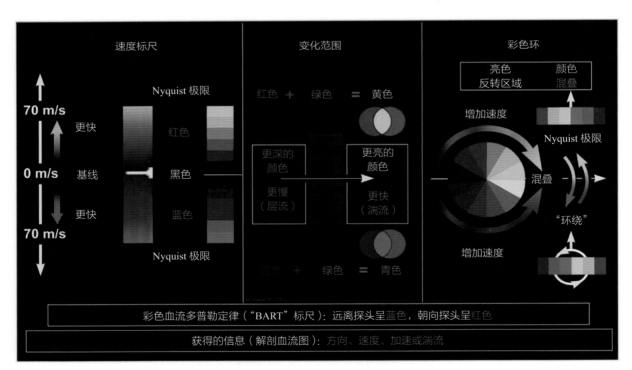

▲ 图 11-12　彩色多普勒概念图

速度标尺是速度参考图，它将记录的颜色"转换"为速度。左图显示的标准红 – 蓝速度"BART"标尺。原色对应的像素是依据平均速度，但这个平均值周围的变化可以通过叠加一个颜色编码（通常是绿色）来获得不同颜色（中）。右图显示了颜色混叠的概念（环绕）（图片由 Bernard E. Bulwer, MD, FASE 提供）

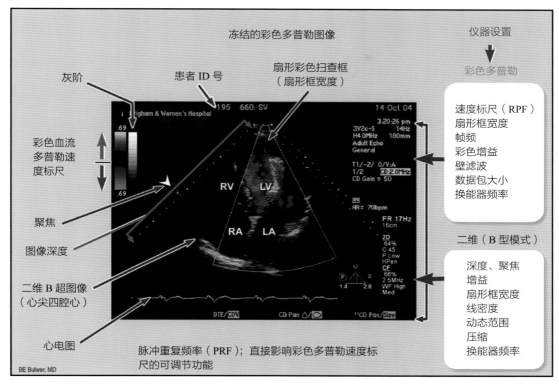

▲ 图 11-13　彩色血流多普勒成像的仪器控制设置

冻结框上是彩色多普勒及二维 B 超图像上主要操控件的注释（图片由 Bernard E. Bulwer, MD, FASE 提供）

框 11-2　优化彩色血流多普勒检查

1. 优化多普勒角度：使声束和血流方向平行。

2. 提高帧频：

　• 减小扫查扇形宽度——减少扫查线的数量或密度。

　• 缩小彩色扫查区域或感兴趣区域的深度（距离）——增加脉冲重复频率。

3. 优化色彩增益设置：减少增益到刚好图像有黑色（彩色抑制）像素点之前。

4. 优化彩色血流标尺设置。一般情况下，Nyquist 极限在 50 ～ 60cm/s。

5. 避免 / 减少彩色多普勒伪像：颜色混叠、镜像、不正确彩色增益设置、阴影、重影和波束宽度伪影。

6. 心脏瓣膜疾病评估中对彩色血流束大小有显著影响的设置 / 变量：

　• 彩色增益

　• 彩色血流速度标尺

　• 探头频率

推荐阅读

Hedrick, W. R., & Peterson, C. L. (1995). Image artifacts in real-time ultrasound. *Journal Diagnostics Medicine Sonog, 11,* 300–308.

Kisslo, J., Adams, D. B., & Belkin, R. N. (1988). *Doppler Color-Flow Imaging.* New York: Churchill Livingstone.

Lee, R. (1989). Physical principles of flow mapping in cardiology. In N. C. Nanda (Ed.), *Textbook of Color Doppler Echocardiography* (pp. 18–49). Philadelphia: Lea & Febiger.

Quiñnes, M. A., Otto, C. M., Stoddard, M., et al. (2002). Doppler Quantification Task Force of the Nomenclature and Standards Committee of the American Society of Echocardiography. Recommendations for quantification of Doppler echocardiography: a report from the Doppler Quantification Task Force of the Nomenclature and Standards Committee of the American Society of Echocardiography. *Journal of the American Society of Echocardiography, 2,* 167–168.

第 12 章
增强超声造影在实践中的应用
Utilizing Contrast Echocardiography in Practice

Federico Moccetti　Jonathan R. Lindner　著
魏　薪　译

一、概述

　　增强超声造影是一种特殊的心血管超声技术，它依赖于声学活性对比剂的应用，是对常规及多普勒超声心动图进行补充。虽然声学活性超声对比剂有许多不同类型，但已获批准用于临床的对比剂均由充气微泡组成，其包裹在由表面活性剂材料、白蛋白或生物相容性聚合物组成的稳定外壳内（图 12-1）。人体使用的绝大多数微泡都比红细胞小，这使得微泡能够在静脉注射后通过肺循环并分布在血管内。对于大多数超声造影，对比剂的信号主要来自于微气泡在声场通过时的线性及非线性反射。微气泡超声反射的类型和大小与声学变量（压力、频率和脉冲持续时间）、微泡的大小和浓度及外壳的黏弹性相关。微泡振荡的独特信号最好是由特定的造影方法（见第 3 章）进行检测，它主要表现为回声增强及浊化。

　　从广义上讲，超声造影已应用于临床实践中，它能更好地检测或表征常规超声心动图未观察到的心血管结构，例如内膜-心腔界限，或检测一些不能用非增强超声造影进行评估的生理或病理生理特征，如心肌灌注。因此，我们提倡在某些特定的患者或情况下应用超声造影，它既可提高诊断的准确性及信心，又可扩大超声心动图在标准 B 型或多普勒超声不能满足的情况中的作用。

　　本章我们将要讨论超声造影在临床中的广泛运用。这些运用都已经被证实或者理论上会对患者的诊疗造成相关影响。这些应用主要包括了运用微泡评估：①心室腔的大小及功能，②异常的心血管结构；③心血管血流动力学；④依赖于检测微泡通过微循环的组织灌注（微血管超声造影，MCE）。

二、左心室造影

（一）心内膜增强

　　目前，超声造影最常见的临床运用是当常规超声心动图的心内膜显示困难时评估左心室的功能及其节段性室壁运动。尽管超声影像技术在图像的分辨率及质量方面有持续的改进，但不能获得清晰可见的心内膜边界仍然很常见。静脉注射的微泡大多数都能很好地显示心腔与心内膜之间的界限，因此提高了评估左心室大小和整体及局部左心室收缩功能的能力。

　　左增强超声造影技术识别心内膜边界是通过左心室腔内浑浊微泡充填整个心腔，与较暗的心肌形成对比，进而辨别轮廓。心肌血容量（MBV）只占心肌质量 5%～10%[1]，因此

外壳	气体	大小	商品名
脂质 / 表面活性剂	C_3F_8	1～3μm	**Definity**
	C_4F_{10}	2μm	**Sonazoid**
	SF_6	2～3μm	**Sonovue/Lumason**
	空气	2～3μm	**Levovist**
白蛋白	C_3F_8	2～4μm	**Optison**
聚合物（PLGA）	C_4F_{10}	2～3μm	**Imagify (AI-700)**
聚合物 / 白蛋白	空气	2～3μm	**Cardiosphere**

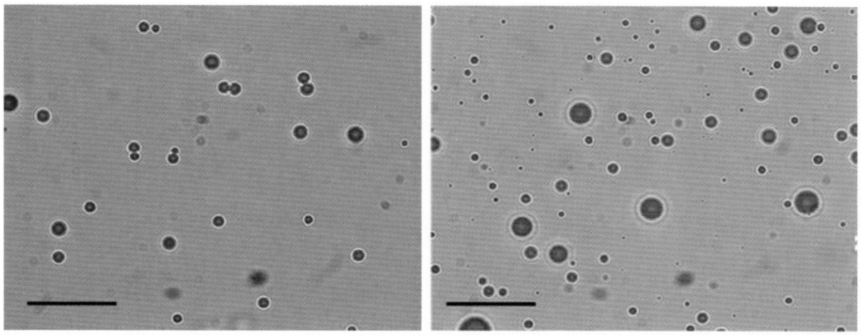

◀ 图 12-1　商业生产应用于人类的主要对比剂

不是所有的对比剂都可以被监管机构批准而运用于人类（目前 Optison、Definity、Lumason 只在美国获批）。图表展示了微泡的组成成分及平均直径大小。图片显示了两种不同对比剂的相对单分散（左）和多分散（右）分布，表明相似的平均直径大小并不代表分布相似。PLGA. 聚乳酸 - 羟基乙酸共聚物

相对左心室腔，心肌的造影信号只占很少的比例。有种情况例外，就是当微泡浓度相当高且超过了心腔的动态范围时，心肌的信号可与心腔的信号一致使得识别心内膜界限困难（图 12-2A）。当心腔里的微泡浓度很高时也可引起图像声束的衰减，从而造成远场区域的伪影。采用低功率超声成像可以避免微泡对图像的影响。因此左心声学造影时，一般以弹丸式小剂量反复静脉注射对比剂或适当速度持续输注对比剂，这样使得心腔完全浊化而避免衰减。现代超声系统特定的造影设置复合运用了幅度调节及相转化技术，因为其能产生高的对比信号及清晰的心内膜边界。然而，当在运动或者多巴酚丁胺负荷实验中评估节段性室壁运动时，这些方法不适用，因其与多脉冲技术结合应用时，其固有的帧频减低，组织产生的"闪激"伪像，以及心肌在峰值负荷情况下的充血状态都可能使心肌与心腔之间的界限清晰度

减低。尽管心腔造影在识别心内膜界限时非常有效，但它与其他所有影像学技术一样，图像质量也受到肋骨衰减及声束 - 变化伪像的影响（图 12-2B）。

（二）左心室壁运动及收缩功能的评估

识别心内膜边界是评估室壁运动异常、测量 LV 大小和计算左心室射血分数（LVEF）的必要条件。有高达 20%～30% 患者在做负荷超声心动图时，心内膜难以清楚显示[2]。在肥胖、慢性阻塞性肺疾病、机械通气及不能优化图像的患者中，超声声窗差尤其难办。左心增强造影恰好提供了一个提高心内膜分辨率的机会。有研究纳入了未经选择的患者和应用常规超声图像具有技术困难的两类患者静脉注射脂质或者外壳包裹白蛋白的对比剂[3]，结果明确显示在这两类人群中应用超声造影可增加研究对象的数量，增加左心室室壁运动异常对应节段的数量，减少观察者间的变异，同时也增加

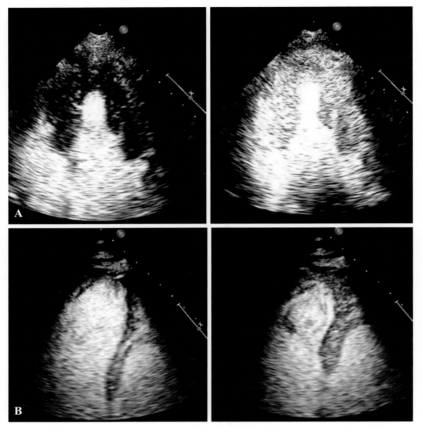

◀ 图 12-2 伪像使得增强超声造影解释更加复杂的示例

A. 多巴酚丁胺负荷超声心动图的心尖四腔心切面收缩末期图像显示了最理想的心腔及心肌增强对比使得心内膜辨别更加容易（左），以及由于微泡浓度高和血流较大导致心肌混浊明亮从而引起血液 – 心肌界限辨析度差（右）；B. 心尖长轴的舒张末期（左）及收缩末期（右）图像显示了由于肋骨伪影造成下侧壁中间段到基底段不能识别

了阅读图像者的信心。超声造影将常规超声无法判断的情况转变成一种可用的诊断技术，这尤其适用于声窗常受限的重症监护室患者[4, 5]。一项大型多中心研究检测观察节段性室壁运动异常的组间变异性，超声造影小于心脏磁共振（MRI）、动态心室造影及常规超声心动图[6]。

左心室大小或者 LVEF 的精确测量影响着临床决策，并呈持续扩展和发展状态。这些定量测量是选择植入式除颤器、心脏再同步化治疗、左侧瓣膜置换 / 修复术患者的组成部分，也是指导心力衰竭或心脏毒性化疗方案最佳药物治疗的组成部分。上述决定的严重性，无论是从患者的角度，还是基于治疗的社会经济影响，都强调了测量左心室容量和 LVEF 的可靠和可重复的重要性。当使用放射性核素或有创性左心造影或心脏 MRI 作为金标准，即使在非选择性声窗困难的患者中，静脉注射对比剂的左心室心腔造影相较于常规超声心动图

在测量 LV 容积和 LVEF 都更加准确以及精确（图 12-3）。对比剂的应用已被证明可以持续地改善观察者间 LV 容积或 LVEF 的测量差异，特别是在有两个或两个以上相邻的不清晰节段的患者中[4, 6, 7]，与心脏 MRI、常规超声心动图[4]、动态心室造影[4, 9-16]相比较，其观察者间变异性最小。

在选择性患者中使用增强超声造影的成本效益已在许多研究中得到检验。尽管对比剂的成本和准备执行造影超声心动图的时间代表额外成本，在这项研究中增加的时间可最小化为较早决定应用造影方案，抵消超声医生在常规超声中反复尝试提高图像质量而浪费的时间。另一个关于造影超声心动图成本 – 效应的考虑是依赖超声心动图的其他后续诊断方法的费用或者常规超声心动图诊断不恰当而浪费的治疗费用。所有的成本 – 效益研究均显示后续资源应用的减少使得声窗受限的患者中应用造影超

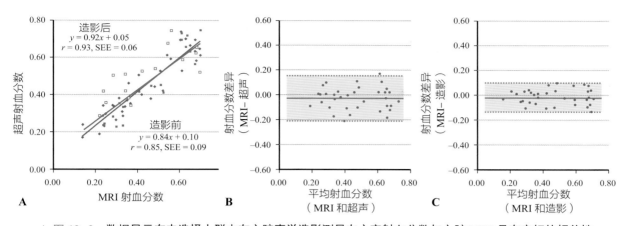

▲ 图 12-3　数据显示在未选择人群中左心腔声学造影测量左心室射血分数与心脏 **MRI** 具有良好的相关性

A. 心脏超声及 MRI 射血分数测量的相关性（方形：造影前，菱形：造影后）显示造影后相关系数更高，标准误更低。Blant–Altman 盲法发现与增强造影超声（C）相比较，普通超声（B）的一致性更差（虚线）[引自 Hundley WG, Kizilbash AM, Afridi I, Franco F, Peshock RM, Grayburn PA. Administration of an intravenous perfluorocarbon contrast agent improves echocardiographic determination of left ventricular volumes and ejection fraction: comparison with cine magnetic resonance imaging. *J Am Coll Cardiol*. 1998;32(5):1426–1432.]

声心动图是有效的策略[5, 13, 17]。除了节约成本外，造影超声心动图对使用常规超声检查有技术困难的住院患者和门诊患者能更好地了解节段和整体左心室功能，这已被证实会影响后续的治疗或手术安排（图 12-4）[5]。应当认识到在这种类型的分析中，管理方面缺乏变化并不一定代表相关信息没有影响患者的诊疗。在对接受超声心动图检查的危重患者进行回顾性研究中，造影超声心动图在图像质量受限时提供的优越信息使得死亡率显著降低了 1/3[17]。

（三）负荷超声心动图

负荷超声心动图是可疑冠心病（CAD）患者无创性检查的基石。当它在适当的预实验可能是 CAD 的患者中应用时，其发现心外膜梗阻性病变的敏感性在 80%～90%，特异性稍低于 80%[19]。传统的负荷超声心动图主要用于检测局部节段收缩异常和收缩储备。因此，负荷超声心动图的最佳实施依赖于能够显示每一个节段，且读图者能很好地观察每一个节段及有高度的信心。负荷期间的增强超声造影 LVO 已被证实可增加可判断节段的数量，提高主观性研究的质量，并增加读图者的信心[10, 21, 22]。对

于基础图像有困难的患者，以及当图像被缺乏经验的读图者阅读时，LVO 的作用更大[7, 22]。在心内膜识别能力差的节段，如侧壁基底段和下壁基底段，LVO 的作用尤其明显。LVO 的另一个重要作用是能够确保真正的 LV 心尖成像而不是被缩短。由于负荷后存在肺过度通气或过度的心脏位移，基线图像佳的患者负荷后也很难预测图像是否会恶化，因此有部分人提倡造影超声心动图应在大部分的负荷超声患者中应用。然而造影超声心动图应用于基线图像质量差的患者中影响更大，从而使得这一提议搁置[22]。

（四）左心腔造影与心脏肿块及其他左心室异常

许多病理生理情况下左心室腔均可出现血栓，但最常见的是累及前壁心尖段的 LV 缺血性收缩功能障碍。有研究发现，超声心动图显示心肌梗死（MI）后有左心室血栓的患者出现栓塞并发症的风险增加 5 倍[24-26]。能够准确地检测左心室血栓不仅影响抗凝策略，同时也影响某些项目患者栓塞的风险评估，例如涉及在 LV 放置大型导管的经皮瓣膜手术或者是经

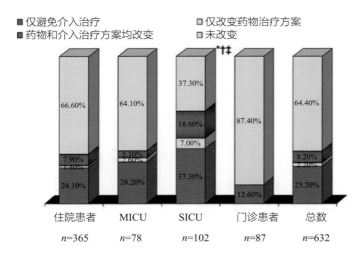

■ 仅避免介入治疗　　□ 仅改变药物治疗方案
■ 药物和介入治疗方案均改变　□ 未改变

◀ 图 12-4　各种住院及门诊患者应用超声造影后在患者管理方面的临床影响

由于该研究缺乏一些管理措施的改变，因此这些数据不能反映所有的临床结局，但不代表它没有临床影响。MICU. 重症监护病房；SICU. 外科手术重症监护病房；*P < 0.001. 与住院患者比较；†P < 0.001. 与门诊患者比较；‡P =0.004. 与 MICU 患者比较 [引自 Kurt M, Shaikh KA, Peterson L, et al. Impact of contrast echocar diography on evaluation of ventricular function and clinical management in a large prospective cohort. J Am Coll Cardiol. 2009;53(9):802–810.]

心尖入路放置导管的 LV 辅助装置。常规超声心动图检测血栓很大程度取决于图像质量。且大部分左心室血栓发生在心尖，心尖近场图像常受到导管杂波、肋骨、功率不均和弱谐波信号产生伪影的影响[27, 28]。因此，在常规超声心动图检查中左心室心尖血栓的发生率差异很大[29, 32]，而使用动态 –MRI 作为检测血栓的金标准时，其敏感性低至 50%[32]。通过 LVO 超声心动图检测左心室血栓的诊断准确性和观察者间重复性显著提高[33–38]，从而达到准确性与动态 –MRI 相似[39]。LVO 对血栓检测的临床影响已在心肌梗死后血栓形成风险特别高的患者中得到证实。常规超声心动图不确定或者怀疑血栓的患者中，几乎有 1/3 者 LVO 排除了血栓的可能同时否决了口服抗凝药的治疗建议；也有约 11% 的患者常规超声未发现血栓而通过 LVO 检出（图 12–5）[40]。心肌梗死后造影超声心动图的另一个应用是检测不全性心肌破裂(假性室壁瘤)。

对比剂在肥厚型心肌病诊断中的作用是基于它能定义心内膜边界，从而能准确测量各节段心肌厚度。常规超声心动图中 LV 心尖近场伪影较常见，导致约 10% 心尖肥厚型心肌病患者漏诊[41]。心脏 MRI 和造影超声心动图对心尖肥厚型心肌病的诊断尤其有效，并能与心尖短缩相鉴别[42–45]。此外，部分心尖肥厚型心肌病患者还存在局限性心尖部室壁瘤，研究者们提出了各种机制假说[46]。因此，最新指南提倡在疑似心尖肥厚型心肌病时，推荐应用造影超声心动图来进一步评估[47]。

另外还有两种疾病也常在心尖部发生病理性改变，即嗜酸性粒细胞心肌病和左心室心肌致密化不全。嗜酸性粒细胞心肌病常是一种进展性疾病，表现为嗜酸性细胞浸润，心肌坏死，最终纤维化而形成限制性心肌病。附壁血栓较常见[48]。嗜酸性粒细胞脱颗粒和心肌细胞坏死均导致心内膜正常抗栓性消失和血栓前物质的释放。对比剂能够清晰地显示由炎症过程和血栓形成的左心室或右心室心尖的充盈缺损，有助于诊断嗜酸性粒细胞心肌病[48]。此外，心肌灌注成像（见下文）常有助于空间上识别心肌和血栓，从而将其与严重的心尖肥厚型心肌病区别开来。

左心室心肌致密化不全（LVNC）有许多不同的表型表现，通常继发于妊娠 18 周左右的心肌肌小梁不完全致密化。左心室致密化不全的心肌表现为海绵状外观，常呈节段性，主要发生于心尖部和侧壁。该疾病发现有几个基因突变（G4.5、ZASP、α-dystrobrevin）[49]。区别于单纯的左心室肌小梁增加，专家们提出了几个超声方面的诊断标准[50]。其中主要标准是收缩或者舒张期非致密化心肌与致密化心肌的比

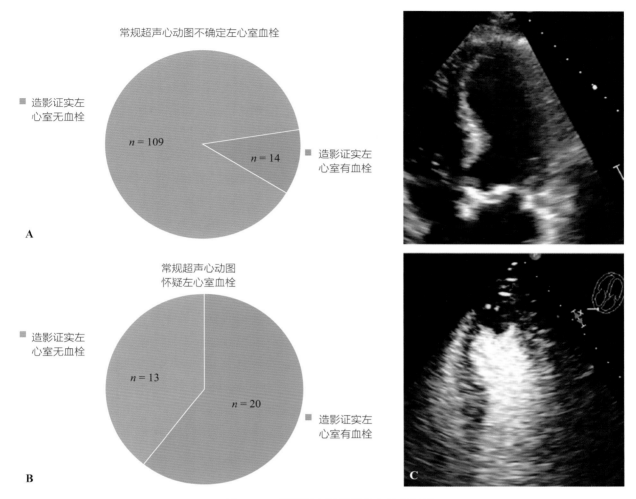

▲ 图 12-5　增强超声造影评估血栓的效果

饼状图显示了对于心肌梗死后 156 名常规超声心动图不确定（A）或者怀疑血栓（B）的患者进行左心室造影重新评估左心室血栓的数据。心尖四腔心切面收缩末期图像（C）中，左心室心尖血栓在常规心脏超声中显示不明显（上），而在增强超声造影中得到证实（下）[A 图和 B 图引自 Siebelink HM, Scholte AJ, Van de Veire NR, et al. Value of contrast echocardiographyfor left ventricular thrombus detection postinfarction and impact on antithrombotic therapy. *Coron Artery Dis*.2009;20(7):462–466.]

例是 2：1，至少有三个主要的肌小梁，且周围存在充满血流的小梁间隙，且致密化心肌厚度不超过 8mm。对比剂的应用不仅有助于描述肌小梁间血流的存在，且有助于测量致密化和非致密化心肌层的相对厚度[51, 52]。

三、造影超声心动图在多普勒超声中的应用

虽是说明外的应用，但对比剂增强多普勒信号在许多情况下是有益的，特别是在主动脉瓣狭窄及三尖瓣反流方面的应用，同时，这些评估也使得主动脉瓣狭窄和肺动脉压力的评估更明确。目前用于多普勒增强的对比剂剂量非常低，参见第 29 章。

四、微泡对比剂的安全性

这本书的第 2 章已更完整地回顾了关于微泡对比剂的安全性。本章将对影响临床应用的重要安全性问题进行总结。目前市场上销售的每一种超声对比剂，它们一系列评估微泡安全性的步骤已作为监管审批过程的一部分。这些研究包括生命体征、血流动力学、血液化学、血细

胞计数、补体激活和对比剂的流变性。批准过程还要求在批准的超声功率指南中证明这些微泡对比剂的空化不会产生任何不良生物效应。尽管这些药物被证明是安全的，但在 2007 年美国食品药物管理局（FDA）仍然给了一个黑框警告，原因是四个危重患者（注射了超过几百万单位的剂量）发生不良心血管事件被认为可能但并非绝对与对比剂相关。这一警告引发了几项大型注册研究，表明脂质微泡引发的严重心肺反应极其罕见，在接受对比剂的受试者中发生率为 0.01%[53]。此外，一项对住院患者经过匹配的研究表明，在超声心动图检查中接受超声对比剂的患者死亡率较低而不是较高，这可能表明基于超声造影提供的信息治疗得到改善[54]。在 FDA 强制标签中特别提到肺动脉高压和心房分流这两类特殊人群，研究亦证实了微泡对比剂在这两类人群中使用的安全性[55]。

与脂质体药物类似，脂质壳微泡制剂很少出现严重的反应与局部补体激活引起的非 IgE- 相关伪过敏反应有关 [补体激活相关伪过敏（CARPA）]。由于这种可能性，管理对比剂的实验室必须配备在对比剂使用和超敏反应治疗方面受过适当培训的人员。已报道与脂质壳微泡制剂相关的一种更常见但并非严重的不良反应是背部或侧腹疼痛。有研究指出这种副反应的机制是微泡在肾小球内的非阻塞性滞留以及随后产生的介质，如缓激肽，可激活疼痛受体[56]。这些反应通常在终止使用对比剂后不久就会消失。

尽管超声对比剂的安全性已得到证实，但值得注意的是注射用品确定了其使用的主要禁忌证，包括以前对对比剂过敏或心内存在右向左分流。不同对比剂禁忌证不同，但总的包括妊娠、哺乳期、肺动脉高压和严重肝病。

对比剂应用的一般建议

超声造影在各种情况下对诊断准确性和读图者的信心都具有积极影响，从而形成了它的相关应用以及不同医疗保健提供者在制订对比剂使用政策中作用的社会建议[35]。虽然这些建议为对比剂在不同临床应用中提供了有力的证据，但除了在不能显示一定数量的节段运动情况下使用外，对于个别受试者何时使用对比剂的具体建议还有些模糊。由于各种各样的临床问题，很难明确提供超声心动图检查的建议。因此，建议两种情况下使用对比剂是合理的（图 12-6）：①造影超声心动图是否能对回答临床问题有较大的影响；②常规超声心动图的图像质量如何？根据此建议，推荐造影超声心动图适用于排除任何室壁运动异常或精确测量左心室收缩功能或大小等情况；而评估二尖瓣狭窄或心包积液，对比剂所起的作用甚微。

因对比剂对患者诊疗的积极影响，美国等一些国家把造影超声心动图的推荐政策作为超声心动图实验室认证过程的一部分。同样，关于使用超声对比剂进行培训的声明也被纳入了成人心血管医学培训学员能力的政策和指南中[57]。

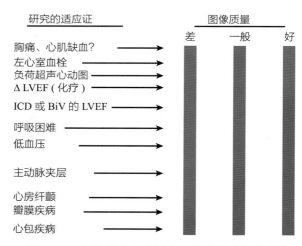

▲ 图 12-6　经胸超声心动图左心室造影对临床决策潜在影响的考虑

增强超声造影的效果受到超声心动图指征和非增强超声造影研究质量的影响；绿色表示造影很可能对诊断准确性和（或）读图者信心产生影响，而红色则表示对诊断准确性和（或）读图者信心影响较低。BiV. 双腔起搏器；ICD. 植入型心律转复除颤器；LVEF. 左心室射血分数

五、心肌超声造影（MCE）

（一）总论

MCE 是指使用超声对比剂评估微血管灌注或相关生理参数的技术。故只单纯追踪血管内的常规用于 LVO 的超声对比剂。因此，在对比剂保持稳定且不被惯性空化破坏的前提下，任何组织的信号增强程度与功能性血容量（主动灌注的）成正比。任何组织内的对比剂增强强度和微泡强度之间的实际关系也由成像系统的动态范围和后处理算法决定。当对 MBV 在组织内成像时，例如心肌里，血池的微泡浓度应当比背景噪声高，但也必须是相对线性或是在可测量的微泡浓度范围内（低于动态范围的饱和度）。当进行 MCE 检查时，由于右心室腔或左心室腔的位置，某些心肌节段较易出现衰减伪像，这时候应控制心腔内微泡浓度为旁边的心肌组织微泡浓度的 10～20 倍。采用非常规切面可能可克服这个问题。

（二）心肌血容量的评估

大型哺乳动物中每 100g 心肌中冠状动脉所含的血液容积大约 12ml[58]。这些血液大致均匀地分布在动脉、静脉和微循环中，微循环由毛细血管和中、小动脉及静脉组成。解剖学上大动脉和静脉大部分分布在心外膜表面。80%～90% 的心肌内 MBV 处于心肌毛细血管的微循环中。因此，在行 MCE 期间心肌信号增强主要显示为毛细血管内微循环的微泡。

（三）心肌血流定量评价

心肌血流量可定义为在一定速度下通过组织的血流量，此计算所需的两个参数可通过 MCE 确定。如果在不破坏或改变微泡完整性的情况下进行 MCE，那么在任何给定时间点心肌信号增强都代表相对 MBV。绝对 MBV（ml/g）的计算需要将心肌中微泡强度与血池中的强度统一（通常是左心室腔），前提是它们两者的微泡浓度是在浓度 – 强度关系的动态范围内。

心肌微血管血流的测量需要动力学信息。这一信息通过大功率 – 低频超声模式进行惯性空化而破坏微泡开始。由于微泡具有类似于红细胞的微血管行为，因此信号在成像切面心肌体积中再次出现的速率反映了血液的微血管流量率[59]。通常这种动力学信息可以通过以下两种方法之一来获得。第一种方法是通过一系列高功率超声快速破坏超声扇区内体积的所有微气泡。在接下来的 5～15 个心动周期内应用低功率实时成像可对重新进入微循环的微泡进行成像（图 12-7）。此种方法常通过心电图（ECG）T 波来识别收缩末期，因此时心肌内的较大血管由于心肌收缩变得最小[60]。测量流量率的第二种方法是仅使用高功率超声图像进行采集惯性空化过程中每一帧所产生的微泡信号。动力学信息由逐渐延长的图像帧间的时间直至 15s 来提供。这种方法提供了高对比度信号增强，但比第一种方法所需时间更多，且由于需保持恒定的成像切面，在技术上更难执行。时间（或脉冲间隔）与强度的关系可以拟成一个一阶指数函数。

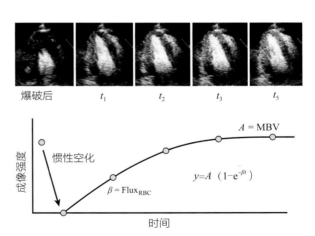

▲ 图 12-7　**心肌超声造影（MCE）评估心肌灌注的方法**
该曲线及收缩末期 MCE 图像显示了典型的应用高功率超声惯性空化破坏扇形图像区域内的所有微气泡并随后对心肌微血管内的微气泡信号补偿进行低功率实时成像的时间 – 强度数据。时间 – 强度数据可以用 1-exp 函数方程来表示，它可以计算 A 值（即心肌血容量，MBV）及速率常数 β 值（红细胞血流速度，Flux_{RBC}）。t. 时间

$$y = A\left(1 - e^{-\beta t}\right)$$

y 是爆破后任何时间 t 时的对比剂信号强度，A 是 MBV（对比剂）到达平台期的信号强度，曲线速率常数 β 代表微泡通过微循环的速率。MBV 与 β 的乘积可以表示血流量，且当 MBV 的信号以血池信号标准化后，则可量化至 ml/（min·g）[58, 61, 62]。这种心肌血流定量的方法是建立在成像过程中血池中微泡浓度恒定的基础上，因此最好通过持续的静脉注射对比剂来完成。

（四）心肌活性评估

大型多中心研究缺血性 LV 功能障碍时提出应用二次爆破的方式区别患者是否有或者缺乏心肌活性[63]。然而，临床医生对于近期心肌梗死或慢性 CAD 患者的心肌存活能力仍感兴趣。心肌存活能力及程度为患者预后提供了重要信息，并可帮助指导临床在病变区域规划冠状动脉血运重建[64-66]。

MCE 通过量化完整微循环的空间范围来检测心肌活性的存在和程度。一般来说，维持心肌细胞活力所需的较低血流阈值为 0.20～0.25ml/（min·g）（约为正常静息心肌血流的 25%），低于这个阈值就会发生心肌细胞坏死[67, 68]。血流也必须在毛细血管水平上有足够的空间分布，这一因素依赖于冠状动脉微循环远端部分的完整性。因此心肌的存活能力可以通过 MCE 成像检测反映微循环完整性的 MBV 来评估。用这种方式检查心肌存活能力的一种简化方法是应用弹丸式静脉注射微泡对比剂后没有任何增强信号提示心肌无活性[69-71]。对于 CAD 和慢性 LV 功能障碍患者，不管是在静息状态还是负荷状态，是否存在心肌活性和缺血都是临床关注的焦点。这使得破坏–再灌注动力学的应用更为常见，以同时评估心肌活性和低灌注[72, 73]。然而，仅使用 MBV 来反映心肌活性的方法已成为在急性心肌梗死患者中区分

顿抑和持续性低灌注的有效方法[74, 75]。

评估 MCE 在急性或慢性 CAD 中的应用的相关研究中对于心肌活性使用了几种不同的定义。之前用通过血管重建后静息状态功能的恢复来定义心肌活性，但目前认为已不合适，因静息时的室壁增厚主要取决于心内膜的状态，包括心内膜活性和心内膜血流状态[76-78]。即使由于心内膜下纤维瘢痕而不能恢复心肌功能，但具有活性的中层心肌和心外膜心肌血运重建后可在运动中保留收缩储备，并在临床上有助于减轻缺血和心力衰竭的症状，提高运动能力，减少心肌重塑和心脏猝死的可能性[64, 79-83]。

对于慢性缺血性左心室功能障碍的患者，MCE 已被证实可以提供心肌活性的室壁分布信息，这与钆增强心脏 MRI 延迟增强所提供的信息相似[84]。有研究显示应用定量 MCE 技术显示心肌活性的空间分布及程度与单光子发射计算体层摄影（SPECT）技术检测的放射性同位素具有良好的相关性，且有些研究得出应用静息状态功能的恢复作为终点事件时，MCE 的效果优于 SPECT[73, 85-87]。同时，MCE 在评估心肌活动性方面的准确性至少和多巴酚丁胺负荷试验一致[75, 88]。一些研究表明静息状态 MCE 更敏感，可能是由于多巴酚丁胺负荷时的室壁运动反应不仅受心肌活性影响，而且可能受缺血反应的影响。微循环完整的 MCE 成像评估心肌活性的优势包括低花费和可床旁操作。然而，来自左心室或者其他解剖结构的对比剂声学衰减可导致心肌内信号的丢失，以及低估容易形成这类伪像的节段（例如心尖切面的基底段）的心肌活性。

对于慢性 CAD 或急性心肌梗死患者，即使顺行性冠状动脉血流完全停止，侧支灌注仍可提供足以维持心肌活性的血流。MCE 的破坏–再灌注模式可以探测侧支循环的存在，以及是否充足。这种情况下，微血管流量率（β 函数或信号补充率）提供有关侧支供应的微血

管灌注程度的信息。显示任何造影增强的区域，即使是延迟增强，也能反映出侧支段的空间范围[89]。在急性 ST 段抬高型心肌梗死中，侧支血流的存在已被证实可预测静息左心室功能的恢复，而与冠状动脉闭塞的持续时间无关[69]。然而需注意的是出现进入梗死段的缓慢血流也可代表通过梗死相关动脉的前向血流减少。

在心肌梗死后早期，MCE 不仅能提供再灌注治疗成功后的早期信息，还能提供心肌挽救的程度（梗死后的活性）。缺乏毛细血管灌注的区域预示着最后梗死部位的程度，以及再灌注后微血管灌注不良的节段将不能恢复室壁运动[90-93]。然而，微血管灌注的存在并不能保证所有患者收缩功能的恢复，因斑片状或局限于心内膜下区域的梗死通常不会有正常运动[69, 72, 91, 92, 94, 95]。因此，急性血运重建术后在 MCE 时表现为部分心肌信号增强但室壁运动未恢复的心肌节段，在低剂量多巴酚丁胺负荷超声心动图时则显示有收缩储备[69]。需注意的是，由于梗死相关动脉再灌注后立即出现充血，在心外膜动脉再通后的最初几个小时内进行 MCE 可能会低估最终梗死的大小[94, 96]。

（五）可疑或者确诊 CAD 静息状态下的心肌灌注

静息二维超声心动图由于其广泛的可用性和便携性（包括掌上超声心动图成像系统）越来越多地应用于快速评估急诊科疑似心绞痛的患者。超声心动图在这种情况下的应用反映了现有方法（临床病史、心电图、心肌酶学）在快速确认或排除心肌缺血方面的局限性。这些局限性可能导致约 5% 的持续性心肌缺血患者延迟有效的治疗或不适当的出院，进而增加高死亡率的风险[97]。超声心动图可快速检测进行性或近期已解决的心肌缺血引起的节段性室壁运动异常[98, 99]。超声心动图还可识别其他可能引起相关症状的疾病，如主动脉疾病、心包或瓣膜病变或非缺血性心肌病。

当使用静息超声心动图局部室壁运动来评估可疑心肌缺血的患者时，对读图者来说清楚地观察每一个心肌节段并有较高的信心是非常重要的。因此，如前所述，最近许多研究使用超声对比剂来提高检测静息室壁运动异常的准确性[100-102]。当已经出现室壁运动异常时，增加灌注成像的价值是基于对某一种血流状态的识别能力：①完全缺乏灌注；②低灌注，但有一些顺行或者侧支血流；③心肌顿抑状态，即灌注正常但室壁运动异常持续存在。灌注成像也可帮助识别类似典型急性冠状动脉综合征 (ACS) 的其他临床情况，例如应激性心肌病[103]，尽管其室壁运动异常明显，但灌注正常。因此，MCE 灌注成像不仅可超过临床病史、心电图和早期心肌酶学对缺血性心肌病诊断的准确性，还可预测近期和远期心血管事件的风险（图 12-8）[100, 102, 104, 105]。在症状消失期间或消失后，正常室壁运动和心肌灌注这一阴性结果的较高预测价值被认为是简化诊疗和节约成

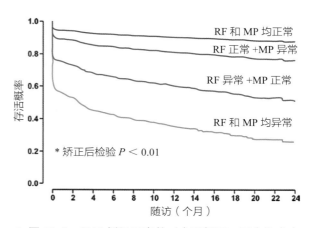

▲ 图 12-8　1017 例经无事件（心肌梗死、死亡和心力衰竭）矫正后存活的急诊胸痛患者行心肌增强超声造影　根据节段功能 (RF) 和心肌灌注 (MP) 正常与否进行分层，并以 Cox 比例风险模型进行比较［引自 Rinkevich D, Kaul S, Wang XQ, et al. Regional left ventricular perfusion and function in patients presenting to the emergency department with chest pain and no ST-segment elevation. *Eur Heart J.* 26(16):1606–1611, 2005.］

本的一种方法。然而，需要注意的是，在有心血管事件病史的患者中，除非有以前的研究可供比较，否则局部室壁运动异常或灌注减少的存在可能没有较高的阳性预测价值[106]。同样，如果缺血性症状的缓解与影像学之间存在较长时间的延迟，则阴性预测价值可能会受到影响。

即使在已确诊急性冠状动脉综合征的患者中，MCE 灌注成像也能提供风险区域的信息[107-109]。风险区域不一定等于梗死相关动脉的灌注区域，而是除非实现再通否则注定要坏死的区域。虽然尚未在临床研究中证实常规评估风险区域的临床价值，但在以挽救微循环和缩小梗死面积为有效治疗目标的临床试验中已证实风险区域的圈定具有临床价值[110]。MCE 也被用于评估急性 MI 血运重建的充分性。心肌再灌注的临床标志物表现包括 ST 段抬高、心绞痛及室性心律失常（如加速性室性心律）的消退。这些都是间接的再灌注表现，并不能提供任何挽救心肌的定量或空间信息[111]。正如之前在心肌活性部分提到的，MCE 能够在空间上定量评估血运重建后微血管再灌注的充分性。急性 MI 患者在血管造影中出现的看似正常血流并不一定意味着微血管有血流，因其可能继发于水肿、微血管阻塞伴微血栓、细胞碎片和炎症细胞[112-114]。

（六）负荷状态下心肌灌注评估

在冠状动脉狭窄的实验模型中，MCE 能可靠地评估 MBV 的空间范围和变化程度。在这些研究中，应用血管扩张剂[115]或者正性肌力药物[116]来达到最大充血状态。无论是在弹丸式注射微泡还是在没有任何破坏性的脉冲序列连续泵入微泡期间，MBV 的成像一般只涉及简单地对对比剂密度进行视觉评估。在正性肌力负荷或者血管扩张负荷时，节段性 MBV 异常提示负荷状态下较低的毛细血管前灌注压导致微循环单元缺乏募集或者主动募集能力（取决

于冠状动脉狭窄的程度）[117]。类似的，应用微泡弹丸式注射的临床研究表明在静息和血管舒张剂负荷时均可检测到 MBV 异常。灌注缺失的空间定位和生理相关性（固定 vs. 可逆）与 SPECT 应用 ^{99m}Tc-sestamibi 所获得的信息一致[86, 87, 118, 119]。

无脉冲破坏序列的低功率实时灌注成像检测代表 MBV 而不是心肌灌注。负荷 MCE 应用 MBV 成像来评估心肌灌注受几个因素的限制。最重要的是 MBV 的相对减少与心肌血流量的相对减少程度并非线性关系[117, 120]。在充血时用 MBV 的测量来检测高灌注，不仅远场衰减，而且信号的饱和也会超过动态范围的上限[61]。当进行弹丸式微气泡注射时通常瞬间会产生非常高的血池浓度，此时饱和度的问题尤其重要。

由于仅使用 MBV 检测冠状动脉狭窄的局限性，时域信息[即微血管血流速率（β 值）]更常用来检测负荷诱导灌注缺失的存在。与 MBV 相比，微血管血流速度的变化与心肌灌注的变化更相关[120]。负荷-介导的微血管流速在运动负荷、正性肌力负荷或血管扩张药负荷时的增加代表经典阻力小动脉的反应性[117, 120, 121]。冠状动脉狭窄时血管扩张储备和毛细血管前微循环压力均降低，导致红细胞的毛细血管流速减慢。

静息状态和负荷状态下的血流或简化的微血管流量速率（β 值）可使用一阶指数函数进行量化，并与其他方法测量的微血管血流密切相关，如放射性标记微球、冠状动脉内导丝测量血流以及正电子发射断层摄影术[62, 122, 123]（图 12-9）。已证实从静息到负荷状态 β 值的绝对值减低对检测严重冠状动脉狭窄具有较高的敏感性[124]。MCE 定量，尤其是 β 值，对检测 CAD 多支血管病变具有较高的敏感性，这对其他仅依赖追踪剂的特性进行灌注成像的技术而言是公认的弱点[125]。

更常见和实用的方法是使用简单的半定量视觉分析，正常的静息灌注定义为爆破后

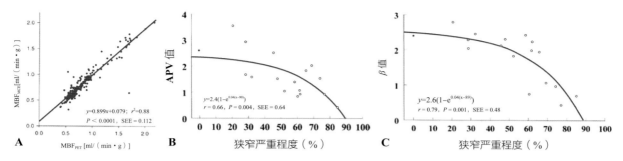

▲ 图 12-9 心肌增强造影超声（MCE）灌注成像与其他定量方法评估冠状动脉疾病严重程度的相关性

A. 静息状态及腺苷负荷状态下应用 ¹³N– 氨正电子发射断层显像与 MCE 灌注定量心肌血流量（MBF）的关系；B 和 C. 冠状动脉造影发现冠状动脉狭窄的百分比与应用冠状动脉内导丝评估冠状动脉血流速度储备或冠状动脉内应用腺苷进行负荷 MCE 成像测量 β 值的关系 [A 引自 Vogel R, Indermühle A, Reinhardt J, et al. The quantification of absolute myocardial perfusion in humans by contrast echocardiography: algorithm and validation. *J Am Coll Cardiol*. 2005;45(5):754–762.；B 和 C 引自 Wei K, Ragosta M, Camarano G, Coggins M, Moos S, Kaul S. Noninvasive quantification of coronary blood flow reserve in humans using myocardial contrast echo-cardiography. *Circulation*. 2001;103(21):2560–2565.]

完整的信号补充时间（静息时 4～5 个心动周期，负荷时 1～2 个心动周期）[116, 123, 124, 126, 128]。应用各种负荷方法的纵多临床研究表明，这种方法与核素 SPECT 显像相比对缺血的检测至少是相当的且通常具有更高的敏感性和特异性[128]。一项有 600 多名受试者参与的大型多中心研究例外，它显示在检测冠状动脉严重狭窄（＞ 70%）和中度狭窄（＞ 50%）时 MCE 比 SPECT 有更高的敏感性，但特异性较低[131]。MCE 比 SPECT 具有更高的敏感性可能反映了其检测孤立的心内膜下灌注缺失的能力（这往往是梗阻性 CAD 的最早表现），以及以技术为基础的 SPECT 显像剂的密度很大程度上反映了 MBV[128, 132]。由于 MCE 成像的定量或半定量性质，其检测多支病变的 CAD 具有极高的敏感性[131-135]。

传统的负荷超声心动图依赖于对通过径向增厚进行视觉评估的收缩储备进行成像。一般情况下，收缩储备在检测严重 CAD 中效果良好。然而，负荷期间的心肌充血与径向增厚之间的关系并非线性，轻到中度的血流储备减少可表现为非常细微的室壁运动异常[136]。因此，负荷状态 MCE 半定量分析心肌灌注在检测冠状动脉狭窄（特别是中度而不是严重狭窄），以及相对较低工作负荷病变的敏感性优于室壁运动评估[133]。同时，在确定缺血的空间范围和检测多支病变的 CAD 方面也优于室壁运动评估[131, 135, 138]。收缩储备诊断缺血的敏感性在静息状态存在室壁运动异常（例如之前有 MI）时更低，因此灌注成像在这种情况下尤为重要。由于 MCE 直接评估心肌微血管灌注，它可用于包括运动、正性肌力药物（如多巴酚丁胺）或血管扩张药在内的负荷成像[119, 139, 140]。

由于负荷 – 静息 MCE 成像具有准确识别真正缺血区域的能力和敏感性，在不良临床事件（死亡、MI）和有临床指针的血运重建方面它能提供比室壁运动评估更多的预后信息（图 12-10）[141, 142]。在预测死亡和急性冠状动脉综合征方面，MCE 成像 β 值的定量测量比室壁运动评估能提供更多的预后信息[143]。

越来越多的人认识到心肌灌注异常可能是心外膜动脉阻塞性狭窄以外的过程造成的。微循环的功能异常或在毛细血管水平引起血液流变学异常时也可在负荷状态引起微血管灌注异常。由于 MCE 能快速评估微血管水平的灌注，它不仅用于检测微血管功能障碍的存在，还用

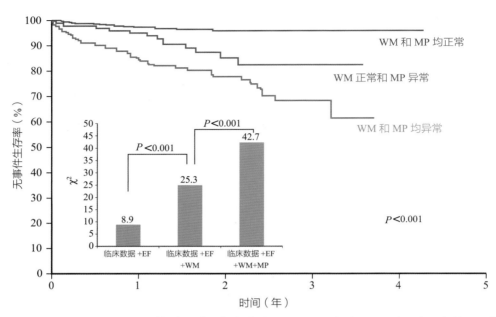

▲ 图 12-10　多巴酚丁胺负荷时行心肌增强超声造影（MCE）比室壁运动反应具有更多的预后价值

一项纳入 788 人行多巴酚丁胺负荷 MCE 评价室壁运动（WM）及心肌灌注（MP）的研究，中位随访时间为 20 个月，Kaplan-Meier 生存曲线显示了各组的无事件（心肌梗死、死亡）生存率。图上以 χ^2 值表示该模型的预测价值，包含了临床数据、左心室射血分数（EF）、多巴酚丁胺负荷室壁运动及 MCE 灌注 [引自 Tsutsui JM, Elhendy A, Anderson JR, Xie F, McGrain AC, Porter TR. Prognostic value of dobutamine stress myocardial contrast perfusion echocardiography. *Circulation*. 2005;112(10):1444–1450.]

于评估疗效[70, 110, 111]。同样，在无症状糖尿病患者中进行的 MCE 成像不仅可以检测出高风险阻塞性 CAD，还能发现弥漫性冠状动脉狭窄或微血管功能障碍造成的灌注异常[144]。

六、总结

增强超声造影与商业化的微泡对比剂应该是一个先进超声心动图实验室的重要组成部分。它为读图者提供了独特的信息，有助于提高诊断的准确性和读图者的信心。

目前临床关于增强超声造影 LVO 模式的应用主要包括了检测 CAD、LVEF 的测量、LV 功能的系统性评估，以及左心室血栓的评估。虽然 MCE 灌注成像尚未被广泛应用，但其在床旁检测心肌存活或心肌挽救及增强诊断冠状动脉疾病或微血管功能障碍方面具有潜在的优势。

推荐阅读

Chahal, N. S., & Senior, R. (2010). Clinical applications of left ventricular opacification. *JACC Cardiovasc Imaging*, 3, 188–196.

Hoffmann, R., von Bardeleben, S., Kasprzak, J. D., et al. (2006). Analysis of regional left ventricular function by cineventriculography, cardiac magnetic resonance imaging, and unenhanced and contrast–enhanced echocardiography: a multicenter comparison of methods. *Journal of the American College of Cardiology*, 47, 121–128.

Kaufmann, B. A., Wei, K., & Lindner, J. R. (2007). Contrast echocardiography. *Current Problems in Cardiology*, 32, 51–96.

Mulvagh, S. L., Rakowski, H., Vannan, M. A., et al. (2008). American society of echocardiography consensus statement on the clinical applications of ultrasonic contrast agents in echocardiography. *Journal of the American Society of Echocardiography*, 21, 1179–1201.

Wei, K., Mulvagh, S. L., Carson, L., et al. (2008). The safety of deFinity and Optison for ultrasound image enhancement: a retrospective analysis of 78,383 administered contrast doses. *Journal of the American Society of Echocardiography*, 21, 1202–1206.

Justina C. Wu　著

陈明静　译

一、概述

超声心动图可用于临床紧急情况的诊断和分类。使用超声心动图可以对心脏压塞、主动脉夹层、急性心肌梗死（MI）、急性肺栓塞（PE）和心脏创伤等危及生命的病理情况进行实时评估。以上情况可能会导致严重胸痛、因缺氧引起的呼吸困难、低血压，最终可能转为心源性和呼吸性休克。即使在患者病情恶化的主要原因尚不清楚的情况下，如单纯的严重低血压，超声心动图在快速评估病情不稳定患者的心功能和排除以上异常情况方面的重要性也不可低估。

本章旨在阐述紧急情况下，如发起"STAT"（在紧急情况下对医务人员的指示，来自拉丁语 statim，意思是"即时"或"立即"）请求时，如何使用超声心动图指导临床决策。在这些情况下，超声医生必须迅速掌握：①临床情况；②检查的指征，即提出的具体问题；③必须排除的关键病理情况。如果发现了特定的病理情况，那么随后采取的临床管理决策可能会超出超声医生专业内容本文讨论范围，但为了患者的快速诊疗和护理，仍然会提及。

二、心血管紧急事件

心源性休克预示着严重的低血压和呼吸衰竭。具体来说，收缩压降到 80mmHg 以下，出现终末器官功能不全（四肢发冷，精神状态改变）和呼吸困难、呼吸急促和缺氧。以上是我们常见且需要使用急诊超声心动图的情况。

具体而言，超声心动图有助于帮助对临床上四种常见的，且危及生命的紧急情况进行诊断和分类：心肌梗死（及相关并发症）、心脏压塞、主动脉夹层和肺栓塞。以上每种情况都对应特定的临床特征、体征和症状，这会导致临床医生怀疑其在特定患者中发生；尽管超声医生可以在一次检查中评估所有的超声心动图征象，但最好能预估临床中最有可能出现的疑似情况，以方便迅速获取目标图像及更好地进行患者护理。

急性心肌梗死和其引起机械性并发症将在第 18 和 19 章中充分阐述。为了便于快速参考，表 13-1 总结了超声心动图最具有诊断意义的病理情况。值得注意的是，对于心电图显示明显急性心肌梗死和 ST 段抬高症状的患者，冠状动脉造影和紧急血运重建是一线治疗方式，而先进行超声心动图来确认室壁运动异常只会阻碍最佳治疗时机。一旦患者病情稳定或血运重建，如果此时发生急性失代偿，通过超声心动图发现的关键要点将在下文详细阐述。

注意，这些机械并发症往往发生在实际冠

状动脉闭塞后第 5～14 天，这些并发症都代表了不同程度的组织坏死，相对于心室壁，乳头肌由于缺氧通常会发生大面积梗死。这些并发症通常发生在血运重建延迟或不成功的患者中。所有患者的死亡率都很高，其死亡率高低也依赖于对病情的快速识别、稳定和修复。

（一）急性二尖瓣反流（连枷叶）（图 13-1）

二尖瓣反流（MR）可发生在急性和慢性心肌梗死患者中。在发生一次大面积心肌梗死后的几天内，患者会突然出现低血压和呼吸困难，其中一个潜在原因可能是由于乳头肌干、尖端

或腱索破裂，导致急性重度二尖瓣反流。

如何评估二尖瓣叶发生连枷样改变，可参考以下方法。

(1) 获得显示二尖瓣结构的胸骨旁长轴标准切面。需要回答的问题如下。

二尖瓣叶尖端闭合时对合是否正常（例如在瓣环下彼此接触）？

或者一个瓣叶脱垂或"连枷"的尖端在收缩期时回到左心房（图 13-1）？

(2) 在二尖瓣和左心房上方进行彩色多普勒测量。需要回答的问题如下。

是否出现二尖瓣反流射流（高速血流或在

表 13-1 急诊超声心动图

	机械性	其他原因
心肌梗死并发症	急性二尖瓣反流（乳头肌撕裂） 室间隔缺损 假性动脉瘤 游离壁破损 心包积血和心脏压塞	左心室整体功能衰竭 右心室衰竭 / 右心室梗死 左心室流出道梗阻
心脏压塞	左心室破裂 / 右心室穿刺 心脏手术后 主动脉夹层	心包炎 恶性肿瘤 肾脏病变
主动脉夹层	外伤（近期器械、减速伤）	自发性主动脉瘤
肺栓塞		

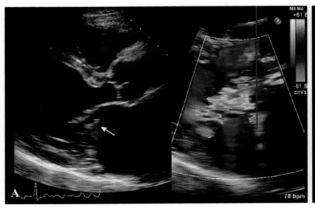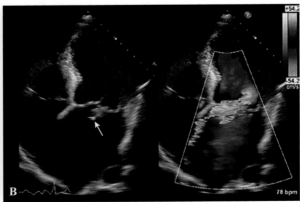

▲ 图 13-1 二尖瓣连枷

A. 胸骨旁长轴切面显示连枷状二尖瓣后叶（箭）彩色多普勒显示有严重二尖瓣反流；B. 心尖四腔心切面显示连枷状二尖瓣后叶（箭）及二尖瓣反流

收缩期出现湍流）？在许多情况下，这将导致偏心反流流向左心房的前壁或后壁。通常情况下，连枷瓣叶引导二尖瓣反流从瓣叶受损的部位流向相反的方向（图 19-2）。

(3) 在心尖四腔和心尖三腔心切面对二尖瓣进行重复二维（2D）成像和彩色多普勒扫查。由于技术原因，例如因超声图像质量欠佳而排除是否具有连枷叶的判断并不罕见，但如果在图像中观察到一束强烈的二尖瓣偏心反流或在左心房中靠近二尖瓣处出现来回摆动的腱索结构会增加二尖瓣叶结构破损的可能性。

本章中的图像显示的是二尖瓣后叶连枷的例子。二尖瓣前叶连枷的例子可参见第 19 章，图 19-1 和图 19-3。

紧急处理：一旦怀疑二尖瓣叶连枷建议立即进行心脏外科会诊。如果需要，可在手术室进行经食管超声心动图（TEE）检查；如果患者在重症监护室，依赖于呼吸机和加压支持以稳定病情，可考虑实施床旁 TEE 来证实或质疑诊断决策。术前进行加压和主动脉内球囊反搏（IABP）有利于在患者进入手术室前保持病情稳定。

（二）室间隔缺损

室间隔破裂是导致患者在发生心肌梗死时及心肌梗死后出现突然低血压和肺水肿的另一个原因。室间隔破裂会导致氧合血液从左心室流向右心室，并与没有氧合的血液混合。由于前壁发生心肌梗死，室间隔缺损可能发生在前室间隔（最佳观察切面为胸骨旁切面）或由于下壁心肌梗死导致在下室间隔出现的室间隔缺损（最佳观察切面为心尖四腔心和剑突下切面）。这两种类型的室间隔缺损都可以用胸骨旁短轴切面进行筛查。使用彩色多普勒是发现缺损的关键，因为室间隔形态通常为狭缝型或蛇形，不是连续的，因此在二维成像上可能不容易观察到。室间隔缺损评估如下。

(1) 获得显示左心室和右心室的标准胸骨旁长轴切面。需要回答如下问题。

室间隔厚度是否正常？在收缩期时是否收缩？

(2) 将彩色多普勒声窗放在室间隔上，特别是回声衰减或者回声消失的节段。

• 出现穿过室间隔从左向右的彩色血流表明有室间隔缺损（参考第 19 章，图 19-4A）。

• 将连续波多普勒的取样线放置于彩色血流上。如果测量连续波多普勒血流频谱的峰值速度，则室间压力梯度（ΔP）=4×峰值梯度（峰值梯度以 m/s 表示）（图 13-2B 和图 13-3E）。

• 彩色血流束颈部越窄，峰值流速越高，室间隔缺损越小或越局限。

(3) 将探头顺时针旋转 90°，在胸骨旁短轴切面观察左心室和室间隔。朝心尖部倾斜探头，使成像切面从底部扫到顶部。寻找无回声区或回声消失区。旋转彩色多普勒切面覆盖室间隔，同样从底部扫到顶点，寻找从左到右的彩色血流（见第 19 章，图 19-4B）。

(4) 在心尖四腔心切面，使用二维图像检查室间隔，然后打开彩色多普勒观察室间隔。图 13-2 显示了发生在下间壁的室间隔缺损。

(5) 在剑突下四腔心切面，打开彩色多普勒并将取样框定位在室间隔上方。再次寻找通过室间隔从左到右的彩色血流。

紧急处理：室间隔缺损选择的治疗方法是早期手术封堵，这样可以降低死亡率。从技术上讲，基底部室间隔破裂更难完全修复，部分原因主要是因为缺损靠近二尖瓣。对于不适合进行手术 / 手术预后不好的患者，可考虑经皮封堵术。

（三）假性动脉瘤

假性动脉瘤是指在全心肌层中发生局部破裂，局部仅由血栓和心包壁层粘连发生心肌不

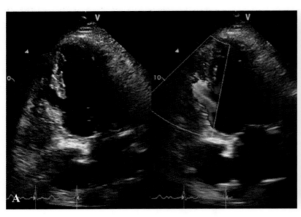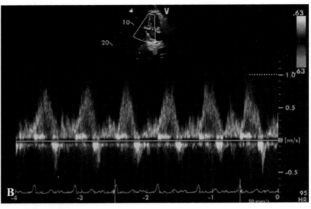

▲ 图 13-2　室间隔缺损

A. 室间隔中下部出现离散的回声消失区域（左）。彩色多普勒（右）显示一束从左到右的血流经过一个巨大的肌部室间隔缺损；B. 脉冲波多普勒测得血流速度相对较低（＜1.0m/s），这与较大室间隔缺损一致。患者在 2 周前出现过一次下壁心肌梗死，当时心血管造影显示右冠状动脉完全闭塞

完全破裂，血栓机化并与心包一起形成假性动脉瘤。通常有一个狭窄的颈部允许血流自由地与左心室沟通，并有生长或破裂的倾向。

假性动脉瘤评估：最常发生的位置在基底段下壁或下侧壁（针对下壁心肌梗死）和心尖部（针对前壁心肌梗死）。假性动脉瘤的大小变化很大，液体可以从很小的空间聚集后突然增大（见第 19 章，图 19-5）。因此，在使用二维成像需要注意以下几点。

(1) 在左心室心尖处获得心尖四腔心和两腔心切面。

(2) 在胸骨旁和长轴切面的基底部下壁和下侧壁，三腔心和两腔心切面无任何回声区。

(3) 如果发现任何无回声或回声不均匀的间隙，特别是在收缩期出现间隙膨胀时，将彩色多普勒取样框放置于近心室区域，寻找从左心室流入回声间隙的血流。

(4) 如果诊断仍不确定且患者情况稳定，使用静脉超声造影可以显示流入假性动脉瘤的血流（见第 19 章，图 19-5B）。

紧急处理：如果超声心动图显示有假性动脉瘤的可能性，但不能确诊或不能与动脉瘤鉴别，可能需要使用心脏磁共振或左心室造影确诊。有 30%～45% 的风险演变为完全游离壁破裂（见下文）并且死亡率高达 50%。因此，紧急手术闭合或修补破裂是治疗假性动脉瘤的针对性疗法。

（四）游离壁破裂

心室游离壁完全破裂通常突然发生并且非常危险，很少来得及进行超声心动图检查。当急性心源性休克伴随着大面积无再灌注心肌梗死时，特别有心脏压塞时，怀疑发生完全性游离壁破损。图 19-6 显示了游离壁破损后迅速演变为完全破裂、心脏压塞（见下文），最终患者死亡的例子。立即手术是患者存活下来的唯一希望，此时需要采取以下措施：液体复苏、正向肌力药、主动脉内球囊反搏，如需要手术的话，还需要使用外周心室辅助装置。

（五）非机械原因导致的心源性休克

如果在超声心动图没有发现包括心脏压塞在内的上述机械性原因导致心源性休克，则必须考虑如下可能导致原因。

(1) 左心衰竭：表现为整体射血分数降低，可能表现为心肌整体运动减退、再梗死或梗死范围扩大。

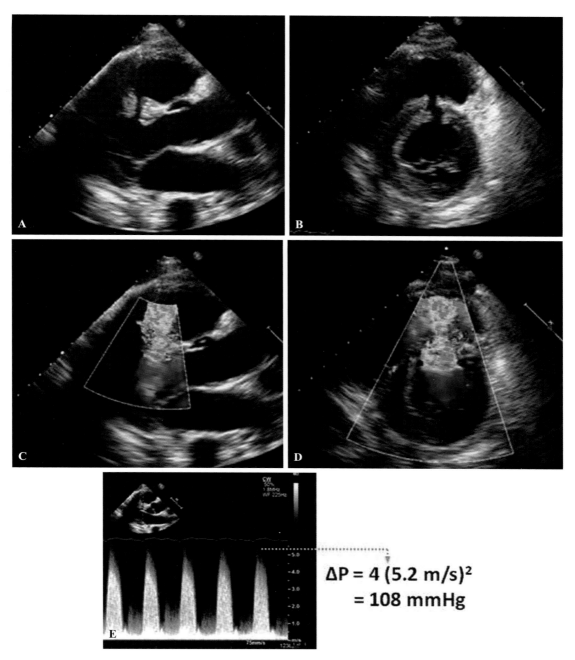

$$\Delta P = 4 \, (5.2 \ m/s)^2$$
$$= 108 \ mmHg$$

▲ 图 13-3　因刀刺伤导致的室间隔缺损

在二维经胸超声显示由刀刺伤导致的室缺（A 和 B）及其彩色多普勒成像（C 和 D），其中 A 和 C 显示胸骨旁左心室长轴切面，B 和 D 显示胸骨旁左心室短轴切面。E 显示使用 Bernoulli 方程计算室间隔压力梯度。尽管进行了紧急外科修补，但患者最终还是死于右心室破裂和室间隔缺损

(2) 左心室流出道梗阻：这与心室基底段肌力亢进，上室间隔肥厚，左心室流出道变窄以及二尖瓣环收缩期位移有关。如果留意到以上情况，应进行左心室流出道脉冲波多普勒和连续波多普勒测量，测血流容量时应在血流速度最高的主动脉瓣下区域进行测量（在彩色多普勒引导下）。

(3) 右心衰竭：可能继发于右心室梗死（实

际中总与左心室下壁梗死和室壁运动异常相关）或肺栓塞（见下文）。

（六）心脏压塞

如果液体在心包中以足够高的压力积聚而阻碍心脏充盈，就会导致临床上因心排血量减少而导致的低血压和呼吸困难综合征，即所谓的心脏压塞。如上文所述，在发生心肌梗死时，可能因游离壁破裂而突发心脏压塞。但是在近期接受过冠状动脉造影和血管成形术的患者，同时也应考虑如冠状动脉夹层等医源性并发症。主动脉夹层，无论是由于最近接受过血管造影还是其他原因（自发或创伤诱导），也是发生心脏压塞和血性心包积液另一重要原因。此外，刚刚接受过起搏器、自动植入式心脏除颤器（AICD）放置或心室活检的患者也有可能发生心包出血风险。肿瘤患者，特别是患有乳腺癌、肺癌、血液系统恶性肿瘤以及间皮瘤或黑色素瘤的患者，可能由于血流动力学改变出现急性或亚急性心包积液。最后，严重肾衰竭的患者也可能出现明显的心包积液，尽管这些积液不会在短时间内迅速积聚。

超声心动图是评价心脏压塞的最重要的工具。超声医生必须迅速确定心包积液的大小、分布及其血流动力学的影响。血流动力学上发生显著积液常导致：①心腔塌陷，通常先发生在右心房和右心室；②房室瓣（及相应的左、右心室流出道）反向呼吸性血流变化，主要通过测量峰值流速。评估心包积液快速且全面的总体方案如下。

①放置心电图导联（如果时间允许，使用呼吸计或者根据患者呼气和吸气，手动调节心电图基线来显示波形变化）。

②仰卧位患者，获得剑突下切面寻找有无心包积液（图 13-4）。由于液体倾向于依赖性流动，通常在肝脏上方和右心的前方 / 下方聚集。无独有偶，这个位置也是心包穿刺针的引流位置。

• 如果有液体，则从该声窗开始全面评估。

• 注意液体位置和整体尺寸。尤其值得注意的是，计划进行心包穿刺术或其他外科治疗时，在右心前 / 下方测量最大线性尺寸（cm）非常有意义。

• 应获得四腔心切面的二维图像（仍在剑突下），寻找右心房和（或）右心室（及左侧心室）的凹陷或塌陷。

• 显示多次搏动的下腔静脉（图 13-4B）：评估大小（> 2.1cm 表示扩张）和随呼吸而产生形态变化（通常吸气直径减小 50%）。通过以上评估可计算出右心房充盈压的大致近似值。扩张的下腔静脉即使在吸气时仍保持胸膜下压是中心静脉压明显升高的标志，并且超过 90% 的情况下伴随心脏压塞。

如果患者情况稳定，可以按以下方式完成标准超声切面采集（胸骨旁和心尖声窗）。

③在标准的胸骨旁长轴切面，确保深度足够（18～20cm）以至于能同时监测心包积液和胸膜积液，因为这些积液常常被误认。而其中一个重要的标志是降主动脉，我们可以在胸骨旁的横切面上观察到，偶尔也可以在心尖四腔心和三腔心切面上看到（图 13-5；也可参考图 33-2）。心包积液由于心包反射会接近心脏边界并且在主动脉和心脏之间影射。

④使用上述切面及心尖四腔心评估右心腔是否塌陷（图 13-6）。由于右心房压力相对较低（特别是舒张末期），通常是第一个凹陷的心腔。然而，也应该与房颤期间正常的右心房收缩有所区别。右心室（特别前壁和右心室流出道）通常对心包内压升高很敏感，尤其是在舒张早期右心室容积较低时。具体可参考胸骨旁长轴切面所示。使用 M 型超声心动图可在任何切面中测量舒张期的塌陷时间（图 13-6B）。右心室塌陷通常出现在心电图 T 波或者在 M 型超声中主动脉瓣叶关闭时。在心室收缩时（心房

舒张）右心房会塌陷。

（5）呼吸时相的血流说明心室间依赖性（图 13-7）。

心包囊张力增加会限制心脏容纳的血液总量。吸气时，右心静脉回流增加，导致三尖瓣和右心室流出道（RVOT）流出的血流增加（因此出现峰值流速）。右心充盈迫使室间隔向左移位，左心充盈减少。因此，与右心模式相反，二尖瓣流入和左心室流出道（LVOT）血流速度在吸气时降低。这是对正常情况下存在

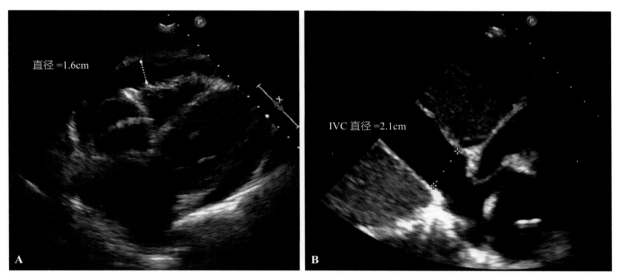

▲ 图 13-4　**A.** 在剑突下观察心脏四腔心切面，显示膈肌右心室下壁在舒张时可见直径 **1.6cm** 的心包积液；**B.** 显示下腔静脉（**IVC**）直径（**2.1cm**）超过正常值。进行全面评估需要在多个心动周期下监测在吸气时下腔静脉塌陷率（至少达 **50%**）

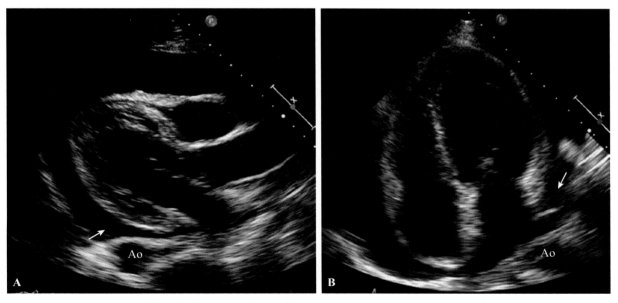

▲ 图 13-5　胸骨旁长轴（**A**）和心尖四腔心切面（**B**）显示中到重度大面积心包积液（箭）

值得注意的是渗出液是无回声的空间，它紧紧地拥贴着心脏的轮廓，在心包回声区插入到主动脉和心脏侧缘之间。Ao 代表降主动脉，它是鉴别胸腔积液和心脏压塞的重要解剖标志

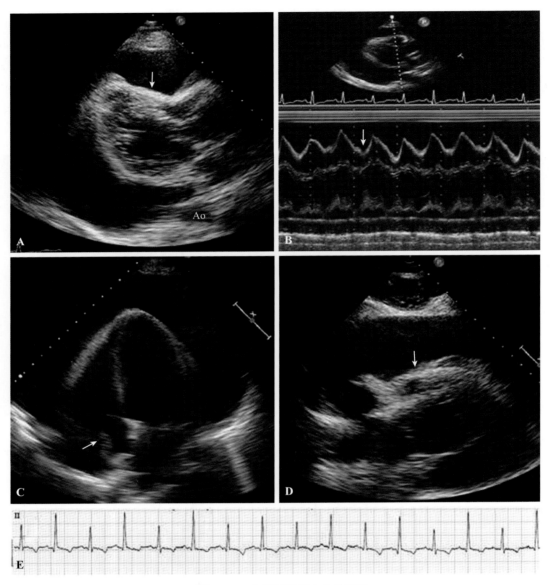

▲ 图 13-6　心脏压塞伴右心腔塌陷

A. 右心室 / 右心室流出道前壁在舒张期塌陷。B. 在右心室流出道用 M 型超声测量显示右心室流出道舒张早期因大量心包积液而出现波形倒置；C. 右心房倒置；D. 心包积液导致右心室塌陷，纤维蛋白沿右心室下壁（膈壁）沉积；E. 心电图上出现电交替，在有大量心包积液的超声心动图上也常可见。Ao. 主动脉

同样轻微呼吸性变化的夸大。采用的标准虽不是统一且变化的，但当三尖瓣血流速度变化大于 50% 和二尖瓣血流速度变化大于 25% 是一个常见的诊断标准，并且具有血流动力学显著渗出的指征。吸气时左心室流出道血流速度下降（图 13-7C）可直接等同于超声心动图观察到奇脉（吸气时收缩压下降大于 10mmHg）。不

能单纯通过瓣膜和流出道的呼吸性血流来诊断心脏压塞，但出现心腔塌陷和下腔静脉血流过剩的情况下，临床诊断为心脏压塞的特异度很高。

说明：在大多数临床情况下，右心塌陷对心脏压塞的敏感性和特异性较高。尤其超过总心动周期 1/3 的右心房逆转（塌陷）已被证明

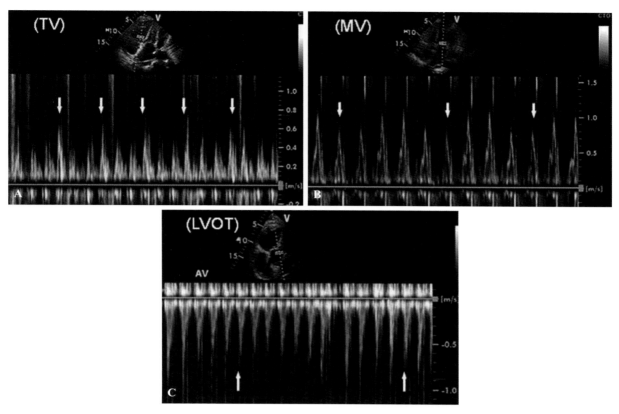

▲ 图 13-7　发生心脏压塞时瓣膜流入道和流出道的呼吸时相变异

为三尖瓣流入（A）和肺动脉瓣流出道血流速度在吸气时增加。二尖瓣（B）和左心室流出道（C）血流速度在吸气时降低。左心室流出道血流速度改变在超声心动图上也为临床上奇脉的征象（吸气时收缩压下降＞ 10mmHg）。白箭代表吸气

具有显著临床意义的心脏压塞。理论上，如果有明显的肺动脉高压或右心室功能不全，尽管心包内压力升高（即超声心动图表现为假阴性），但升高的腔内压可能阻止右心房和右心室发生倒置。然而，瓣膜血流的呼吸指征性变化不是很明确，因任何原因（如插管、急性呼吸窘迫）出现胸内压力大幅度波动的患者中都可以看到，类似于奇脉。心脏压塞是一种重要的临床诊断，尽管超声心动图显示心包内压力升高（即未达到引起心脏压塞的阈值），但患者实际上可能得到充分的代偿而无症状。如果积液在很长一段时间内缓慢积聚，就会发生心脏压塞。

心包积血指心包内有血液或形成血栓（心包血肿），应立即怀疑可能发生左心室破裂或主动脉夹层。心包积液可能是局限性的，积聚在

心脏独立区域。尽管左心房甚至左心室局部塌陷很少见，但也有发生局部心脏压塞的情况。一般来说，这种情况发生在心脏手术、心包切开术或心肌梗死后，但也可出现在胸部恶性肿瘤。心包积液也可能伴有广泛的纤维蛋白渗出，这可能导致生理性积液收缩（即在排液后仍保持心室间相互依赖）。理论上从内脏到心包壁的粗纤维蛋白渗出实际上也可以防止心包塌陷出现，也再次说明超声心动图出现假阴性的原因。

有时经胸超声不能可靠地区分心包积液和胸腔积液，特别是在图像质量或声窗非常有限的情况下。在这种情况下胸部 X 线片则非常有用，显示心脏肿大（通常在有至少 200ml 心包积液时出现）或左胸腔积液。最后，如果心包积液与心脏压塞的超声心动图征象不一致或边

界不一致，则使用超声心动图进行随访，评估积液随时间的演变及其临床影响。对于因过度排尿、血液透析导致容量减轻、脱水或出血而明显低血容量的患者，即使在相对较低的心包容量和压力下，也更容易出现生理性心脏压塞。可以通过静脉输液来稳定只有轻微心包内压力升高而没有出现心脏压塞的患者，但是如果心腔塌陷和跨瓣血流呼吸变化的迹象仍然存在，并且也出现临床症状，那么就出现真正的"低压"心脏压塞。

紧急管理：心脏压塞的紧急处理通常需要心包穿刺（通常是最迅速的），这只能安全地到达心包周围、前部和下部积液至少 1cm。值得注意的是，如果心包积液是由心肌破裂或主动脉夹层引起的，则禁止进行心包穿刺，因为理论上减压可以加大破裂或夹层范围[2]。

在此期间建议患者静脉输液，以提高腔内压力，使其超过心包压力。心脏后方或侧方积液必须通过外科引流来解决。对于高纤维蛋白性或房性积液也可能需要外科冲洗心包。对于复发性积液，可考虑心包开窗引流（手术或经皮）。

心包穿刺术：超声心动图可通过识别最大积液量，测量胸壁到积液的距离而确定心包穿刺的最佳穿刺部位及心包内的穿刺针位置。尽管前侧（胸骨旁）入路和剑突下入路都可以穿刺积液，但剑突下入路更为常用，因为发生冠状动脉撕裂的可能性较小（图 13-8）。超声心动图可在手术过程中连续进行（如果在手术室进行，则对探头套上无菌保护套）：用探头得到胸骨旁或剑突下声窗以获得最佳的渗出视野，针头紧靠探头右侧。然而，在实践中，从技术上很难保持针尖在同一切面上的可视化，并且通常不需要并行成像。另一种方法是取针入路，然后在超声引导下注入少量的生理盐水，以确认针尖在心包积液中。然后可以插入一根猪尾型的导管进行连续引流，一般保留到引流在 24h 内减少到小于 25ml 为止。应重复多次进行超声心动图检查以确认无明显的积液再积聚。

（七）主动脉夹层

当患者出现急性剧烈胸痛时，发生主动脉夹层的可能性会增加，这种胸痛是尖锐性，或放射至背部或肩胛骨。伴随有晕厥、脉象缺损、

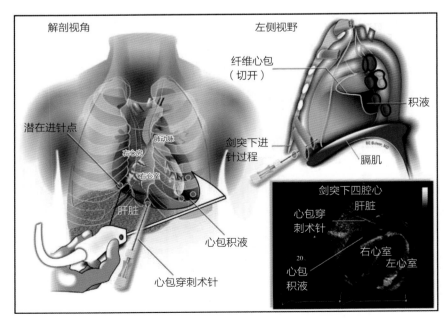

◀ 图 13-8 超声引导下心包穿刺术

剑突下心包穿刺入路可使用超声心动图引导，在同一切面内将针尖置于探头旁边。绿圆圈表示几处潜在进针点可以触及积液，但剑突下入路是最常用的方法，因为它可以避开冠状动脉和胸主动脉。如插图所示剑突下声窗中针尖进入心包。可注入少量的生理盐水，以证明针尖在心包囊中（图片由 Bernard E. Bulwer, MD, FASE 提供）

神经功能缺损或休克和心脏压塞都高度提示发生主动脉夹层[3]。夹层主要由主动脉内膜撕裂引起的，导致加压的血肿在主动脉中积聚。

在超声心动图上，主动脉夹层主要通过在主动脉内发现内膜片来确定的。主要显示为一个自由波动的线性膜，将主动脉分成真假双腔（图 13-9A；另见图 34-15）。夹层常发生在主动脉瘤段（自发性夹层）或主动脉峡部（减速性胸部创伤）。如果累及近端根部，夹层可能向主动脉瓣下延伸，导致主动脉反流（图 13-9B），甚至进入冠状动脉，导致心肌梗死。内膜和中膜的分离可以在主动脉上下以线性、周向或螺旋的方式传播。心包积液，甚至最严重的心包积血，也可能是由心包囊内的主动脉夹层引起的。

尽管主动脉解剖结构有限，但是主动脉根部和主动脉瓣、升主动脉近端和远端、降主动脉和腹主动脉的弓部和峡部可以在超声心动图上看到（图 34-5），在紧急情况下超声仍然是排除 A 型（升主动脉）或主动脉弓夹层极其有用的一线工具。为了完整检查，超声心动图医生应该从标准的胸骨旁声窗向上滑动或向上移动一个肋间隙，以尽可能多地观察升主动脉。如果识别出夹层内膜片，则应尝试沿着主

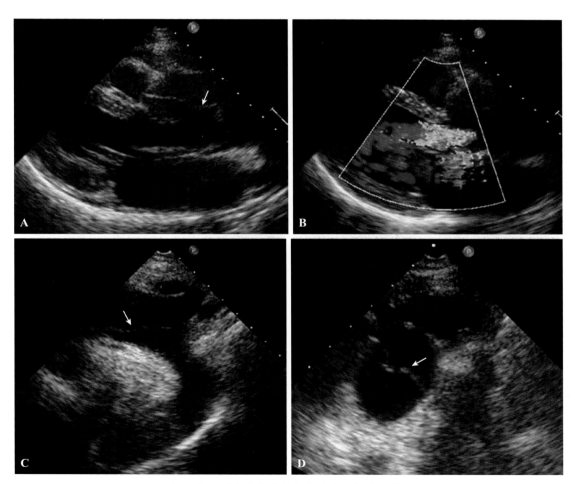

▲ 图 13-9　主动脉 A 型夹层患者伴有主动脉根部瘤（箭为夹层内膜片）

A. 可见该内膜片起源于 Valsalva 窦下伸至主动脉根部；B. 远伸至头臂干动脉（或无名动脉），导致右臂血压下降；C. 内膜片已伸入主动脉瓣内并脱垂，导致主动脉瓣严重关闭不全；D. 升主动脉短轴切面显示内膜片将主动脉分离为大小几乎相等的真腔和假腔

动脉的近端（朝向主动脉瓣）和远端追踪组织切面，并沿主动脉远端进入主动脉弓和大血管（图 13-9A 和 C）。彩色多普勒有助于区分内膜片、真假腔，区分组织内膜与伪影。将探头旋转 90° 以显示主动脉的横断面也很有用（图 13-9D）；通常还可以区分真正的组织内膜和伪影（不与主动脉边界相关的曲线回声密度）。

如果有真正的夹层，在收缩期扩大的主动脉腔就是真正的管腔（图 34-5）。假腔通常是两个腔中较大的一个，可能被血栓占据，血栓会出现更高的回声密度和静止状态。用彩色多普勒可以偶尔识别入口撕裂，并观察到血流从真腔流到假腔（图 34-15F）。

由于技术限制，经胸超声不能完全排除主动脉夹层：如果高度怀疑，应继续使用 TEE（见第 34 章）、心脏断层扫描（CT）血管造影或磁共振血管造影，它们在 A 型夹层诊断的准确性方面都具有同等效果[4]。TEE 将提供更多关于主动脉瓣、冠状动脉口和心包积液的血流动力学意义的信息。它还具有便携性和不需要肾毒性染料的优点。此外还可以使用 CT 血管造影和 MR 血管造影，因为它们可以在所有平面上看到整个夹层、主动脉和分支。

紧急处理：对于 A 型（DeBakey Ⅰ 型和 Ⅱ 型）主动脉夹层，会要求进行紧急心脏手术，一般死亡率很高，并且会随着时间的推移而增加。如果主动脉瓣受累且无法修补，与通过导管介入的瓣膜保留手术相反，需采用复合主动脉瓣置换术。手术选择和超声心动图需考虑的细节见第 34 章。B 型夹层（降主动脉）通常需要进行内科治疗；与外科修复一样，若进行手术则有很高的瘫痪风险。然而，B 型夹层破裂或其他并发症——合并有内脏或肢体缺血（分支血管灌注不良）可能迫使进行外科手术或血管内修复。所有主动脉夹层紧急临床处理措施的重点都应放在降低血压，使用 β 受体拮抗药

减少主动脉剪切力和镇痛上面。

（八）肺栓塞

肺栓塞可以以多种方式出现，从无症状到窦性心动过速，再到休克和猝死。最常见的症状是急性呼吸困难、咳嗽和胸膜性胸痛。

不建议使用超声心动图排除或筛查肺栓塞，因为使用超声筛查肺栓塞敏感性差。相反，可以用超声来评估肺栓塞后遗症，特别是在次大面积肺栓塞（即收缩压 > 90mmHg 的急性肺栓塞）病例中有实用价值，在治疗决策中发挥作用并具有预后价值。如果有严重的右心室功能障碍，进行溶栓或取栓可能对临床有益。

在经胸超声心动图中，急性肺栓塞的主要表现是急性右心室扩张和功能不全，两者结合被称为"右心室应变"。对于超声心动图和 CT，右心室扩张定义为四腔心切面下右心室 / 左心室直径比大于 0.9。在考虑进行纤维蛋白溶解之前，至少应出现中到重度右心室应变。尽管可能出现弥漫性房室运动减退，但通常也伴随左心室减小、充盈不足但收缩正常。室壁运动异常这一个独特模式通常可在急性肺栓塞中识别出来，其中有明显的右心室游离壁运动障碍，但心尖部和底部收缩正常（图 13-10），这也被称为"McConnell 征"（见第 35 章，图 35-11），在肺血管阻力突然增加的情况下具有高度的特异性。

血清生物标志物如肌钙蛋白、脑钠肽（BNP）或前脑钠肽也可作为右心室应变的指标。

如果出现右心室应变，还应在胸骨旁短轴切面中检查主肺动脉（PA）及其分支。很少能显示在分叉处或其中一个主干中的血栓（图 35-6）。流动的血栓栓子也可在下腔静脉和右心内的任何部位观察到（图 35-3）。心脏长轴和短轴切面可显示右心室扩张的总范围，室间隔也可能被严重压扁，产生足以符合右心室

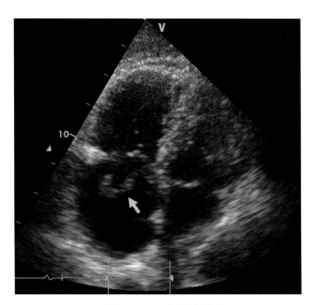

▲ 图 13-10　急性肺栓塞

超声心动图显示右心室应变模式或 "McConnell 征"，其中右心室扩张且运动度减弱，心尖仍保持相对收缩性，但右心室游离壁出现运动障碍。在血栓栓子流动过程中发现一个长长的蛇形血栓（黄箭）在右心房内来回摆动，有可能脱垂通过三尖瓣进入右心室

压力过负荷导致左心室呈 D 形（图 35-18）。根据三尖瓣反流峰值流速计算的肺动脉压可能保持相对正常，除非存在肺血管疾病。

经典的右心室应变模式对慢性阻塞性肺疾病（COPD）或慢性血栓栓塞症等长期肺动脉高压患者的敏感性较低，阴性预测值较低。然而，如果出现在有急性肺栓塞病史的患者中，即使其血流动力学稳定，右心室扩张或功能障碍也是术后不良结局和短期死亡率的独立预测因子。

紧急处理：对于有肺栓塞疾病史的患者，根据需要进行氧合、血流动力学和通气支持，以及经验性的抗凝是最先进行的步骤。对于大面积肺栓塞，其定义为休克或持续低血压，应立即溶栓治疗和（或）取栓。纤溶可通过全身静脉输液进行，但对高出血风险患者来说，更适合使用导管引导纤溶。对于确诊为次大面积肺栓塞的患者，由于出血风险可能大于益处，

一般不建议全身纤溶。然而，导管引导下的再灌注（通常结合超声溶栓和低剂量的动脉内组织纤溶酶原激活物，例如 EkoSonic 公司生产的血管内超声溶栓导管）在改善血流动力学、降低肺动脉高压和右心应变以及提高大面积和次大面积肺栓塞患者的生存率有着较高的成功率，并且出血风险较低[5]。而低风险的肺栓塞则可简单进行抗凝治疗。

在成功治疗肺栓塞（通过取栓或溶栓进行再灌注）后几天内，通过超声心动图可以观察到右心室功能改善。本书第 35 章详细讨论了超声心动图在肺栓塞中的意义及其发现。

三、超声评估休克的流程：即时超声（STAT Echo）应用场景

在了解通过超声心动图发现的，包括心肌梗死引起的机械性并发症、心脏压塞、主动脉夹层和肺栓塞等急症，我们将有信心处理大多数临床紧急情况，比如上文讨论的需要适当干预的一些特定临床紧急事件，可通过经胸超声快速筛查。

然而，超声心动图在一些临床流程中并不是常规使用指征，很大程度上是因为有许多危及生命的外科手术无法通过这种无创性方法进行诊断或处理，而还有小部分原因是因为床旁超声心动图并不是随时可以使用的。表 13-2 列出了超声的主要使用指征，根据具体临床情况，超声心动图可能有用，也可能用处不大。

在心室颤动（VF）/ 无脉性室性心动过速（VT）或无脉性电活动（PEA）或心搏骤停的情况下，如果患者近期有心肌梗死病史，一定要使用超声快速扫查，并考虑是否为心肌梗死引起的机械系并发症和心脏压塞。肺栓塞可引起心搏骤停，无脉搏动，或呼吸停止，但鉴别诊断还应包括吸入和黏液阻塞情况。对于由其他原因导致的心搏骤停或其他紧急情况，如电解质失衡（低钾或高钾血症），因气道阻塞或固

表 13-2　急诊及超声的作用

	超声有助于排除	超声无帮助
心室颤动 / 无脉搏性室性心动过速	上文中提到的超声急诊情况	
无脉搏性电活动或无收缩	肺栓塞 心脏压塞	
急性冠状动脉综合征 / ST 段抬高心肌梗死		血管重建（血管成形术）
心动过缓 / 心动过速		之前的超声表明心律失常的倾向（如左心室瘢痕、左心房增大）
呼吸停止		通常帮助不大，有可能考虑肺栓塞
脑卒中		通常帮助不大，后续做超声检查可以帮助找到心脏血栓的来源

有肺产生、中毒性或代谢性酸中毒、张力性气胸和低温症在内的病因，则不适宜通过超声心动图进行诊断。可以几乎肯定的是，气胸会严重限制心脏超声成像，因为空气不能很好地传导超声，并导致严重的回声伪像。癫痫发作时可能会与上述紧急情况类似，但患者的心率、血压和氧合通常保持不变。

一般来说，对于休克（持续低血压和组织灌注减少），在超声心动图检查之前，在心里回顾可能导致休克发生的主要原因（表 13-3）与使用超声进行快速检查同样重要，这些主要原因有：低血容量休克（主要由于脱水、过量尿或内 / 外出血导致）、败血症或分布性休克（通常由酸中毒引起），梗阻性休克（其中许多实际上是心源性休克），当然还有心源性休克[6]。低血容量性休克可能在超声心动图上表现为一个腔小，充盈减小但高动力的左心室（即左心室舒张末期直径 < 3.7cm），并伴随小而塌陷的下腔静脉。整体左心室或右心室功能不全提示低心排血量是休克发生的确切原因，新发局灶性室壁运动异常强烈提示发生急性冠状动脉阻塞。然而，脓毒症和酸中毒也与整体左心室运动功能减退有关，当全身炎症反应和代谢紊乱消失时，左心室运动功能减退往往会恢复。梗阻性休克（阻止血流通往心血管系统）可能是由张力性气

胸引起的，但也可能是由许多同样导致心源性休克的原因引起的；包括急性肺栓塞和心脏压塞，以及较少见的动态左心室流出道梗阻和严重的主动脉或二尖瓣狭窄。后一种损伤可能不是急性休克的唯一原因，但当由其他原因引起时，可逐渐出现导致休克。当患者患败血症甚至是菌血症时，超声心动图通常不是紧急采取的措施，因为首要处理措施是先根据经验性评估，然后结合血压采取相应抗生素治疗来支持临床决策。在患者的检查过程中，对赘生物和心内膜炎的后遗症进行检查是非常有价值的（尤其是如果出现长期发热、抗生素失效、充血性心力衰竭、系统性栓塞或房室传导缺陷）。

最后，如前所述，超声心动图虽然可以快速确定右心室大小和功能，但并不是明确和排除肺栓塞的合适工具。在具体紧急临床情况下，超声心动图对打图技术要求较高，具有一定挑战性且图像质量常常也并不理想，如果患者情况稳定，则应考虑使用其他多模式（包括 TEE 和放射手段）进一步诊断成像。选择的检查方式主要取决于对特定病理和患者并发症以及临床表现的怀疑程度（见第 48 章）。尽管 TEE 可以在床旁进行，但要求患者血流动力学稳定，能够承受探头在食管内进行至少 15min 的采图，并需要患者配合或适当镇静，从呼吸或神经角

表 13-3　休克类型

	潜在病因	超声发现
心源性休克	所有机械性原因导致的紧急情况 心肌病 心律不齐 严重主动脉／二尖瓣狭窄或者主动脉／二尖瓣反流	见下文
梗阻性休克	肺栓塞 心脏压塞 主动脉夹层 左心室流出道梗阻 严重瓣膜狭窄张力性气胸	见下文
低血容量性休克	脱水 过度利尿 出血（内部或外部） 第三间隙（血管内低渗透压）	左心室充盈减低 下腔静脉塌陷
分布性休克	败血症／全身炎症反应综合征 代谢性酸中毒（代谢性中毒） 过敏性反应 神经性、内分泌性（肾上腺、甲状腺）休克 血管麻痹	左心室收缩功能可能正常，可能运动亢进或减弱

度来看，对于身体虚弱的患者，可能还需要或推荐插管。

四、外伤

外伤性损伤是美国第五大死因。临床医生使用超声心动图检查外伤具有一定挑战性，但在某些情况下超声却能发挥关键作用。外伤可分为钝器伤和刺伤，前者是由高空坠落、机动车辆事故、爆炸或运动损伤引起，后者是由子弹或尖锐物体穿透身体造成的。如表 13-4 所述，这两种外伤类型与心脏不同类型的潜在损伤有关。潜在损伤机制如框 13-1 所示。一般来说，对于任何怀疑有损伤心脏的创伤，使用超声心动图进行初步检查应该寻找心包积液／心脏压塞或主动脉夹层，因为这些情况死亡率很高，需要紧急手术。创伤重点超声评估（FAST）是美国胸科协会推荐的一种检查流程，许多急诊科室使用这个流程来快速评估胸腹部创伤[7]。值得注意的是，普通探头并没有针对心脏成像

表 13-4　外伤：通过超声检查的潜在发现

钝挫伤	心脏挫伤或撕裂 "心脏振荡"（结构正常心脏） 冠状动脉损伤 瓣膜损伤：脱垂／连枷及相关反流 主动脉损伤：夹层内膜片、假性动脉瘤、破裂
穿刺伤	右心室／左心室游离壁撕裂，心包积血／血胸 室间隔缺损 冠状动脉或主动脉／肺动脉裂伤
异物	超声高回声区：腔内或心肌内 心包积液 相关赘生物或异常血流

框 13-1　钝挫伤：损伤发生机制

直接按压心肌（胸前后径突然减小）
减速力冲击→剪切力
导致胸内压增高（"水锤"效应）
对冲伤

进行优化，但它可以用来排除危及生命的紧急情况。然而在怀疑有心脏损伤的情况下，建议在可行的情况下尽快进行全面超声检查。

（一）钝挫伤

胸部钝性损伤非常常见，尤其是在多发性肺病中。在最严重的情况下，直接撞击可导致胸骨和多个肋骨骨折，导致连枷胸，肺挫伤和血胸/气胸。通过直接打击或挤压等多种方式对心脏造成损害。就心肌而言，可能有简单的振荡或挫伤，典型表现为右心室前壁变薄。右心室受累率为 60%，左心室受累率为 30%，双心室受累率为 10%[8]。当出现心电图 ST 段抬高、心脏生物标志物升高和短暂性快速心律失常（也增加了发生急性冠状动脉综合征的怀疑）时，通常怀疑发生挫伤。在超声心动图上可出现大面积运动减退或局部室壁运动异常，包括右心室流出道局部运动减退、右心室扩张（图 13-11A）和左心室局部运动减退。心包积液可能与这种情况有关。虽然在心电图和肌钙蛋白正常的患者中并发症发生率很低，但在一项回顾性研究中，在怀疑有心脏挫伤的患者中，心脏超声中发现有心肌功能障碍与 3 倍死亡率相关[8, 9]。严重撞击时可发生心室破裂，但通常都在患者死后尸检报告中发现。"心振荡"是指

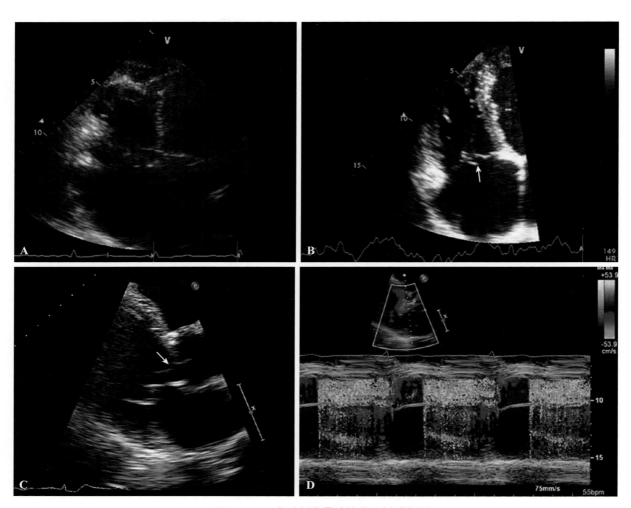

▲ 图 13-11 心脏创伤导致挫伤和瓣膜撕裂

A. 心脏挫伤，患者从甲板上摔到坚硬的地面后，超声表现为右心室扩张和右心室游离壁局部运动障碍；B. 三尖瓣腱索破裂（箭）；C 和 D. 通过彩色 M 型多普勒观察到外伤性破裂导致主动脉瓣小叶连枷（箭）和严重全舒张期主动脉瓣关闭不全

心脏受到低速（＜ 64km/h）的打击（如运动中受到球或铲球击中）而发生的心脏猝死，可能当击打刺激恰巧落在心搏周期的某一个"敏感"时段中，比如心电图 T 波上波影响所致，则可能会诱发异常心律如室颤。心振荡主要以心电生理紊乱为主，而无心脏结构损害。

在钝性心脏损伤病例中，有 6% 的病例报告为瓣膜撕裂。其中最常受累的为主动脉瓣和二尖瓣，从而导致反流和急性充血性心力衰竭，这种情况需要立即手术。图 13-11C 和 D 显示创伤性主动脉瓣连枷例子。相比之下，三尖瓣和肺动脉瓣连枷可能很多年都不会被发现并且临床并无任何症状。

图 13-12 表示在一个 Meta 分析中列出的钝性心脏损伤的直接和间接并发症。图中显示暂时性心律失常是主要的结果，通常在最初 48 小时内就可以解决。其他恶性程度更高的并发症发生率不到 25%[8]。

主动脉夹层是机动车辆事故后可能发生最致命的事件之一。与自发性主动脉夹层不同，创伤性主动脉夹层最常见于主动脉峡部，即左锁骨下动脉远端。理论原因是降主动脉与后胸相连，但靠近动脉韧带的部分更易移动。随着快速减速，如高速正面撞击，心脏和主动脉弓前倾，在主动脉的过渡区施加剪切力。经主动脉壁层不同程度地撕裂可产生夹层瓣、主动脉血肿、部分破裂，甚至峡部完全横断。

在病情稳定的患者中使用经胸超声观察主动脉弓从技术上是可行的，但大多数都在紧急情况下使用，患者佩戴专门固定颈部的颈托使得声窗无法穿过，就算获得但图像质量也可能欠佳。对于病情不稳定的患者，可在床旁或手术室对升主动脉、主动脉弓和降主动脉进行全面检查。然而首先必须要确定颈部的稳定性。如果神经科或骨科无法去掉患者颈部项圈保证稳定性，也没有主动脉成像的其他选择，患者将需要在整个检查过程中佩戴一个颈椎固定器。为了安全地进行检查，防止颈椎损伤、四肢瘫痪的风险，需要对患者进行插管和镇静，甚至麻痹。通过经食管超声（TEE）可以观察到纵隔血肿内的夹层内膜片剥离甚至自由漂浮在主动脉腔。图 13-13 显示了主动脉破裂（血肿）的 CT 血管造影，并使用血管内支架进行紧急治疗处理，在随访时使用经胸超声心动图和 CT

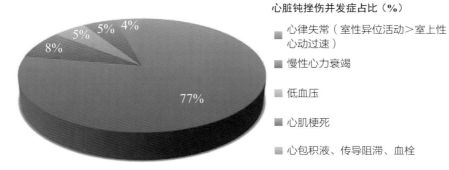

直接并发症
- 心律失常（90% 发生在入院前 48h）
- 心室功能不全（慢性心力衰竭、低血压）
- 破裂（右心室更常见）→ 常常具有致死性
- 动脉瘤
- 乳头肌功能障碍

心脏钝挫伤并发症占比（%）

- 心律失常（室性异位活动＞室上性心动过速）
- 慢性心力衰竭
- 低血压
- 心肌梗死
- 心包积液、传导阻滞、血栓

77%
8%
5%
5%
4%

间接 / 相关并发症
- 瓣膜损伤
- 心肌梗死

◀ 图 13-12　钝性心脏损伤后出现的并发症。室性异位活动和室上性心动过速等自解性心律失常约占临床并发症的 3/4，其余并发症加在一起不到 1/4

引自 Maenza RL, Seaberg D, D' Amico F. A meta-analysis of blunt cardiac trauma: ending myocardial confusion. *Am J Emerg Med*. 1996;14(3):237-241.

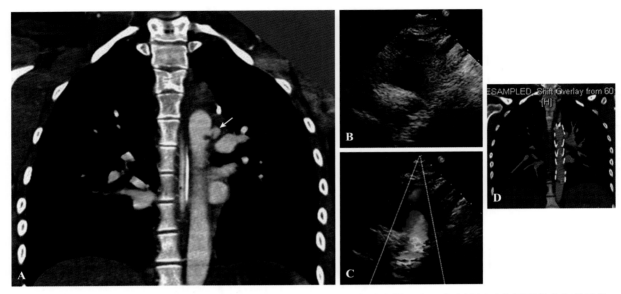

▲ 图 13-13　外伤性主动脉峡部假性动脉瘤。患者是一名活动自如的女性，在一次高速机动车辆事故中多处受伤
A. 血管造影显示直径为 1.5cm 的主动脉假性动脉瘤（箭），颈动脉韧带水平狭窄，周围有少量纵隔血肿，外渗提示在左锁骨下缘远端横断。在这个区域接受了血管内支架置入术，随后经食管超声（TEE）显示出内皮已完好地覆盖了破裂的主动脉区域。B 和 C. 二维（B）和彩色多普勒（C）显示主动脉弓的经胸图像，显示峡部 s/p 血管内支架的区域。D. CT 显示降主动脉内支架

可以观察。若出现新的突发性心包积液并伴有急性胸痛，尤其是在液体内出现自发性回声增强或形成血栓时，常常终怀疑有主动脉夹层。

（二）穿刺伤

在美国，穿透性胸部损伤与钝性损伤相比不太常见，但更致命，最常见的原因是枪伤和刺伤[10]。通常首先会进行 FAST 流程（创伤重点超声评估）以排除心包积血，但如果声窗受限（例如由于胸腔插管前并发大量血胸或纵隔气肿）和提示心脏损伤等临床症状时，则需要进行多次超声仔细扫查。

穿透性创伤可导致房室破裂（通常是右心室，因为其解剖方位是处于最前）、室间隔缺损或冠状动脉、主动脉或肺动脉撕裂。有些病例最初并没有出现明显的心包积血，可能是由于穿透部位局部压力或封闭造成的。图 13-3 显示了受害者心脏刺伤的图像，其中发现了一个巨大的室间隔缺损。在手术室中也发现其右心室呈撕裂伤，但由于患者已处于深度心源性休克中，尽管进行急诊手术但最后仍然修复失败。

最后，鲜有报告在心脏内部及周围发现弹片、缝针或移动针尖和器械碎片等异物损伤。这些情况通常由于偶然进行 X 线或 CT 扫描时才发现，并有感染、栓塞和侵蚀的风险。部分位于心外的异物由于重复性感染，心脏跳动造成的伤痛和再出血更容易侵蚀和发生心脏压塞。图 13-14 中的相应超声显示，缝纫针在不知不觉中嵌入患者胸部，其中一个针头位于心肌内，并且以小范围局限性心包血肿形式侵入室间隔。手术切除通常是首选方法，但如果异物完全嵌入心肌，并且没有伴发心包炎或心内膜炎，只能考虑保守治疗。

心脏创伤的晚期后遗症包括钝性和穿透性，临床上较少见，但也包括左心室动脉瘤、室间隔缺损、心内瘘、主动脉瓣或右心室瘘、残留的子弹栓塞、瓣膜损伤和冠状动脉窦瘘。

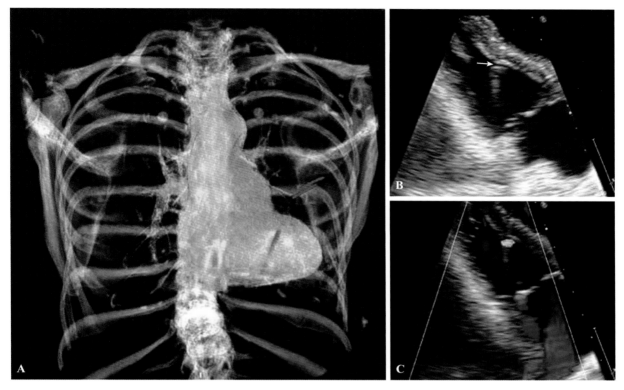

▲ 图 13-14　心肌内的针尖

A. 三维 CT 重建显示胸部有三根缝合针（红色），其中一根似乎穿透心脏；B 和 C. 经胸超声放大的右心视图显示室间隔内的回声明亮处为针尖，回声伪影投射到右心室；C. 显示针周围有一束从左到右经室间隔的局部射流。在手术中发现针底部从心脏前表面突出，并且聚集成一个小的心包血肿，术中 TEE 显示针头穿透了室间隔，在拔出过程中无任何意外，也没有进一步的室间隔缺损或心包出血

推荐阅读

Goldstein, S. A., Evangelista, A., Abbara, S., et al. (2015). Multimodality imaging of diseases of the thoracic aorta in adults: from the American Society of Echocardiography and the European Association of Cardiovascular Imaging Endorsed by the Society of Cardiovascular Computed Tomography and Society for Cardiovascular Magnetic Resonance. *Journal of the American Society of Echocardiography*, 28, 119–182.

Klein, A. L., Abbara, S., Agler, D. A., et al. (2013). American Society of Echocardiography clinical recommendations for multimodality cardiovascular imaging of patients with pericardial disease.

Journal of the American Society of Echocardiography, 26, 965–1012.

Kutty, R. S., Jones, N., & Morrjani, N. (2013). Mechanical complications of acute myocardial infarction. *Cardiology Clinics*, 31, 519–531.

Marcolini, E. G., & Keegan, J. (2015). Blunt cardiac injury. *Emergency Medicine Clinics of North America*, 33, 519–527.

McLean, A. S. (2016). Echocardiography in shock management. *Critical Care*, 20, 275.

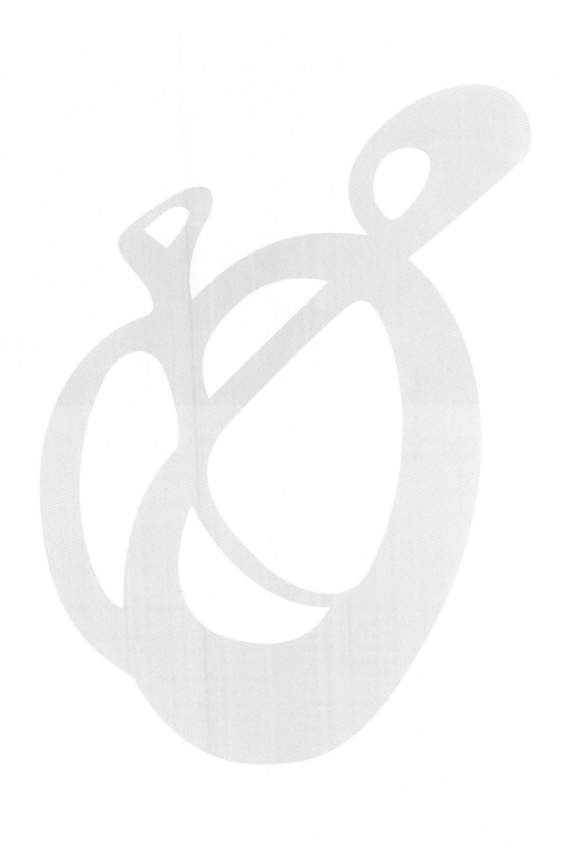

第三篇
心脏结构和功能的评估
Assessment of Cardiac Structure and Function

第 14 章
左心收缩功能的评估
Assessment of Left Ventricular Systolic Function

Scott D. Solomon　Bernard E. Bulwer　著

邓晓倩　译

一、概述

心脏超声的主要目的是评估左心室结构及收缩功能，这对疑似或已确诊的心血管疾病患者的诊断、风险评估和管理起着至关重要的作用。通过综合测量，可以定性和定量地评估左心室，以确定心脏大小和几何结构的任何变化（图 14-1）。已确定的正常值见表 14-1 至表 14-3。

超声心动图提供了几种评估收缩功能的方法。心室收缩功能评估通常从定性评估开始。但我们推荐采用更为精确的定量评估方法对心脏整体及局部收缩功能进行评估。大量的研究数据表明线性和容积性指标（如室壁厚度、质量和容积）仍然是临床有用的参数。这些参数主要是基于 M 型、二维超声及多普勒血流动力学的测量（图 14-1 和图 14-2）。

传统的 M 型和二维测量方法，如左心室射血分数（LVEF），仍被广泛应用，但有很大的局限性。它们基于对收缩周期开始和结束时获得的每一帧图像和测量的比较，这些测量方式对负荷及心率具有依赖性且不能直接测量动态的左心室心肌表现。除此之外，基于几何假设而衍生的左心室测量本身就存在不精确性。随着实时三维心脏超声技术的到来，某种程度上克服了这些不精确性。尽管如此，边界划定等挑战依然存在。

心脏应变成像技术的最新进展主要是利用组织多普勒和二维斑点跟踪成像技术，使测量整体和局部左心室收缩力学成为可能。它们提供的关于局部左心室收缩力学的观点已被证明是临床前和临床心肌病理学更敏感的测量方法，越来越多的数据表明它们能更好地预测患者预后，且较传统的测量方法能提供更多的信息。左心室应变指标，如速率、移位、应变、应变率越来越多地应用于左心室收缩功能的综合评估。

二、左心室收缩：心脏收缩周期及血流动力学

（一）左心室测量的方法

左心室的测量包括径线、面积或者容积测量（图 14-1、图 14-3、图 14-4 至图 14-7）。这些方法通常是互补的，最适合描述左心室大小。许多实验室还继续测量线性径线，在不同疾病中收集了大量的数据。此外，与面积相关或体积相关的测量相比，线性测量的数据更为可靠，变异率较小，因此在评估随时间变化的数据时更为可靠。

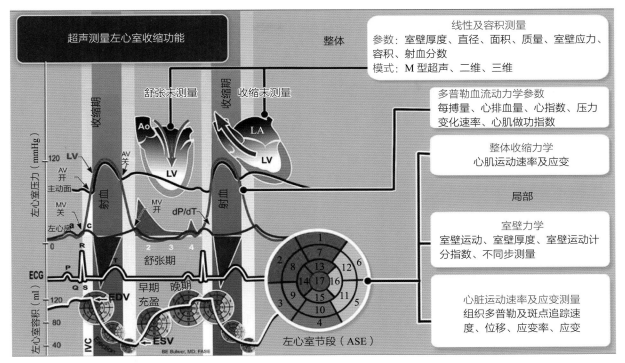

▲ 图 14-1 超声心动图测量心室收缩功能可根据已建立的整体和局部收缩功能进行分类

整体心室功能参数包括径线和容积等指标，如壁厚、心室面积、心室容积，在此基础上衍生出的左心室射血分数（LVEF）和左心室质量等传统测量指标。多普勒超声心动图对整体心室功能血流动力学测量包括：每搏量、心排血量、收缩期左心室压力变化速率（dP/dT）、心肌做功指数（MPI）或 Tei 指数。局部心室收缩功能的定性评价包括局部室壁运动，半定量评估局部室壁运动或室壁运动计分指数（WMSI），组织多普勒成像定量分析心脏收缩力学及应变（图片由 Bernard E. Bulwer, MD, FASE 提供）

表 14-1 二维超声测得的不同性别的左心室大小和功能参数正常值

参 数	男 性		女 性	
	均数 ± 标准差	2 个标准差范围	均数 ± 标准差	2 个标准差范围
左心室内径				
舒张期径线（mm）	50.2±4.1	42.0～58.4	45.0±3.6	37.8～52.2
收缩期径线（mm）	32.4±3.7	25.0～39.8	28.2±3.3	21.6～34.8
左心室容积（双平面法）				
左心室舒张末容积（ml）	106±22	62～150	76±15	46～106
左心室收缩末期容积（ml）	41±10	21～61	28±7	14～42
根据体表面积校正后的左心室容积				
左心室舒张末容积（ml/m²）	54±10	34～74	45±8	29～61
左心室收缩末期容积（ml/m²）	21±5	11～31	16±4	8～24
左心室射血分数（双平面法）	62±5	52～72	64±5	54～74

引自 Lang RM, Badano LP, Mor-Avi V, et al. Recommendations for cardiac chamber quantification by echocardiography in adults: an update from the American Society of Echocardiography and the European Association of Cardiovascular Imaging. *J Am Soc Echocardiogr.* 2015;28(1):1-39.

表 14-2　左心室质量和几何结构的参考限值和分区值

	女　性				男　性			
	参考范围	轻度异常	中度异常	重度异常	参考范围	轻度异常	中度异常	重度异常
线性测量								
左心室测量（g）	67～162	163～186	187～210	≥211	88～224	225～258	259～292	≥293
以体表面积计算的左心室测量（g/m²）	*43～95*	*96～108*	*109～121*	*≥122*	*49～115*	*116～131*	*132～148*	*≥149*
左心室质量/身高（g/m）	41～99	100～115	116～128	≥129	52～126	127～144	145～162	≥163
左心室质量/身高$^{2.7}$（g/m$^{2.7}$）	18～44	45～51	52～58	≥59	20～48	49～55	56～63	≥64
相对壁厚（cm）	0.22～0.42	0.43～0.47	0.48～0.52	≥0.53	0.24～0.42	0.43～0.46	0.47～0.51	≥0.52
室间隔厚度（cm）	*0.6～0.9*	*1.0～1.2*	*1.3～1.5*	*≥1.6*	*0.6～1.0*	*1.1～1.3*	*1.4～1.6*	*≥1.7*
后壁厚度（cm）	*0.6～0.9*	*1.0～1.2*	*1.3～1.5*	*≥1.6*	*0.6～1.0*	*1.1～1.3*	*1.4～1.6*	*≥1.7*
二维超声测量								
左心室质量（g）	66～150	151～171	172～182	≥183	96～200	201～227	228～254	≥255
以体表面积计算的左心室质量（g/m²）	*44～88*	*89～100*	*101～112*	*≥113*	*50～102*	*103～116*	*117～130*	*≥131*

粗斜体部分是经过最佳验证的推荐值

引自 Lang RM, Bierig M, Devereux RB, et al. Recommendations for chamber quantification: a report from the American Society of Echocardiography's Guidelines and Standards Committee and the Chamber Quantification Writing Group, developed in conjunction with the European Association of Echocardiography, a branch of the European Society of Cardiology. *J Am Soc Echocardiogr.* 2005;18(12):1440-1463.

表 14-3　左心室功能参考限值及分区值

	女　性				男　性			
	参考范围	轻度异常	中度异常	重度异常	参考范围	轻度异常	中度异常	重度异常
线性测量								
心内膜缩短分数 (%)	27～45	22～26	17～21	≤16	25～43	20～24	15～19	≤14
室壁内缩短分数 (%)	15～23	13～14	11～12	≤10	14～22	12～13	10～11	≤9
二维超声测量								
射血分数 (%)	≥55	45～54	30～44	<30	≥55	45～54	30～44	<30

引自 Lang RM, Bierig M, Devereux RB, et al. Recommendations for chamber quantification: a report from the American Society of Echocardiography's Guidelines and Standards Committee and the Chamber Quantification Writing Group, developed in conjunction with the European Association of Echocardiography, a branch of the European Society of Cardiology. *J Am Soc Echocardiogr.* 2005;18(12):1440-1463.

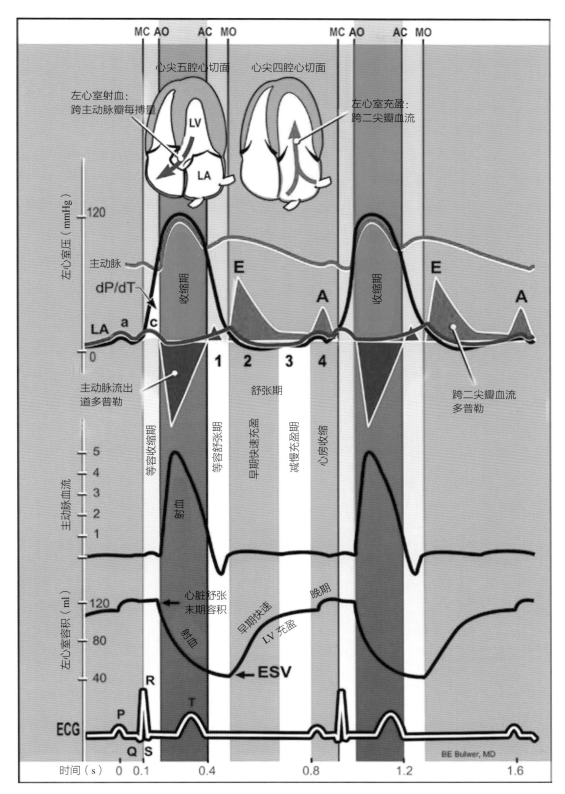

▲ 图 14-2　心动周期中的收缩期和舒张期

在左心室收缩期间，左心室射血，通过主动脉瓣，进入主动脉。这些收缩过程可以通过超声心动图和多普勒测量来评估。AC. 主动脉瓣关闭；AO. 主动脉瓣开放；IVSd. 室间隔直径；LV. 左心室；MC. 二尖瓣关闭；MO. 二尖瓣开放；ESV. 心脏收缩末期容积（图片由 Bernard E. Bulwer, MD, FASE 提供）

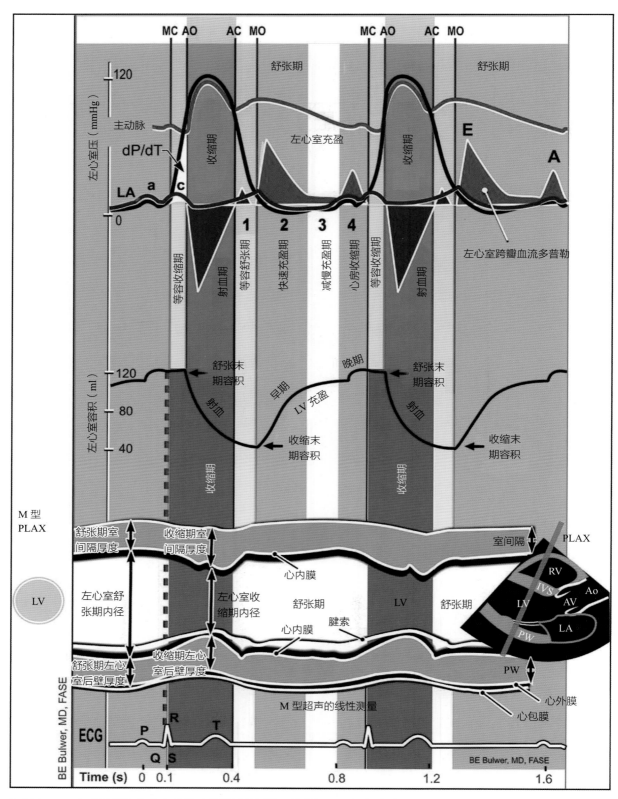

▲ 图 14-3　心动周期和左心室收缩功能的线性测量：图例显示了叠加在心动周期上的左心室 M 型超声。注意发生的时相。与所示的多普勒血流动力学曲线相比较

AC. 主动脉瓣关闭；AO. 主动脉瓣开放；MC. 二尖瓣关闭；MO. 二尖瓣开放；RV. 右心室；LV. 左心室；LA. 左心房；IVS. 室间隔；PW. 左心室后壁；AV. 主动脉瓣；Ao. 主动脉（图片由 Bernard E. Bulwer, MD, FASE 提供）

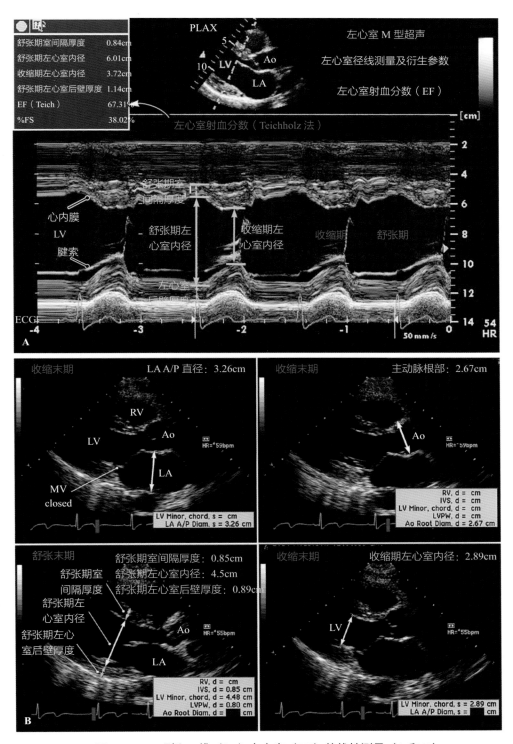

▲ 图 14-4　M 型和二维（2D）左心室（LV）的线性测量（A 和 B）

M 型模式简单，重复性好，对心内膜边界有很好的时间分辨率。它在评估 LV 径线（例如，心腔大小、壁厚和部分缩短）时仍然有用。其可靠性随着左心室几何结构的异常而降低，即使在二维超声引导下也是如此。有几个公式可以基于 M 型超声测量的心室径线来计算左心室容积。使用的主要方法是 Teichholz 法，Teichholz 公式：体积 =[7.0/（2.4+LVIDd）]（LVIDd）3。然而，这种方法只有在心室几何结构相对正常时才有用。美国超声心动图学会推荐使用前沿到前沿的方法对线性尺寸进行二维测量，如图所示。Ao. 主动脉；LA. 左心耳；LVIDd. 左心室舒张末期内径；LVIDs. 左心室收缩末期内径；LVPWd. 左心室舒张末期后壁厚度；MV. 二尖瓣；RV. 右心室（图片由 Bernard E. Bulwer, MD, FASE 提供）

（二）左心室结构：大小和质量

在假设左心室近似于长椭球的基础上，可以使用基于线性或二维测量的几个公式来估计左心室容积（图 14-5）。当心室几何结构严重偏离正常时，这些方法的应用是有局限性的，例如心肌梗死（MI）患者，在这种情况下，左心室可严重变形。单平面或双平面辛普森法是一种不依赖于刚性几何假设的方法，已被证明是最精确的方法（图 14-6）。它包括在计算机辅助下识别心尖四腔心（A4C）和（或）两腔心（A2C）切面中的心内膜边界，以测量沿心室均匀分布的切片的直径。如果使用单平面法，则假设一个圆，如果使用两个正交平面，则假设一个椭圆，由此直径计算出交叉截面面积。尽管辛普森方法通常比其他方法更准确地评估心室容积，但当图像质量降低时，准确识别心内膜边界可能是一个挑战。此外，心尖视图中很容易因为换能器角度的微小变化而导致心室短缩，可显著低估测量体积并且对体积相关测量产生不利影响。

三维超声心动图有可能减少二维成像的一些固有局限性（见第 5 章）（图 14-7）。LV 质量可以考虑利用壁厚和腔室尺寸的一些公式来计算（图 14-8 和表 14-3）。这些公式在几何正常的心室中得到验证，但在心室形态改变的情况下，如心肌梗死后，其准确性明显降低。左心室肥大的定义是整个左心室的质量。一般来说，如

面积长度几何模型，通过 2D 超声计算左心室容积

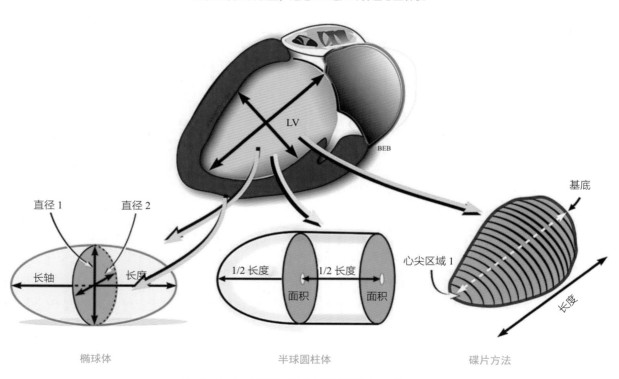

▲ 图 14-5　用面积 × 长度法测量 EDV 和 ESV

二维超清声心动图估测左心室容积和射血分数的面积–长度几何模型要求测量短轴面积乘以长轴长度。当心内膜边界划分不良时，可采用基于面积长度的方法（如半球圆柱体或子弹公式）计算舒张末期和收缩末期容积，从而计算射血分数。使用以下公式：V=[5（面积）×（长度）]/6。LV. 左心室（图片由 Bernard E. Bulwer, MD, FASE 提供）

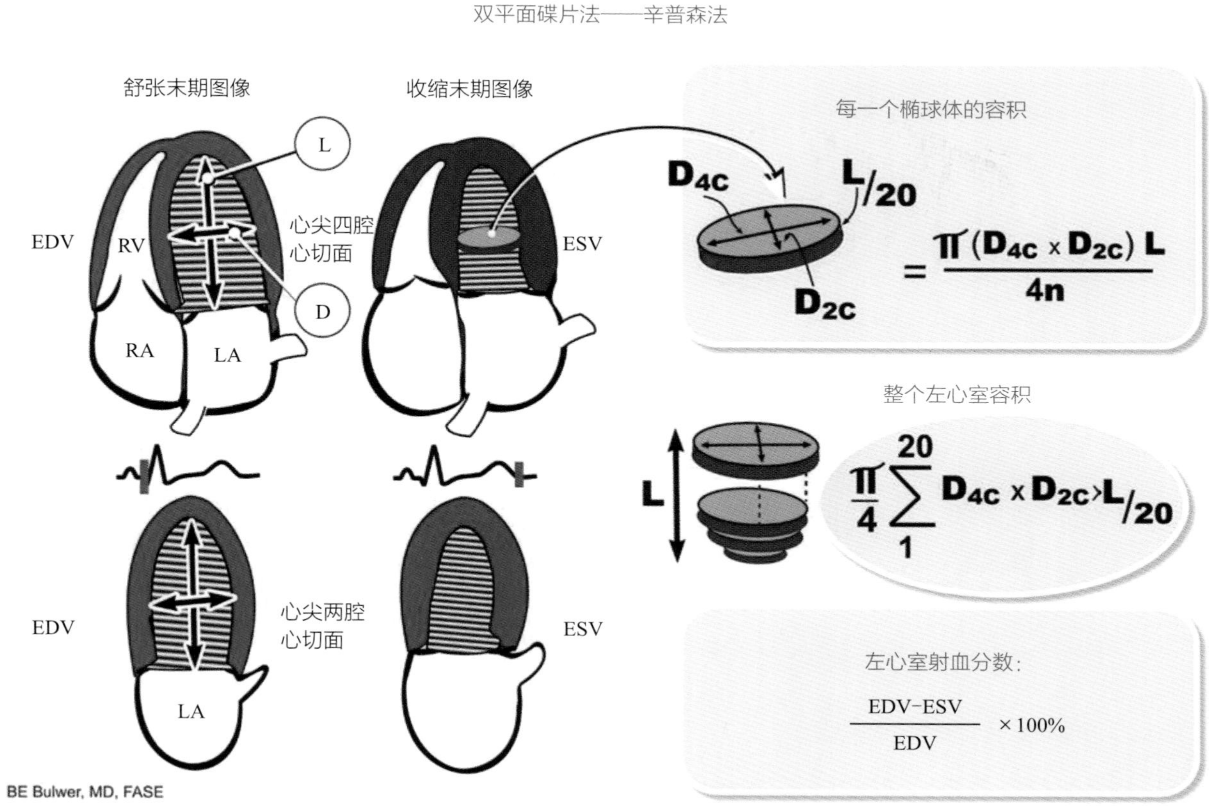

双平面碟片法——辛普森法

每一个椭球体的容积

$$= \frac{\pi\,(D_{4C} \times D_{2C})\,L}{4n}$$

整个左心室容积

$$\frac{\pi}{4} \sum_{1}^{20} D_{4C} \times D_{2C} \times L/20$$

左心室射血分数:

$$\frac{EDV - ESV}{EDV} \times 100\%$$

BE Bulwer, MD, FASE

▲ 图 14-6 使用辛普森法计算左心室射血分数（LVEF）

尽管有其局限性，左心室射血分数仍然是最常见和公认的评估左心室容积的方法，例如它依赖于容积和心率（见正文）。这种方法是假设心室是由一系列的椭圆形盘叠加而成。通过知道每个圆盘的大直径和小直径，可以定义一个椭圆，然后将每个椭圆的面积乘以切片厚度。当这些椭圆盘相加时，如公式所示，可以确定心室的总容积。A4C. 心尖四腔心；A2C. 心尖两腔心；EDV. 舒张末期容积；ESV. 收缩末期容积（由 Bernard E. Bulwer, MD, FASE 提供）

果左心室直径没有减小，大于 12mm 的室壁厚度通常表明左心室肥大（表 14-1）。心肌和瓣膜疾病都可导致左心室重塑，从而导致心室几何结构异常。心室几何结构的分类基于相对室壁厚度和左心室质量指数（图 14-8 和图 14-9）。心室的特殊形态与多种疾病的预后有关。

（三）评估心功能

左心室射血分数，计算方法为舒张末期容积和收缩末期容积的差值除舒张末期容积，仍然是评估收缩功能最常用的方法（图 14-7）。它是心血管医学中研究得最好的方法之一，在各种心血管疾病的诊断和风险分层中被证明是

有用的。虽然准确评估左心室射血分数需要依据心室容积进行计算，但许多超声心动图实验室用肉眼来评估左心室射血分数。

尽管从容积计算左心室射血分数是首选的，但这种计算的准确性受图像质量、心内膜边界定义、心室几何结构和典型正交成像平面的影响。当上述一个或多个因素不理想时，由经验丰富的超声心动图医生进行的肉眼评估可能更为准确，并足以满足大多数临床情况所需。

除左心室射血分数（LVEF）外，还常用其他方法评估收缩功能。可以通过从舒张末期容积（如前所述计算）中减去收缩末期容积或通过基于血流动力学多普勒的方法（图 14-10 至

通过二维和三维超声评估左心室射血分数

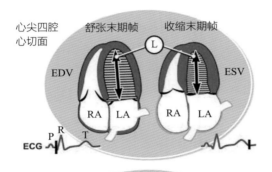

心尖四腔心切面

二维超声下的辛普森双平面法

1. 在心尖四腔心切面，滚动各帧并选择舒张末期帧（心电图上 R 波开始或左心室容积最大的帧，就在房室瓣开放之前）
2. 在舒张末期沿着二尖瓣环的间壁到外侧壁对心内膜进行描记
3. 测量左心室腔的长度：心尖到二尖瓣环的距离
4. 滚动心尖四腔心图像；选择收缩末期的那一帧（心电图上 T 波的末端或者是在二尖瓣开放前左心室径线最小的那一帧图像。并在收缩末期进行测量
5. 在心尖两腔心切面重复上述步骤 1～4
6. 系统自动计算左心室射血分数

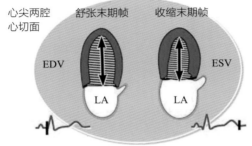

测量 ESV、EDV 和 LVEF（双平面辛普森法）

半自动测量左心室容积 - 射血分数（3D）
来自 3D 数据集的 LV 腔模型

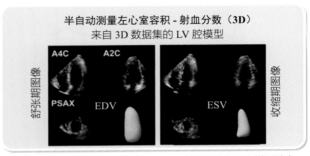

HR，心率　　　　（如果没有二尖瓣反流）

$$LVEF = \frac{EDV - ESV}{EDV} \times 100\%$$

EDV−ESV= 每搏量
（正常每搏量为 75～100ml；和体重相关）

心排血量 = 每搏量 × 心率

▲ 图 14-7　通过 2D 和 3D 评估左心室射血分数

A4C. 心尖四腔心；A2C. 心尖两腔心；EDV. 舒张末期容积；ESV. 收缩末期容积；LV. 左心室；PSAX. 胸骨旁短轴切面（图片由 Bernard E. Bulwer, MD, FASE 提供）

图 14-12）。在 A4C 图上用脉冲波多普勒评估的左心室流出道（LVOT）的速度 - 时间积分（VTI）乘以同一位置的横截面直径（在胸骨旁长轴图上测量）得到 SV（图 14-10），可以乘以心率得到心排血量。

其他一些新的方法也被提出用于评估收缩功能。心肌做功指数，也称为 Tei 指数，定义为等容舒张时间和等容收缩时间之和除以射血时间，该方法同时考虑了收缩和舒张性能，数值越低代表与功能越好（图 14-12）。在成人，左心室指数低于 0.40 和右心室指数低于 0.3 被认为是正常的。这一指标与多种情况下的结果有关，包括心力衰竭和心肌梗死后。

多普勒组织成像（DTI）可用于评估心肌收缩速度，或 S′，尽管该技术已被证明对评估舒张功能更有用（图 14-13）。

左心室心肌的收缩机制，仅 13% 的心肌肌小节（心肌的收缩单位）缩短导致大约 20% 的纵向和向心性缩短，超过 40% 的径向增厚，导致超过 60% 的左心室舒张末期容积的射血是由于左心室肌纤维的双螺旋结构（图 14-14）。左心室收缩力学发生在四个主要的心脏向量，纵向和周向缩短，径向增厚和扭转（差异旋转）。沿着这些主要向量量化左心室的收缩力学是健康和疾病中心脏变形成像的基础（图 14-9 和图 14-15）。

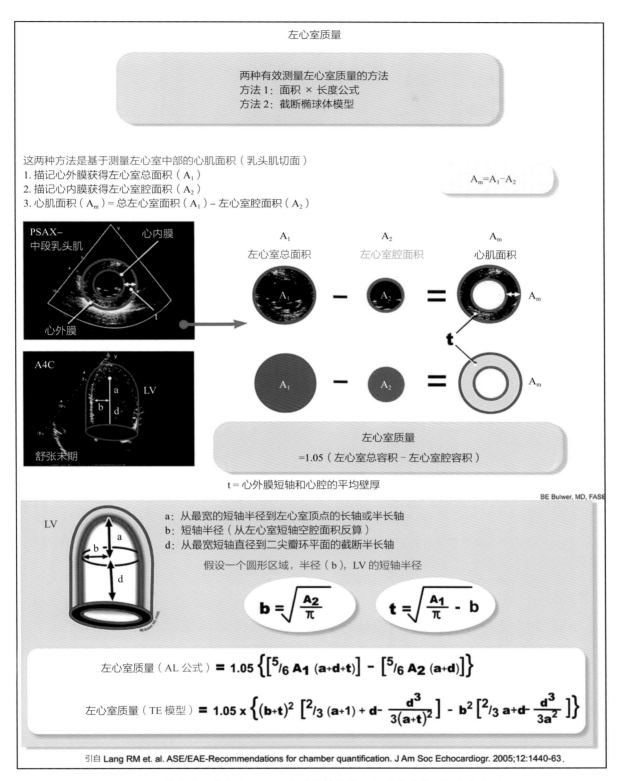

▲ 图 14-8 推荐使用左心室（LV）半球圆柱体的面积长度法来测量左心室质量

该公式简单，容易测量。使用 c 和心尖四腔心切面（A4C）在中高乳头肌水平进行舒张末期测量，然后代入上图的方程中。
L1. 左心室舒张末期长度；A₁. 在胸骨旁短轴切面中、高乳头肌水平的心脏总面积；A₂. 胸骨旁短轴切面的左心室腔面积；
Aₘ. 心肌"壳"面积；Aₑₚᵢ. 在胸骨旁短轴切面中、高乳头肌水平的总面积；Aₑₙdₒ. 在胸骨旁短轴切面测得的左心腔面积；b. 短
轴半径；t. 室壁厚度；AL. 面积长度；TE. 截断椭球体（图片由 Bernard E. Bulwer, MD, FASE 提供）

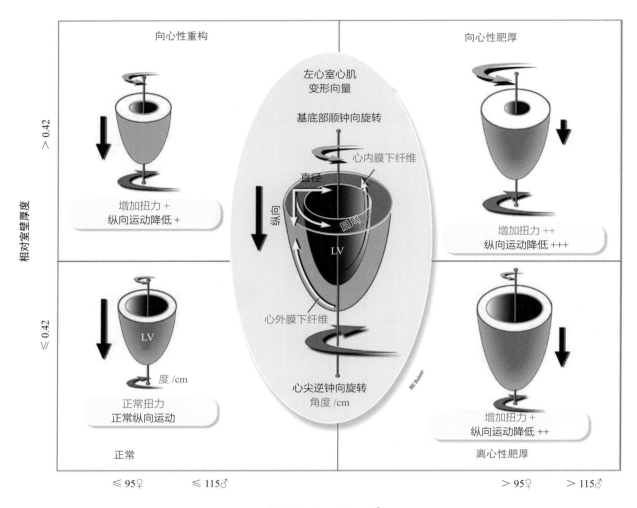

▲ 图 14-9　在正常及疾病情况下的左心室室壁相对厚度及左心室质量指数，以及叠加的左心室心肌变形向量（见正文）

LV. 左心室（图片由 Bernard E. Bulwer, MD, FASE 提供）

三、对左心室收缩功能的整体评估

心肌应变成像

心肌变形或应变成像是一种相对新颖但有前途的心功能评估方法。应变是指两个区域之间的变形百分比，反映心肌的缩短能力（图 14-15）。心肌应变可以通过多普勒方法进行评估，其中多个区域的心肌组织速度被整合以获得距离上的变化（图 14-16）。基于多普勒的心肌应变评估图像相对噪声较大，需在扫查过程中进行细致的采集，因此限制了它

们的实用性。另外，多普勒应变信息是角度相关的。

相比之下，基于斑点跟踪技术的应变成像被证明更为稳健和可靠，尽管它的时间分辨率比基于多普勒的测量差，因此限制了它在较快心率下的应用。然而，在大多数应用中，二维方法实际上已经取代了基于多普勒的应变评估。这些技术利用心肌组织特征中的相关斑点来确定收缩区域和被动移动区域（图 14-17 和图 14-18）。

心肌应变测量已经用超声显微技术进行了

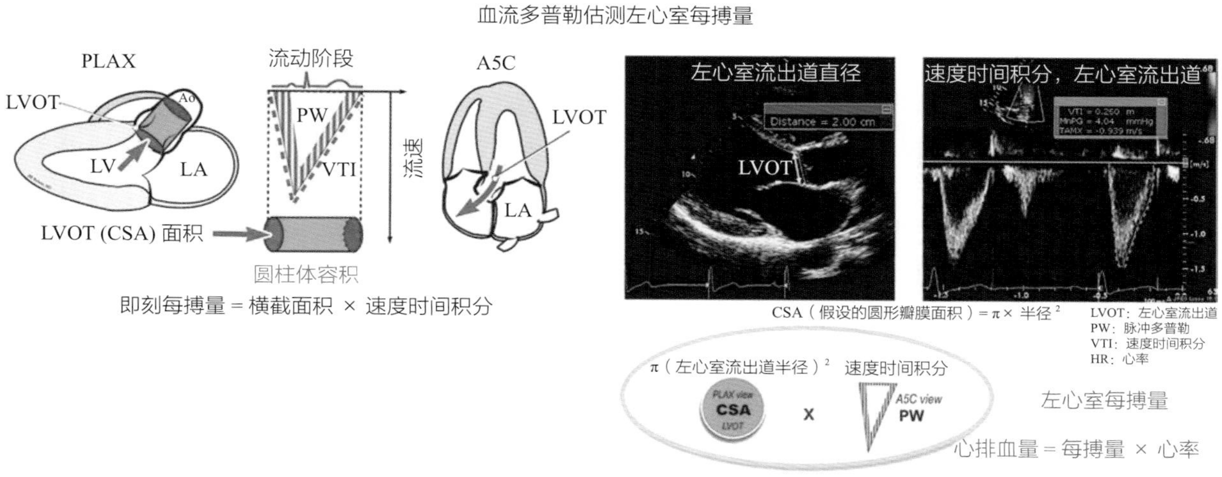

血流多普勒估测左心室每搏量

即刻每搏量 = 横截面积 × 速度时间积分

CSA（假设的圆形瓣膜面积）= π × 半径²

π（左心室流出道半径）² 速度时间积分

LVOT: 左心室流出道
PW: 脉冲多普勒
VTI: 速度时间积分
HR: 心率

左心室每搏量

心排血量 = 每搏量 × 心率

▲ 图 14-10　基于多普勒的左心室收缩功能评估方法

计算左心室流出道（LVOT）处的左心室（LV）每搏量。多普勒超声心动图可用于评估每搏量。LVOT 的横截面积乘以同一位置的速度时间积分（VTI），得到每搏量。较为典型的情况下，在胸骨旁长轴（PLAX）切面中测量 LVOT 直径，在心尖五腔心切面（A5C）中获得 LVOT 多普勒数据（见正文）

LV. 左心室；LA. 左心房；PLAX. 胸骨旁长轴；LVOT. 左心室流出道（图片由 Bernard E. Bulwer, MD, FASE 提供）

验证，并且可以在适当的成像切面在纵向、周向和径向估计应变（图 14-9 和图 14-15）。散斑法也可用于评估心室在收缩期和舒张期间的扭转或扭动（图 14-18）。

纵向应变可以在心尖四腔心切面进行评估，而整体纵向应变已被证明是除了常规的射血分数以外的一个衡量心脏做功能力的重要指标。目前的设备既可以评估局部应变，也可以通过平均局部应变或通过测定收缩期和舒张期之间心内膜周长的百分比差值来计算整体纵向应变。纵向变形主要反映心内膜下心肌纤维带的功能，而环向应变则最好在短轴切面上进行评估，可能反映更多心外膜层的功能（图 14-9 和图 14-17）。

根据应变估计，一些疾病与整体纵向心肌功能降低有关，包括高血压、糖尿病、肾功能不全、浸润性心肌病、瓣膜心脏病和肥厚型心肌病（HCM）。这些指标似乎也能预测心肌梗死患者的存活率或心肌梗死后由于瘢痕形成而导致的心力衰竭的概率。

最近通过评估跨越心脏多个区域的峰值应变时间来评估心脏的同步性。在接受心脏再同步化治疗（CRT）的患者中，反映同步性的局部时间和反映收缩功能的心肌峰值应变都具有预后指导意义（图 14-19；见第 6、15 和 25章），并且这些数据已经被用来确定哪些患者能从 CRT 中获益。

应变成像除了可以评估整体心功能外，还可以用来评估和量化局部心功能。局部应变与缺血性心脏病患者（见第 6 章）和 HCM 患者（见第 23 章）的心肌瘢痕程度相关。这些措施也可用于评估在压力超声心动图背景下的缺血。心肌应变成像的一个分支是心室扭转的定量评估（图 14-9 和图 14-15）。基于二维超声心动图的应变成像有一些局限性，首先心肌三维变形，失去平面外运动。其次，这些措施与传统超声成像有相同的局限性，包括帧速率和图像质量。最后，虽然变形成像由大多数超声血管成像仪以及一些离线系统提供，但供应商在技术、数据采集和正常值方面缺乏标准

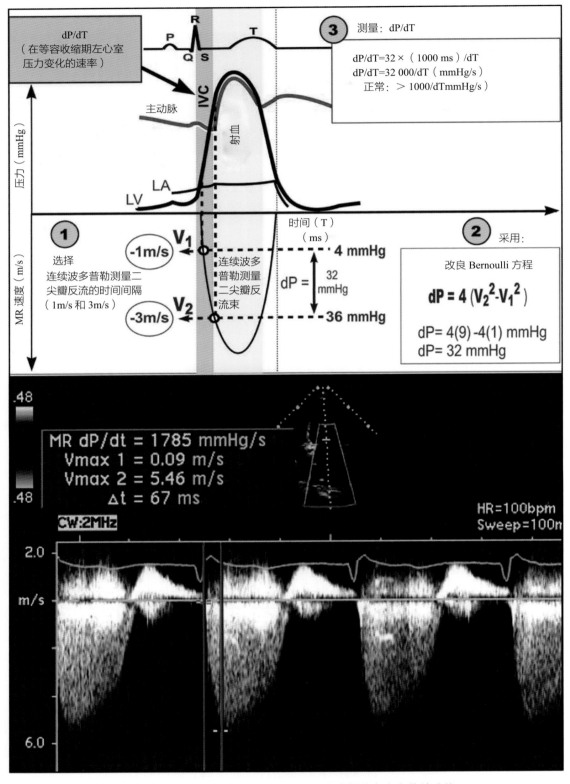

▲ 图 14-11　基于多普勒测量的 dP/dT 用来评估左心室收缩功能

在等容收缩期左心室压力升高的速率（dP/dT）被用来评估左心室的收缩力。在二尖瓣反流的患者中，dP/dT 从压力升高到 32mmHg（即从 1m/s 到 3m/s）所需的时间间隔中计算得出。利用 Bernoulli 方程从二尖瓣反流的连续波多普勒速度估计左心室压力。CW. 连续波多普勒；LA. 左心房；LV. 左心室（图片由 Bernard E. Bulwer, MD, FASE 提供）

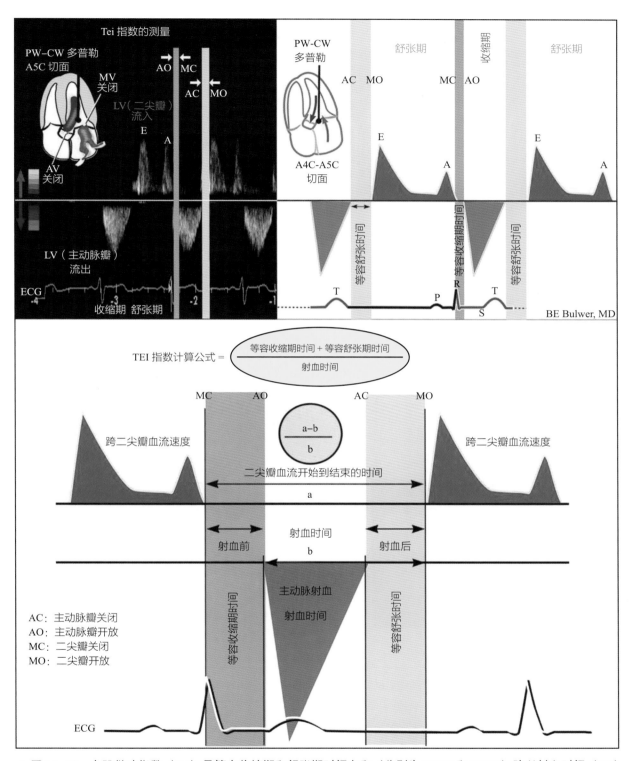

▲ 图 14-12　心肌做功指数（Tei）是等容收缩期和舒张期时间之和（分别为 IVCT 和 IVRT）除以射血时间（ET）的无量纲指数

该指数包含了对心脏收缩和舒张功能的评估，并与多种疾病的预后相关。A4C. 心尖四腔心；A5C. 心尖五腔心；CW. 连续波多普勒；LV. 左心室；PW. 脉冲波多普勒（图片由 Bernard E. Bulwer, MD, FASE 提供）

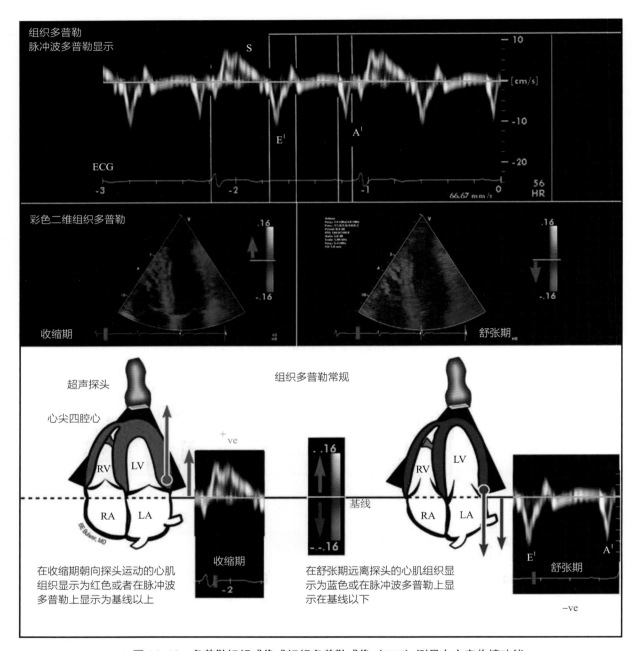

▲ 图 14-13 多普勒组织成像或组织多普勒成像（TDI）测量左心室收缩功能

TDI 采用多普勒原理评估心肌速度。将取样容积即可放置在室间隔也可放置在二尖瓣环外侧记录在心动周期中心肌的纵向运动速度。它含有三种主要波形，第一个是 S，代表收缩期速度；第二个是 E^1，代表二尖瓣流入早期时的舒张期速度；第三个是 A^1，代表舒张晚期的心房收缩速度。同样 TDI 数据可以用彩色编码（蓝即指远离探头，红即指朝向探头）来评估心室壁运动（彩色编码的二维组织多普勒）（图片由 Bernard E. Bulwer, MD, FASE 提供）

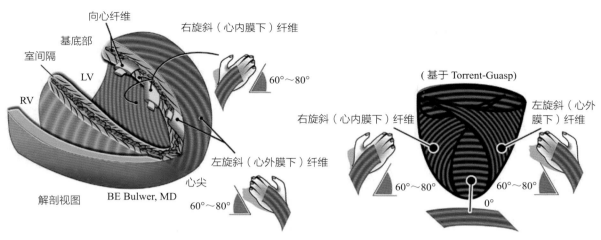

▲ 图 14-14　用 Torrent-Guasp 模型对心脏进行描述，它是一个螺旋带，包裹在一个可以描述为 8 字形的排列中。心肌结构由三层交织而成，从宏观上看是可以辨别的。从心尖看，心肌的左心室外侧肌纤维即心外膜下肌纤维呈左旋斜螺旋排列。这些纤维在中层呈水平方向，在心肌最内层的心内膜下呈右手斜螺旋排列

LV. 左心室；RV. 右心室（图片由 Bernard E. Bulwer, MD, FASE 提供）

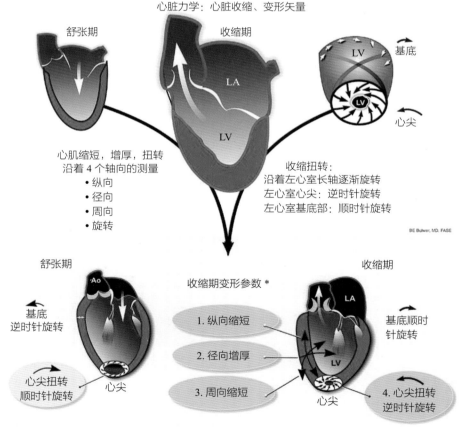

▲ 图 14-15　心脏运动是复杂的，包括整个心脏在呼吸时随膈肌的平移运动，以及在收缩期的左心室形变、短缩、增厚和扭转

这种心肌变形可以用变形成像、散斑跟踪成像（STI）沿 4 个轴测量（下图）。Ao. 主动脉；LA. 左心房；LV. 左心室（图片由 Bernard E. Bulwer, MD, FASE 提供）

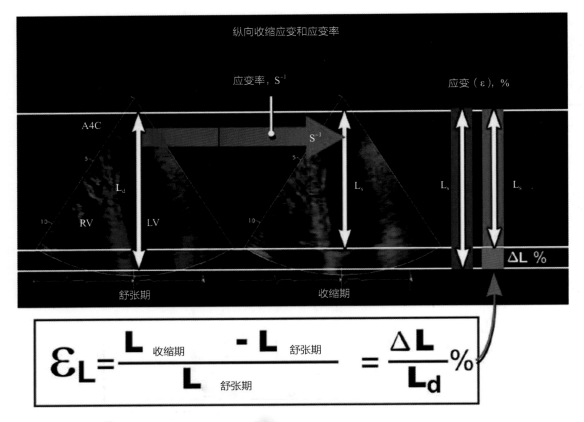

$$\varepsilon_L = \frac{L_{收缩期} - L_{舒张期}}{L_{舒张期}} = \frac{\Delta L}{L_d}\%$$

纵向收缩应变（ε_L）

正常范围：15%～25%（SD 5%～7%）

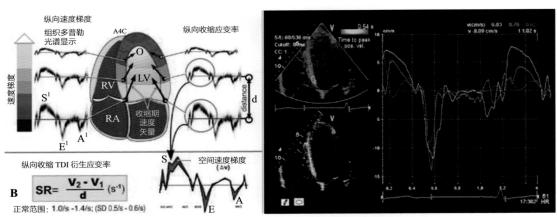

$$SR = \frac{V_2 - V_1}{d} (s^{-1})$$

正常范围：1.0/s～1.4/s；(SD 0.5/s～0.6/s)

▲ 图 14-16　组织多普勒成像（TDI）衍生的纵向收缩应变（ε）和应变率（SR）

A. 在收缩期，左心室（LV）变短、变厚和扭曲。右上方：纵向收缩应变（ε_L）是心室收缩期发生的左心室缩短总量。它是舒张长度（$L_{舒张期}$或 L_d）与收缩长度（$L_{收缩期}$或 L_s）的比较，如方程式（如下）所示。左上方：这种长度变化率，或空间速度梯度，是应变率（SR）。B. TDI 可在心尖四腔心切面评估心肌速度和应变率。SR 直接从两个不同点测得的速度导出；应变表示 SR 相对于时间的积分。通过 TDI 测量从左心室心尖到心底存在的瞬时 A- 速度梯度，与相对稳定的心尖相比，心底有更高的速度梯度。注意左心室（左上角）不同水平的彩色多普勒速度图和组织多普勒速度差。从 TDI（左下面板和右面板）获得的速度数据进行回归计算，可以量化心肌样本体积内两个相邻点（心室收缩缩短期间）内的差异或速度梯度。这种空间速度梯度称为 SR，SR 曲线反映了心脏周期中纵向变形或左心室收缩缩短和延长的速率。按惯例，收缩期 SR 缩短为阴性，舒张期延长为阳性。心脏周期或应变(S 或 ε)期间缩短或延长的总量通过该曲线的积分得到。A4C. 心尖四腔心；RV. 右心室

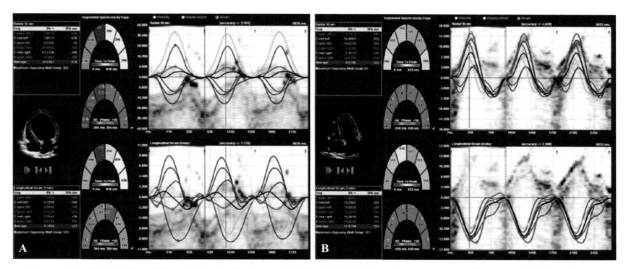

▲ 图 14-17　使用基于二维斑点追踪成像技术从心尖四腔心切面评估心肌应变。从心室的六个不同区域计算平均径向和纵向应变。所描绘的波形显示了这些区域峰值应变的时间和大小。**A.** 显示了一位心肌病患者在接受心脏再同步装置治疗之前的情况；**B.** 显示同一患者在 **12** 个月的 **CRT** 后心室同步性显著改善

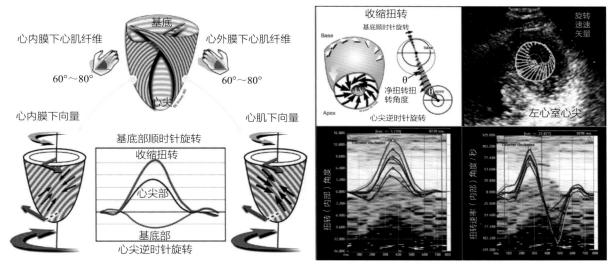

▲ 图 14-18　心室扭转可通过比较发生在心底和心尖的旋转来评估。斑点追踪超声心动图可评估两个部位的旋转。旋转和旋转速度可以评估和显示

LV. 左心室（改编自 Bulwer BE, Solomon SD. Assessment of systolic function. In: Solomon SD, ed. *Atlas of Echocardiography*. 2nd ed. Philadelphia: Current Science/Springer Science; 2009:63.）

化。随着应变成像测量标准化，这些技术变得更加精细和自动化，它们的实用性和适用性将提高。

四、左心室收缩功能的局部测量

尽管对左心室整体功能的测量能够对心脏做功能力进行量化，且有能评估预后的价值，但局部功能和整体功能可能有很大的差别，例如在缺血性心脏病或其他局灶性病变过程中。急性心肌梗死可导致相应的冠状动脉分布区的局部室壁运动异常，特别是特定的心肌区域与特定的冠状动脉分布相关（见第 18、19 和 20 章；图 14-20）。区部室壁运动可以定性测量或者是通过评分系统进行半定量的测量。目前最流行

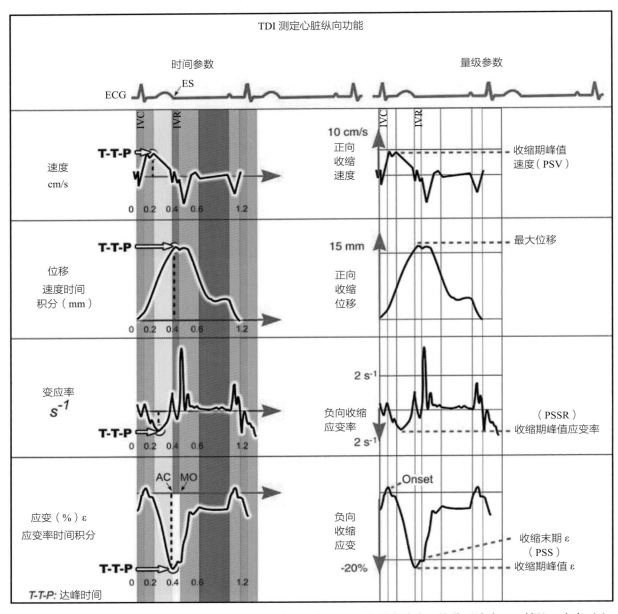

▲ 图 14-19　基于组织多普勒成像（TDI）衍生的参数，自上而下分别为速度、位移（速度 × 时间）、应变（ε），长度缩短或增厚的变化，以及心肌变形的应变率（SR）

组织速度（TDI）显示心肌运动，但不能区分健康心肌和非存活心肌的被动运动。应变（ε）和 SR 测量可以区分真正的收缩性组织运动和单纯的拴系运动。这些措施在冠心病患者中有很好的应用前景。AC. 主动脉瓣关闭；ES. 收缩末期；IVC. 等容收缩期；IVR. 等容舒张期；MO. 二尖瓣开放；S. 收缩期峰值速度（图片由 Bernard E. Bulwer, MD, FASE 提供）

的评分系统是基于美国超声心动图学会（ASE）倡导的 17 段模型，每段评分为正常（1 分）、低动力（2 分）、无动力（3 分）或运动障碍（4 分）（图 14-20 及图 14-21）。室壁运动评分指数（WMSI）等于这些分级评分的总和除以显示的节段数，因此正常心室的评分应为 1.0。WMSI 为 1.7 或更高通常与心力衰竭有关。该评分也有预后价值，较高的分值是死亡率和发病率的独立预测因素，包括心肌梗死后心力衰竭住院率的增加。

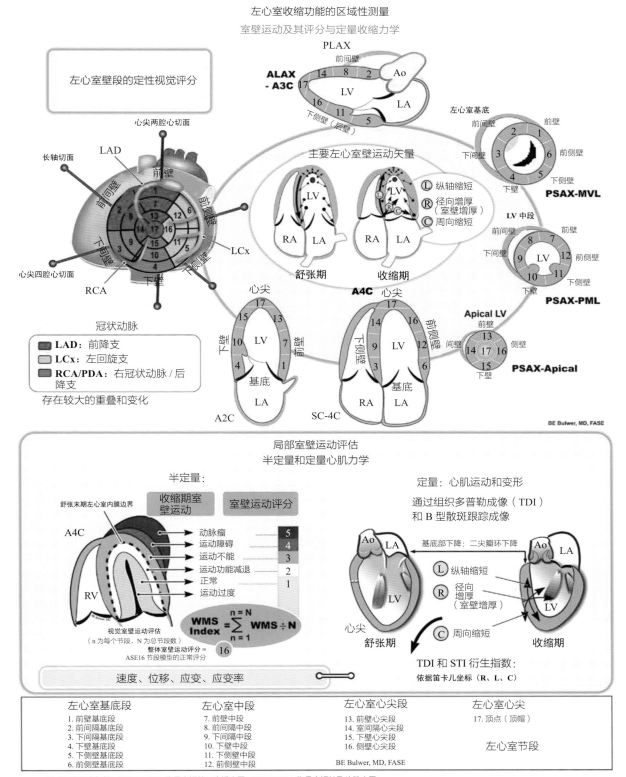

左心室收缩功能的区域性测量
室壁运动及其评分与定量收缩力学

▲ 图 14-20　左心室局部收缩功能的定性和定量测定（见正文）

图片由 Bernard E. Bulwer, MD, FASE 提供

PLAX. 胸骨旁长轴；PSAX-MVL. 胸骨旁短轴二尖瓣水平；PSAX-PM.L 胸骨旁短轴乳头肌水平；
PSAX-Apical. 胸骨旁短轴心尖水平；A2C. 心尖两腔心切面；A4C. 心尖四腔心切面；ALAX A3C. 心尖长轴切面 心尖三腔心切面；SC-4C. 剑突下 4 腔心切面

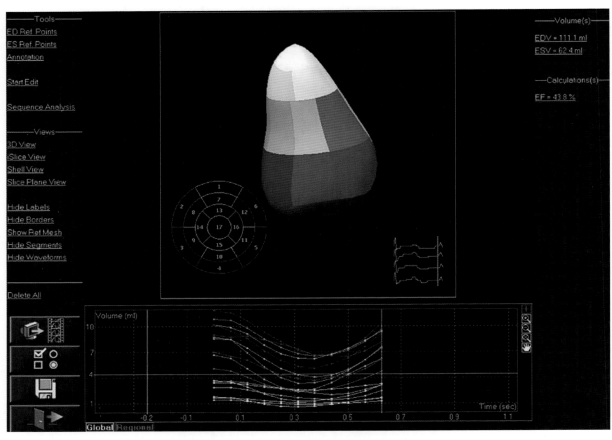

▲ 图 14-21　利用新的三维斑点跟踪技术，可以量化左心室容积的整体和局部测量。上面描述的每个左心室节段（上）都可以被追踪，并且它对整体左心室容积和射血分数的贡献可以被量化和绘制（下）

　　监测局部心肌功能障碍的主要目的是识别冠心病患者。然而，尽管局部心肌变薄和与瘢痕组织一致的亮度增加可能提示慢性心肌梗死，但评价局部心肌运动不能轻易区分新旧心肌运动异常。典型地，心肌梗死与严重的运动减退、运动不全或甚至反常运动的离散区域有关，这些区域具有明显的"边界"或枢纽点。区域性室壁运动异常甚至在急性心肌梗死的最初几分钟内就可以显现出来，因此对区域性室壁运动的评估特别适合用于怀疑发生心肌梗死的患者身上，例如，在急性胸痛和心电图（ECG）没有明确异常的患者中，离散的局部室壁运动异常可能需要早期干预（见第 18 章和第 19 章）。

　　尽管急性心肌梗死或陈旧性心肌梗死是局部室壁运动异常的最常见的原因，但心肌炎或结节病等其他疾病可局部影响心肌，但一般不在明显的冠状动脉分布区域。此外，有瓣膜病或高血压心脏病的左心室功能障碍也可能出现室壁区域运动异常的。

　　局部室壁运动的评估在压力负荷超声心动图中尤为重要，运动诱发或药物诱发的局部室壁运动异常表明心肌缺血。在压力负荷超声心动图中，对局部室壁运动的评估要在受负荷前、后进行比较。对收缩功能不变或恶化的壁段要进行定性比较并评分（图 14-22；见第 27 章）。

压力超声心动图与室壁运动评估

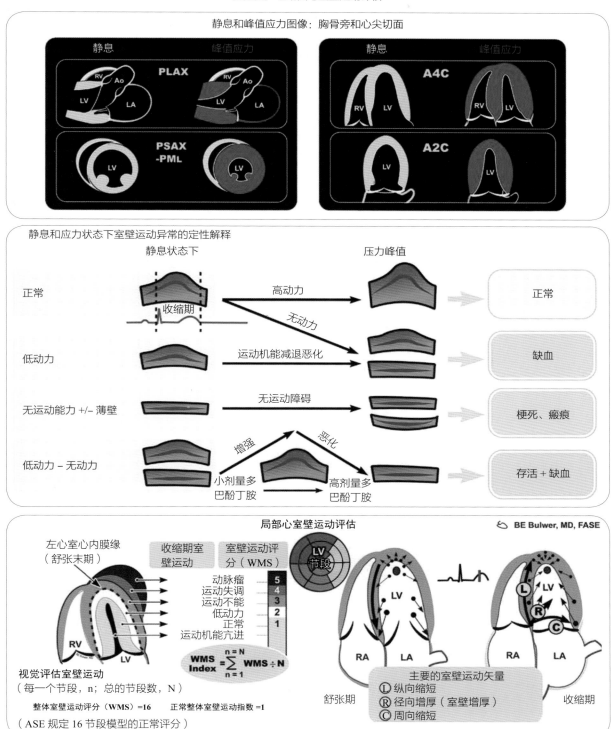

▲ 图 14-22　应力超声心动图中的局部室壁运动评估（见正文）

A2C. 心尖两腔心；A4C. 心尖四腔心；Ao. 主动脉；LA. 左心房；LV. 左心室；PLAX. 胸骨旁长轴；PSAX. 胸骨旁短轴；PML. 乳头肌；RA. 右心房；RV. 右心室（图片由 Bernard E. Bulwer, MD, FASE 提供）

推荐阅读

Buckberg, G. D., Weisfeldt, M. L., Ballester, M., et al. (2004). Left ventricular form and function: scientific priorities and strategic planning for development of new views of disease. *Circulation, 110,* e333–e336.

Kirkpatrick, J. N., Vannan, M. A., Narula, J., & Lang, R. M. (2007). Echocardiography in heart failure: applications, utility, and new horizons. *Journal of the American College of Cardiology, 50,* 381–396.

Lang, R. M., Badano, L. P., Mor–Avi, V., et al. (2015). Recommendations for cardiac chamber quantification by echocardiography in adults: an update from the American Society of Echocardiography and the European Association of Cardiovascular Imaging. *Journal of the American Society of Echocardiography, 28*(1), 1–39.

Lang, R. M., Bierig, M., Devereux, R. B., et al. (2005). Recommendations for chamber quantification: a report from the American Society of Echocardiography's Guidelines and Standards Committee and the Chamber Quantification Writing Group, developed in conjunction with the European Association of Echocardiography, a branch of the European Society of Cardiology. *Journal of the American Society of Echocardiography, 18,* 1440–1463.

Marwick, T. H. (2006). Measurement of strain and strain rate by echocardiography: ready for prime time? *Journal of the American College of Cardiology, 47,* 1313–1327.

Moore, C. C., Lugo–Olivieri, C. H., McVeigh, E. R., & Zerhouni, E. A. (2000). Three–dimensional systolic strain patterns in the normal human left ventricle: characterization with tagged MR imaging. *Radiology, 214,* 453–466.

Sengupta, P. P., Korinek, J., Belohlavek, M., et al. (2006). Left ventricular structure and function: basic science for cardiac imaging. *Journal of the American College of Cardiology, 48,* 1988–2001.

Tei, C., Ling, L. H., Hodge, D. O., et al. (1995). New index of combined systolic and diastolic myocardial performance: a simple and reproducible measure of cardiac function—a study in normals and dilated cardiomyopathy. *Journal of Cardiology, 26,* 357–366.

Thomas, J. D., & Popovic, Z. B. (2006). Assessment of left ventricular function by cardiac ultrasound. *Journal of the American College of Cardiology, 48,* 2012–2025.

Torrent–Guasp, F., Ballester, M., Buckberg, G. D., et al. (2001). Spatial orientation of the ventricular muscle band: physiologic contribution and surgical implications. *The Journal of Thoracic and Cardiovascular Surgery, 122,* 389–392.

第 15 章
左心室舒张功能
Left Ventricular Diastolic Function

Patrycja Z. Galazka　Amil M. Shah　著

邓晓倩　译

一、概述

超声心动图在评价左心室舒张功能中起着重要作用，这对临床来说是一项具有挑战性的任务。正常的舒张功能允许左心室充分充盈，并在充盈期间产生足够的每搏量而不超过一定的压力限制。舒张功能不全主要是由于心室充盈的阻力增加，导致左心室压力 - 容积关系向上和向左偏移，常发生在运动或心动过速期间。左心室舒张功能不全的生理特征是松弛功能受损，回复力丧失，舒张顺应性降低，充盈压升高[2]。当左心室和左心房压力开始升高时，患者可能出现呼吸困难和（或）肺充血。舒张功能的评估变得特别重要，因为大约 50% 的心力衰竭患者有正常或接近正常的射血分数（HFpEF）[3,4]，在这种情况下，舒张功能障碍被认为是一个关键的病理生理改变[5,6]。舒张功能是多方面的，没有一种超声心动图测量方法可完全捕捉舒张功能不全。然而，通过结合不同的超声心动图指标，大多数患者的舒张功能可以得到合理的评估。

二、什么是舒张功能和舒张功能不全

对于正常的心脏做功，左心室应该能够在动脉压（收缩功能）下射出足够的每搏量，并且在不需要升高左心房压力（舒张功能）的情况下充盈。收缩和舒张功能必须足以满足身体在休息和承受压力情况下的需要。舒张期表示在一个心动周期中主动脉瓣关闭和随后二尖瓣关闭的这段时间，在此期间，心肌不会作功或缩短并恢复到其不受力长度（图 15-1）。舒张功能包括早期的主动舒张，这是一个三磷酸腺苷依赖的过程，也部分依赖于舒张抽吸力或恢复力；还有整个舒张期心腔的顺应性，顺应性由心肌的弹性决定。传统上来讲，舒张功能的这两个方面是通过有创性血流动力学测量方法来评估的：等容舒张期压力下降的速度（tau）作为主动舒张能力的一种评估，而左心室舒张压力 - 容积关系可用来评估顺应性（图 15-2）[6]。主动舒张功能受损导致 tau 延长，而左心室舒张顺应性降低则反映在左心室压力 - 容积关系向上和向左移动（图 15-3）。除非左心房压升高，否则左心室舒张功能的任何一个或两个部分的损害都可能导致左心室舒张充盈减慢或不完全。然而，这些方法具有有创性，需要使用较多的医疗资源，不适用于常规或广泛的临床应用。

（一）超声心动图测量舒张功能

超声心动图允许使用常规二维（2D）成像结合频谱、组织和彩色多普勒对左心室舒张功能和舒张充盈压进行无创性评估。一些超声心

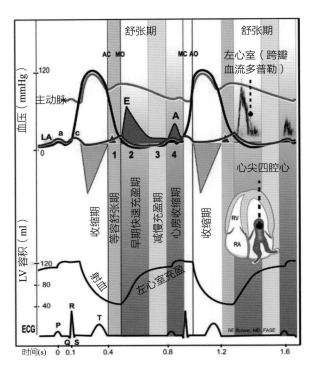

▲ 图 15-1　同时显示心电图、左心室（黑线）、左心房（蓝线）和升主动脉（红线）压力，二尖瓣血流和左心室流出道血流频谱多普勒，以及左心室容积。舒张可分为四个阶段：等容舒张期、快速充盈期、减慢充盈期和心房收缩期

LV. 左心室；LA. 左心房；Ao. 主动脉；ECG. 心电图；RA. 右心房；RV. 右心室（图片由 Bernard E. Bulwer, MD, FASE 提供）

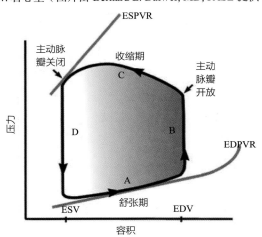

▲ 图 15-2　正常左心室压力 - 容积关系示意图。A. 舒张充盈期，包括快速充盈期、减慢充盈期和心房收缩期；B. 等容收缩期；C. 收缩射血期；D. 等容舒张期

EDV. 舒张末期容积；EDPVR. 舒张末期压力 - 容积关系；ESV. 收缩末期容积；ESPVR. 收缩末期压力 - 容积关系（引自 Ho CY. Echocardiographic assessment of diastolic function. In: Solomon SD, ed. *Essential Echocardiography: A Practical Handbook With DVD*. Totowa, NJ: Humana Press;2007:119–132.）

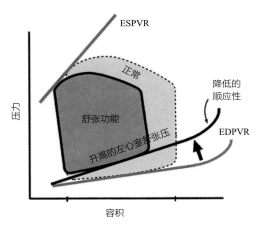

▲ 图 15-3　左心室（LV）压力 - 容积关系的特征性改变，其特征是孤立性舒张功能不全。左心室舒张末期压力 - 容积曲线向上和向左偏移，证明左心室舒张顺应性降低。注意左心室收缩末期压力容积关系不变，说明收缩功能得以保留

EDPVR. 舒张末期压力 - 容积关系；ESPVR. 收缩末期压力 - 容积关系（引自 Ho CY. Echocardiographic assessment of diastolic function. In: Solomon SD, ed. *Essential Echocardiography: A Practical Handbook With DVD*. Totowa, NJ: Humana Press;2007:119–132.）

动图测量方法被认为是舒张功能评估的标准[7]。在下面的章节中，我们将回顾在临床上常用的测量，这些测量是由专业协会指南推荐的。

1. **跨二尖瓣血流的多普勒测量：E 波峰速、A 波峰速及 E/A**

脉冲波频谱多普勒可以评估整个舒张期的瞬时左心房至左心室压力梯度，并描述左心室舒张充盈模式（图 15-1）[8, 9]。二尖瓣血流多普勒应从心尖四腔心切面进行测量，并将取样点（取样容积 1～3mm）放置在二尖瓣尖处[10]。E 波代表早期充盈速率，是测量左心室舒张压梯度的一种方法，因此受到二尖瓣开放时左心室舒张压、最小左心室舒张压、左心房顺应性和左心室舒张速率的影响[10-12]。E 波之后的速度降为零的时间被称为减速时间（图 15-4）。A 波代表的速度是心房收缩的速度，通常发生在心脏松弛结束，受左心室腔顺应性和左心房容积以及左心房收缩力的影响[10]。正常二尖瓣血流波形（E 波和 A 波的高度，以及两者的关系）随负荷、年龄和心率而变化[13-15]。在正常中年受

试者中，E 峰速度略大于 A 峰速度，减速时间为（200±40）ms[10]。根据二尖瓣血流 E/A 比值和减速时间（DT）将左心室充盈模式分为正常、舒张受损、假性正常和限制性充盈，对应于逐渐升高的充盈压（图 15–5）[16]。不能过度夸大年龄对充盈模式的影响。以下定义主要适用于中年人。

"舒张功能受损"也称为轻度或 1 级舒张功能不全，其特征是 E 峰低、A 峰高、低 E/A 比值和 DT 时间延长[10]。这些发现反映出左心室舒张早期压力下降速度较慢，这样在 LA 压力没有升高的情况下，舒张时间延长到舒张中期甚至晚期。结果，二尖瓣舒张早期驱动力降低，E 波降低。由于心房残余的前负荷较大，因此

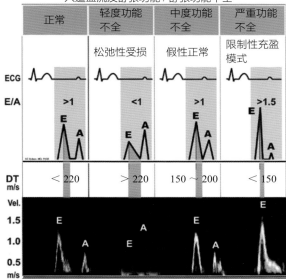

脉冲波多普勒测量跨二尖瓣左心室流入道血流及舒张功能 / 舒张功能不全

▲ 图 15-5　左心室舒张充盈模式（正常、松弛受损、假性正常和限制充盈）

细节见正文（图片由 Bernard E. Bulwer, MD, FASE 提供）

在心房收缩时跨二尖瓣的血流会代偿性增加，导致高 A 峰。

舒张功能恶化的特征是左心室顺应性进行性下降，导致左心室和左心房平均舒张末压升高。在二尖瓣开放时的高左心房压力和舒张早期的大左心房 - 左心室压力梯度导致高 E 波、缩短减速时间和高 E/A 比值，产生类似于正常的流入模式，称为"假性正常"[10]。直到组织多普勒成像的出现（TDI，见后），根据肺静脉多普勒及 Valsala 动作来区别正常和"假性正常"。Valsala 动作将降低前负荷，在 Valsala 动作时 E/A 比值降低 50% 对假性正常充盈模式具有高度特异性（图 15–6）[17]。

最后，限制性充盈模式，是由于左心室顺应性的高度异常和左心房压力的显著升高，限制性充盈模式的特征是 E 波高、减速时间短和 A 波小[10]。E 波比 A 波振幅大 2 倍，或减速时间 < 150ms，是限制性充盈模式的特征。

用 E 峰和 A 峰及 E/A 比值评估左心室充盈模式的局限性是在窦性心动过速和 I 度房室传

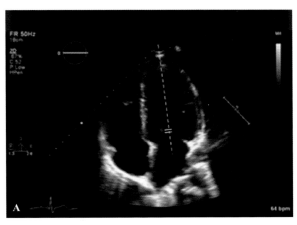

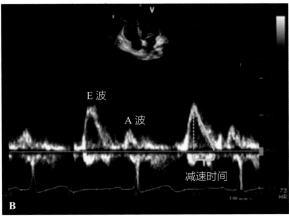

▲ 图 15-4　脉冲波多普勒评估二尖瓣血流。A. 在心尖四腔心切面，于舒张期将脉冲波多普勒取样容积框放置于二尖瓣叶尖端；B. 正常二尖瓣血流模式显示 E 波（峰值早期充盈速度）、减速时间（E 波后速度下降率）和 A 波（心房收缩时的峰值速度）

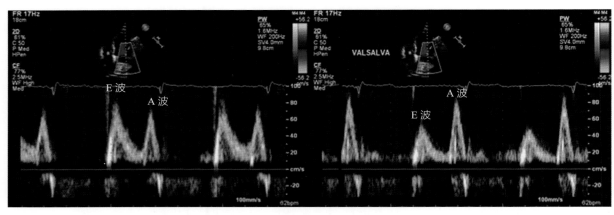

▲ 图 15-6 使用 Valsalva 方法来鉴别左心室舒张充盈模式中的假性正常。在基线水平，E/A 是 1.1（左），并且实施 Valsalva 动作后，E/A 降低到 0.6（松弛性受损，右）

导阻滞这些情况下，可能会导致 E 波和 A 波部分或完全性融合[18]。同样，如前所述，在评估舒张功能时必须考虑患者年龄，即使是健康的、低心衰风险的老年患者也可能呈现出类似于年轻患者的轻度舒张功能不全的充盈模式[19-21]。随着年龄的增长，二尖瓣 E 波速度和 E/A 比率降低，而 DT 和 A 波速度增加。

2. 组织多普勒成像 e′

组织多普勒二尖瓣环早期松弛速度（e′）是测量左心室舒张早期延长率的指标。由于左心室长度的变化与左心室容积的变化有直接关系，因此 e′ 与 dV/dt 和 tau 指数相关[22]。

像这样的，e′ 反映了左心室恢复驱动力以及主动舒张能力。在二尖瓣血流模式较为单一的情况下，较低的 e′ 和恶化的舒张功能相关（图 15-7）。

当 TDI 测量低速、高振幅心肌信号时，必须过滤掉高速及低振幅的血流信号。瓣环运动速度通常在心尖四腔心的间隔和侧壁进行测量（图 15-8）[18]。和标准多普勒类似，组织多普勒的准确性依赖于超声束与心肌运动的平行入射角。

因此，左心室的纵向运动必须与超声束平行，组织多普勒取样容积必须放置在瓣环水平（轴向大小 5～10mm）。正常情况下间隔 e′ 比侧壁 e′ 低。根据美国超声心动图学会（ASE）2016年指南，考虑异常值：间隔 e′ < 7cm/s 和外侧 e′ < 10cm/s[18]。这些临界值和中年人群最相关。

尽管早期数据与此相反，e′ 受前负荷[23]以及后负荷[24]的影响。但是在左心室收缩功能不全的情况下，相对于跨瓣速度 e′ 对前负荷的依赖小[25]。重要的是，类似于 E/A，在基于不同

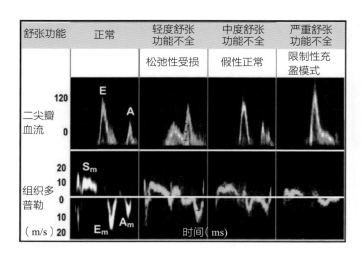

◀ 图 15-7 左心室舒张充盈模式与基于组织多普勒的左心室舒张速度的整合。组织多普勒 e′ 能区分正常和假性正常左心室充盈模式。与 E/A 比值不同，e′ 与舒张功能呈现单纯性相关，即舒张功能差与 e′ 低相关

注：二尖瓣血流（仅限舒张期）和组织多普勒成像（DTI）（全心动周期）的时间标尺不同（引自 Ho CY. Echocardiographic assessment of diastolic function. In: Solomon SD, ed. *Essential Echocardiography: A Practical Handbook With DVD*. Totowa, NJ: Humana Press; 2007:119–132.）

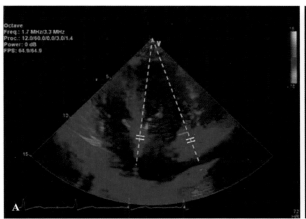
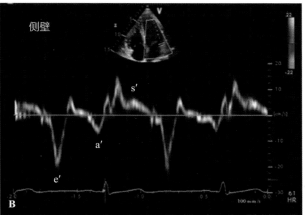
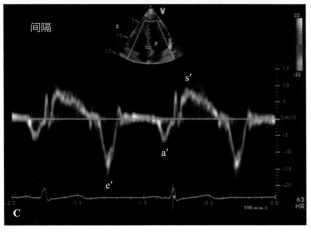

▲ 图 15-8　组织多普勒测量左心室舒张早期松弛速度

A. 在心尖四腔心切面，在间隔和侧壁测量二尖瓣环速度，组织多普勒取样容积（通常轴向径线为 5～10mm）大约放置在瓣环平面。左心室的纵向运动必须与超声束平行。B 和 C. 分别显示二尖瓣环外侧（B）和间隔（C）的二尖瓣环组织多普勒曲线。e′. 舒张早期松弛峰值速度；a′. 舒张晚期峰值速度；s′. 收缩期峰值速度

人群的研究中反复观察到 e′ 显著的年龄相关性。即使在没有心血管风险的人群中，老年人群间壁和侧壁的 e′ 也较低 [19,21,26,27]。在本章的写作中，对于这种年龄相关的变化预测了心脏的良性预后还是代表了心脏衰老的恶性进程，目前尚未有定论，但更倾向于前者。不管怎样，这些与年龄相关的变化使得对老年人 e′ 的解释特别具有挑战性，特别是现有的定义异常 e′ 的指导性建议没有去强调年龄带来的差异 [18]。

3. E/e′

通过多普勒测定的舒张早期跨瓣血流反映了舒张早期左心房 - 左心室的压力梯度，它受左心房压力和左心室早期舒张松弛性的影响。e′ 主要

是测量舒张早期的松弛性，E/e′ 能够对左心房压力进行评估 [22]。E/ e′ 较 E/A 的优越性在于它和左心房压力的相关性进而可以作为评估左心室充盈压的一个指标。有几项研究表明，心力衰竭的患者 E/e′ 与有创性测量左心室压之间存在很强的相关性 [28-30]。然而，一些对左心室充盈压异常不明显的患者的研究未能证明 E/e′ 与左心房压力或者肺动脉楔压或 E/e′ 与 PAWP 的变化之间存在密切的联系 [23,31]。因此，当 E/e′ 明显地高或低时，这个测量在评估左心室充盈压力时可能是最有用的。

由于 TDI e′ 在瓣环间隔处通常比瓣环外侧低，所以使用外侧 e′ 时 E/e′ 通常比使用间隔 e′

时低。根据 ASE 2016 指南，E/e′ 的异常值包括：平均 E/e′ 比值＞ 14，侧 E/e′ 比值＞ 13，间隔 E/e′ 比值＞ 15[18]。重要的是，改变舒张早期跨瓣血流（显著的二尖瓣反流或狭窄，二尖瓣修复或置换）或 e′（如心包疾病）的条件会使 E/ e′ 比值不可靠。

4. 左心房大小

基于多普勒的测量反映了瞬时压力梯度和心肌运动。相比之下，左心房的大小随着时间的推移感觉更加稳定，LA 增大反映了左心房压力和（在没有明显二尖瓣病变的情况下）左心室舒张压的慢性升高[10]。左心房大小可通过胸骨旁长轴切面测量左心房前后径，或使用双平面辛普森法测量的左心房最大容积，或面积长度法来于收缩期末从心尖四腔心和两腔心两个切面进行测量。由于心腔大小在生理上与体格大小有关，目前的指南倾向于使用与体表面积相关的左心房容积作为评估舒张功能时左心房大小的主要指标。根据 ASE 2016 指南，LA 容积指数＞ 34ml/m^2 被视为异常[18]。

5. 彩色 M 型传播速度

在舒张功能不全的情况下，血液进入左心室的速度降低，这一现象可以通过彩色 M 型多普勒超声心动图在心尖四腔心切面上进行评估（图 15-9）[32]。彩色 M 型超声多普勒显示了舒张早期从左心房到左心室的血流，其斜率是心内左心室充盈转运率的函数[33]。彩色 M 型多普勒显示早期充盈斜率显著降低，舒张功能受限，在出现松弛性受损时出现轻度降低。血流传播速度 Vp 是充盈早期沿着血流方向的斜率，测量方法为二尖瓣平面朝向心室腔方向 4cm[18]。或者，可以测量从无颜色过渡到有颜色直线的斜率。Vp＞ 50cm/s 被认为是正常的[34]。在大多数左心室射血分数（LVEF）降低的患者中，Vp 降低，如果其他多普勒指标不确定，E/Vp 比值＞ 2.5 可合理准确地预测 PAWP＞ 15mmHg[7]。在左心室容积和LVEF正常的患者中，彩色 M 型多普勒不常用，尽管左心室充盈压力升高，但 Vp 可能正常[18]。

6. 肺静脉血流

肺静脉波形包括收缩期峰值速度 S，舒张期速度峰值 D，S/D 比值，以及舒张晚期的 Ar 速度（图 15-10）。肺静脉血流的脉冲波多普勒通常在心尖四腔心切面进行采取[18]。2～3mm 的取样容积放入肺静脉 5mm 内，以优化频谱波形。正常受试者的肺静脉波形包含了基本上同幅度的前向收缩期波（S）和舒张期波（D），以及由于心房收缩后产生的短时、低速、逆向进入肺静脉的波（心房反转波，Ar）。相反，在左心房压力升高和同时存在松弛功能受损的情

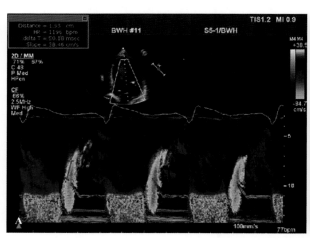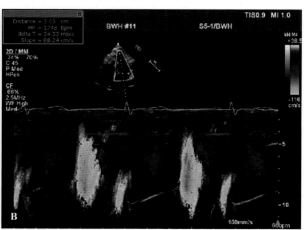

▲ 图 15-9　彩色 M 型超声

A. 收缩期和舒张功能正常的患者，彩色 M 型多普勒血流斜率为 88cm/s；B. 有严重左心室收缩功能不全及限制性病理改变的患者，彩色 M 型多普勒血流斜率为 38.5cm/s

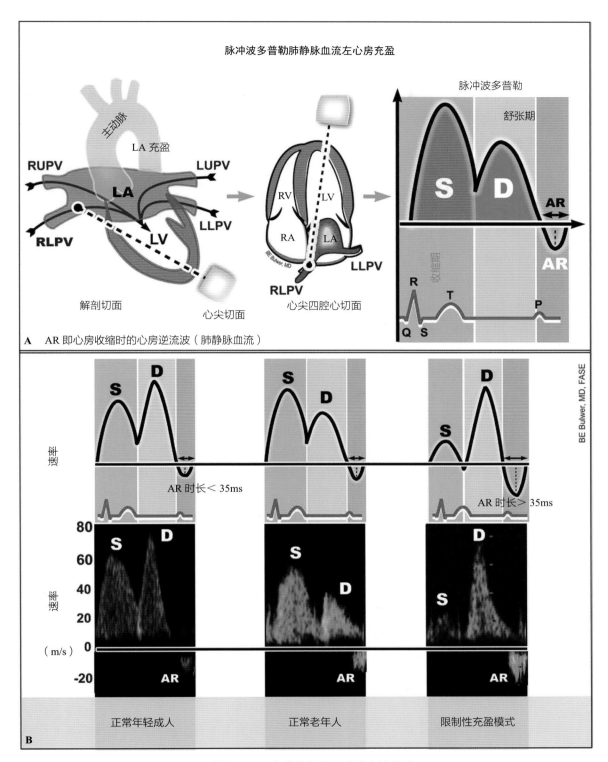

▲ 图 15-10 多普勒评估肺静脉血流模式

A. 在心尖四腔心切面测量肺静脉多普勒频谱，将取样容积（2~3mm）置于肺静脉内 5mm 内。肺静脉波形包括 S 波（收缩期峰值流速）、D 波（舒张期前向血流峰值速度）和 AR（心房收缩造成的血液逆流）。B. 舒张功能不全患者的肺静脉血流模式

AR. 心房逆流波；LA. 左心房；LLPV. 左下肺静脉；LUPV. 左上肺静脉；LV. 左心室；RA. 右心房；RLPV. 右下肺静脉；RUPV. 右上肺静脉；RV. 右心室（图片由 Bernard E. Bulwer, MD, FASE 提供）

况下会产生假性正常，肺静脉多普勒会显示 A 波逆转的持续时间和速度增加，通常会伴随着 S 波减弱[33]（图 15-10）。事实上，当肺静脉 A 波持续时间大于二尖瓣跨瓣 A 波的时间时表明左心室舒张末压力的升高，两者差别的程度和压力升高的程度相关[35]。

这是因为在左心室舒张末压力升高的情况下，左心室阻抗增大有利于反向流入肺静脉，而不是心房收缩后的正向传导。虽然这种增大的逆流可能表现为更大的流速，但最可靠的证据是更长的流速持续时间。

目前发表的研究表明，80% 的门诊患者可以进行肺静脉血流的测量，但在重症监护室中可行性要低得多[36]。影响肺静脉血流应用的一个原因是难以获取可靠的、高质量的图形。

7. 三尖瓣反流速度

三尖瓣反流速度峰值反映了右心室收缩压至右心房的压差。当结合估测的右心房压力，在没有肺动脉梗阻的情况下，可以用来评估右心室收缩压力以及肺动脉收缩压力。根据 ASE 2016 年指南，三尖瓣反流速度 > 2.8m/s 被认为是异常的[18]。虽然肺动脉高压的存在本身并不是衡量左心室充盈压或舒张功能的指标，但第 2 类肺动脉高压被认为是左心房压慢性升高的并发症。因此，在没有伴发肺血管疾病的情况下，肺动脉高压的出现可能是继发于左心室充盈压的升高[18]。但是，必须认识到原发性肺血管疾病（第 1 类肺动脉高压），肺实质性疾病（阻塞性或限制性，可导致第 3 类肺动脉高压），以及肺栓塞性疾病均可并存于心力衰竭（HF）患者中，需要对呼吸困难的患者进行鉴别诊断。因此，在使用肺动脉高压作为左心室舒张功能判定的指标之前，有必要进行适当的临床判断。

（二）超声心动图测量舒张功能与预后的相关性

之前讨论的舒张功能的每一个关键指标都与心血管疾病的不良预后相关。在左心室 EF 降低及正常的心衰患者中，缩短的减速时间、e′ 速度、LAVi 和升高的 PA 收缩压都是预后不良的预测指标，包括死亡率和住院时间[37-39]。基于多普勒的充盈压升高指标，E/A 比值，E/e′ 比值也与心衰患者（包括 EF 下降及 EF 正常）住院时间或死亡有关[37, 39]。E/A 比值、e′ 和 E/e′ 比值也可预测基于社区研究中的心衰发生情况[16, 40-42]。

（三）舒张功能分级

有几种方案可将这些单独的舒张功能测量指标结合成一个综合指标对舒张功能进行分级。一个比较早期的方法，在 Olmsted County 研究中（图 15-11）结合 E/A 比值、DT、E/e′ 比值、肺静脉血流模式以及 Valsalva 手法将舒张功能分为正常、轻度舒张功能障碍（舒张功能受损）、中度舒张功能障碍（假性正常），或严重舒张功能障碍（限制性充盈）[16]。使用这种分类方法，这些研究者已经证明了预后和舒张功能的严重程度相关[16]以及基于社区人群的调查中心力衰竭发生率和舒张功能分级相关[40]。这种分级的一个缺点在于需要采用多种方法对舒张功能进行测量，而这些测量可能无法进行统一。

美国超声心动图学会（ASE）和欧洲心血管影像协会（EACVI）也公布了舒张功能障碍分级指南（图 15-12 和图 15-13）[7, 18]。2009 年的指南中在其分类方案中纳入了许多相同的测量[7]，而最近对 2016 年的指南进行了更新，旨在简化舒张功能评估，并能有效地应用于日常的临床工作[18]。本章稍后将详细介绍这些指南。然而，重要的是需要认识到，这些建议主要是基于专家共识，在本章撰写之际，很少有前瞻性的临床数据能证实这种方法。

（四）左心室收缩功能正常患者的舒张功能测定

在评估舒张功能时，必须考虑年龄和血流动力学参数，如心率和血压，因为它们可能会显著

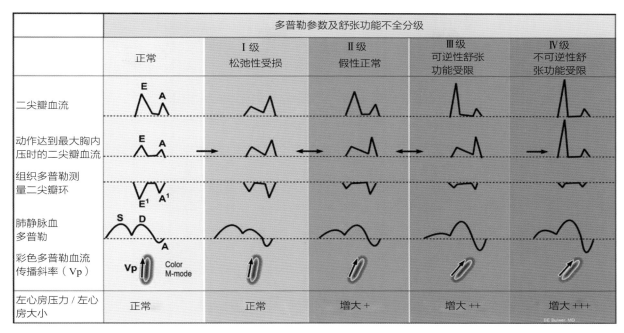

多普勒参数及舒张功能不全分级				
正常	Ⅰ级 松弛性受损	Ⅱ级 假性正常	Ⅲ级 可逆性舒张 功能受限	Ⅳ级 不可逆性舒 张功能受限
二尖瓣血流				
动作达到最大胸内 压时的二尖瓣血流				
组织多普勒测 量二尖瓣环				
肺静脉血 多普勒				
彩色多普勒血流 传播斜率（Vp）				
左心房压力 / 左心 房大小　正常	正常	增大 +	增大 ++	增大 +++

▲ 图 15–11　舒张功能分级的多普勒标准

图片由 Bernard E. Bulwer, MD, FASE 提供；引自 Redfield MM, Jacobsen SJ, Burnett JC, Jr, Mahoney DW, Bailey KR, Rodeheffer RJ. Burden of systolic and diastolic ventricular dysfunction in the community: appreciating the scope of the heart failure epidemic. *JAMA*. 2003;289(2):194–202.

影响舒张功能。此外，应对每个参数的质量进行评估，如果图形质量差，则不应使用这些参数。ASE/EACVI 更新的 2016 年指南建议在测定收缩功能正常患者的舒张功能时需评估四个参数：TDI e′、E/e′ 比值、左心房容积指数，以及三尖瓣反流速度[18]。如果一半以上的参数在正常的临界值内，则认为左心室舒张功能正常；如果一半的参数不在正常值范围，则认为左心室舒张功能不能确定；如果一半以上的参数异常，则认为左心室舒张功能异常。图 15–12 展示了测定收缩功能正常患者左心室舒张功能的推荐方法[18]。

（五）收缩功能异常时左心室充盈压和舒张功能障碍分级的评价

当患者左心室射血分数降低，舒张功能也会出现异常。评价这些患者舒张功能的主要原因是为了评估左心室充盈压。与左心室舒张末压（LVEDP）相比，左心房平均压（LAP）与 PAWP 的相关性更好，因此用估计左心室充盈压来推测平均 LAP。ASE/EACVI 指南建议使用二尖瓣血流速度、二尖瓣 e′ 速度、二尖瓣 E/e′ 比率、左心房容积指数和峰值 TR 速度（图 15–13）[18]。在大多数情况下，二尖瓣血流模式（包括 E/A 比值和峰值 E 波速度）足以评估 LVEF 降低患者的左心室充盈压。对于 E/A 比值和 E 波速度中等的患者，建议增加 E/e′、LAVi 和 TR 速度的测量。在以下情况下，使用这种方法评估左心房充盈压可能会存在一些问题，包括心房颤动、中重度二尖瓣钙化、中重度二尖瓣狭窄或是反流、二尖瓣修复或是置换术史、左心室辅助装置、左束支传导阻滞以及起搏心率[18]。

（六）特定人群左心室充盈压的估计

1. 心房颤动

心房颤动通常和舒张功能不全有关，舒张功能不全及其严重程度可作为独立预测老年人群非瓣膜性心房颤动的危险因素[43]。在心房颤动患者中评估其舒张功能有一定的难度。由于每次搏出的变异导致了基于多普勒测量数据的不稳定性（E 波，e′，E/e′，DT），以及由于缺

左心室射血分数正常的患者:

4 种评估舒张功能的方法
1. 平均 E/e′ ＞ 14
2. 间隔 e′ ＜ 7cm/s 或侧壁 e′ ＜ 10cm/s
3. 左心房容积指数（＞ 34ml/m²）
4. 三尖瓣反流（＞ 2.8m/s）

可用 / 可解释的措施

＜ 50% 异常   50% 异常   ＞ 50% 异常

正常的舒张功能   不确定性舒张功能障碍   不正常的舒张功能

A

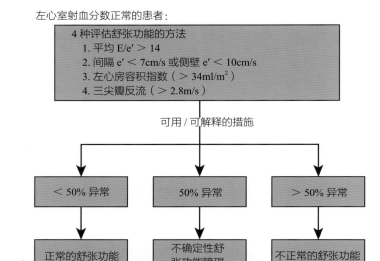

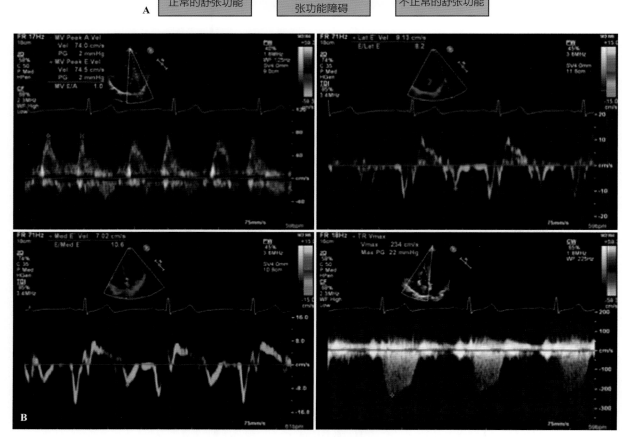

▲ 图 15-12　美国超声心动图学会（ASE）和欧洲心血管成像协会（EACVI）诊断舒张功能不全的指南建议
A. 指南建议的评估流程；B. 正常舒张指数（间隔 e′ ＞ 7cm/s，侧向 e′ ＞ 10cm/s，平均 E/e′ 比值 ＜ 14，TR 峰值速度 ＜ 2.8m/s）的患者 [A 引自 Nagueh SF, Smiseth OA, Appleton CP, et al. Recommendations for the evaluation of left ventricular diastolic function by echocardiography: an update from the American Society of Echocardiography and the European Association of Cardiovascular Imaging. *J Am Soc Echocardiogr*. 2016;29(4):277–314.]

乏 A 波而导致 E/A 不能测量。此外，左心室充盈压升高时左心房扩大的特异性较低，因为持续的心律失常及缺乏有效的左心房收缩本身会导致左心房扩大。在几个心动周期内平均参数

LVEF 降低的患者的评估从二尖瓣血流模式开始：

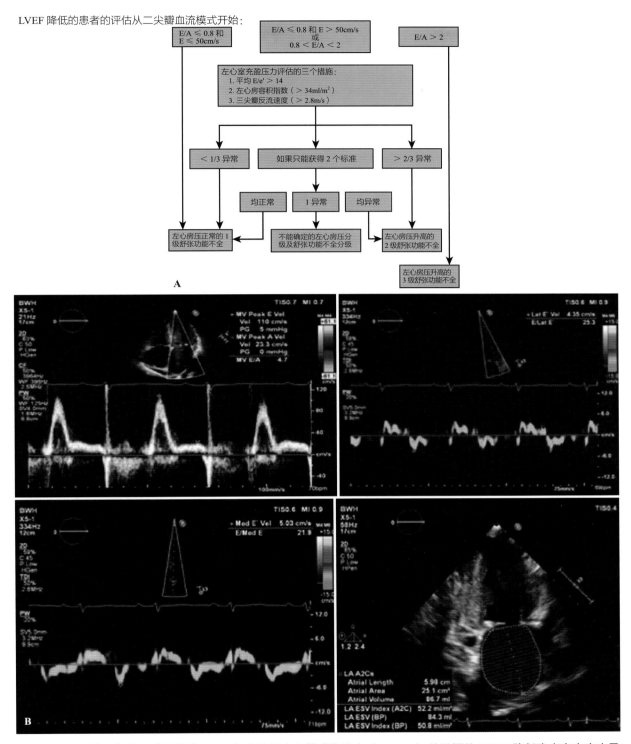

A

▲ 图 15-13　美国超声心动图学会（ASE）和欧洲心血管成像协会（EACVI）关于评估 LVEF 降低患者左心室充盈压力的指南建议

A. 指南建议的评估流程；B. Ⅲ级舒张功能不全患者示例（E/A 比值＞ 2；也支持 E 波减速时间约 140cm/s，E/A 比值＞ 2，E/e′ 比值＞ 20，左心房严重增大）［A 引自 Nagueh SF, Smiseth OA, Appleton CP, et al. Recommendations for the evaluation of left ventricular diastolic function by echocardiography: an update from the American Society of Echocardiography and the European Association of Cardiovascular Imaging. *J Am Soc Echocardiogr*. 2016;29(4):277–314.］

和使用匹配的 R–R 间期是至关重要的。在这种情况下应使用减速时间（＜ 160cm/s）及三尖瓣反流峰速（＞ 2.8m/s）来评估左心室充盈压。

2. 房室传导阻滞

PR 间期缩短（＜ 120ms）将会导致由于左心室收缩而较早的结束左心房的充盈，从而降低 A 波的幅度和持续时间[18]。PR 间期延长（通常＞ 320ms），将会出现二尖瓣舒张期反流。这些 E 波和 A 波的速度改变妨碍了使用二尖瓣血流多普勒来评估充盈压力。

3. 瓣膜疾病

中到重度的二尖瓣环钙化会限制舒张功能的评估。二尖瓣环运动受限引起跨二尖瓣血流速度较快，二尖瓣环运动减少将引起二尖瓣环运动速度降低[46]。二尖瓣狭窄将左心房压力和左心室压力区分开来。严重的二尖瓣反流将会大量增加二尖瓣前向血流并使 E 波速度增加。二尖瓣反流将会导致左心房收缩压升高，从而降低肺静脉收缩期血流速度，降低 S/D。并产生收缩期肺静脉血逆流。主动脉狭窄将会妨碍舒张功能评估。

三、静息时舒张功能正常的患者舒张期压力测试：有用吗

常规的舒张功能障碍评估是在静息状态下进行的。然而，往往患者可能在运动时才出现呼吸困难的表现，舒张功能异常可能只有在运动时才能显露出来。利用运动超声心动图无创评估左心室充盈压的变化已引起人们的广泛关注。这些研究大部分集中在 E 波、e′，以及 E/e′在静息及运动状态时的改变[47]。在运动时，E 波和 e′ 总是成比例的增长，以使比值不变[48]。一些研究发现 E/e′ 的变化与有创性测量 LVEDP 的变化具有很好的相关性。E/e′ ＞ 13 能准确识别 LVEDP ＞ 15mmHg[49]。然而，其他的研究发现 E/e′ 变化和有创性测量的 PAWP 的变化之间没有关联，这使我们怀疑这一方法的实用性[23, 31]。基于血流动力学反应的体位（仰卧 vs. 直立）和运动方式（自行车与跑步机）的差异，不同患者群体中主要舒张功能指标（E、e′、E/e′ 比值）的差异，以及在较高心率下由于 E-A 融合而难以区分，以上原因这些导致了"舒张功能压力测试"在临床上应用以及解释的局限性。因此，虽然运动超声心动图在评价运动诱发的左心房压力升高上有前景，但需进一步评估它的便捷性、准确性及诊断实用性。

四、结论

超声心动图是临床最常用的评估左心室舒张功能的方法。在临床上常规使用以下测量来反映左心室舒张功能，包括跨瓣多普勒血流、组织多普勒早期松弛速度，以及左心房大小。这些指标是一系列心血管疾病不良结局的预测指标。但是，在解释这些指标时必须考虑到背景因素，包括年龄、节律以及并存的心脏病理改变，并且没有一种超声测量方法能诠释所有的舒张功能不全。但是综合使用不同的超声心动图指标，大多数患者的舒张功能可以得到合理的评估。

推荐阅读

Kane, G. C., Karon, B. L., Mahoney, D. W., et al. (2011). Progression of left ventricular diastolic dysfunction and risk of heart failure. *JAMA: The Journal of the American Medical Association, 306*, 856–863.

Nagueh, S. F., Appleton, C. P., Gillebert, T. C., et al. (2009). Recommendations for the evaluation of left ventricular diastolic function by echocardiography. *Journal of the American Society of Echocardiography*, 22, 107–133.

Redfield, M. M., Jacobsen, S. J., Burnett, J. C., Jr., et al. (2003). Burden of systolic and diastolic ventricular dysfunction in the community: appreciating the scope of the heart failure epidemic. *JAMA: The Journal of the American Medical Association, 289*, 194–202.

第 16 章
右心室结构和功能评估
Assessment of Right Ventricular Structure and Function

Judy R. Mangion 著

张伟义 译

一、概述

评估右心室（RV）的结构和功能是超声心动图最重要的功能之一，常常影响可疑心血管疾病患者的诊断、治疗和预后。在历史上，超声心动图对影响右心室疾病的评估一直落后于左心室，尽管业已证明，疾病影响右心会导致与影响左心相同的临床后果[1-4]。最近，右心室结构和功能的评估成为研究热点。即使正常人的右心室几何结构也非常复杂，在病患则更复杂，采用二维超声心动图技术评估右心室非常困难。右心室壁薄，心肌纤维在心外膜下沿环状排列，而在心内膜下纵向排列（图 16-1）。环形右心室呈扁平的梨形，折叠于左心室之上，由三部分构成：①三尖瓣、腱索和乳头

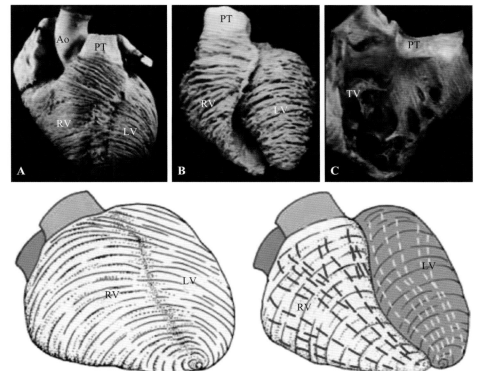

◀ 图 16-1　右心室（RV）大体解剖标本显示心外膜下肌纤维的环状排列（A 和 B）和心内膜下肌纤维的纵向排列（C）

Ao. 主动脉；LV. 左心室；PT. 肺动脉干；TV. 三尖瓣（图片由 Bernard E. Bulwer, MD, FASE 提供）

肌组成的入口；②带有肌小梁的心尖部心肌；③漏斗或圆锥，包括在肺动脉瓣下的光滑壁的右心室流出道（图 16-2）[6]。在可疑右心室心肌病、下壁心肌梗死、房间隔缺损和室间隔缺损、复杂的先天性心脏病以及瓣膜病等情况下需要仔细和全面地应用超声心动图评估右心室收缩功能。在急性肺栓塞、肺动脉高压和致心律失常性右心室发育不良（ARVD）及术中，也经常观察到 RV 的收缩功能障碍 [7-9]。尽管需要精确的定量信息，但由于右心室呈不规则的新月形，RV 收缩功能的评估往往比较困难。新的技术已经尝试克服这些挑战，基于几何重构的定量评估仍然具有挑战性。

二、右心室解剖和功能的临床评价

在大多数临床情况下，超声心动图对右心室解剖和收缩功能的评估仍然大多采用二维超声技术进行定性评估，并依赖于超声医生的能力 [10]。然而，随着对右心室结构和功能的定量评估的需求不断增加，新的技术，包括右心室应变和右心室三维成像，已经使得对右心室结构和收缩功能的定量评估更有效、更容易获得，并且更具重复性 [11]。

使用超声心动图准确评估整体和局部右心室收缩功能的能力需要持续的练习和对细节的关注，并经常与冠状动脉解剖、其他影像学检查和病理结果相关联。了解右心室的冠状动脉血流和使用多个切面以确保整个右心室可视化是必不可少的。

特别重要的是要认识到，在冠心病和其他临床情况（如肺栓塞）中，右心室收缩功能障碍可能是区域性的。标准的经胸心尖切面是为了更好地观察左心室，所以需要横向移动探头以便更好地观察右心室。由于右心室心肌很薄，测量室壁增厚通常不可行，必须单独评估心内膜偏移。在右心室收缩功能不全的情况下，室间隔也经常会变平，这给准确评估收缩功能带

来了挑战。尽管有这些挑战，对右心室的全面评估应该超声评估的常规操作，通过练习，总体准确性将会提高。

（一）右心室冠状动脉血流

超声心动图检查者必须在右心室冠状动脉流向右心室的背景下考虑右心室解剖。流向右心室的冠状动脉血流独特在于它同时存在于收缩期和舒张期 [12]。右冠状动脉（RCA）供血为主，通过锐缘支供应侧壁，也通过后降支供应后壁和后室间隔。右心室前壁由右冠状动脉圆锥动脉分支和左前降支供血（图 16-3）[13, 14]。

（二）二维超声心动图评价右心室结构

右心室收缩功能的初步评估包括测量右心室腔的径线（图 16-4）。从心尖四腔心切面很容易完成对右心室大小的快速定性评估。心尖四腔心切面右心室的中腔直径应该小于左心室。右心室的定量测量必须根据方案通过多个切面进行评估，如最近出版的美国超声心动图协会心室量化指南中所述的那样，包括评估房室大小和收缩功能，同时考虑到性别和体表面积，房室大小新的参考限值 [11]。

和左心室一样，右心室的解剖必须以节段性的方式来考虑。右心室各段可细分为前壁、下壁、侧壁和右心室流出道（图 16-5）。通过每一个标准的二维经胸切面评估右心室节段性收缩功能。在胸骨旁长轴切面上，可以看到右心室流出道。胸骨旁短轴切面显示右心室前游离壁、外侧游离壁和下游离壁。在右心室流入道切面，可以看到右心室的前游离壁和下游离壁。在标准心尖四腔心切面上，可以看到侧壁游离壁和右心室心尖部。在剑突下四腔切面，可显示右心室下游离壁或右心室膈面。应该强调的是，标准心尖四腔心切面优化了左心室。为了优化右心室，探头需要更横向地移动。这样可以避免遗漏右心室外侧游离壁和心尖（图 16-6 和图 16-7）。

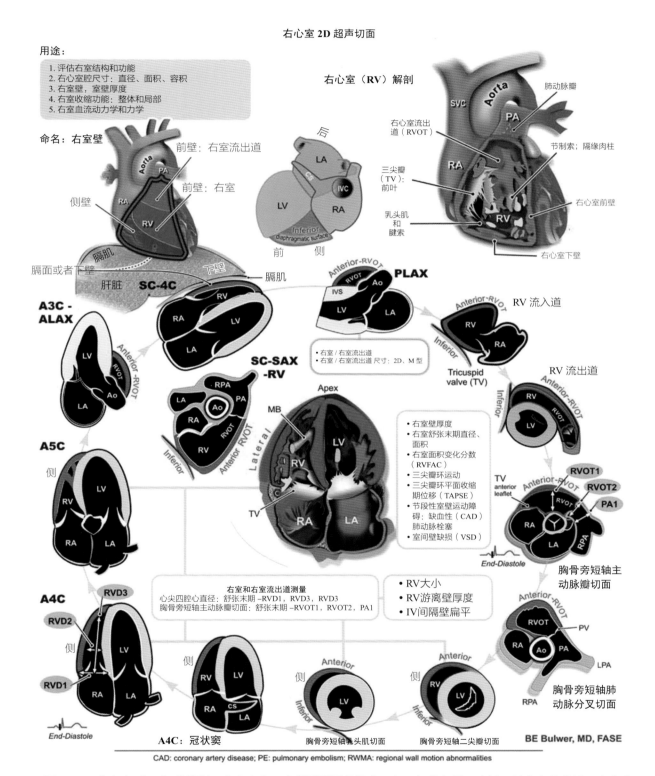

▲ 图 16-2　右心室（RV）的解剖。右心室有三个截然不同的部分，入口部分包括三尖瓣、腱索和乳头肌；心尖小梁部分包括心尖心肌；漏斗或出口部分，包括平滑的右心室流出道至肺动脉瓣

Ao. 主动脉；IVS. 室间隔；LA. 左心房；LV. 左心室；PA. 肺动脉；PLAX. 胸骨旁长轴；PV. 肺动脉瓣；RA. 右心房；RV. 右心室；RPA. 右肺动脉（引自 Bulwer BE, Solomon SD, Janardhanan R. Echocardiographic assessment of ventricular systolic function. In: Solomon SD, ed. *Essential Echocardiography: A Practical Handbook With DVD*. Totowa, NJ: Humana Press; 2007:89–118. ）

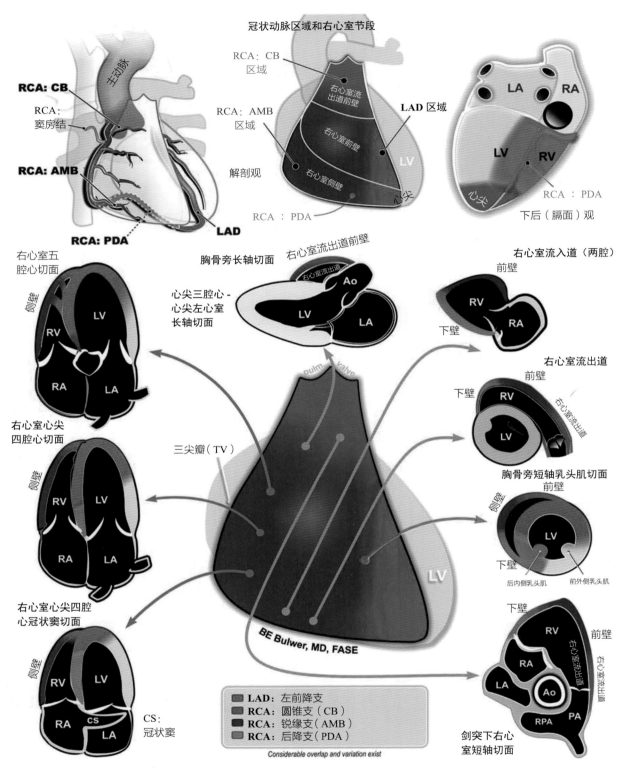

▲ 图 16-3　冠状动脉流向右心室（**RV**）。这是一个右冠状动脉（**RCA**）占优势的患者的尸检样本，这种情况发生在 **90%** 的人群中。此处后降动脉和左心室后支起源于右冠状动脉。**RCA** 向 **RV** 提供主要流量。右冠状动脉圆锥支和左前降支供应右心室前壁，右冠状动脉锐缘支供应右心室外侧壁。后降支（**PDA**）供应右心室后壁和后室间隔
ALAX. 心尖长轴；AMB. 锐缘支；Ao. 主动脉；CB. 圆锥支；LA. 左心房；LAD. 左前降支；LV. 左心室；PDA. 后降支；PML. 后内侧；RA. 右心房（图片由 Bernard E. Bulwer, MD, FASE 提供）

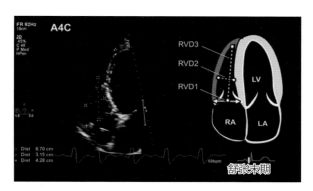

▲ 图 16-4　右心室腔的径线测量是从心尖四腔心切面获得到合格基质和心腔中到直径以及最大水平力直径

LA. 左心房；LV. 左心室；RA. 右心房

右心室节段性室壁运动异常的程度与冠状动脉闭塞的部位相关。Gemayel 等对 25 例经超声心动图和冠状动脉造影证实为右心室梗死的患者进行了研究，结果表明，当右冠状动脉闭塞在远端时，如果不能充分获得右心室剑突下四腔切面，则不能显示右心室后降支供应的右心室下壁游离壁，超声心动图可能会漏掉约 20% 的右心室梗死。在这些患者中，在心尖四腔心切面，看到的右心室侧壁游离壁正常收缩，而在剑突下看到的右心室下壁游离壁则是静止不动的（图 16-8）[15]。

（三）声学造影在右心室显影中的应用

静脉注射超声心动图对比剂能够使左心室不透明并改善心内膜边界清晰度，造影剂很有价值，但一直未得到充分利用[16]。最近的数据表明，超声造影的使用再次回升，在 2015 年，超声造影占超声研究数量的 4.5%[17]。尽管提高超声心动图结构和功能的准确性和重复性的能力有所提高，但它们更不可能被用来确定右心室心内膜边界。

静脉盐水造影便宜，可以用来促进右心室的可视化，尽管它的效果只持续几秒钟，而超声对比剂持续几分钟。使用右心室超声对比剂成像需要缓慢注射以避免衰减伪影，并且需要优化探头位置使右心室更好的成像（图 16-9）。

否则，使用与左心室相同的超声机对比度预置值给药。最近美国食品药物管理局（FDA）批准的对比剂 Lumason（六氟化硫脂质 A 微球）在评估右心室方面似乎比其他可用的造影剂有优势，因为衰减伪影明显较少。

美国超声心动图学会发表了一份关于超声造影剂和超声心动图临床应用的共识声明，以及心脏超声造影的操作指南，两者都专门描述了如何最好地使用对比剂[18, 19]。患者可以放心，这些药物极其安全，实际上比用于替代成像研究的其他药物 [如计算机断层扫描、心脏磁共振成像（MRI）、心脏核扫描] 更安全。一般来说，对比剂不应该在已知右向左分流或双向分流的患者中使用，或者在有全氟化硫或六氟化硫过敏史的患者中使用。患有不稳定心肺疾病（急性心肌梗死、急性冠状动脉综合征、恶化或不稳定充血性心力衰竭或严重室性心律失常）的患者发生严重心肺反应的风险可能会增加。如出现超敏反应（1/10 000），应立即停止注射对比剂，静脉注射生理盐水 200ml/h，肾上腺素（1∶1000）按需要每 5~10min 皮下或肌内注射 0.1mg，最多 4 次。苯海拉明静脉或肌内注射 50mg 一次，甲泼尼龙 40mg 静脉注射一次。

（四）右心室收缩功能的定量评价

传统上，超声心动图定量评估右心室收功能的方法并未广泛应用于临床实践；然而，最近新的技术已变得更加自动化，定量评估已变得更容易获得且更具重复性。随着人们对右心室收缩功能预后意义的认识越来越广泛，对定量评估的需求无疑会增加。由于右心室几何结构复杂，结构不规则，不对称，向心，形状被截断，既往的研究一直未有大的进展。与左心室相比，右心室的正常收缩幅度低，右心室流出道占右心室总容积的 25%[20]。直到最近，超声心动图还只能提供二维图像。

在临床试验中，常用面积变化分数法量化

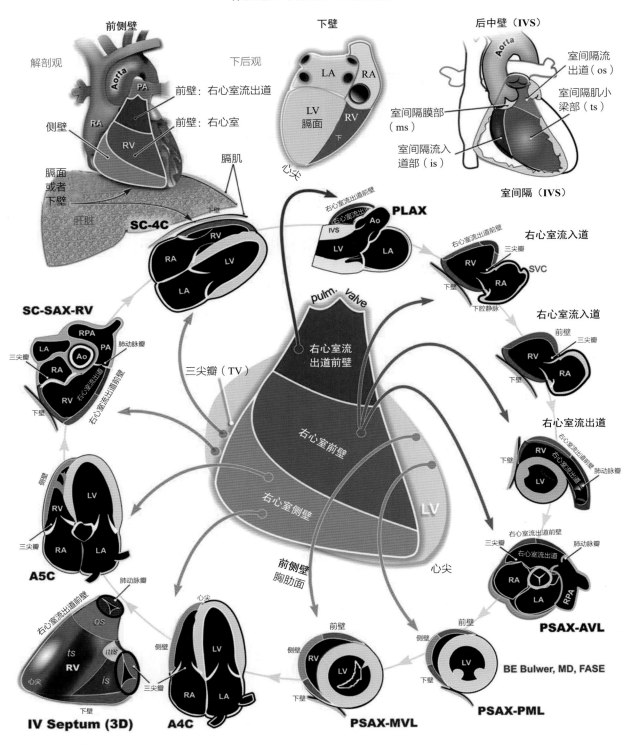

▲ 图 16-5　右心室节段解剖。右心室分为前壁（顶部，实心点）、下壁（底部，实心点）、侧壁（纵横交错）、右心室流出道（RVOT，空心点）

Ao. 主动脉；LA. 左心房；LV. 右心室；RA. 右心房；RV. 右心室；RVOT. 右心室流出道；TV. 三尖瓣（图片由 Bernard E. Bulwer, MD, FASE 提供）

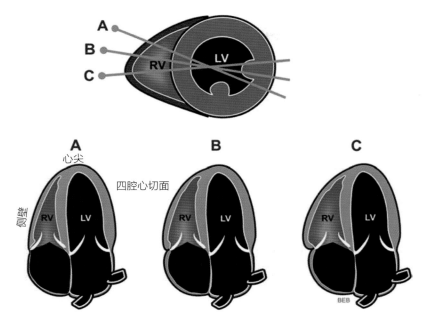

◀ 图 16-6 在心尖四腔心切面可以看到外侧游离。探头放置在三尖瓣环水平避免低估右心室大小

A. 探头位于三尖瓣环以上；B. 探头位于三尖瓣环略上方；C. 探头位于三尖瓣环（正确位置）。LV. 左心室；RV. 右心室（图片由 Bernard E. Bulwer, MD, FASE 提供）

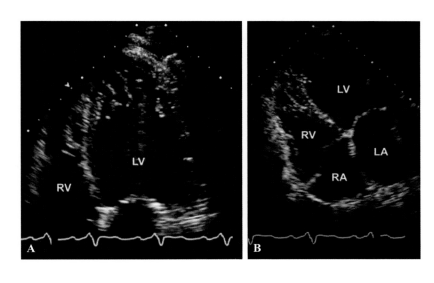

◀ 图 16-7 标准的心尖四腔心切面（A）优化了左心室。为了更好地显示右心室（B），需要将探头横向移动

LV. 左心室；RV. 右心室；LA. 左心房；RA. 右心房

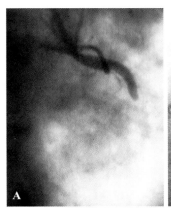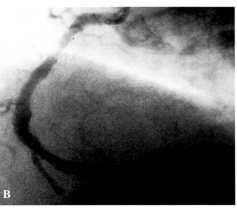

◀ 图 16-8 A. 注意该患者右冠状动脉近端闭塞。更近距离的右冠状动脉闭塞意味着更广泛的右心室梗死。B. 相反，该患者的 RCA 闭塞部位在远端。这说明了当 RCA 闭塞在远端时，肋缘下切面在诊断右心室梗死中的重要性

RCA. 右冠状动脉

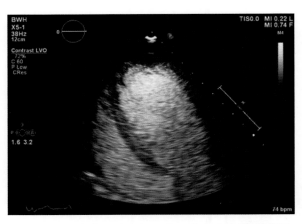

▲ 图 16-9　心尖四腔心切面显示左右心室造影增强。优化窗口提高显像，对比剂应缓慢注射，避免衰减伪影

右心室收缩功能，在心尖四腔心切面中，右心室面积在舒张末期和收缩末期测量。舒张末期面积减去收缩末期面积，然后这个值除以舒张末期面积（图 16-10）。正常值为（49+7）% ± 7% 或 > 35%[11]。此方法的优点是测量值不用进行平方。然而，这些测量依赖于前后负荷。

用超声心动图评估右心室收缩功能的其他定量 2D 方法包括四腔心切面三尖瓣环平面收缩位移（TAPSE）和脉冲组织多普勒 S′ 测量（图 16-11）。这些指标描述了右心室心尖到心底的收缩，并提供了对整体右心室收缩功能

的评估。这些测量都是重大挑战。右心室纤维缩短存在明显的区域差异，心尖小梁使定位心内膜边界变得困难[20]。TAPSE 的正常值为 24mm ± 3.5mm 或 > 17mm，脉冲组织多普勒 S 波的正常值为 14.1cm/s ± 2.3cm/s 或 > 9.5cm/s[11]。

右心室 dP/dT 也可提供有关右心室收缩功能的有用信息，并可通过使用三尖瓣反流的连续波多普勒计算；使用与测量左心室 dP/dT 类似的方法，标尺放置在 1m/s 和 2m/s 或 12/T（T= 时间，s）的不同位置，测量值以 mmHg/s（图 16-12）为单位。一般来说，正常值范围是 255 ± 17.5[20, 21]。应该注意的是，右心室 dP/dT 值受肺动脉高压的影响，在这种情况下可靠性较差。

Tei 指数或心肌做功指数是一种定量评价右心室收缩功能的方法，在图像质量较差的患者中具有很高的可行性，尽管几何形状复杂，但仍能准确定量右心室收缩功能。计算方法是等容收缩时间和等容舒张时间之和除右心室射血时间。可以用三尖瓣反流的脉冲波多普勒和肺动脉流出速度（图 16-13）或三尖瓣环水平的右心室游离壁的组织多普勒测量三尖瓣开放时间和右心室射血时间来测量三尖瓣开放时间和右心室射血时间（图 16-14）。组织多普勒是脉

右心室面积变化分数

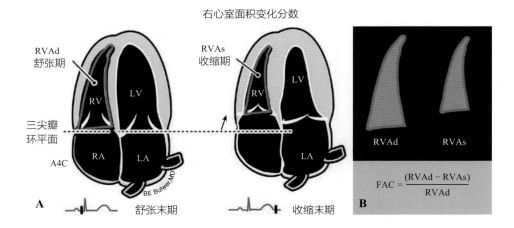

▲ 图 16-10　测量部分面积变化量化右心室收缩功能。右心室面积通过舒张末期（A）和收缩末期（B）测量。用舒张末期面积减去收缩末期面积，再除以舒张末期面积

LA. 左心房；LV. 左心室；RA. 右心房；RV. 右心室（图片由 Bernard E. Bulwer, MD, FASE 提供）

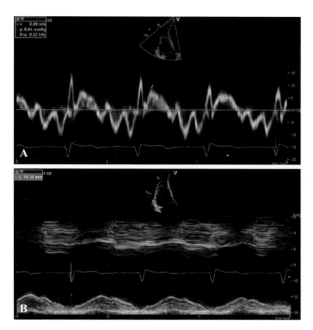

▲ 图 16-11　在心尖四腔心切面上测量 TAPSE（A）和组织多普勒 S'（B）

将 M 型超声游标从右心室心尖扫查至基底部，并测量舒张末期到收缩期和偏移程度以估算 TAPSE。脉冲波组织多普勒游标置于三尖瓣环的侧壁用于估算组织多普勒 S'。本例中，测量的 TAPSE 和组织多普勒 S' 均正常。TAPSE. 三尖瓣环平面收缩期位移

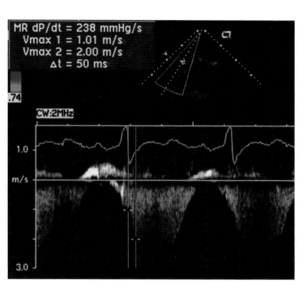

▲ 图 16-12　三尖瓣反流多普勒测量右心室 dP/dT。标尺放置在 1m/s 和 2m/s，值以 mmHg/s 为测量单位

冲波多普勒的一种形式，它测量从组织返回的低频高振幅信号。此测量依赖程度较低。正常脉冲波多普勒心肌功能指数为 0.26 ± 0.085 或 > 0.43。正常组织多普勒 MPI 值为 0.38 ± 0.08 或 > 0.54[11]。心脏传导阻滞或心律失常患者的心肌功能指数未被验证。当右心房压力升高时，也不可靠。脉冲组织多普勒 S 波是一种更容易测量和重复性较好的右心室纵向收缩功能定量评估方法。正常右心室脉冲波多普勒 S 波值为 14.1cm/s ± 2.3cm/s 或 > 9.5cm/s[11]。

评价右心室收缩功能的新方法包括应变和应变率成像。应变成像测量心肌的变形，应变率成像测量心肌的变形速率（图 16-15）。这些测量的优点是与负荷无关。它们可以来自多普勒组织成像技术，这种方法依赖于角度。它们也可以来自斑点跟踪成像技术，该技术测量心脏周期中不同时间心肌斑点相对于彼此的位置的变化。基于斑点追踪技术的应变和应变率与负荷、平移和角度无关。为右心室进行这些测量的挑战在于它的壁非常薄，而室间隔是一种混合结构。与左心室相同的测量项目相比，既往发布的右心室测量值往往更高也更加的混杂[22-30]。由于在应变率追踪中观察到的固有噪声，应变数据比应变率数据更有临床价值（图 16-16）。右心室游离壁二维应变的正常阈值为（-29 ± 4.5）% 或 < -20%[11]。

（五）右心室三维成像

实时三维超声心动图目前可用于经胸和经食管成像。这些方法比 2D 方法更准确，重复性更好，在临床上或特别适用于晚期心力衰竭、先天性心脏病、肺栓塞、肺动脉高压以及右心室发育不良患者[31-33]。右心室的复杂几何形状使其非常适合 3D 分析方法（图 16-17）。从定性上讲，3D 超声提供了一种对整个右心室进行成像的方法。除了少数例外，定量的三维超声心动图的测量通常是离线的，而且往往需要特殊的软件。

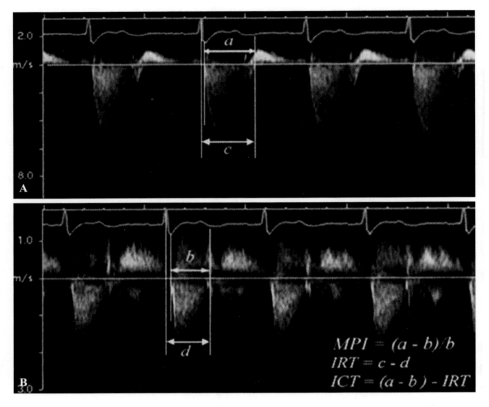

$$MPI = (a - b)/b$$
$$IRT = c - d$$
$$ICT = (a - b) - IRT$$

◀ 图 16-13　用三尖瓣反流束和肺动脉流出道速度测量心肌作功指数（A 和 B）

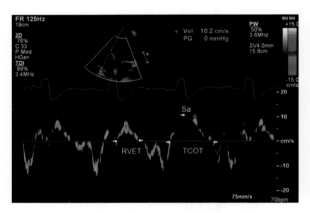

▲ 图 16-14　三尖瓣环使用组织多普勒测量 MPI（心尖四腔心切面）

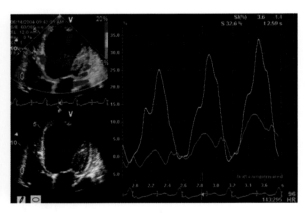

▲ 图 16-15　从右心室外侧游离壁底部获得右心室心肌应变成像（心尖四腔心切面）

随着经胸和经食管超声心动图技术的发展，三维超声快速发展。图像质量继续改善，现在可以获得右心室运动 3D 图像的单拍采集，这避免了缝合伪影，还可以用于心律失常的患者。

与其他超声心动图技术类似，获取准确的

右心室 3D 容积在很大程度上依赖于超声操作人员的能力。右心室容积最好从心尖四腔心切面获得，当右心室扩张时探头向更外侧和更前方移动，在某些情况下，探头可能需要向上移动。在困难的患者中，可能需要从剑突下位置获取右心室容积。采集前需要完整显示的三个右心

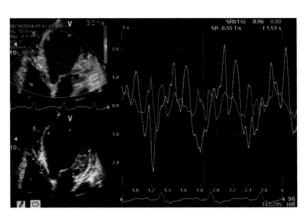

▲ 图 16-16　右心室外侧壁底部获得右心室心肌应变率成像（心尖四腔心切面）

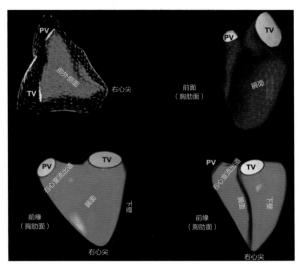

▲ 图 16-17　右心室三维重建说明其复杂的几何成像

室标准平面包括冠状面或短轴切面、矢状面或两腔心切面和四腔心切面。必须获得足够大的体积大小，对于超声操作人员来说，认识到可能会遇到的技术困难和挑战是至关重要的。

一旦采集和下载了容积数据集，超声心动图仪就可以在 3D ECHO 工作站上使用特殊的右心室容积软件（可从 Tomtec 获得）离线进行定量容积测量。通过调整亮度和对比度来优化图像，并将三尖瓣和二尖瓣的中心标记为标志物。初始轮廓得到确认，自动化软件现在自动跟踪冠状面、矢状面和四腔面的舒张末期和收缩末期测量结果（图 16-18）。如有必要，可以调整这些测量值。Beutel（数学动态 3D 模型）分析生成右心室容积铸件，生成体积曲线并计算右心室射出分数。目前已有 3D 右心室容积和射血分数的正常参考值[34]。3D 法的右心室射血分数正常值为 58% ± 6.5% 或 > 45%[11]。几项研究现已显示，在成人和儿童及复杂先天性心脏

病患者，使用 3D 超声定量评估右心室容积和收缩功能，与心脏 MRI 有很好的相关性，而 3D 超声在便携性、成本效益和患者耐受性方面明显优于心脏 MRI[35-38]。

三、总结

右心室结构复杂，与左心室类似，需要采用节段性术语描述。右心室的冠状动脉血流主要来自于右冠及其分支，后降支和左冠分支。右心室的收缩功能与左心室收缩功能一样对预后同样重要。通过超声对右心室收缩功能进行定量评估的需求越来越多，使用二维多普勒、组织多普勒二维应变、三维超声心动图评估右心室结构和功能的定量方法不断改进，具有更加自动化和可重复性，并和心脏 MRI 有很好的相关性，虽然在过去右心室被描述为"被遗忘的腔室"，但现在它是超声心血管医学领域研究和技术创新的主要课题。

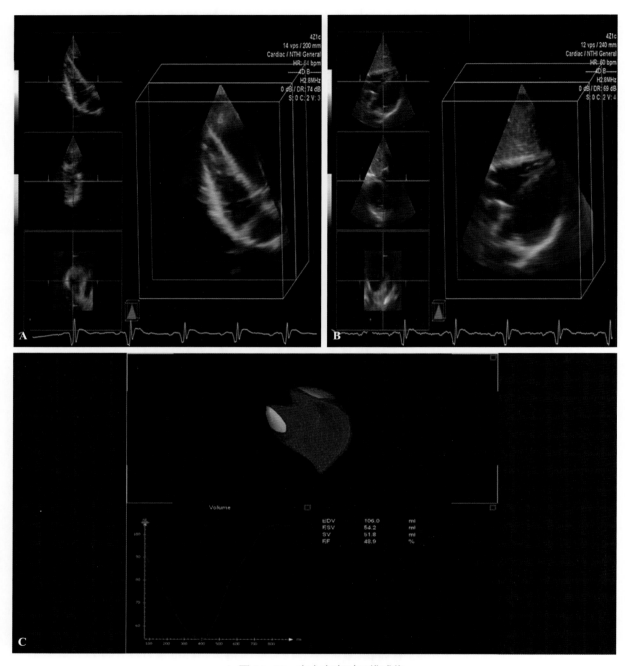

▲ 图 16-18　右心室实时三维成像

A. 右心室容积最好从心尖四腔心切面获取；B. 在存在技术困难的患者可能需要从剑突下切面获取；C. 在舒张末期、收缩末期使冠状面（短轴切面）、矢状面（长轴切面）、四腔心切面保持可视化并追踪，应用 Beutel 数学分析生成右心室铸形和体积曲线

推荐阅读

Lang, R. M., Badano, L. P., Mor–Avi, V., et al. (2015). Recomm–endations for cardiac chamber quantification by echocardiography in adults: an update from the American Society of Echocardiography and the European Association of Cardiovascular Imaging. *Journal of the American Society of Echocardiography*, *28*, 1–39. e14.

Tamoborini, G., Marsan, N., Gripari, P., et al. (2010). Reference values for right ventricular volumes and ejection fraction with real–time three–dimensional echocardiography: evaluation in a large series of normal subjects. *Journal of the American Society of Echocardiography*, *23*, 109–115.

Zornoff, L. A., Skali, H., Pfeffer, M. A., et al. (2002). Right ventr–icular dysfunction and risk of heart failure and mortality after myocardial infarction. *Journal of the American College of Cardiology*, *39*, 1450–1455.

第 17 章
心房评估
Assessment of the Atria

Deepak K. Gupta　著

张伟义　译

一、概述

在每个心动周期中，左心房和右心房充当血液从肺静脉和体静脉进入心室的蓄水池、管道和泵。正常功能的心房顺应性好，能够适应血管内容量的动态变化，而不会出现病理性的压力增加，有能力增加心室充盈和心排血量。超声心动图可以表征心房的结构和功能，提供诊断和预后信息。

二、左心房

（一）结构

左心房位于左心室上方，右心房后外侧，主动脉根部后方，食管前方。左心房接收肺静脉血流，有一个心耳，通过二尖瓣引导血液进入左心室。常规二维（2D）经胸超声心动图应从胸骨旁、心尖和剑突下切面显示左心房。然而，由于 2D 成像的局限性，没有一个单一的切面可以完全表征左心房的形状和大小。因此，建议从多个标准切面，完整地显示左心房，并仔细观察目标的结构，优化心内膜边界清晰度，避免透视缩小。

经胸超声心动图测量左心房大小已从 M 型和二维线性测量发展到二维和三维（3D）容积测量。与线性测量相比，容积更准确地量化左心房大小，并且作为预后标志物更有优势 [1, 2]。通过 3D 成像获得的左心房容积与心脏计算机断层扫描（CT）或磁共振成像（MRI）获得的左心房容积相似 [3, 4]。然而，由于缺乏广泛的临床可用性、标准化和规范化 3D 超声心动图数据，美国超声心动图学会目前推荐通过经胸超声心动图来进行 2D 左心房容量评估 [5]。经食管超声心动图对左心房大小的表征仅限于半定量评估。然而，对于左心耳、房间隔和肺静脉的成像，经食管超声心动图优于经胸超声心动图。

经胸心尖四腔心和两腔心切面进行二维左心房容积定量测定。在二尖瓣开放之前的心室收缩末期，通过以上切面，追踪左心房心内膜边界，此时左心房处于最大尺寸。通过修改的辛普森（圆盘法）双平面法计算体积（图 17-1）[5]。或者，可以在每个切面中测量左心房的面积（cm²）和长度（cm），其中体积计算为（0.85 × 面积 4c × 面积 2c）/ 长度，其中长轴使用四腔心或两腔心切面中较短者 [6, 7]。使用辛普森双平面或面积长度方法，建议将左心房容积与体表面积相对应，考虑性别差异，男性和女性的正常上限均小于 34ml/m²（表 17-1）[5]。如果不能从心尖切面获得容积评估，则可以使用胸骨旁长轴切面的二维线性前后长度来确定左心房的大小。这个长度是在心室收缩末期计时测量主动脉根部后缘和左心房后壁之间的距离[5, 8]。

左心房大小是左心室充盈压力的晴雨表，其增大通常与慢性升高的左心室舒张末期压力和（或）肺毛细血管楔压相关[6, 9, 10]。因此，左心房增大（> 34ml/m²）是超声心动图评估左心室充盈压力和（或）肺毛细血管楔压的算法的中心组成部分[11]。在评估左心室充盈压力和舒张功能时，必须考虑这些情况的存在。左心房增大是不良心血管结局的有力预测因子，包括发生心房颤动、脑卒中、心力衰竭和死亡[1, 12-25]。重要的是，左心房大小的预后信息与临床因素、左心室大小、射血分数无关。

（二）功能

虽然并非经胸超声心动图报告的常规，但通过常规二维和多普勒成像以及斑点追踪和三维超声心动图来量化左心房功能正受到越来越多的关注。心房功能通常描述为三个阶段：储备、通道和泵（图 17-2）[26, 27]。心房储血阶段对应心室收缩（心房舒张），此时二尖瓣关闭，静脉回流，二尖瓣环向左心尖下降，左心房膨胀。导管（被动排空）阶段开始于心室舒张，此时二尖瓣开放，血液经心房进入心室。泵阶段（主动排空）与心房收缩一致，当储存期再次开始时，随着心室收缩的开始而结束。整体左心房功能（排空分数）可以根据最大和最小的左心房容积进行量化[27]。使用 2D 或 3D 容积测量，可以使用以下公式计算整体和不同时期心房功能。

总体排空分数：（LA 最大容积 –LA 最小容积）/LA 最大容积。

管道期被动排空分数：（LA 最大容积 –LA pre A 容积）/LA 最大容积。

泵期主动排空分数：（LA pre A 容积 –LA 最小容积）/LA pre A 容积。

代表左心房储血功能的扩张指数：（LA 最大容积 –LA 最小容积）/LA 最小容积。

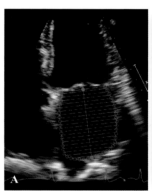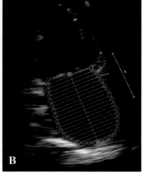

▲ 图 17-1 经胸超声心动图测量左心房容积。在心尖四腔心切面（**A**）和心尖两腔心切面（**B**）中，可追踪左心房的心内膜边界，但不包括肺静脉和附件。双平面法是美国超声心动图学会推荐的方法

表 17-1 二维经胸超声心动图测量左、右心房大小

	项 目	性 别	正 常	轻 度	中 度	重 度
左心房	容积指数（ml/m²）	男	16～34	34～41	41～48	> 48
		女	16～34	34～41	41～48	> 48
	A–P 直径（cm）	男	3.0～4.0	4.0～4.6	4.6～5.2	≥ 5.2
		女	2.7～3.8	3.8～4.2	4.2～4.7	≥ 4.7
右心房[a]	容积指数（ml/m²）	男	18～32	—	—	—
		女	15～27	—	—	—

a. 右心房增大严重程度的阈值尚未确定

血流多普勒也可用于评估左心房功能。二尖瓣叶尖端的脉搏波谱多普勒可以测量到从左心房进入左心室的舒张期早期血流（通道相），即 E 波。由同样的多普勒描记，房泵功能可由 A 波峰速度和速度时间积分来量化，这与心电图 P 波和心房收缩相一致（图 17-3）[28]。肺静脉的脉搏波谱多普勒也可显示 A 波，可用来表征心房收缩功能。与由双腔压力梯度驱动的血流多普勒不同，二尖瓣环的脉搏波组织多普勒提供了有关心肌机械特性的信息。二尖瓣环组织多普勒信号的舒张晚期 A 峰速度也是左心房收缩的一项指标[29, 30]。在心房颤动时，频谱多普勒和组织多普勒 A 波缺失。

评估左心房功能有助于了解心房颤动时血栓栓塞的风险。使用多普勒成像，可以显示在心房颤动电复律为窦性心律后发生左心房机电分离[31]。淀粉样变性患者尽管心电图为窦性心律，但心房收缩功能可能显著降低[32]。频谱多普勒也被用于在经食管超声心动图中测量左心耳的血流速度，数值低于 34cm/s 与心房颤动复发和脑卒中的风险加大相关（图 17-4）[33]。

最近，斑点追踪超声心动图已被应用于左心房功能的研究（图 17-5）[34-36]。窦性心律伴阵发性心房颤动史的患者左心房功能受损，提示慢性心房心肌病的可能[36]。此外，最近的研究表明，尽管左心房大小和功能之间存在相关性，但即使没有左心房扩大，左心房功能也可能受损[36]。在小型研究中，左心房功能受损似乎提供了左心房大小以外的额外预后信息，用于预测不良的心血管预后[37-39]。

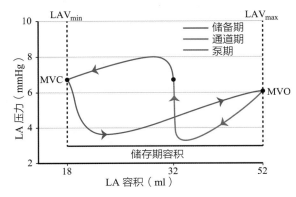

▲ 图 17-2 根据压力 - 容积关系判断左心房时相功能。当二尖瓣关闭时，储备期对应于心室收缩，使心房充满血液。通道阶段始于二尖瓣开放，对应于心室舒张早期。在舒张晚期，泵期跟随心房收缩

LA. 左心房；LAV. 左心房容积；MVC. 二尖瓣关闭；MVO. 二尖瓣开放 [引自 Abhayaratna WP, Fatema K, Barnes ME, et al. Left atrial reservoir function as a potent marker for first atrial fibrillation or flutter in persons ≥ 65 years of age. *Am J Cardiol*. 2008;101(11):1626–1629.]

三、右心房

右心房位于右心室上方，左心房前内侧。右心房有一个附耳接收下腔静脉和冠状静脉窦，血流通过三尖瓣将血液导入右心室。常规二维经胸超声心动图应从胸骨旁、心尖和肋骨下切面显示右心房。与左心房相比，有关右心房大小和功能的量化数据较少。然而，与左心房类似，右心房增大可能反映右心室功能不全、三尖瓣疾病、心房颤动和（或）心内分流。美国超声心动图学会建议使用从心尖四腔心切面获得的单个平面容积测量 [圆盘法或面积长度（0.85× 面积 ^{2}/ 长度）] 来量化右心房大小（图 17-6）。该容积应以体表面积为指标，正常值上限男性为 32ml/m²，女性为 27ml/m² [5]。当右

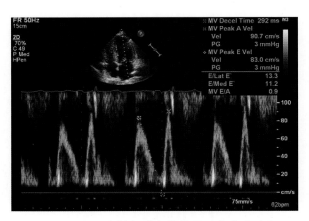

▲ 图 17-3 经二尖瓣频谱多普勒显示左心室流入。E波和 A 波分别测量心房导管和泵功能

心房大小无法量化时，可根据左心房大小提供右心房大小的半定量评估。如果右心房看起来比左心房大，这表明右心房增大。右心房增大通常是右心室功能障碍和右侧压力升高的标志。

传统上，右心房压力是根据下腔静脉的大小和呼吸相塌陷来估算的。右心房压力升高的另一个指标包括房间隔凸向左侧。然而，超声心动图还没有很好地研究右心房功能[40]。

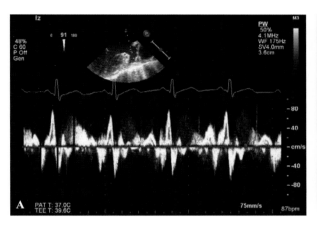
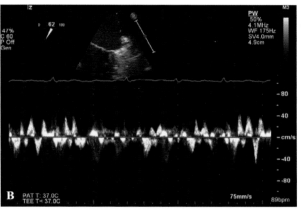

▲ 图 17-4　经食管超声心动图测量左心耳排空速度，左心耳口脉冲波频谱多普勒显示窦性心律（**A**）的正常速度和心房颤动（**B**）速度降低（＜ **40cm/s**）

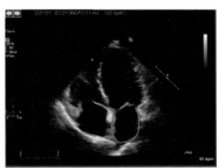

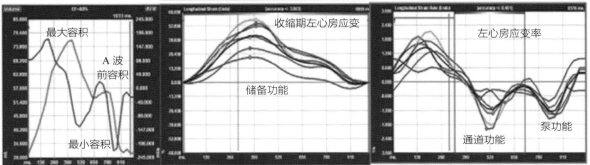

▲ 图 17-5　左心房斑点追踪心动图

对左心房心内膜边界进行追踪，然后追踪心动周期，产生时间容积和纵向收缩应变，以及对应三个阶段（储备、通道、泵）的应变曲线 [引自 Santos AB, Kraigher- Krainer E, Gupta DK, et al. Impaired left atrial function in heart failure with preserved ejection fraction. *Eur J Heart Fail*. 2014;16(10):1096–1103.]

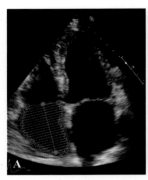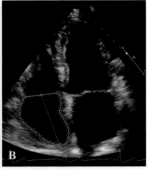

▲ 图 17-6　经胸超声心动图测量右心房容积
在心尖四腔心切面中，右心房的心内膜边界被描绘出来，可以用圆盘法（A）或面积长度法（B）计算容积

四、房间隔与心房先天性畸形

房间隔很薄，经食管超声心动图显示效果好，经胸超声也很容易显示，特别是在剑突下切面。房间隔应该用二维彩色多普勒检查，如果有临床指征，还可以用振荡生理盐水（"气体混合流"）造影检查。房间隔的异常包括脂肪瘤样肥大、卵圆孔未闭、动脉瘤和房间隔缺损（原发、继发和静脉窦型）。

脂瘤性房间隔肥厚是典型的随着年龄增长而获得的良性疾病。由于脂肪浸润了房间隔的上下段，而不影响卵圆窝，在心尖四腔和（或）剑突切面出现"哑铃"状（图 17-7）[41]。

卵圆孔未闭是原发隔和继发隔融合失败的结果，可能存在于 25%～30% 的成人群中（图 17-8）。彩色多普勒显示为从左到右的小分流，或从外围流入生理盐水 – 气泡混合液 3～4 个心动后右心出现"气泡"[42]。鉴于左心房压力通常超过右心房压力，使用振荡生理盐水可以提高对卵圆孔未闭的检出，方法是使用增加右心房压力的动作，如 Valsalva、咳嗽或施加腹压。当房间隔为瘤样时（定义为房间隔活动度 > 1cm），卵圆孔未闭或房间隔缺损的发生率可接近 75%。房间隔瘤和卵圆孔未闭的合并增加了血栓栓塞的风险[43]。房间隔缺损通常较大，分为原发性、继发性或静脉性缺损。有关

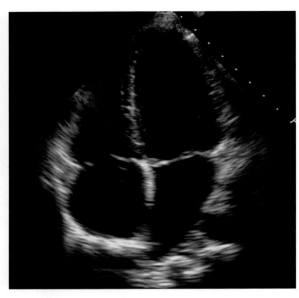

▲ 图 17-7　房间隔的脂肪瘤样肥大。注意卵圆窝区域增厚，房间隔"脱落"
图片由 Benjamin F. Byrd Ⅲ, MD, Vanderbilt University School of Medicine 提供

房间隔缺损的超声心动图评估的详细说明，请参阅第 43 章。

其他常见于右心房的先天残留物包括欧氏瓣和 Chiari 网[44, 45]。欧氏瓣是一种正常变异，原因是胎儿的右窦静脉瓣膜下部不完全退化，该瓣膜将血液从下腔静脉引导经房间隔进入左心房。根据退行性程度的不同，欧氏瓣可以是一种硬性线性结构，突出在下腔静脉口附近，横跨右心房形成一条几乎完整的组织带，称为右三房心。由于血流模式的改变，未被识别的下腔静脉瓣有时可能与房间隔缺损相混淆。Chiari 网来自于右静脉窦的胚胎瓣膜具有高度活动性，是充满孔洞的膜状结构（图 17-9）。虽然是良性的，但 Chiari 网也可能与赘生物或血栓混淆。

五、心房肿物

在临床实践中，心房肿物最常见的原因是血栓。血栓往往会导致全身或肺栓塞。其他原因包括黏液瘤、肉瘤、横纹肌瘤、成纤维细胞

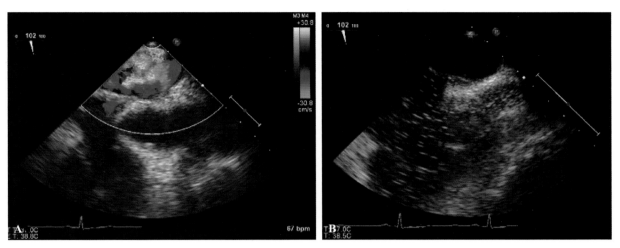

▲ 图 17-8　经食管超声心动图显示卵圆孔未闭，从食管中部的角度可以看到房间隔
A. 彩色多普勒显示左向右分流；B. 振荡盐水"气泡"造影显示右向左分流始于卵圆孔未闭处

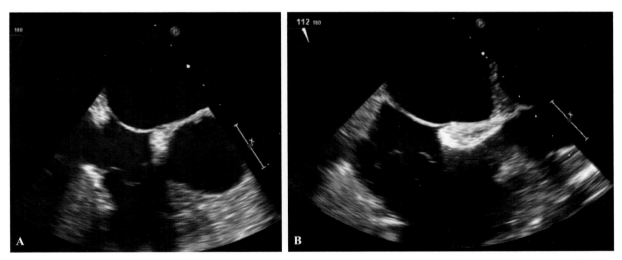

▲ 图 17-9　经食管超声心动图上的 Chiari 网，注意横跨右心房的细丝状和孔洞的结构
图片由 Michael T. Baker, MD, Vanderbilt University School of Medicine 提供

瘤、肾细胞癌、甲状腺肿瘤、黑色素瘤和肾上腺细胞癌（框 17-1）。肺癌、乳腺癌和淋巴瘤可引起心包隆起，甚至可能影响心房和心室的心肌。

　　经胸超声心动图对心耳血栓，尤其是左心耳血栓的检出敏感性较差。经食管超声心动图是排除心房血栓的首选方法，特别是在心房颤动进行心脏复律的患者。左心耳是典型的多叶结构，应在食管中上切面跨多个平面显示（图 17-10）。左心耳含有梳状肌，应与血栓相鉴别。此外，左心耳位于非常接近左上肺静脉的位置，中间隔着华法林嵴，有时会被误认为血栓。彩色和脉冲频谱多普勒有助于肺静脉和左心耳的识别和鉴别。右心室也有一个严重小梁化的心耳，通过食管超声心动图在靠近下腔静脉入口处的右心房，显示效果最佳。血栓也可以在心内装置上形成，其中最常见的是起搏器导线和留置导管，超声心动图很难区分与装置相关的血栓和赘生物，需要根据临床场景综合判断。

心房黏液瘤是心脏最常见的原发性肿瘤（图 17-11）[46]。这些肿瘤通常发生在房间隔的左侧，但也可见于右心房。虽然黏液瘤是良性肿瘤，但大型黏液瘤可能导致心房和心室充盈受阻，并可能是血栓栓塞事件的来源。其他已报道的心房肿瘤偶有报道（见第 37 章和第 39 章）。

框 17-1　　心房肿物
◆ 黏液瘤
◆ 血栓
◆ 肉瘤
◆ 横纹肌瘤
◆ 黑色素瘤
◆ 肾上腺皮质癌
◆ 甲状腺癌
◆ 肾细胞癌
◆ 肝癌
◆ 乳腺癌
◆ 淋巴瘤
◆ 纤维母细胞瘤

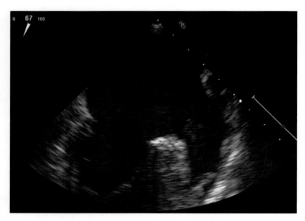

▲ 图 17-10　TEE 检查左心耳血栓。在左心耳内存在一种不均匀的回声物体

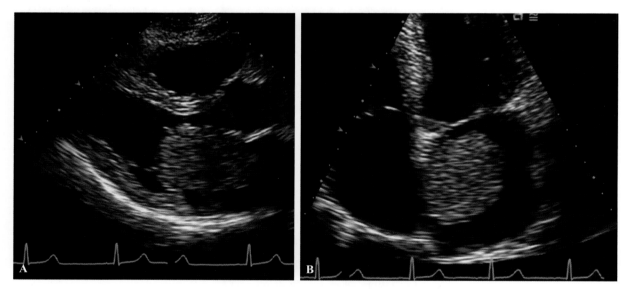

▲ 图 17-11　左心房黏液瘤

A. 胸骨旁长轴切面，大型心房黏液瘤脱垂穿过二尖瓣；B. 附于房间隔的同一心房黏液瘤的心尖四腔心切面（图片由 Lisa Mendes, MD, Vanderbilt University School of Medicine 提供）

推荐阅读

Lang, R. M., Badano, L. P., Mor-Avi, V., et al. (2015). Recommendations for cardiac chamber quantification by echocardiography in adults: an update from the American Society of Echocardiography and the European Association of Cardiovascular Imaging. *Journal of the American Society of Echocardiography*, *28*, 1–39.e14.

Pritchett, A. M., Jacobsen, S. J., Mahoney, D. W., Rodeheffer, R. J., Bailey, K. R., & Redfield, M. M. (2003). Left atrial volume as an index of left atrial size: a population-based study. *Journal of the American College of Cardiology*, *41*, 1036–1043.

Takemoto, Y., Barnes, M. E., Seward, J. B., et al. (2005). Usefulness of left atrial volume in predicting first congestive heart failure in patients > or = 65 years of age with well-preserved left ventricular systolic function. *The American Journal of Cardiology*, *96*, 832–836.

Tsang, T. S., Abhayaratna, W. P., Barnes, M. E., et al. (2006). Prediction of cardiovascular outcomes with left atrial size: is volume superior to area or diameter? *Journal of the American College of Cardiology*, *47*, 1018–1023.

第四篇
超声心动图评估心肌疾病
Echocardiography for Diseases of the Myocardium

第 18 章
急性心肌梗死
Acute Myocardial Infarction

Justina C. Wu　著

张孟秋　译

一、概述

急性心肌梗死（myocardial infarction, MI），被称为经典的"心脏病发作"，是由于冠状动脉完全闭塞，心肌的血流量和氧合突然减少所致。心肌受损的危险因素、临床表现、心电图和血清学指标的一系列变化是众所周知的。对于内科医生和技术人员来说，超声心动图在患者的早期诊断和治疗中往往起着至关重要的作用，但应适时而果断地使用。

对于可疑的急性 MI，如下三种情况适合进行超声心动图评估：①有急性胸痛症状，高度怀疑 MI，但心电图正常（特别是在胸痛时做的心电图）的患者；②近期有胸痛病史和其他特征或实验室标记物指标表明正在发生 MI，但目前没有胸痛的患者；③评估 MI 的疑似并发症，如心肌或瓣膜破裂、左心衰竭或右心衰竭、心脏压塞（第 19 章）[1]。重要的是，当患者的症状和心电图明确提示急性 MI 正在进行时，就不需要在急性期获得超声心动图图像，而应将重点放在关注患者病情和最终的治疗进展上（例如，重新开放冠状动脉）。一些非典型性症状可能发生在女性、糖尿病患者或老年人身上，在高度怀疑 MI 的情况下，这些人群在病情早期可以从超声心动图中获益。以下部分将讨论 MI 急性阶段（发病后 0~48h）患者的超声心动图相关表现，主要集中在诊断、心室功能和关键并发症的识别。

二、确定心肌梗死的诊断、范围和部位

当冠状动脉闭塞时，超声心动图可显示左心室室壁运动在 30s 内的变化，这种室壁运动变化甚至发生在胸痛或心电图改变之前[2]。缺氧的心肌在收缩期增厚幅度会减低，变成运动度降低的心肌，而不是正常状态下活跃跳动着的心肌。

心肌室壁运动可分为五级（表 18–1）：运动正常、运动过度、运动减低、无运动和运动障碍。运动正常是指收缩期室壁增厚幅度为 30%~50%，这是由于左心室体部和心尖周围呈同心螺旋状排列的心肌细胞缩短所致。当左心室完全适应增加的负荷需求时，例如在运动、应激或高肾上腺素能状态下，就会出现运动过度（表现为心肌收缩异常轻快或室壁过度增厚）。在近期出现局部左心室功能不全的情况下，其他未受损伤的心肌节段可能会运动过度，这是机体为维持整体每搏量和心排血量的一种代偿机制。

后三种类型的室壁运动，即运动减退、无

表 18-1　室壁运动评估

室壁运动类型	增厚幅度	心肌组织状态	室壁运动评分（ASE 模型）
运动过度	＞ 50%	代偿 / 高肾上腺素能状态	0
运动正常	30%～50%	正常灌注、功能正常	1
运动减低	＜ 30%	缺血 / 非透壁性梗死	2
无运动	0%	透壁性梗死（顿抑 / 冬眠状态）	3
运动障碍	收缩期室壁向外凸出（矛盾运动）	梗死状态或形成纤维组织	4
瘤样运动	室壁变薄且向外凸出	广泛梗死 / 纤维化区	5

运动和运动障碍，表明心肌功能异常，因此称为"室壁运动异常（wall motion abnormality，WMA）"。运动减低的节段在收缩期增厚幅度＜ 30%，表明心肌功能不全。无运动的节段在收缩期根本不增厚。运动障碍的节段在收缩期向外凸出。如果有大面积的心肌变薄（厚度＜ 6mm）和运动障碍，这就意味着广泛的纤维瘢痕组织取代了正常功能性心肌组织，这些区域被认为是瘤样组织。最严重的功能障碍类型（无运动和运动障碍）见于长期的心肌损伤，因为缺血心肌不再收缩、死亡，并被纤维细胞所取代。通常，在离散分布的异常室壁运动节段周围，存留有运动正常或运动增加的心肌，从而产生铰链点，通过这些铰链点，能描绘出收缩不良的节段。

有必要对这些室壁节段进行 WMA 评分："1 分"代表正常或运动过度节段；"5 分"代表功能最差的室壁瘤节段。17 节段心肌模型的得分之和将有助于定量评估整体左心室收缩功能。

心肌的运动评分主要是用于量化描述目标节段的全层心肌收缩力。在不考虑患者实际临床病情的情况下，运动减低或无运动的心肌节段可见于多种情况，包括急性缺血、心内膜下或心外膜下损伤、心肌顿抑（即已经再灌注但仍不能完全发挥功能的心肌细胞）和心肌冬眠（长期灌注不足，几乎没有代谢活性，但心肌细胞仍然可以存活）和完全性透壁性 MI。可能需

要额外的方法和药物区分上述的几种状态（详见第 12 章和第 27 章）。除缺氧外，其他原因引起的心肌功能障碍也可能引起 WMA。

需要注意的是，有一种假性室壁运动异常，称为"假运动障碍"[3]。它指的是整个下壁在收缩期出现明显的矛盾运动，凸向外侧，最常见于短轴切面，可被误认为是真的运动障碍。事实上，减慢动图的回放速度，仔细观察心外膜和心内膜之间的实际增厚区域，就会发现下壁在舒张期被来自腹部器官的外部压迫而变扁（使左心室短轴切面的正常圆形横截面形状发生扭曲）。而左心室短轴切面在收缩期又呈现出正常的圆形轮廓，因此看上去在收缩期，下壁呈放射状凸向外侧膨出。肝衰竭和腹水患者常出现这种假性运动障碍。

冠状动脉闭塞将导致相应的心室节段功能异常[4]。作为参考，图 18-1 展示了三维计算机断层扫描（CT）血管造影中整个心脏（尤其是左心室）的正常冠状动脉树。

为了标准化的目的，在超声心动图上，左心室沿长轴被人为地分为前壁、下壁、间隔和侧壁四个区域。间壁和侧壁还可进一步细分为前部和下部。在正交短轴切面上也分为三个区域（基底部、心室中部和心尖部），另外还有一个最远端的心尖帽段。目前比较公认和广泛应用的是美国超声心动图学会和大多数其他心脏成像方式支持的 17 节段模型（图 18-2）。将正

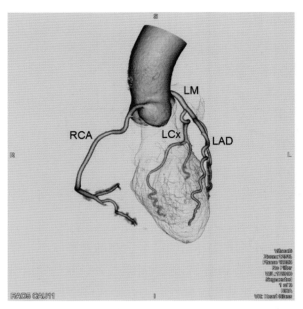

▲ 图 18-1　三维 CT 血管造影术显示的正常的冠状动脉解剖树

LAD. 左前降支；LCx. 左回旋支；LM. 左主干；RCA. 右冠状动脉；浅灰色部分为左心室

常的冠状动脉分布叠加到这个模型上，可以得到每个节段的正常冠状动脉分布图。

一般来说，受累的冠状动脉越多或闭塞的冠状动脉越近，则受影响的心肌范围就越广。最理想的方法是，在多个切面中检查心脏的长轴和短轴图像，从基底部到心尖部，以评估所有节段。除了将 WMA 定位到相应的冠状动脉外，一个优秀的超声心动图医生还应了解 MI 的类型及与其他并发症的关系，例如急性和亚急性情况下的瓣膜病和其他并发症。

三、按冠状动脉区域划分的 MI 类型

（一）前壁心肌梗死（左前降支区域）

左前降支（left anterior descending，LAD）是左心室的主要供血动脉。一般情况下，LAD 是从左冠状动脉主干（left main，LM）发出的分支。分出的对角支（diagonal，D）灌注整个前壁，其间隔支灌注室间隔的前 2/3 区域

（图 18-2 中红色阴影区域）。LAD 继续向远端走行，并可能围绕左心室心尖部，灌注心室心尖段。近端 LAD 梗死将影响从基底部到心尖部整个前壁和前间壁心肌。如果不重建冠状动脉血运，这种病变通常将损害整体左心室收缩功能，并使整体左心室射血分数降低到至少 35%～40%。由于心排血量的锐减和充血性心力衰竭的出现，将直接导致顽固性低血压。相比之下，LAD 的中、远端梗死可能会导致心室中部至心尖部的 WMA，而基底部心肌节段可以保留正常运动幅度甚至代偿性运动过度。

（二）侧壁心肌梗死（左回旋支区域）

左回旋支（left circumflex，LCx）是 LM 的另一个主要分支。LCx 在左心房室沟内走行，通过其钝缘支（obtuse marginal，OM）向心尖纵向延伸，并灌注左心室侧壁。因此，急性近端 LCx 或 OM 闭塞将导致前外侧壁和下外侧壁节段的 WMA（图 18-2 中的黄色阴影区域）。这通常见于胸骨旁和心尖的三腔心切面和四腔心切面。远端 LCx 通过后外侧分支灌注左心室下壁。LCx 终止于后降支（posterior descending artery，PDA），称为"左后降支（左 PDA）"。在约 15% 的"左冠状动脉优势"人群中，左 PDA 灌注远端下壁。在共显性冠状动脉循环患者中，由右冠状动脉（right coronary artery，RCA）发出的右 PDA 也可能参与远端下壁心肌血运。值得高度注意的是，LCx 病变因为不会在心电图上有表现而使得临床医生容易漏诊。因此，超声心动图是一种重要的辅助工具，用于检测有可疑症状且心电图无明显变化的患者的 LCx 缺血情况。

（三）前侧壁心肌梗死（左主干区域）

完全闭塞的 LM 比较罕见，但往往会造成灾难性后果。由于广泛的前壁和侧壁心肌急性缺血，将导致心排血量的急骤下降。因此，任何的 LM 梗死 ≥ 50% 在临床上都被认为是重度

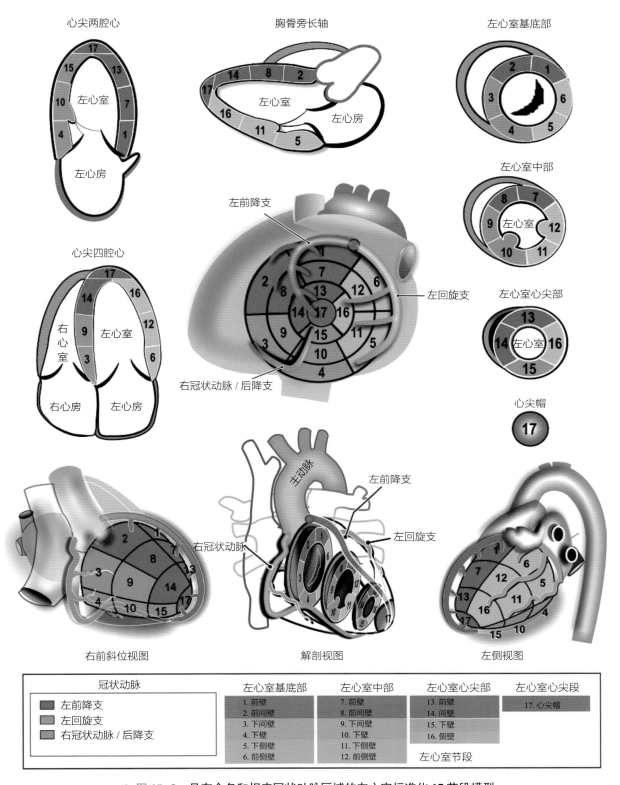

心尖两腔心

胸骨旁长轴

左心室基底部

左心室中部

左心室心尖部

心尖四腔心

左前降支

左回旋支

右冠状动脉 / 后降支

心尖帽

主动脉

左前降支

右冠状动脉

左回旋支

右前斜位视图

解剖视图

左侧视图

冠状动脉	左心室基底部	左心室中部	左心室心尖部	左心室心尖段
■ 左前降支	1. 前壁	7. 前壁	13. 前壁	17. 心尖帽
■ 左回旋支	2. 前间壁	8. 前间壁	14. 间壁	
■ 右冠状动脉 / 后降支	3. 下间壁	9. 下间壁	15. 下壁	
	4. 下壁	10. 下壁	16. 侧壁	
	5. 下侧壁	11. 下侧壁	左心室节段	
	6. 前侧壁	12. 前侧壁		

▲ 图 18-2　具有命名和相应冠状动脉区域的左心室标准化 17 节段模型

由 Bernard E. Bulwer, MD, FASE 提供；改编自 Bulwer BE, Rivero JM, eds. *Echocardiography Pocket Guide: The Transthoracic Examination*. Burlington, MA: Jones & Bartlett Learning；2011, 2013:131.

狭窄（其他心外膜冠状动脉梗死 ≥ 70% 才定义为重度狭窄）。由于严重的心源性休克需行紧急干预治疗，因此急性期不应花过多时间进行超声检查。主动脉内球囊反搏、紧急冠状动脉旁路移植术（coronary artery bypass graft，CABG）或高危 LM 血管成形术是这一潜在致命事件的唯一确切治疗措施。

（四）下壁心肌梗死

RCA 通常起源于右 Valsawa 窦，在标准的经胸超声（图 18-3）上偶尔可以看到。它沿着心脏底部的右心房室沟向前走行。其近端分支称为锐缘支（acute marginal，AM），灌注右心室。RCA 到达后室间沟后，再分出后降支（右 PDA）并向心尖方向延伸，灌注室间隔下 1/3

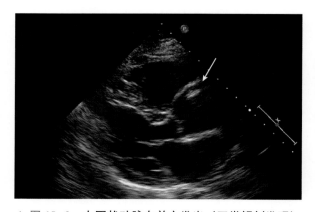

▲ 图 18-3 右冠状动脉在前方发出（正常解剖发现）。近端的右冠状动脉（箭）起始于右 Valsawa 窦，其起始段在主动脉根部前缘平行走行

和左心室下段，约 85% 的普通人群属于这种"右冠状动脉优势型"（图 18-2 中的绿色阴影区域）。RCA 的其余部分向更远处的左心房室沟继续走行，称为右后外侧室支。在大多数人中，这通常是一个小的分支，但有一小部分人群的冠状动脉循环是属于"超右冠状动脉优势型"，他们的右后外侧室支发达，取代了通常由 LCx 灌注的心肌区域，LCx 细小且发育不良。

RCA 梗死的影响程度和范围取决于急性闭塞部位与 RCA 开口的距离和冠状动脉循环的支配类型：近端闭塞除可导致右心室梗死外，还可导致左心室下壁梗死，并导致心源性休克的发生；而远端闭塞会导致较小区域的孤立性下间壁和左心室下壁功能障碍。图 18-4 中右心室弥漫性运动减低，即出现短轴声窗 T 征，同时伴有下间壁和左心室下壁运动减低。右心室功能障碍的其他征象，例如三尖瓣环收缩期位移的减少，可在图像中直接观察到或通过组织多普勒定量显示。右心室梗死常常伴随有下壁 MI，当下壁心电图的 ST 段发生改变且伴有低血压时，应高度怀疑；任何降低前负荷的药物，如硝酸盐类或利尿药，都将使低血压进一步加重。相反，远离 RCA 开口、靠近右 PDA 附近部位的闭塞，造成的则是孤立性下间壁和下壁损伤而不累及右心室。"超右冠状动脉优势型"个体更容易发生心肌损伤，且比其他的冠状动脉循环支配类型所预期产生的下侧壁心肌损伤

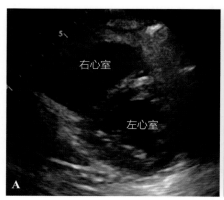

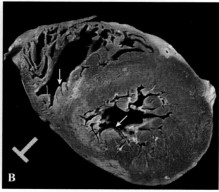

◀ 图 18-4 T 征系右心室下壁及相邻的左心室下壁、下间壁节段运动减退所致，这些区域由闭塞的右冠状动脉供血

A. 经胸左心室乳头肌短轴切面。B. 心脏大体病理切片。在同一层面，浅棕色区域（箭）显示左心室下间壁、下壁和后乳头肌及右心室梗死

要更加严重。

四、急性心肌梗死的紧急并发症

本节主要讨论冠状动脉分布相关的 MI 类型，除了直接受闭塞动脉影响的心肌外，还有其他可能出现在急性期并可经超声心动图诊断的并发症。这些并发症往往预示着血流动力学将发生恶化，并且与受累心肌的严重程度和范围不成比例。这里提到了急性期最常见的并发症，更全面的讨论详见本书第 19 章。此外，紧急血管重建治疗 MI 也可能意外产生一些并发症，通过超声心动图检查，可以很容易发现与识别它们。

乳头肌功能失调与二尖瓣反流

对于急性 MI 患者应检查二尖瓣是否存在反流，如果有明显的二尖瓣反流，可能的原因包括乳头肌功能失调和（或）瓣叶破裂。在两个乳头肌中，前外侧乳头肌更倾向于以支持二尖瓣前叶为主，它接受 LAD（通过对角支）和 LCx 的双重血液供应。因此，由于乳头肌功能失调或腱索断裂引起的二尖瓣反流是比较罕见的，除非存在非常大面积的梗死或先前已合并有慢性心脏病。相反，后内侧乳头肌在"右冠状动脉优势型"患者中仅由右 PDA 提供血液；因此，下壁梗死很可能同时伴有二尖瓣反流，其原因是后内侧乳头肌的缺氧损伤和功能障碍所致。如果血运重建成功，避免了乳头肌或瓣膜结构的永久性坏死，那么二尖瓣继发性或功能性反流可以完全恢复。相关腱索断裂或小叶破裂的病例请见本书第 19 章。

心肌破裂，即室间隔缺损（ventricular septal defect，VSD）、假性室壁瘤和游离壁破裂在 MI 早期都很少见，因为往往需要大量的心肌组织坏死才会发生。VSD 是其中可通过彩色多普勒超声检查到的最常见并发症，彩色多普勒图像显示为一束从左心室到右心室的射流穿过室间隔。与前壁 MI 相关的室间隔缺损通常位于心尖附近，而下壁梗死通常累及室间隔的下基底部。假性室壁瘤中包含破裂口，而且常在下壁 MI 发生后的晚期出现。如果超声心动图能在患者死亡前完全捕捉游离壁破裂的话，则会发现血液大量地流入心包和胸腔，表现为急性心脏压塞和心源性休克。

在此简要地介绍一下与急性 MI 相关的心律失常，主要是为了进一步将其与 MI 这一疾病联系起来。前壁 MI 可能与心室颤动或多形性室性心动过速等致死性心律失常（由于梗死范围广泛）有关。然而，单形性室性心动过速意味着存在可折返回路，这一折返回路通常是由既往 MI 心肌瘢痕引起的，在超声心动图上可显示为一个大范围的无运动、变薄或运动障碍的室壁区域。下壁 MI 可伴有缓慢的心律失常和（或）房室传导阻滞，因为约 60% 人群的窦房结支起源于近端 RCA；而"右冠状动脉优势型"患者也可在 PDA 起源附近的心脏拐点处发出房室结支。下壁 MI 还常伴有高迷走神经张力，可导致心动过缓和低血压。心房颤动在这两种情况下也并不少见，可能是与高肾上腺素能状态和左心室充盈压升高有关。

在如今现有的医疗环境下，急性冠状动脉综合征的患者往往可以很快获得血运重建的治疗，常常在患者的症状和冠状动脉闭塞得到解决后才会去行超声心动图检查。血管成形术的并发症包括主动脉夹层、心脏压塞和冠状动脉夹层。冠状动脉夹层可能是自限性的，或者可通过安置支架来治疗。如果冠状动脉没有闭塞，超声心动图上可能看不到明显改变的征象。然而，如果实际发生冠状动脉穿孔，在超声心动图上可以发现心肌内血肿，表现为离散且回声密度均匀增加的心肌肿胀区域（酷似肿瘤），随着时间的推移，血肿可能扩大，并伴有局灶性室壁运动减低，也还可能伴有心包积液。

五、超声心动图在心肌梗死急性期应用的局限性

患者现存的冠状动脉疾病（coronary artery disease，CAD）可能会使得上述心肌梗死的典型表现发生改变。先前存在血流限制性 CAD 或 MI 的患者通常会出现侧支血管，这可以减轻受累冠状动脉区域内心肌功能障碍的程度。例如，当患者有足够的时间从 LAD 或 LCx 发展、形成侧支时，在急性下壁 MI 中，仅可见下基底部心肌节段运动减少，而下心尖部心肌节段可不受累及。接受 CABG 治疗 LM 或 LCx 闭塞的患者，常可观察到室间隔基底部长期存在残余的运动减退，但在旁路移植物（通常为左乳内动脉）触及的 LAD 远端心肌区域，收缩力却得到改善。将当前的图像与既往超声心动图进行比较，有助于区分患者新发的和既往存在的心肌功能障碍。

心内膜和心内膜下层是心脏灌注最少的区域，最容易遭受缺血损伤。单凭超声心动图可能会低估心内膜下梗死（指局限于心肌最内层的梗死，而不是透壁性梗死）。换言之，即使存在心肌缺血，整体心室壁增厚也可能看起来是正常的。

在实际应用中，如果超声图像显示心内膜的清晰度较差，或者不能获得心脏的所有切面，那么经胸超声检测 WMA 的灵敏度将明显降低。例如，二尖瓣环广泛钙化的存在可导致声学阴影，使得基底部外侧壁心肌节段运动分析变得困难。心肌造影和（或）多巴酚丁胺负荷试验能更好地显示心内膜下缺血（第27章）。因此，要真正排除急性冠状动脉综合征，仍然需要对多导联心电图和心肌生物标志物进行一系列全面检测。

在行超声心动图检查时没有胸痛症状的患者实际上也可能患有急性冠状动脉综合征（存在自发性或间歇性心肌再灌注）或稳定型 CAD，只有当他们的心肌氧耗超过有限的氧供时才会表现出症状。因此，即使排除了急性 MI，但根据临床需要，通过压力负荷试验或者血管造影进一步对冠状动脉通畅度进行检查分级也是有必要的。

推荐阅读

Douglas, P . S., Garcia, M. J., Haines, D. E., et al. (2011). ACCF/ASE/AHA/ASNC/HFSA/HRS/SCAI/SCCM/SCCT/SCMR 2011 Appropriate Use Criteria for Echocardiography. A Report of the American College of Cardiology Foundation Appropriate Use Criteria Task Force, American Society of Echocardiography, American Heart Association, American Society of Nuclear Cardiology, Heart Failure Society of America, Heart Rhythm Society, Society for Cardiovascular Angiography and Interventions, Society of Critical Care Medicine, Society of Cardiovascular Computed Tomography, and Society for Cardiovascular Magnetic Resonance Endorsed by the American College of Chest Physicians. *Journal of the American College of Cardiology, 57*, 1126–1166.

Rallidis, L. S., Makavos, G., & Nihoyannopoulos, P . (2014). Right ventricular involvement in coronary artery disease: role of echocardiography for diagnosis and prognosis. *Journal of the American Society of Echocardiography, 27*, 223–229.

Sechtem, U., Achenbach, S., Friedrich, M., Wackers, F., & Zamorano, J. L. (2012). Non-invasive imaging in acute chest pain syndromes. *European Heart Journal Cardiovasc Imaging, 13*, 69–78.

Yosefy, C., Levine, R. A., Picard, M. H., Vaturi, M., Handschumacher, M. D., & Isselbacher, E. M. (2007). Pseudodyskinesis of the inferior left ventricular wall: recognizing an echocardiographic mimic of myocar-dial infarction. *Journal of the American Society of Echocardiography, 20*, 1374–1379.

第 19 章
心肌梗死的机械性并发症
Mechanical Complications of Myocardial Infarction

Justina C. Wu 著

张孟秋 译

一、概述

发生在心肌梗死（myocardial infarction，MI）后第一周内亚急性期机械性并发症（框 19-1）均由心肌坏死所致，这些并发症如果不能及时发现并处理，往往是致命的。心肌梗死的机械性并发症有：急性二尖瓣反流（mitral regurgitation，MR）、室间隔缺损（ventricular septal defect，VSD）、假性动脉瘤、游离壁破裂和心脏压塞。对于任何突发性低血压、胸痛、充血性心力衰竭、心肌梗死后低氧血症或电机械分离的患者，必须对这些并发症保持高度警惕。由于经皮冠状动脉介入治疗已成为急性 MI 的标准治疗方法，这些并发症的发生率已累计降至 1% 以下，但一旦发生，死亡率仍很高[1]。彩色多普勒超声心动图是诊断和鉴别这些并发症的重要工具。

二、急性二尖瓣反流

当心肌梗死后二尖瓣新出现彩色喷流，特别是出现湍流（如多色信号）或向左心房壁偏心射出时，应使用超声检查二尖瓣装置的结构异常（图 19-1）。如前面第 18 章所述，左前降支（left artery ascending，LAD）和左回旋动脉（left circumflex artery，LCx）的对角支都供

框 19-1 急性心肌梗死的机械性并发症
急性二尖瓣反流（乳头肌破裂）
室间隔缺损
假性动脉瘤
游离壁破裂
心脏压塞
导致急性心肌梗死后心源性休克的其他潜在因素：
左心室衰竭
左心室流出道梗阻
右心室衰竭：右心室梗死、肺栓塞

应前外侧乳头肌，但后降支（通常是右冠状动脉的一支）单独供应后内侧乳头肌。因此，后内侧乳头肌破裂更为常见（高 6～12 倍），右冠状动脉（right coronary artery，RCA）梗死的急性 MR 发病率最高。大部分情况下，前外侧乳头肌通过腱索连接到前叶，后内侧乳头肌连接到后叶。乳头肌主干部分、头部或腱索的断裂，将导致相关的小叶尖端向后连枷进入左心房（left atrium，LA），随后发生的 MR 会从小叶喷射到对侧壁（图 19-2）。因此，后内侧乳头肌的梗死会导致后叶连枷，从而引导前向喷射（临床上，主动脉区突然出现新的杂音可能是一个提示信号）。前外侧乳头肌梗死，会在对

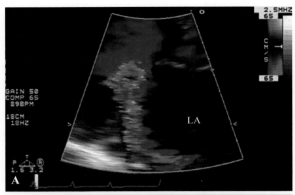

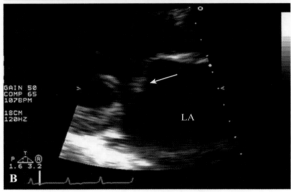

▲ 图 19-1　二尖瓣连枷导致急性 MR

A. 彩色多普勒超声心动图胸骨旁长轴切面显示 MR 的一个湍流和偏心的后向"拥壁"射流；B. 同一瓣膜的二维胸骨旁长轴视图，显示二尖瓣前叶尖端（箭）在收缩期拍打回左心房。LA. 左心房；MR. 二尖瓣反流

角区和 LCx 区发生广泛损害，将导致二尖瓣反流束向后喷射（只有听诊患者背部时才能发现这种 MR 杂音）。

根据低氧血症的程度和持续时间，损伤范围可能累及整个乳头肌，或更局限于一个或多个乳头肌头部、尖端或腱索。实际上，腱索的扇形结构会产生变化，乳头肌头部和腱索之间偶尔有重叠和交叉（图 39-2）。因此，有时下壁梗死可导致前叶连枷，或相反，前壁梗死可导致二尖瓣后叶连枷。在这些情况下，病变通常仅累及瓣叶的一小部分，如瓣叶尖端。

对于由各种原因导致的二尖瓣破裂患者，他们在急性休克期的超声心动图声窗成像效果可能很差，这种现象的产生有多种因素，例如患者的体位不理想、容量超负荷和心动过速。此外，整体心肌收缩性差或二尖瓣开口过大，理论上也会减小左心室（left ventricular，LV）和 LA 的压差，并导致 MR 彩色多普勒血流图显示不佳。一个重度偏心的反流，会包围 LA 壁，并且逃脱探头声窗的探测，这种情况下也可能导致 MR 不能被很好地检查到。因此，即

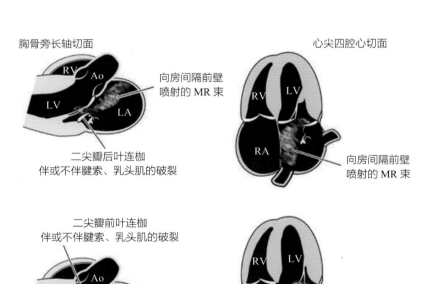

胸骨旁长轴切面　　　　　　　　　　　心尖四腔心切面

向房间隔前壁喷射的 MR 束

二尖瓣后叶连枷伴或不伴腱索、乳头肌的破裂

向房间隔前壁喷射的 MR 束

二尖瓣前叶连枷伴或不伴腱索、乳头肌的破裂

向房间隔下侧壁喷射的 MR 束

向房间隔下侧壁喷射的 MR 束

◀ 图 19-2　二尖瓣连枷示意图

一般来说，二尖瓣叶的连枷引导二尖瓣反流（MR）流向相反的方向。前瓣叶连枷（图 19-1）将引起后向 MR 的偏心喷射，后瓣叶连枷将引起下侧方 MR。Ao. 主动脉；LA. 左心房；LV. 左心室；RA. 右心房；RV. 右心室（由 Bernard E. Bulwer, MD, FASE 提供；引自 Solomon SD, Wu J, Gillam L. Echocardiography. In: Mann DL, Zipes DP, Libby P, et al., eds. Braunwauld's Heart Disease: A Textbook of Cardiovascular Medicine. 10th ed. *Philadelphia: Elsevier*; 2015, 179–260.）

使经胸超声的回声窗质量较差且不具诊断性，如果患者的临床症状表现强烈提示可能存在急性 MR，应在患者接受对症支持治疗和手术前会诊期间进行经食管超声心动图检查（不要拖延）。图 19-3 显示了已经破裂的整个前乳头肌头部，可见明显的偏心 MR。

三、室间隔缺损

室间隔的前 2/3 的血供来源于 LAD 的间隔支，其余的部分由 PDA 供血。MI 后发生的 VSD 通常可由彩色血流多普勒超声所探及，表现为一股从左心室穿透室间隔到右心室的射流。室间隔缺损可以被描述为单纯型，即在同一水平面上穿过室间隔两侧的直接通道，或复杂型，即穿过室间隔有多条潜行血流束。由前壁心肌梗死引起的 VSD 往往比较简单，并且在心尖部多发（图 19-4A），而位于下壁心肌梗死的 VSD 通常更复杂，涉及室间隔的基底部（图 19-4B）。后者的组织缺损也可能（很少）延伸到邻近的下壁和右心室壁。下基底部缺损由于其位置、形态复杂、心肌壁薄等特点，使得外科医生很难暴露视野并修复。

在超声心动图上，VSD 的实际宽度和范围可能并不明显，这是由于肌肉层的实际缺损不连续所致，但大的缺损病例除外。与肌间隔内离散的回声消失区相反，缺损区可能简单地表现为无回声或变薄。为了检测和定位较小的 VSD，可能需要通过系统、仔细地调节换能器

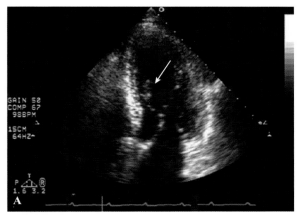

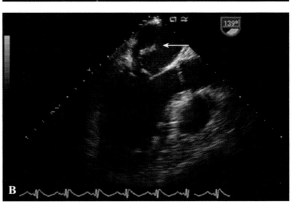

▲ 图 19-3　经胸超声心动图（TTE）显示前乳头肌（箭）的整个主干破裂

A. TTE 的心尖四腔心切面视图；B. 经食管超声心动图的三腔心切面视图

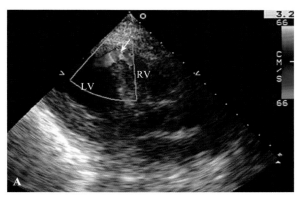

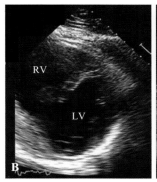 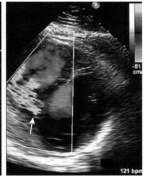

▲ 图 19-4　梗死后 VSD

A. 单纯型 VSD，彩色多普勒超声胸骨旁长轴切面显示左向右流经室间隔远端；B. 经彩色多普勒检查示左向右血流（右，箭），在近胸骨短轴窗（左）显示基底下叶组织中可见回声脱落的下叶 VSD。LV. 左心室；RV. 右心室；VSD. 室间隔缺损

扫查切面。利用连续波多普勒与彩色射流共线，可以得到左心室和右心室的峰值速度差。这种差异与缺陷的大小成反比：较小的（限制性）VSD 将具有较高的速度梯度，较大的（非限制性）VSD 将显示较低的速度梯度。如果在检查时记录了患者的收缩压（在没有主动脉狭窄的情况下，收缩压应等于左心室收缩压），则可通过下列公式计算右心室收缩压（right ventricular systolic pressure，RVSP）。

$$RVSP = SBP - 4 \times [室间隔最大流速梯度差（m/s）]^2$$

由此可直观地推断，室间压力梯度较低的大 VSD 具有较高的 RVSP，即更倾向于肺动脉高压。然而，对于较大的 VSD，由于其存在血流无限制流动的性质特点，上述简化的 Bernoulli 方程可能就变得不那么精确。

VSD 可在心肌梗死（经皮冠状动脉介入治疗）后不到 24h 内发生[1]，且常诱发心源性休克。梗死范围广、血管重建延迟或效果不佳、体型较小、年老或女性患者发生 VSD 的风险更高[2]。如果未被及时发现，持续的室间分流可能最终导致右心室压力超负荷，反过来会导致肺动脉高压和右心室衰竭，引起左向右的分流量随着时间推移而矛盾地减少。治疗上通常选择重建室间隔的手术方式（通常与冠状动脉搭桥术一起），但总死亡率仍然很高[3]。在手术风险很高的情况下，使用超声心动图引导经皮穿刺封堵装置可作为减少分流的有效治疗方式[4]。

心肌内夹层血肿是心肌梗死的罕见并发症，可能发生在室间隔、侧壁甚至心尖部，被认为是一种亚急性形式的心脏出血和破裂，只不过是仍局限在心肌的螺旋层内而已[5]。

四、假性室壁瘤

假性室壁瘤是一种包含心室游离壁的穿孔。真性室壁瘤的心肌变薄，保留有完整的心内膜和心外膜（第 20 章），而假性室壁瘤被定义为心脏三个层面的离散性破裂，左心室内容物局部粘连，被邻近的心包组织所包含（图 19-5A）。

大多数假性室壁瘤是在下侧壁心肌梗死后出现的，很少出现在侧壁或心尖部区域。在超声心动图上，它们表现为无回声室壁或与左心室相邻且连续的间隙。尽管假动室壁瘤也可发生在左心室心尖，但最常见的发生部位还是基底部下壁或下侧壁（图 19-5）。

事实上，在超声心动图中，假性室壁瘤并不一定能与真正的室壁瘤完全区别开来，但一些研究表明，假性室壁瘤具有某些特征：颈部狭窄，特别是小于室壁瘤最大直径的 50%；边缘参差不齐，室壁突然减薄和多普勒显示的湍流双向流动。静脉超声造影有助于确定假性室壁瘤（图 19-5B）。如果患者病情稳定且对假性室壁瘤的诊断存在疑问，心脏磁共振成像或左心室造影也可以证实。

假性室壁瘤总体上比较少见，但预后往往很差（大多数病例组死亡率为 21%～50%）[6]。假性室壁瘤可表现为充血性心力衰竭、心绞痛、室性心律失常或栓塞。急性心肌梗死后几天出现的假性室壁瘤非常不稳定，容易破裂。假性室壁瘤的平均诊断时间一般在 6 个月左右。不过，一些假性室壁瘤也可能在无症状患者心肌梗死后相对较晚甚至数年内才被诊断。即使外科治疗（包括直接封堵或心包补片），死亡率仍然很高。

除了假性室壁瘤和真正的左心室室壁瘤外，对邻近左心室的离散无回声区的鉴别诊断也是有限的。如果患者是冠状动脉搭桥术后，冠状动脉或旁路移植瘤也可能出现类似情况。在没有心肌梗死病史的年轻患者中，可以考虑罕见的先天性异常，如左心室憩室或左心室旁支[7]。

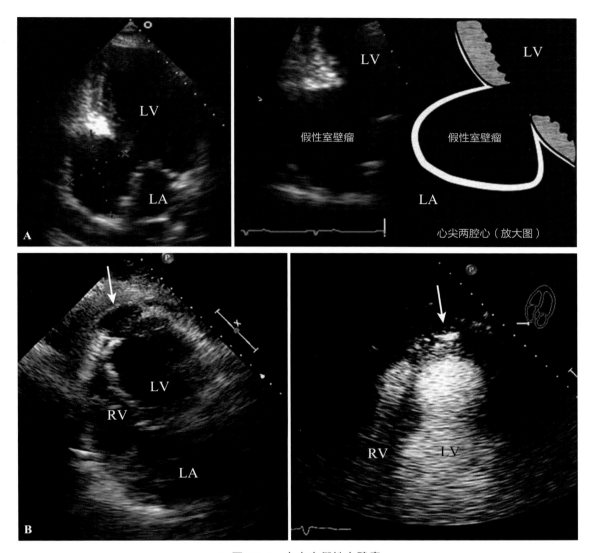

▲ 图 19-5　左心室假性室壁瘤

A. 心尖两腔心切面示一个巨大的基底下部假性室壁瘤（绿点状十字线，6cm×4cm）。注意假性室壁瘤狭窄的颈部和参差不齐的边缘。右上图显示了由于邻近的心包和组织对血液的局部封闭而中断的心脏层。B. 心尖四腔心切面显示一个较小的心尖部假性室壁瘤（箭）。右图显示左心室（LV）外静脉超声心动图对比剂外渗到先前的无回声空间。LV. 左心室；LA. 左心房；RA. 右心房；RV. 右心室

五、游离壁破裂

游离壁破裂是心肌梗死后严重的并发症。由于其临床表现急骤和快速死亡率高，这一事件很少被超声心动图捕获。超声心动图中可表现为急性心包积液和离散的局灶性室壁运动异常。由于许多破裂点有类似于裂隙的性质，如果没有手术探查，实际的破裂点可能不容易显示。然而，在有些情况下，彩色多普勒超声能直接显示梗死区的不连续性甚至夹层。在少部分病例中，静脉超声心动图造影可能有助于显示从左心室到心包的血流。显然，这不应该妨碍外科立即进行干预，只有在诊断不清楚且患者临床表现稳定的情况下才可以考虑行超声心动图检查（图 19-6）。随后的心包积液可能是回声透亮的，这或是由于心包积血中纤维蛋白

的出现而呈混浊的漩涡状回声密度（图 19-7）。

据报道，心肌梗死后 5d 内最常出现左心室壁破裂。与其他机械性并发症类似，随着再灌注治疗的改善，该发生率降低，不到 ST 段抬高型心肌梗死的 2%[8, 9]。在许多病例中，游离壁破裂比室间隔或乳头肌破裂更为常见。最常见的左心室破裂部位值得商榷：前壁是尸检中最常见的部位。危险因素与其他机械性并发症相似，包括女性、高血压、延迟的或未接受再灌注治疗、广泛或前壁心肌梗死、梗死区侧支循环不良、既往无心肌梗死病史。临床表现通常是突发性心源性休克，伴有心脏压塞和电机

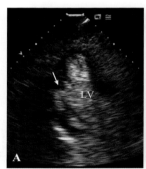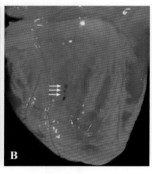

▲ 图 19-6　左心室室壁破裂

A. 心尖三腔心切面示静脉内超声对比剂通过狭缝状孔（箭）从左心室（LV）腔向心包下外侧外渗；B. 心脏的后视图，显示线性心肌破裂（箭）（图 A 由 Judy Mangion, MD, Brigham and Women's Hospital 提供；图 B 由 Dr. Robert Padera, MD, PhD, Brigham and Women's Hospital 提供）

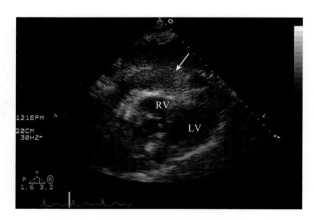

▲ 图 19-7　剑突下四腔心切面示心包积血（箭）
LV. 左心室；RV. 右心室

械分离。在这种情况下，心包穿刺术是有争议的（因为理论上有增加左心室腔内压从而扩大撕裂的危险），但可以提供暂时的稳定。如果能迅速发现破裂，体外循环下行手术治疗是唯一有可能挽救生命的选择（死亡率仍高达 33%），尽管主动脉内球囊反搏、左心室辅助装置提供临时支持。

六、心脏压塞

心包并发症可由心肌梗死引起。如前所述，心脏压塞可能是由游离壁破裂引起的，也可能是由心导管术或外科手术引起的医源性并发症。心导管检查还可能无意中导致主动脉夹层或冠状动脉夹层。

心肌梗死后出现新的回声或纤维蛋白样心包积液一直引起了人们的注意。Frank 心包积血在超声心动图上有独特的表现，心包囊内有微光模糊的回声密度（图 19-7），应立即进行外科会诊。在心包有间歇性或"口吃"（断断续续）出血的情况下，心包内也可能有粘连和完全机化的血栓。最后，在冠状动脉搭桥术或其他心脏手术后，形成的血栓可能积聚在心脏前面，导致右心室受压。这样的病例可能会漏诊，因为完全的血栓通常具有均匀的回声密度，并且可能被误认为是前纵隔组织、右心室心肌或心包脂肪。

大量心包积液也可能是由炎症（梗死周围心包炎、心肌损伤后综合征或 Dressler 综合征）引起的，但随着时间的推移往往会逐渐发生。因此，在心肌梗死后的急性期，由这些原因引起的积液不太可能引起血流动力学障碍，除非它们变成急性出血。

七、心肌梗死后导致心源性休克的其他原因

低血压和心源性休克也可能是由于梗死本身引起的心肌整体收缩力严重丧失所致。事实

上，严重左心室功能障碍导致的循环衰竭占心肌梗死后休克死亡的大部分（78%）[10]。如果患者不能再血管重建，或既往有多发梗死，或反复发作心肌缺血，这种情况下的死亡率将更高。不仅是左心室衰竭，而且右心室衰竭，由于右心室梗死或肺栓塞，均可加重整体心力衰竭。

流出道梗阻很少发生在伴有左心室基底部代偿性运动亢进的 LAD 远段梗死患者，尤其是伴有局灶性室间隔或不对称室间隔肥大的患者。这将导致心肌梗死后心排血量的下降，而在这些患者中，应用正性肌力药、主动脉内球囊反搏和血管扩张药后血压可能会反常地显著下降[11]。

推荐阅读

Davis, N., & Sistino, J. J. (2002). Review of ventricular rupture: key concepts and diagnostic tools for success. *Perfusion*, *17*, 63–67.

Dias, V., Cabral, S., Gomes, C., et al. (2009). Intramyocardial disse-cting haematoma: a rare complication of acute myocardial infarction. *European Journal of Echocardiography*, *10*, 585–587.

Güenç, R. Ç., & Güenç, T. S. (2016). Clinical presentation, diagnosis and management of acute mitral regurgitation following acute myocardial infarction. *Journal Acute Disease*, *5*, 96–101.

Kutty, R. S., Jones, N., & Morrjani, N. (2013). Mechanical complic-ations of acute myocardial infarction. *Cardiology Clinics*, *31*, 519–531.

第 20 章
心肌梗死的远期结果和预后
Long-Term Consequences and Prognosis After Myocardial Infarction

Justina C. Wu   Scott D. Solomon   著

王　馨　译

一、概述

在心肌梗死（MI）出现后的数月至数年期间，心脏结构会出现实质性变化，如果受累的冠状动脉供血的心脏面积很大或是血流没有迅速恢复供给，这种变化会尤其明显。这些变化在临床上可能是没有症状的，但随着时间的推移，它们可能会导致发病率和死亡率的显著增加，包括发展为心力衰竭及心脏性猝死（SCD）的风险增加。大多数药理学、电生理学和介入治疗的目标都是针对这些并发症进行预防或改善。框 20-1 总结了心肌梗死后常见及罕见的远期并发症。大多数并发症通常发生于血运重建不成功的大面积透壁性心肌梗死后。

超声心动图适用于急性冠状动脉综合征（ACS）出现后心室功能的初步评估，但在恢复阶段使用以指导治疗也是非常有益的（第 47 章）[1]。在冠状动脉疾病患者的长期护理中，临床状态或物理检查结果的恶化（没有明显饮食或药物改变），或因为临床状态变化而开始或改变治疗方案都是超声心动图的使用范围。

二、左心室瘢痕化及室壁瘤形成

透壁性心肌梗死会导致心肌瘢痕形成，在超声心动图上表现为心肌节段无运动或运动异常，伴随心肌变薄，回声增强。一个或多个节段的心肌可能出现扩大、薄弱，足以形成室壁瘤。室壁瘤是心室向外的独立突起，保留了心脏的三层结构（心外膜、残余心肌、心内膜）。它们往往出现在下壁基底部或左心室心尖部，并且可以生长到与相邻心腔大小相当（图 20-1）。由于组织没有受到急性的机械破坏，正常心肌到室壁瘤的转变过程比较平缓，膨出相对较浅，彩色多普勒显示血流趋向于层流和非湍流（与第 19 章讨论的假性室壁瘤相反）。较大面积的室壁瘤改变了左心室的几何形态，同时减小了心排血量。使用外科手术切除室壁瘤或室壁瘤

框 20-1　心肌梗死的远期并发症

常见并发症

- 左心室瘢痕化及室壁瘤形成
- 左心室附壁血栓形成
- 左心室重塑（缺血性心肌病）
- 功能性（继发性）缺血性二尖瓣反流

罕见并发症

- 慢性心包疾病（缩窄性）
- 冠状动脉旁路移植术后移植的隐静脉出现动脉瘤或假性动脉瘤

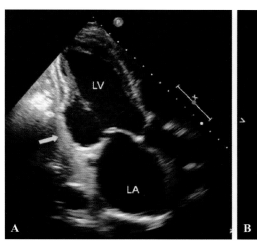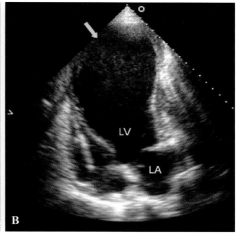

▲ 图 20-1 左心室室壁瘤

A. 心尖三腔心切面示左心室下壁基底部室壁瘤（箭）。注意基底后侧壁节段变薄、回声增加和矛盾运动（收缩期向外膨出）。
B. 心尖四腔心切面显示巨大左心室心尖室壁瘤。一个 8cm 的真性室壁瘤（箭）从左心室心尖部和远端侧壁膨出。这类室壁瘤的典型特征包括宽颈、平滑的锥形室壁（包含了完整的三层组织），以及与室壁瘤内血流缓慢一致的自发显影。右心可见起搏器 / 自动植入式心律转复除颤器导线。LA. 左心房；LV. 左心室

及周边区域（如左心室部分切除术或 Batista 术）来改善左心室重塑的方式已经显示出有限的收益和较高的总体失败率，因此现在很少推荐使用。室壁瘤需要与假性室壁瘤相鉴别，假性室壁瘤是局限性的游离壁破裂，往往预后更差，属于外科急症（第 19 章）。

通常室壁瘤内的血流缓慢，从自发性回声对比中可以看出，室壁瘤内更明显地存在漩涡流。如果患者未进行抗凝治疗，就容易形成左心室血栓。瘢痕对电脉冲的传导性很差，因此广泛的心肌瘢痕的存在可能发展成室性心动过速（VT）等折返性心律失常。由于瘢痕引起的室性心动过速往往是单一的，发病突然，可引起从心悸到突然意识丧失，甚至心脏性猝死等各种症状。因此，在出现大范围心肌梗死后，超声心动图用于评估左心室射血分数的整体降低程度，这是用来确定是否需要植入式心律转复除颤器进行 SCD 一级和二级预防的标准之一（一般以左心室射血分数 ≤ 35% 为宜）。在已经发生室性快速型心律失常或心肌梗死后复发的情况下，超声心动图对可能有传导阻滞区域的

粗略定位，以及在计划的 VT 消融前排除左心室血栓也是有用的。可移动性血栓的存在是导管消融的绝对禁忌证，因为它可以通过导管操作、VT 的诱发或反复心脏复律而移位。如果可以看到层状（静止的）附壁血栓，一些电生理学医生可能会在患者达到治疗水平的抗凝后考虑 VT 消融（传统上在手术前使用华法林 4 周）。在高危病例中，一些医学中心使用具有电解剖标测系统的心内超声心动图（intracardiac echocardiography，ICE），以避免导管不慎进入血栓。消融过程本身会导致血栓栓塞或心脏穿孔的并发症，从而导致心脏压塞[2]。

三、左心室血栓

心肌梗死后 24h 内就可能在左心室内检测到血栓形成，大多数的血栓会在心肌梗死后 1~2 周内形成[3]。据统计，急性前壁心肌梗死（接受经皮冠状动脉介入治疗和双重抗血小板治疗）患者的血栓发生率为 8%~15%。较大面积的前壁心肌梗死、左心室射血分数 < 40%、室壁运动不全或运动障碍严重的患者发生左心室

血栓的风险较高。它们最常出现在室壁运动异常最严重的区域，因此最常出现在心尖部。约11%发生在室间隔，3%发生在心室下外侧壁。

血栓表现为与心内膜边界相邻的离散的均匀回声的可变形肿块，总是紧挨着无动力或运动障碍的节段。当它们固定、扁平（即平行于心内膜表面）并紧密附着于心内膜时，称为附壁血栓。其他血栓可能会更明显地突出到左心室腔内，并更具流动性（图20-2）。值得注意的是，未经治疗的患者的连续超声心动图显示，在梗死后的最初几个月，左心室血栓的形态可以发生明显变化[3]。

尽管经胸超声心动图检出血栓的特异性超过90%，但与金标准延迟增强心脏磁共振成像（MRI）相比，无造影的超声心动图的敏感性仅为30%～60%[4]。如果用超声造影专门评估可能的左心室血栓，超声心动图有很好的阴性预测值（91%）和阳性预测值（约93%）[5]。准确性高度依赖于预测概率、图像质量，以及血栓的大小和类型（附壁血栓比较小的隆起血栓更难检测）。对于不确定的超声心动图，超声心动图静脉对比剂的使用提高了敏感性。经食管超声心动图在检测左心室血栓方面的敏感性较低，因为左心室心尖部位于经食管超声心动图（TEE）窗的远场。

较大且流动性较强的血栓，特别是当血栓位于心肌过度收缩的铰链点附近时，可能更容易发生脱落从而造成栓塞[6]。持续性血栓倾向于变得更致密，流动性更差，回声更密集。华法林是目前推荐治疗左心室血栓的药物。通过抗凝治疗，近50%的患者1年后左心室血栓消退，约85%的患者2年后左心室血栓消退。最佳治疗时间尚不清楚：尽管栓塞的风险随着时间的推移而降低，但随着血栓的溶解或进一步形成，仍可能存在残留的栓塞风险，特别是大面积室壁运动异常仍存在的情况下。

四、左心室重塑（缺血性心肌病）

心肌梗死后，左心室结构的改变可能并不局限于梗死区。左心室作为一个整体会从尺寸和结构上开始出现扩张，这一过程被称为心室重塑。在最广泛的背景下，左心室重塑可以被定义为因生理或病理状态（如慢性缺血或慢性容量超负荷）而引起的左心室容积的增加。

超声心动图显示左心室内径和容积增加。如果左心室壁厚度保持不变或增加，整体左心室质量将增加（即发生肥大）。这种增大的模式被称为偏心性肥大（图20-3）。在超声心动图上，相对室壁厚度（RWT）与左心室总质量可以用来描述肥厚的类型（第22章）。RWT

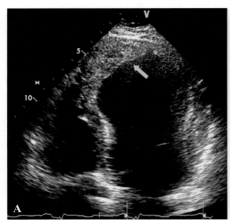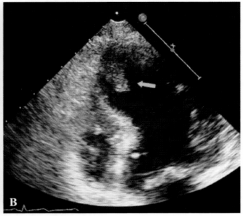

▲ 图 20-2 左心室心尖部血栓

A. 左心室心尖部有一层扁平的不动的附壁血栓（箭）；B. 可见2cm的移动的指状血栓（箭）从运动不全的左心室心尖部突出

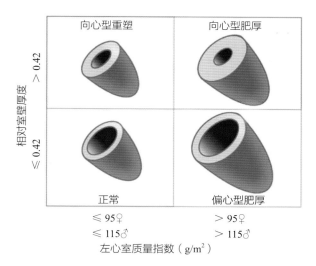

▲ 图 20-3　左心室重塑与缺血性扩张型心肌病

心肌肥厚的定义是左心室（LV）总质量的增加，或向图表右侧的模型转变（x 轴上显示了男性和女性的参考临界值）。如果左心室壁厚度增加而总心脏质量没有整体增加，则会发生向心型重塑（左上）。如果心脏质量由于壁增厚而增加，则该过程称为向心型肥厚（右上）。如果心脏质量主要由于左心室扩张而增加，则会发生偏心型肥厚（右下）[改编自 Konstam MA, Kramer DG, Patel AR, Maron MS; Udelson JE. Left ventricular remodeling in heart failure:current concepts in clinical significance and assessment. *JACC Cardiovasc Imaging*. 2011;4(1):98–108.]

（图 20-4）是舒张末期左心室相对截面的室壁厚度之和 [即室间隔厚度（IVSd）和后壁厚度（PWd）的和] 与左心室舒张末期直径（LVEDd）之比。

$$RWT = \frac{（IVSd+PWd）}{LVEDd}$$

这些测量通常是在 M 型或二维超声心动图胸骨旁长轴窗进行舒张期的测量。相对室壁厚度还提供了一种客观的方法来区分偏心性肥厚（传统上定义为 RWT ≤ 0.42）和向心性肥厚（RWT ≥ 0.42），后者的肥厚类型是慢性压力超负荷后出现的重塑，通常发生在主动脉狭窄或主动脉弓缩窄。

左心室的几何形状和功能变化经常伴随着重塑。与梗死区域相邻的边界区域可能会发生

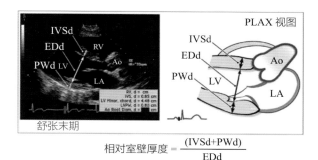

▲ 图 20-4　相对壁厚计算

该参数是根据从心脏基底部（舒张末期）的 M 型或二维超声心动图测量获得的标准测量值简单计算得出的。EDd. 左心室舒张末期直径；IVSd. 室间隔厚度；Ao. 主动脉；LA. 左心房；LV. 左心室；PWd. 左心室后壁厚度；RV. 右心室（图片由 Bernard E. Bulwer, MD, FASE 提供）

室壁运动异常（称为"梗死扩展"的过程），但是即使保留了心外膜冠状动脉血流，相对于原始梗死较远的区域也可能会出现室壁运动不足。这些变化的病理生理学很复杂，但推测是由增加的心肌负荷引起的，心肌负荷增加导致间质纤维化增加，心肌细胞进一步减少，进而降低整体收缩力和心室舒张功能。

随着更长久的重塑，心脏通常会变得近似球形。形状的变化可以通过球形度指数来测量（图 20-5）。在正常心脏中，左心室的长度（长轴尺寸）通常至少比宽度（短轴尺寸）大 1.5 倍。在心肌梗死之后重塑的心脏的比率可能接近 1.0（即球体的比率）。

从血流动力学的观点来看，先前讨论的变化可能最初有助于增加心排血量，但是随着时间的推移，伴随的变化可能会产生负面影响，并预示较差的预后（请参阅后文的"预后"部分）。除了相对室壁厚度和球形性增加外，严重扩张的心室通常表现为以下一种或多种特征的组合：极低的射血分数、自发的回声对比度、不同步性，以及主动脉瓣和二尖瓣位移减少。如果多普勒二尖瓣流入模式显示出限制性病理改变的证据，则预示着比早期舒张功能障碍更糟糕的预后。这些超声心动图检查结果的临床

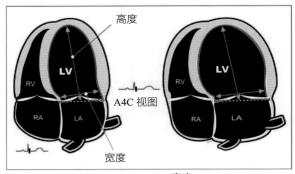

球度指数 = 高度 / 厚度

▲ 图 20-5 球度计算

左边的模型显示的是椭圆形的正常心脏，右边的模型显示的是球形的心脏。球度的计算方法是：左心室高度（心尖四腔心切面下从二尖瓣环到左心室顶点心内膜的距离）除以宽度（许多研究是在心脏的底部进行测量，但更准确的是测量心脏最宽的部分，通常是心室中段水平）进行测量。两种测量均在舒张末期进行。LA. 左心房；LV. 左心室；RA. 右心房；RV. 右心室；A4C. 心脏四腔心切面（图片由 Bernard E. Bulwer, MD, FASE 提供）

相关表现是频繁的充血性心力衰竭症状和低运动耐量。

五、功能性（继发性）二尖瓣反流

功能性或继发性二尖瓣反流是指瓣膜渗漏，其根本原因是左心室收缩功能障碍和左心室重塑。当左心室功能障碍是由于冠状动脉疾病所致时，称为缺血性二尖瓣反流。与由乳头肌破裂和连枷叶引起的急性缺血性二尖瓣反流不同，在功能性缺血性二尖瓣反流中，二尖瓣装置结构完整，但其几何形状及打开力和闭合力之间的平衡发生了改变，从而阻碍了有效的闭合（第 28 章）。

已知许多因素可导致功能性二尖瓣反流（图 20-6）。其中最重要的是二尖瓣小叶和腱索的束缚。二尖瓣小叶和腱索被逐渐增大的球形心室向下外侧方向拉动，又被增大的左心室向心尖方向拉动。几何形状和乳头肌功能障碍的这种变化使乳头肌的基底移位，导致腱索的最佳角度形成不理想和限制小叶闭合。特别是下

侧、下外侧梗死与功能性二尖瓣反流密切相关，因为仅有右冠状动脉会供血下乳头肌和后小叶。整体而言，左心室收缩力的降低也意味着促使二尖瓣小叶"向后"闭合的闭合力减弱。左心室和左心房扩大引起的二尖瓣环扩张，以及二尖瓣小叶面积不足无法补偿扩大的孔口，也可能会进一步加剧二尖瓣反流。

这些变化的总和，加上二尖瓣反流本身引起的容量增加，导致更多的心腔扩大和乳头肌移位，形成了一个"二尖瓣反流产生了更多的反流"的不良循环。有效反流口面积（EROA）是二尖瓣闭合不良的一项关键量化指标，与缺血性心肌病的死亡率直接相关[7]。有效反流口面积是根据彩色和频谱多普勒测量值计算得出的（第 28 章），其值 ≥ 0.20cm² （反流容积 ≥ 30ml 或反流分数 ≥ 50%）表示严重的继发性二尖瓣反流。

六、罕见的心肌梗死并发症

前面提到的并发症是心肌梗死很常见的长期后遗症。另外，有些并发症要罕见得多，很少遇到。如果心肌梗死与急性心包炎有关（例如 Dressler 综合征在透壁性梗死中更为常见），则某些患者可能会继续发展为慢性缩窄性心包炎。作为心脏损伤后综合征（PCIS）的一部分，心包炎在冠状动脉搭桥术（CABG）后也会发生，发生率为 0.2%～0.3%（第 33 章）。

在冠状动脉搭桥术之后的几十年里，还有另一种病变很少见：大隐静脉移植物（saphenous vein graft，SVG）血管壁薄弱，这导致了大隐静脉动脉瘤和假性动脉瘤的发展。大隐静脉动脉瘤定义为大隐静脉的扩张程度至少是正常血管直径的 1.5 倍。它们在初始阶段被发现的可能性很小，仅在冠状动脉造影期间被检测到。但是，随着时间的推移，它们会增长到令人印象深刻的大小（> 10cm），并在超声心动图和 X 线片上（通常与右心脏相邻）被

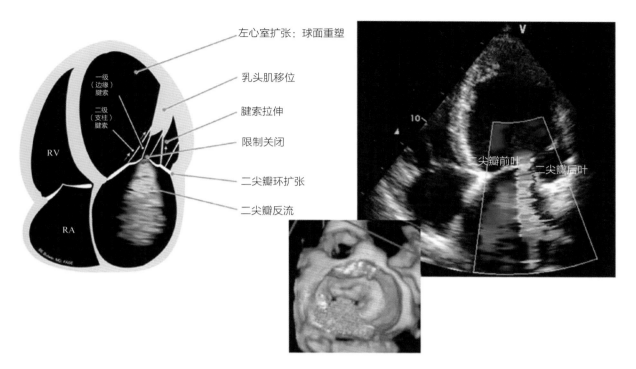

▲ 图 20-6 相互作用导致功能性（继发性）二尖瓣反流的多种因素

最主要的影响是由于拴系和二尖瓣环扩张引起的瓣叶闭合受限。注意如何阻止后叶并防止其与前叶完全接合。心房三维经食管超声心动图显示二尖瓣反流束紧贴后壁（插图）。RA. 右心房；RV. 右心室 [引自 Solomon SD, Wu J, Gillam L. Echocardiography. In: Mann DL, Zipes DP, Libby P, et al.,（eds）. *Braunwald's Heart Disease: A Textbook of Cardiovascular Medicine*. 10th ed. Philadelphia: Elsevier; 2015.]

检测为巨大的、可回声的或异质的回声肿块。它们可能在邻近的血管或移植物上产生占位效应，或形成瘘管。它们还可能在远端形成血栓并栓塞，导致胸痛和梗死。有完全的移植物破裂的风险，其本质上可以形成假性动脉瘤或引起胸腔积血[8]。

七、心肌梗死的预后

在发生急性心肌梗死后，超声心动图可以帮助评估：①有复发性缺血和心力衰竭风险的患者的预后；②发病率和死亡率的总体风险。左心室射血分数是急性心肌梗死后总体发病率和死亡率的最重要预测指标之一，并且在大多数医学和手术干预的主要临床试验中被用作替代终点[9]。随着左心室射血分数的降低，心脏性猝死的发生率增加。根据目前的证据，左心

室射血分数低于 35% 时，心脏性猝死的发生率足以考虑应用自动植入式心脏除颤仪以预防某些患者的原发性 [既往无室性心动过速 / 心室颤动（VT/VF）的病史] 心室内传导阻滞和心力衰竭[10]。重要的是认识到再灌注后顿抑心肌的功能可以恢复，并在血运重建后的 3～5d 测量可发现左心室射血分数改善。在快速再灌注的情况下，心肌功能可在 2 周内完全恢复。因此，通常建议在急性心肌梗死后至少等待 40d，或在冠状动脉搭桥或经皮血运重建后至少等待 3 个月，再对左心室射血分数进行重新评估，然后再决定是否植入自动植入式心脏除颤仪用于一级预防。整体纵向和周向应变的降低已成为心肌梗死后死亡或心力衰竭的重要风险指标。用同一技术量化的高度不同步也是一个危险因素。除左心室射血分数外，总体左心室大小（通

过左心室舒张末期容积和直径评估）和球度也是重要的预后指标。可独立预测稳定型冠心病（CAD）患者心力衰竭的其他指标包括左心室质量指数增加（LVMI > 90g/m²）；舒张功能障碍的假正常化或限制性模式；左心室流出道（LVOT）的速度 – 时间积分（VTI$_{lvot}$）< 22mm；左心室容积指数（LAVI）> 29ml/m² [11]。如前所述，轻度或重度二尖瓣反流也是心脏死亡率、心力衰竭或复发性 MI 的独立预测因子[7, 9]。

在预测心脏事件，特别是对于因心力衰竭再住院时，室壁运动评分指数（WMSI）可能比左心室射血分数（通过超声心动图或核医学检查测量）更具特异性。在静息超声心动图上，心肌梗死治疗后仍存在 WMSI > 1.7，表明存在实质性（> 20%）灌注障碍并增加了并发症的风险。在负荷超声心动图中，峰值应激时 WMSI > 1.7 和射血分数 < 45% 是复发性心肌梗死或心源性死亡高风险患者的独立标志。当存在关于血运重建是否会改善运动乏力但有活性的区域的问题时，多巴酚丁胺或造影超声心动图可能显示休眠心肌的范围（收缩力低下但仍有活性且存在灌注）（第 27 章）。

应当指出的是，室壁运动异常预示着局灶性心肌功能障碍，但对于动脉粥样硬化相关的心肌梗死并不是完全特异性的。因心肌炎引起的血管痉挛、炎症或纤维化、室壁内血肿或水肿引起的肿胀、Takotsubo 心肌病（心尖气球样变综合征），以及任何局灶性心肌损伤也会引起心室壁运动异常。对病史、临床症状和体格检查结果及 ECG 进行全面综合评估，再加上适当的心脏成像，可以缩小鉴别诊断范围并采取适当的治疗方法。

同样，尽管先前讨论的左心室射血分数和超声心动图预后指标（图 20–7）均是心肌梗死后不良预后的独立预测指标，但患者的整体临床状况（包括糖尿病和肾衰竭等并发症）已被证明是"权重"因素。例如，与具有相同左心室射血分数的非糖尿病患者相比，MI 后糖尿病患者的左心室射血分数轻度降低似乎对死亡或心力衰竭的风险具有更高的影响。标准超声心动图检查除了提供左心室射血分数之外，还应当结合患者的其他临床数据 [包括年龄、并发症、纽约心脏病协会（New York Heart Association）心功能分级和生物标志物]，可以提供更准确的风险评估和基于该平台提供心肌梗死后更明智的临床决策[12]。

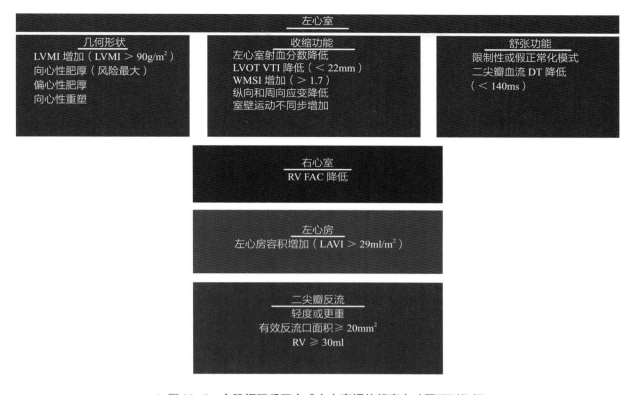

▲ 图 20-7　心肌梗死后死亡或心力衰竭的超声心动图预测指标

若患者心肌梗死后出现以上的超声心动图预测指标中的症状，那么其死亡或发生心力衰竭的风险将增加。DT. 减速时间；LAVI. 左心房容积指数；LVMI. 左心室质量指数；LVOT VTI. 左心室流出道的速度 – 时间指数；RV FAC. 右心室面积变化分数；RV. 反流容积；WMSI. 室壁运动得分指数

推荐阅读

Cikes, M., & Solomon, S. D. (2016). Beyond ejection fraction: an integrative approach for assessment of cardiac structure and function in heart failure. *European Heart Journal, 37*, 1642–1650.

Delewi, R., Zijlstra, F., & Piek, J. J. (2012). Left ventricular thrombus formation after acute myocardial infarction. *Heart, 98*, 1743–1749.

Lancellotti, P., Zamorano, J. L., & Vannan, M. A. (2014). Imaging challenges in secondary mitral regurgitation: unsolved issues and perspectives. *Circulation Cardiovascular Imaging, 7*, 735–746.

Silbiger, J. J. (2011). Mechanistic insights into ischemic mitral regurgitation: echocardiographic and surgical implications. *Journal of the American Society of Echocardiography, 24*, 707–719.

第21章
心力衰竭的超声心动图
Echocardiography in Heart Failure

Scott D. Solomon　Elke Platz　Justina C. Wu　著

王　馨　译

心力衰竭（HF）是一种临床综合征，其特征是心功能异常导致的乏力、呼吸困难和水肿。心力衰竭的病因不同，虽然射血分数降低或保持不变、心排血量增加或减少时均可能发生心力衰竭，但所有类型的心力衰竭都有相同的基本病理生理改变：在休息或活动时心脏无法向身体提供足够的灌注，或以提升心脏充盈压为代价来提高心脏灌注。临床上的心力衰竭有具体的特征和症状（框21-1），其中几项是确定诊断时必需的。Framingham 心力衰竭标准进一步将心力衰竭的体征和症状分为主要标准和次要标准，并且要求满足1项主要标准和2项次要标准即可诊断为心力衰竭（框21-2）。

超声心动图在心力衰竭患者的诊断和管理中起着核心作用（图21-1）。它是评价左心室射血分数（LVEF）的主要方法，可以区分射血分数降低的心力衰竭（HFrEF）和射血分数保留的心力衰竭（HFpEF），这是一项至关重要的测量，因为只有前者才有循证的治疗方法。超声心动图还可以帮助区分心力衰竭的不同类型和潜在病因，并有助于确定心脏疾病的特定原因，如结节病、淀粉样变性、肥厚型心肌病或原发性瓣膜病变，其中一些可能适合特定的靶向治疗。此外，心脏本身的扩张会导致功能性二尖瓣反流，这既是心力衰竭严重程度的标志，

框21-1　心力衰竭的体征和症状

症状	体征
• 气短	• 颈静脉压升高
• 易疲劳	• 第三心音（奔马律）
• 活动耐量下降	• 肺部听诊啰音
• 端坐呼吸	• X线提示心脏扩大
• 夜间阵发性呼吸困难	• 肝颈静脉回流征
• 水肿	• 肝大
• 治疗后体重减轻＞2.04kg	• 胸腔积液
	• 心动过速

框21-2　心力衰竭诊断标准（Framingham标准）

主要标准	次要标准
• 急性肺水肿	• 踝部水肿
• 心脏扩大	• 劳力性呼吸困难
• 肝颈静脉回流征	• 肝肿大
• 颈静脉怒张	• 夜间咳嗽
• 夜间阵发性呼吸困难或端坐呼吸	• 胸腔积液
• 肺啰音	• 心动过速（心率＞120次/分）
• 第三心音（S_3奔马律）	

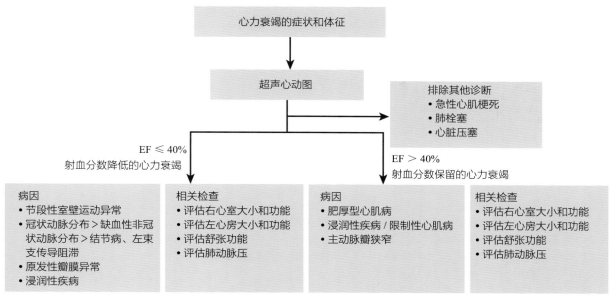

▲ 图 21-1　超声心动图在心力衰竭中的作用

EF. 射血分数

也提示了可以进行治疗干预。另外，右心室功能和左心房大小对心力衰竭有更高的预测价值，评估这些心腔对心力衰竭患者的判断至关重要。

一、心脏结构和功能的评估

（一）射血分数的评估

评估心力衰竭患者必不可少的步骤是评估心脏结构和功能。射血分数的测定对于将患者归类为射血分数降低的心力衰竭或射血分数保留的心力衰竭是至关重要的（第14章）。通常LVEF ≤ 40% 被认为是射血分数"降低"。现在对于射血分数"保留"的定义仍有争议；一些人认为射血分数超过40%就可被定义为"保留"，而另一些人坚持 LVEF > 45% 甚至 > 50%才是真正的射血分数"保留"。2016年欧洲心脏病学会（ESC）心力衰竭指南建议将 LVEF在40%～49%范围内的心力衰竭称为"射血分数处于中间范围的心力衰竭"（HFmrEF）（表21-1）[1]。这种分类尚未被其他指南采用。评估心力衰竭患者射血分数的关键原因是，对于心力衰竭合并射血分数降低的患者存在循

证的药物疗法，包括血管紧张素转化酶抑制药（ACE）、血管紧张素受体拮抗药（ARB）、血管紧张素受体脑啡肽酶抑制药（ARNI）、β受体拮抗药和盐皮质激素受体拮抗药。上述这些疗法无法适用于射血分数 > 40% 的患者，目前除缓解症状以外没有其他特别的疗法。第14章概述了几种评估 LVEF 的方法。

超声心动图对心脏结构和功能的测量已显示出对心力衰竭的预后价值。尽管左心室射血分数已经进行了广泛的研究，并且是心力衰竭预后的有效预测指标，但它无疑不是唯一的预测指标（图21-2），并且收缩期和舒张期功能的测量都与心力衰竭的结局有关。左心室大小的测量，如舒张末期和收缩末期容积也与预后相关。

（二）心力衰竭病因的判断

心力衰竭可由多种损害或影响心功能的疾病引起，尽管这些疾病不同，但可导致相似的体征和症状（表21-2）。虽然射血分数降低的心力衰竭的循证治疗通常是在不考虑病因的情况下使用的，但了解导致心力衰竭的病因对个体患者非常有用，而超声心动图在确定病因方

表 21-1　2016 年 ESC 心力衰竭分类

心力衰竭的类型		射血分数降低的心力衰竭（HFrEF）	射血分数处于中间范围的心力衰竭（HFmrEF）	射血分数保留的心力衰竭（HFpEF）
标准	1	症状 ± 体征 [a]	症状 ± 体征 [a]	症状 ± 体征 [a]
	2	左心室射血分数＜ 40%	左心室射血分数 40%～49%*	左心室射血分数≥ 50%
	3	—	① 钠尿肽水平升高 [b] ② 至少满足一项以下标准： • 相关结构性心脏病［LVH 和（或）LAE］ • 舒张功能障碍	① 钠尿肽水平升高 [b] ② 至少满足一项以下标准： • 相关结构性心脏病［LVH 和（或）LAE］ • 舒张功能障碍

a. 在心力衰竭的早期阶段（尤其是在 HFpEF 中）和利尿药治疗的患者可能不存在体征

b. BNP＞35pg/ml 和（或）NT-proBNP＞125pg/ml

LAE. 左心房扩大；LVH. 左心室肥大；NT-proBNP. 氨基末端脑钠尿肽；BNP.B 型钠尿肽

*. 译者注：原著数据有误，已改正

引自 Ponikowski P, Voors AA, Anker SD, et al. 2016 ESC Guidelines for the diagnosis and treatment of acute and chronic heart failure: the task force for the diagnosis and treatment of acute and chronic heart failure of the European Society of Cardiology (ESC). Developed with the special contribution of the Heart Failure Association (HFA) of the ESC. *Eur Heart J.* 2016;37(27):2129–2200.

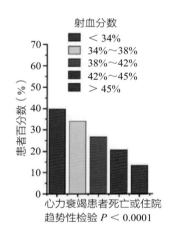

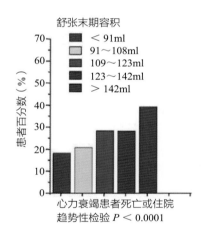

◀ 图 21-2　心肌梗死后射血分数与舒张末期容积与心力衰竭患者死亡或住院综合结局之间的关系

改编自 Solomon SD, Skali H, Anavekar NS, et al. Changes in ventricular size and function in patients treated with valsartan, captopril, or both after myocardial infarction. *Circulation.* 2005; 111(25): 3411–3419.

面也是很有帮助的。心力衰竭是由既往的心肌梗死引起的（第 20 章），通常会在冠状动脉分布的心肌中出现节段性室壁运动异常。既往的梗死区域可能存在壁薄、严重的运动不足、运动障碍甚至是动脉瘤的情况。有时，严重进行性缺血的患者可能会出现整体左心室功能障碍（冬眠心肌）。使用多巴酚丁胺超声心动图检查可以区别冬眠心肌与不可逆的左心室功能障碍，其中多巴酚丁胺低剂量可明显增强心肌功能，而高剂量可因缺血导致明显的功能障碍（第 27 章）。

在其他因素导致心力衰竭的心肌病中也可能存在节段性室壁运动异常，包括结节病或 Chagas 病，以及机械传导异常（如束支传导阻滞）。当节段性室壁运动异常明显但不存在于冠状动脉分布中时，应考虑结节病，因为存在针对心脏结节病的特定治疗方法。由于束支传导阻滞（特别是左束支传导阻滞）而出现室壁运动异常的患者，尤其是在没有具体证据或心肌梗死病史的情况下，可能由于收缩效率低下而使收缩功能和心室扩张进一步恶化。左束支传导阻滞患者的心室扩张或功能障碍严重时，心脏再同步治疗（CRT）已被证明是有益的。

表 21-2 心力衰竭的病因

心肌疾病

缺血性心脏病	心肌瘢痕 心肌顿抑 / 冬眠 心外膜冠状动脉疾病 冠状动脉微循环异常 内皮功能障碍	
毒物伤害	娱乐性滥用 重金属 药物治疗 辐射	酒精、可卡因、苯丙胺、合成代谢类固醇 铜、铁、铅、钴 细胞抑制药（如蒽环类）、免疫调节药（干扰素单克隆抗体，如曲妥珠单抗、西妥昔单抗）、抗抑郁药、抗心律失常药、非甾体抗炎药、麻醉药
免疫介导的炎性损害	感染相关 非感染相关	细菌、螺旋体、真菌、原生动物、寄生虫（Chagas 病）、立克次体、病毒（HIV/AIDS） 淋巴细胞 / 巨细胞心肌炎、自身免疫性疾病（如 Graves 病、类风湿关节炎、结缔组织疾病，主要是系统性红斑狼疮）、超敏反应和嗜酸性心肌炎（Churg-Strauss）
浸润	恶性肿瘤相关 非恶性肿瘤相关	直接浸润和转移 淀粉样变性、结节病、血色素沉着病（铁）、糖原贮积病（如 Pompe 病）、溶酶体贮积病（如 Fabry 病）
代谢紊乱	激素 营养	甲状腺疾病、甲状旁腺疾病、肢端肥大症、生长激素缺乏症、高皮质醇血症、Conn 病、Addison 病、糖尿病、代谢综合征、嗜铬细胞瘤、与妊娠和围产期有关的病变 硫胺素、左旋肉碱、硒、铁、磷酸盐、钙等缺乏，以及复杂的营养不良（如恶性肿瘤、AIDS、神经性厌食症）、肥胖症
遗传异常	多种类型	HCM、DCM、左心室心肌致密化不全、ARVC、限制性心肌病（详细信息请见相应的专业文献）、肌营养不良症和核纤层蛋白病

异常生理情况

高血压		
瓣膜和心肌结构的缺陷	获得性 先天性	二尖瓣、主动脉瓣、三尖瓣和肺动脉瓣疾病 房间隔和室间隔缺损及其他（有关详细信息请见相应的专业文献）
心包和心内膜病变	心包 心内膜	缩窄性心包炎 心包积液 HES、EMF、心内膜纤维弹性增生
高排状态		严重贫血、败血症、甲状腺毒症、Paget 病、动静脉瘘、妊娠
容量超负荷		肾衰竭、医源性液体超负荷

心律失常

快速性心律失常		房性和室性心律失常
缓慢性心律失常		窦房结功能障碍、传导障碍

ARVC. 致心律失常性右心室心肌病；DCM. 扩张型心肌病；EMF. 心内膜纤维化；HCM. 肥厚型心肌病；HES. 嗜酸性粒细胞增多综合征；HIV/AIDS. 人类免疫缺陷病毒 / 后天免疫缺陷综合征 [引自 Ponikowski P, Voors AA, Anker SD, et al. 2016 ESC Guidelines for the diagnosis and treatment of acute and chronic heart failure: The task force for the diagnosis and treatment of acute and chronic heart failure of the European Society of Cardiology (ESC). Developed with the special contribution of the Heart Failure Association (HFA) of the ESC. *Eur Heart J.* 2016;37(27):2129–2200.]

评估心腔壁厚度也可以指导具体的病因和诊断。超声心动图上的心肌厚度增加提示可能有肥厚型心肌病（第 23 章）、浸润性心脏病（如淀粉样变性病或糖原贮积病）（第 24 章）、慢性肾脏病（第 41 章）或高血压性心脏病。在这些病因之间进行区分可能至关重要，因为针对某些特定的心力衰竭病因可采用针对性疗法。

二、心力衰竭患者瓣膜功能的评估

心力衰竭可能由心脏瓣膜的原发性异常引起。主动脉瓣狭窄可导致心室压力超负荷，并最终导致左心室衰竭（第 29 章）。主动脉瓣反流会导致左心室严重扩张（第 29 章），这是由于主动脉瓣功能不全导致的容量超负荷。任何病因引起的二尖瓣反流同样可通过左心室容量超负荷导致心力衰竭，从而引起进一步的心室扩张和功能障碍，并导致左心房压力升高（第 28 章）。虽然二尖瓣狭窄通常不会导致左心室扩张或功能障碍，但是由二尖瓣狭窄引起的左心房压力升高会导致肺静脉压力升高，其结果类似于继发于左心室功能障碍的心力衰竭，最终导致右心衰竭。右侧瓣膜异常，包括肺动脉瓣及三尖瓣疾病（第 30 章），会导致右心室衰竭（第 16 章），其症状通常包括浮肿或全身水肿，最终因为高静脉压导致肾和肝功能障碍。

三、心力衰竭的二尖瓣反流

二尖瓣反流可由原发性疾病（如心内膜炎引起的瓣膜退变或脱垂）引起，也可由功能性的二尖瓣反流引起，即心室扩张和心室重塑时乳头肌顶端移位引起的继发性二尖瓣反流（第 20 章和第 28 章）。原发性二尖瓣反流严重时，会导致长期容量超负荷和左心室功能障碍。对于这类患者的心脏手术时机有相当大的争议。当心力衰竭的体征和症状出现时，心室功能障碍通常被认为是不可逆转的，尽管通过外科手术或一些较新的经皮入路途径矫正瓣膜异常可延迟

或预防进一步恶化。患有原发性二尖瓣反流的患者应定期评估心室大小、功能并定量测量二尖瓣反流的严重程度（第 28 章）。当心室由于多种原因而扩张，包括心肌梗死时，就会发生功能性二尖瓣反流，这通常是环状扩张和乳头肌顶尖移位的结果。这导致了腱索的结构和二尖瓣叶的束缚。在功能性二尖瓣反流中，尽管瓣叶的拴系可能最终导致下游方向的偏心反流，但反流喷射方向起源于中心。功能性二尖瓣反流可进一步导致心室扩张和功能障碍，并且可以接受手术修复（使用瓣环成形术环或置换术）。经皮途径已被批准用于治疗原发性（器质性）二尖瓣反流，并正在临床进行功能性二尖瓣反流的试验，其使用的装置可将瓣叶聚集在一起或减小二尖瓣环的大小。二尖瓣反流是心力衰竭不良预后的独立危险因素（图 21-3）[2]。

心力衰竭和二尖瓣反流患者应对二尖瓣反流严重程度进行全面的定量评估，包括通过近端等速表面积（PISA）技术评估有效瓣口面积和反流分数（第 28 章）。此外，应评估肺静脉潜在的血流逆转。对于中度二尖瓣反流的患者，连续评估可以确定患者何时恶化，并可能鼓励及早考虑进行干预。

四、心力衰竭患者的多普勒评估

除了评估心脏结构和传统的心功能指标（如射血分数）外，多普勒超声心动图还可以提供其他重要的功能信息，并且多普勒组织成像可用于评估收缩和舒张功能。例如，可以通过将左心室流出道面积乘以同一位置血流的速度－时间积分来计算每搏量和心排血量。二尖瓣反流喷射速度用于计算 dP/dT，可以评估收缩功能（第 14 章）。多普勒组织成像可轻松测量二尖瓣环的收缩和舒张速度（第 1 章）。舒张功能通常通过以下方法评估（第 15 章）。左心室充盈压可通过将二尖瓣流入速度 E 波除以二尖瓣舒张早期瓣环速度（E′）来估算，即 E / E′，结果表明

该测量值与充盈压相关[3]。尽管该测量方法与有创测量的充盈压有很好的相关性，但该方式是否足够强大到可以用于治疗心力衰竭患者仍存在争议（图21-4）[4]。尽管如此，E/E'>15被认为是左心室充盈压升高的证据，并且可能有助于诊断。限制性心肌病患者的二尖瓣流速异常通常表现为非常短的二尖瓣减速时间（第24章），通常少于140ms。这种表现可能是非特异

性的（例如，扩张型心肌病患者的减速时间也可能非常短），但这表明总体上生理受限，心力衰竭总体预后不良。

由于左心相关性心脏病患者经常发生肺动脉高压，因此三尖瓣反流速度的测量可以评估肺收缩压，这对心力衰竭患者预后越来越重要。在患有左心相关性心脏病（即2型肺动脉高压）继发性肺动脉高压的患者中，适当的心力衰竭

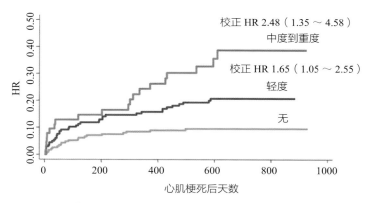

▲ 图 21-3　二尖瓣反流与心肌梗死后死亡或因心力衰竭住院综合结局的关系

HR. 风险比 [改编自 Amigoni M, Meris A, Thune JJ, et al. Mitral regurgitation in myocardial infarction complicated by heart failure, left ventricular dysfunction, or both: prognostic significance and relation to ventricular size and function. *Eur Heart J.* 2007; 28(3): 326–333.]

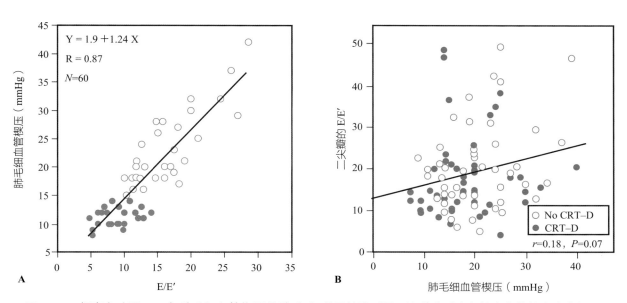

▲ 图 21-4　超声心动图 E/E' 与肺毛细血管楔压关系（A）的原始队列图。这种关系在急性失代偿性心力衰竭（B）患者中并不明显

图 B 引自 Mullens W, Borowski AG, Curtin RJ, Thomas JD, Tang WH. Tissue Doppler imaging in the estimation of intracardiac filling pressure in decompensated patients with advanced systolic heart failure. *Circulation.* 2009;119(1):62–70.

治疗可以改善肺动脉压。

五、左心房和右心室功能的评估

在心力衰竭患者中，右心室和左心房的重要性已被忽视了一段时间。这两个腔室都代表左侧功能的"晴雨表"，因为左心室充盈压被"传递"到了左心房和右心室。在充盈压力升高的情况下，左心房扩张可动态发生，对左心房大小的评估是心力衰竭患者超声心动图检查的重要组成部分（第 17 章）。左心房的大小及其变化与心力衰竭的严重程度和预后相关，并且与心力衰竭的其他指标也密切相关，如氨基末端脑钠尿肽（NT-proBNP）。右心室通过明显的功能降低对左侧压力增加做出反应。正常的右心室通常是低后负荷，右心室是一种薄壁结构，不易容纳负荷的增加。由于肺血管阻力的增加（如慢性阻塞性肺病、原发性肺动脉高压甚至急性肺栓塞）或由于左心压力的升高，右心室开始扩张，出现功能障碍。右心室功能降低已被证明是心力衰竭患者预后的独立预测因子（图 21-5）[5]。右心室功能的评估有几种方法（第 16 章），包括面积分数变化和三尖瓣环收缩期位移（TAPSE），这两个指标会随着左心疾病的恶化而恶化。右心室功能评估对于考虑接受左心室辅助装置（LVAD）治疗的患者尤其重要（见下文）。

六、心室同步性的评估

心脏再同步治疗（CRT）可以减少适合的患者心力衰竭的住院率和死亡率，如数项试验结果所证明的，这些患者通常存在左心室功能降低和 QRS 波增宽[6, 7]。使用 CRT 还可以显著改善超声心动图参数，如舒张末期和收缩末期容积、射血分数、右心室功能和左心房大小[8]。有关 CRT 适用性的大多数决定均基于心电图（ECG）、QRS 宽度和束支形态及左心室收缩功能。有永久起搏器适应证的患者，预期在其生命中有很大一部分起搏时间（＞50%）的患者，也应选择 CRT，因为长期的右心室起搏已显示会导致左心室收缩功能随时间下降。超声心动图评估心室同步性的作用在确定哪些患者将受益于 CRT 方面一直存在争议。过去，提出了几种使用组织多普勒和局部应变测量的方法来评估同步性（第 25 章）[9-11]。其中许多可能是 CRT 后的预后标志物，但事实证明其不足以在临床实践中常规使用。在一项大型随机试验中，通过超声心动图确定的心室同步性和收缩功能均确定了患者从 CRT 获益的可能性增

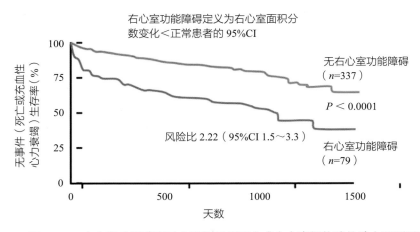

▲ 图 21-5　右心室功能障碍是心肌梗死后死亡或心力衰竭住院的独立预测因子

改编自 Zornoff LA, Skali H, Pfeffer MA, et al. Right ventricular dysfunction and risk of heart failure and mortality after myocardial infarction. *J Am Coll Cardiol*. 2002;39(9):1450-1455.

加 [9]。然而，一项多中心的 CRT 超声心动图评估的研究未能显示出使用多种传统的测量方法评估机械同步的益处，因此这些技术是否可以或应该用于识别最可能受益于 CRT 的患者仍存在争议 [10]。

七、心力衰竭的应变成像

心肌变形或应变成像已发展成为评估心功能的灵敏方法（第 14 章）。应变是指两个区域之间的变形百分比，即心肌的收缩期缩短或舒张期的延长（图 14-16）。可以通过多普勒方法评估心肌应变，在多普勒方法中，整合心肌组织速度以获得点之间距离的变化，但是这些干扰比较大，需要专门获取，并且与角度有关。相比之下，基于 2D 斑点追踪技术的应变成像显得更强大、更可靠。因此，对于大多数应用而言，它实际上已经取代了基于多普勒的应变评估。该技术已经通过声纳微测法进行了验证，并利用了心肌组织特征信号中的相关斑点来确定收缩区域和舒张区域。通过使用适当的成像切面，可以在纵向、周向和径向方向上测量应变（图 14-15）。

目前的设备可以评估区域应变，然后通过平均区域应变值或确定收缩期和舒张期之间心内膜周长的百分比差异来计算总体纵向应变。纵向变形主要反映了心内膜下心肌纤维束的功能，而周向变形最好在短轴视图上评估，可能反映更多心外膜层的功能。现在，许多超声机软件包都使用从多个切面获得的数据来自动计算整体应变。

整体应变，特别是纵向应变（GLS，即在所有壁上平均收缩期期间心肌长度的相对变化），已成为一种重要的心功能指标，并可为射血分数等标准指标增加预测价值。几种疾病与GLS 降低有关，包括高血压、糖尿病、肾功能不全、浸润性和肥厚型心肌病及瓣膜性心脏病。这项评估还可以预测心肌梗死（MI）患者的生存或心力衰竭的发展。总体应变测量也可用于评估随时间推移心脏毒性治疗对个体患者的影响（第 42 章）。

心肌应变成像通过评估跨多个心脏区域达到峰值应变的时间（最大收缩）来评估心脏同步性。反映同步性的区域时机和反映收缩功能的心肌峰值应变对接受 CRT 患者的预后有重要意义，可用于对 CRT 获益最大的患者进行分层。图 14-17 是改善心室同步性的一个示例，可以通过斑点追踪应变数据来证明。

除评估整体功能外，应变成像还可用于评估和量化区域功能。局部应变与缺血性心脏病和肥厚型心肌病（HCM）患者的心肌瘢痕程度有关。心肌应变成像的一个分支是定量评估心室扭曲和扭转或收缩和舒张过程中心脏的扭曲运动（图 14-18）。

目前，基于 2D 超声心动图的应变成像存在一些局限性。这些措施受到与常规超声图像相同的限制，包括帧频和图像质量，并且在高心率时具有有限的时间分辨率。其次，心肌变形发生在三个维度上，任何成像外的平面运动都可能无法准确捕获。最后，技术、数据采集和计算方法及正常值尚未在许多供应商之间标准化。在此之前，强烈建议使用相同的供应商设备和软件来跟踪特定患者的应变。随着应变技术变得更加标准化、完善和自动化，其实用性和适用性将不断提高。

八、原位心脏移植的评估

超声心动图既可用于确定潜在心脏供体的心脏结构和功能是否正常，又可用于监测心脏移植受者的排斥反应。在进行简单的原位心脏移植后，"正常"的移植心脏应与具有正常左心室大小、壁厚和收缩功能的正常未移植心脏几乎相同。在早期阶段，右心室可能看起来略微肿大，并且可能明显运动不足，尤其是在术后早期。在接受标准的 Shumway 移植技术的患者中，由于保留了扩张的同类心脏的上部分，因此导致心房非常大且变形。在这些患者中，供者和受者心脏之间的吻合可能是一个围绕心房的明显增厚的隆起（图 39-4C 和 D）。经验不足的观察者可能会将隆起误认为是血栓。较新的外科手术方法没有保留受体心肌（在完整房室移植术中），或者仅保留了有限的肺静脉口左心房壁（在双腔术中），从而通过相对不明显的缝合线保留了更正常的心房结构。在"正常"的移植心脏中，通常存在轻微的反常的间隔运动、收缩期的前向运动和间隔收缩期增厚的轻度降低，并在术后状态下持续存在。随着时间推移，部分原因是房室几何结构变形、室上性心律失常和反复进行的心肌内膜活检导致三尖瓣偶发性损害，同种异体移植心脏可能会出现明显的三尖瓣和二尖瓣反流及心房血栓。

同种异体心功能障碍可能由于多种原因而发生：急性排斥反应、冠状动脉血管病变、心肌纤维化、机会性感染引起的急性心肌炎或心动过速介导的心肌病。超声心动图可能会检测到这些病理机制的下游效应。急性细胞排斥反应可引起心肌水肿和间质浸润，可导致左心室壁厚度和质量明显增加、收缩功能障碍，以及左心房压力升高和生理受限（E 波速度增加、等容舒张时间和二尖瓣减速时间减少）的多普勒指数变化，但这些变化不够敏感或具有特异性，无法进行常规临床筛查。散斑跟踪和左心室扭转的评估可能具有较高的预测准确性（92%），因此可能在连续监测排斥反应中具有潜在作用[11]，但是需要更广泛的验证和基于结果的研究。目前，用于检测急性排斥反应的金标准仍是心肌内膜活检，但是超声在监测移植后的排斥反应和其他并发症方面具有适当的补充作用。

尽管出于实际原因更常使用冠状动脉造影，但用于检测心脏同种异体血管病变（cardiac allograft vasculopathy，CAV）的金标准是冠状动脉血管内超声（intravascular ultrasound，IVUS）。超声心动图是目前研究和应用最广泛的无创成像技术。静息超声心动图上左心室射血分数降低或室壁运动异常对 CAV 有相对高的特异性（在多项研究中 > 80%），但敏感性较差（< 50%）。一些中心使用多巴酚丁胺负荷超声心动图（DSE），这更有利于运动负荷，因为去神经移植的心脏会削弱心率对运动的反应。对发表的数据（少于 110 名患者的小型研究）进行的关于 DSE 准确性的 Meta 分析表明，平均特异性为 88%，敏感性为 72%。使用纵向应变成像或心肌超声造影结合 DSE 可以提高敏感性，但同样需要更多的验证。然而，出于预后的目的，在短期随访中，正常的 DSE 对不良心脏事件（发生率为 0.6%）有很高的阴性预测值。相反，与稳定的 DSE 相比，系列性 DSE 的恶化会增加风险。目前，DSE 及单光子发射计算机断层扫描（SPECT）成像被国际心肺移植学会[12]认为对无法接受有创评估的移植受者可能有用（Ⅱa 类，证据 B 级）。一些中心利用 DSE 将移植患者接受冠状动脉造影的风险降至最低，尽管目前还没有足够准确的无创成像手段来取代它。

九、心室辅助装置的评估

随着各种心室辅助装置（VAD）的问世和其越来越多地用于桥接和替代治疗，超声心动图在左、右 VAD 植入、优化和故障排除等方面协助患者发挥了不可或缺的作用（第 26 章）。所有的 LVAD 都是通过卸载心室来工作的，也就是说，移除部分或全部流入心室的血液并将其泵入主动脉。超声心动图可用于 VAD 植入术前患者的评估，也可用于评估左心室功能和右心室功能[13, 14]。如果右心室功能衰竭太严重，那么右心室面积变化、TAPSE、右心室 Tei 指数等多项参数可提示右心室功能障碍

（第16章），则 VAD 和左心室充盈的预负荷不足。植入隔离 LVAD 的患者右心衰竭发生率为 20%～30%，术前右心室 FAC < 20% 与 LVAD 装置激活时右心室衰竭有关。此外，超声心动图 [经胸超声心动图（TTE）和（或）经食管超声心动图（TEE）] 可以发现主动脉瓣关闭不全、心内分流、左心室或左心耳血栓，或流入和流出部位插管的结构性问题，如过度坏死或动脉粥样硬化斑块，这些都不利于正常的 LVAD 功能。在术中，TEE 用于确保左心室心尖取心、脱气、插管位置正确，并在 LVAD 首次启动时重新评估右心室功能。严重的右心室衰竭也可能要求放置右心室辅助装置。

术后，超声心动图可用于确定 LVAD 功能障碍的原因并微调其操作。当 LVAD 正常工作时，心室应"减压"，即小于其原来扩张的大小，并使室间隔处于中间位置。完全减压的心脏中的主动脉瓣在整个心动周期中保持完全关闭。主动脉瓣的增厚和融合可能会随着时间的推移而发生，特别是在非搏动性 LVAD 中；这些连续流动设备的不断积累的经验支持调整流量设置，允许至少偶尔打开主动脉瓣（即以 1∶3 的循环比率），以避免这种瓣膜病变和相关的主动脉瓣反流的理论基础。左心室增大、室间隔向右扩张、估计肺动脉收缩压升高是设备功能相对低下的信号，可能是由于泵率不足、心室功能恶化、主动脉瓣反流、容量超负荷或全身因素（如脓毒症）所致。如果左心室变小，室间隔向左移位，则表明心室预负荷不足，应考虑右心室衰竭、肺动脉栓塞、心脏压塞、血容量减少（如出血）或流入管阻塞等因素。梗阻可能是由于左心室血栓、乳头肌或腱索、管状移植物或流出道移植物弯曲或滑脱所致。这种异常可以通过 2D 超声或多普勒评估插管 / 移植物开口处看到的速度增加和湍流来显示（图 26-4）。LVAD 流入导管应该在心尖处可见，偶尔可以通过右胸骨旁切面与升主动脉成角度来检测

流出道移植物 / 导管。有时，较小患者往往发生 LVAD 导管或主动脉流出道移植物的位置扭结，可以通过扫查患者仰卧位、坐位和站立位来显示。

目前也有经皮植入的 VAD（PVAD）为左心室提供部分支持。超声心动图可以确定导管穿过房间隔（TandemHeart PVAD）（CardiacAssist，Pittsburgh，Pennsylvania）或主动脉瓣 / 左心室流出道（Impella™）的适当位置。第 26 章讨论了 VAD 的综合评估。

十、超声心动图在心力衰竭其他诊断方法的应用

超声心动图只是常规用于评估心力衰竭的众多诊断性检查之一，这些检查包括详细的病史、体格检查、心电图和生物标志物（包括 BNP 或 NT–proBNP）的评估（图 21–6）。此外，其他成像检查，如心脏磁共振成像、心脏计算机断层扫描（CT）或核成像，也可以用来代替或补充超声心动图（表 21–3；第 22 章和第 48 章）。此外，心力衰竭患者，特别是 HFrEF 患者，由于血液淤滞，发生心内血栓的风险增加。血栓可以发生在心房，特别是当心房颤动并存时；也可以发生在心室，特别是当有运动静止区时，都可以通过超声心动图显示出来（第 38 章）。当怀疑有血栓时，使用高频探头或心内对比剂（第 12 章）都有助于提高可视性。

十一、心力衰竭的肺超声

最近，对已知或疑似心力衰竭患者的超声检查范围已扩大到包括检查肺和胸膜腔以评估肺水肿和胸膜积液。肺超声（LUS）通常可以用标准超声设备或袖珍设备，在 2～5min 内用相控阵或曲线探头以相似的精确度进行[15]。表 21–4 提供了该技术的概述。肺超声可以量化垂直的"B 线"（图 21–7），其存在时可在短短

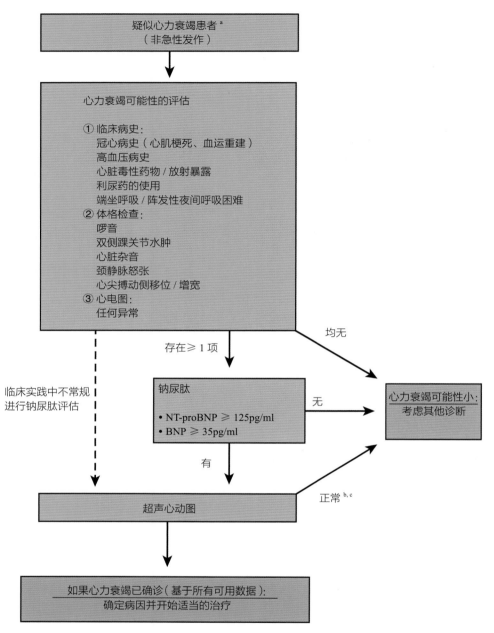

▲ 图 21-6　超声心动图在心力衰竭诊断中的作用

a. 报告典型心力衰竭症状的患者（框 21-1）；b. 正常心室和心房的容积和功能；c. 考虑其他导致钠尿肽升高的原因。BNP. B 型钠尿肽；NT-proBNP. 氨基末端脑钠尿肽 [引自 Ponikowski P, Voors AA, Anker SD, et al. 2016 ESC Guidelines for the diagnosis and treatment of acute and chronic heart failure: the task force for the diagnosis and treatment of acute and chronic heart failure of the European Society of Cardiology (ESC). Developed with the special contribution of the Heart Failure Association (HFA) of the ESC. *Eur Heart J.* 2016;37(27):2129–2200.]

30min 的训练后以高的可重复性提供血管外肺水测量分级[16]。肺超声上的"B 线"是高回声混响伪影，被认为是由于肺部充满液体或其他增厚的间质间隙所致。它们起源于胸膜线，延

伸到超声屏幕的远场，并随呼吸来回移动。在正常肺中可以看到水平伪影（"A 线"），而不是病理性的。肺超声可在患者坐着或仰卧的情况下进行，但是，对于连续检查，患者体位和超

表 21-3　疑似或确诊心力衰竭患者的心脏成像建议

建　议	等级 [a]	水平 [b]	参考文献
TTE 被推荐用于评估疑似心力衰竭患者的心肌结构和功能，以确定 HFrEF、HFmrEF 或 HFpEF 的诊断	I	C	
建议 TTE 评估 LVEF，以确定适合于 HFrEF 推荐的循证药物和装置（ICD、CRT）治疗的心力衰竭患者	I	C	
TTE 被推荐用于评估已经确诊为 HFrEF、HFmrEF 或 HFpEF 的患者的瓣膜疾病、右心室功能和肺动脉压，以确定哪些患者适合纠正瓣膜疾病	I	C	
建议将 TTE 用于评估可能接受损害心肌治疗（如化疗）的受试者的心肌结构和功能	I	C	
其他技术（包括收缩期组织多普勒速度和变形指数，即应变和应变率）应在有发生心力衰竭风险的受试者的 TTE 方案中加以考虑，以确定临床前阶段的心肌功能障碍	II a	C	
建议将 CMR 用于声窗较差的受试者和复杂先天性心脏病患者的心肌结构和功能（包括右心）的评估（考虑 CMR 的注意事项 / 禁忌证）	I	C	
扩张型心肌病患者应考虑 LGE-CMR 以区分缺血性和非缺血性心肌损害，以防临床和其他影像学资料不明确（考虑 CMR 的注意事项 / 禁忌证）	II a	C	
CMR 推荐用于可疑心肌炎、淀粉样变性、结节病、Chagas 病、Fabry 病非致密性心肌病和血色素沉着症患者的心肌组织定性（考虑到 CMR 的注意事项 / 禁忌证）	I	C	
无创负荷显像（CMR、负荷超声心动图、SPECT、PET）可用于评估心力衰竭和冠心病（被认为适合冠状动脉血运重建）患者的心肌缺血和存活情况，然后再决定是否进行血运重建	II b	B	Allman 等，2002；Ling 等，2013；Bonow 等，2011[c]
推荐对药物治疗或症状性室性心律失常或心搏骤停（被认为适合于潜在的冠状动脉血运重建）的心力衰竭和心绞痛患者进行有创冠状动脉造影，以确定冠心病及其严重程度的诊断	I	C	
对于心力衰竭、冠心病的中到高度预测概率和无创负荷试验（被认为适合于潜在的冠状动脉血运重建）中存在缺血的患者，应考虑有创冠状动脉造影，以确定冠心病及其严重程度的诊断	II a	C	
心脏 CT 可考虑用于心力衰竭和冠心病的低到中度预测概率患者，或那些无创负荷试验结果不明确以排除冠状动脉狭窄的患者	II b	C	
建议使用无创成像重新评估心肌结构和功能 • 出现心力衰竭症状恶化（包括急性心力衰竭发作）或经历任何其他重要心血管事件的患者 • 在决定植入装置（ICD、CRT）之前，接受最大剂量的循证药物治疗的 HF 患者 • 暴露于可能损害心肌的治疗（如化疗）的患者（系列评估）	I	C	

a. 推荐级别；

b. 证据等级；

c. 支持建议的参考文献如下：

Allman KC, Shaw LJ, Hachamovitch R, Udelson JE. Myocardial viability testing and impact of revascularization on prognosis in patients with coronary artery disease and left ventricular dysfunction: a meta-analysis. J Am Coll Cardiol. 2002;39(7):1151–1158.

Bonow RO, Maurer G, Lee KL, et al. Myocardial viability and survival in ischemic left ventricular dysfunction. N Engl J Med. 2011; 364(17):1617–1625.

Ling LF, Marwick TH, Flores DR, et al. Identification of therapeutic benefit from revascularization in patients with left ventricular systolic dysfunction inducible ischemia versus hibernating myocardium. Circ Cardiovasc Imaging. 2013;6(3):363–372.

CMR. 心脏磁共振；CRT. 心脏再同步治疗；CT. 计算机断层扫描；HFpEF. 射血分数保留的心力衰竭；HFmrEF. 射血分数处于中间范围的心力衰竭；HFrEF. 射血分数降低的心力衰竭；ICD. 植入式心脏复律除颤器；LGE. 钆剂延迟增强；PET. 正电子发射断层扫描；SPECT. 单光子发射计算机断层显像；TTE. 经胸心脏超声；LVEF. 左心室射血分数

改编自 Ponikowski P, Voors AA, Anker SD, et al. 2016 ESC Guidelines for the diagnosis and treatment of acute and chronic heart failure: the task force for the diagnosis and treatment of acute and chronic heart failure of the European Society of Cardiology (ESC). Developed with the special contribution of the Heart Failure Association (HFA) of the ESC. Eur Heart J. 2016;37(27):2129–2200.

表 21-4　心力衰竭的肺和胸膜超声技术概述

	肺充血 / 水肿	胸腔积液
超声系统	高端，便携式或口袋式设备	高端，便携式或口袋式设备
探头	相控阵或曲线阵	相控阵或曲线阵
图像深度	约18cm	可变的
扫查区域	前胸部和外侧胸部、两个半胸	膈膜水平的侧胸
每半胸的区域数	（2～）4	1
患者体位	坐位或仰卧位	
病理发现	多条B线（胸膜线产生的高回声，垂直线）	膈膜上方的回声丢失；镜像伪影丢失；胸椎的可视化

声波夹角长度应保持恒定，因为两者都可能影响B线的数量[16]。尽管已描述了多种不同的扫查方法，但当前的国际指南建议对8个前胸和外侧胸部区域（每半个胸腔有4个区域）进行超声检查（图21-8）。使用6个区域（每半个胸腔有3个区域）的简化方法还报道了对急性心力衰竭患者肺水肿检测的高诊断准确性，仅有两个"阳性"区域（≥3个B线）就可以作为急性心力衰竭住院患者提供预后信息。目前已经报道了许多基于计数或分数的B线定量方法。所有这些均基于每个胸部区域一个肋间内B线的最大数量。基于计数的方法对所有区域的B线数量求和，而如果在一个肋间空间中观察到至少3条B线，则基于分数的方法将此区域视为阳性。

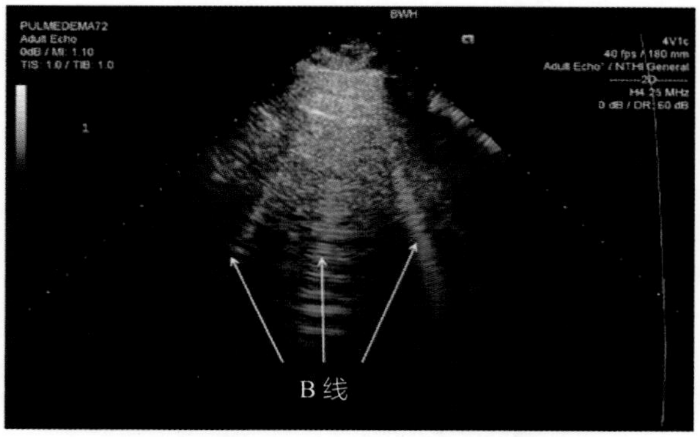

（一）肺超声在心力衰竭中的作用

肺水肿是急性心力衰竭的常见和重要发现。传统上，肺水肿和胸腔积液是通过患者的症状（呼吸困难）、体格检查和胸部X线检查来评估的。但是，这些体征和症状对急性心力衰竭的诊断不敏感，并且难以量化。在一项Meta分析中，急诊就诊的未诊断患者，双侧≥2个肋间隙中肺超声检测到≥3个B线

▲ 图 21-7　肺超声中的 B 线提示肺充血

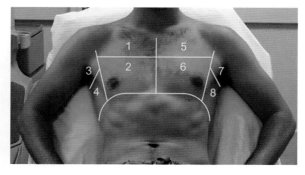

▲ 图 21-8　1 ～ 8 区用于肺超声检查

引自 Platz E, Meerz AA, Jhund PS, et al. Dynamic changes and prognostic value of pulmonary congestion by lung ultrasound in acute and chronic heart failure: a systematic review. *Eur J Heart Fail*. 2017 May 30.（Epub ahead of print）

显示对于诊断急性心力衰竭的敏感性（85.3%，95%CI 82.8～87.5）高于听诊肺部啰音（62.3%，95%CI 60.8～63.7）或胸部 X 线提示肺水肿（56.9%，95% CI 54.7～59.1）（图 21-9）[17]。在一项最近的意大利多中心研究中，对急诊科未诊断呼吸困难的 1000 多名患者进行了研究，与标准临床评估相比，使用 LUS 可使重新分类改善了 19.1%（95% CI 14.6～23.6）[18]。此外，在急性和慢性心力衰竭中，更高数量的 B 线与更高水平的钠尿肽有关。最近，肺超声已被证明可以很好地预测慢性心力衰竭患者的死亡率或再次住院率[19]。对于疑似急性心力衰竭的患者，肺超声的发现是否能提供超过钠尿肽

的更高的诊断价值尚不清楚，因此有待进一步研究。

最近的数据表明，B 线不仅在急性心力衰竭患者中可以检测到，而且在射血分数降低和保留的慢性心力衰竭门诊患者中也可以检测到。这些数据表明，心力衰竭患者可能有肺水肿一系列表现，而不是局限于急性心力衰竭的二元化发现（不存在肺水肿）。慢性心力衰竭患者中肺超声的肺水肿程度更高与心血管风险的超声心动图标志有关，包括更高的左心室质量指数、左心房体积指数、估计的收缩期肺动脉压，以及同项研究中的 E/E'。在非卧床 HF 患者（NYHA Ⅱ～Ⅳ级）中，即使其中

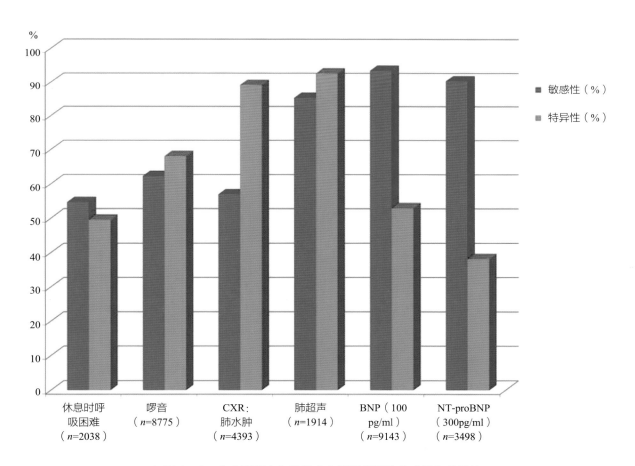

▲ 图 21-9　心力衰竭中各种肺充血测量指标的敏感性和特异性

BNP. B 型钠尿肽；NT-ProBNP. 氨基末端脑钠尿肽；CXR. 胸部 X 线 [改编自 Martindale, JL, Wakai A, Collins, SP, et al. (2016). Diagnosing acutre heart failure in the emergency department: a systematic review and meta-analysis. *Academic Emergency Medicine*, 23, 223–242.]

80% 的患者在听诊时没有杂音，也可以使用便携式超声设备在 1/3 的患者中检测到更多的 B 线 [19]。

（二）肺超声的局限性

尽管肺超声诊断疑似急性心力衰竭的肺水肿准确性很高，但重要的是要意识到在其他情况下也可以发现 B 线，如间质性肺病、急性呼吸窘迫综合征、肺挫伤和肺炎。因此，临床医生必须在临床背景下解释肺超声的发现。此外，大量的胸腔积液可能会干扰 B 线的量化，尤其是在较低部的胸部区域。

（三）胸腔积液的评估

除了通过 B 线评估肺水肿外，还可在横膈膜水平侧位检查胸腔积液的存在。如果有胸腔积液，则不存在由膈肌引起的通常可见的镜像伪影；取而代之的是，可以在膈膜上方看到无回声的液性区（图 21-10）。胸腔积液的存在通

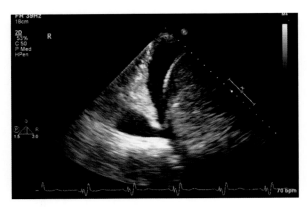

▲ 图 21-10　胸腔积液

常可以使胸椎可视化。胸腔积液也可以在标准超声心动图上看到（如胸骨旁长轴视图），并应与心包积液区分开来（第 33 章）。1/4～1/3 的急性心力衰竭患者可以通过超声心动图检测到胸腔积液 [7, 8]。尽管可能与个别患者在临床上相关，但胸腔积液在急性心力衰竭中的诊断和预后重要性不如 B 线明确。

推荐阅读

Cikes, M., & Solomon, S. D. (2016). Beyond ejection fraction: an integrative approach for assessment of cardiac structure and function in heart failure. *European Heart Journal, 37*(21), 1642–1650.

Gorscan, J., 3rd., & Tayal, B. (2017). Newer echocardiographic techniques in cardiac resynchronization therapy. *Heart Failure Clinics, 13*(1), 53–62.

Omar, A. M., Bansal, M., & Sengupta, P. P. (2016). Advances in echocardiographic imaging in heart failure with reduced and preserved ejection fraction. *Circulation Research, 119*(2), 357–374.

Patel, M. R., White, R. D., Abbara, S., et al. (2013). 2013 ACCF/ACR/ASE/ASNC/SCCT/SCMR appropriate utilization of cardiovascular imaging in heart failure: a joint report of the American College of Radiology Appropriateness Criteria Committee and the American College of Cardiology Foundation Appropriate Use Criteria Task Force. *Journal of the American College of Cardiology, 61*(21), 2207–2231.

Picano, E., & Pellikka, P. A. (2016). Ultrasound of extravascular lung water: a new standard for pulmonary congestion. *European Heart Journal, 37*(27), 2097–2104.

第 22 章
扩张型心肌病
Dilated Cardiomyopathies

Maja Cikes　著

陈长伟　译

一、概述

扩张型心肌病（DCM）主要根据超声心动图特征诊断，包括左心室（LV）或双心室扩张和收缩功能降低。目前主要心脏病学会的分类方案都排除了原发性缺血性心脏病或负荷异常情况（如高血压或瓣膜病），这些情况可能导致类似的整体收缩功能损害[1, 2]。临床上，缺血性心肌病常指冠状动脉疾病引起的心肌功能障碍（第 20 章），是发达国家心力衰竭的主要原因。尽管在超声心动图上通常很容易发现明显的瓣膜疾病，但排除引起继发性 LV 衰竭的缺血性心脏病则需要进一步的研究，因为 DCM 中也可以发现提示缺血性心脏病的局部心室壁运动异常。许多潜在的疾病，例如心肌炎、心动过速引起的心肌病、围产期心肌病（peripartum cardiomyopathy，PPCM）以及中毒性代谢性疾病和其他涉及多器官系统的疾病（框 22-1）具有相似的终末期表型，其特征是 LV 扩张，收缩功能减弱，以及其他的一些共同特征。其他类型的 DCM（框 22-2），如 Takotsubo 心肌病、心律失常性心肌病（arrhyth-mogenic cardiomyopathy，ACM）、心肌致密化不全和结节病等，除了 LV 整体扩张外，通常还表现出更多的疾病特异性特征。另外，在单个患者中

可能发生上述潜在病因的重叠，并且有时只有通过基因检测才能明确诊断。

DCM 是一种慢性疾病，需要对心脏的结构变化和功能障碍进行随访。其中一些心肌病，特别是 Takotsubo 心肌病、心动过速引起的心肌病和产后心肌病，可以通过治疗和（或）随时间推移得到改善，甚至完全治愈。在患者的临床状况和并发症的背景下，超声心动图通常在指导进一步管理 DCM 患者及其预后方面起着至关重要的作用。

二、扩张型心肌病的共同特征

（一）LV 扩张和收缩功能障碍

尽管其他心室也经常发生增大，但 DCM 的主要特征是 LV 腔扩张。通常通过测量 LV 舒张末期和收缩末期的尺寸和体积来量化 LV 腔扩大。尽管心肌壁的厚度可能是正常或变薄，但由于 LV 总大小的增加，总的 LV 质量也增加了。此外，对 LV 收缩功能的测量，如缩短分数、射血分数、每搏量和心排血量，通常都降低（图 22-1）。

需要强调的是，虽然在大多数情况下每搏量减小，但 LV 腔扩张最初可通过恢复每搏量（超声心动图测量的是 LV 舒张末期和收缩末期

框 22-1 可能提示超声心动图没有特征性发现的扩张型心肌病病因

- 感染性心肌炎（HIV 等病毒、Chagas 病、莱姆病）
- 围产期因素
- 心动过速相关因素
- 药物（最常见为化疗药物）
- 毒素和物质摄入过量 [过量饮酒；可卡因、安非他命、"摇头丸"（MDMA）；铁过量]
- 营养缺乏（如肉碱、硒、硫胺素、锌、铜缺乏）
- 内分泌失调（甲状腺功能减退和亢进、糖尿病、Cushing/Addison 病、嗜铬细胞瘤、肢端肥大症）
- 免疫相关性疾病：系统性红斑狼疮（SLE）、抗心脏抗体（AHA）病、川崎病、Churg-Strauss 综合征
- 神经肌肉疾病（如 Duchenne/Becker 病、Emery-Dreifuss 肌营养不良症）
- 线粒体疾病

HIV. 人类免疫缺陷病毒；MDMA.3,4- 亚甲基二氧甲基苯丙胺（引自 Elliott P, Andersson B, Arbustini E, et al. Classification of the cardiomyopathies: a position statement from the European Society of Cardiology Working Group on Myocardial and Pericardial Diseases. *Eur Heart J.* 2008; 29: 270–276; Maron BJ, T owbin JA, Thiene G, et al. Contemporary definitions and classification of the cardiomyopathies: an American Heart Association Scientific Statement from the Council on Clinical Cardiology, Heart Failure and Transplantation Committee; Quality of Care and Outcomes Research and Functional Genomics and Translational Biology Interdisciplinary Working Groups; and Council on Epidemiology and Prevention. *Circulation* 2006;113:1807–1816.）

框 22-2 可能提示超声心动图有特征性发现的扩张型心肌病病因

- 心律失常性心肌病
- Takotsubo 心肌病
- LV 心肌致密化不全
- 结节病

引自 Elliott P, Andersson B, Arbustini E, et al. Classification of the cardiomyopathies: a position statement from the European Society of Cardiology Working Group on Myocardial and Pericardial Diseases. *Eur Heart J.* 2008; 29: 270–276; Maron BJ, T owbin JA, Thiene G, et al. Contemporary definitions and classification of the cardiomyopathies: an American Heart Association Scientific Statement from the Council on Clinical Cardiology, Heart Failure and Transplantation Committee; Quality of Care and Outcomes Research and Functional Genomics and Translational Biology Interdisciplinary Working Groups; and Council on Epidemiology and Prevention. *Circulation* 2006;113:1807–1816.

（瓣膜反流，如功能性二尖瓣反流），需要增加每搏量，并且可能由为适应而扩张的 LV 产生（具有相同的收缩量）（图 22-2）[3]。实际上，保持每搏量（以及增加心率）以维持总体心排血量，可以解释为何尽管 LV 射血分数（LVEF）明显与预后密切相关，但症状的严重程度仍可以保持相对较低 [4]。相反，充血性心力衰竭的症状与 LV 充盈压升高有更直接的关系（见下文）。图 22-1 显示了两个 LV 严重扩张、LVEF 严重降低但 LV 每搏量、心房大小和功能不同的患者的案例。

基于前文所描述的重塑原理，LV 形状随疾病的进展而从典型的细长形状变为更球形的形状。一个可以量化的简单测量方法是球度指数，定义为 LV 长度与宽度之比（图 22-3）。正常球度指数 > 1.6，在 DCM 中，这种情况通常会减少，这意味着病理性重塑和明显的心腔扩张（图 20-5）。

DCM 的一些特征在 M 型超声心动图上很明显且可量化（第 2 章）：LV 和右心室（RV）

的差异）来起到补偿作用。也就是说，即使收缩程度相同（即节段变形），一个较大的心室也可以比一个较小的心室泵出更多的血（图 22-2）。因此，尽管射血分数受损（以每搏量除以 LV 舒张末期容积来测量），最初仍可保持相对正常的心排血量。通过心室扩张恢复每搏量是 LV 重塑过程不可或缺的一部分，以适应收缩力和负荷条件的变化。因此，在 DCM 中，尽管固有的心肌功能障碍和心肌收缩力减弱是主要问题，但心室扩张可能产生相同量的每搏量且变形较小。另外，在容量超负荷状态时

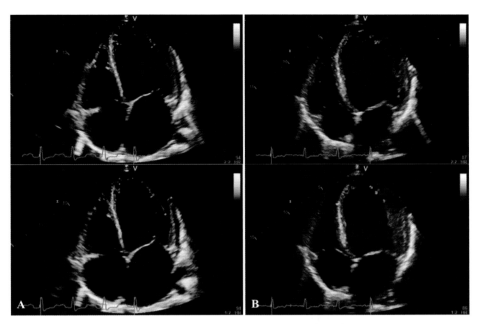

▲ 图 22-1　两例扩张型心肌病患者的心尖四腔心切面

A. 一例 NYHA 分级Ⅳ级的 DCM 患者舒张末期（上）和收缩末期（下）图像，用于 LV 辅助装置（LVAD）植入。双平面法测得 LV 舒张末和收缩末容积指数分别为 147ml/m² 和 126ml/m²，提示有严重的 LV 扩张。计算的每搏量减少到 48ml，辛普森双平面法所测的射血分数（EF）为 14%。双心房重度增大：左心房容积分数为 76ml/m²（除以体表面积），右心房容积分数为 64ml/m²。B. 一例 NYHA 分级Ⅱ级的 DCM 患者舒张末期（上）和收缩末期（下）图像，心力衰竭常随访期间出现。双平面法测得 LV 舒张末和收缩末容积指数分别为 121ml/m² 和 90ml/m²，也提示 LV 重度扩张。然而计算的每搏量为 68ml，但辛普森双平面法所测的 EF 为 26%。这例患者只有轻度至中度的左心房增大：左心房容积指数为 34ml/m²，右心房容积指数为 12.6ml/m²。两例患者均有重度的 LV 扩张和重度 LV EF 降低，和第一例患者（A）相反，第二例患者（B）的每搏量几乎是正常的。除了保留的每搏量，第二例患者（B）左心房仅轻度增大，提示患者 LV 充盈压较低，因此心功能分级也更好。下文有两例患者进一步资料的比较

腔扩大，室壁厚度的变化和计算出的 LV 质量，以及节段性室壁增厚减少，是 LV 扩张和收缩性能差的典型征象。在每搏量减少的情况下，可以观察到主动脉瓣开放不良并过早关闭。由于 LV 扩张，二尖瓣叶回声通常距心室间隔二尖瓣 E 点的距离大于 1.0cm（图 2-16）[5]。图 2-15 显示特征性的二尖瓣开口缩小和偶见 b 型缺口，表明 LV 舒张末期压力明显升高。也可以通过二尖瓣环平面收缩位移（mitral annular planar systolic excursion，MAPSE）减弱在心尖窗上评估 LV 收缩功能的损害（图 22-4）。MAPSE < 10mm（通常是在二尖瓣环周围间隔 2～4 个点的测量值的平均值）表示 LV 纵向运动减少[5]。

与 MAPSE 相似，可以通过多普勒组织成像 S′（收缩压）速度或心肌变形的更高级参数来量化心脏底部朝向更固定的顶点的运动受损（表示 LV 的纵向功能）。收缩期应变，通常表示为整体纵向应变（图 22-5），或有时表示为收缩期应变率（第 6 章），所有这些通常在 DCM 中都会降低。

最后，多普勒超声心动图可用于 LV 收缩功能的血流动力学评估：除了测量每搏量和心排血量外，这些计算也可以使用流体方程的连续性进行（第 1 章）。通过 LV 流出道（LVOT）的横截面积和时间速度积分的乘积可以计算出 LV 每搏量（图 22-6），这在晚期 DCM 中通常会减少。当有足够的二尖瓣反流包络（连续多普勒测量）时，可以测量压力随时间的变化（dP/dt），并且在大多数 DCM 患者中也会降低

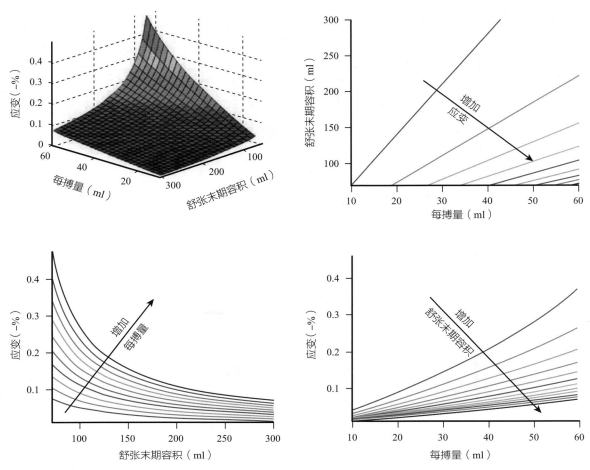

▲ 图 22-2　心室大小、每搏量和形变的关系

心室大小用舒张末期容积表示，形变用应变表示 [经 S. Karger AG，Basel 许可，引自 Bijnens B, Cikes M, Butakoff C, Sitges M, Crispi F. Myocardial motion and deformation: what does it tell us and how does it relate to function? *Fetal Diagn Ther*. 2012; 32(1–2):5–16.]

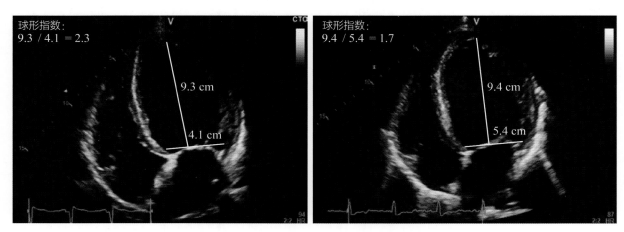

▲ 图 22-3　球形指数作为 LV 腔扩张和球形重塑的测量指标

左图中，患者为围产期心肌病（持续时间短且可能痊愈），球形指数为 2.3，表示更好、更正常或非球形。相反，右图为长时间的扩张型心肌病患者，有更低的球形指数，为 1.7，提示 LV 球形重塑（图 20–5）

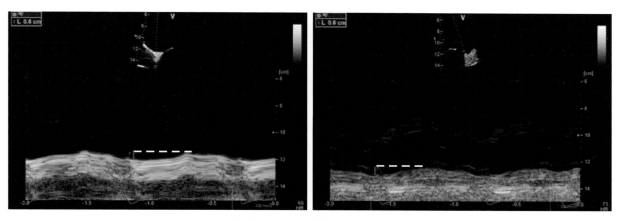

▲ 图 22-4　M 型超声心动图评估 MASPE

MASPE（红色标记），这一简单的测量左心室纵向运动的指标在该例扩张型心肌病的患者中重度减弱。左图测量的中间（室间隔的）MASPE，右图测量的侧壁 MASPE。MAPSE 通常测量平均值，且 < 10mm 为异常

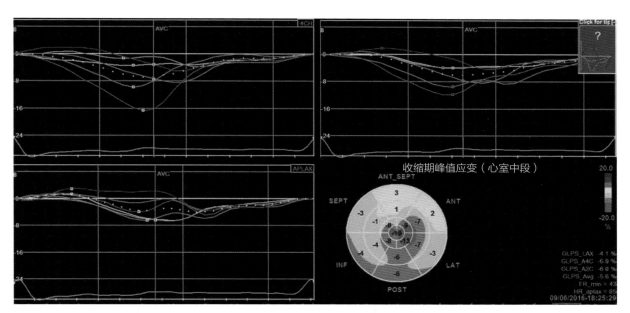

▲ 图 22-5　二维斑点追踪超声心动图评估整体纵向应变

整体纵向应变（GLS）是表示左心室形变的更高级指标，在该例扩张型心肌病患者中也重度降低（为图 22-1B 同一患者）

4CH. 心尖四腔心；ANT. 前壁；ANT_SEPT. 前间壁；APLAX. 经心尖长轴切面；AVC. 主动脉瓣关闭；INF. 下壁；LAT. 侧壁；POST. 后壁；SEPT. 室间隔

（图 22-7）。该无创参数与心脏导管测量值有良好的相关性，并且当 < 600mmHg/s 时预后较差[5]。有关评估左心室收缩功能的更多详细信息请参阅第 14 章。

　　因广泛影响心脏的病理过程而进展形成的扩张型心肌病，如遗传性 DCM、心肌炎后 DCM、产后 DCM 和毒性 / 代谢性病因引起的

DCM，主要表现为弥漫性左心室功能不全。但是，结节病、应激性心肌病、ACM 和心肌炎后 DCM 的某些阶段可能会更多地影响心脏局部的功能，尤其是某些运动减弱或不运动的区域（第 41 章）。不遵循任何特定冠状动脉区域的壁运动异常通常提示确实存在（非缺血性）心肌病。而且，心室壁的基底节段通常是在 DCM

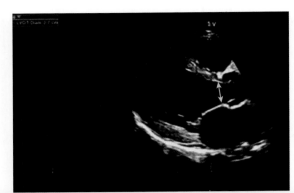

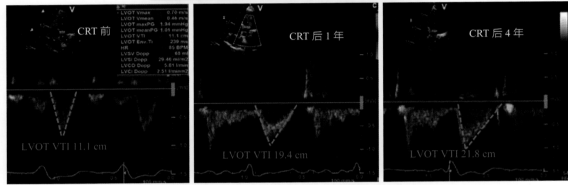

▲ 图 22-6　基于多普勒的左心室每搏量计算

根据流体连续性方程，每搏量为左心室流出道的横截面积（LVOT CSA）乘以左心室流出道的速度时间积分（LVOT VTI），例如左下图测得的每搏量为 68ml（为图 22-1B 同一病例）。随着疾病进展，每搏量减少，LVOT VTI 也降低。心力衰竭治疗患者 LVOT VTI 的变化（下图）：左下、左中、右下分别为心脏同步治疗（CRT）前、治疗后 1 年、治疗后 4 年的 LVOT VTI。本例患者对心脏同步治疗反应良好，CRT 装置植入后及随访 4 年都可见 LVOT VTI 明显升高。同时要注意 LVOT 的变化（脉冲波多普勒）：在 CRT 前的低心排血期呈对称和三角形且有晚期峰值，心功能改善后它变得更不对称且有早期峰值

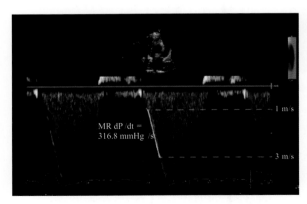

▲ 图 22-7　通过对二尖瓣反流的连续波多普勒超声测量得到压力随时间的变化值 (dP/dt)，在扩张型心肌病患者中也明显减低

中保持正常运动的最后节段。

严重的收缩功能受损导致形成不运动或运动减弱区域和空腔扩张，产生心内血栓形成的病灶，主要存在于心室壁内，最常见于左心室心尖（图 20-2、图 38-8 和图 38-9）[6]。通过自发超声造影也可以观察到心内血栓，且主要存在左心室腔内。

（二）左心室充盈压升高

尽管 LVEF 表示的左心室功能障碍的严重程度与预后有关，但与症状严重程度的相关性较差。DCM 患者充血性心力衰竭的症状与左心室充盈压的相关性更好，可以通过多普勒超声心动图很好地进行无创评估（第 21 章）[7]。DCM 患者中一定程度的舒张功能障碍几乎总是伴随着收缩功能的降低。但是，舒张功能障碍的严重程度并不一定与收缩功能障碍相关（反之亦然）。就症状而言，在二尖瓣血流的多普勒

图像中可见舒张功能受损的患者通常合并呼吸困难，且 NYHA 心功能分级也较低，而较严重的呼吸困难通常与假性正常充盈有关，或更多见于限制性充盈患者（图 22-8）[8]。限制性充盈的主要特征之一是 E 波的减速时间非常短，这也被证明是 DCM 患者预后不良的可靠预兆[9, 10]。值得注意的是，较严重的舒张功能障碍患者肺静脉波形中通常可见明显的舒张期血流，这也表明左心房（LA）/LV 充盈压显著增加。利尿药和血管扩张药可能会降低左心室充盈压，从而改善二尖瓣血流及患者的心功能分级[1]。

（三）左心房扩张

从二尖瓣血流模式可以看出，左心室充盈压的增加会随着时间的推移导致左心房扩张，这可以通过 2D 或 M 型超声心动图上的 LA 直径增大来评估，或者通过在一个或最好是两个左心房腔的成像切面中，用 LA 面积和（或）体积进行更准确的测量（图 22-1）。为了更好地应用于临床，最好将测得的 LA 面积和体积用患者的体表面积指数化。在某些患者中，LA 增大还会伴有 LA 功能受损，在二尖瓣血流模式中很容易观察到 A 波变小或缺失。心房明显增大时较常发生心房颤动，这表明心房形态异常与功能之间存在着复杂的关系。

（四）右心扩张和功能障碍

在 DCM 的患者中，右心室也可能表现出扩张和（或）功能障碍。首先，这可能是由影响两个心室心肌的疾病引起的。此外，随着时间的推移，LV 充盈压的持续增加可能导致肺动脉高压，进而引起右心室超负荷、扩张和功能障碍。RV 大小的评估主要基于舒张末期直径的测量（胸骨旁长轴切面，或者最常见的是

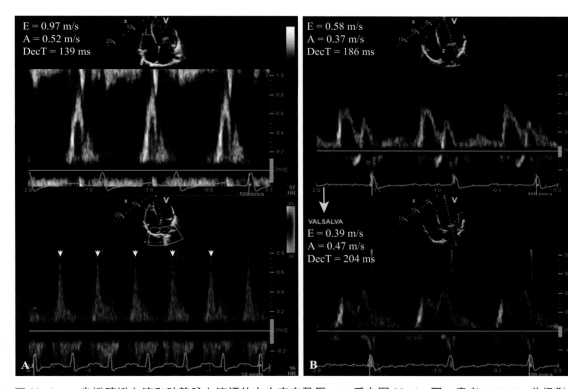

▲ 图 22-8　二尖瓣跨瓣血流和肺静脉血流评估左心室充盈压。**A.** 采自图 **22-1A** 同一患者，**NYHA** 分级Ⅳ级。注意有充盈受限（上）和明显的肺静脉舒张期血流（下，白箭）。**B.** 一例 **NYHA** 分级Ⅱ级的患者二尖瓣跨瓣血流（图 **22-1B** 同一患者），上为正常呼吸时图像，下为 **Valsalva** 动作时图像。血流向受损的松弛模式的可逆性表明上图事实上代表假性正常充盈

在心尖四腔心切面测量 RV 腔的最大直径；图 16-4）。此外，还可以测量 RV 的面积和体积，但是由于 RV 复杂的新月形几何形状，当使用二维超声心动图进行测量时，这些测量结果通常不可靠。当 RV 心肌变性时，RV 功能的几项测量指标可能会下降：面积变化分数（FAC）≤ 35%，或三尖瓣环平面收缩期位移（TAPSE）≤ 16mm 和（或）三尖瓣环的多普勒组织成像（DTI）S′ ≤ 10cm/s，表明 RV 心肌纵向收缩功能受损，这在影响到右心的 DCM 患者中都可以观察到（图 22-9）。

应用简化的 Bernoulli 方程（第 1 章），通过测量三尖瓣反流血流的峰值速度，即峰值梯度，并加上估计的右心房压，可以无创地评估肺动脉压。

众所周知，RV 功能受损和肺动脉压升高是心力衰竭患者（包括 DCM 患者）预后不良的决定性因素[11, 12]。因此，DCM 患者都应该评估右心的形态和功能及肺动脉压[13]。如果考虑植入心室辅助装置（VAD），对右心功能的全面评估对于预测术后可能出现的严重右心衰竭是很重要的（第 26 章）。第 16 章和第 36 章分别介绍了有关 RV 结构和功能及肺动脉高压评估的更多详细信息。

（五）功能性二尖瓣反流

在 DCM 的病理性 LV 重塑的背景下，LV 球形重塑增加，导致乳头肌横向和顶部移位。除了与 LV 腔扩张伴随的二尖瓣环扩张外，乳头肌移位还导致二尖瓣小叶适应性差，并且是继发性（功能性）二尖瓣反流的主要机制（图 28-10）。二尖瓣反流的进展是 DCM 患者预后较差的另一个预兆。最后，严重的二尖瓣反流会引起明显的容量超负荷和 LV 的进一步扩张，进而可能使计算得到的 LVEF 增加，从而掩盖了 LV 收缩功能的实际潜在严重损害。

三、心律失常性心肌病

ACM 是一种遗传性心肌病，其特征是心肌组织被纤维脂肪替代。该疾病以前被称为"心律失常性右心室发育不良/心肌病"；然而，ACM 一词目前更为常用，因为现在人们认识到，多达 76% 的患者可能累及左心室，无论是双心室疾病还是单纯累及左心室[1, 14]。ACM 的诊断包括超声心动图和（或）磁共振成像（MRI）、RV 活组织检查和多种心电图标准（框 22-3）[15]。与这种疾病相关的基因异常也越来越多。

ACM 的诊断可能因疾病的三个阶段而变得复杂，特别是在第一个亚临床阶段，影像学表

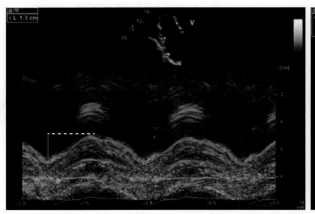
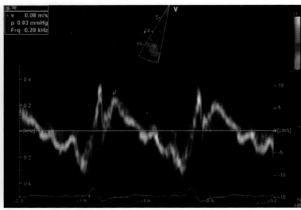

▲ 图 22-9　三尖瓣环平面收缩位移（TAPSE）（左，红色标记）和多普勒组织成像 S′（右）作为右心室收缩功能的额外测量指标。在该病例 DCM 患者中，两者均轻度降低

现通常为阴性，但心源性猝死仍可能发生。疾病的第二阶段主要是没有明显的右心室异常或右心室衰竭的体征和症状，并出现症状性室性心律失常（通常是症状性的）。疾病的第三阶段的特征是进行性纤维脂肪替代导致严重的右心室扩张和动脉瘤形成，并伴有临床上明显的右心衰竭。左心室扩张和衰竭可能出现在这个阶段或疾病的后期[1]。值得注意的是，DCM和ACM患者的表型可能存在一些重叠，特别是在累及双心室或主要累及左心室的ACM患者中。

现有ACM诊断标准中支持的二维超声心动图表现包括局部右心室不运动、运动障碍或室壁瘤，伴随胸骨旁长轴或短轴切面中右心室流出道（RVOT）舒张末期扩张和FAC减少（框22-3）。除了上述的室壁运动标准之外，框22-3中列出的主要标准的敏感性为55%～75%，特异性为95%[15]。敏感性的变化可能部分是由于ACM的临床表现和疾病进展阶段不同。ACM患者示例见图22-10和图22-11。

四、左心室心肌致密化不全

美国心脏协会关于心肌病的定义和分类的声明已将左心室致密化不全（LVNC）定义为遗传性心肌病，其特征是LV心肌呈海绵状的形态学表现[16]。然而，欧洲心脏病学会怀疑LVNC是一种特殊的心肌病，还是各种心肌病共有的结构特征，这个问题仍在争论中[2]。一些研究发现，多达30%的成人患者出现各种原因的心力衰竭，甚至一些运动员，其左心室小梁的数量明显增加[17]。事实上，LVNC被认为是左心室中独立的存在，其结构和功能正常，但是也与各种类型的心肌病及先天性心脏病有关。某些类型可能表现出遗传疾病的可变性表达，或者与前负荷增加相关的一种偶发现象。这些问题凸显了建立LVNC统一标准的重要性和难度。

鉴于以上所述，出于实用目的，目前LVNC类型的诊断主要基于超声心动图和MRI。与大多数扩张型心肌病相比，LVNC的诊断标准不需要评估LV的大小和功能，而是主要由舒张末期或收缩末期获得的致密化心肌和致密化不全心肌的比率决定（框22-4）[18]。致密化不全的节段往往累及LV壁的（中部和）心尖部，并且必须至少为致密层厚度的2倍（按大多数标准，NC∶N比率至少为2∶1）才能满足诊断标准；一些标准还要求存在小梁间深凹并有与心室腔连通的证据[18]。图22-12中给出了2名LVNC患者的例子。

五、心动过速诱发的心肌病

长时间的心动过速可能导致心动过速诱发的心肌病，患者LVEF可能正常或降低。这类患者表现出与DCM在结构和功能上的重叠，在某些情况下，确实可能是一种重叠状态。常见的临床情况是患有亚临床DCM的患者发生心房颤动并伴随心室率增快，这种情况变为永久性并进一步加重了心肌病，导致明显的心力衰竭。但是，只有在纠正潜在的心律失常后[最常见的是房性心律失常，但也有非常频繁的室性早搏波群（PVC）或复发性非持续性室性心动过速][19, 20]，如果心室功能得到改善，才能回顾性地确定心动过速诱发的心肌病的诊断[19, 20]。为充分记录收缩功能的改善，例如在心房颤动患者复律为窦性心律后，宜在心脏复律后早期测量LV功能（由于在心房颤动中常发生搏动变异性，LVEF测量的可靠性较差），以及在此后的3～6个月测量LV功能。通常，在3～6个月内左心室功能可能得到改善，而在某些患者可能仍然存在轻微的左心室腔扩张。

六、围产期心肌病

PPCM是DCM的一种，其定义是在妊娠

框 22-3　修正后的心律失常性心肌病 Task Force 诊断标准

修正后标准的诊断学术语

- 确诊：符合 2 个主要标准，或 1 个主要标准加 2 个次要标准，或不同类别的 4 个次要标准
- 临界：符合 1 个主要标准和 1 个次要标准，或不同类别的 3 个次要标准
- 可疑：符合 1 个主要标准，或不同类别的 2 个次要标准

①整体或局部的功能障碍或结构性改变

主要标准

二维超声心动图：

局部右心室失去活动能力、运动障碍或室壁瘤和下列任意一项（舒张末期）：

胸骨旁长轴切面 RVOT（PLAX）≥ 32mm（≥ 19mm/m²）

胸骨旁短轴切面 RVOT（PSAX）≥ 36mm（≥ 21mm/m²）或面积变化分数 < 33%

MRI：

局部右心室失去活动能力、运动障碍或右心室非同步收缩或下列任意一项：RVEDV/BSA ≥ 110ml/m²（男性）或 ≥ 100ml/m²（女性）或 RVEF ≤ 40%

右心室血管造影：

局部右心室失去活动能力、运动障碍或动脉瘤

次要标准

二维超声心动图：

局部右心室失去活动能力、运动障碍或室壁瘤和下列任意一项（舒张末期）：

PLAX RVOT 为 29～32mm（16～19mm/m²）

PSAX RVOT 为 32～36mm（18～21mm/m²）或面积变化分数为 33%～40%

MRI：

局部右心室失去活动能力、运动障碍或右心室非同步收缩或下列任意一项：RVEDV/BSA 为 100～110ml/m²（男性）或 100～110ml/m²（女性）

或 RVEF 为 40%～45%

②室壁的组织学特征

主要标准

形态学分析中残余细胞 < 60%（或估计 < 50%），且至少一个视野内可见右心室游离壁心肌细胞被纤维替代，心内膜组织活检可见或无脂肪组织替代

次要标准

形态学分析中残余细胞 60%～75%（或估计 50%～65%），且至少一个视野内可见右心室游离壁心肌细胞被纤维替代，心内膜组织活检可见或无脂肪组织替代

③复极化异常

主要标准

14 岁以上的患者右侧胸导联（V₁、V₂ 和 V₃）或更多导联可见 T 波倒置（不伴完全性右束支传导阻滞，QRS ≥ 120ms）

次要标准

14 岁以上的患者 V₁ 和 V₂ 导联可见 T 波倒置（不伴完全性右束支传导阻滞），或 V₄、V₅、V₆ 导联 T 波倒置

14 岁以上的患者在 V₁、V₂、V₃ 和 V₄ 导联可见 T 波倒置（伴完全性右束支传导阻滞）

④去极化 / 传导异常

主要标准

右侧胸导联（V₁～V₃）可见 ε 波（QRS 波群末和 T 波起始之间可重复出现的低振幅信号）

次要标准

信号平均心电图至少 1/3 的参数出现迟发电位，且不伴 QRS 波 ≥ 110ms，标准心电图 QRS 波 ≥ 114ms

RMS 最后 40ms 的电压 < 20μV

QRS 的终末激活时间 ≥ 55ms（从 S 波的最低点至 QRS 波群末测量，包括 R′），在 V₁、V₂ 或 V₃ 导联不伴完全性右束支传导阻滞

BSA. 体表面积；ECG. 心电图；RVEDV. 右心室舒张末期容积；RVEF. 右心室射血分数；RVOT. 右心室流出道 [引自 Falk RH, Hershberger RE: The dilated, restrictive, and infiltrative cardiomyopathies. In Mann D, Zipes D, Libby P , Bonow R. *Braunwald's Heart Disease, 10th ed.* Philadelphia: Elsevier, 2014. 改编自 Marcus FI, McKenna WJ, Sherrill D, et al. Diagnosis of arrhythmogenic right ventricular cardiomyopathy/dysplasia: proposed modification of the task force criteria. *Eur Heart J.* 2010;31(7):806–814.]

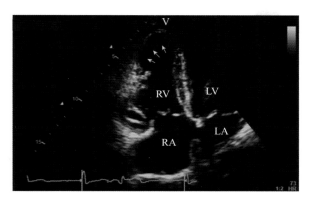

▲ 图 22-10 心律失常性心肌病患者的右心室心尖四腔心切面图像

右心室（RV）腔扩张，游离壁变薄，可见肌小梁，心尖部 1/3 处不动，在右心室游离壁的心尖 1/3 处形成清晰的室壁瘤（箭）。LA. 左心房；LV. 左心室；RA. 右心房

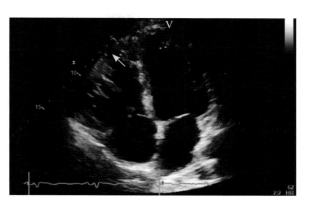

▲ 图 22-11 一例心律失常性心肌病伴双心室受累心尖四腔心切面

右心室（RV）腔扩张，可见明显的肌小梁，收缩性减弱的右心室游离壁可见室壁瘤（箭）

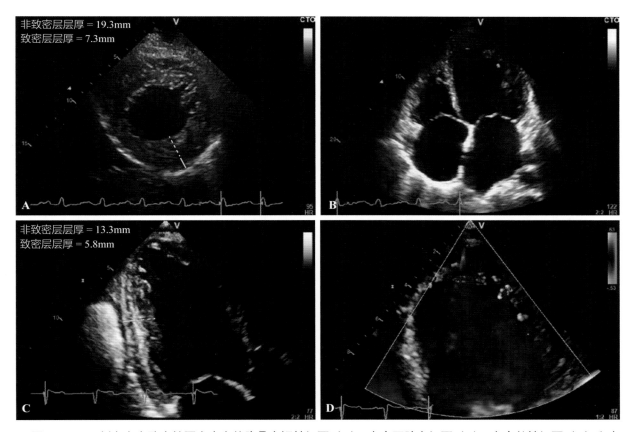

▲ 图 22-12 2 例左心室致密性不全患者的胸骨旁短轴切面（A）、心尖四腔心切面（B）、心尖长轴切面（C）和心尖四腔心左心室图像（D）

A 和 C 显示由较薄的致密层（黄实线）和明显更厚的非致密层（黄虚线）构成双层心肌，以及深的心内膜凹陷。注意是在收缩末期进行测量的。B 和 D 显示心尖四腔心切面显示心内膜深凹陷充满左心室腔的血液

框 22-4　左心室心肌致密化不全的超声心动图和磁共振成像诊断标准

超声心动图诊断标准

Chin 等（California 标准）[a]

LVNC 定义为 X/Y 比值 ≤ 0.5

这些标准通过胸骨旁短轴和心尖切面，以及舒张末期左心室游离壁厚度来评估左心室心尖小梁

Jenni 等（Zurich 标准）[b]

由较薄的 C 层和较厚的 NC 层构成双层心肌，心内膜凹陷较深：NC/C > 2

病变主要位于中外侧、中下部和心尖部

可见小梁间凹陷充满左心室腔的血液

图像获取：在收缩末期的短轴测量 NC/C 比值

Stöllberger 和 Finsterer（Vienna 标准）[c]

四个或更多的小梁从左心室壁突出，位于顶端到乳头肌，并在一个成像切面可见

与心肌回声相同的小梁，与心室收缩同步运动

从左心室腔到小梁间凹陷的灌注

获取心尖四腔心切面、非典型切面图像，以获得鉴别假腱索、畸变带和小梁的最佳图像

Paterick 等（Milwaukee 标准）[d]

在多个图像视窗，以及整个心动周期的不同左心室水平，评价小梁大小（NC 心肌）和 C 层厚度的关系

在左心室中段和心尖水平短轴切面、经心尖两腔心、经心尖四腔心和经心尖左心室长轴切面等识别双层心肌（C 和 NC）

心肌 C 和 NC 切面的厚度最好在舒张末期的短轴切面中测量，NC/C > 2 即可诊断 LVNC

磁共振诊断标准

Petersen 等[e]

舒张末期 NC/C > 2.3

Jacquier 等[f]

小梁化的左心室占整体左心室质量 >20%（舒张末期测量）

C. 致密化的；NC. 致密化不全的；X. 心外膜表面到小梁凹槽间的距离；Y. 心外膜表面到小梁尖端的距离

a. 引自 Chin TK, Perloff JK, Williams RG, Jue K, Mohrmann R. Isolated noncompaction of left ventricular myocardium. A study of eight cases. *Circulation*. 1990;82(2):507–513.

b. 引自 Jenni R, Oechslin E, Schneider J, Attenhofer Jost C, Kaufmann PA. Echocardiographic and pathoanatomical characteristics of isolated left ventricular non–compaction: a step towards classification as a distinct cardiomyopathy. *Heart*. 2001;86(6):666–6671.

c. 引自 Stöllberger C, Finsterer J. Left ventricular hypertrabeculation/noncompaction. *J Am Soc Echocardiogr*. 2004;17(1):91–100.

d. 引自 Paterick TE, Umland MM, Jan MF, et al. Left ventricular noncompaction: a 25–year odyssey. *J Am Soc Echocardiogr*. 2012; 25 (4): 363–375.

e. 引自 Petersen SE, Selvanayagam JB, Wiesmann F, et al. Left ventricular non-compaction: insights from cardiovascular magnetic resonance imaging. *J Am Coll Cardiol*. 2005;46(1):101–105.

f. 引自 Jacquier A, Thuny F, Jop B, et al. Measurement of trabeculated left ventricular mass using cardiac magnetic resonance imaging in the diagnosis of left ventricular non–compaction. *Eur Heart J*. 2010;31(9):1098–1104.

引自 Falk RH, Hershberger RE: The dilated, restrictive, and infiltrative cardiomyopathies. In Mann D, Zipes D, Libby P, Bonow R. Braunwald's Heart Disease. 10th ed. Philadelphia: Elsevier, 2014. Modified from Paterick TE, Umland MM, Jan MF, et al. Left ventricular noncompaction: a 25–year odyssey. *J Am Soc Echocardiogr*. 2012;25(4):363–375.

末期或分娩后的几个月（通常在妊娠的最后一个月或分娩后的 6 个月内）发生收缩性心力衰竭，但没有特定的病因（框 22-5）[14, 21]。患者 LVEF 通常低于 45%，可能伴有或不伴有 LV 扩张。该病通常与年龄较大、多次分娩、多胎妊娠、高血压（伴或不伴有先兆子痫）和非洲加勒比裔等因素有关，而其他危险因素包括自身免疫、胎儿微嵌合体、病毒感染和营养不良等。该疾病似乎也有遗传基础[1, 14]。通常在怀孕期间或分娩后会出现心力衰竭的体征和症状。虽然在大多数情况下，疾病的进展速度比其他类型的 DCM（如遗传性 DCM、LVNC 或 ACM）要快，但康复的可能性也更大。这种疾病的复发可能与最初发作的恢复程度有关：第二次妊

框 22-5　在围产期出现新的或加重的心力衰竭的原因

- PPCM
- 既往存在的家族性或特发性 DCM
- HIV 相关的心肌病
- 可卡因引起的心脏病
- 既往存在的瓣膜疾病
- 高血压心脏病
- 妊娠相关的心肌梗死
- 肺栓塞
- 先兆子痫
- 心动过速相关的心肌病（妊娠相关的室上性心动过速）

DCM. 扩张型心肌病；PPCM. 围产期心肌病
引自 Sliwa K, Hilfiker-Kleiner D, Petrie MC, et al. Current state of knowledge on aetiology, diagnosis, management, and therapy of peripartum cardiomyopathy: a position statement from the Heart Failure Association of the European Society of Cardiology Working Group on Peripartum Cardiomyopathy. *Eur J Heart Fail.* 2010;12(8):767–778.

娠时 LVEF 正常的妇女发生 PPCM 复发的可能性较小[1]。

根据欧洲心脏病学会心力衰竭协会围产期心肌病工作组最近的声明，任何出现症状和体征提示心力衰竭的围产期妇女均应立即进行心脏影像学检查（最广泛采用的是超声心动图检查）[21]。心脏影像学可以建立诊断并提供预后信息，PPCM 也可被证实。也就是说，LV 舒张末期直径＞ 60mm 或 LVEF ＜ 30% 则预示着 LV 功能恢复不佳[21]。对 PPCM 进行影像学检查时，排除潜在的 LV 血栓形成也很重要，特别是在 LVEF 严重降低的情况下。图 22-13 给出了 PPCM 患者的示例。

七、Takotsubo 心肌病

Takotsubo 心肌病，也称为压力诱发型心肌病，是可逆性的急性进展型心肌病。尽管表现各异，但最常见的临床特征可能与急性心肌梗死相似，包括急性发作性胸痛、ST 段改变和左心室局部功能障碍。急性阻塞性冠状动脉疾病是一个病因，尤其是在老年人中，通常在诊断之前必须通过冠状动脉造影或 CT 血管造影排除。表现为这种形式的心肌病的大多数病例（近 90%）发生在女性中，其中大多数年龄超过 50 岁[22]。症状发作通常伴随着情绪或身体的压力，如丧亲、手术或哮喘恶化；在大多数情况下，诱发因素是明确的[1]。

超声心动图检查发现明显的壁运动异常，最常影响 LV 心尖部并伴有 LV 基底节段代偿性运动增强。因此，这种心肌病也被称为"心尖气球样变综合征"（图 22-14），并以形状相同的日本章鱼鱼篓命名，其颈部窄而底部宽，可以假想为左心室造影中 LV 的左前斜位投影（类似于超声心动图胸骨旁长轴视图）。在非典型的应激性心肌病中，LV 心肌的其他部分（如基底部）也可能受到运动不足或运动障碍的影响。在最近的报道中，心尖型 Takotsubo 心肌病占 80% 以上，心室壁中段运动异常型约占 15%，基底和其他局灶性形式占少数[22]。无论如何，壁运动异常不能归到单个冠状动脉分布区域。急性发作时未被累及的 LV 节段变得过度运动是很常见的。实际上，在 Takotsubo 心肌病患者中可能看到的另一个超声心动图特征是左心室腔内（左心室腔中部或 LVOT）压力梯度的形成，这可能是由于乳头肌水平的血流受阻或二尖瓣的收缩期前向运动（SAM）引起的，这与肥厚性梗阻性心肌病相似。重要的是，Takotsubo 心肌病的特征是在症状出现后的几周内 LV 功能可以完全恢复。但是，即使在初次发作后的 10 年后，仍可能复发（每名患者每年有 1.8% 概率复发）[22]。值得注意的是，在一些心肌梗死的患者中，也发现了类似的表现，这些患者已经完全血运重建，在后续的超声心动图上，心室功能完全恢复，这种现象通常被称为心肌"顿抑"[6]。

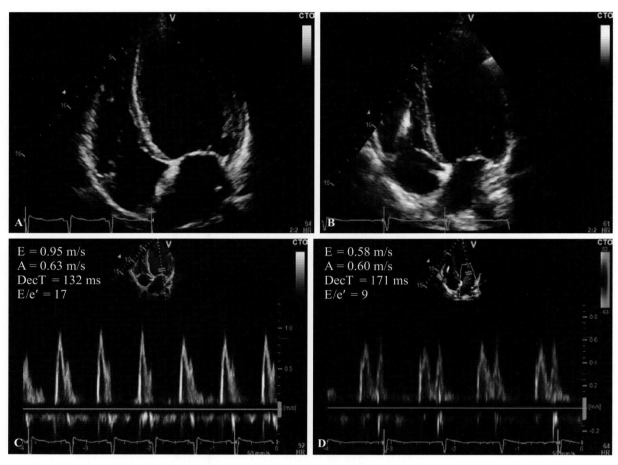

▲ 图 22-13　一例围产期心肌病患者发作期（A 和 C）和随访 6 个月（B 和 D）的心尖四腔心切面和二尖瓣口脉冲波多普勒描记图

分娩后 2 天的发作期，患者出现与 NYHA Ⅲ 级相对应的症状，并开始对心力衰竭进行药物治疗。在发作期，左心室（LV）重度扩张，左心室射血分数（LVEF）重度降低（辛普森双平面法测得 LVEF 为 28%）和左心房中度增大（左心房容积分数为 35ml/m²），但右心室的大小和功能都在正常范围（A）。二尖瓣口血流显示有充盈受限（C）。分娩后 6 个月，该患者仅在活动时有轻微的呼吸困难，左心室大小恢复了正常，收缩功能也仅轻度减弱（LVEF 为 42%），左心房大小也恢复正常（B）。此时二尖瓣口充盈也符合松弛模式受损（D）

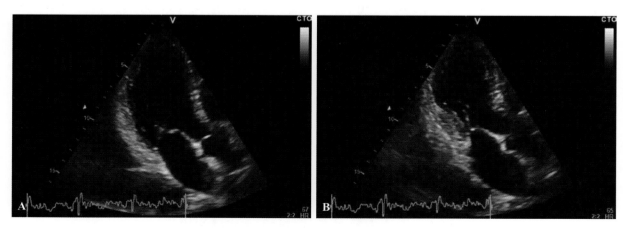

▲ 图 22-14　Takotsubo 心肌病患者的舒展末期（A）和收缩末期（B）经心尖左心室长轴切面图

注意在收缩末期，只有下侧壁和前间壁的基底段向内运动，中间段和心尖段均无活动

八、酒精性心肌病

酒精摄入过量（一般指至少 5 年的大量饮酒史）已被证明具有心脏毒性作用，且可能以 DCM 的形式出现[1]。重要的是，在工业化国家中，滥用酒精是非缺血性 DCM 的主要原因，约占患病患者的 50%[1]。此外，酗酒与高血压有关，这可能导致这种获得性心肌病进一步恶化。

替代性纤维化是慢性酒精性心肌病变的可能机制之一，它同时影响心肌的收缩和舒张功能。舒张功能障碍通常出现在无症状的酒精中毒患者中，在多达一半的此类患者中，超声心动图显示左心室肥大但射血分数（EF）正常，而有 30% 的慢性饮酒过量的无症状患者在超声心动图上可见 LV 收缩功能障碍[23]。该病的病程很大程度上取决于进一步的饮酒习惯：戒酒可能会使心肌病变逆转，而继续过量饮酒可能会继续发展为 DCM 和明显的心力衰竭。一项大型的社区研究的数据证实，酒精摄入量增加会导致心脏结构和功能发生特定变化：不论男女，酒精摄入量增加都与收缩期和舒张期的 LV 直径（而非体积）增大有关，并且与 LA 直径增大也有关。酒精摄入最高的亚组（≥ 14 杯 / 周）中的患者更容易出现中度至重度舒张功能障碍。在男性中，每个饮酒类别确定了与更大的 LV 质量、更高的 E/E′ 比和 TAPSE 相关，而女性则表现出 LVEF 降低和左心室整体纵向应变受损的趋势。即使适度饮酒也与轻微的收缩功能受损有关，可能会增加酒精性心肌病的风险[24]。

九、Chagas 病中的心肌病

Chagas 病是一种由克氏锥虫引起的原生动物感染，它会感染包括心脏在内的目标器官。这种感染损害心肌功能，与免疫系统的激活相关，可表现为 DCM 的形式。尽管以前是中美洲和南美洲农村地区的地方病，但在发达国家，由于感染者的移民，其发生率正在增加，因此也应怀疑它是非缺血性心肌病的潜在诱因。

患者在感染的急性期通常没有症状，而涉及心血管系统的可能出现包括非特异性心电图（ECG）变化、一级房室传导阻滞（atrioventricular block，AVB）或胸部 X 线检查时见心脏扩大，而临床表现可能与心肌炎相同。有症状患者中，大多数的症状会自发缓解。30%～40% 的患者通常在寄生虫感染后 5～15 年内慢性 Chagas 病会变得很明显，而其余的 60%～70% 的患者不会发展为慢性 Chagas 病（但会保持血清反应阳性）[25]，推荐进行抗锥虫病治疗，特别是在疾病的急性期。然而，当心肌结构紊乱可能已经不可逆时，它在晚期心力衰竭中的作用是不确定的。

慢性 Chagas 病有更多典型的临床表现，其中一部分可通过超声心动图检查发现。这些表现是由随之而来的心肌结构和功能紊乱而发生的，并且可能包括传导系统的破坏、心肌纤维化、心室扩张、心尖变薄，以及心尖血栓的形成。临床上，患者可能出现心力衰竭、心律失常或心脏传导阻滞（房室或束支传导阻滞），以及血栓栓塞事件[25]。

十、化疗诱导的心肌病

有关化疗对 DCM 的影响，请参阅第 42 章。

推荐阅读

Arbustini, E., Narula, N., Dec, G. W., et al. (2013). The MOGE(S) classification for a phenotype–genotype nomenclature of cardiomyopathy: endorsed by the World Heart Federation. *Journal of the American College of Cardiology, 62*, 2046–2072.

Cikes, M., & Solomon, S. D. (2016). Beyond ejection fraction: an integrative approach for assessment of cardiac structure and function in heart failure. *European Heart Journal, 37*, 1642–1650.

Elliott, P., Andersson, B., Arbustini, E., et al. (2008). Classification of the cardiomyopathies: a position statement from the European Society of Cardiology Working Group on myocardial and pericardial diseases. *European Heart Journal, 29*, 270–276.

Mann, D. L., & Felker, G. M. (Eds.). (2015). *Heart failure: a companion to Braunwald's heart disease* (3rd ed.). Philadelphia: Elsevier.

Maron, B. J., Towbin, J. A., Thiene, G., et al. (2006). Contemporary definitions and classification of the cardiomyopathies: an American Heart Association Scientific Statement from the Council on Clinical Cardiology, Heart Failure and Transplantation Committee; Quality of Care and Outcomes Research and Functional Genomics and Translational Biology Interdisciplinary Working Groups; and Council on Epidemiology and Prevention. *Circulation, 113*, 1807–1816.

第23章
肥厚型心肌病
Hypertrophic Cardiomyopathy

Sara B. Seidelmann　Sheila M. Hegde　Carolyn Y. Ho　著

玉　红　译

一、概述

　　肥厚型心肌病（hypertrophic cardiomyopathy，HCM）的特征是不明原因的心肌肥大，即在没有其他病因的情况下发生的肥大、心肌细胞紊乱和心肌纤维化（图 23-1）。通过心脏成像和分子学研究，我们对 HCM 的病理生理学、流行病学和预后的认识在过去几十年里有很大程度的提高。超声心动图是检测 HCM 的形态多样性、动态重构、血流动力学改变和心功能损害的重要工具。目前美国超声心动图学会（ASE）指南建议对所有患有或可能患有 HCM 的患者进行全面的超声心动图评估（表 23-1），包括心脏结构、收缩和舒张功能、肺动脉压力、瓣膜功能和动态血流评估[1]。

　　本章介绍超声心动图在 HCM 中的评估和超声表现，以及患者的管理和相关临床发现。超声心动图可以确定 HCM 的诊断和描述形态变异；描述自然病史和异质表型表达；评估病理生理学，包括梗阻生理和舒张异常；指导治疗措施，包括外科室间隔切除术和酒精室间隔消融术。

二、肌节基因突变引起肥厚型心肌病

　　HCM 通常是家族性的，也是最常见的遗传性心肌病。对 HCM 家族的遗传学研究提示 HCM 是一种肌节疾病，由编码可收缩蛋白的基因的常染色体显性突变引起。肌节是心肌细胞收缩的功能单位，代表心脏的分子运动。在肌节器的 11 个不同组成部分中发现了 1400 多种突变[2]。β- 肌球蛋白重链（MYH7）、肌球蛋白结合蛋白 C（MYBPC3）和肌钙蛋白 T（TNNT2）的突变最常见，共占已发现遗传突变病例的 90% 以上[3]。约 30% 的 HCM 患者可以检测到已知 HCM 疾病基因（主要是肌节基因）的突变。而在有 HCM 家族史的患者中，基因检测可发现约 60% 的突变[3]。

三、心脏形态

　　HCM 的心脏形态学特征是左心室体积小，伴不同位置和不同程度的肥厚。尽管不对称性室间隔肥大（导致室间隔反曲）是最常见和最典型的（图 23-2），但肥大可累及任何左心室（LV）节段，并且可能是局灶性或同心性的（图 23-3）。在经典的 HCM 中，除了室间隔基底部不对称肥厚外，左心室腔通常为狭窄的新月形。心尖肥大是 HCM 的一种形态变异（图 23-4），其发生在乳头肌水平以下的左心室远端。因此，心尖部 HCM 不会引起左心室流出道（LVOT）梗阻，但可能导致中、远

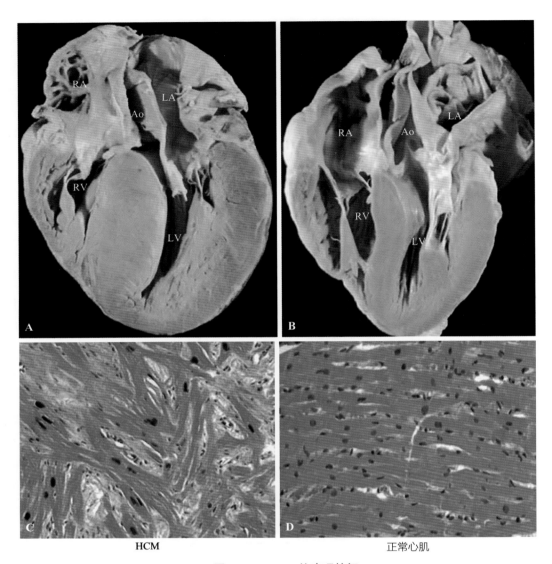

▲ 图 23-1　HCM 的病理特征

大体标本显示 HCM（A）与正常心脏形态（B）的对比。苏木精和伊红染色的组织切片显示 HCM 的病理学特征为心肌细胞紊乱，心肌细胞彼此呈杂乱的角度排列，心肌纤维化增加（C）。相比之下，正常心肌显示出非常有序的心肌细胞排列（D）。Ao. 主动脉；LA. 左心房；LV. 左心室；RA. 右心房；RV. 右心室；HCM. 肥厚型心肌病（图片由 Dr. Robert Padera, Department of Pathology, Brigham and Women's Hospital, Boston, MA 提供）

端心室的动态梗阻。左心室在舒张期通常类似于铁锹的形状（图 23-4B）。因为首次报道于日本[4]，因此也被称为 "Yamaguchi 变异"，心尖型 HCM 的患病率在日本人群中比在西方人群中更高 [（13%～25%）vs.（1%～2%）][5]。心尖型 HCM 患者很少发现有 HCM 家族史和致病肌节基因突变[6]，提示它是一种不同的疾病亚型。虽然早期的研究表明心尖型 HCM 的

预后较好，但其各种不同的临床结局也多有报道[7]。

间隔形态学可预测肌节突变的存在。遗传检测阳性的可能性在典型的室间隔反曲患者中最高，在 S 型间隔患者中最低（局灶性上间隔增厚，图 23-5）[8, 9]。左心室肥厚（left ventricular hypertrophy）的分布与临床结果之间的相关性尚未建立。此外，即使在具有相同潜

表 23-1 2011 年美国超声心动图学会对超声心动图评估肥厚型心肌病的建议

心脏形态	心室是否肥大及其分布部位；测量左心室大小和壁厚（间隔、下壁和前壁），以及最大室壁厚度的位置 右心室是否肥大及是否存在右心室流出道动力性梗阻 与体表面积相关的左心房容积指数
心脏功能	左心室射血分数 左心室舒张功能（评估左心室舒张压和充盈压）
瓣膜功能	二尖瓣和乳头肌评估，包括二尖瓣反流的方向、机制和严重程度；如果有必要，应进行 TEE 精确评估肺动脉收缩压的估算
梗阻评估	静止状态下和 Valsalva 动作时的动态梗阻；应确定梗阻的位置和压力梯度
处理措施	推荐使用 TEE 用于指导心肌切除术，TTE 或 TEE 用于指导酒精室间隔消融术 建议对高危家庭成员进行疾病筛查

TEE. 经食管超声心动图；TTE. 经胸超声心动图 [改编自 Nagueh SF, Bierig SM, Budoff MJ, et al. American Society of Echocardiography clinical recommendations for multimodality cardiovascular imaging of patients with hypertrophic cardiomyopathy: endorsed by the American Society of Nuclear Cardiology, Society for Cardiovascular Magnetic Resonance, and Society of Cardiovascular Computed Tomography. *J Am Soc Echocardiogr*. 2011；24(5):473–498.]

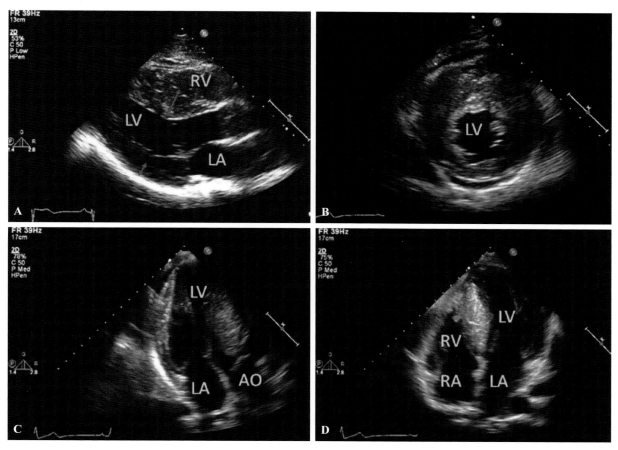

▲ 图 23-2 肥厚型心肌病的不对称室间隔肥大（所有图像均在舒张末期采集）

A. 胸骨旁长轴切面，红箭显示室间隔和后壁之间的壁厚不对称；B. 乳头肌水平的短轴切面，显示室间隔明显肥大；C. 心尖三腔心切面；D. 心尖四腔心切面。AO. 主动脉；LA. 左心房；LV. 左心室；RA. 右心房；RV. 右心室；标尺刻度 =1cm

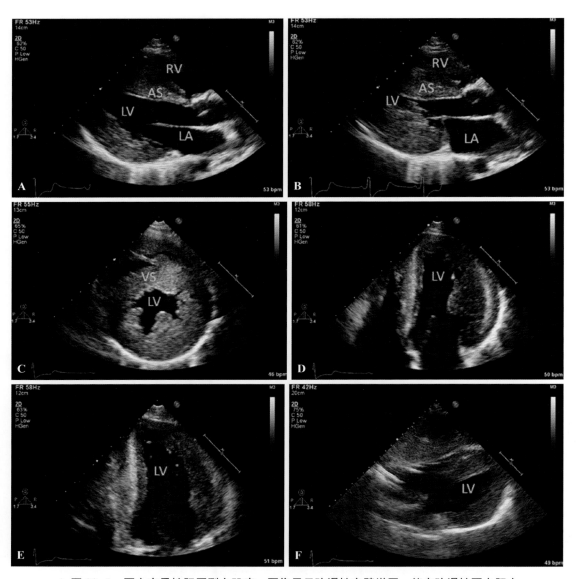

▲ 图 23-3　同心变异性肥厚型心肌病。图像显示弥漫性室壁增厚，伴有弥漫性同心肥大

A. 胸骨旁长轴切面（舒张期）; B. 胸骨旁长轴切面（收缩期），显示收缩期左心室室腔中份闭塞; C. 乳头肌水平的短轴切面，显示整体肥厚; D. 心尖四腔心切面显示明显的前外侧肥厚和右心室肥厚; E. 心尖两腔心切面; F. 剑突下切面。AS. 前间壁; LA. 左心房; LV. 左心室; RV. 右心室; VS. 室间隔; 标尺刻度 =1cm

在肌节突变的 HCM 家族中，左心室的形态也常常不同[10]。

由于左心室心尖、游离壁或心内膜／心外膜边界显示欠佳，心脏形态有时可能无法通过超声心动图进行充分评估。在这种情况下，应考虑超声造影或心脏磁共振（CMR）成像来显示左心室几何结构（图 23-6）。心尖动脉瘤（图 23-7）是一种罕见的与特殊形态的梗阻性

HCM 相关的病变，可以在标准超声心动图中显示出来，有时可能需要彩色多普勒或超声心动图对比剂来帮助识别。心尖动脉瘤的预后尚不清楚，但在少数患者中，它们被认为与猝死、进展性心力衰竭和血栓栓塞并发症有关[11, 12]。

检查所有影像后应报告间隔和后壁大小、最大壁厚及其位置（表 23-1）。一般来说，在没有其他病因导致左心室肥大（即压力超负荷

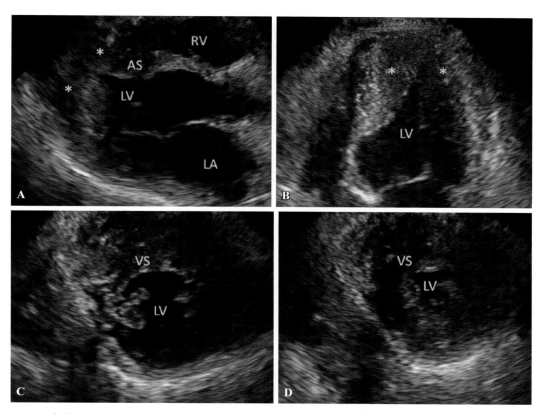

▲ 图 23-4　心尖变异性肥厚型心肌病。心尖肥厚是肥厚型心肌病的一种形态变异。肥厚发生在乳头肌水平以下左心室远端。因此，心尖部 HCM 不会导致左心室流出道梗阻

A. 胸骨旁长轴切面；B. 心尖四腔心切面显示心尖段肥厚；C. 胸骨旁短轴乳头肌水平，没有明显的肥厚；D. 胸骨旁短轴切面，显示心尖段肥厚。AS. 前间壁；LA. 左心房；LV. 左心室；RV. 右心室；VS. 室间隔；*. 心尖段伴局灶性肥厚

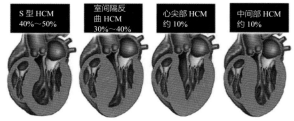

▲ 图 23-5　肥厚型心肌病的间隔形态

图示不同的间隔形态及其基因检测发现肌节突变的可能性 [改编自 Binder J, Ommen SR, Gersh BJ, et al. Echocardiography-guided genetic testing in hypertrophic cardiomyopathy: septal morphological features predict the presence of myofilament mutations. *Mayo Clin Proc*. 2006；81(4):459–467.]

或浸润改变）的情况下，室间隔壁厚（IVSd）≥ 15mm 或间隔与后壁厚度比 ≥ 1.3 支持 HCM 诊断。在评估 HCM 患者亲属时，应考虑修改诊断标准，因为确诊患者家属中 HCM 的风险要高得多。如表 23-2 [13, 14] 所示，更细微的异常，特别是边缘或轻度左心室肥大具有更大的意义。肌节突变的其他提示性特征包括舒张异常（组织多普勒显示早期心肌舒张速度 e′ 降低）[15-17] 和心电图改变（Q 波和显著的复极改变，例如 ST 段压低和 T 波倒置；图 23-6D）[18]。最后，用前后径或更准确的容积测量确诊的左心房（LA）增大，似乎是疾病严重程度的一个标志，并且在纽约心脏协会（NYHA）心功能分级高的患者中更常见。

典型 HCM 也有一些其他常见的超声心动图表现。在收缩中期，二尖瓣和间隔接触后，主动脉瓣叶提前关闭，这在 M 型超声中可以清楚看到（图 23-8）。M 型超声还可以

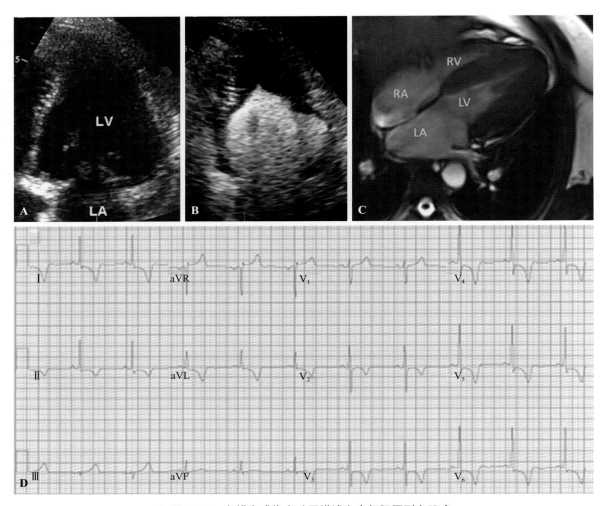

▲ 图 23-6　多模态成像有助于描述心尖部肥厚型心肌病

A. 心尖四腔心切面清晰显示正常的心室壁厚度，但心尖内膜显示不佳；B. 超声心动图对比剂显示典型的"铲形"左心室外观和增厚的心尖壁；C. 心脏磁共振四腔心成像诊断心尖部肥厚型心肌病，而这在标准超声心动图中不易显示；D. 心电图上显示与心尖部 HCM 有关的心前区 T 波倒置。LA. 左心房；LV. 左心室；RA. 右心房；RV. 右心室

清楚地描绘二尖瓣收缩期前向运动（SAM）（图 23-13C）。左心室二维成像可以显示二尖瓣和室间隔接触点的回声增强和纤维化增厚，这与摩擦斑块的病理表现有关。二尖瓣叶偶尔被拉长和（或）绒毛膜结构松弛，可诱发或促成 SAM。由 SAM 引起的二尖瓣反流（MR）具有典型的后向性（见下文）。

四、左心室收缩和舒张功能

在大多数 HCM 患者中，左心室射血分数正常或增高。然而，有一部分患者有严重的肥厚和限制性表现，其左心室舒张末期容积减少，因此虽然 LV 射血分数高但每搏量不大。2%～5% 的 HCM 患者进展到终末期或"耗竭期"HCM；大约 50% 的患者会在生命的头 40 年出现[19]。其特征表现为从肥厚性、非扩张性和高动力性左心室发展至心室收缩功能障碍（左心室射血分数 < 50%）。大约 50% 的患者同时出现左心室腔扩大和室壁变薄（图 23-9）。终末期 HCM 的临床病程可能不同，但通常预后较差。当收缩性心力衰竭的标准药物治疗不再有效时，可考虑采用进一步的治疗方法，包

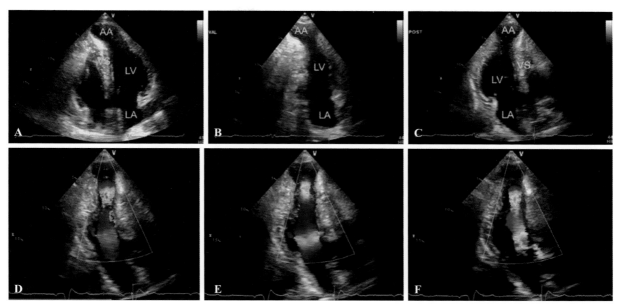

▲ 图 23-7　肥厚型心肌病心尖动脉瘤形成

图示一个大型左心室心尖动脉瘤的心尖图像。A 至 C. 心尖四腔、两腔和三腔心切面显示心尖动脉瘤；D 至 F. 心尖三腔心切面，彩色多普勒血流显示舒张早期、舒张末期和收缩中期的血流。AA. 心尖动脉瘤；LA. 左心房；LV. 左心室；VS. 室间隔

表 23-2　成年受累家庭成员肥厚型心肌病诊断标准的修改

	主要标准	次要标准
超声心动图	最大左心室壁厚≥ 13mm	前间隔或后壁≥ 12mm 后间壁或游离壁≥ 14mm SAM 冗长的 MV 瓣叶
心电图	病理性 Q 波 T 波倒置 • Ⅰ导联和 aVL 导联（≥ 3mm） • $V_3 \sim V_6$（≥ 3mm） 或 • Ⅱ、Ⅲ、aVF（≥ 5mm） ST 段位移＞ 1mm	完全 BBB 或（轻微）室内传导缺陷（在 LV 导联中）

HCM 的诊断建议包括一个主要标准；两个次要超声心动图标准或一个次要超声心动图和两个次要心电图标准。BBB. 束支传导阻滞；LV. 左心室；LVH. 左心室肥大；MV. 二尖瓣；SAM. 二尖瓣前向收缩运动 [改编自 Michels M, Soliman OI, Phefferkorn J, et al. Disease penetrance and risk stratification for sudden cardiac death in asymptomatic hypertrophic cardiomyopathy mutation carriers. *Eur Heart J.* 2009；30(21):2593–2598.]

括心脏移植或机械支持（左心室辅助装置）。

HCM 患者通常通过二尖瓣血流的标准多普勒成像和组织多普勒成像（TDI）显示舒张异常。多普勒方法（第 15 章）也有助于早期评估亚临床期的心功能障碍。对肌节基因突变携带者的研究表明，舒张早期舒张速率降低（TDI 上的 e′）提示的舒张功能受损可能发生在明显的左心室肥大之前（图 23-10）[15-17]。虽然这些发现有助于理解 HCM 的基本生物学，但 e′ 没有确切阈值可以区分高危突变携带者和健康亲属。

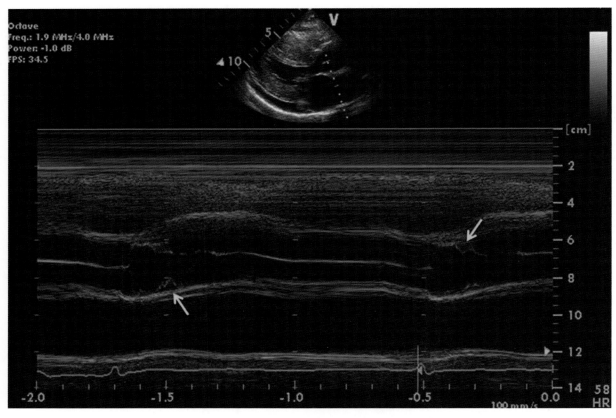

▲ 图 23-8　肥厚型心肌病的主动脉瓣 M 型超声

M 型超声心动图显示主动脉瓣在收缩晚期提前关闭。在收缩中期会出现切迹，在收缩中 – 晚期出现主动脉瓣颤振（箭）。
AA. 心尖动脉瘤；LA. 左心房；LV. 左心室；RV. 右心室；VS. 室间隔

研究表明，舒张异常是 HCM 中潜在肌节突变的一个主要早期表现，而不仅仅是左心室肥大或心肌纤维化的结果。临床前 HCM 舒张功能障碍的病因尚未完全阐明，但动物研究表明肌动蛋白 – 肌球蛋白跨桥分离率降低，肌浆网中钙再摄取率降低可能与之相关[20, 21]。心肌纤维化尽管在 HCM 和明显肥大的患者中常被 CMR 检测到，但目前无法通过标准超声心动图检测。

斑点追踪超声心动图是一种较新的超声心动图技术，可能有助于描述 HCM 中的左心室收缩和舒张异常。斑点追踪利用自然出现的心肌斑点的外观，提供一个与角度无关的、对心肌变形或应变的客观评估。最近的研究表明，HCM 患者的纵向应变减少[22, 23]；但是，具有正

常左心室壁厚度的肌节突变携带者的纵向应变不变（基因 +/LVH–；图 23-11）。与对照组相比，HCM 患者的轴向应变也可能增加[24]。斑点追踪技术也用于研究左心室功能更细微的变化，例如 HCM 患者的左心室扭转和解扭转的速率和模式差异。然而，由于缺乏明确的节段参考值和技术标准化，应变分析尚未常规地纳入 HCM 患者的超声心动图评价。舒张期和应变参数之间的关系及对 HCM 临床过程的意义仍在建立中。

五、肥厚型心肌病的进展

潜在基因突变的外显率或临床表现与年龄有关，并且左心室壁厚度在整个儿童早期通常是正常的。青春期和青年期是发生肥大性心

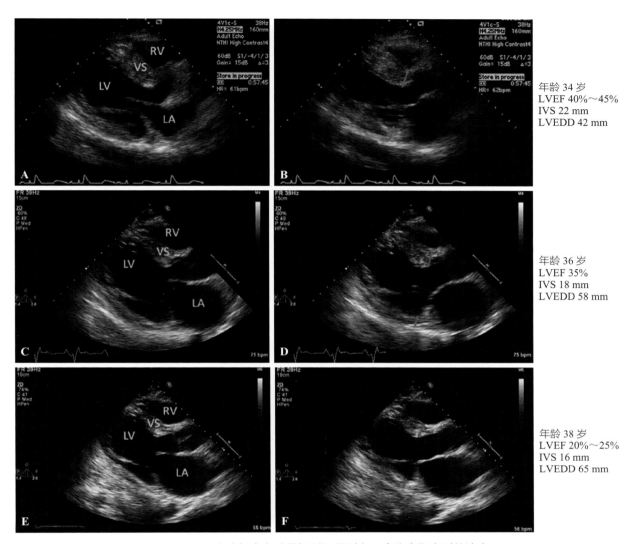

年龄 34 岁
LVEF 40%～45%
IVS 22 mm
LVEDD 42 mm

年龄 36 岁
LVEF 35%
IVS 18 mm
LVEDD 58 mm

年龄 38 岁
LVEF 20%～25%
IVS 16 mm
LVEDD 65 mm

▲ 图 23-9　连续超声心动图识别肥厚型心肌病终末期表型的演变

这一系列图像显示的是一例由于 *MYH7* 突变而在 6 月龄时被诊断为家族性 HCM 的患者从左心室肥大发展为终末期肥厚型心肌病的过程。左图（A、C 和 E）是舒张期，右图（B、D 和 F）是收缩期。A 和 B.34 岁时胸骨旁长轴图像；C 和 D.36 岁时胸骨旁长轴切面显示左心室射血分数（LVEF）降低，左心室肥大（LVH）减轻，左心室腔扩张；E 和 F.38 岁时胸骨旁长轴切面显示进一步左心室射血分数降低，左心室肥大减轻，左心室腔扩张。此后不久需要心脏移植。IVS. 室间隔；LA. 左心房；LVEDD. 左心室舒张末期直径；RV. 右心室；VS. 室间隔；LV. 左心室

肌重构的典型时期。例如，在儿童期超声心动图评估左心室壁厚度可能是正常的，但在表型转换时可以迅速增加（图 23-12）[25]。因此，对所有有 HCM 风险的家庭成员进行定期超声心动图评估至关重要。如果基因测试已经确定了一个明确的致病性突变，并被证实是家族中 HCM 的病因，那么连续的超声心动图随访可仅限于那些携带致病性突变的亲属。未携带致病基因突变的亲属不会增加患 HCM 的风险，也不需要连续随访，但如果有临床表现，则应进行评估。

六、左心室流出道梗阻与二尖瓣畸形

左心室流出道梗阻（定义为静止或激发时瞬时多普勒流出梯度峰值 ≥ 30mmHg）是

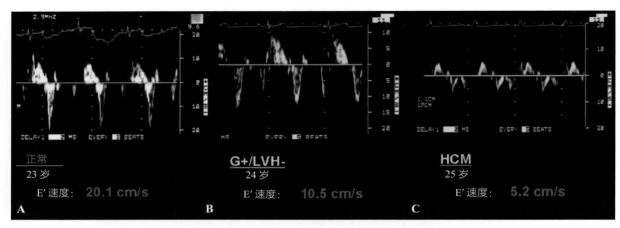

▲ 图 23-10　肌节基因突变家族成员左心室舒张功能受损先于左心室肥大的发生

A. 组织多普勒（TDI）显示 23 岁无家族突变的健康亲属左心室舒张功能正常，壁厚正常；B. TDI 显示 24 岁致病基因阳性的患者左心室舒张功能受损，但壁厚正常；C. TDI 显示 25 岁的典型肥厚型心肌病患者左心室舒张功能受损

间隔纵向应变

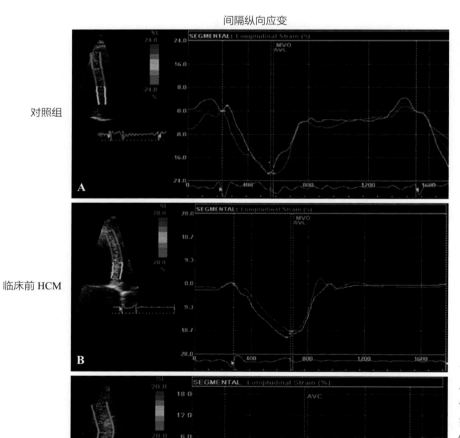

◀ 图 23-11　左心室应变显像

健康人（A）、临床前肌节突变携带者（基因 +/LVH−）（B）和显性肥厚型心肌病（HCM）（C）的二维超声间隔纵向应变分析，显示 HCM 患者纵向应变减少，但临床前患者中应变正常。室间隔基底部、中部和心尖部的追踪用不同的颜色表示

时间（个月）　基线　　　12　　　18　　　24　　　36
年龄（岁）　　　9　　　　10　　　11　　　11　　　12

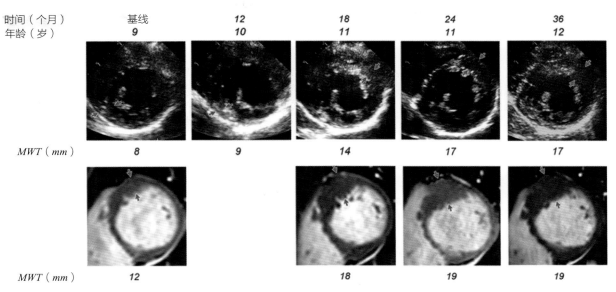

MWT（mm）　8　　　9　　　14　　　17　　　17

MWT（mm）　12　　　　　　18　　　19　　　19

▲ 图 23-12　肥厚型心肌病发病早期的表型进展

这些图像显示了携带致病性肌球蛋白重链突变的一例女性肥厚型心肌病（HCM）患者的演变。第一排图像为超声心动图图像，第二排为对应的心脏磁共振（CMR）图像。最大左心室壁厚度（MWT）以 mm 为单位显示在每张图像下方。9 岁时超声心动图提示交界性局灶性室间隔肥厚，在 CMR 上表现更为突出（CMR 最大左心室壁厚为 12mm，累及 1 个节段）。12 个月后超声心动图没有确切改变。18 个月后超声心动图和 CMR 显示基底间隔肥厚增加到 14mm（超声）和 18mm（CMR，包括 3 个节段），未发现晚期钆增强。24 个月后，超声心动图和 CMR 显示局部肥大，最大可达 17～19mm（z 评分 10.9），此后 36 个月的变化不大。因此，肥厚的进展大多发生在 9—11 岁

HCM 的一个重要特征（图 23-13）。HCM 常伴多种功能和解剖异常，包括室间隔肥厚、左心室流出道小、左心室功能亢进、二尖瓣延长和（或）脉络膜松弛。这些异常可能在左心室流出道产生流体运动时发生，导致二尖瓣的 SAM（图 23-13），这是左心室流出道梗阻的主要机制。大约 35% 的 HCM 患者存在静息性梗阻[26]。当运动、Valsalva 动作或低血容量时，左心室腔减小和心动过速可导致梗阻发生。

值得注意的是，由于左心室流出道梗阻可能是潜在的，并且由于负荷条件的变化而具有内在的动态性，因此对可诱发的梗阻的仔细评估是超声心动图评估 HCM 患者的一个重要组成部分。诱发因素包括前负荷降低（即 Valsalva 动作、突然站立）、后负荷降低或收缩力增加。运动是最与临床相关的诱发方式。运动超声心动图不仅用于识别动态梗阻，还用于评估心功能和血压对运动的反应（猝死风险评估的一个组成部分）。左心室流出道梗阻，无论是本身即存在还是诱发，都可能导致心力衰竭和运动不耐受的症状，并且梗阻还与心血管疾病的不良结局有关，例如进展到严重心力衰竭和死亡[27]。

在超声心动图上，可以用脉冲波（PW）和连续波（CW）多普勒来描述梗阻的位置、机制和严重程度。流程如图 23-14 所示。将二尖瓣反流喷射血流与左心室流出道的多普勒信号区分开来很重要（图 23-14），左心室流出道梗阻的多普勒图像通常在收缩期晚期出现峰值，常被描述为匕首状或喙状。相比之下，二尖瓣反流多普勒图像的形状更像子弹，在收缩开始时很快达到峰值，轮廓更宽（图 23-14E）。当左心室流出道梗阻的峰值变化时，二尖瓣反流信号的峰值速度通常为 4～5m/s，与左心室 - 左心房梯度相对应。床旁超声可能会发现，心尖三腔心切面有时可以很好地将向后的二尖瓣

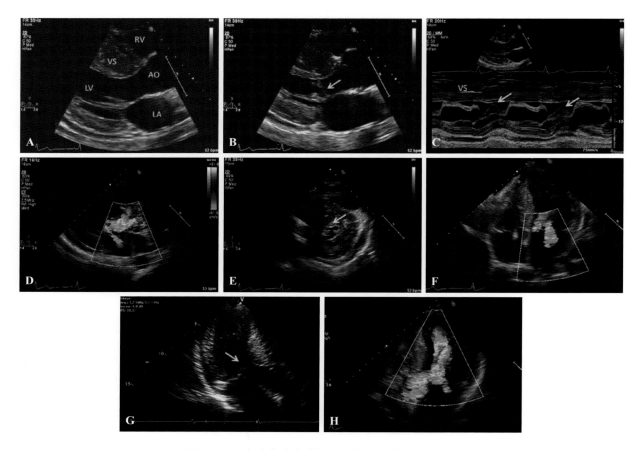

▲ 图 23-13　左心室流出道梗阻及收缩期前向运动的机制

静态图像显示典型的收缩期前运动（SAM），二尖瓣前叶与间隔接触，引起左心室流出道机械性梗阻和二尖瓣反流。A. 舒张期胸骨旁长轴切面；B. 收缩中期胸骨旁长轴切面显示典型的 SAM，其中二尖瓣前叶急剧弯曲（箭），在收缩期变得几乎垂直于左心室流出道，导致局部间隔接触和血流阻塞；C. 二尖瓣运动的 M 型超声，显示二尖瓣的前向运动并与室间隔接触（箭）；D. 收缩中期的胸骨旁长轴彩色多普勒显示由于收缩期前向运动和二尖瓣反流引起左心室流出道湍流；E. 胸骨旁短轴图像显示典型的二尖瓣前向运动发生在二尖瓣前叶的中心（箭显示间隔接触）；F. 彩色多普勒显示左心室流出道湍流和二尖瓣反流；G 和 H. 心尖三腔心切面，显示二尖瓣叶，特别是二尖瓣前叶拉长，并产生左心室流出道梗阻（箭），如彩色多普勒图像所示。Ao. 主动脉；LA. 左心房；LV. 左心室；RV. 右心室；VS. 室间隔

反流喷射血流与向前的 LVOT 血流分开。二维和 M 型超声除了能量化峰值梯度外，还可以进一步显示梗阻的机制，将二尖瓣 SAM 引起的动态流出道梗阻与收缩期心腔闭塞引起的中腔梗阻进行区分。

由于二尖瓣向室间隔移动并接触室间隔引起瓣叶对合不良，因此 SAM 常引起二尖瓣反流（图 23-13）。SAM 的动态原因之前认为是由于 Venturi 机制（其中 LVOT 中的高速血流将瓣叶拖入 LVOT），但有证据表明，瓣叶中段隆起产生的流线实际上将突出的二尖瓣叶的末端推入间隔[28]。SAM 现象中瓣叶与室间隔接触的程度和持续时间与流出道压力梯度的大小直接相关[13]。由于二尖瓣叶向前移位并扭曲，由 SAM 引起的二尖瓣反流通常方向靠后，程度至少为轻度到中度。二尖瓣反流呈中心性或方向向前侧提示二尖瓣内在病变（例如黏液瘤样改变伴二尖瓣脱垂、绒毛膜结构异常、二尖瓣环钙化或乳头肌异常），应仔细检查瓣膜形态和功能，必要时通过经食管超声心动图评估。

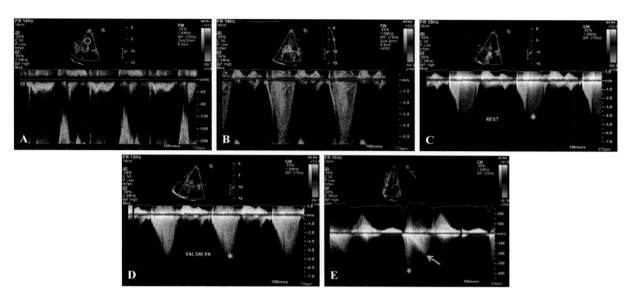

▲ 图 23-14　左心室流出道压力梯度的多普勒频谱图

脉冲波（PW）和连续波（CW）多普勒可用于定量和定位左心室（LV）腔和左心室流出道前向收缩运动（SAM）产生的心室内压力梯度。A. 在心尖五腔心切面从左心室中腔进行 PW 多普勒（圆圈内为取样容积）。B. 将取样容积框放到流出道以确定流速加速的位置，通常发生在最大 SAM 间隔接触的位置。此时，流速可能会超过 PW 多普勒的 Nyquist 极限，并且会出现混叠现象。切换到高脉冲重复频率（HPRF）或 CW 多普勒就可以测量更高的流速。C. CW 多普勒识别峰值瞬时流速为 4.1m/s（＊），使用修正的 Bernoulli 方程预测静止时峰值 LVOT 梯度为 66mHg。D. Valsalva 动作使峰值速度（＊）增加到 4.9m/s（与峰值瞬时梯度 96mmHg 相关）。E. 左心室流出道多普勒信号与二尖瓣反流（MR）的关系。二尖瓣反流的波形在收缩期开始时立即开始，在等容收缩期间（对应于 QRS 波的开始），峰值速度迅速增加（4.0 m/s；＊）。二尖瓣反流收缩早期的频谱为 ＊ 显示的地方。来自左心室流出道收缩期晚期的峰值信号嵌入二尖瓣反流的信号中（2.0m/s；箭）。二维和彩色血流多普勒成像通常可用于区分这两种血流的信号

七、肥厚型心肌病的治疗

药物治疗 HCM 的重点是通过避免容量不足、血管扩张和心动过速来减少 LVOT 梗阻和最大限度地增加心排血量。心房颤动可导致心动过速和心房收缩消失而减少心排血量，因此应尝试恢复窦性心律；如果不能，则应通过药物充分控制心室率[28]。峰值瞬时多普勒血流梯度≥ 50mmHg 的左心室流出道梗阻和药物治疗后仍存在症状的患者可选择外科室间隔心肌切除术或酒精室间隔消融术[29]。

外科室间隔心肌切除术是一种用于治疗 HCM 左心室梗阻的外科手术，包括切除主动脉瓣下与二尖瓣叶接触的室间隔（图 23-15）。当由有经验的操作者进行手术时，绝大多数患者

的流出道梗阻消失或显著减少，并可以使运动能力和症状得到改善。消除 SAM 和改善二尖瓣的对合也可以减少术后二尖瓣反流，通常不需要对二尖瓣进行额外的手术。该手术通常并发症很少见，但可引起因过度切除而造成的室间隔缺损、冠状动脉 - 心腔瘘、完全性心脏传导阻滞，以及通过主动脉瓣入路进行室间隔手术操作时而导致的主动脉瓣关闭不全。与未进行手术的梗阻性患者相比，行外科室间隔心肌切除术患者术后的长期预后良好，症状、运动能力和生存率均有改善[30]。

酒精室间隔消融术是人为"控制性"的室间隔心肌梗死，使室间隔上部重塑和变薄，从而减轻 SAM 和左心室流出道梗阻（图 23-16 和图 23-17）。该手术可以有效减少压力梯度、

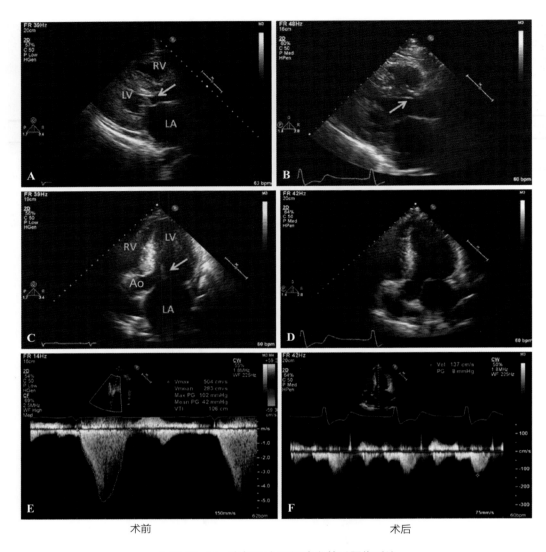

术前   术后

▲ 图 23-15　室间隔心肌切除术前后图像对比

A. 术前胸骨旁长轴切面显示明显的室间隔肥大和二尖瓣收缩期前向运动（SAM；箭）；B. 术后胸骨旁长轴显示室间隔上份被切除心肌形成的"切迹"（箭），切除后左心室流出道横截面积增加，并消除 SAM 和左心室流出道（LVOT）梗阻；C. 术前心尖五腔心切面显示室间隔肥大和 SAM（箭）；D. 术后心尖五腔心切面显示基底部室间隔切除和 SAM 现象消失；E. 术前心尖五腔心切面连续波多普勒显示 LVOT 峰值速度为 5.0m/s；F. 术后心尖五腔心切面连续波多普勒显示术后 LVOT 峰值速度降低至 1.4m/s。Ao. 主动脉；LA. 左心房；LV. 左心室；RV. 右心室；VS. 室间隔

改善症状、运动耐受和耗氧。这项技术需要分离出冠状动脉的间隔支，该分支支配易发生 SAM 和流出道梗阻的室间隔区。通常是指超声心动图上 SAM 时二尖瓣与室间隔接触的区域。然后，注射 100% 乙醇以引起心肌缺血坏死（75% 的病例是透壁性梗死）并最终使 LVOT 增宽。在手术过程中，使用超声心动图引导很有必要，有助于定位合适的间隔支进行注射，

并降低潜在的并发症[31, 32]。预计在随后的超声心动图随访中，可以看到注射部位室间隔变薄和运动减弱，而术中的对比剂可以预测其范围。对比剂的使用也能提高手术成功率和降低并发症（如完全性心脏传导阻滞）发生率。酒精室间隔消融术的主要优点是无创。但可能需要 3 个月才能看到流出道压力梯度和 MR 的改善，这可能是由于重塑是一个缓慢的过程。酒精室

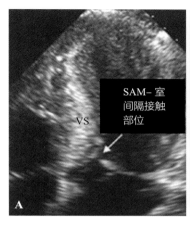
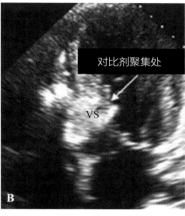
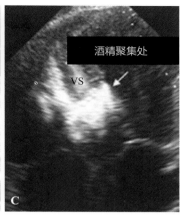

▲ 图 23-16 酒精室间隔消融术

A. 心尖四腔心切面确定最大 SAM- 室间隔接触点作为消融的部位（箭）。B. 冠状动脉内注射超声心动图对比剂，以证实所识别的分支是为最大 SAM- 室间隔接触点提供血供的间隔支。该间隔支供血的区域由对比剂突出显示，表现为心肌内对比剂累积所产生的回声信号（箭）。对比剂确定了潜在消融的部位，并确定了梗死面积是否过大或是否涉及非预期结构，如右心室。C. 确定潜在消融部位后，将酒精注入选定的间隔支，注射后该区域可见心肌内酒精聚集的强回声高亮信号（箭）。
VS. 室间隔

间隔消融术的风险与外科室间隔切除术类似，如完全性心脏传导阻滞（在 8%～10% 的病例中）、左前降支冠状动脉剥离或瘘、心包积液、酒精泄漏到另一冠状动脉引起的大面积心肌梗死和室性快速型心率失常。为了避免引起室间隔缺损的风险，基底间隔壁厚度 ≤ 15mm 的患者不宜进行酒精室间隔消融术。

低于 2% 的手术切除患者和大约 10% 的酒精室间隔消融术后患者会出现 LVOT 梯度降低不足或复发症状性 LVOT 梗阻，并且两种方法的室间隔增厚都可能复发。对于酒精室间隔消融术，LVOT 梯度降低不足与非透壁性梗死相关。在过去 10 年对手术切除和酒精室间隔消融术的比较中，无论是药物治疗、酒精室间隔消融术还是间隔切除治疗，存活率无显著差异。如果没有长期的研究或随机试验，每种手术的优势和风险都需要在患者个体上权衡利弊，对于合并二尖瓣病变和 SAM 现象的患者，如果对室间隔切除即可改善 SAM 现象，则可以不对二尖瓣进行处理。二尖瓣环成形术、置换术，甚至经皮二尖瓣植入术已经在少部分二尖瓣病变的患者中进行了研究。

八、超声心动图在肥厚型心肌病鉴别诊断中的应用

（一）运动员心脏

激烈的运动训练会导致心脏重塑，包括左心室壁厚度增加，这很难与 HCM 区分。运动性重塑通常不会导致严重（> 20mm）的左心室肥大[33]，即使是高强度训练的运动员通常也表现为正常或轻度增加的左心室壁厚（≤ 15mm）。大约 2% 的优秀运动员的左心室壁厚为 13～16mm，处于生理性心室肥大和病理性 HCM 重叠的形态学"灰色地带"[34]。区分运动员心脏和 HCM 是很重要的，因为 HCM 患者剧烈运动增加猝死的风险[34, 35]，并对家庭成员有重要影响。如表 23-3 所示，超声心动图检查有助于鉴别病理性和生理性肥大。提示 HCM 的诊断包括不对称性左心室肥大，前室间隔不受影响，增厚区主要累及后间隔或左心室游离壁；左心室腔小，< 51mm[36]；左心室舒张功能异常；左心房明显扩张；停训后左心室肥大无减轻[34, 35]。另一方面，耐力运动中的运动员，常出现左（右）心室不同程度的扩

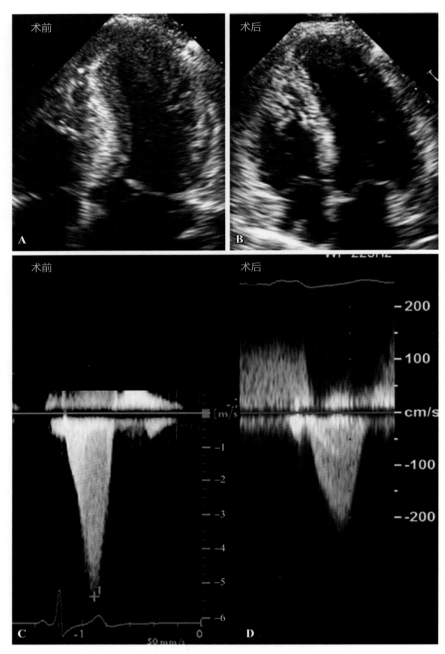

▲ 图 23-17　成功的酒精室间隔消融对血流动力学的影响

A 和 C. 消融前收缩中期心尖四腔心切面显示严重的收缩期前向运动（SAM），室间隔接触时间延长，静息压力梯度为 100mmHg；B 和 D. 室间隔消融 2 个月后，近端间隔明显变薄，SAM 消失，静息压力梯度降为 20mmHg

张，同时心室壁厚度对称性增加较轻，左心室射血分数（LVEF）通常在正常范围的低限值（约50%）。此外，用标准血流多普勒测量的舒张功能正常甚至超常（e′ 速度较高，二尖瓣 E/A ＞ 2），斑点追踪显示的局部和整体纵向应变参数也普遍较高。通常，可以进行运动测试（记录运动能力和判断是否存在诱导梯度）、心脏磁共振成像，甚至一段时间的停训（区分运动员的心脏和 HCM）。

表 23-3　左心室壁厚度为 13～16mm 的运动员出现病理性左心室肥大 / 肥厚型心肌病的临床特征

症状	不明原因晕厥：特别是活动后出现 心悸 呼吸短促与活动量不匹配 头晕 胸痛
家族史	一级亲属中的 HCM
人口统计学特征	年龄＜ 16 岁 女性 参加纯等长运动 体表面积小
超声心动图	左心室壁厚度≥ 16mm 心尖、不对称间隔或混合型肥大 舒张末期左心室腔直径≤ 51mm 二尖瓣叶 SAM 现象及存在左心室流出道梗阻 室间隔 E′≤ 11cm/s
12 导联心电图	病理性 Q 波 ST 段压低 侧壁导联 T 波倒置
心脏 MRI	心尖、不对称室间隔或混合型肥大 显著心肌纤维化伴钆强化
停训	3 个月停训不会使左心室肥大消减

HCM. 肥厚型心肌病；LV. 左心室；SAM. 收缩期前向运动 [引自 Rawlins J, Bhan A, Sharma S. Left ventricular hypertro-phy in athletes. *Eur J Echocardiogr*. 2009; 10(3):350–356; Sheikh N, Papadakis M, Schnell F, et al. Clinical profile of athletes with hypertrophic cardiomyopathy. *Circ Cardiovasc Imaging*. 2015; 8(7):e003454.]

（二）局灶性室间隔上份增厚

局灶性室间隔上份增厚（也称 S 型室间隔、室间隔膨隆和离散型室间隔上份增厚）是 HCM 常见的形态学亚型。它常见于老年高血压患者，可能是高血压性心脏病获得性重塑的表现，而不是遗传性或原发性心肌病变。在有和无 HCM 的患者中，年龄似乎增加了左心室长轴和主动脉之间的角度，当室间隔上份突出到左心室流出道时，加重了室间隔的局灶性隆起，特别是在老年妇女中。在伴有局灶性室间隔上份增厚的孤立个体中，很少发现肌节突变。在没有家族史的情况下，这种患者极不可能代表遗传性 HCM，通常不需要进行广泛的家族筛查 [37]。

（三）浸润性和代谢性心肌病

非常罕见的遗传条件也会导致心肌浸润或代谢改变，导致左心室壁厚度增加，这与 HCM 肌节中的左心室肥大非常相似。这些基因甚至在不明原因的 HCM 患者中也很罕见，包括非肌节蛋白的突变，例如编码磷酸腺苷活化蛋白激酶或 AMP 活化蛋白激酶（PRKAG2）γ2 调节亚单位的基因和编码溶酶体相关膜蛋白 2（LAMP-2）的基因。PRKAG2 突变以常染色体显性遗传方式遗传，导致骨骼肌和心肌细胞中充满糖原相关产物的空泡积聚。与肌节 HCM 不同，不伴有肌原纤维紊乱和纤维化的病理表现，但心室预激（即 Wolff-Parkinson-White 综合征）和传导系统缺陷非常普遍。另一种罕见的代谢性疾病，Danon 病（也称为糖原储存病ⅡB）是由蛋白质的半显性突变引起的（LAMP-2；图 23–18）[38]。这通常会导致男性的心肌肥厚表型，引起女性的扩张型心肌病，还与预激（在 75% 的患者中）、骨骼肌无力、智力低下有关。

心脏淀粉样变性（图 23–19）和 Fabry 病（图 23–20）是由其他蛋白突变而引起的更普遍的浸润性心肌病，引起成人发病的限制性心肌病和心肌厚度的增加（第 24 章）。Fabry 病是由于 X 连锁突变导致溶酶体 α- 半乳糖苷酶 A（agal-A）缺乏而引起的一种溶酶体贮存障碍。心脏淀粉样变是由淀粉样蛋白的细胞外沉积引起的（下文和第 24 章），包括三种形式：AL（原发性轻链）、ATTR（转甲状腺素）和 AA（继发性，血清淀粉样蛋白 A）淀粉样变。

单纯超声心动图可能难以区分 HCM 和浸润性心肌病。显著的向心性肥厚、双心房扩大和心肌回声明亮的"闪烁"现象，提示可能存在

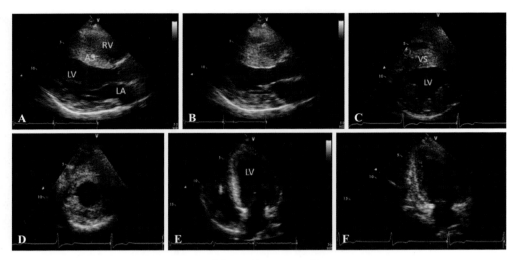

▲ 图 23-18　Danon 病

一名 21 岁 LAMP2 突变的 Danon 病患者的胸骨旁超声图像。Danon 病是一种临床上类似肥厚型心肌病（HCM）的溶酶体贮积疾病。该患者左心室壁严重弥漫性增厚，最大室间隔壁厚 21mm。A. 胸骨旁长轴视图（舒张期）；B. 胸骨旁长轴视图（收缩期）；C. 短轴视图：在乳头肌水平，左心室壁的所有节段都肥大；D. 心尖水平胸骨旁短轴视图；E. 心尖四腔心视图；F. 心尖两腔心视图。AS. 前间壁；LA. 左心房；RV. 右心室；VS. 室间隔

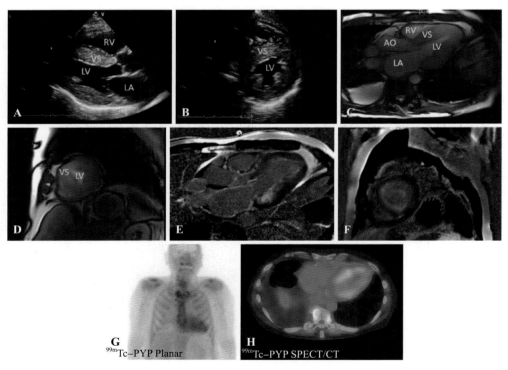

G
99mTc-PYP Planar

H
99mTc-PYP SPECT/CT

▲ 图 23-19　心脏淀粉样变性

在心脏淀粉样变性的诊断中，多模式成像是非常必要的。胸骨旁长轴（A）和短轴（B）超声心动图显示回声明亮，弥漫性左心室肥大，最大壁厚为 18mm；心脏磁共振成像（MRI）五腔心（C）和短轴（D）切面显示弥漫性左心室（LV）肥大；心脏 MRI（E 和 F）显示跨壁延迟性钆增强和异常血池钆动力学，与心脏淀粉样变性一致；99mTc- 焦磷酸钾（99mTc-PYP）全身平面显像（G）和 SPECT/CT（H）显示 99mTc-PYP 弥漫性心肌潴留，与转甲状腺素相关的心脏淀粉样变性一致（G 和 H 由 Sharmila Dorbala MD, MPH, Brigham and Women's Hospital, Boston, MA 提供）

浸润性病变而不是典型的 HCM。在男性患者或家庭成员中存在病变但缺乏父子传播可以提示是 X 遗传疾病如 Danon 或 Fabry 病。青年发病和传导异常（进行性房室传导阻滞、心房纤颤、心室预激）是诊断 *PRKAG2* 或 *LAMP2* 突变继发疾病的重要临床线索（图 23-18），而老年起病提示心脏淀粉样变性。在心脏淀粉样变的类型中，老年男性中常见的是转甲状腺素淀粉样变（突变型或野生型），而 AL 淀粉样变与多发性骨髓瘤等浆细胞畸形有关（图 23-19）。

多模态成像，包括心脏磁共振成像和核扫描，可以发挥关键作用，帮助建立正确的诊断，区分肌节性 HCM 的一些表型。^{99m}Tc- 焦磷酸闪烁显像（^{99m}Tc-PYP）可帮助建立突变型或野生型转甲状腺素相关淀粉样变性的正确诊断[39, 40]，有助于临床医生区分淀粉样变性和

HCM（图 23-19G 和 H）。然而，焦磷酸盐扫描不能用来帮助诊断 AL 淀粉样变。

当怀疑有浸润性心肌病时，可能需要进行心肌活检和酶活性检测以提供最终诊断，如图 23-20 所示，组织学有助于明确诊断 Fabry 病。确定正确的诊断对患者及其家属的管理都具有重要意义。例如，酶替代疗法可用于 Fabry 病，而化疗可用于治疗 AL 淀粉样变性。对于由突变型或野生型转甲状腺素引起的心脏淀粉样变性及其他形式的遗传性心脏病，正在开发疾病修饰疗法。因此，诊断的精确性和准确性在未来的临床管理中将发挥越来越重要的作用。此外，如果能确认非遗传性病因，患者的亲属就不会有危险，即可以从一系列临床评估的负担和疾病发展的担忧中解脱出来。

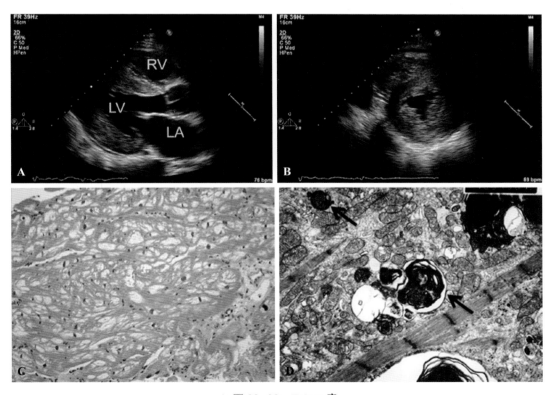

▲ 图 23-20　**Fabry** 病

A 和 B. Fabry 病男性患者胸骨旁切面显示同心性左心室肥大和心肌回声增强；C. 苏木精 – 伊红染色显示典型的空泡状心肌细胞（100×）；D. 电子显微照片显示心肌细胞内具有特征性的板层小体（箭）。AS. 前间壁；LA. 左心房；LV. 左心室；RV. 右心室；VS. 室间隔（C 和 D 由 Robert F. Padera MD, PhD, Brigham and Women's Hospital, Boston, MA 提供）

九、结论

超声心动图在进一步了解 HCM 的病理生理、流行病学和预后方面发挥了重要作用。这种成像方式非常适合于评估疾病进展，并提供形态学、血流动力学改变、心脏结构和功能动态评估方面的相关信息，以指导临床医生对 HCM 的治疗。当评估不明原因心肌肥大患者时，超声心动图必须考虑人口统计学、临床病史、家族史、心电图、实验室检查，有时还要结合复杂的成像方式，如心脏磁共振成像和核成像，进行最终诊断。

推荐阅读

Afonso, L. C., Bernal, J., Bax, J. J., & Abraham, T. P. (2008). Echocardiography in hypertrophic cardiomyopathy: the role of conventional and emerging technologies. *JACC Cardiovascular Imaging, 1*, 787–800.

Nagueh, S. F., Bierig, S. M., Budoff, M. J., et al. (2011). American Society of Echocardiography clinical recommendations for multimodality cardiovascular imaging of patients with hypertrophic cardiomyopathy: endorsed by the American Society of Nuclear Cardiology, Society for Cardiovascular Magnetic Resonance, and Society of Cardiovascular Computed Tomography. *Journal of the American Society of Echocardiography, 24*, 473–498.

Silbiger, J. J. (2016). Abnormalities of the mitral apparatus in hypertrophic cardiomyopathy: echocardiographic, pathophysiologic, and surgical insights. *Journal of the American Society of Echocardiography, 29*, 622–639.

Wasfy, M. M., & Weiner, R. B. (2015). Differentiating the athlete's heart from hypertrophic cardiomyopathy. *Current Opinion in Cardiology, 30*, 500.

第 24 章
限制性和浸润性心肌病
Restrictive and Infiltrative Cardiomyopathies

Vikram Agarwal　Rodney H. Falk　著

玉　红　译

宋海波　校

一、概述

限制性心肌病（restrictive cardiomyopathy，RCM）是指在无潜在的冠状动脉粥样硬化性疾病、瓣膜病、先天性心脏病或系统性高血压的情况下发生的特发性或系统性心肌疾病，其特征是左心室充盈异常，表现为正常或减小的左心室（LV）和右心室（RA）容积和功能[1]。该术语并不精确，但包含了浸润性和纤维化的心脏病理学，本章将对此进行讨论。尽管大多数浸润性和纤维化性心肌病患者会出现充盈受限，尤其是在疾病的晚期，但应该将病理学与限制性充盈模式区分开，后者可能与其他类型的心脏病（如扩张型心肌病）有关。在扩张型心肌病患者中，充盈受限通常是可逆的，其与心力衰竭加重有关，并且在形态上表现为心室扩张，通常伴随着射血分数的严重降低。尽管 RCM 的临床表现可能与扩张型心肌病相似，但非扩张性、僵硬的心室与疾病晚期低每搏量导致的低心排血量相关，并导致高钠敏感性心力衰竭。由于舒张期充盈受限，以及在较高心率时增加心排血量的能力受损，这些患者也可能出现运动不耐受的症状。

左心室射血分数（LVEF）保留情况下的舒张功能障碍是 RCM 病理生理学的关键组成部分。RCM 的初始阶段表现为左心室射血分数保持不变，但心室壁顺应性差，引起心室的正常舒张充盈受限。这种受限可孤立于任一心室，或表现为双心室受累。双心室容积正常或缩小。经过一段时间，慢性左心室舒张压升高可导致心房增大，这种增大可能会相当明显。尽管无瓣膜病的严重双心房扩大是 RCM 的典型发现，但这是非特异性的特征，因为它可能在其他情况下发生，比如长期的心房颤动。在疾病的晚期，随着左心室顺应性的降低，左心室容积的微小变化便可导致左心室压力的急剧上升。射血分数降低可能发生在疾病的晚期。重要的是要认识到，尽管左心室可能显示舒张功能障碍，射血分数正常，但纵向收缩功能可能会明显受损，因此正常射血分数不应视为正常收缩功能的同义词。

二、限制性心肌病的疾病谱

RCM 可被视为原发性 RCM 或继发于其他疾病（如浸润性疾病和贮积性疾病）的 RCM。浸润性疾病主要影响心肌间质，而贮积性疾病与心肌细胞内的沉积有关。此外，在多种罕见的情况下，可能会发生心肌内膜受累导致的限制性疾病（框 24–1）。

框 24-1　与限制性病理生理学相关的心脏病

原发性 RCM
- 特发性和家族性 RCM
- 线粒体心肌病

浸润性疾病
- 淀粉样变性
- 黏多糖（Hurler 综合征、Gaucher 病）

贮积性疾病
- Anderson–Fabry 病
- 糖原贮积症
- 血色素沉着症（可能出现限制性，但扩张性更常见）

心肌内受累
- 心肌内纤维化和 Loeffler 心内膜炎
- 类癌综合征
- 辐射后
- 化疗后
- 淋巴瘤
- 硬皮病
- Churg–Strauss 综合征
- 弹性假黄瘤

RCM. 限制性心肌病

限制性心肌病的诊断

由于病理生理学和临床表现各异，采取系统的方法，从全面的病史和详细的系统评估开始，可以帮助指导后期的管理。在怀疑患有特发性和家族性 RCM 的患者中，应获取全面的家族史，因为这种病逐渐被认为是家族性的。应考虑对一级亲属进行临床筛查，如果存在异常，则可能存在肥厚型和扩张型心肌病。还应考虑进行全面的基因筛查，特别是患有可疑心脏异常的家庭成员。

三、限制性心肌病的超声心动图检查

心脏影像学对 RCM 的诊断具有重要意义。尽管有多种心脏成像选择，包括心脏磁共振（CMR）成像和核心脏病学，但超声心动图仍是怀疑 RCM 的患者首选的成像方法。超声心动图不仅可以评估心腔的解剖结构和功能，还可以为诊断潜在的病因提供重要的线索。在解释疑似限制性心脏病的超声心动图时，心脏评估的第一步是彻底评估左心室的整体和局部解剖结构，包括下壁厚度、心肌纹理改变和室壁运动异常。使用三维超声心动图评估 LV 具有可重复性，并更接近 CMR 获得的图像。同样，尽管通常使用双平面法（改良的辛普森法）对左心室容积和收缩功能进行定量评估，但在可行的情况下，建议使用基于三维成像的方式评估容积和射血分数。因为它不依赖于较高准确性和可重复性的基本几何假设。然而，二维超声心动图可以提供极为有用的诊断信息，当在心尖切面中两个或多个连续的 LV 心内膜节段可视性较差时，使用对比剂可更好地描绘心内膜，并降低不同阅读者对左心室功能分析的差异。在原发性 RCM 中，心室壁厚度通常是正常的，而患有心脏淀粉样变的患者的心肌通常会变厚，并且可能回声增加。评估右心室壁厚度和功能也很重要，因为右心室受累可能在多种疾病中影响预后。

（一）多普勒图像特征

心肌舒张功能评估在 RCM 的诊断中起着重要作用。在限制性心脏病的早期，心肌舒张（e'）减少，导致间隔 e' < 7cm/s，侧壁 e' < 10cm/s（图 24-1A 和 B）。在疾病的早期阶段，二尖瓣血流的脉冲波多普勒表现出异常的舒张状态，其特征是 E/A 比值 ≤ 0.8，二尖瓣血流 E 波减速时间增加（≥ 240ms）和等容舒张期延长（> 90ms）。在疾病的这个阶段，左心房通常大小正常或轻度扩张，并很少出现症状。由于这种情况在普通人群的老年患者中很常见，因此即使在基因阳性患者中也无法诊断。随着疾病的进展，二尖瓣血流的脉冲波多普勒显示假正常的充盈模式，其中 E/A 比值为 0.8～2，并且该比值随着 Valsalva 动作而逆转。由于左心室充盈压增加，E/e′ 比值增加（≥ 10），左心房容积指数增加（≥ 34ml/m²）。肺静脉多普勒频谱也转变为收缩波逐渐减弱，舒张波占主导地位（S/D＜1，而正常时 S/D＞1；图 24-1C 和 D）。随着心室顺应性进一步恶化，发展为晚期舒张功能障碍，其特征在于充盈受限，即 E/A＞2，并且由于房室压差减小导致的跨二尖瓣 E 波减速时间变短（＜160ms）。随着左心室顺应性进一步降低，舒张期充盈受限变得不可逆，这可以通过 Valsalva 动作不能逆转 E/A 比值来证明。

多普勒超声心动图的主要缺点是它们缺乏特异性。此外，在心房颤动患者和严重二尖瓣疾病（包括中度及以上二尖瓣反流和狭窄、二尖瓣修复或二尖瓣置换术）的患者中，这些测量值的获取和解释存在很大的局限性。

（二）斑点追踪

斑点追踪组织多普勒超声心动图可以评估心脏力学，包括整体和局部的心肌变形，可以区分主动的室壁增厚和被动的室壁运动。它可以检测和定量亚临床的左心室和右心室收缩功能障碍，即使整体和节段的左心室射血分数正常。由于该技术与角度无关，因此可以在不同的空间方向（包括径向、圆周、纵向和横向）上评估心肌的变形或应变。超声心动图测量的心肌变形参数的降低可能是早期心肌功能障碍

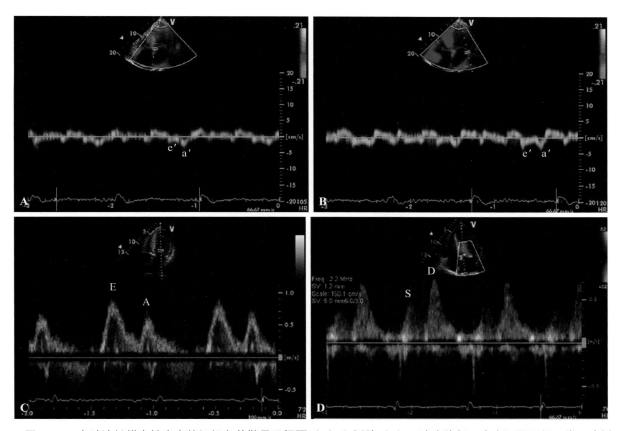

▲ 图 24-1　心脏淀粉样变性患者的组织多普勒显示间隔（A）和侧壁（B）e′ 速度降低。患者还显示假正常二尖瓣血流（C），但肺静脉多普勒显示与左心房压力升高一致的舒张早期和收缩期血流减少（D）

A. 跨二尖瓣多普勒血流的心房成分；a′. 心肌变长的心房成分；D. 肺静脉舒张血流；E. 早期跨二尖瓣多普勒血流；e′. 早期心肌舒张速度；S. 肺静脉收缩血流

的征象，并且这些测量方法现已在包括心脏淀粉样变性和化学疗法在内的几种临床状况进行了充分验证。在预测心力衰竭患者的不良心脏事件方面，斑点追踪也已显示出比左心室射血分数更高的准确性。

斑点跟踪还可以识别不同疾病下的心脏力学变化的不同模式，因此可以帮助诊断。例如，心尖保留现象是在心脏淀粉样变性中观察到的心肌应变区域差异，与心尖相比，左心室基底和中段的纵向应变明显减低。这可以有助于将心脏淀粉样变性与导致左心室肥大的其他情况区分开，如高血压心脏病和 Fabry 病。

四、心肌淀粉样变性

心脏淀粉样变性是一种浸润性心肌病，在某些形式上具有毒性成分。它是限制性心脏病的最常见原因。术语"淀粉样蛋白"是指衍生自多种前体蛋白的错误折叠产物的蛋白原材料。这种异常蛋白沉积在心脏所有腔室（包括冠状动脉血管）的细胞外空间中，并改变组织的结构和功能。心功能不全的形式为舒张和收缩功能障碍，传导系统紊乱和局部缺血，不仅是组织直接浸润的结果，而且还归因于循环前体蛋白的毒性作用，尤其是免疫球蛋白轻链淀粉样变性（AL）。已经有几种不同形式的淀粉样变被认识，其类型由前体蛋白决定。与心脏淀粉样变性相关的四种最常见的前体蛋白是由浆细胞变性（AL 淀粉样变）产生的异常轻链、来源于野生型转甲状腺素（ATTRwt）或突变型转甲状腺素蛋白（TTR）（家族性 ATTR 淀粉样变，ATTRm）的淀粉样变性和来源于钠尿肽的局部心房淀粉样沉积。在继发性淀粉样变性中，沉积物来源于炎症蛋白血清淀粉样蛋白 A，但心脏很少受累。在这些不同类型的心脏淀粉样变性中，AL 和 TTR 形式的淀粉样变性病是累及心脏的最常见形式。

对于左心室壁厚而无室壁扩张，射血分数正常或接近正常，左心室腔大小正常，且无控制不佳的高血压病史的患者应考虑心脏淀粉样变性（图 24-2）。在 AL 淀粉样变性病中，心电图（ECG）上可能出现 QRS 低电压和伪梗死模式，但在 TTR 淀粉样变性病中电压通常是正常的[2]。在 ATTR 中，壁厚可能接近或超过 20mm，这在高血压心脏病中很少见。一旦诊断出心脏淀粉样变性，就可以使用先进的超声心动图技术，包括斑点应变成像，以及其他几种成像方式。然而，由于心脏淀粉样变性的治疗和预后因类型不同而不同，因此通常需要进行心内膜活检和特殊染色最终确定诊断。

在 2D 超声心动图上，浸润性心肌病具有以下特征：对称的左心室和右心室壁厚度增加，有时伴回声增加；斑点或颗粒状的闪闪发光的外观；正常或小的心室腔大小；弥漫性瓣膜和房间隔增厚，伴双心房增大（图 24-2）。通常会出现少量的心包积液，但是引起血流动力学显著波动的心包积液很少。值得注意的是，心脏淀粉样变性患者心室壁厚度的增加是由于淀粉样蛋白的浸润所致，而不是像系统性高血压或主动脉瓣狭窄患者那样真正的肥大。因此，使用"左心室肥大"来描述左心室壁厚度增加是不合适的。尽管左心室几乎不会在心脏淀粉样变性中扩张，但右心室可能在疾病晚期表现出扩张，这很可能是由于肺动脉高压导致的后负荷增加和浸润引起的右心室收缩功能障碍的联合作用。由于淀粉样蛋白浸润心房壁，可能严重损害心房功能（图 24-3），即使是窦性心律，也可能发生血栓栓塞（图 24-4）。左心室[3] 和右心室组织多普勒成像[4]，以及左心室和右心室的应变成像（纵向 2D 应变）对于早期识别心脏淀粉样变性非常敏感，即使左心室射血分数接近正常[3]。心脏淀粉样变性表现出特定的纵向应变的特征，即中间段和基底段心室的纵向应变较差，而心尖部分应变不变。这种特征可以有助于将心脏淀粉样变性与高血压性心脏

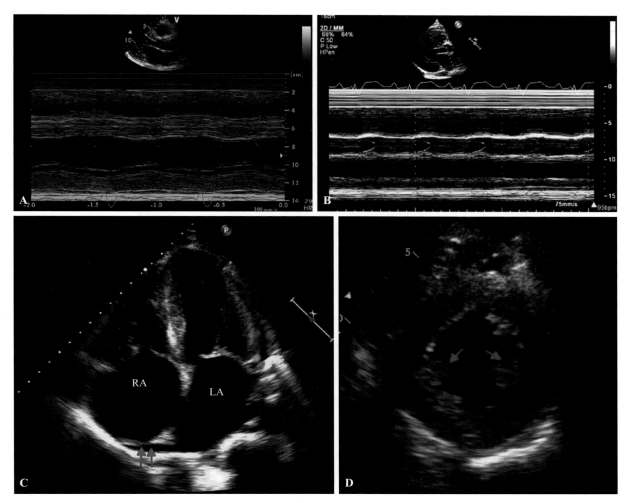

▲ 图 24-2 转甲状腺素蛋白型心脏淀粉样变性患者的左心室 M 型超声，显示左心室壁增厚（A）。通过主动脉瓣的 M 型超声显示主动脉瓣叶打开的持续时间缩短，主动脉瓣逐渐关闭提示心排血量减少（B）。心尖四腔心切面（C）显示左心房（LA）和右心房（RA）扩张，伴有少量心包积液（红箭）。乳头肌特征性增厚（D），提示乳头肌的浸润（绿箭）

病和肥厚型心肌病的心室肥大区分开来[5]。当应变成像使用颜色编码时，会看到典型的"牛眼征"。

超声心动图参数与心脏淀粉样变性患者的预后有关。左心室壁厚度的增加与长期生存率成反比，并与慢性心力衰竭的严重程度有关[6]。右心室受累提示疾病晚期，包括右心室增厚（≥ 7mm）[7]、扩张[8]、收缩功能障碍和右心室纵向应变减小，提示预后较差。多普勒超声心动图显示减速时间 ≤ 150ms 是心源性死亡的预测指标（表 24-1）[7]。

心脏 MRI 是心脏淀粉样变性的有力诊断工具。心脏淀粉样变性表现为心内膜下 T_1 时间缩短，以及弥漫性心内膜下和心肌中层钆延迟增强，在一些情况下心房也可涉及（图 24-5）[9]。这种弥散性心内膜模式比斑片状局灶延迟增强更常见，随着疾病的发展逐渐变为跨壁受累。T_1 作图可用于评估细胞外体积，该体积通常在左心室壁增厚和晚期钆增强之前出现。然而，一部分心脏淀粉样变性患者不能进行 MRI 检查，因为安置了起搏器，或由于肾脏淀粉样蛋白相关的肾小球滤过率降低，或心排血量低而不能使用钆。

在 ATTR 心脏淀粉样变性患者中使用的

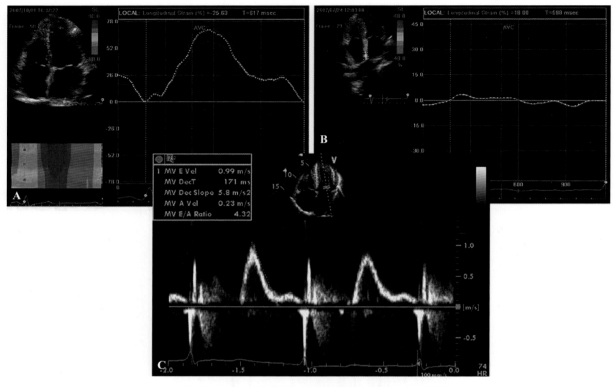

▲ 图 24-3　斑点追踪显示心脏淀粉样变性的心房衰竭

A. 正常的房间隔应变模式。心房充盈期间长度增加超过 60% 代表储存功能正常，主动脉瓣关闭（AVC）不久二尖瓣打开后长度缩短，并且在短时间舒张（收缩功能）后心房收缩使其进一步缩短至基线。B. 心脏淀粉样变性患者的房间隔应变。尽管患者处于窦性心律，但实际上心房没有储存功能（由于心房非常僵硬）或收缩功能，而只是充当一个管道。C.跨二尖瓣的多普勒频谱显示 A 波很小，二尖瓣减速时间正常

骨显像剂 [^{99m}Tc 焦磷酸盐或 ^{99m}Tc-3, 3- 二膦酰基 -1,2- 丙二羧酸（DPD）] 的放射性成像方法是一种具有敏感性和特异性的技术。心脏大量摄取显像的原因尚不完全清楚，但如果摄取量等于或大于肋骨摄取，则对 ATTRwt 和 ATTRm 心脏淀粉样变性的诊断很敏感[10]。

五、线粒体心肌病

线粒体疾病是具有多种表型的母系遗传病。心肌病可能是一个突出特征，并且通常以类似于浸润性心肌病（如淀粉样变性）的外观为特征。线粒体肌病脑病伴乳酸中毒及卒中样发作（mitochondrial encephalomyopathy, latic acidosis, and stroke-like episode，MELAS）是一些较常见的综合征，并且与线粒体 DNA A3243G 突变相关。相同的突变可导致母系遗传性糖尿病、耳聋和心肌病。

六、心内膜心肌纤维化和Loeffler（嗜酸性）心内膜炎

心内膜心肌纤维化（endomyocardial fibrosis, EMF）可能是 RCM 的最常见原因，据估计其全球发病人数超过 1000 万人。它是热带和亚热带非洲、亚洲和南美地区的地方病，是造成心力衰竭的重要原因。EMF 有两个发病高峰；第一个高峰发生在第二个 10 年，第二个发生在第四个 10 年。尽管尚不清楚该病的确切病因和病理机制，但通常具有心内膜层纤维化的形态特征，尤其是在心尖区。尽管尚未找到这种病理学的统一假设，但在初始坏死期，诱发因素

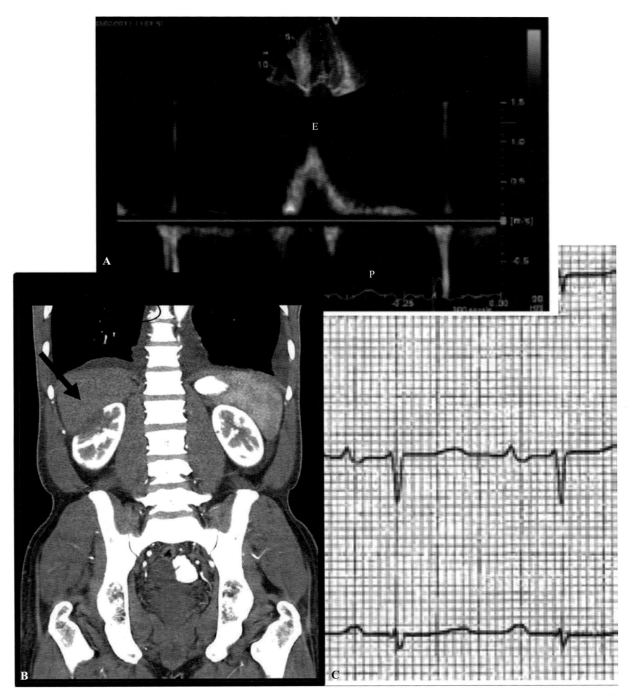

▲ 图 24-4 窦性心律下的心脏血栓栓塞。一位 **48** 岁男性，患有淀粉样心肌病，其原因是转甲状腺素蛋白突变，并伴腰痛

A. 跨二尖瓣多普勒显示窦性心律（C）下的 A 波消失；B. 右肾栓塞性梗死（箭）；C. 窦性心律。E. 跨二尖瓣 E 波；P. 心电图的 P 波

（例如寄生虫感染、自身免疫性疾病和血液系统恶性肿瘤）会诱发类似于 Loeffler 心内膜炎的特征，临床上表现为发热、面部和眶周肿胀、荨麻疹、嗜酸性粒细胞增多症和全心炎。在最初的急性期后，疾病的活跃期和稳定期交替出现。随着疾病的进展，有一个中间血栓形成阶

表 24-1 心脏淀粉样变性的超声心动图特征

参 数	注 释
心肌回声增强	• 当它出现时，为心脏淀粉样变性的诊断提供线索，但既不敏感也不特异，也无法定量
左心室和右心室壁厚增加	• 由于间质间隙淀粉样浸润 • 与淀粉样疾病有关 • 全心分布，有助于区分肥厚型心肌病
左心室舒张末期容积减少	• 尽管 LVEF 接近正常，但每搏量减少
LVEF 保留或轻度降低	• 终末期 LVEF 可降低
多普勒和组织多普勒异常	• 初始阶段左心室舒张功能受损，减速时间增加 • 疾病晚期，充盈模式受限，减速时间缩短 • 高 E/e′ 意味着左心房压力增加 • A 波振幅降低可能是由于心房功能差，血栓形成风险较高
左心房和右心房容量增加	• 常见特征 • 心房张力可显著降低
左心室 LS 受损，与心尖部相比，左心室基底部和中部的 LS 受损更严重	• 左心室 LS 的特殊类型可区分淀粉样变性与主动脉狭窄和肥厚型心肌病 • LS 敏感，先于左心室收缩功能障碍，即使左心室壁厚度正常也可能受损
组织多普勒成像显示右心室心肌速度降低，TAPSE 减少，右心室阻力降低	• 受损的 TAPSE 和右心室 LS 是系统性淀粉样变性患者心脏受累的早期但非特异性指标 • 右心室 LS 可能是心脏死亡的独立预测因子
瓣膜增厚	• 非特异性
心包积液	• 常见但非特异
房间隔增厚	• 心脏淀粉样变性的特征性表现，但发生率 < 50%
乳头肌	• 增厚和突出的乳头肌
动态左心室流出道梗阻	• 罕见 • 左心室 LS 模式和 CMR 可以用来区分肥厚型心肌病

CMR. 心脏磁共振；LS. 纵向应变；LVEF. 左心室射血分数；TAPSE. 三尖瓣环平面偏移

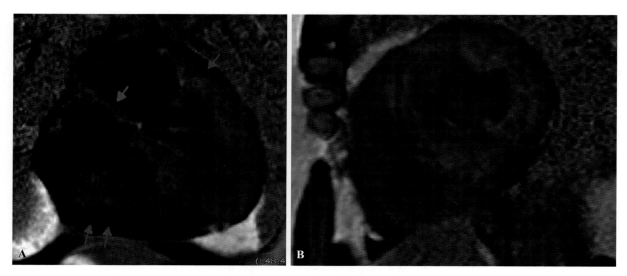

▲ 图 24-5　经甲状腺素心肌淀粉样变性患者的典型心脏磁共振成像特征，显示了特征性的晚期钆增强的室间隔（A，红箭）和少量心包积液（A，绿箭），以及左心室心肌和乳头肌的弥漫性跨壁 LGE（B）

段，与左心室和右心室中的血栓形成有关。最后，数月至数年后出现心内膜纤维化。该纤维化过程主要涉及左心室和右心室心尖，以及两个心室的流入道。这导致心室腔大小的显著减小。纤维化逐渐延伸到腱索和房室瓣膜，导致瓣叶拴系，引起二尖瓣和三尖瓣反流。在某些情况下，可能伴有心内膜钙化和心包积液。广泛的纤维化不仅会导致舒张功能障碍，并伴有局限性充盈，而且还会减少心室腔的大小，从而显著减少心室每搏量。

EMF 的典型超声心动图表现包括心内膜斑块、左心室心尖部闭塞及纤维化区域和心肌之间存在一个裂缺平面、严重心房扩张、正常大小或轻度扩张的左心室，左心室下侧壁或前间壁增厚主要是以左侧或右侧受累为主。随着疾病的发展，还可以看到心室血栓、三尖瓣反流、二尖瓣后叶拴系以及继发的二尖瓣反流。主动脉瓣和肺动脉瓣通常都正常。对于怀疑患有 EMF 的患者，重要的是要将超声心动图特征与可能类似该病的其他疾病区分开，包括心尖运动障碍伴心尖血栓形成、左心室致密化不全和心尖肥厚型心肌病。

嗜酸性心内膜病（Loeffler 综合征）是在一些潜在的嗜酸性粒细胞增多症患者中发现的 RCM，其中嗜酸性粒细胞计数升高至 1500/ml 以上至少 1 个月。这直接导致器官损伤或功能障碍。嗜酸性粒细胞升高可能是由于：①原发性（肿瘤）原因，例如干细胞、髓样或嗜酸性肿瘤；②继发性（反应性）原因，如寄生虫感染和 T 细胞淋巴瘤；③特发性原因。潜在的病理生理学机制是由于嗜酸性粒细胞计数升高引起的脱颗粒作用，从而导致心内膜损害，继而发生纤维化。导致心脏损害的潜在事件链与前面讨论的 EMF 相似，而超声心动图的表现也相似。与 EMF 一样，有一个初始的急性炎症阶段，随后是一个中期血栓形成阶段，最后是纤维化阶段。左右心室均可受到影响（图 24-6）。

七、特发性限制性心肌病

特发性 RCM 是一种罕见且特征不明显的疾病，在婴儿期至成年后期均有发现，通常预后较差，尤其是儿童。遗传学研究表明，RCM 不单独存在，而是异质性疾病组，在这些疾病中，≥ 60% 的病例可以识别出致病突变[11]。基因突变可表现为一系列心脏表型疾病谱，包括 HCM、扩张型心肌病或左心室致密化不全。在

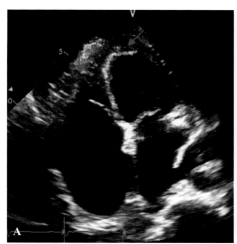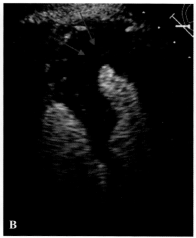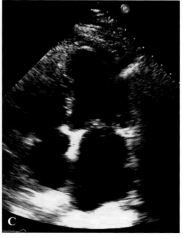

▲ 图 24-6　**Loeffler 心内膜炎**
A. 心尖四腔心切面显示沿着两心室心尖的心肌纤维化（红箭），一直延伸到二尖瓣后叶，双心房扩大；B. 心尖四腔心切面超声造影显示，嗜酸性粒细胞增多症和充血性心力衰竭患者的左心室心尖部血栓分层（绿箭）；C. 抗凝治疗 6 个月后左心室心尖血栓消退

所有 RCM 病例中，建议对一级亲属进行超声心动图检查。肌节蛋白基因（心肌肌钙蛋白Ⅰ、肌钙蛋白 T、α 肌动蛋白和 β- 肌球蛋白重链）的突变是特发性 RCM 的重要原因。尽管尚不清楚潜在的病理生理学机制，但人们认为肌丝对钙的敏感性增加（导致严重的舒张功能障碍）起着核心作用。也可能存在相关的骨骼肌病。该疾病的超声心动图特征与前述的 RCM 的总体特征一致，包括典型的双侧心房增大，以及具有正常左心室射血分数和壁厚的非扩张型心室。

八、黏多糖症

黏多糖症是一组遗传的溶酶体贮积病，在缺乏正常降解的功能性酶的情况下，会导致部分降解或未降解的黏多糖系统性沉积。这会影响身体的所有器官，心脏受累是常见表现。受此疾病影响的患者可能表现出多种表型特征，包括生长迟缓、面部畸形、骨骼和关节畸形，以及中枢神经系统受累，涵盖发育障碍等。

所有类型的黏多糖症都有心脏受累的报道。但是，这是Ⅰ型、Ⅱ型和Ⅵ型黏多糖病的常见早期特征。随着 RCM 的发展，未降解的黏多糖在心肌中的沉积导致右心室壁和左心室壁的肥大。另外，存在明显的心脏瓣膜增厚和相关功能障碍，左侧瓣膜比右侧瓣膜更严重。与主动脉瓣相比，二尖瓣受到的影响更大，其中二尖瓣叶增厚呈软骨样外观，其中边缘增厚更为明显。二尖瓣膜下结构也受腱索缩短和乳头肌增厚的影响。总体而言，二尖瓣的活动受到严重限制，引起的反流比狭窄更为常见。尽管可以通过超声心动图很好地评估黏多糖症对心脏的影响，但是潜在的骨骼畸形（如漏斗胸）可能会在获取图像时带来挑战。

九、Anderson-Fabry 病

Anderson-Fabry 病是由溶酶体酶 α- 半乳糖苷酶 A 缺乏引起的 X 连锁疾病，导致糖鞘脂在皮肤、肾脏、血管内皮、周围神经系统的神经节细胞和心脏等不同组织中进行性累积。心脏受累的特点是进行性左心室肥大，这与肥厚型心肌病的形态学和临床特征相似（图 24-7）。有研究表明原因不明的左心室肥大患者中，Anderson-Fabry 病可能占 2%～4%。Anderson-Fabry 病患者表现出肌原纤维和血管结构内发现溶酶体包涵体并伴有不同程度的纤维化。这些溶酶体包涵体的积累导致细胞功能障碍，从而激活共同的信号通路，导致肥大、凋亡、坏死和纤维化。纤维化已被证明是左心室质量增加的主要原因，而糖鞘脂的细胞内积累仅占左心室质量增加的 1%～2%。

50% 以上的 Anderson-Fabry 病患者有心肌病。这些患者还可能表现出典型的心电图特征，包括 PR 间期缩短、传导异常、左心室肥大和心房或心室扩大（图 24-8）[12]。典型的向心性左心室肥大，通常伴有舒张末期左心室壁厚度 > 15mm，尽管也有左心室壁厚度正常的患者。与肥厚型心肌病不同，这些患者通常没有表现出左心室流出道梗阻[13]。尽管左心室射血分数在疾病晚期之前通常保持正常，但早期可发现静息状态下的节段性室壁运动异常，特别是在下外侧壁。由于潜在的大量纤维化，在疾病的早期阶段舒张功能受损[14]。整体纵向应变及局部纵向应变，特别是下外侧壁的纵向应变可能受损。Anderson-Fabry 心肌病的终末期以壁内纤维化为特征，该纤维化也可能仅限于左心室的下外侧壁基底部。

十、糖原贮积症

糖原贮积症是由酶缺陷引起的代谢紊乱，这些酶缺陷影响肌肉、肝脏、心脏和其他细胞内糖原的合成或降解。已经鉴定出超过 15 种不同类型的糖原贮积症，这些疾病伴发不同的心脏受累。

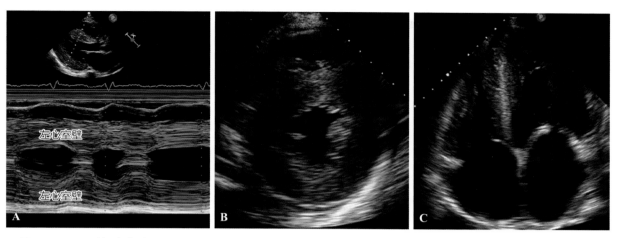

▲ 图 24-7　M 型超声心动图（A）和短轴（B）、四腔心切面（C）显示 Fabry 病患者左心室和右心室壁严重增厚。注意 Fabry 病是向心性左心室肥大（LVH），这与肥厚型心肌病中常见的不对称 LVH 不同

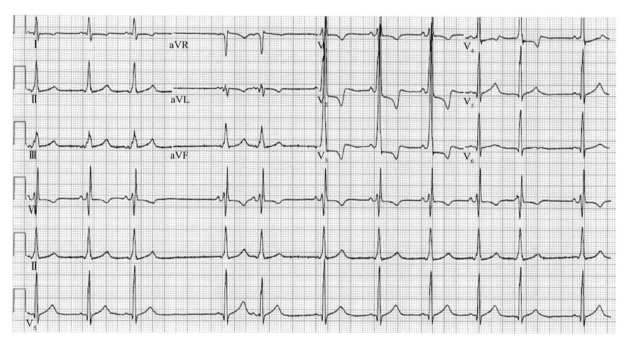

▲ 图 24-8　Anderson-Fabry 病患者的心电图显示窦性心律，偶尔出现房性期前收缩，也有左心室肥大，PR 间期缩短，心室预激，最常见于 Ⅲ 和 aVF 导联

α-1,4- 葡萄糖苷酶缺乏症引起的 Pompe 病或 Ⅱ 型糖原贮积症（GSD Ⅱ），其特征是糖原逐渐沉积所有组织，尤其是心脏、骨骼和平滑肌。Pompe 病的经典形式是婴儿期发病，其症状在 1 岁之前发展为潜在的肥厚型心肌病。约有 75% 的典型 Pompe 病婴儿在 12 个月之前死亡。Pompe 病的晚期发病形式包括儿童期、少年期和成人期发病亚型，通常表现为肌肉无力和呼吸衰竭而无心脏表现。然而，由于 Pompe 病是一系列临床表现的延续发展，器官受累程度各不相同，因此有许多病例不符合上述两种类型[15]。尽管 Pompe 病成人患者的心脏损害程

度不像婴儿患者那样显著，但偶尔有孤立性左心室增厚的描述。

Danon 病或Ⅱb型糖原贮积症（GSDⅡb）是一种由于溶酶体相关膜蛋白2（LAMP2）缺乏引起的罕见 X 连锁疾病。由于它是一种 X 连锁疾病，男性通常在 20 岁之前出现症状，而女性携带者在成年期会表现出心肌病。它的临床特征是肥厚型心肌病、骨骼肌病和智力障碍三联征。其他表现包括心室预激（Wolff-Parkinson-White 综合征、短 PR 间期和 δ 波）、肌酸激酶升高和眼部异常。所有患者都会发生心肌病，这是最严重和威胁生命的表现。心肌病是进行性的，左心室壁厚度显著对称性增加（> 20mm），通常在病程早期表现出射血分数和心腔大小正常，随后约 10% 的男性发病后发展为扩张型心肌病[16]。在 CMR 成像上，Danon 病最常见的是心内膜下晚期钆强化，而典型的肥厚型心肌病则表现为心外膜下和室壁中间的片状晚期钆强化。

十一、铁超负荷性心肌病

铁超负荷性心肌病是由于心肌中铁沉积引起的。铁超负荷主要由于遗传性或原发性血色素沉着病，这是一种常染色体疾病，影响参与铁代谢的蛋白基因编码，并导致肠道铁吸收增加。遗传性血色素沉着症与肝硬化、糖尿病和皮肤色素沉着的经典三联征有关。继发性铁超负荷或含铁血黄素沉着症主要由肠外铁摄入引起，主要见于输血依赖的遗传性或获得性贫血，如地中海贫血和镰状细胞病。

铁超负荷性心肌病的两种表型已确定：①扩张性表型，其特征是左心室重构导致心室扩张和 LVEF 降低；②较少见的限制性表型，其特征在于舒张功能障碍、充盈受限、LVEF 保留、肺动脉高压，以及随后的右心室扩张。但是，在两种表型的疾病早期阶段，超声心动图都能检测出舒张功能障碍。随着疾病的逐渐

发展，超声心动图可能显示 LVEF 降低或限制性充盈模式，或两者均有。在一些贫血相关血红蛋白病中，患者心排血量增加。这可能掩盖了早期的左心室收缩功能障碍，但可能与舒张功能异常有关。在疾病的晚期，肺动脉高压的发展可能会损害右心室功能。尽管超声心动图有潜力识别早期病理生理，但它的敏感性不足以揭示组织中实际的铁沉积。T_2 磁共振成像是早期检测铁超载的最佳方法。T_2 评估还可以用于评估对治疗的反应，因为 T_2 弛豫时间与心脏总铁含量线性相关。

十二、类癌综合征

类癌肿瘤通常源于胚胎胃肠道的衍生物，此类肿瘤大多源于小肠，而一些则可能源于肺。据估计，至少 20% 的转移性类癌综合征患者会发生类癌性心脏病，这是一种由肿瘤源性血管活性物质，如 5- 羟色胺、组胺、速激肽、激肽释放酶和前列腺素[17]引起的副肿瘤综合征。虽然它主要是一种瓣膜疾病，但也会影响心腔。类癌患者的心脏受累评估非常重要，因为与没有心脏受累的患者相比，有心脏受累的患者的预后明显更差。类癌的原发部位不同，累及的心脏部位也不同。如果原发性肿瘤是肠道类癌，则主要累及右心；如果原发性肿瘤是支气管类癌（较少见），则主要累及左心。如果存在房间分流，左心可能被肠道类癌累及，这是因为血管活性物质可以达到左心而不会在肺循环中失活。

类癌心脏病的两个主要特征是附壁斑块和瓣膜炎，伴有瓣膜反流和狭窄。在这种情况下产生的壁附斑块出现在瓣膜或心内膜表面，典型表现为"粘连"外观，而不会破坏瓣膜结构[17]。受累瓣膜与慢性风湿病心脏病的瓣膜外观相似，伴有瓣叶增厚和挛缩，轻度局灶性联合融合和腱索增厚。

在超声心动图上，约 90% 的心脏受累患

者存在三尖瓣病变（图 24-9）。最早的变化是瓣叶和瓣下结构增厚。三尖瓣叶正常凹曲度逐渐消失，导致轻度三尖瓣关闭不全。随着疾病的逐渐恶化，瓣叶和瓣下结构固定和挛缩，非粘连的三尖瓣叶出现半开 / 半闭冻结状态，导致严重的三尖瓣反流。在超声心动图上评价三尖瓣时，值得注意的是，在疾病晚期功能不全严重时，反流束变成层流状态，彩色多普勒可能低估反流的严重程度。在这种情况下，应特别注意连续波多普勒轮廓面，它可能表现出短

刀形，与典型的抛物线轮廓相反，峰值较早出现并快速下降（图 24-10）[17]。与三尖瓣通常表现为单纯的关闭不全不同，肺动脉瓣的受累通常导致三尖瓣关闭不全和狭窄同时存在[17]。相比于三尖瓣，肺动脉瓣的直径更小，所以发生狭窄的可能性更大。与三尖瓣相似，当涉及左侧瓣膜（二尖瓣＞主动脉瓣）时，反流比狭窄更为常见。在潜在瓣膜病主要累及右心的患者中，右心腔室可能会逐渐扩张且运动减退。

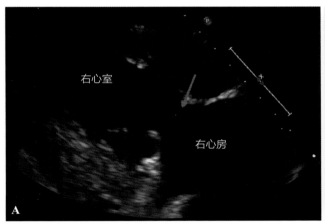
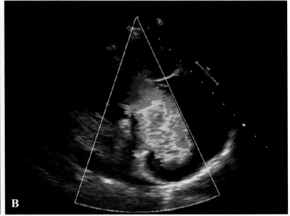

▲ 图 24-9　类癌综合征患者的三尖瓣

A. 右心室流入道切面，显示扩张的右心房和扩张的右心室，以及冻结在半开半闭位置的非粘连三尖瓣（箭）；B. 出现严重的三尖瓣反流，彩色多普勒显示为层流

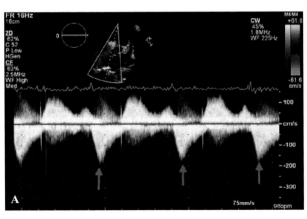
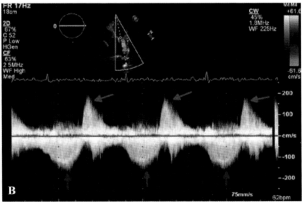

▲ 图 24-10　类癌综合征患者三尖瓣和肺动脉瓣的连续波多普勒频谱

A. 显示三尖瓣的三角形低速射流频谱，表示严重的三尖瓣反流（红箭）；B. 显示肺动脉瓣狭窄的频谱（蓝箭）和快速减速的三角形肺动脉瓣反流频谱（绿箭）

十三、放疗与化疗有关的心功能障碍

胸部辐射暴露与随后发生心血管疾病的重大风险有关。放射治疗后有许多可能的心血管并发症，包括心包疾病、心肌病、冠状动脉疾病、瓣膜病和血管病。由于大量的胶原蛋白沉积，辐射诱导的纤维化发生在心肌和心包膜中。这导致心肌和心包的可扩张性降低，引起心肌舒张功能障碍、缩窄性心包炎，或两者兼有。由于瓣膜纤维化增厚、瓣膜回缩，以及瓣膜和周围心肌的晚期钙化，也可能有瓣膜受累，尤其是左心瓣膜受累。瓣膜异常的程度可能会有所不同，从轻度的瓣叶增厚到血流动力学显著的狭窄和反流。超声心动图通常显示左心室壁厚度正常，二尖瓣多普勒血流频谱评估左心室充盈参数异常，组织多普勒评估舒张功能受损。这些心肌表现可能与瓣膜钙化相关，可能与心包缩窄有关[18]。

化疗相关性心功能障碍是某些化疗药物的常见并发症。尽管蒽环类药物和曲妥珠单抗的心脏作用已得到充分证实，但其他新型药物的作用仍在评估中。蒽环类药物引起Ⅰ型化疗相关功能障碍，这是不可逆的剂量依赖性过程，由氧化应激介导[19]。曲妥珠单抗引起的心肌功能障碍是由于抑制 ErbB2 途径引起的，与累积剂量无关，通常是可逆的。尽管射血分数通常用于评估化学疗法的心脏毒性作用，但是当通过 2D 超声心动图测量时，射血分数具有相当大的观察者间和观察者内变异性。使用 3D 超声心动图的容积评估不依赖于几何假设，并且优于 2D 评估。化学疗法引起射血分数降低代表严重的心肌损伤，心肌应变成像可以在更早的阶段检测到左心室功能障碍，从而在可行的情况下减少或停止化疗药剂量。左心室收缩期整体应变峰值在持续治疗中显示出很大的预测价值，相对降低 10%～15% 是治疗过程中早期心脏毒性的有用预测指标。舒张功能也受化学疗法的影响，应进行连续评估。

环磷酰胺的心脏毒性虽然很少见，但可同时引起收缩和舒张功能障碍的急性心力衰竭。通常是致命的，并伴有心肌水肿和出血[20]。超声心动图可见，左心室壁因水肿而增厚，非扩张性左心室低动力和舒张功能受损。可能伴有心电图电压急剧降低，因此图像类似于浸润性心肌病。

十四、系统性硬化症

进行性系统性硬化症是一种慢性多系统疾病，其特征是微血管病变、皮肤和器官的纤维化及自身免疫性疾病。最近的研究表明，在 20%～25% 的系统性硬化症患者中可以看到心肌病的临床证据，但通常症状是轻微的。由于潜在的微血管功能障碍和反复出现的小血管痉挛，通常将心脏受累分为直接的心肌作用，以及其他器官受累的间接作用（即肺动脉高压或肾危象）。这种直接的心脏毒性导致血管闭塞，从而导致纤维化和炎症，表现为多种临床特征，如肌炎、心力衰竭、心脏纤维化、冠状动脉疾病、传导系统异常和心包疾病[21]。心脏受累的早期征象为舒张功能受损。尽管在病程晚期可以看到左、右心室射血分数的降低，但心肌应变成像可以在射血分数下降之前检测到收缩功能的降低。

十五、弹性假黄瘤

弹性假黄瘤是一种罕见的常染色体隐性遗传性结缔组织病，其特征是皮肤、视网膜和心血管系统中弹性纤维矿化和断裂。尽管通常的心血管表现是由加速的动脉粥样硬化引起的，但弹性假黄瘤患者也可能表现出心房和心室心内膜增厚和钙化（图 24-11）、舒张功能障碍、心房扩大和 RCM[22]。

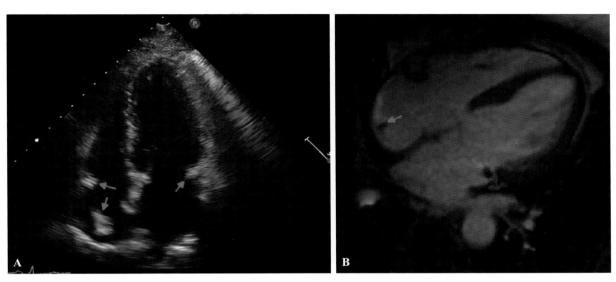

▲ 图 24-11　弹性假黄瘤。经胸超声心动图心尖四腔心切面（**A**）和心脏磁共振成像（**B**）显示心内膜钙化，累及双心房，伴有二尖瓣和三尖瓣环钙化

推荐阅读

Falk, R. H., & Quarta, C. C. (2015). Echocardiography in cardiac amyloidosis. *Heart Failure Reviews, 20*(2), 125–131.

Falk, R. H., Quarta, C. C., & Dorbala, S. (2014). How to image cardiac amyloidosis. *Circulation Cardiovascular Imaging, 7*(3), 552–562.

Mankad, R., Bonnichsen, C., & Mankad, S. (2016). Hypereosinophilic syndrome: cardiac diagnosis and management. *Heart, 102*(2), 100–106.

Seward, J. B., & Casaclang–Verzosa, G. (2010). Infiltrative cardio–vascular diseases: cardiomyopathies that look alike. *Journal of the American College of Cardiology, 55*(17), 1769–1779.

第 25 章
超声心动图在评价心脏同步性中的应用
Echocardiography in Assessment of Cardiac Synchrony

John Gorcsan III　著

李诗月　译

宋海波　校

一、概述

正常心脏的电机械联系导致同步左心室局部收缩。区域收缩时间的不同可能与人类心脏衰竭有关。超声心动图对同步性评估的兴趣始于起搏治疗的应用，特别是心脏再同步治疗（CRT）[1-5]。CRT，也称为双心室起搏，是治疗射血分数（EF）减少和由心电图 QRS 波群增宽识别的电离散度的心力衰竭（HF）患者的重要进展。虽然 CRT 通常可以改善症状、左心室反向重塑和延长生命，但 1/3～1/2 的患者似乎没有受益，被称为无反应者[6, 7]。一些研究人员已经观察到，称为非同步的左心室局部时间的差异可以通过各种超声心动图技术来测量[8-11]。随着组织多普勒成像（TDI）和斑点追踪应变测量的出现，人们对左心室收缩的局部时间的测量兴趣增加[3, 9, 11]。许多报道表明，QRS波群增宽的患者在 CRT 治疗前基线存在不同程度的机械非同步化（图 25-1）[3-5, 811-15]，据观察，CRT 前基线有可测量的非同步化运动对 CRT 的反应比基线缺乏非同步运动的患者更好。因此，人们期望通过超声心动图方法测量局部收缩的时间将在改善 CRT 患者选择方面发挥作用。然而，该领域进一步揭示了机械性非同步化运动比最初认为的更为复杂，目前的临床指南完全

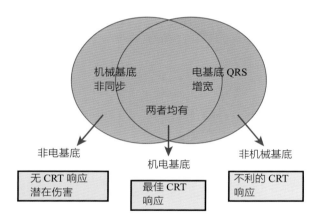

▲ 图 25-1　与心脏再同步治疗（CRT）相关的一种假想方案，即 QRS 增宽识别电基底和通过成像方法识别的局部收缩延迟识别机械基底。具有电和机械延迟元件的机电基板与 CRT 的最佳响应有关

集中在 ECG 标准上[16, 17]。本章将回顾对机械非同步化的理解进展，定义目前的技术水平，并预测未来评估心脏同步性的潜在临床应用。

二、超声心动图评估非同步化运动的方法

正常的左心室机械激活导致同时出现峰值收缩。典型的对 CRT 反应的左心室非同步运动模式表现为典型的左束支传导阻滞（LBBB），表现为室间隔早期收缩，随后延迟后收缩。有许多超声心动图方法来定义非同步化。最常用的方法是测量左心室局部收缩的各种方法。大

多数文献都集中在用标准差表示的代表收缩或区域收缩变化的峰顶间区域性事件的度量方法上（表 25-1）。一种简单的方法是使用 TDI 测量间隔峰值速度与侧壁峰值速度的时间差，包括彩色编码的峰值速度时间（图 25-2）[3, 9]。另一种基于组织多普勒的方法是 Yu 等介绍的评估三个标准心尖切面的 12 个节段的时间 – 峰值速度的标准差，称为 Yu 指数，介绍了一种更复杂的组织多普勒相关分析方法，并将其与 CRT 的反应联系起来[10]。一种更简单的非同步运动的方法是"间隔闪光"（射血前的视觉快速向内和向外间隔运动），由常规 M 型或彩色组织多普勒 M 型评估，并用作 CRT 反应的标志[18, 19]。根据径向、周向和纵向应变来评估区域收缩的斑点追踪方法已经被频繁地使用，并且继续流行[3, 11, 20]。斑点追踪应变用于非同步分析最初是

来自心室中段短轴切面的径向应变（图 25-3）[11]。最初的方法是在 CRT 前测量基线时室间隔到后壁应变的峰 – 峰时间延迟。与没有 CRT 的患者相比，峰值间径向应变延迟＞ 130ms 的 CRT 患者对 CRT 的反应更为有利[11, 13]。纵向应变峰值的标准差与 CRT 的反应有关[21, 22]。另一种方法包括测量左心室射血延迟，这是局部非同步的结果。左心室射血前时间和心室间机械性延迟都被认为是 CRT 反应的标志[8]。射血前延迟被定义为通过放置在左心室流出道的脉冲波多普勒，从 QRS 波群开始到左心室射血开始时间的增加。心室间机械性延迟是一个相关指标，定义为左心室射血前时间和右心室射血前时间的时间差[8]。最近的方法是在径向和纵向应变曲线中评估与电延迟相关的机械收缩模式。对 CRT 反应的机电基底的计算机模

表 25-1 超声心动图非同步化测量

方 法	测 量	CRT 响应的标记物
室间机械性延迟 LV 流出道和 RV 流出道	右心室预射血与左心室预射血的时间差	≥ 40ms
组织多普勒纵向速度 心尖四腔心切面（2 个部位）	从室间隔峰值到侧壁峰值速度的时间	≥ 65ms
组织多普勒 Yu 指数 心尖、四腔心、两腔心、三腔心切面（12 个部位）	12 个部位峰值速度测量的标准偏差	≥ 33ms
间隔闪光 胸骨旁切面：M 型或彩色组织多普勒 M 型	射血前间隔早期短暂的向内和向外运动	存在或不存在
斑点追踪径向应变 心室中段短轴切面	峰值间隔到峰值后壁应变的时间差	≥ 130ms
心肌加速度的组织多普勒互相关 心尖四腔心切面	来自相对间隔和侧壁的最大激活延迟	＞ 35ms
典型左束支纵向应变模式的评估 心尖四腔心切面	① 早期间隔峰值缩短；② 侧壁早期伸展；③主动脉瓣关闭后侧壁峰值缩短。	所有三个标准
心尖摆动 心尖四腔心切面	心尖在射出前早期向间隔的视觉运动，随后在射出时心尖的侧向运动	存在或不存在
收缩期拉伸指数 径向应变 心室中段短轴切面	后外侧预拉伸（主动脉瓣开放前）和间隔收缩伸展（至主动脉瓣关闭）	≥ 9.7%

CRT. 心脏再同步治疗；LV. 左心室；RV. 右心室

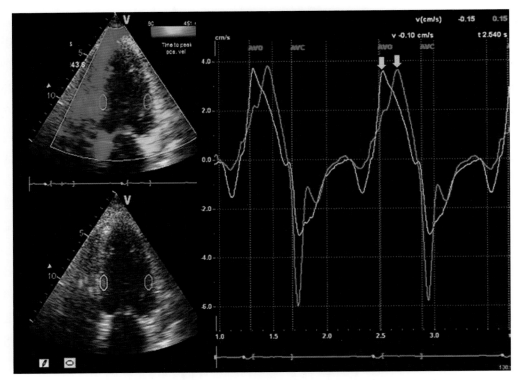

▲ 图 25-2　传统峰 - 峰机械不同步患者心尖四腔心切面的组织多普勒纵向速度

超声心动图图像显示在左侧，时间 - 速度曲线显示在右侧。感兴趣区位于隔膜（黄曲线）和侧壁（绿松石曲线）。到达峰值速度的时间在左上图中用颜色编码（最早为绿色，最晚为黄色）。从主动脉瓣开放（AVO）到主动脉瓣关闭（AVC），从间隔到侧壁的纵向速度存在 90ms 的峰间延迟（箭）

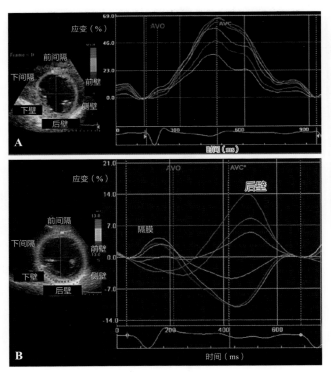

◀ 图 25-3　心室中段短轴切面用 6 种颜色编码的时间 - 应变曲线的斑点追踪径向应变示例

A. 来自正常志愿者的同步收缩；
B. 来自一位左束支传导阻滞患者，应变曲线显示与心脏再同步治疗相关的非同步性。隔段在主动脉瓣开放前早期收缩，并与后壁的伸展有关。主动脉瓣关闭后达高峰，后壁收缩延迟，并伴随间隔的伸展。峰间法是测量峰值间隔应变到峰值后壁应变的时间差

拟，以及将这些机械事件量化为收缩期拉伸指数（Systolic stretch index，SSI），是一个主要的进展，稍后将更详细地描述[23]。在纵向应变曲线上观察典型的 LBBB 收缩模式也有类似的方法，包括间隔早期收缩（射血前）和延迟后收缩（主动脉瓣关闭后）[11, 20]。此外，对早期间隔缩短和晚期侧壁收缩引起的心尖摆动进行更简单的视觉评估也与对 CRT 的良好反应有关[19]。许多最初的非同步方法受到心脏再同步治疗反应预测因子（Predictors of Response to Cardiac Resynchronization Therapy，PROSPECT）研究的批评，该研究是对心脏再同步治疗的超声心动图标志物和 CRT 反应的观察性研究[24]。本研究的结果受到机械性非同步化过于简单的解释、方法的差异性和缺乏统一的超声心动图检查方法的影响。CRT 后，基线非同步化的标记物与良好的左心室反向重塑有显著的相关性[24]。然而，敏感度和特异度被认为太低，而这些测量的变异性被认为太高而不能影响患者的选择。目前非同步化的测量指标仍然是 CRT 后预后的标志，而不是用于患者选择[16, 17]。关于这些测量影响患者选择 CRT 的潜在效用的进一步研究仍在继续。

三、对机械非同步现象的新认识

对机械非同步化被用于患者选择的热情使超声心动图机械非同步化在 QRS 宽度较窄（< 130ms）的心力衰竭患者中进行了 CRT 的 2 个前瞻性随机临床试验。第一个是 ReThinQ 试验，它招募了 172 名 QRS 宽度 < 130ms 的患者，并使用组织多普勒峰间收缩延迟的测量方法[25]。这项试验将 6 个月时左心室反向重塑作为结果变量，但 CRT 对患者没有显示出任何益处。更大、更明确的试验是超声心动图引导的心脏再同步治疗（EchoCRT），该试验入选并随机选择了 809 例 QRS < 130ms、组织多普勒纵向速度峰间延迟 ≥ 80ms 或斑点追踪径向应

变间隔至后壁峰间延迟 ≥ 130ms 的 EF 降低的心力衰竭患者[26]。EchoCRT 对心力衰竭住院或死亡的主要终点也没有显示出益处。令人惊讶的是，与随机接受 CRT-Off 的对照组相比，随机接受 CRT-On 的 EchoCRT 患者的死亡率有所增加[26]。这些试验为峰对峰非同步的测量带来了新的见解，这些不同步测量是收缩异质性的标志，与 QRS 波群增宽的患者不同，这些指标与 CRT 的良好反应无关。将先前对非同步和 CRT 反应的研究与狭窄的 QRS CRT 试验相结合，改变了非同步和 CRT 反应的概念。

随后，最近的 EchoCRT 亚研究分析显示，QRS 波群狭窄患者的超声心动图峰 - 峰值不同步可以作为不良临床结果的标志[27]。EchoCRT 研究中有 614 名患者有基线和 6 个月的超声心动图（EF ≤ 35%，QRS < 130ms）检查。在 EchoCRT 试验中，要求患者通过组织多普勒纵向速度峰间延迟 ≥ 80ms 或径向应变间隔至后壁峰间延迟 ≥ 130ms 来实现基线非同步。在这项亚研究的 6 个月随访中，重新评估了组织多普勒峰 - 峰纵向速度延迟和斑点追踪径向应变峰 - 峰间隔到后壁延迟的测量方法。值得注意的是，无论是随机选择 CRT-Off 还是 CRT-On，25% 的患者在 6 个月后纵向或径向非同步运动得到改善。非同步性的相关改善被认为与药物治疗相关的左心室功能改善有关，因为两组患者中 97% 接受 β 受体拮抗药治疗，95% 接受血管紧张素转化酶抑制药或血管紧张素 II 受体拮抗药治疗。使用与 6 个月时相同的基线显著非同步的预定义标准，持续性非同步化与死亡或心力衰竭住院的主要终点指标显著升高相关（HR=1.54，95%CI 1.03～2.30，P=0.03）。特别是，6 个月时持续的非同步与心力衰竭住院的次要终点指标有关（HR=1.66，95%CI 1.07～2.57，P=0.02；图 25-4）。这些观察结果在随机接受 CRT-Off 和 CRT-On 的患者中相似，与 CRT 治疗无关。此外，HF 住院还与

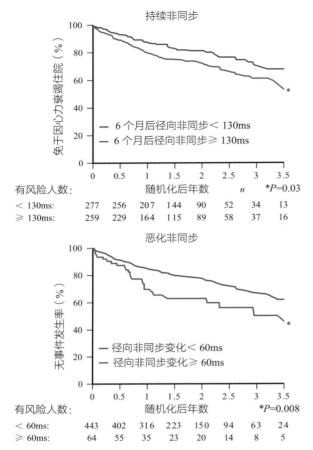

持续非同步

6 个月后径向非同步 < 130ms
6 个月后径向非同步 ≥ 130ms

有风险人数：
随机化后年数   n   *P=0.03
< 130ms: 277   256   207   144   90   52   34   13
≥ 130ms: 259   229   164   115   89   58   37   16

恶化非同步

径向非同步变化 < 60ms
径向非同步变化 ≥ 60ms

有风险人数：
随机化后年数   *P=0.008
< 60ms: 443   402   316   223   150   94   63   24
≥ 60ms: 64   55   35   23   20   14   8   5

▲ 图 25-4　EchoCRT 随机试验中 QRS 宽度变窄、超声心动图非同步和射血分数降低的患者的 Kaplan-Meier 曲线图。包括在 6 个月时进行随访不同步分析的患者。上图显示持续非同步的患者比非同步改善的患者更容易达到心力衰竭住院的终点。下图显示同步性恶化的患者比没有恶化的患者更容易达到心力衰竭（HF）住院终点。这些发现与心脏再同步治疗（CRT）开启或关闭的随机化无关

改编自 Gorcsan J 3rd, Sogaard P, Bax JJ, et al. Association of persistent or worsened echocardiographic dyssynchrony with unfavourable clinical outcomes in heart failure patients with narrow QRS width: a subgroup analysis of the EchoCRT trial. *Eur Heart J.* 2016;37(1):49-59.

以下两个因素相关，即纵向非同步加重，定义为较基线 ≥ 30ms 的峰间延迟增加（HR=1.45，95%CI 1.02~2.05，P=0.037）；还有径向非同步恶化，定义为较基线 ≥ 60ms 的峰间延迟增加（HR=1.81，95%CI 1.16~2.81，P=0.008）。在 CRT-Off 组和 CRT-On 组中，恶化的非同

步性与不良的临床结果相关，尤其是对于心力衰竭住院患者，与随机分组无关[27]。这些结果表明，超声心动图非同步是左心室射血分数（LVEF）降低和 QRS 宽度狭窄的心力衰竭患者的一个新的预后指标，因为这些相关性在 CRT-On 和 CRT-Off 组相似，这些观察结果表明组织多普勒或径向应变峰-峰不同步可能是一个新的预后指标，可能是 QRS 波宽度较窄的患者左心室力学和心肌疾病严重程度的一个标志。

四、同步与不协调的心肌基质

对无明显电延迟的机械不同步机制的进一步理解来自于心血管系统的计算机模拟。Lumens 等使用 CircAdapt 系统，编程了电延迟的递进程度，并对节段性 LV 应变进行了计算机模拟[23]。对 CRT 反应的机电基底的特征被记录为包括早期间隔收缩导致主动脉瓣开放前后侧壁的伸展（后外侧预拉伸或 PPS），随后延迟后外侧收缩导致间隔伸展（收缩间隔伸展或 SSS）（图 25-5）。根据这些成分，计算出 SSI 为 SSI=PPS+SSS，作为对 CRT 响应的机电基底的标志。以前的收缩期预拉伸术语被修订为 PPS，而收缩期反弹拉伸修订为 SSS，认为这是更准确的描述。然后用计算机模拟不同区域的收缩，但没有电延迟。在收缩不均匀的情况下模拟径向应变中的峰间延迟，但没有显著的电延迟，这导致了像在窄 QRS 的患者中观察到的峰间延迟（图 25-6）。然后通过降低收缩性和增加被动刚度（心肌瘢痕的力学特性）来模拟局部瘢痕。在没有电延迟的情况下，测量了与瘢痕相关的径向应变的峰间延迟（图 25-7）[23]。这些模拟代表了参加窄 QRSCRT 试验（RethinQ 或 EchoCRT）的典型患者，其峰-峰不同步，但没有 QRS 增宽[25, 26]。分析这些应变模式的差异，非电性收缩异质性或瘢痕基质的差异是它们缺乏显著的后外侧预拉伸或间隔收缩拉伸，相反，在对 CRT 反应的机电基底中可见。这是拉伸对心肌

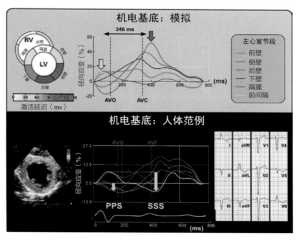

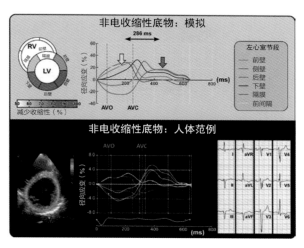

▲ 图 25-5　上图为计算机模拟 6 个颜色编码节段的递进电延迟和径向应变曲线，代表对心脏再同步治疗反应的机电基底。箭显示间隔至后壁应变的峰间延迟为 **346ms**。主动脉瓣开放（**AVO**）前的早期间隔收缩与后壁（紫曲线）延伸至零基线以下有关。后壁延迟收缩与间隔段（黄和红曲线）的伸展有关。下图为心脏再同步化治疗（**CRT**）前射血分数降低，**QRS** 持续时间为 **132ms** 的患者的超声心动图。径向应变曲线与模拟的早期间隔收缩并后外侧预拉伸（**PPS**）为 **13.3%**，晚期后壁收缩合并间隔收缩拉伸（**SSS**）为 **15.9%**，两者相似。收缩期拉伸指数（**PPS ＋ SSS**）高达 **29.2%**，是 **CRT** 响应良好的机电基底

RV. 右心室；LV. 左心室；PPS. 早期间隔收缩合并后外侧预拉伸；SSS. 晚期后壁收缩合并间隔收缩拉伸；AVO. 主动脉瓣开放；AVC. 主动脉瓣关闭 [改编自 Lumens J, Tayal B, Walmsley J, et al. Differentiating electromechanical from non-electrical substrates of mechanical discoordination to identify responders to cardiac resynchronization therapy. *Circ Cardiovasc Imaging*. 2015;8(9):e003744.]

▲ 图 25-6　上图为对心脏再同步化治疗无效的非电底物的非同步进行计算机模拟。6 个彩色编码节段的后壁节段收缩性呈进行性降低，无明显的电延迟和径向应变曲线。箭显示间隔到后壁应变的峰间延迟 **286ms**。这个模拟演示了峰间不同步是如何从收缩的异质性中存在的，而没有明显的电延迟，例如在 **QRS** 波群狭窄的患者中。下图为心脏再同步化治疗（**CRT**）前射血分数降低，**QRS** 间期为 **130ms** 的患者的超声心动图。径向应变曲线显示最小的早期后外侧预拉伸（**PPS**）为 **2.7%**，大部分拉伸发生在弹射过程中。最小间隔收缩伸展（**SSS**）为 **1.8%**。收缩期拉伸指数（**PPS ＋ SSS**）较低，为 **4.5%**，表明基质对 **CRT** 无响应

RV. 右心室；LV. 左心室；AVO. 主动脉瓣开放；AVC. 主动脉瓣关闭 [改编自 Lumens J, Tayal B, Walmsley J, et al. Differentiating electromechanical from non-electrical substrates of mechanical discoordination to identify responders to cardiac resynchronization therapy. *Circ Cardiovasc Imaging*. 2015; 8 (9): e003744.]

功能有害影响的机械支持，在心脏张力发育开始时的拉伸显著增加了单次收缩张力和机械功的产生，而后期的拉伸减少了外功[28]。LBBB 的室间隔收缩和侧壁预拉伸，侧壁收缩和间隔拉伸的机械现象似乎与心尖摇摆有关，它是与 CRT 反应相关联的视觉标志（图 25-8）[19, 28a]。

　　在计算机模拟之后，在一系列接受 CRT 的 191 例患者中测试了 SSI 的预测价值（所有患者的 QRS 间期 ≥ 120ms；左心室射血分数 ≤ 35%）。SSI 由中段左心室短轴切面径向应变分析确定。在 CRT 术后 2 年内，SSI 低于 9.7% 的患者因心力衰竭住院或死亡显著增加（HR=3.1，95%CI 1.89～5.26，$P < 0.001$）[23]，以及更多的死亡、心脏移植或左心室辅助装置（LVAD；HR=3.57，95%CI 1.81～6.67，$P < 0.001$）[23]。目前的临床指南提倡将 CRT 作为 LBBB 形态和 QRS 宽度＞ 150ms 的患者的 I 类适应证。目前，对于具有中等 ECG 标准的患者使用 CRT 的临床确定性较低：QRS120～149ms 或非 LBBB 形态，其中 CRT 为 II a 或 II b 类适应证[16, 17]。因

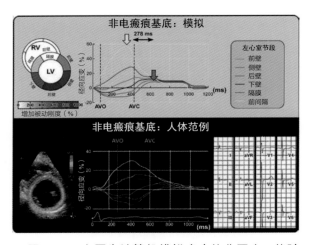

▲ 图 25-7 上图为计算机模拟瘢痕的非同步，伴随着被动刚度的进行性增加和后壁节段性收缩不足，没有显著的电延迟和 6 个颜色编码节段的径向应变曲线。箭显示间隔到后壁应变的峰间延迟 278ms。这一模拟表明，在没有明显电延迟的情况下，瘢痕可以存在峰 – 峰不同步现象，例如在对心脏再同步治疗无反应的 QRS 波群狭窄的患者中。下图为心脏再同步化治疗（CRT）前的超声心动图，患者患有透壁性后壁梗死，射血分数降低，QRS 持续时间为 130ms。径向应变曲线显示峰 – 峰不同步，但最小的早期后外侧预拉伸（PPS）为 1.2%，大部分拉伸发生在射出过程中。最小间隔收缩伸展（SSS）为 2.8%。收缩期拉伸指数（PPS+SSS）较低，为 4.0%，表明患者对 CRT 无响应

RV. 右心室；LV. 左心室；AVO. 主动脉瓣开放；AVC. 主动脉瓣关闭［改编自 Lumens J, Tayal B, Walmsley J, et al. Differentiating electromechanical from non-electrical substrates of mechanical discoordination to identify responders to cardiac resynchronization therapy. *Circ Cardiovasc Imaging*. 2015; 8(9): e003744.］

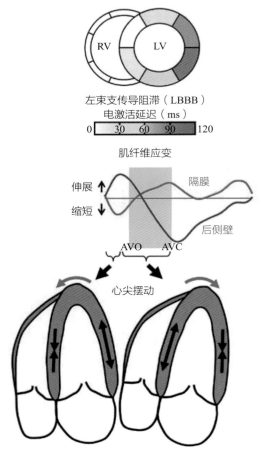

▲ 图 25-8 左束支传导阻滞（LBBB）电激活延迟的计算机模拟显示左心室间隔和后外侧壁的缩短和伸展，这可能解释了 LBBB 观察到的心尖摆动的机制

RV. 右心室；LV. 左心室；AVO. 主动脉瓣开放；AVC. 主动脉瓣关闭（改编自 Gorcsan J 3rd, Lumens J. Rocking and flashing with RV pacing: implications for resynchronization therapy. *JACC Cardiovasc Imaging*. 2016;16:30811-30817.）

此，在 113 名符合这些中间 ECG 标准的患者中，对 SSI 进行了分析。SSI < 9.7% 与更多的 HF 住院或死亡（HR=2.44，95%CI 1.27~4.35，*P*=0.004）、更多的死亡、心脏移植或 LVAD（HR=3.70，95%CI 1.67~8.33，*P*=0.001）独立相关（图 25-9）。这些数据表明，SSI 可以识别对 CRT 有反应的机电基础，并与峰间不同步的非电性原因（例如收缩异质性或对 CRT 无反应的瘢痕）相鉴别。此外，在 QRS 宽度为 120~149ms 或无 LBBB 的患者中，SSI 可以作为心电图标准的补充指标，与 CRT 后的预后相关。

五、缺乏同步性和室性心律失常的风险

左心室同步性的评估已扩展到作为心律失常风险的标志。对急性心肌梗死后 40d 以上的 569 名患者进行了一项多中心研究，包括纵向应变超声心动图和对严重室性心律失常的随访[29]。ST 段抬高型心肌梗死 268 例，非 ST 段抬高型心肌梗死 301 例。每节段测量 3 个标准心尖切面的峰值纵向应变和从心电图 R 波到

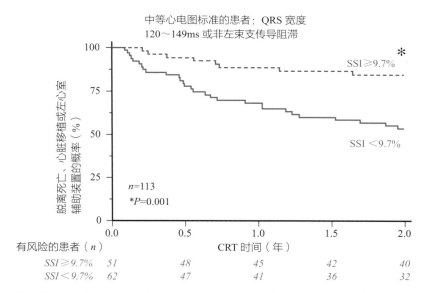

▲ 图 25-9　心脏再同步治疗（CRT）患者的 Kaplan-Meier 曲线图，采用中等心电图（ECG）标准（QRS 120 ~ 149ms 或非左束支传导阻滞），按基线收缩期拉伸指数（SSI）≥ 9.7% 和 < 9.7% 分组。在 SSI ≥ 9.7% 的患者中，CRT 后脱离死亡、心脏移植或左心室辅助装置的概率显著增加（P=0.001）。这些数据支持 SSI 在这些符合中等 ECG 标准的患者中识别对 CRT 有反应的机电基底

改编自 Lumens J, Tayal B, Walmsley J, et al. Differentiating electromechanical from non-electrical substrates of mechanical discoordination to identify responders to cardiac resynchronization therapy. *Circ Cardiovasc Imaging*. 2015;8(9):e003744.

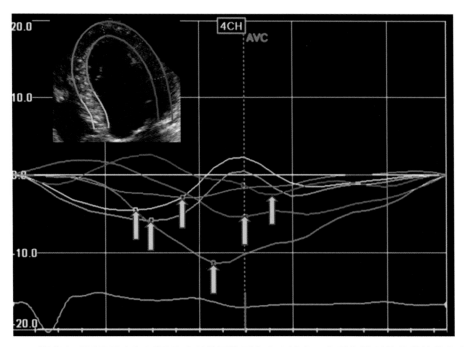

▲ 图 25-10　超声心动图四腔心切面显示感兴趣区位于左心室壁和 6 条彩色编码的节段性纵向应变曲线

箭显示到达纵向应变峰值的时间不同，与纵向峰值应变离散的患者一致。最大纵向应变离散度的增加与室性心律失常的风险有关

峰值负应变的时间。峰值应变离散度被定义为这 16 个节段的标准偏差，反映了收缩的异质性（图 25-10）。在中位时间 30 个月（四分位距：18 个月）随访期间，15 例患者（3%）发生室性心律失常，定义为持续室性心动过速或猝死。心律失常组较无心律失常组机械离散度增加 [（63±25）ms vs.（42±17）ms，$P < 0.001$]。机械离散度是心律失常事件的独立预测因子（每增加 10ms，HR=1.7；95%CI 1.2～2.5；$P < 0.01$）。重要的是，在 LVEF > 35% 的患者中，机械离散度是心律失常风险的标志（$P < 0.05$），而 LVEF 不是（$P=0.33$）。机械离散度和整体纵向应变相结合对心律失常事件的阳性预测值最好（21%；95%CI 6%～46%）。在另一项重要的研究中，对 94 名非缺血性心肌病患者进行了斑点追踪纵向应变超声心动图研究。整体纵向应变计算为 16 个 LV 节段峰值纵向应变的平均值，峰值应变离散定义为 16 个 LV 节段负应变到达峰值时间的标准偏差。对这 94 名患者进行了平均 22 个月（范围 1～46 个月）的随访，其中 12 名患者（13%）经历了心律失常事件，定义为持续性室性心动过速或心搏骤停。与无心律失常事件组比较，有心律失常事件的非缺血性心肌病患者左心室射血分数和整体纵向应变降低 [分别为（28%±10%）vs.（38%±13%），$P=0.01$；（-6.4%±3.3%）vs.（-12.3%±5.2%），$P < 0.001$]。有心律失常事件的患者机械离散度显著增加（98±43）ms vs.（56±18）ms，$P < 0.001$，发现机械离散度独立于 LVEF 预测心律失常（HR=1.28；95%CI 1.11～1.49；$P=0.001$）[30]。

组织多普勒相关分析也可作为 CRT 除颤器治疗（CRT-D）合并室性心律失常后缺乏同步性的指标。在一项双中心研究中，对 151 名 CRT-D 患者（纽约心脏协会功能分级 Ⅱ～Ⅳ 级，EF ≤ 35%，QRS 持续时间 ≥ 120ms）从心尖切面的基础节段对心肌加速度曲线进行组织多普勒相关前瞻性分析[31]，在基线和 CRT-D

植入后 6 个月进行交叉相关评估。根据基线和 CRT-D 术后随访时的不同步性将患者分为 4 个亚组。结局事件被预先定义为 2 年以上合适的抗心动过速起搏、休克或死亡。有 97 名患者（64%）在基线时存在交叉相关不同步，42 名患者（43%）在 6 个月时持续不同步。在 54 例基线无不同步的患者中，有 15 例（28%）在 CRT-D 后出现新的交叉相关不同步。与改善交叉相关不同步的患者相比，CRT-D 后持续不同步的患者发生室性心律失常（HR=4.4；95%CI 1.2～16.3；$P=0.03$）和室性心律失常或死亡的风险（HR=4.0；95%CI 1.7～9.6；$P=0.002$）均显著增加。同样，CRT-D 术后出现新的交叉相关不同步的患者发生严重室性心律失常（HR=10.6；95%CI 2.8～40.4；$P=0.001$）和严重室性心律失常或死亡（HR=5.0；95%CI 1.8～13.5；$P=0.002$）的风险增加。这些研究结合起来证明了组织多普勒交叉相关或斑点追踪应变离散度作为一系列心脏病患者室性心律失常的危险标记物具有良好的临床应用前景。

六、与右心室起搏相关的非同步性

最初的 CRT 随机对照临床试验没有包括因心动过缓而接受右心室（RV）起搏的患者，因此，CRT 指南中最初没有升级到 RV 起搏。超声心动图斑点追踪应变分析的应用为我们理解机械激活右心室起搏做出了贡献[32]。Tanakaet 等应用三维应变成像显示 LBBB 具有早期的基础间隔机械激活和较晚的后壁激活（图 25-11）[33]。相比较，RV 起搏显示心尖间隔机械激活较早，较晚的后壁激活（图 25-12）。LBBB 和 RV 的心尖起搏都与反向壁的非同步区域收缩和拉伸有关，而这与左心室重塑有关，几个小组已经证明，EF 和 RV 起搏减少的患者可以从 CRT 中获得临床益处[34-36]。最近的一项针对 135 名患者的研究中，85 名自然宽 LBBB > 150ms 与 50 名接受 CRT 的 RV 起搏患者进行了比较，

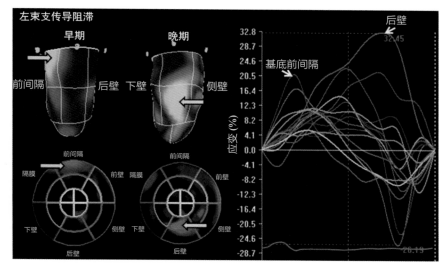

◀ 图 25-11　1 例固有左束支传导阻滞患者的三维应变图像。左上是三维应变图像，左下是极坐标图，右侧是 16 段模型的时间 - 应变曲线。图像显示基底隔早期机械激活，中后壁（箭）晚期激活，与间隔伸展相关

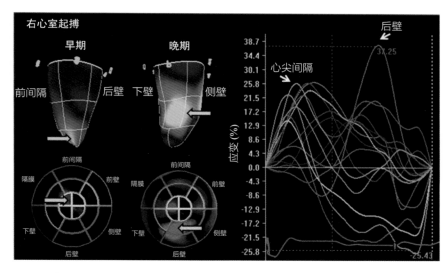

◀ 图 25-12　右心室（RV）起搏患者随后升级为再同步治疗的三维应变图像。左上是三维应变图像，左下是极坐标图，右侧是 16 段模型的时间 - 应变曲线。图像显示心尖间隔早期机械激活，中后壁（箭）晚期激活，与间隔伸展有关

基线时，使用斑点追踪超声心动图在心尖四腔心切面确定左心室收缩模式[36]。虽然两组患者都获得了益处，但与 LBBB 相比，RV 起搏患者的长期预后明显好于 LBBB（HR= 0.36，95%CI 0.14～0.96；P=0.04），LBBB 组 和 RV 起搏组均表现出典型的动态非同步收缩模式。这些数据结合起来支持超声心动图对同步性的评估，以指导 EF 和 RV 起搏减少的患者进行 CRT 升级的支持。

七、超声心动图同步性的应用前景

　　总之，15 年来，超声心动图对机械同步性和非同步性的评估一直保持着很高的兴趣。在

理解机械非同步方面取得了很大进展，特别是对影响局部收缩同步性的混杂变量和识别 CRT 反应的机电底物的潜在手段有了新的认识。然而，目前超声心动图测量非同步的作用仍然是预后的标志，还需要进一步的研究（框 25-1）。在一个关于测量 CRT 机械不同步作用的统一假设中（图 25-13），大量文献支持那些 QRS 波群增宽但没有可测量的机械非同步的患者对 CRT 的反应较差。这种联系的机制基础仍不清楚。机电联合存在于细胞和肌纤维水平，因此电离散度（QRS 加宽）的原因及现有技术无法测量到的机械非同步性仍是一个有待进一步研究的课题。对狭窄 QRS 宽度患者的机械非同步

框 25-1　超声心动图同步测量的临床应用

已确认的作用

- 作为心脏再同步化治疗后预后的标志
- 作为其他心脏病预后的标志

潜在的未来作用

- 作为心电图的辅助手段改善心脏再同步化治疗患者的选择
- 作为射血分数的辅助手段，改善患者对植入除颤器的选择

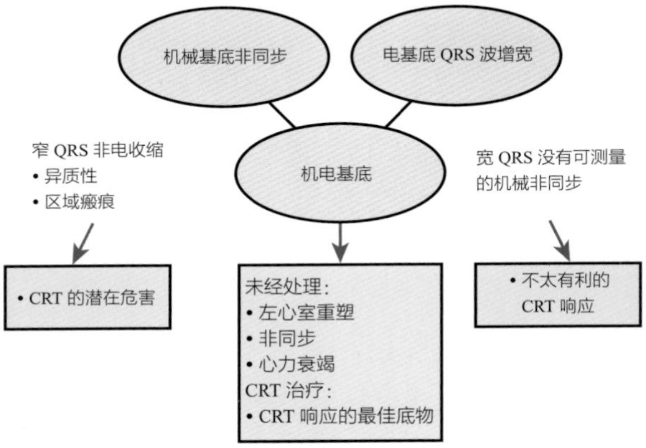

▲ 图 25-13　心肌基质中电延迟（QRS 加宽）和机械延迟（不同步）之间的建议交互作用图

机电基底包含与心脏再同步治疗（CRT）反应相关的电和机械性能的最低限度的元素

性有了新的认识，这些患者来自收缩异质性或局部瘢痕，表明这种相互作用比最初认为的更为复杂。我们了解到，在狭窄的 QRS 伴机械非同步和 EF 降低的患者中，CRT 是无益的，甚至可能是有害的。在 QRS 增宽的患者中，提示收缩期牵张是左心室重塑的机械标志，对 CRT 反应良好。具体地说，主动脉瓣开放前后外侧游离壁的预拉伸和随后的间隔拉伸似乎是 CRT 反应的重要标志，特别是对于 QRS 模式处于中间标准（120～149ms 宽度或非 LBBB）的患者。在过去的 10 年中，超声心动图测量非同步的理解和临床应用已经发生了很大的变化，并将随着对不同步的更深入的理解而继续发展。

推荐阅读

Ahmed, M., Gorcsan, J., 3rd, Marek, J., et al. (2014). Right ventricular apical pacing–induced left ventricular dyssynchrony is associated with a subsequent decline in ejection fraction. *Heart Rhythm, 11*(4), 602–608.

Gorcsan, J., 3rd, Abraham, T., Agler, D. A., et al. (2008). Echocardiography for cardiac resynchronization therapy: recommendations for performance and reporting—a report from the American Society of Echocardiography Dyssynchrony Writing Group endorsed by the Heart Rhythm Society. *Journal of the American Society of Echocardiography, 21*(3), 191–213.

Gorcsan, J., 3rd, Sogaard, P., Bax, J. J., et al. (2016). Association of persistent or worsened echocardiographic dyssynchrony with unfavourable clinical outcomes in heart failure patients with narrow QRS width: a subgroup analysis of the EchoCRT trial. *European Heart Journal, 37*(1), 49–59.

Lumens, J., Tayal, B., Walmsley, J., et al. (2015). Differentiating electromechanical from non–electrical substrates of mechanical discoordination to identify responders to cardiac resynchronization therapy. *Circulation Cardiovascular Imaging, 8*(9), e003744.

Risum, N., Tayal, B., Hansen, T. F., et al. (2015). Identification of typical left bundle branch block contraction by strain echocardiography is additive to electrocardiography in prediction of long–term outcome after cardiac resynchronization therapy. *Journal of the American College of Cardiology, 66*(6), 631–641.

第 26 章
超声心动图评估心室辅助装置
Echocardiography in Assessment of Ventricular Assist Devices

Deepak K. Gupta　著

康　慧　译

一、概述

机械辅助循环越来越多地应用于急性和慢性心力衰竭患者的管理中。短期和长期的心室辅助装置（ventricular assist device，VAD）均在临床中有应用。超声心动图可能有助于指导患者选择，同时也有助于安置、优化和监测。本章将重点关注超声心动图用于评估和管理即将或已经安置左心室辅助装置（LVAD）的患者，尤其是外科手术植入的长期连续血流装置。

二、心室辅助装置的类型

（一）短期心室辅助装置

对于急性或短期的机械循环支持，目前可用的有几种设备。主动脉内球囊反搏（IABP）是最初的短期 VAD，常常用于在血运重建过程中休克的短期支持，它在左心室收缩时球囊放气以增加左心室输出（降低后负荷），在左心室舒张时通过球囊充气以改善冠状动脉灌注。在经胸超声心动图上，可以在胸骨旁长轴切面和剑突下切面上看到球囊在胸主动脉和腹主动脉内。食品药品管理局（FDA）批准的经皮安置的 VAD（PVAD）包括 TandemHeart（CardiacAssist Inc.，Pittsburgh，Pennsylvania）和 Impella 系统（Abiomed Inc.，Danvers，Massachusetts）。TandemHeart 是一种体外离心

泵，它通过位于左心房的流入管从体内引流出血液（通过股静脉经房间隔穿刺进入），再通过流出管输送血液进入股动脉中。Impella 是一种基于导管的系统，包含位于远端的微轴流连续流量泵，以及近端的流出管。Impella 导管经股动脉或腋动脉逆行放置，穿过主动脉瓣，使远端插管位于左心室，使近端流出端口位于升主动脉中。在放置 PVAD 之前，超声心动图检查用于排除使用禁忌证，例如左心房或左心室血栓、严重的主动脉瓣或二尖瓣狭窄（Impella），或严重的主动脉瓣反流。超声心动图也有助于指导这些设备的放置，评估导管位置是否正确，以及是否稳定。TandemHeart 导管应穿过房间隔，有孔端位于左心房。有孔端脱出进入右心房会导致去氧饱和的静脉血被吸入 LVAD。Impella 导管应该经过左心室流出道（LVOT）进入主动脉根部和升主动脉。连续超声心动图也可用于评估心室对机械减负荷的反应。

外科手术植入的短期体外 VAD 包括 Thoratec 体外 VAD 和 CentriMag（Thoratec Corp.，Pleasanton，California），这两种装置是气动驱动的脉冲式离心连续流量泵。与 TandemHeart 类似，这些设备的流入管放置在最靠近衰竭心室的心腔中（如左心房），通过体外泵将血液抽出体外，然后进入流出管，流出管通过外科手术植入衰竭

心室的远端血管（如主动脉）。超声心动图用于植入前的评估和植入后的并发症和（或）心肌恢复监测。

（二）长期植入式心室辅助装置

目前，两个由 FDA 批准的连续流左心 VAD 是 HeartMate Ⅱ（Thoratec Corp., Pleasanton, California）和 Heartware 心室辅助系统（Heartware International Inc., Framingham, Massachusetts）。HeartMate Ⅱ 被批准用于移植桥接和目标治疗，而 Heartware 心脏装置被批准用于移植桥接。两种装置都有一个植入到左心室心尖附近的流入管、一个机械叶轮和植入到升主动脉的流出管。用于 HeartMate Ⅱ 的叶轮是通过膈膜下植入的，Heartware 的叶轮是通过心包内植入的（图 26-1）。由于阴影和伪影，叶轮的位置会影响超声心动图的成像（详见下文）。本章的其余部分将重点介绍长期植入式 LVAD，包括计划 LVAD 时、LVAD 植入期间和 LVAD 植入后需要的超声心动图成像。

三、计划左心室辅助装置

心脏结构和功能是 LVAD 植入决策及计划的有用信息。可疑及已知心力衰竭的患者，将进行一次或多次超声心动图检查，再进行正式

的是否植入 LVAD 的评估。因此，在可疑及已知心力衰竭的患者中，重要的是进行全面的经胸超声心动图检查，这将使医疗保健团队能够适当评估患者对 LVAD 的需求度和适合度。心脏结构和功能的几个参数与决策尤其相关（表 26-1）。

（一）左心室结构与功能

严重的左心室功能障碍，尤其是射血分数 < 25% 的患者，需要考虑成为植入 LVAD 的候选人。因此，有必要准确定量舒张末期和收缩末期左心室容积，并使用双平面圆盘法来计算左心室射血分数。在胸骨旁长轴切面上测得的左心室大小（舒张末期直径）也可用于评估患者的 LVAD 植入指征，因为 LVAD 植入前舒张末期直径 < 6.3cm 可能会增加手术后的发病率和死亡率[1]。左心室，尤其是心尖部血栓的存在也会影响手术计划、方法和程序。超声心动图对比剂可以使评估左心室功能、大小及血栓更加容易[2]。

（二）右心室结构与功能

LVAD 植入前超声心动图应评估右心室大小和收缩功能及三尖瓣反流。右心室扩张和功能障碍可能会影响药物治疗和外科管理决策，

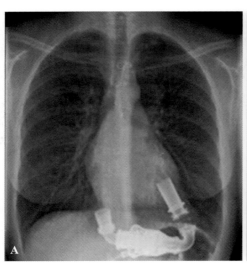
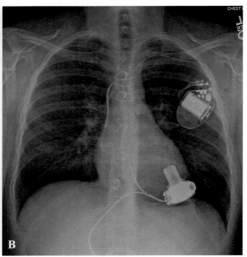

◀ 图 26-1　连续流左心室辅助装置的胸部 X 光片

A. HeartMate Ⅱ，注意轴流泵的膈下位置，这限制了超声心动图剑突下切面；B. Heartware，注意离心泵的心尖（经心包）位置，这限制了超声心动图心尖切面

表 26-1　左心室辅助装置植入前超声心动图评价心脏结构和功能的主要特征

结　构	植入前评估	含　义
左心室	功能	LVAD 适应证，特征性的 LVEF ＜ 25%
	大小	LVEDD ＜ 6.3 cm 与 LVAD 植入后的预后差相关
	血栓	可能会导致 LVAD 流入管阻塞或栓塞
右心室	尺寸和功能	心室扩大和功能障碍与 LVAD 植入后的预后差相关，可能提示需要双心室机械支持
间隔	分流	可能会导致 LVAD 植入后低氧血症或反常栓塞
主动脉瓣	反流	减少 LVAD 植入后的左心室减压和全身供血的效果
	机械假体	增加 LVAD 植入后血栓形成的风险
二尖瓣	狭窄	导致 LVAD 充盈受损
三尖瓣	反流	提示右心室功能障碍，使 LVAD 植入后的预后变差
	狭窄	导致左心室和 LVAD 充盈受损
肺动脉瓣	反流	提示右心室功能障碍
	狭窄	导致左心室和 LVAD 充盈受损
主动脉	扩张、斑块、夹层	可能会影响流出管置管部位
心内膜炎	瓣膜或设备	活动性感染是 LVAD 安置的禁忌证
血栓	位于左心房或左心室	可能成为阻塞 LVAD 的栓子或导致体循环栓塞

LVAD. 左心室辅助装置；LVEF. 左心室射血分数；LVEDD. 左心室舒张末期直径

需要考虑围术期或者更长的时期内是否需要双心室支持，而不是单独使用 LVAD[3]。术前右心室面积变化分数（RV fractional area change，RVFAC）＜ 20%，与 LVAD 设备激活后右心室衰竭相关。另外，右心室功能障碍和其他临床因素（例如对正性肌力药物的依赖性，或肝功能检查异常）是 LVAD 植入后预后较差的标志。然而，目前尚无单一的右心室参数或临床因素能精确地区分患者是否会有较好或较差的预后[4, 5]。

（三）瓣膜

瓣膜病可能会影响 LVAD 功能，需要在 LVAD 植入之前治疗。中度或重度二尖瓣狭窄会影响左心室充盈，并且影响 LVAD 流入管的血流。同样，右侧瓣膜狭窄也会损害左心充盈和 LVAD 的流入血流。相反，无论严重程度如何，主动脉瓣狭窄通常不会损害 LVAD 功能，因为流出管会绕过左心室流出道和主动脉瓣。

必须仔细注意 LVAD 植入前主动脉瓣反流的存在、严重程度和机制。LVAD 创建了一个回路，循环的血流经 LVAD 流入管、泵，然后经流出管进入升主动脉，在那里它可能通过反流的主动脉瓣回到左心室。这种情况下，主动脉瓣反流会降低 LVAD 植入后的左心室减压效果，并减少全身血供。LVAD 植入前，还需要注意右心瓣膜是否有明显反流，其可能是右心室功能障碍的标志，并与 LVAD 植入术后预后较差有关。LVAD 植入后，右心室的几何形状变化、左心室过度减压导致的三尖瓣解剖变化及室间隔移位，都可导致三尖瓣反流加重。LVAD 植入后，通常会改善二尖瓣反流，因为左心室减压及左心室缩小，改善了二尖瓣叶对合，并且使压力下降。

LVAD 植入前需要识别出机械主动脉瓣，并在放置 LVAD 时转换为生物人工瓣膜，以减少主动脉瓣血栓形成的风险。由于 LVAD 血流绕过原生的左心室流出道，机械主动脉瓣不会充分打开，因此很有可能形成血栓。对于机械二尖瓣来说，这不是什么大问题，因为 LVAD 会维持左心房到左心室的前向血流。

（四）心内膜炎

活动性感染是 LVAD 植入的禁忌证；因此，可疑心内膜炎病变，无论是瓣膜或留置设备，如起搏器 / 除颤器导线或导管，都必须谨慎评估。

（五）主动脉

由于 LVAD 流出管通常植入升主动脉，因此应注意主动脉病变的存在，如扩张、斑块和夹层。

（六）先天性心脏病

右至左分流，如卵圆孔未闭、房间隔和室间隔缺损，需要在植入 LVAD 前作诊断，因为 LVAD 使左侧心脏减压可能会增加右向左分流，导致低氧血症和反常栓塞。对分流的评估通常是在植入左心室导管时通过经食管超声心动图进行。激荡盐水（"气泡"）对比剂可增强对分流的探测[6]。

四、术中

（一）植入前

术中经食管超声心动图应在植入 LVAD 前进行，确定可能影响 LVAD 正常功能的任何病理改变，这些病变可能未被术前经胸超声心动图识别，或相比术前已经出现改变。经食管超声心动图综合评估应包括左、右心室结构和功能、瓣膜、主动脉、房室间隔，尤其应注意主动脉瓣反流、右心室功能、三尖瓣反流及分流、血栓。

（二）左心室辅助装置的植入和激活

在左心室心尖附近，移除正中的心肌，以便放置左心室流入管。术中会有空气进入左心室，因此需要在完成手术前进行排气操作。需要进行经食管超声心动图（TEE）连续监测肺静脉、左侧心腔、LVAD 流入管、流出管及主动脉，指导排气操作。

当 LVAD 被激活时，经食管超声心动图可以帮助识别急性并发症，包括分流、主动脉瓣反流、右心室功能障碍和（或）LVAD 流入管和流出管位置异常。在 LVAD 左心室减压的情况下，可能更容易检测到分流，因此，应重复进行激荡盐水（"气泡"）造影检查。同样，当左心室减压时，主动脉瓣反流的存在、持续时间和严重程度也更容易表现出来。主动脉瓣是否在每个心动周期打开，以及打开到什么程度也应该通过二维（2D）和 M 型成像来评估。右心室功能障碍在心脏手术后并不少见，这可能是一过性的，也可能持续恶化导致慢性功能障碍。过高的 LVAD 速度也可能导致室间隔向左移位，造成右心室几何形状和三尖瓣结构的改变，引起右心室功能障碍。

在 LVAD 植入时、LVAD 激活并以不同的速度设置时，以及关胸时，经食管超声心动图可以可视化定位 LVAD 流入管和流出管。LVAD 左心室流入管植入处靠近心尖，通常朝向二尖瓣，而不干扰瓣下装置（图 26-2）。可能会出现流入管偏向室间隔，过度的角度或流入管靠近室间隔可能会造成急性或慢性问题，导致左心室充盈阻碍或诱发室性心律失常。对流入管的多普勒检查应显示连续的低速层流（≤ 1.5m/s）进入 LVAD，有轻微的收缩期和舒张期变化，但无反流（图 26-3）[7, 8]。流速增高可能预示 LVAD 流入管中血流路径上

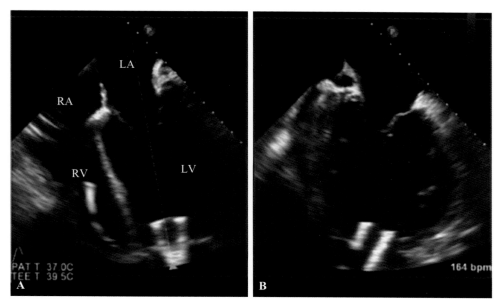

▲ 图 26-2　术中经食管超声心动图显示左心室辅助装置流入管的正确位置

A. 食管中段四腔心切面；B. 食管中段两腔心切面。LA. 左心房；LV. 左心室；RA. 右心房；RV. 右心室［引自 Stainback RF, Estep JD, Agler DA, et al. Echocardiography in the management of patients with left ventricular assist devices: recommendations from the American Society of Echocardiography. *J Am Soc Echocardiogr*. 2015;28(8):853–909.］

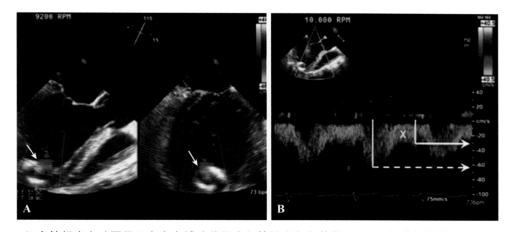

▲ 图 26-3　经食管超声心动图显示左心室辅助装置流入管的彩色多普勒（A）和频谱多普勒（B）。彩色多普勒信号中缺乏混叠，表明层流通畅。频谱多普勒追踪显示收缩期血流增加（虚箭）多于在舒张期观察到的持续血流（实箭）引自 Stainback RF, Estep JD, Agler DA, et al. Echocardiography in the management of patients with left ventricular assist devices: recommendations from the American Society of Echocardiography. *J Am Soc Echocardiogr*. 2015;28(8):853–909.

的机械性阻塞。这可能是由于室间隔、乳头肌或二尖瓣腱索引起的阻塞，或流入管口或管内血栓导致。多普勒信号通常可以在 HeartMate Ⅱ 装置上获得，但 Heartware 装置的心包位置会干扰多普勒信号，经常妨碍检查，特别是当套管在视窗成像内可见时。在 TEE 影像上，常能看到流出管沿右心室走行，在靠近右肺动脉处与升主动脉吻合。多普勒检查应显示连续的低速层流，有轻微的收缩期和舒张期变化（图 26-4）。流速增加到超过 2.0m/s 时，应该怀疑是否有流出道阻塞，如血栓或管道扭转。

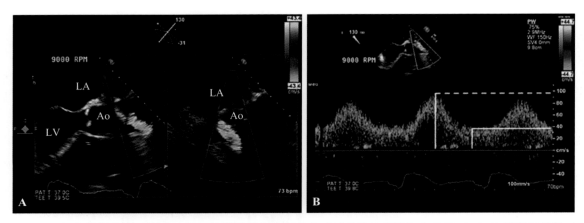

▲ 图 26-4　经食管超声心动图显示左心室辅助装置位于升主动脉的流出管彩色多普勒（A）和频谱多普勒（B）。频谱多普勒追踪显示收缩期血流增加（虚线）多于舒张期持续血流（实线）

Ao. 主动脉；LA. 左心房；LV. 左心室［引自 Stainback RF, Estep JD, Agler DA, et al. Echocardiography in the management of patients with left ventricular assist devices: recommendations from the American Society of Echocardiography. *J Am Soc Echocardiogr*. 2015;28(8):853–909.］

五、植入后

LVAD 植入后经胸超声心动图成像方案通常包括一个全面的 2D、M 型和多普勒检查，类似于 LVAD 植入前对心力衰竭患者的检查，在此基础上增加图像来描述 LVAD 流入管和流出管。使用 HeartMate Ⅱ 装置的患者通常可以经胸获得 LVAD 流入管及流速的图像，但使用 Heartware 装置的患者由于泵在心尖位置的干扰和阴影，较难获得超声图像。在高位左胸骨旁长轴切面可看到流出管主动脉吻合口，右胸骨旁切面可看到流出管管身。

LVAD 植入后超声心动图评估主动脉瓣尤为重要。每次检查都应使用二维和 M 型超声评估主动脉瓣开放情况，因为它提供了有关 LVAD 和自身心室功能的重要信息（图 26-5）。主动脉瓣的关闭可反映左心室减压适度还是过度。每次心动周期都保持关闭的主动脉瓣可能存在主动脉根部血栓形成、尖端增厚 / 融合及主动脉反流的风险[10-13]。最佳的 LVAD 速度设置是让主动脉瓣完全关闭还是间歇打开目前仍存在争议，且在个体的患者中可能随时间而改变[9]。另一种情况是，在植入 LVAD 时或之后

进行了主动脉瓣反流的手术或经皮治疗，是主动脉瓣关闭的原因[14, 15]。相比之下，主动脉瓣在每一个心动周期都完全打开，则可能表明由于 LVAD 功能障碍导致减压不足，例如泵血栓形成，或者相反，可能提示自体左心室功能改善。这两种情况在临床症状上应该有不同的表现，前者可能有症状性心力衰竭，而后者没有相关症状。左心室功能指标也应能区分出这两类患者，前者心功能更严重降低，后者可能功能正常或轻度减退。

LVAD 植入后超声心动图的适应证包括评估并发症、评估反向重构或自体左心室功能改善。LVAD 植入后超声心动图监测时机根据病情决定，稳定的患者选择长期监测，临床情况急性变化的患者进行紧急监测。对于稳定的无症状患者的长期监测，美国超声心动图学会推荐术后 2 周、1、3、6 和 12 个月进行经胸超声心动图检查，之后每隔 6～12 个月进行一次[9]。监视图像通常只在基准 LVAD 速度设置下获得，只有发现了预期外的情况才有流速改变需求。

超声心动图也可以评估 LVAD 植入后患者临床状态的变化。超声心动图对 LVAD 植入后

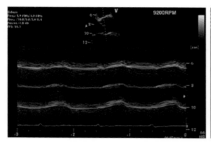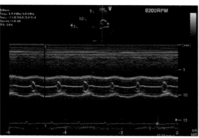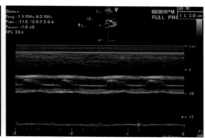

▲ 图 26-5　使用 HeartMate Ⅱ 左心室辅助装置的患者在 LVAD 速度变化时采用 M 型超声心动图评估主动脉瓣口开放程度。当转速从 9200 转 / 分下降到 6800 转 / 分时，左心室减压效果减小，主动脉瓣开放时间延长

患者诊断有帮助的情况包括心力衰竭加重、晕厥、低血压或高血压、心律失常、发热、贫血、脑卒中或栓塞、出血、肾衰竭和（或）心搏骤停。表 26-2 选择性总结了 LVAD 植入后术后并发症和超声心动图发现。图 26-6 显示了 LVAD 流出管体（从流出管延伸进入升主动脉）弯曲并导致流速增加的例子。在某些情况下，特别是体型小的患者，体位的改变可能会改变 LVAD 硬件相对于心脏的几何形状，在心脏进行动态超声心动图检查时应考虑选择产生症状的体位。

在超声心动图常规复查有异常发现时、实验室结果异常（如贫血和溶血）时和出现 LVAD 报警的情况下，使用动态或变速超声心动图（也称为"渐变"或"优化"）方案可能是必要的。在使用基线速度成像后，增加或减少 LVAD 的速度再次成像。例如，如果 LVAD 植入后的患者出现心力衰竭的表现，发现左心室扩张，伴随向右侧偏移的室间隔和严重的二尖瓣反流，LVAD 的速度的增加不仅有助于减压，也可以评估是否有 LVAD 功能障碍，例如泵血栓形成。相反，如果 LVAD 患者出现直立晕厥症状，并且发现 LVAD 流入管紧贴向左侧移位的室间隔（如"抽吸 - 牵拉"效应），可能需要降低 LVAD 速度。具体的优化和渐变方案因不同的中心而异。一般来说，这些方案需要有经验的超声专家和 LVAD 团队的成员，这些成员在图像解释和决策算法方面具有专业知识，这

些决策算法是基于 LVAD 速度变化时超声心动图的结果。随访的关键参数包括左、右心室大小和收缩功能、主动脉瓣开放频率、室间隔位置、任何显著的瓣膜反流，以及估算的肺动脉收缩压。考虑到泵血栓和栓子的风险，在超声心动图检查当天确认抗凝治疗方案很重要，尤其是降低 LVAD 速度时。此外，如果以基线速度获得的图像已经发现主动脉根部或心内血栓，则不应改变速度。

LVAD 植入后超声心动图也可用于评估反向重构和自身心肌功能恢复，尽管这是一个罕见的事件[16]。由于声窗质量差和左心室流入管的伪影，用于评估左心室容积的心尖图像被限制。因此，通常是在胸骨旁长轴切面上测量舒张末内径来定量 LVAD 患者的左心室大小[9]。在植入 LVAD 后，自身左心室射血分数也很难评估。如果能够获得足够高质量的心尖图像来对舒张末期和收缩期容积进行可靠的测量，则可以对射血分数进行定量。在没有可解释的心尖图像的情况下，评估左心室功能的其他选择包括：从胸骨旁短轴乳头肌水平图像确定的面积变化分数、Quinones 方法，或从胸骨旁长轴图像获得的缩短分数[17-20]。所有这些方法都基于假设：局部和全心室壁运动同步。一组参数可能提示逆重构和恢复，包括：明显的脉搏和可测量的脉压；即使在相对较高的 LVAD 速度下，每个心动周期主动脉瓣都能打开；室间隔位于正常位置；与植入前图像相比，左心室

表 26-2　左心室辅助装置相关并发症及超声心动图表现

并发症	超声心动图发现
心包积液（±压塞）	• 右心室受压 • 呼吸相关的周期性血流变化 • 右心室每搏量和心排血量下降
左心室减压不足导致心力衰竭	• 左心室增大 • 主动脉瓣口开放 • 左心房增大 • 跨二尖瓣脉冲波多普勒 E 峰流速增加 • 跨二尖瓣 E/A 增加 • E/e′ 增加 • E 峰减速时间缩短 • 二尖瓣反流增加 • 右心室收缩压升高
右心室衰竭引起的心力衰竭	• 右心室增大 • 右心室收缩功能下降 • 右心房压力升高（下腔静脉扩张，房间隔向左弯曲） • 室间隔左移（可能由于 LVAD 高流速） • 三尖瓣反流增加 • 右心室每搏量和心排血量减少 • 严重右心室衰竭时 LVAD 的流入和流出速度下降（＜0.5m/s）
左心室过度减压或左心室充盈不足	• 小左心室（＜3cm） • 小左心房 • 室间隔左移
LVAD 吸引	• 小左心室或左心室流入管紧贴心肌（通常为室间隔） • 心室异位节律
主动脉瓣关闭不全	• 左心室扩张 • 主动脉瓣反流束至 LVOT 高度＞46% • 主动脉瓣反流缩流颈≥3mm • 右心室每搏量下降同时 LVAD 流量增加
二尖瓣反流	• 原发：由于 LVAD 流入管干扰二尖瓣装置 • 继发（功能性）：由于 LVAD 对左心室减压不足
心脏内的血栓	• 左心室或 LVAD 相关 • 主动脉根部（尤其是主动脉瓣关闭时） • 心房
流入管异常	• 由心肌、二尖瓣装置或血栓引起的梗阻 • 位置异常 • 高流入速度（＞1.5m/s）和（或）彩色多普勒图像出现混叠（湍流） • 严重降低的 LVAD 流入速度提示泵血栓形成
流出管异常	• 因扭曲或血栓而引起的阻塞 • 靠近梗阻处的高流出速度（＞2m/s） • 阻塞远端使用脉冲波多普勒探查发现流出速度低或没有流出速度 • 左心室大小和右心室每搏量不随 LVAD 速度增加变化

（续表）

并发症	超声心动图发现
高血压急症	• 主动脉瓣打开程度减少 • 左心室增大 • 二尖瓣反流增加
泵故障 / 泵停止	• LVAD 流入和流出血流速度减小 • 即使 LVAD 转速增加，主动脉瓣持续开放 • 二尖瓣反流增加 • 三尖瓣反流增加 • 泵停止（关闭）：舒张期血流通过 LVAD 逆流回左心室 • 左心室增大

LVAD. 左心室辅助装置 [改编自 Stainback RF, Estep JD, Agler DA, et al. Echocardiography in the management of patients with left ventricular assist devices: recommendations from the American Society of Echocardiography. *J Am Soc Echocardiogr*. 2015;28(8):853–909.]

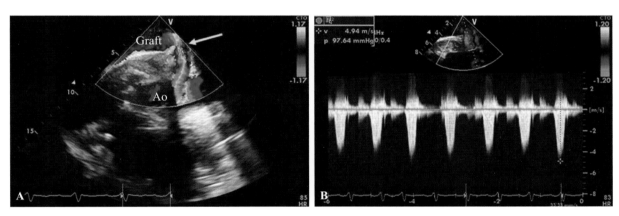

▲ 图 26-6　左心室流出管体弯曲

经胸超声心动图胸骨旁高位切面（A）显示升主动脉（Ao）、左心室流出道导管和移植物（Graft），可见阻塞流出管的急性弯曲（箭）。彩色多普勒显示由此形成的湍流，频谱多普勒（B）显示峰值流速明显增加

大小减小和射血分数改善。为了更全面地评估自身心功能，应逐步将 LVAD 速度调低至最小值（HeartMate Ⅱ 为 6000 转 / 分，Heartware 为 1800 转 / 分），通过成像来识别净中性流何时通过 LVAD。如果在低速情况下有证据表明左心室功能有实质性的反向重构和改善，那么患者可能需要行 LVAD 取出。为了进一步评估左心室功能储备和患者是否适合 LVAD 取出，可在最小 LVAD 速度时进行诱发操作，如运动、药物压力测试或容量负荷试验，无论有没有超声心动图成像或有创血流动力学监测均可进行操作，以进一步评估左心室功能储备和患者是否适合移植。在低速试验后，LVAD 速度应重新设置回基线。

六、结论

机械循环支持在急性和慢性心力衰竭患者的管理中应用越来越多。超声心动图可以帮助指导患者的选择，以及这些设备的安置、优化和监测。了解患者体内 LVAD 的解剖结构及其如何影响图像采集和解释是很重要的。LVAD 超声心动图需要有经验的超声医生、心脏病专

家和心力衰竭 /LVAD 团队的成员，他们能够将临床场景和超声心动图数据整合起来，为管理决策提供信息。成像方案的标准化，特别是监测和动态（速度变化，或"渐变"）超声心动图，可能有助于在 LVAD 患者群体中获得诊断和预后信息。

推荐阅读

Ammar, K. A., Umland, M. M., Kramer, C., et al. (2012). The ABCs of left ventricular assist device echocardiography: a systematic approach. *European Heart Journal Cardiovascular Imaging, 13,* 885–899.

Estep, J. D., Stainback, R. F., Little, S. H., Torre, G., & Zoghbi, W. A. (2010). The role of echocardiography and other imaging modalities in patients with left ventricular assist devices. *JACC Cardiovasc Imaging, 3,* 1049–1064.

Stainback, R. F., Estep, J. D., Agler, D. A., et al. (2015). Echocardiography in the management of patients with left ventricular assist devices: recommendations from the American Society of Echocardiography. *Journal of the American Society of Echocardiography, 28,* 853–909.

第 27 章
负荷超声心动图及心脏超声在心肺功能测试中的应用
Stress Echocardiography and Echo in Cardiopulmonary Testing

Mário Santos　Amil M. Shah　著

陈丽萍　译

一、概述

（一）缺血级联反应

众所周知，心肌缺血是一系列与时间相关的连续性事件的缺血级联反应（ischemic cascade，图 27-1），这也是与单独的心电图比较，负荷测试图像（包括心脏超声）更加敏感的生理基础。冠状动脉血流不均一性导致氧的供需失衡，然后心肌代谢发生变化，接着机械活动出现异常，最后出现心电的变化及心绞痛症状[1]。

（二）负荷方案

1. 运动负荷

无论是运动还是药物负荷都可以增加心肌的耗氧量。一般情况下，运动负荷试验在能够运动的患者中是优选方案，因为它能够提供有价值的预后及诊断信息，比如心率反应与恢复情况、血压反应及心电图改变。症状限制性运动负荷试验可以使用平板或者踏车运动负荷。通常，平板运动试验使用更加广泛，优点是它可以达到更大的氧耗量（VO_{2max}），更加符合生理学特征；同时也有些缺点：因为采集

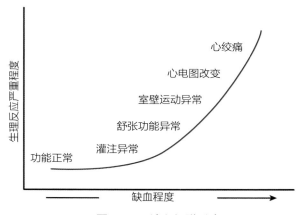

▲ 图 27-1　缺血级联反应

图像只能在运动结束后，使图像采集受限以致不能够获得血流动力学峰值状态时的超声图像（表 27-1）。半仰卧位的踏车试验配备一个倾斜的桌子则可以在运动负荷时获得包括峰值运动状态的每一个节段的图像。初始的（踏车）负荷量及其增加量通常根据患者的预期功能能力情况进行调整（一般每 2～3 分钟增加10～25W）。但是，如果患者不耐受踏车试验，那么其 VO_{2max} 将低于平板试验。相较于踏车试验，平板试验的 VO_{2max} 要高出 10%～15%，峰

表 27-1　平板及半仰卧位运动的比较

	负荷方案	优　点	缺　点
运动	平板	更符合生理学特征 运用更加广泛	只能在运动前 / 后获取图像
	半仰卧位	每个运动阶段均可获取图像（较低的运动负荷及运动峰值状态均可）	较低峰值耗氧量 患者适应性
药物	多巴酚丁胺	可应用于无法运动的患者 多巴酚丁胺注射的每个阶段均可获取图像（低剂量及高剂量均可）	无功能能力及运动性质的相关数据 存在房性 / 室性心律失常的风险

值心率也高出 5%～20%，同时 ST 段改变出现的频率也更高一些[2]。运动负荷超声心动图的禁忌证与经典的运动试验一致[3]。

医生将采集一系列负荷状态的标准心脏超声图像，包括运动之前的静息状态、运动开始前、运动后即刻状态（平板试验）及运动峰值状态（踏车试验）。标准的超声心动图切面包括：①胸骨旁长轴切面；②胸骨旁左心室基底部短轴切面；③胸骨旁左心室中段短轴切面；④心尖四腔心；⑤心尖两腔心；⑥心尖三腔心。就平板试验而言，患者左侧卧位，采集运动前及运动后即刻超声图像。与标准测试一样，诊断负荷量时峰值心率至少应达到相关年龄预测值的 85% 以上[4]。由于运动休息后，缺血将会很快缓解，因此图像应当在运动终止后 60s 内采集[5]。对于踏车负荷运动，图像采集应当在静息、亚极量运动负荷（约25W），峰值运动负荷状态及恢复后。

2. 药物负荷

尽管多巴酚丁胺及其他舒张血管的药物均可以用于负荷心脏超声，但是多巴酚丁胺是首选，也是最常用的。它在低剂量时通过增加心肌收缩力来提升心肌耗氧量，高剂量时通过增加心率来增加心肌耗氧量。标准的多巴酚丁胺负荷超声心动图中，多巴酚丁胺的注射剂量依次为 5μg/（kg·min）、10μg/（kg·min）、20μg/（kg·min）、30μg/（kg·min）和 40μg/（kg·min），

随后以 0.25～0.5mg 剂量给予阿托品，总剂量约 2.0mg 以达到预设年龄段最大心率的 85%。终止该试验的指标为：①达到年龄 - 估测最大目标心率的 85%；②新出现或者原有室壁节段运动异常加剧，且同时至少波及两个节段；③严重的心律失常；④低血压；⑤重症高血压；⑥无法耐受的症状。考虑到本试验潜在的严重风险（虽然罕见），应当运用临床判断筛选适合该项检查的患者，同时要求受过适当训练的人员在该试验前、中、后进行仔细的监测[6]。对于多巴酚丁胺负荷试验而言，如有需要，β 受体拮抗药（美托洛尔、艾司洛尔）可用于治疗潜在的房性或室性快速性心律失常、严重的高血压或者心绞痛。

（三）缺血的评估

图像解读

不管是哪种负荷模式，心脏超声图像的解读都是基于每个心肌节段在静息、负荷状态下心内膜的位移、室壁的增厚，以及相应状态下左心室射血分数（LVEF）和左心室大小变化（表 27-2）。美国超声心动图学会（ASE）指南推荐使用 16 节段模型（或者是可能将与其他影像学模型相比时，而采用将心尖部包含在内的 17 节段模型）评估节段运动（图 27-2）[7]。室壁运动分为以下几类：①正常（静息）或者运动增强（负荷）；②运动减弱：指室壁增厚不变，而心内膜内向位移低于正常节段；③运

表 27-2　室壁运动分类

	室壁运动分数	定　义
正常	1	正常的增厚及心内膜内移
运动减低	2	存在增厚及心内膜内移，不能达到正常
运动消失	3	增厚及心内膜内移消失
矛盾运动	4	室壁变薄及收缩期的反向运动

运动评分指数（WMSI）的计算方法为节段壁运动评分（使用 17 节段模型）除以所评估的节段数

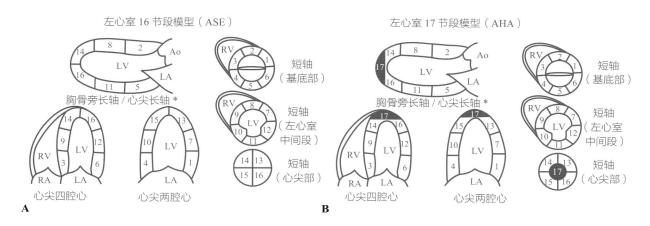

▲ 图 27-2　左心室节段模型

A.16 节段模型；B.17 节段模型。AHA. 美国心脏协会；Ao. 主动脉；ASE. 美国超声心动图学会；LA. 左心房；LV. 左心室；RA. 右心房；RV. 右心室；*. 也称为心尖三腔视图（引自 Bulwer BE, Solomon SD, Janardhanan R. Echocardiographic assessment of ventricular systolic function. In: Solomon SD, ed. Essential Echocardiography: A Practical Handbook with DVD. Totora, NJ: Humana Press；2007: 89–119. ）

动消失：无室壁增厚或者无心内膜内向移位；④矛盾运动：室壁变薄且心肌收缩时心肌向外移位（表 27-2）。负荷状态下，正常心肌的表现为所有节段运动增强。基于静息及负荷状态，节段室壁运动可以分为正常、心肌缺血、心肌梗死、存活心肌（表 27-3）。缺血反应的特征至少是两个相邻节段的收缩力变差（图 27-3）。梗死的定义是静息状态下心肌功能障碍，负荷状态下心肌运动不改善。运用 17 节段模型，室壁运动评分指数（WMSI）可以量化心室整体缺血或者梗死。静息或负荷状态下，节段评分指数分为 1［正常（静息状态），运动增强（负荷状态）］、2（运动减低）、3（运动消失）、4（矛盾运动）。室壁运动评分指数的计算方法为各节段计分之和除以参与计分的节段数。负荷状态下观察到 3 个及其以上的新的节段功能异常时，则认为是中～重度心肌缺血[8]。图像解读时，我们也应当考虑其他一些可能引起运动增强缺失的原因：①应用 β 受体拮抗药后的低阻力负荷（包括心率）；②测试结束后，图像采集延时较长；③负荷状态下的严重血压升高。负荷超声心动图最大的局限是图像质量的差异性。当声窗较差时，超声造影能够增强心内膜边界的界定从而提高测试的诊断能力，若静息状态有两个或者更多的心内膜节段显示不清则应当考虑使用超声造影[9]。

图像解读时，左心室整体功能及大小变化也一样重要。正常情况下，负荷状态时 LVEF

表 27-3　负荷超声心动图缺血评估解读 [a]

诊　断	静息状态	负荷状态
正常	正常	运动增强
缺血	正常	恶化至运动减低 / 运动消失 / 矛盾运动
缺血	运动减低	恶化至运动消失 / 矛盾运动
梗死	运动减低 / 运动消失 / 矛盾运动	无变化
存活	运动消失	改善至低运动或者正常

a. 详情见正文

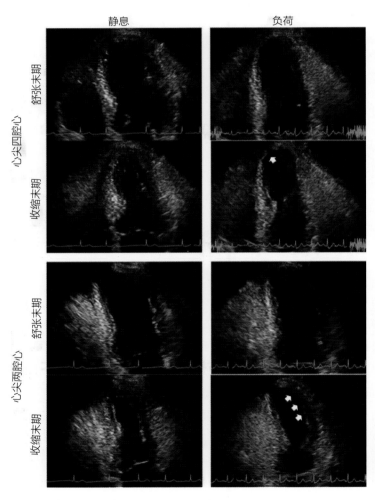

◀ 图 27-3　平板负荷试验超声心动图显示可诱导的累及前壁中间段和心尖段的室壁运动异常，可见运动引起的局部室壁运动减弱（箭）

会升高并变得更具有动力。平板试验时，运动常伴随收缩及舒张容积的减低。负荷增加时，左心室容积随之增加是一个高风险因素，它与多支血管缺血性病变具有相关性（图 27-4）。值得重视的是，对于仰卧位踏车试验时，由于前负荷的增加，因此左心室心腔的大小不一定是异常指标。

负荷超声心动图对于冠状动脉病变诊断的敏感性及特异性大约为 80%[10]。中度冠状动脉病变的患者应用负荷超声诊断获益较高。且它

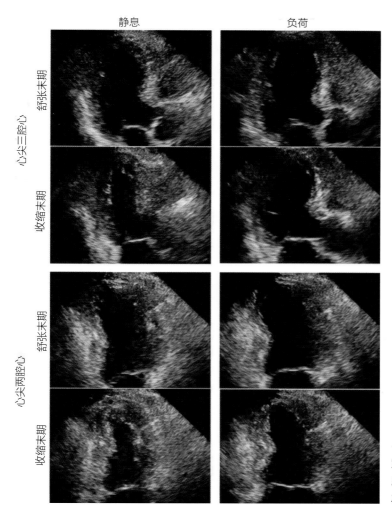

静息　　　　　　负荷

舒张末期

收缩末期

心尖三腔心

舒张末期

收缩末期

心尖两腔心

◀ 图 27-4 平板负荷超声心动图显示左心室收缩末期随负荷增大。这些发现提示该患者多支冠状动脉病变并伴有运动负荷后左心室射血分数降低

的诊断性能优于单独的心电图诊断，与核灌注负荷试验诊断价值相当。有些研究发现，与核灌注负荷试验相比，负荷超声心动图敏感性略低，但特异性更高[11]。如上文所述，左束支传导阻滞和运动时血压升高引发室壁运动异常的假阳性概率升高；低阻力负荷、使用过 β 受体拮抗药，以及运动负荷过后的图像采集延时过长则会使得图像结果的假阴性增加。

负荷超声心动图除了可以帮助诊断以外，还能够提供重要的预后信息。有些疑似冠心病的患者经过一系列的验前概率统计，发现相较于临床经验、心电图及静息状态心脏超声，负荷超声心动图的预后价值是逐级递增的[12]。年龄相仿的对比组中，负荷超声的阴性结果与心肌梗死或者心源性死亡的发生率相关（每年 < 1%）。这也提示该类患者没有必要进一步的检查或者干预[13]。同样，在有冠状动脉病变的患者中，也包括之前进行血运重建的患者，异常的负荷超声心动图与提示不良结局风险增加 2 倍相关[14]。由药物或者运动负荷诱发的以下反应，将给患者预后提供额外的信息：主要包括了缺血反应、受累冠状动脉（左前降支 vs. 左回旋支或右冠状动脉）、多节段室壁运动异常和峰值室壁运动评分指数的变化，还有负荷时 LVEF 及收缩末期容积改变、压力诱导异常的恢复时间[7]。

（四）心肌存活的评估

多巴酚丁胺负荷超声心动图是评估静息状

态下左心室功能障碍及节段室壁运动异常心肌存活情况的有效方法。具有可逆的收缩功能障碍的心肌（如血管重建）定义为存活心肌。超声心动图心肌存活的评估包括了患者静息状态下、低剂量多巴酚丁胺 [典型剂量：5～20μg/（kg·min）] 状态下，如果有必要，也需要高剂量多巴酚丁胺 [典型剂量：30～40μg/（kg·min）] 状态下的左心室壁节段运动异常。心肌存活是指在多巴酚丁胺注射后至少两个节段的功能得到改善（表 27-4），反之，若心肌收缩功能没有改善那么表示无存活心肌。当负荷试验出现早期低剂量多巴酚丁胺收缩功能改善而高剂量多巴酚丁胺收缩功能恶化这种双相反应时，表明心肌既有存活，也有缺血。低剂量的多巴酚丁胺负荷试验时，收缩功能改善是心肌存活的较为敏感指标，而双相反应则是血管重建后心功能提高最具特异性和预测性的指标[7]。

与缺血评估类似，和心肌核显像比较，负荷超声心动图对心肌存活的评估敏感性较低，特异性较高[15]。更早的数据显示，预测血管重建后收缩功能好转，它有 75%～90% 的敏感性及特异性。图像质量差，β 受体拮抗药的伴随应用，以及观察者间一致性的易变性（尤其是面对一些静息状态下的节段运动障碍时）是负荷超声心动图目前主要的局限性。

（五）超声心动图评估心肌缺血及存活的新方法

超声心动图技术的进步有望进一步提升负荷超声心动图评估心肌缺血及存活的能力。相当多的研究关注超声造影关于心肌灌注的评价[16]，2D 斑点追踪技术关于静息及负荷状态下应变量化左心室心肌形变[17]，以及 3D 影像技术关于提升获取静息和（尤其是）负荷后图像的速度及质量[18]。尽管这些方法都具有前景，但尚未在临床应用，也未被目前的指南推荐[5]。

二、运动负荷超声在评估心肌缺血以外的应用

运动负荷超声除了在评估冠状动脉缺血之外，还有其他的延展应用。评估心血管对负荷（如运动）的反应也可以揭示心脏瓣膜病、心力衰竭、肥厚型心肌病（HCM）及肺动脉高压（PH）的存在，以及评估它们的严重程度。静息超声心动图不能完全诠释这些疾病的动态特性，它们会受到负荷条件的影响，也会因为心排血量的改变而改变。除了这些优点之外，运动超声心动图还能评估心室储备（一个重要的心血管预后因子）。在一系列的运动超声心动图的临床研究中，除了冠状动脉病变的评估之外，没有关于平板试验与半卧位踏车试验性能的相关数据的比较（表 27-1）。而且，运动试验也可以应用于特殊目的测试（见 LVEF 保留的心力衰竭）。

（一）瓣膜疾病

一般来说，瓣膜病变进行运动超声负荷试验主要是为了以下几个目的：①明确非严重瓣

表 27-4　多巴酚丁胺评估心肌存活 [a]

诊　断	静　息	低剂量（多巴酚丁胺）	高剂量（多巴酚丁胺）
存活	异常	改善	改善更加显著
存活 [b]	异常	改善	恶化
无活性	异常	无变化	—
缺血	异常	恶化	

a. 详情见正文；b. 双相反应

膜病变症状的病因；②排除严重瓣膜病变患者出现症状的可能性；③确定无症状严重瓣膜病变患者不良事件或者疾病快速进展的预测因子。除了提供运动时劳力性症状、血压反应及复杂性心律失常等信息之外，负荷超声心动图还能够得出：①病变瓣膜的相关参数；②左心室收缩功能储备；③运动时的血流动力学改变（肺动脉压、左心室充盈压）。

接下来的部分，我们描述单独瓣膜病变最相关的负荷超声心动图（表 27-5）。同样，意识到本研究在该领域提供的合适的解释以及操作信息的局限性非常重要。它们包括了小样本、单中心设计、排除了同时合并其他严重病变的患者，以及包含主动脉瓣置换术作为主动脉瓣病变评估的一项结果。运动负荷超声心动图的"高风险"超声的结果常常全面地权衡患者的临床及静息状态超声心动图特点。运动导致跨瓣压差和肺动脉压力改变的时机也应当考虑到，因为低负荷状态下的异常指标对更加复杂的瓣膜病来说，是有价值的证据支持。

1. 主动脉瓣狭窄

(1) 相关参数：在高压差的重度 AS 患者中，运动引起的经主动脉瓣峰值及平均压力改变与后续的心脏事件相关（图 27-5）。在 69 例无症状重度 AS 患者中，平均压差如果高出 18mmHg，那么它是患者出现症状及心脏相关事件（HF 入院、瓣膜置换或者是心脏性猝死）的独立预测因子[19]。这个结果也在另一个含 135 名重度 AS 患者的独立研究中得到了证实，这些患者左心室功能正常，运动试验正常（最大运动时无症状、无心律失常、无血压反应），那些只在平均压差增加 18～20mmHg 的患者在随后的平均 20 个月的随访中心脏相关事件（心脏性猝死、因症状的主动脉瓣置换或者是左心室功能障碍）增加了 4 倍[20]。平均经主动脉压差增加 18～20mmHg 的预后价值超越了临床数据、静息状态超声心动图及运动试验的结果。

(2) 左心室功能：运动时限制性的左心室收缩功能储备（LVEF 升高＜ 5%）提示更加复杂的瓣膜病，同时，心脏事件（包括死亡）的风险增加[21]。

(3) 运动引起的肺动脉高压：不止一个研究发现，运动负荷后肺动脉收缩压升高 60mmHg 使得无症状、LVEF 保留的 AS 患者在矫正了年龄、性别，以及静息和运动导致的平均跨瓣压力梯度改变之后，心脏事件（由症状、左心室

表 27-5　运动超声心动图对缺血以外适应证的主要初始数据测量 a

一	LVEF	三尖瓣反流速度	平均主动脉瓣跨瓣压差	其　他
主动脉瓣狭窄	√	√	√	
主动脉瓣反流	√			
二尖瓣狭窄		√	√	
二尖瓣反流	√	√		二尖瓣的反流程度（EROA、RVol）
HCM		√		LVOT 压差动态变化、SAM、二尖瓣反流严重程度
PAH		√		LVOT、VTI
HFpEF		√		舒张期数据测量（E 波、侧壁及间隔 e′）

a. 详情见正文
EROA. 有效反流口面积；LVEF. 左心室射血分数；LVOT. 左心室流出道；RVol. 反流的体积；SAM. 二尖瓣收缩期前向运动；VTI. 速度 - 时间积分

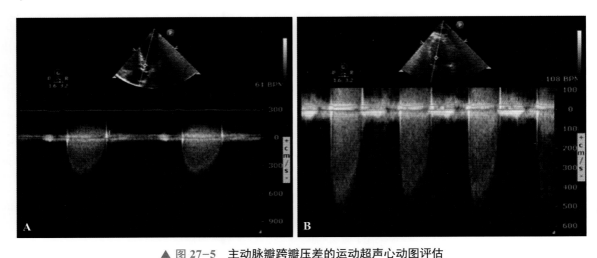

▲ 图 27-5　主动脉瓣跨瓣压差的运动超声心动图评估
一位无症状的主动脉瓣狭窄患者的主动脉瓣跨瓣压差在静息状态为 50mmHg（A），运动后为 70mmHg（B）

收缩功能障碍导致的主动脉瓣置换，或者心源性死亡）的风险增加了 2 倍[22]。

（4）临床意义：欧洲心脏协会（ESC）/欧洲心胸外科协会（European Association for Cardio-Thoracic Surgery，EACTS）指南将平均跨瓣压差升高超过 20mmHg（运动负荷试验后）作为主动脉瓣置换的 Ⅱ b 级推荐[23]。美国心脏病学会（ACC）/美国心脏病协会（AHA）没有认同任何一个运动负荷超声心动图的参数指导临床决策[24]。

（5）低流量、低压差、LVEF 保留的 AS：关于低剂量多巴酚丁胺负荷超声心动图试验对于低流量、低压差、LVEF 降低的重度 AS 患者的评估，我们将在其他章节详细讨论。与低流量、低压差、LVEF 减低的重度 AS 患者相比，多巴酚丁胺负荷超声心动图在 LVEF 保留的患者中作用较小，因为后者左心室顺应性减低，与多巴酚丁胺试验的作用靶点左心室收缩功能减低相悖。此外，这些 LVEF 保留的患者常常因为左心室向心性重塑导致左心室心腔较小，因此其在多巴酚丁胺注射时血流动力学恶化的风险更高。理论上来说，运动引起的血流动力学变化（左心室后负荷减低，前负荷增加）可能更适合增加主动脉瓣跨瓣血流（每搏量），以及

考虑到复查峰值流速及压差评估这类患者的真实狭窄存在情况。然而，迄今为止，运动负荷超声心动图在该指标应用的相关数据相对较少，该方法的实用性仍需要大量的试验来支持[25, 26]。目前，运动负荷超声心动图不是这类患者诊疗的标准，也不被专业的指南推荐。

2. 主动脉瓣反流

运动负荷超声心图在主动脉瓣反流（AR）中的作用的相关资料非常少。尽管有些研究结果不一致，但是当患者在静息状态超声心动图检查中左心室结构和功能参数位于临界值时，评估其收缩功能储备可能有助于手术治疗的决策。Wahi 等在一个 61 例无症状或轻微症状的重度 AR 患者研究中发现，运动负荷时，LVEF 不增加是主动脉瓣置换（AVR）和保守治疗后 LVEF 下降的预测因子[27]。相反，Kusunose 等发现，LVEF 的运动后变化在排除了 AVR 术后 3 个月内的变化之后不能作为一个独立的预后预测因子（降低了检测结果在临床决策中的影响）[28]。在这项包含 159 例持续无症状的孤立性中度或重度 AR 患者的研究中发现，静息 LV、RV 应变及运动后三尖瓣环收缩期位移三个因素是仅有的与心脏事件（主动脉瓣置换和全因死亡）独立相关的预测因子。

3. 二尖瓣狭窄

(1) 相关参数：运动超声负荷心动图参数在二尖瓣狭窄（MS）中的运用有限。一个纳入53 例风湿性二尖瓣狭窄患者的多巴酚丁胺负荷试验研究中发现，在平均时间为 61 个月的随访中，二尖瓣平均跨瓣压差（mean transmitral gradient，MTMG）的增加是独立的心脏不良事件（住院率、急性肺水肿或者室上性心律失常）预测因子，与患者的症状、静息状态下的二尖瓣口面积及肺动脉收缩压（PASP）无关[29]。在运动负荷峰值状态，MTMG 增加超过 18mmHg 对于事件的敏感性达 90%，特异性为 87%（图 27-6）。

(2) 运动诱发的肺动脉高压：在 48 名无症状重度 MS 患者中，相较于静息状态，运动负荷肺动脉收缩压增高（超过静息值 90%）最有价值的时间在运动负荷量为 60W 时，而不是最高值时候，此时它与呼吸困难或者是需要二尖瓣干预治疗的风险增加相关[30]。该研究表明 MS 严重程度和静息时肺动脉压与运动中呼吸困难的发展没有关联。

(3) 临床意义：应用负荷超声心动图，获益较多的主要是静息状态的重度 MS 和外在症状存在差异的患者，这种情况常常很难解释。目前的研究可能只能够作为允许推荐近期随访的患者描述高风险运动负荷超声心动图的特征。然而，有症状的轻度 MS（二尖瓣口面积＞ 1.5cm²）患者中，因运动负荷诱发的肺动脉高压（PH），以及 MTMG 的增加均可能是经皮二尖瓣早期介入治疗的指征（ACC/AHA 指南Ⅱ b 类推荐）[24]。

4. 二尖瓣反流

(1) 相关参数：运动超声负荷心动图可以应用近端流速表面面积法（PISA 法），帮助定量评估运动引起的二尖瓣反流恶化严重程度。例如，一个 61 例无症状的重度原发性 MR 的研究中发现，负荷运动以后，二尖瓣有效缩流颈面积增加 10mm²，或者是反流容积增加 15ml 与无症状生存（气促、心绞痛、眩晕、劳累性晕厥）的减低独立相关[31]。值得注意的是，该研究中运动负荷后的 MR 的恶化程度与静息状态下的 MR 严重程度无关。

(2) 左心室功能：应用 LVEF 或者是更加新颖的测量左心室形变的技术，例如应变用于评估左心室收缩功能时，若左心室收缩功能无增加，则重度 MR 的结局较差。在至少中度 MR 且没有收缩及舒张功能障碍的 115 位患者研究中发现，在那些没有心室储备功能（左心

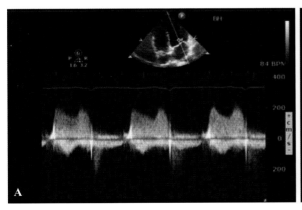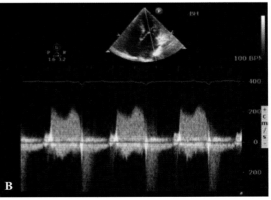

▲ 图 27-6　二尖瓣反流患者负荷超声心动图肺动脉压力的评估

无症状的重度 MR 患者静息状态（A）的肺动脉收缩压（TR 速度 3.06 m/s，峰值压差 38 mmHg）和运动（B）后变化（TR 速度 4.19 m/s，峰值压差 70 mmHg）

室长轴应变增长≥2%）的患者心脏事件（心血管相关猝死、心力衰竭住院、因症状而进行的 MVR）风险增加 1.6 倍。而本研究中定义 LVEF 增加＞4% 的左心室功能储备与预后无明显相关性。Lee 等的研究结果则相反，71 例中度或者重度 MR 患者中，在运动负荷无左心室功能储备（定义为 LVEF 增长＞4%）或者收缩末期容积指数增长＞25cm²/m² 均与 MVR 术后左心室功能障碍或者临床治疗的进展性左心室功能障碍相关[32, 33]。以上这些研究间的差异可用人数和试验终点不同来解释。

（3）运动导致的肺动脉高压：重度 MR 患者中，运动导致的肺动脉高压及相关联的右心室功能障碍分别是不良事件的预测因子（图 27-7）。78 例至少中度 MR 患者的研究中发现，46% 的患者运动引起了肺动脉高压（在运动负荷最大状态，PASP＞60mmHg），且运动引起的肺动脉高压（约 2 年的随访）是症状开始（其风险增加了 3.4 倍）的独立预测因子[34]。MR 患者中，运动负荷导致的 PASP＞60mmHg 同样预测术后的相关事件的发生，如心房颤动、脑卒中、心源性住院或者死亡的发生[35]。与 PH 共存的还有运动导致的右心室功能障碍（定义为 TAPSE＜19mm），在一个 196

例患者的研究中发现，它是孤立性中重度 MR 手术时机的独立预测因子[36]。

（4）临床意义：在 LVEF 保留的无症状重度原发性 MR 患者中，运动导致 PASP 增加（ESC/EACTS 指南 Ⅱ b 类推荐）[23]，和（或）严重 MR 和无收缩功能储备，可用来确认那些从早期的干预中获益的高风险患者。

（5）继发性二尖瓣反流：运动负荷超声心动图可以协助诊断左心室收缩功能障碍与之不匹配的症状（劳力性呼吸困难、无明显诱因的急性肺水肿），因为静息状态的 MR 的严重程度不能预测运动负荷后 MR 的增加强度[37]。在一个 161 例慢性缺血心脏病合并至少轻度 MR 患者的研究中发现，运动导致的有效反流口面积（EROA）增加＞13mm² 可预测死亡率和 HF 住院率[38]。运动导致的 EROA 或 PASP 增加与肺水肿的发生独立相关[39]。考虑到运动导致的 MR 增加的预后意义，ACC/AHA 指南建议负荷超声心动图时，MR 恶化或者 PASP 升高可能对于中度 MR 患者进行血运重建有益处（Ⅱ a 类）[24]。

（二）肥厚型心肌病（HCM）

负荷超声心动图是评估 HCM 症状的有效

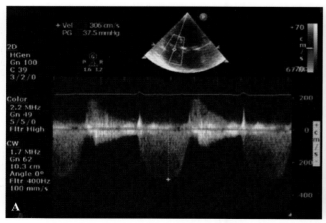
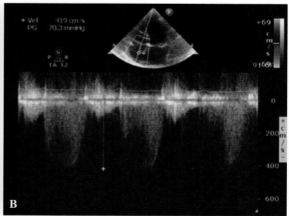

▲ 图 27-7　二尖瓣狭窄患者前向血流跨瓣压差的运动负荷超声心动图评估

中度二尖瓣狭窄患者静息状态（A）跨瓣压差（心率 84 次 /min，跨瓣压差 10mmHg）和运动状态（B）跨瓣压差（心率 100 次 /min，跨瓣压差 20mmHg）变化

工具。HCM 患者对于运动负荷的不耐受表现为多方面的，包括了舒张功能障碍、动态的左心室流出道（LVOT）梗阻、二尖瓣反流及心肌缺血等（图 27-8）。病变机制的识别，使得临床治疗方案的选择天差地别。在阐述 HCM 的病理生理学机制方面，相较于 Valsalva 动作及硝酸甘油试验，负荷超声心动图有更好的敏感性 [40, 41]。另外，多巴酚丁胺负荷超声心动图试验不推荐应用于 HCM，因为容易引起中腔闭塞而导致患者的耐受性较差，且易让 LVOT 梗阻

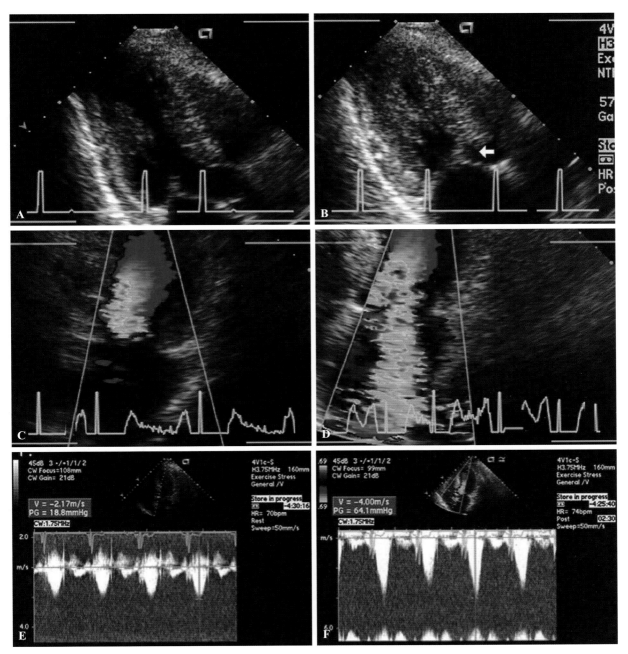

▲ 图 27-8　肥厚型心肌病的负荷超声心动图评价。静息时二尖瓣有轻微的收缩期前向运动（A），而运动时更明显（B）。静息时只发现有轻度二尖瓣反流（C），运动时则出现中度至重度二尖瓣反流（D）。静息状态 LVOT 压差轻微升高（E）（峰值流速 2.17m/s，峰值瞬时压差 19mmHg），运动后 LVOT 压差变得更加严重（F）（峰值流速 4.00m/s，峰值瞬时压差 64mmHg）

的评估变得具有挑战性[42]。平板负荷超声心动图试验的优点在于它运用更符合生理学的位置（直立位），与仰卧位试验相比它的前负荷减低更多[43]。仰卧位时，如果图像的采集在运动峰值状态，那么图像延迟将会最小[44]。半仰卧位踏车负荷试验获取的 LVOT 压差时的前负荷变化位于直立及仰卧位之间，与运动后仰卧位相关[45]。有症状的 HCM 患者中，负荷超声心动图可以识别易受激惹的左心室流出道压差动态变化和 MR 的恶化。在无症状患者中，这个角色的作用值得商榷，因为运动导致的 LVOT 梗阻的预后意义尚不明确[46,47]。

（三）肺动脉高压（PAH）

肺动脉高压的特征是可见逐渐缩窄的肺动脉血管，这些导致肺血管阻力的增加，随之而来的则是肺动脉压力的增加。早期发现 PAH 极具挑战性，因为早期的症状是模糊且不具有特异性。然而，早期发现并早干预可以提高生存率[48]。静息状态的超声心动图对它的诊断精确度有限[49]。负荷超声心动图可能有助于诊断亚临床阶段的 PAH，识别出患者存在发展成 PAH 的高风险，也能更好地评估存在 PAH 患者的结局。

运动引起的肺动脉压升高与心排血量和肺血管储备的增加有关（增加的血流量使肺血管扩张和恢复的能力）。当运动导致的心排血量增加而给肺循环造成压力可能只是揭示相对适当降低的肺血管储备。PH 在运动时候明显而在静息状态下不明显，这类患者存在发生肺血管病变的风险，是目前可能处在一个亚临床阶段或者是一个正在发展中的肺动脉高压的信号[50]。运动超声心动图的另一个潜在应用是在明显的肺动脉高压患者中，考虑到右心室功能在该人群中的重要性，右心室功能储备可能是一个有价值的预后标志[51]。

一些运动负荷方案（6min 步行试验、平板试验、二级梯运动试验、踏车试验），在不同的运动程度（最大或者次最大程度），记录不同位置（直立位、仰卧位、半仰卧位）的图像用来评估肺动脉压力对于运动的反应。超声心动图的重要参数是估计 PASP 的三尖瓣反流的峰值速度和估计心排血量的左心室直径和时间 – 速度积分。大多数研究认为右心房压（如 5mmHg）为定值或假设为零来估计 PASP。右心导管和心脏磁共振成像是分别评价肺血流动力学和右心室功能的金标准方法。然而，超声心动图也可准确地达成该目标[52]。

定义 PH 的 PASP 临界值在不同的研究中有所不同（40mmHg、45mmHg 或者 50mmHg）。使用 PASP 来评估肺血管对运动反应的主要限制是该测量的血流依赖性。心排血量越高，PASP 在生理上就会越高。然而，在发生 PAH 的高风险患者进行最大运动时，PASP 高于 50mmHg 是不可能的[53]。考虑到预期的假阳性率较低，它可能是筛查 PAH 的最佳临界值。为了克服 PASP 固有的血流依赖性的局限性，平均肺动脉动脉压与心排血量（mPAP/CO）的关系是评估运动过程中肺循环的更有用的参数[54]。这些变化之间存在线性关系，若临界值每分钟增加 3mmHg/L 是肺血管对运动的反应不正常信号[55]。应用 Chemla 公式可以从 PASP 推算 mPAP：$mPAP=0.61 \times PASP+2$ [56]。也可以测量静息状态、次最大及最大运动负荷状态时超声心动图中 PASP 和 CO 的数值，通过简单的线性数据模型计算 mPAP/CO 斜率。此外，更简单的评估两者关系的方法就是只采用最大运动状态的 PASP 和 CO（mPAP/CO$_{max}$），或者计算从静息状态到最大运动状态时候的变化（Δ mPAP/ Δ CO）。将 PASP 与运动负荷（W）联系起来，也可以是一种更准确和更简单的方法来确定患者肺部血管对运动的异常反应[52]。

大多数研究纳入了易发生 PAH 的无症状患者，如硬皮病患者，目的是识别亚临床 PAH

或高风险 PAH 患者。在结缔组织疾病患者中，1/3 的患者出现 PH 是由于左心室充盈压力升高所致，这只能通过右心导管检查来评估[57]。对于中位随访时间为 32 个月的结缔组织病患者，6min 步行试验后 mPAP/CO 的变化与 PAH 的发展独立相关[58]。相比之下，在已确诊的肺动脉高压患者中，运动引起的 PASP 升高可能表明右心室功能储备，且升高＞ 30 mmHg 与肺动脉高压和慢性血栓栓塞性 PH 患者较好的预后独立相关[51]。

尽管有确定的病理生理学原理，但运动超声心动图在评估 PAH 中的作用还没有完全确定。运动过程中 PASP 或 mPAP/CO 变化的增加可能有助于发现亚临床或高危患者发生 PAH。恰恰相反，在已确诊的肺动脉高压患者中，PASP 升高超过 30mmHg 表明 RV 有功能储备，提示良好的预后。

（四）左心室射血分数保留（HFpEF）的心力衰竭

HFpEF 影响着一半心力衰竭患者的生活，但是诊断相当具有挑战性，因为这部分患者的收缩功能在静息状态下正常或者仅有轻微的损伤[59]。舒张功能试验是为了检测运动过程中左心室舒张功能的变化及其血流动力学后果，因为许多 HFpEF 患者在运动过程中由于心肌松弛的减弱而导致左心室充盈压力增加，从而降低了舒张储备[60]。从这项检测中获益最多的患者是那些左心室射血分数保留和休息时舒张功能轻度改变，却有不明原因的劳力性症状的患者。

有一些负荷方案可以用来评估舒张功能。其中一项方案[61]包括一项次最大强度的半卧位踏车运动，目标是达到 110～120 次 /min 的心率，以避免跨二尖瓣 E 波和 A 波的融合。基线较低的斜坡平板方案（如 15W）当实现目标心率时可按 5W 增量负荷量间隔稳步变化，这种测试可能是患者最好的选择，因为他们往往是

老年人，功能能力降低，同时存在一些并发症。每个运动阶段的主要超声心动图变量是二尖瓣血流 e 波峰值速度、二尖瓣环组织多普勒速度（内侧和外侧 e′）和 TR 峰值速度。其他几个参数（二尖瓣血流速度、肺静脉血流、等容舒张时间等）也被用于评估舒张功能储备，但其在运动中的可行性和临床意义尚不明确[61]。根据 ASE/EACVI 指南指示[62]，舒张功能测试出现以下情况则提示舒张功能减低：①运动时平均 E/e′ ＞ 14 或间隔 E/e′ 比值＞ 15；②运动时 TR 速度峰值＞ 2.8m/s；③前瓣环 e′ 的速度＜ 7cm/s，或仅测得侧方速度时，侧瓣环 e′＜ 10cm/s。运动测试结果具备以下两点时认为舒张功能正常。①运动时平均或间隔 E/e′ 比值＜ 10；②运动后 TR 峰值速度＜ 2.8m/s。否则，该试验结果是不确定的。

尽管舒张压力试验具有明确和让人感兴趣的病理生理学原理，但在诊断准确性和预后价值方面缺乏验证，使得该试验的临床意义不明确。

（五）运动超声心动图和心肺运动测试的联合应用

心肺运动试验（cardiopulmonary excercise testing，CPET）可用于评估各种心肺疾病患者表现出劳力型不耐受，有严格的量化的功能障碍数据，这些都具有诊断及预后价值[63]。然而，CPET 在观察限制运动能力潜在机制方面具有局限性。联合运用超声心动图则弥补这一部分的不足，它可以评估左、右心室的收缩功能联合储备、瓣膜功能、心室腔内压力及舒张功能[64-68]。两者的联合运用可能能够评估引起劳力性呼吸困难的外周氧气摄取异常[69]。尽管在运动超声心动图和 CPET 之间存在公认的协同作用，但关于这种联合方法增量价值的逻辑复杂性和有限的数据解释了其目前有限的适用性。

推荐阅读

Erdei, T., Smiseth, O. A., Marino, P., & Fraser, A. G. (2014). A systematic review of diastolic stress tests in heart failure with preserved ejection fraction, with proposals from the EU–FP7 MEDIA study group. *European Journal of Heart Failure, 16,* 1345–1361.

Henri, C., Piérard, L. A., Lancellotti, P., Mongeon, F. P., Pibarot, P., & Basmadjian, A. J. (2014). Exercise testing and stress imaging in valvular heart disease. *Canadian Journal of Cardiology, 30,* 1012–1026.

Magne, J., Pibarot, P., Sengupta, P. P., Donal, E., Rosenhek, R., & Lancellotti, P. (2015). Pulmonary hypertension in valvular disease: a comprehensive review on pathophysiology to therapy from the HAVEC Group. *JACC Cardiovascular Imaging, 8,* 83–99.

Maréchaux, S., Hachicha, Z., Bellouin, A., et al. (2010). Usefulness of exercise–stress echocardiography for risk stratification of true asymptomatic patients with aortic valve stenosis. *European Heart Journal, 31,* 1390–1397.

Reant, P., Reynaud, A., Pillois, X., et al. (2015). Comparison of resting and exercise echocardiographic parametrs as indicators of outcomes of hypertrophic cardiomyopathy. *Journal of the American Society of Echocardiography, 28,* 194–203.

第五篇
心脏瓣膜病
Valvular Heart Disease

第 28 章
二尖瓣疾病
Mitral Valve Disease

Romain Capoulade Timothy C. Tan Judy Hung 著
许 钊 译

一、概述

大约 2.5% 的美国总人口患有明显的瓣膜性心脏病。二尖瓣疾病（MVD）是最常见的疾病之一，与心血管疾病的发病率和死亡率密切相关[1-3]。此外，MVD 的发病率随着年龄的增长而成倍增加，在 75 岁以上的患者中高达 10%。通常，MVD 可分为二尖瓣反流（MR）和二尖瓣狭窄（MS），在美国普通人群中的发病率分别约为 1.7% 和 0.1%[1]。MR 可以进一步细分为原发性 MR[即由于内源性的二尖瓣构成部分的病变] 或继发性 MR[即由于其他心脏疾病，如心肌梗死和（或）心室扩张]。同样，根据最常见的两种病因，MS 可大致分为两大类：风湿性和钙化性（或退行性）MS。

超声心动图在 MVD 的诊断和治疗中起着重要作用。这种无创且相对方便的成像工具可以评估二尖瓣结构和血流动力学，从而指导临床管理和决策。除了标准的经胸超声心动图（TTE）外，经食管超声心动图（TEE）也可提供有关二尖瓣解剖学和潜在解剖学异常病因的有价值的补充信息，特别是在 MR 中。此外，最近的技术进步，如三维（3D）超声心动图，提高了超声心动图对解剖学和功能的诊断能力，增加了超声心动图的价值和应用范围。

本章旨在对二尖瓣疾病及超声心动图在此方面的作用进行综述。因此，本章将首先介绍二尖瓣及其附件的解剖结构和标准超声心动图，然后概述常见的二尖瓣病变及其超声心动图特征。

二、二尖瓣解剖

二尖瓣是一个复杂的结构，包括二尖瓣环、两个瓣叶，以及相关的腱索和乳头肌（PM）（图 28-1）[4]。二尖瓣环是一个 D 形的纤维肌性环，二尖瓣叶锚定在瓣环上。二尖瓣环为椭圆的马鞍形结构，能提供最佳的瓣膜对合缘及最小化瓣膜应力。二尖瓣环的前内侧部分与主动脉瓣环有共同的壁，称为瓣间纤维膜[5-10]。由于瓣间纤维膜比瓣环后方更坚硬，二尖瓣环的扩张通常发生在后方（图 28-1）。

二尖瓣的两个瓣膜被称为前瓣（通常是面积较大的瓣叶）和后瓣，每个瓣叶根据 Carpentier 分型及叶间裂的限制，也通常分为三个部分（扇形）：前外侧（A_1 和 P_1）和中段（A_2 和 P_2）及后内侧（A_3 和 P_3）（图 28-1）[11]。瓣膜冗余（即瓣膜表面积大于瓣环面积）是允许瓣叶对合和避免瓣膜关闭不全所必须的[12]。

腱索从乳头肌延伸出来并附着于二尖瓣叶的心室面（图 28-1）。它们的作用是允许二尖

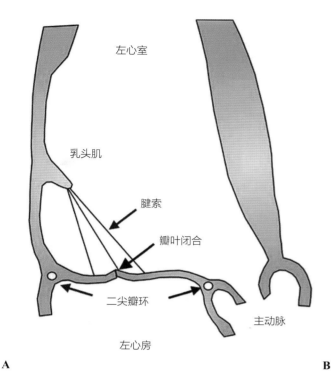

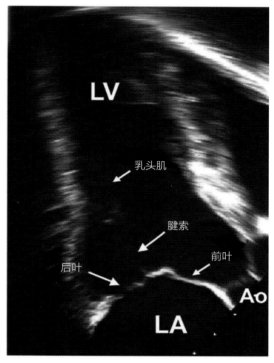

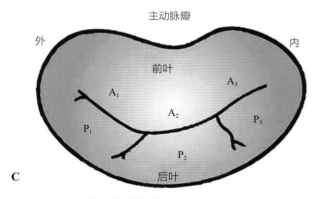

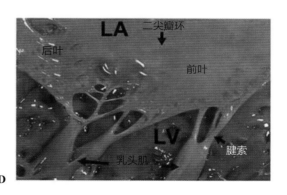

▲ 图 28-1 正常二尖瓣解剖示意图（A）和 TTE 心尖三腔心切面（B），以及胸骨旁短轴切面中二尖瓣叶的标准分区（C）和二尖瓣的解剖示意图（D）

Ao. 主动脉；LA. 左心房；LV. 左心室

瓣前后瓣对合，同时防止瓣叶脱垂或连枷样运动。腱索也可分为三种类型：①初级（边缘）腱索，附着在瓣叶的游离缘，为瓣叶的闭合提供支持，同时防止脱垂和连枷样运动；②次级（基底）腱索将瓣叶连接到左心室（LV），有助于优化心室功能；③三级腱索附着于后叶根部，也提供了结构支持。

在左心室内通常有两个乳头肌，即前外侧

和后内侧乳头肌。它们通过腱索连接到瓣膜上，参与调节正常瓣膜功能。

三、二尖瓣超声心动图切面

二尖瓣疾病的产生可能是由于二尖瓣的任何一个部分的破坏或功能失常。因此，二尖瓣病变的准确诊断需要对整个二尖瓣进行全面系统的评估，包括各个解剖部分，利用多普勒和影像学技术确定二尖瓣功能障碍的严重程度，评估二尖瓣病变对心室和心房结构和功能及血流动力学的影响，尤其是对肺动脉压力的影响[13-16]。通常情况下，这可能需要把从 TTE 和 TEE 获取的二维（2D）及 3D 图像进行整合分析[13-16]。

（一）TTE

TTE 是对二尖瓣进行初步评估的标准方法。二尖瓣解剖能通过多个 2D 切面进行评估（图 28-2A 和 B）。TTE 对二尖瓣的标准成像应包括胸骨旁长轴、基底短轴和心尖两腔心、三腔心和四腔心切面[15, 16]。全面评估瓣膜时可能也需要非标准或离轴切面和肋缘下切面，特别是在感染性心内膜炎时可能需要识别每个瓣叶分区和（或）局部异常。节段性二尖瓣解剖可以在经胸切面中显示。胸骨旁长轴切面可显示二尖瓣的中段（A_2 和 P_2）。胸骨旁短轴切面可从左到右以内侧到外侧的方向显示整个瓣膜。心尖四腔心切面显示的变化范围较大，这取决于探头向后方或前方的倾斜程度，但通常能在从一个分区到另一个分区的过渡区域附近显示 A_2 与 A_1、A_3、P_1 或 P_2 的不同部分（图 28-2C）。心尖两腔心切面能显示二尖瓣的对合缘，包括一部分 P_3 和 P_1 分区及 A_2（图 28-2C）。类似于胸骨旁长轴切面，心尖长轴切面能显示 A_2 及 P_2 分区（图 28-2C）。将这些 2D 切面的影像和多普勒信息整合起来，可以对二尖瓣进行全面的解剖和功能评估[15, 16]。

（二）TEE

虽然 TTE 被用作评估和量化二尖瓣疾病的主要工具，但 TEE 能提供补充切面，特别是当 TTE 图像获取在技术上有困难时。此外，由于探头靠近左心房，TEE 特别适合评估二尖瓣的解剖和功能，其精细程度能准确指导外科手术决策[15-17]。

显示二尖瓣的 TEE 标准切面包括食管中段四腔心切面（图 28-3A）及多个经胃底切面，包括胃底左心室短轴切面（图 28-3B），其能独特地显示两个瓣叶的所有分区[15, 16]。需对食管中段不同的切面进行微调才能确保在此声窗完全显示所有的二尖瓣分区。

与 TTE 心尖四腔心切面一样，食管中段切面在 0° 时显示的分区取决于探头前倾或后屈的角度，但通常能显示 A_2（或如前倾可显示 A_1，如后屈可显示 A_3）和 P_2（或如前倾可显示 P_1，如后屈时接近一个分区到另一个分区的移行部可显示 P_3）。食管中段切面接近 60°时显示二尖瓣对合缘（二尖瓣联合部切面），并包括 P_3 和 P_2 的一部分，以及在中间的 A_2。手动旋转探头（与改变角度相反）可得到仅显示前叶或后叶的切面。食管中段切面在 90°时显示 P_3 和 A_1 及一部分 A_3 和 A_2。食管中段切面在 120° 时显示 A_2 及 P_2（图 28-3C）。需要注意探头的前倾 / 后屈、左倾 / 右倾及旋转的位置变化都会对切面中可观察到的分区产生影响。

3D TEE 可以提供 2D TEE 无法提供的视野，通过同时显示两个完整的瓣叶，消除了 2D TEE 成像中无法避免的一些容易混淆的地方。特别是 3D TEE 可以显示从左心房正面观察二尖瓣的"外科医生视角"（图 28-4A）[18]。此外，与 2D TEE 相比，3D TEE 可以更好地显示二尖瓣裂缺及联合部[18]。最近 3D 超声成像和高级分析技术的进步，大大提高了图像分辨率及瓣膜的定量评估。3D 成像现在可以用来提供更准确的、定量的二尖瓣解剖评估，包括评估二尖瓣的各个组成部分（图 28-4B）。因此，3D 成像已迅速成为二尖瓣标准 TEE 评价的一部分[19]。

多普勒评估 [频谱和彩色多普勒（2D 和 3D）] 通过提供包括二尖瓣反流束定位等相关的功能信息，补充了二尖瓣的解剖特点。

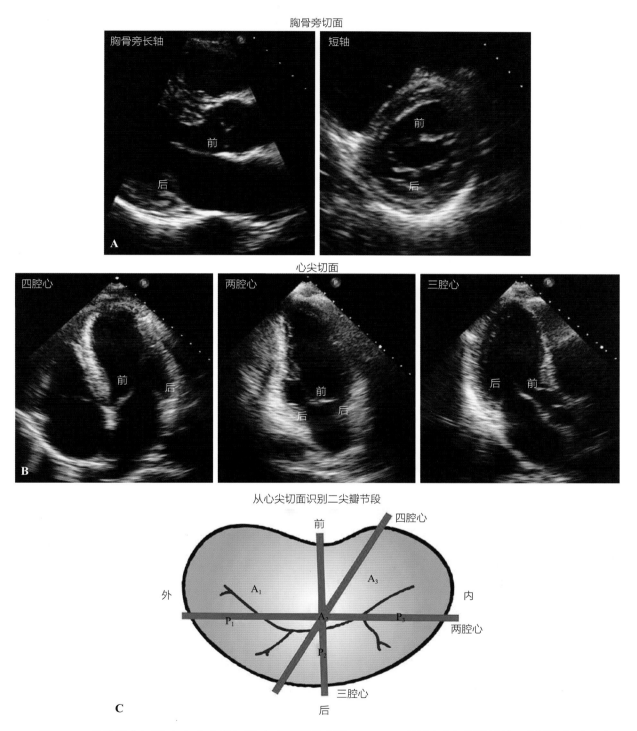

▲ 图 28-2　从胸骨旁切面（A）和心尖切面（B）显示的标准 2D TTE，以及心尖切面显示的二尖瓣膜分区（C）

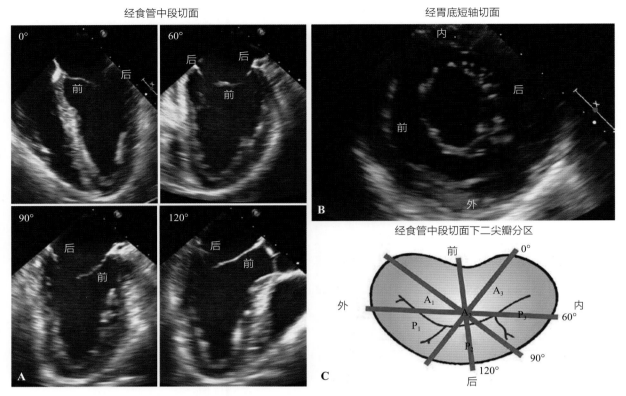

▲ 图 28-3 标准 2D TEE 经食管中段切面（A）和经胃底切面（B）显示的二尖瓣膜及经食管中段切面显示的二尖瓣分区示意图（C）

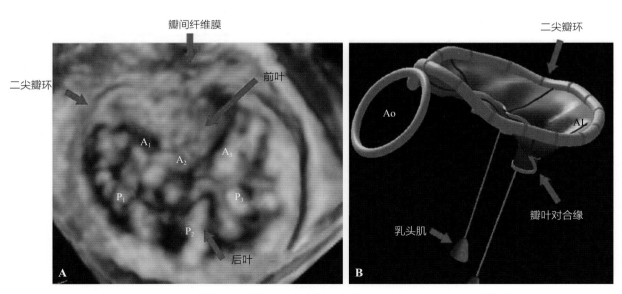

▲ 图 28-4 3D TEE 评估二尖瓣的 3D 外科医生视角（A）和 3D 二尖瓣定量模型（B）

AL. 前外侧；Ao. 主动脉

四、二尖瓣反流

MR 一般又分为两大类：原发性 MR 或继发性 MR，其发病的基本机制不同[13, 14]。原发性 MR 属于二尖瓣膜和（或）与其相关的腱索本身发生结构异常。相比之下，在继发性 MR 中，二尖瓣膜结构基本正常，但由于缺血性疾病或心肌病引起心室重塑导致左心室功能紊乱和结构改变，进而导致瓣叶拴系和关闭不完全。框 28-1 总结了原发性和继发性 MR 的常见病因。区分不同类型的二尖瓣疾病是非常必要的，因为这些疾病的管理，特别是外科手术决策，取决于二尖瓣功能障碍的潜在病因[13, 14]。也有人提出了基于瓣叶活动性的 Carpentier 分型（表 28-1 和图 28-5）。Ⅰ 型是指正常的瓣叶活动，但有瓣环扩张、瓣叶穿孔或裂缺；Ⅱ 型为瓣叶活动过度（即二尖瓣脱垂或连枷样运动）及腱索或乳头肌延长 / 断裂。Ⅲ a 型为舒张期和收缩期瓣叶活动受限和瓣叶或腱索增厚 / 钙化，伴有或不伴有联合部融合，如风湿性二尖瓣疾病。Ⅲ b 型为收缩期瓣膜活动受限及左心室扩

框 28-1 原发性和继发性二尖瓣反流的常见病因

原发性二尖瓣反流
- 退行性
  - 二尖瓣脱垂
  - 瓣环钙化
  - 非特异性瓣膜增厚
- 感染性（心内膜炎伴有赘生物、穿孔或腱索断裂）
- 炎症性（胶原血管病）
- 风湿性
- 辐射导致
- 药物导致（如食欲减退药）
- 先天性
  - 二尖瓣裂缺
  - 降落伞型二尖瓣
  - 二尖瓣拱廊
  - 二尖瓣上狭窄

继发性二尖瓣反流
- 缺血性左心室功能障碍
- 非缺血性心肌病
- 心房颤动

表 28-1 二尖瓣反流 Carpentier 外科分型

类　　型	瓣叶活动	病　　变	病　　因
Ⅰ	正常	瓣环扩张 瓣叶穿孔	心房颤动 感染性心内膜炎 扩张型心肌病
Ⅱ	过度	腱索延长 / 断裂 乳头肌延长 / 断裂	退行性心瓣膜病 感染性心内膜炎 外伤 缺血性心肌病
Ⅲ a	受限（舒张期及收缩期）	瓣叶增厚 / 回缩 瓣叶钙化 腱索增厚 / 回缩 / 融合 瓣叶联合部融合	风湿性心脏病 类癌心脏病 二尖瓣钙化 放疗 炎症性疾病
Ⅲ b	受限（收缩期）	左心室扩张 / 室壁瘤 乳头肌移位 腱索 / 瓣叶拴系	缺血性心肌病 扩张型心肌病

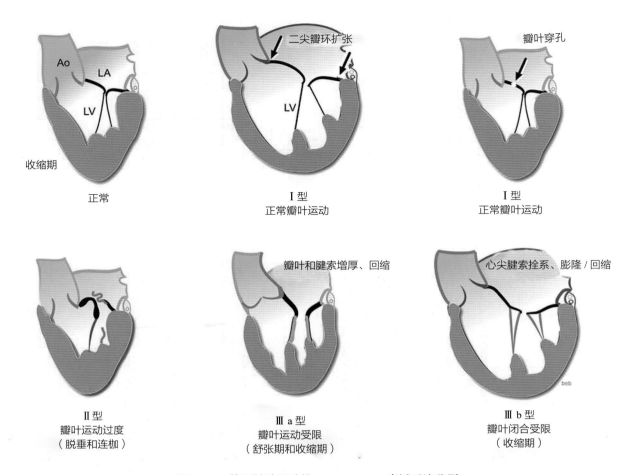

▲ 图 28-5　基于瓣叶活动的 Carpentier 二尖瓣反流分型

Ⅰ型瓣叶运动正常，但伴有瓣环扩张、瓣叶穿孔或裂缺；Ⅱ型为瓣叶运动过度（即二尖瓣脱垂或连枷样运动）和腱索或乳头肌延长/断裂；Ⅲa型为舒张期和收缩期瓣叶活动受限及瓣叶或腱索增厚/钙化（伴或不伴有联合部融合，如风湿性二尖瓣疾病）；Ⅲb型为收缩期瓣叶运动受限及左心室扩张/室壁瘤、乳头肌移位及腱索拴系（继发性或功能性二尖瓣反流）。Ao. 主动脉；LA. 左心房；LV. 左心室（图片由 Bernard E. Bulwer, MD, FASE 提供）

张/室壁瘤、乳头肌移位及腱索拴系（继发性或功能性二尖瓣反流）。只有通过全面评估二尖瓣的解剖和功能来确定其潜在机制，才能明确区分不同类型的二尖瓣反流。

（一）原发性二尖瓣反流

发达国家的原发性二尖瓣反流最常见的原因是二尖瓣脱垂或连枷样运动（Carpentier Ⅱ型）。二尖瓣脱垂定义为收缩期时瓣膜膨大延伸超过瓣环平面大于 2mm（图 28-6）[20]。脱垂的评估通常是在胸骨旁长轴切面进行，可以显示马鞍形瓣环的最高点。脱垂的诊断不应完全依赖于心尖四腔心切面，因为其显示的是瓣环的较低点（更靠心尖）。二尖瓣脱垂的疾病谱范围很广，包括瓣叶小部分脱垂入左心房到弥漫性的瓣叶增厚和冗长等一系列疾病。二尖瓣连枷样运动是二尖瓣脱垂疾病谱中的一种，定义为瓣叶外翻使瓣膜尖端在左心房内可见，失去了原有的正常的凸形（图 28-7）。连枷样瓣叶是由于一级（边缘）腱索断裂引起，从而导致瓣膜无法形成有效的对合缘。

有临床意义的二尖瓣脱垂/连枷样运动通常表现为两种类型（图 28-8）：Barlow 病及纤维弹性缺乏 [21, 22]。Barlow 病是一种浸润性

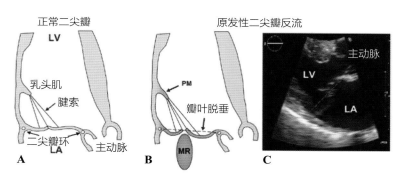

正常二尖瓣　　　　　　　　原发性二尖瓣反流

▲ 图 28-6　**A** 和 **B.** 二尖瓣脱垂与正常二尖瓣对比的模式图（以三腔心切面为例）；**C.** 超声心动图胸骨旁长轴切面显示膨大的瓣膜延伸超过瓣环平面（瓣叶起始点，虚线）**2mm**
LA. 左心房；LV. 左心室；MR. 二尖瓣反流；PM. 乳头肌

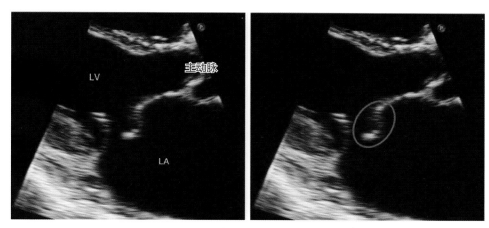

▲ 图 28-7　超声心动图胸骨旁长轴切面显示的连枷样二尖瓣前瓣（红圈）
LA. 左心房；LV. 左心室

疾病，其特征是过多的黏液瘤组织伴有黏多糖积聚，可影响一个或两个瓣叶及腱索[23-25]。在 Barlow 病中，瓣膜增厚会导致瓣膜组织过多（图 28-8A 和 B），经常引起腱索延长或断裂[21, 23, 25]。Barlow 病患者通常在年轻时被诊断出来，一般表现为双瓣叶及多分区脱垂，伴或不伴有连枷样改变（图 28-8A 和 B）。相比之下，在纤维弹性缺乏（二尖瓣脱垂疾病谱中最常见的退行性二尖瓣反流病因）中，由于结缔组织结构和功能异常而导致的瓣膜机械完整性丧失是最常见的表现。纤维弹性缺乏的患者通常在 60 多岁时被发现，通常表现为局部和单分区的脱垂或连枷（图 28-8C 和 D）。然而，要明确区分这两种疾病是非常困难的。有人认

为它们构成了疾病谱的两端。有些瓣膜没有 Barlow 病的典型表现，但在病理学检查中却发现了黏液样浸润性改变。

感染性心内膜炎伴有瓣叶赘生物和穿孔（Carpentier Ⅰ型）是原发性二尖瓣反流的一个重要原因，其发病率和死亡率均显著增加。感染性心内膜炎二尖瓣反流的机制最初是瓣叶的感染导致的瓣膜炎，在超声心动图上表现为非特异性增厚，但许多病例中瓣膜增厚不明显。瓣膜炎导致了瓣叶对合不良或不完全，从而导致二尖瓣反流。进而随着炎症反应的发展，瓣膜组织被破坏，瓣叶上形成赘生物。瓣膜组织的破坏，通常以赘生物形成为标志，也会导致二尖瓣反流（图 28-9）。在某些情况下，

也可能会出现动脉瘤、瓣叶穿孔或腱索断裂（图 28-9）。超声心动图在心内膜炎中的应用同样在第 40 章进行了讨论。

（二）继发性二尖瓣反流

继发性二尖瓣反流的机制主要是由于左心室或瓣环的形变和功能障碍导致的瓣叶牵拉应力异常，而非瓣膜本身的病变（Carpentier Ⅲ b 型）。因此，二尖瓣的瓣叶在继发性二尖瓣反流中是"正常"的。左心室几何形态改变会导致乳头肌移位，而乳头肌移位又会造成二尖瓣叶的牵拉应力增加，从而导致对合区朝心尖移位及二尖瓣反流（图 28-10）[26-32]。二尖瓣叶

牵拉应力改变是继发性二尖瓣反流的病理生理核心，即使继发性二尖瓣反流的表现有很大的异质性，其也占主导地位[26, 29-31]。乳头肌的位移改变了施加在腱索上张力的强度和方向，从而导致向心尖移位的瓣膜边缘无法完全对合[29, 33, 34]。由于左心室收缩功能障碍，闭合力降低，从而进一步阻碍了二尖瓣对合。因此，继发性二尖瓣反流的特点是瓣膜明显扩张，瓣膜关闭受限，导致二尖瓣反流（图 28-10 和图 28-11）。瓣环扩张会导致二尖瓣叶闭合不完全，较少见的是，其可能是继发性二尖瓣反流的单一原因（Carpentier Ⅰ 型，图 28-5）。在继

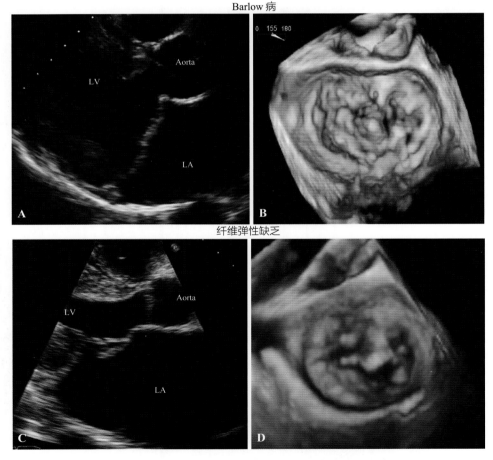

▲ 图 28-8　二尖瓣脱垂的两种主要类型的超声心动图表现

Barlow 病的 2D 胸骨旁长轴切面（A）和 3D 外科医生视角（B）图像来自两个不同患者，除弥漫性脱垂外，P₂ 区还有一个连枷样改变。纤维弹性缺乏的 2D 胸骨旁长轴切面（C）和 3D 外科医生视角（D）图像显示 A₂ 区连枷样改变伴多处腱索断裂，而其余分区正常。LA. 左心房；LV. 左心室；Aorta. 主动脉

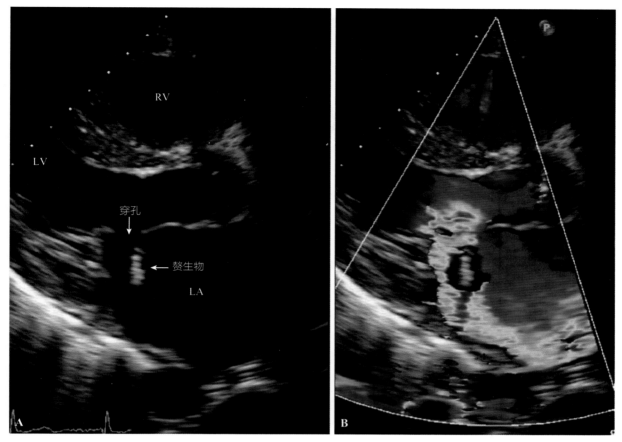

▲ 图 28-9 感染性心内膜炎引起的二尖瓣赘生物和穿孔（A）及相关的二尖瓣反流（B）（胸骨旁长轴切面）

LA. 左心房；LV. 左心室；RV. 右心室

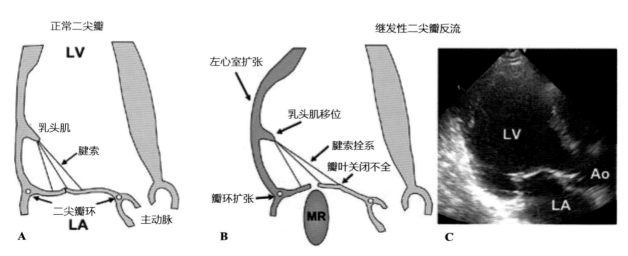

▲ 图 28-10 二尖瓣系统几何形态示意图（即心尖三腔心切面）

A. 描绘的是正常的几何形态。B. 描绘的是继发性二尖瓣反流。在这个例子中，由于缺血（即梗死）或心肌病，乳头肌下方的左心室（LV）壁变形导致乳头肌向侧方移位。这导致腱索牵拉从而引起二尖瓣关闭不全和二尖瓣反流（MR）。瓣环扩张，左心室收缩功能障碍导致的关闭应力减弱也是导致二尖瓣反流的原因。C. 相应的心尖三腔心超声心动图切面。Ao. 主动脉；LA. 左心房；PM. 乳头肌

发性二尖瓣反流中，二尖瓣功能障碍应结合左心室的几何形态改变和功能障碍来理解和解释，而不应该当作是二尖瓣本身的异常。

根据左心室几何结构改变的潜在原因，可以分为两种不同的继发性二尖瓣反流：缺血性和非缺血性。缺血性二尖瓣反流是指由于冠状动脉疾病（CAD）引起的左心室重构和功能障碍而发生的二尖瓣反流。缺血性二尖瓣反流最常见的机制是由于急性或慢性的局部或整体性的左心室扩张 / 功能障碍和乳头肌几何形状改变而导致的二尖瓣牵拉应力增加[35-37]。根据CAD 的分布和缺血心肌的位置，二尖瓣反流的严重程度可以有明显的不同[31, 37, 38]。即使心肌缺血部分很小，也可以导致明显的二尖瓣反流，但整体的左心室射血分数却得以保留，而多发梗死导致的整体性左心室扩张也可以导致同等程度的二尖瓣反流。非缺血性二尖瓣反流的病理生理学是相似的，但左心室异常的根本原因不同（图 28-10）：左心室重构导致乳头肌移位，进而增加了腱索的牵拉和瓣叶的对合不良[28, 34]。在非缺血性继发性二尖瓣反流患者亚群中，通常会出现较为均匀的左心室扩张，但从根本上讲，其机制与心室缺血时相似。

单纯的瓣环扩张而无左心室扩张或功能障碍引起的继发性二尖瓣反流较为少见[32, 39, 40]。

这通常发生在心房颤动同时伴有瓣环扩张和功能障碍的情况下，并可能引起重度的二尖瓣反流。

（三）二尖瓣反流严重程度的评估

由于二尖瓣反流的严重程度与患者的预后有密切的关系，因此反流严重程度的评估对于临床决策至关重要[13, 14, 35, 41]。美国超声心动图学会和欧洲超声心动图协会（现为心血管影像学会）建议采用综合方法对二尖瓣反流进行定量，其中包括半定量测量，如二尖瓣 E 波峰值的高度、缩流颈直径和肺静脉血流频谱，以及可得出反流容积和反流分数的定量方法（表 28-2）。当二尖瓣反流导致左心房压力升高和舒张早期跨瓣血流增加时，E 峰峰流速反映了左心房和左心室之间的舒张期初始压差。也有报道在重度二尖瓣反流时 E 峰高度可 > 1.2mps。

缩流颈是花色的反流血流束最窄的区域，位于解剖性反流口的远端。最好是在放大模式下，在胸骨旁长轴或心尖切面中进行测量。缩流颈的分界线为：< 0.3cm 为轻度；0.3～0.6cm 为中度；≥ 0.7cm 为重度。但在欧洲指南中，特别是对于继发性二尖瓣反流，其缩流颈通常是卵圆形而非圆形，建议心尖四腔心和两腔心

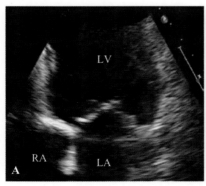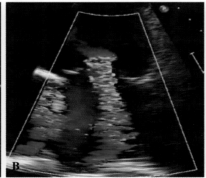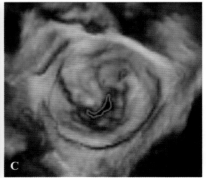

▲ 图 28-11　继发性二尖瓣反流的超声心动图表现。心尖四腔心切面显示拴系的二尖瓣膜（A）和对应的二尖瓣反流（B），以及外科医生视角下 3D 超声心动图显示拴系的二尖瓣（C）。在收缩期可见反流口（红线）
LA. 左心房；LV. 左心室；RA. 右心房

表 28-2　二尖瓣反流严重程度的多普勒超声心动图参数

	原发性二尖瓣反流	继发性二尖瓣反流
轻度	• 多普勒无反流束或小中央型反流束，超声下反流面积＜20% 左心房面积 • 缩流颈较小 0.3cm	• 多普勒无反流束或小中央型反流束，超声下反流面积＜20% 左心房面积 • 缩流颈较小＜ 0.30cm
中度	• 中央型反流束占 20%～40% 左心房面积或收缩晚期偏心性反流 • 缩流颈＜ 0.7cm • 反流容积＜60ml • 反流分数＜ 50% • ERO ＜ 0.40cm² • 血管造影分级 1～2+	• ERO ＜ 0.20cm² • 反流容积＜ 30ml • 反流分数＜ 50%
重度	• 中央型反流束占＞40% 左心房面积或全收缩期偏心性反流 • 缩流颈≥ 0.7cm • 反流容积≥ 60ml • 反流分数＞ 50% • ERO ≥ 0.40cm² • 血管造影分级 3～4+	• ERO ≥ 0.20cm² • 反流容积≥ 30ml • 反流分数≥ 50%

注意并不是所有的多普勒超声心动图参数在每个患者身上都存在。ERO. 有效反流口 [引自 Nishimura RA, Otto CM, Bonow RO, et al. 2014 AHA/ACC guideline for the management of patients with valvular heart disease: executive summary.A report of the American College of Cardiology/American Heart Association Task Force on Practice Guidelines. *J Am Coll Cardiol*. 2014;63(22):2438 –2488.]

切面的缩流颈测量平均值达到 0.8cm 作为重度二尖瓣反流的临界值。

肺静脉血流频谱反映了二尖瓣反流束对左心房血流的影响。重度二尖瓣反流时，肺静脉频谱将出现收缩期逆流。尽管左心房区域内的花色血流束被用来量化二尖瓣反流量，但现在的欧洲指南不建议这样做。虽然测量花色血流大小的方法相对简单，但是它会受到超声机设置的影响，同时会低估偏心反流的严重程度，而在非全收缩期反流时又会高估反流程度。更重要的是，花色喷射束面积根本不等于真实的反流容积。

基于反流口近端流量加速的概念，可以利用近端等速表面积法（PISA 法）量化反流容积和有效反流口面积（EROA）（图 28-12）。应用这种技术需要放大花色喷射束，并在喷射束方向上调整基线，以优化 PISA 边界的半球性，即血流达到 Nyquist 极限的点，此时会出现显示颜色的改变。缩流颈到边界的距离（PISA 半径）与连续波（CW）多普勒二尖瓣反流频谱的测量结果相结合，可提供 EROA 和反流容积（图 28-12）。PISA 法在半球形 PISA 边界和环形反流口的假设无效的情况下应用会受到限制，例如在退行性二尖瓣反流和许多功能性 / 缺血性二尖瓣反流出现偏心反流时。在非全收缩期二尖瓣反流中，用 PISA 法计算的 EROA 将会高估反流的严重性，因为它反映的是最大 EROA，而不是平均 EROA。在多束反流的情况下，其应用也是有限的。

定量多普勒方法（图 28-13）使用连续性方程提供了另一种计算反流容积的方法，并能提供反流分数（= 反流容积 / 左心室每搏量）。这是唯一一种很适合多束反流的方法。该方法计算的前向每搏量为从横跨二尖瓣的总血流量或左心室每搏量中减去横跨无狭窄、无反流的参考瓣膜（通常是主动脉瓣）的血流量。二尖瓣前向跨瓣血流的计算方法有两种，分别为：① 假设二尖瓣开口为圆形，从四腔心切面测量

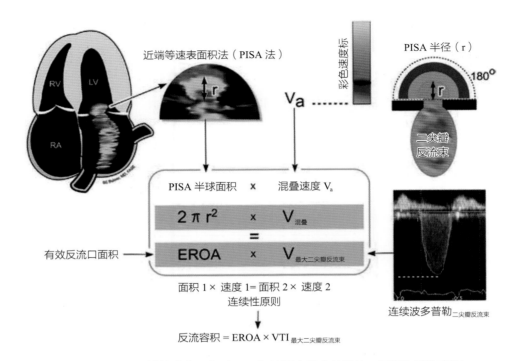

▲ 图 28-12 近端等速表面积（PISA）法测定的有效反流口面积和反流容积

CW. 连续波多普勒；LV. 左心室；MR. 二尖瓣反流；RA. 右心房；RV. 右心室（图片由 Bernard E. Bulwer, MD, FASE 提供）

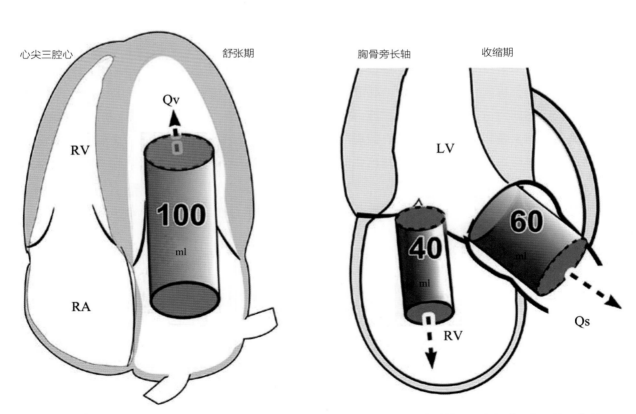

▲ 图 28-13 跨二尖瓣血流量（或左心室每搏量）为反流容积及跨主动脉瓣前向血流每搏量之和的示意图

LV. 左心室；RA. 右心房；RV. 右心室（图片由 Bernard E. Bulwer, MD, FASE 提供）

瓣环直径，利用公式 [π×（d/2）²] 计算横截面积；② 假设瓣膜口为卵圆形，结合四腔及两腔心切面获取径线。脉冲波多普勒频谱记录的速度时间积分取自瓣环平面，而非瓣膜尖部，再结合二尖瓣横截面积即可得到跨二尖瓣前向血流量。

定量多普勒技术的主要局限性在于，在计算二尖瓣跨瓣血流时，需假设二尖瓣膜口的几何形状为平面圆形（或卵圆形）。根据超声测量的左心室容积与主动脉搏出量相比较计算左心室每搏量已被建议作为一种替代方法。3D 超声的出现为反流口的直接平面测量和非半球形 PISA 边界的优化评估提供了方法，但这些方法尚未在临床上广泛使用。

重要的是要认识到，功能性和（在较小程度上）其他病因的二尖瓣反流是后负荷依赖性的，确定严重程度必须考虑到左心室收缩压。临床上要避免根据全身麻醉下做出的严重性程度的判断进行决策，因为全身麻醉下全身血管阻力的下降是可以预见的，并可显著降低反流的严重程度。

虽然目前的影像学指南表明，无论二尖瓣反流病因如何，许多用于评估二尖瓣反流严重程度的参数都是适用的，但 2014 年 ACC/AHA 瓣膜病患者管理指南建议[13]，基于 PISA 法来确定二尖瓣反流严重程度的临界值根据二尖瓣反流的潜在病因（即原发性或继发性二尖瓣反流）而不同，这一建议一直存在争议[14, 16, 42]。对于原发性二尖瓣反流，重度反流的 EROA 和反流容积的临界值分别为 0.4cm² 和 60ml。对于继发性反流，EROA 和反流容积的临界值分别为 0.2cm² 和 30ml。这种根据病因不同产生的临界值的差异是基于轻度或更大程度的继发性二尖瓣反流对预后影响的重要性[14, 35]。然而，对继发性二尖瓣反流应用较低的 EROA 标准有重要的考虑。首先，预后数据基于回顾性分析，存在选择偏倚[42, 43]。其次，EROA 和反流容积

值受潜在的左心室舒张末期容积、射血分数及左心室和左心房之间的压力梯度影响，因此可导致继发性二尖瓣反流的 EROA 值降低[42]。最后，半球形假设往往会低估 EROA 和反流量。在继发性二尖瓣反流中，由于反流口的形状更加椭圆，这种低估的程度会更大[44, 45]。

五、二尖瓣狭窄

二尖瓣狭窄最常见的两种病因是风湿性和钙化性（或退行性）。风湿性二尖瓣狭窄在发展中国家比较多见，发病人群多为青年和中年患者，特别是女性患者[3, 46, 47]。钙化性二尖瓣狭窄是一种与其他心脏危险因素（如高血压、动脉粥样硬化、肾衰竭等）相关的退行性疾病，发病人群多为发达国家的老年患者[1, 2, 46, 48]。

（一）风湿性二尖瓣狭窄

风湿性二尖瓣狭窄的发生是链球菌感染导致风湿热的结果[3, 46]。风湿性二尖瓣狭窄的主要特征是联合部融合导致瓣叶活动度下降（图 28-14A 和 B）。风湿性二尖瓣狭窄中也常出现瓣叶增厚和纤维化，以及腱索缩短，但其血流动力学后果是不一样的。超声心动图表现包括（图 28-14A 和 B）：①前叶呈拱形，开口最窄处位于瓣叶尖端；②后叶活动障碍；③联合部融合导致二尖瓣开口呈鱼嘴形；④瓣下腱索增厚、钙化及变短，在严重病例中这些改变会延伸至乳头肌。风湿性疾病也可能与二尖瓣反流相关（Carpentier Ⅲ a 型；图 28-5）。

超声心动图评估的二尖瓣形态学特征已被证实可以预测经皮二尖瓣切开术（percutaneous mitral valvulotomy，PMV）的成功率[49]。一个常用的预测评分系统，即 Wilkins 评分，基于二尖瓣结构的四个超声形态学特征：瓣膜活动度、瓣膜增厚、瓣膜钙化及瓣下增厚（表 28-3）[49]。每个形态特征的得分为 0～4 分，总分为 0～16 分（表 28-3）。得分越高，PMV 的结果越

差，而 8 分以下有利于 PMV 的成功[49]。

重度二尖瓣反流的发生是决定 PMV 后发病率和死亡率的重要因素。联合部钙化已被证实是 PMV 后二尖瓣重度反流的预测因素[50]。然而，使用 Wilkins 评分和联合部钙化的形态学特征来预测 PMV 后二尖瓣反流是半定量的，受制于观察者的变异性，并且对于中段的评分来说其可靠性较低。最近的一项研究检验了联合部面积和瓣膜移位的预后价值，它们结合了 Wilkins 评分和联合部钙化的功能和形态学特

风湿性二尖瓣狭窄

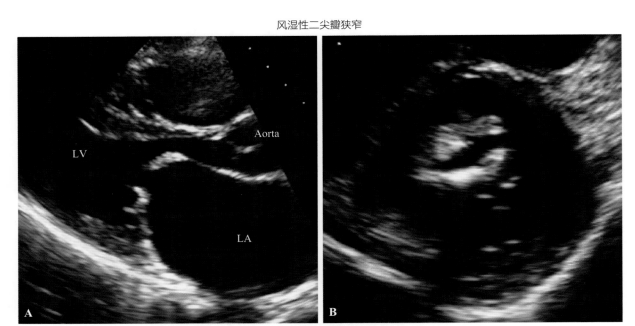

钙化性二尖瓣狭窄

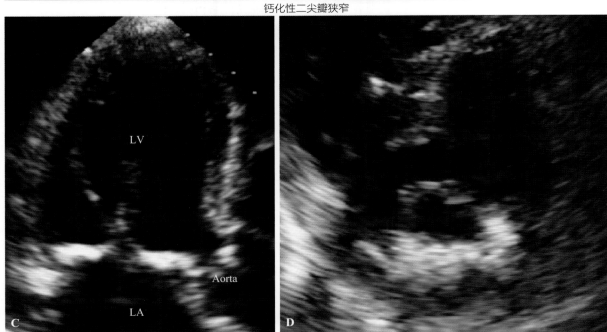

▲ 图 28-14　二尖瓣狭窄的两种最常见病因的超声心动图表现：风湿性二尖瓣狭窄胸骨旁长轴和短轴切面（**A** 和 **B**）和钙化性（或退行性）二尖瓣狭窄心尖三腔心和胸骨旁短轴切面（**C** 和 **D**）

LA. 左心房；LV. 左心室；Aorta. 主动脉

征，属于定量超声心动图测量（图 28-15）。基于联合部面积、瓣叶移位、二尖瓣面积（MVA）和瓣下结构受累四个形态学特征的另一种评分系统（Nunes 评分）与 Wilkins 评分和联合部钙化相比，提高了预测 PMV 成功率和重度二尖

瓣反流发生的准确性[48]。总分为 11 分，其中低分（0～3 分）与有利的 PMV 结果相关，不论是 MVA 及 MR 的发生方面。联合部面积比 > 1.25 或瓣叶移位 < 12mm 与 PMV 成功率低有关[51]。图 28-16 展示了一位高 Nunes 得分患

表 28-3　二尖瓣狭窄的 Wilkins 评分

评　分	瓣叶活动度	瓣叶厚度	瓣叶钙化	瓣下结构增厚
1	瓣膜活动度大，瓣叶尖端活动受限	瓣叶厚度接近正常（4～5mm）	单区域回声强度增加	瓣叶下方轻微增厚
2	瓣叶中部及基底部活动度正常	瓣叶中部正常，边缘增厚（5～8mm）	瓣叶边缘散在回声增强区域	腱索结构增厚，超过腱索近端 1/3 长度
3	舒张期瓣叶前向运动，主要从基底部开始	瓣叶整体增厚（5～8mm）	瓣叶中部出现回声增强区域	增厚超过腱索远端 1/3 长度
4	瓣叶舒张期无或仅有小部分前向运动	所有瓣叶组织增厚（> 8～10mm）	瓣叶大部分出现广泛回声增强	腱索广泛增厚及缩短，延伸至相应乳头肌

根据上述标准，二尖瓣的每个形态特征得分为 0～4 分，总 Wilkins 评分范围为 0～16 分

改编自 Wilkins GT, Weyman AE, Abascal VM, Block PC, Palacios IF. Percutaneous balloon dilatation of the mitral valve: an analysis of echocardiographic variables related to outcome and the mechanism of dilatation. *Br Heart J.* 1988;60(4):299 –308.

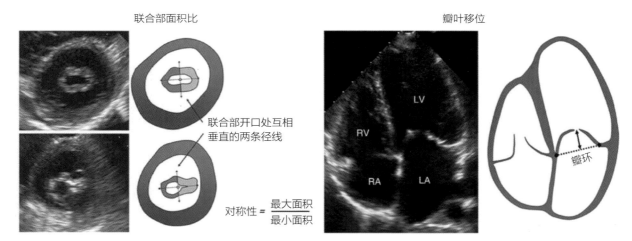

联合部面积比　　　　　　　　　　瓣叶移位

联合部开口处互相垂直的两条径线

$$对称性 = \frac{最大面积}{最小面积}$$

瓣环

▲ 图 28-15　测量 Nunes 评分中的两个定量超声心动图参数，以预测经皮二尖瓣切开术的成功率：联合部面积比（左；胸骨旁短轴切面）和最大瓣叶心尖位移（右；心尖四腔心切面）。联合部面积比计算如下。首先在胸骨旁短轴切面通过追踪瓣叶的内缘描记二尖瓣。其次，描记瓣叶心室（外）面，并记录两个轮廓之间的面积。然后测量外边界的较大径线，并确定其中点。然后通过该点画出一条垂直于较大径线的直线（即为较小径线），并测量较小径线两边的瓣叶面积。联合部增厚对称性被量化为较小径线两侧的瓣膜面积之比。由于使用的是不同区域面积的比值，而不是绝对值，因此接收器增益设置的变化对该比值的影响有限。瓣叶的心尖位移是指舒张期从二尖瓣环到瓣叶向心尖移位最高点之间的距离（穹窿高度）。瓣叶的中段被视为高度测量的止点，以考虑瓣膜钙化引起的变化

LA. 左心房；LV. 左心室；RA. 右心房；RV. 右心室［引自 Nunes MC, Tan TC, Elmariah S, et al. The echo score revisited: impact of incorporating commissural morphology and leaet displacement to the prediction of outcome for patients undergoing percutaneous mitral valvuloplasty. *Circulation.* 2014;129(8):886–895.］

者的 TTE 表现。

（二）钙化性二尖瓣狭窄

这种退行性疾病的特点是二尖瓣结构的非风湿性钙化[52]。在老年患者中，经常会遇到二尖瓣环钙化，在某些情况下可延伸到二尖瓣叶（图 28-14C 和 D）。钙化和增厚开始于二尖瓣环，并延伸至瓣叶体，从而导致二尖瓣口狭窄。与风湿性二尖瓣狭窄不同的是，瓣叶尖端和联合部通常不受影响或在疾病晚期才会受累。传统的心血管危险因素，如女性、年龄、糖尿病、高血压、CAD 和慢性肾脏疾病等，都与瓣环钙化有关，进而与钙化性二尖瓣狭窄有关。

（三）二尖瓣狭窄程度的评估

对二尖瓣叶及其相关结构（即瓣叶增厚、活动度和钙化、联合部融合和腱索异常）的全面评估对于确定二尖瓣狭窄的潜在病理生理机制（风湿性或钙化性）至关重要[15]。二尖瓣狭窄严重程度的评估对于患者的治疗决策也是至关重要的[13, 14]。通常用于评估二尖瓣狭窄严重程度的超声心动图指标包括 MVA、平均跨瓣速度（或梯度）和舒张期压力半降时间（PHT）（表 28-4 和图 28-17）[13-15]。然而应该注意的是，对于钙化性二尖瓣狭窄，没有有效的方法来评估 MVA。

MVA 是评估风湿性二尖瓣狭窄严重程度的重要参数[13-15]，可以通过不同的方法测量。二尖瓣跨瓣速度（或梯度）及 PHT（主要用来评估 MVA）在风湿性疾病中为补充参数，但在钙化性疾病中扮演着更重要的角色[13-15]。跨瓣速度与二尖瓣跨瓣血流密切相关，但在低心排的患者中跨瓣速度往往会低估二尖瓣狭窄的严重程度[53]。

临床上测量 MVA 有两种方法（图 28-17），即直接的 2D 或 3D 引导平面测量及 PHT。其他方法包括连续性方程或 PISA 法，但这些方法可靠性较差，也不常用[15]。平面测量法要求在胸骨旁短轴切面的瓣叶尖端处进行 MVA 成像（图 28-17）。3D 成像可以帮助引导至瓣叶

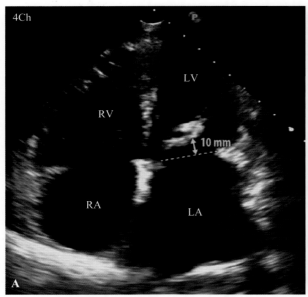
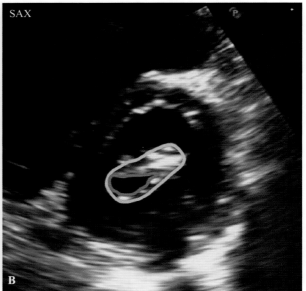

▲ 图 28-16 较高 **Nunes** 分值示例。经胸超声心动图显示最大瓣膜移位减低（**10mm**，黄箭）（**A**）和联合部面积比增大（＞ **1.25**）（**B**）

4Ch. 四腔心；LA. 左心房；LV. 左心室；RA. 右心房；RV. 右心室；SAX. 短轴切面

表 28-4 多普勒超声心动图对二尖瓣狭窄严重程度的判断指标

	轻 度	中 度	重 度
跨二尖瓣血流速度	正常速度	速度增加	速度增加
MVA	—	> 1.5cm^2	≤ 1.5cm^{2a}
舒张期压力半降时间	—	< 150ms	≥ 150ms^b

a. MVA ≤ 1.0cm^2 为极重度二尖瓣狭窄

b. 压力降时间≥ 220ms 为极重度二尖瓣狭窄

注意并不是所有的多普勒超声心动图参数在每个患者身上都存在。MVA. 二尖瓣面积 [引自 Nishimura RA, Otto CM, Bonow RO, et al. 2014 AHA/ACC guideline for the management of patients with valvular heart disease: executive summary.A report of the American College of Cardiology/American Heart Association Task Force on Practice Guidelines.*J Am Coll Cardiol*. 2014;63(22):2438–2488;Baumgartner H, Hung J, Bermejo J, et al.Echocardiographic assessment of valve stenosis: EAE/ASE recommendations for clinical practice. *Eur J Echocardiogr*. 2009;10(1):1–25.]

3D 引导的 MVA 平面测量

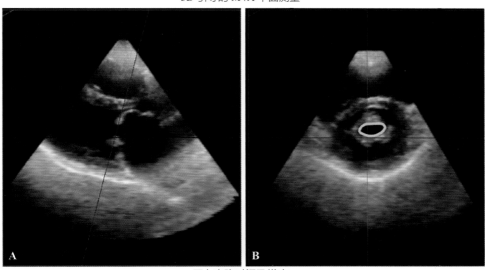

压力半降时间及梯度

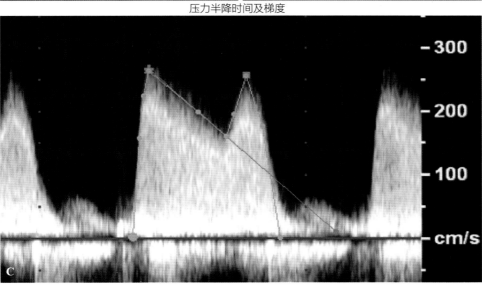

◄ 图 28-17 确定二尖瓣狭窄程度的主要定量参数：3D 引导下平面测量法测量的二尖瓣面积（黄圈；A 和 B），以及压力半降时间和二尖瓣梯度（C）

MVA. 二尖瓣面积

尖端平面，以确保测量最窄的二尖瓣口面积（图 28-17）[54, 55]。

从 PHT 得出的 MVA 是基于经验得出的公式：MVA=220/PHT。然而，PHT 受左心室顺应性改变的影响，在舒张期充盈不完全来源于二尖瓣时，如主动脉反流时，PHT 是不准确的。主动脉瓣反流的存在会导致左心室压力比单纯二尖瓣血流来源时增加得更快，因此会导致 PHT 变短，从而高估 MVA。心室顺应性降低同样会影响 PHT。此外，心房颤动时 R-R 间期不同，测量 PHT 可能会很困难，而且该方法在瓣膜成形术后早期已被证明是无效的。当二尖瓣前向血流的多普勒频谱具有双相轮廓时，PHT 可能难以计算，而且重要的是，其在钙化性二尖瓣狭窄及人工瓣膜中的准确性还没有被验证。

虽然连续性方程或 PISA 法没有被常规使用来确定 MVA，但当平面测量或 PHT 不清楚时，这些方法可以用来替代测量 MVA[15]。在 PISA 法中，MVA = $(\pi r^2)(V_{混叠})/(V_{二尖瓣峰值}) \times \alpha/180$，其中 α 是瓣叶穹窿构成的角度，将公式简化的话可以假设 α 为 100°（图 28-18）。另一个计算 MVA 的连续性方程公式为 MVA=$\pi(D_{LVOT}/2)^2(VTI_{LVOT}/VTI_{MV})$，其中 D 是胸骨旁长轴切面测量的左心室流出道的直径。

采用综合性的方法对确定 MS 的严重程度很重要，同样也应考虑每种方法的优缺点。最终，MVA 的测量结果应与跨瓣速度（或梯度）一致[15]。

（四）射线相关的二尖瓣疾病

射线相关的 MVD 发生在治疗某些恶性肿瘤的纵隔放疗后，如霍奇金淋巴瘤。由于治疗方案减少了辐射剂量，并使用屏蔽措施将心脏射线暴露降至最低，射线相关 MVD 的发生率应该会降低。射线导致的 MVD 的病理生理学

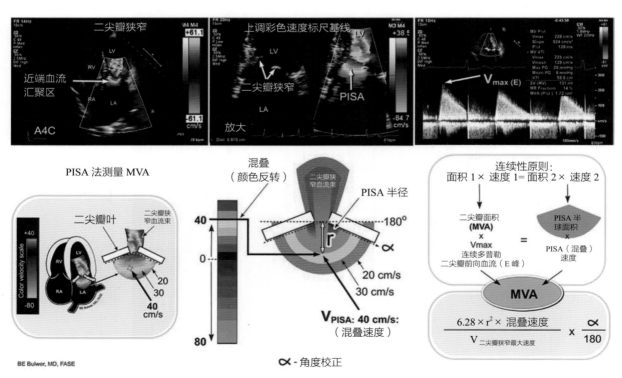

▲ 图 28-18　计算二尖瓣面积（MVA）的近端等速表面积（PISA）方法示意图

MVA = $(\pi r^2)(V_{混叠})/(V_{二尖瓣峰值}) \times \alpha/180$。其中 α 为穹窿形成的角度（图片由 Bernard E. Bulwer, MD, FASE 提供）

被认为是由于对二尖瓣组织的直接辐射损伤，导致炎症级联反应，最终导致纤维化和钙化。超声心动图的特点是二尖瓣叶和瓣下区弥漫性增厚和钙化，导致活动度降低。通常情况下，会表现为同时存在狭窄和反流的混合型瓣膜功能障碍[56, 57]。

六、先天性二尖瓣疾病

二尖瓣的先天性异常表现为影响二尖瓣不同组成部分的一系列病变。二尖瓣裂缺、降落伞型和瓣上狭窄环是最常遇到的先天性病变。

（一）二尖瓣裂缺

二尖瓣裂缺的特征是一个瓣叶的分裂，通常为前瓣（图 28-19A 和 B）。先天性二尖瓣裂缺可单独存在或与房室间隔缺损合并发生[58-62]。二尖瓣裂缺的存在常伴有二尖瓣反流，约 50% 的病例是重度[63]。

二尖瓣裂缺

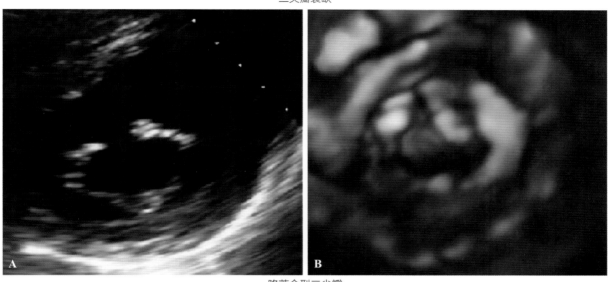

降落伞型二尖瓣

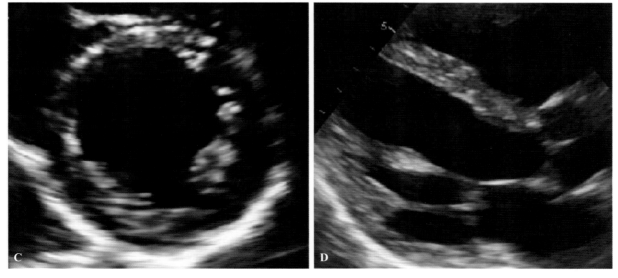

▲ 图 28-19　二尖瓣裂缺的胸骨旁短轴和 3D 外科医生视角图像（A 和 B），以及降落伞型二尖瓣（C 和 D）的超声心动图表现

（二）降落伞型二尖瓣

降落伞型二尖瓣的特征为腱索附着于单个乳头肌（或乳头肌融合）。这种乳头肌通常位于中心位置，附着来自两个瓣叶的所有腱索。但也可能是偏心的，有多个头（图 28-19C 和 D）。瓣膜也通常是短而厚，导致瓣膜运动受限，出现不同程度的狭窄。

（三）二尖瓣拱廊

二尖瓣拱廊是由于二尖瓣腱索发育异常，导致腱索呈"拱廊"或吊床状外观。功能上，腱索增厚或缺失，瓣叶直接附着在乳头肌上，

导致二尖瓣狭窄。

（四）二尖瓣上狭窄环

二尖瓣上狭窄环是指起源于二尖瓣环上方，但不直接附着于二尖瓣结构的纤维膜，导致二尖瓣上狭窄。

七、结论

二尖瓣疾病与明显的心血管发病率和死亡率有关[1-3]。随着人口的老龄化，二尖瓣疾病的发病率将成倍增加。超声心动图是评估二尖瓣解剖和功能的主要影像学手段，对二尖瓣疾病的临床决策起着至关重要的作用。

推荐阅读

Grayburn, P. A., Carabello, B., Hung, J., et al. (2014). Defining "severe" secondary mitral–regurgitation: emphasizing an integrated approach. *Journal of the American College of Cardiology*, *64*(25), 2792–2801.

Lancellotti, P., Moura, L., Pierard, L. A., et al. (2010). European Association of Echocardiography recommendations for the assessment of valvular regurgitation. Part 2: mitral and tricuspid regurgitation (native valve disease). *European Journal of Echocardiography*, *11*(4), 307–332.

Lang, R. M., Tsang, W., Weinert, L., Mor–Avi, V., & Chandra, S. (2011). Valvular heart disease: the value of 3–dimensional echo–cardiography. *Journal of the American College of Cardiology*,
58(19), 1933–1944.

Nishimura, R. A., Otto, C. M., Bonow, R. O., et al. (2014). 2014 AHA/ACC guideline for the management of patients with valvular heart disease: a report of the American College of Cardiology/ American Heart Association Task Force on Practice Guidelines. *Journal of the American College of Cardiology*, *63*(22), 2438– 2488.

Zoghbi, W. A., Enriquez–Sarano, M., Foster, E., et al. (2003). Recommendations for evaluation of the severity of native valvular regurgitation with two–dimensional and Doppler echo–cardiography. *Journal of the American Society of Echocardiography*, *16*(7), 777–802.

Linda D. Gillam 著

许 钊 译

一、概述

主动脉瓣（AV）疾病是发达国家最常见的瓣膜疾病。主动脉瓣狭窄（AS）影响约 150 万美国人口，且随年龄增长发病率逐渐增高。其最常见的病因为先天正常的三叶式瓣叶的钙化和退变。虽然会影响血流动力学的 AS（中或重度）在 65 岁之前并不常见，但在 65—74 岁的人群中，发病率约为 1%，75 岁以上的人群中发病率增加到 3%～5%。主动脉硬化可以说是 AS 的前兆，甚至更为常见，在 75 岁以上人群的发病率为 40%。虽然对血流动力学影响不大，但它与脑卒中、心肌梗死和死亡的风险增加有关，甚至对传统的心血管危险因素进行校正之后仍相关。

在 70 岁以下的人群中，较典型的 AS 常为二叶式主动脉瓣引起，常伴有叠加的钙化改变。二叶式主动脉瓣是先天性心脏病最常见的形式之一，发病率为 0.5%～0.8%，男性更常见。风湿性瓣膜病较少引起 AS，心内膜炎、Fabry 病、狼疮、褐黄病、高尿酸血症和 Paget 病引起的 AS 更为罕见。

主动脉瓣反流（AR）可能是由于原发性瓣膜问题或是主动脉根部或瓣环扩张导致瓣膜失去支撑。一个较少见的原因是主动脉夹层导致主动脉内膜瓣脱垂。最常见的瓣膜异常是二叶式主动脉瓣，较少见的原因是心内膜炎、风湿性疾病、主动脉硬化、结缔组织病、减肥药物毒性、射线、抗磷脂综合征、主动脉瓣下狭窄、室间隔缺损和系统性炎症反应综合征。据报道，中度至重度 AR 在美国人群中的发病率为 0.5%。

超声心动图在主动脉瓣疾病的诊断和治疗中起着重要的作用，随着经导管主动脉瓣置换术的开展，超声心动图在指导治疗方面的作用大大增加。经胸超声心动图（TTE）和经食管超声心动图（TEE）及越来越多的三维（3D）技术都是必不可少的工具。本章介绍了超声心动图在主动脉瓣综合评估中的应用，目的是评估瓣膜功能障碍［狭窄和（或）反流］的性质、严重程度和病因、导致这种功能障碍的解剖变化，并在可能的情况下评估导致这些解剖变化的疾病过程。更重要的是，超声还提供了有关心脏解剖和功能的继发性变化的重要信息，特别是左心室的变化。

二、正常的主动脉瓣解剖和常见先天性异常

正常的主动脉瓣由三个对称的瓣叶组成，由主动脉瓣环支撑并延伸到主动脉根部。左、

右冠瓣位于 Valsalva 窦内，对应的冠状动脉由其中发出，因此剩余的瓣叶为无冠瓣。评估主动脉瓣解剖的理想切面是胸骨旁短轴和长轴（图 29-1）及其在经食管超声心动图上的对应切面。短轴切面能显示所有三个瓣叶，开放时形成三角形开口，闭合时呈 Y 形。长轴切面通常显示右冠瓣和无冠瓣。当正常开放时，两个瓣叶平贴于主动脉根部。在无瓣膜脱垂的情况下，闭合时两个瓣叶在主动脉瓣环平面以下中点相接，闭合正常。长轴切面可通过调整角度显示右冠瓣及左冠瓣。超声评估时除了这些切面还会扫查心尖三腔和五腔、胸骨上和右胸骨旁切面，这些切面均可确保多普勒信号方向与血流平行。

最常见的先天性主动脉瓣畸形是由于瓣叶发育失败造成的，按发病率递减的顺序排列包括：二叶式主动脉瓣、单叶式主动脉瓣及四叶式主动脉瓣（图 29-2）。二叶式主动脉瓣可根据冠状动脉及瓣叶交界的位置关系进行区分。当两个冠状动脉发自同一侧时，瓣叶交界被称为水平交界。当冠状动脉发自两侧时则称为垂直交界。较新的命名系统会考虑哪些交界是不存在的，或存在的是裂缝（发育不全的交界），或交界的空间方向（右-左或前-后）。右-

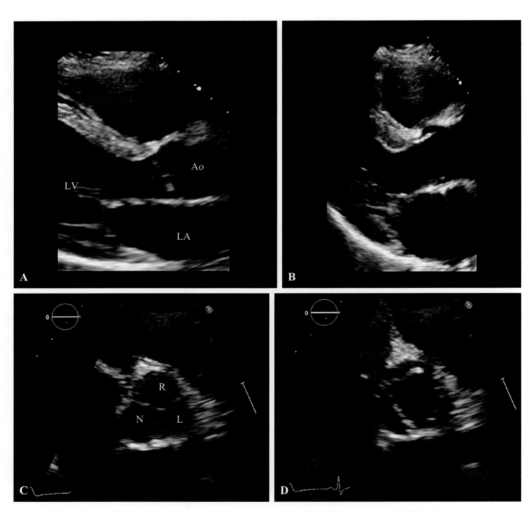

▲ 图 29-1　经胸超声心动图胸骨旁长轴切面（A 和 B）及胸骨旁短轴切面（C 和 D）显示舒张期（A 和 C）和收缩期（B 和 D）主动脉瓣正常形态

Ao. 主动脉；L. 左冠状动脉窦；LA. 左心房；LV. 左心室；N. 无冠状动脉窦；R. 右冠状动脉窦

左融合并残余裂缝是最常见的类型[1, 2]。二叶式主动脉瓣分类的临床意义超出了本章的范围。

　　由于二叶式主动脉瓣不能完全打开，当从短轴观察时，收缩期时二叶式主动脉瓣的开口是椭圆形的，而长轴观察则显示一个或两个瓣叶尖端突出到主动脉腔内（穹窿；图 29-2）。虽然通常情况下二叶式主动脉瓣的闭合缘为一条单一的线，但许多这样的瓣膜上会有一条等回声的嵴或裂缝，代表了发育不全的交界。这种瓣膜在闭合时可能与三叶式瓣膜在超声心动图上难以区分。因此，二叶式主动脉瓣应在超声心动图收缩期诊断。单叶式瓣通常有圆形开口，可能位于瓣膜中央或不对称的位置，而四叶式瓣在收缩期呈三叶草样外观，在舒张期呈十字样外观（图 29-2）。

　　左心室流出道的先天性畸形包括主动脉瓣下隔膜，其特点是从二尖瓣前叶延伸至室间隔的线性回声（图 29-3），或纤维肌性隧道内有等回声的延伸至左心室流出道的嵴。主动脉瓣下如有收缩期湍流的存在，则应仔细在心尖或非标准胸骨旁长轴切面检查左心室流出道，寻找主动脉瓣下梗阻的证据。主动脉瓣下隔膜时常可见到主动脉瓣反流，这也反映了主动脉瓣下狭窄的喷射血流对主动脉瓣造成了损伤。主

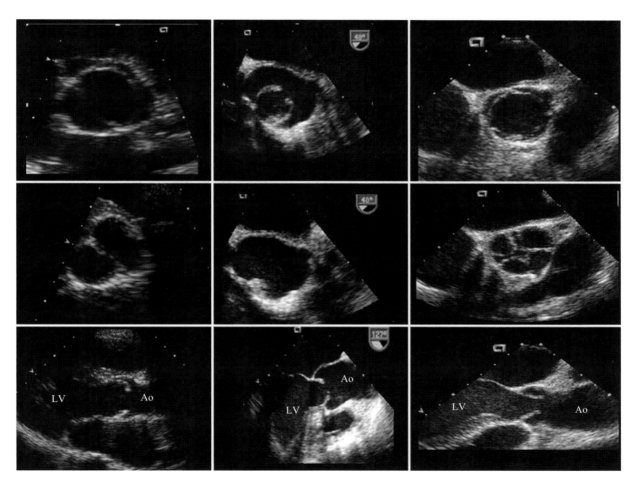

▲ 图 29-2　收缩期短轴、舒张期短轴及收缩期长轴切面（从上到下）显示主动脉瓣先天性异常。左图为二叶式主动脉瓣，中图为单叶式主动脉瓣；右图为四叶式主动脉瓣

Ao. 主动脉；LV. 左心室（引自 Solomon SD, Wu J, Gillam L. Echocardiography. In：Mann DL, Zipes DP, Libby P, et al., eds. *Braunwald's Heart Disease: A Textbook of Cardiovascular Medicine*. 10th ed. Philadelphia: Elsevier; 2015:179–260.）

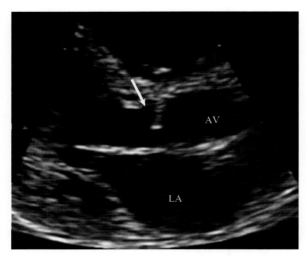

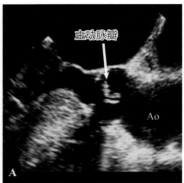

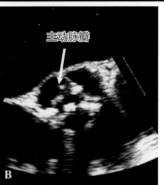

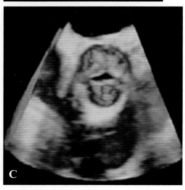

▲ 图 29-3　非标准胸骨旁长轴切面显示主动脉瓣下隔膜（箭）。此图像通过调整角度以最佳方式显示瓣下隔膜，因此主动脉瓣未显示

AV. 主动脉瓣；LA. 左心房（引自 Solomon SD, Wu J, Gillam L. Echocardiography. In：Mann DL, Zipes DP, Libby P, et al., eds. *Braunwald's Heart Disease: A Textbook of Cardiovascular Medicine*. 10th ed. Philadelphia: Elsevier; 2015: 179–260.）

动脉瓣上狭窄是一种罕见的现象，由 Valsalva 窦以远的升主动脉局部或弥漫性狭窄引起。

三、瓣膜性主动脉瓣狭窄

虽然二叶式瓣或单叶式瓣的瓣叶外展受阻可能单独导致 AS，但先天正常的三叶式瓣的钙沉积是成人 AS 最常见的原因。超声心动图的外观是瓣叶外展受限及结节性瓣叶增厚（图 29-4）。虽然超声心动图可以提供半定量的钙化程度的评估，但计算机断层扫描（CT）可能更适合这一目的。

（一）主动脉瓣狭窄严重程度的定量分析

表 29-1 显示了主动脉瓣狭窄严重程度的血流动力学分类，其中超声心动图起着关键作用。作为参考，正常的主动脉瓣面积（AVA）为 3～4cm²。应用 Bernoulli 方程对跨瓣血流进行连续波多普勒检查，可准确测量平均和最大峰值瞬时跨瓣压差。通常情况下，可使用方程的

▲ 图 29-4　瓣膜性主动脉瓣狭窄的收缩期 TEE 图像（三叶式瓣膜）。A. 2D 长轴切面显示瓣膜只有最小限度的开放；B. 短轴切面；C. 3D 超声图像；后两图较好地显示了钙化的分布

Ao. 主动脉（引自 Solomon SD, Wu J, Gillam L. Echocardiography. In：Mann DL, Zipes DP, Libby P, et al., eds. *Braunwald's Heart Disease: A Textbook of Cardiovascular Medicine*. 10th ed. Philadelphia: Elsevier; 2015:179–260.）

简化形式（$\Delta P=4V^2$），但当左心室流出道流速超过 1m/s 时，应使用扩展版的方程，即 $\Delta P=4（V_2^2-V_1^2）$，其中 V_2 为跨主动脉瓣速度，V_1 为左心室流出道（LVOT）的速度。

扫查时多普勒信号平行于血流方向非

常重要，因此主动脉瓣跨瓣压差最好使用心尖五腔或三腔、胸骨上窝及右胸骨旁切面。通常情况下右胸骨旁切面记录的速度最大（图 29-5）。非成像 Pedoff 探头体积很小，因此其对 AS 患者的最佳评估至关重要。当使用经食管超声时，使用深胃底切面记录速度。对比剂可能有助于增强多普勒频谱（图 29-6）。值得注意的是，虽然超声心动图得出的平均压差与有创操作获得的压差相同，但超声的最大瞬时压差通常高于导管室计算的峰 – 峰压差。后者是左心室压和主动脉压峰值之间的算术差（图 29-7）。

虽然主动脉瓣跨瓣血流正常时，仅凭压差就能合理评估主动脉瓣狭窄的严重程度，但在低血流状态下可能会低估严重程度，而当高血流状态时（例如败血症和贫血引起的高

表 29-1　主动脉瓣狭窄严重程度分级

	轻　度	中　度	重　度
平均跨瓣压差（mmHg）	＜ 20	20～39	≥ 40
主动脉瓣面积（cm²）	＞ 1.5	1.1～1.5	≤ 1.0
最大压差（mmHg）	＜ 36	36～63	≥ 64

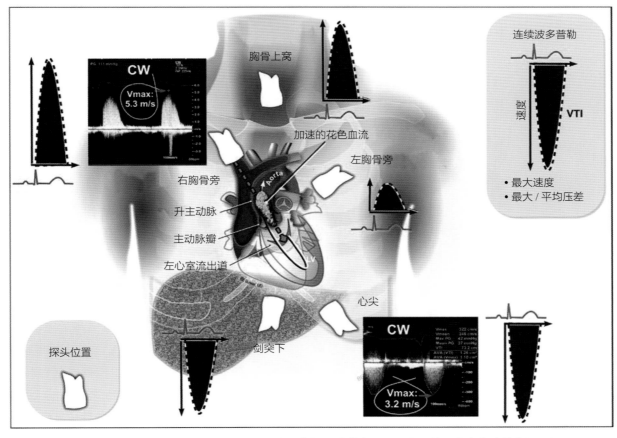

▲ 图 29-5　主动脉瓣狭窄不同声窗的连续波多普勒频谱模式图。最大压差通常在右胸骨旁切面记录
VTI. 速度时间积分；CW. 连续波多普勒（图片由 Bernard E.Bulwer, MD, FASE 提供）

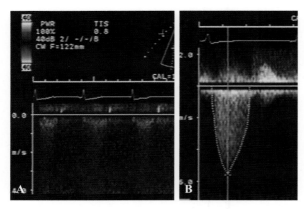

▲ 图 29-6　未强化的基线多普勒频谱。在该主动脉瓣狭窄患者显示不清（A）。在注射对比剂后连续波多普勒频谱能清晰显示（B）

引自 Solomon SD, Wu J, Gillam L. Echocardiography.In: Mann DL, Zipes DP, Libby P, et al., eds. *Braunwald's Heart Disease: A Textbook of Cardiovascular Medicine*. 10th ed. Philadelphia: Elsevier; 2015:179–260.

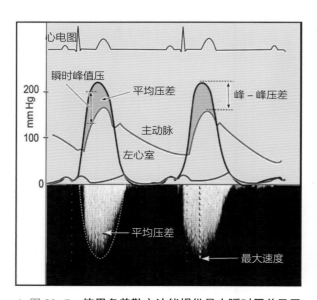

▲ 图 29-7　使用多普勒方法能提供最大瞬时压差及平均压差。最大瞬时压差通常比有创操作测量的左心室压和主动脉压峰值之间的峰－峰压差大，尽管两种方法获取的平均压差相同

图片由 Bernard E. Bulwer, MD, FASE 提供；引自 Solomon SD, Wu J, Gillam L. Echocardiography. In：Mann DL, Zipes DP, Libby P, et al., eds. *Braunwald's Heart Disease: A Textbook of Cardiovascular Medicine*. 10th ed. Philadelphia: Elsevier; 2015:179–260.

心排状态）则会高估严重程度。因此，确定 AVA 非常重要。虽然 TEE 图像的直接平面测量可用于此目的，但 TTE 平面测量准确性不足。因此，最常见的方法是应用连续性方程。如图 29-8 所示，AVA 的计算公式为 $AVA=(CSA_{LVOT} \times VTI_{LVOT})/VTI_{AV}$，其中速度时间积分（VTI）代表 VTI 或多普勒频谱曲线下面积，CSA 代表横截面积。不要求精准时也可使用简化版公式 $AVA=(CSA_{LVOT} \times V_{LVOT})/V_{AV}$ 表进行计算，其中 V 代表峰流速。左心室流出道的横截面积通常是在假设其为圆形的情况下计算的，使用公式 $CSA=\pi(D/2)^2$，其中 D 是在胸骨旁或 TEE 等效长轴切面测量的收缩期左心室流出道直径。根据美国超声心动图协会（ASE）的惯例[3]，在主动脉瓣环近端测量直径。需要注意的是，由于计算中的 LVOT 速度是模态速度，并显示为脉冲波多普勒频谱的最密集部分，因此不能用频谱的外缘来描计 VTI，因为外缘代表每个时间点的最大速度而非模态速度（图 29-9）。最佳的取样点应放置在左心室流出道紧贴瓣膜下加速区的近端，通常为瓣膜近端 1～2mm 处，使用心尖五腔心或三腔心（TTE），或深胃底（TEE）切面。

经导管主动脉瓣植入术（TAVI/TAVR）的开展再次强调了 AS 患者的左心室流出道和主动脉环并不总是圆形的，可能呈卵圆形或不规则形。在这些情况下，基于单一直径计算的左心室流出道横截面积和 AVA 不准确。三维技术通过直接测量左心室流出道和瓣环平面解决了这一问题，是 TAVI/TAVR 术前确定瓣膜尺寸的重要工具（第 32 章）。然而，在大多数情况下，基于 LVOT 圆周性概念的 AVA 计算可以准确地对狭窄的严重程度进行分类。然而在某些情况下，由于声窗不理想或流出道存在钙化，无法可靠地测量 LVOT 的直径。在这种情况下，无维度的参数 VTI_{LVOT}/VTI_{AV}，可能更有价值。参数值 ≤ 0.25 表示重度 AS。

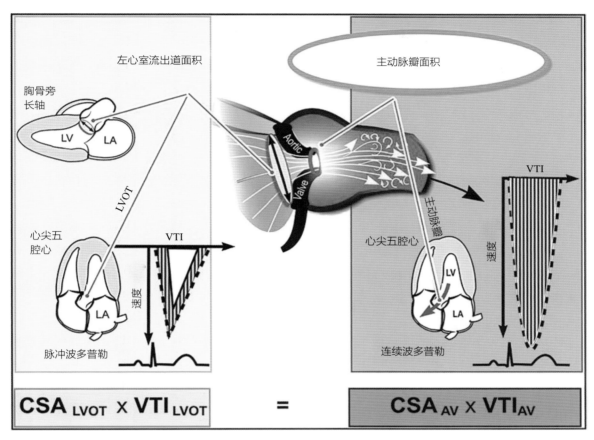

$$CSA_{LVOT} \times VTI_{LVOT} = CSA_{AV} \times VTI_{AV}$$

▲ 图 29-8　使用连续性方程来计算主动脉瓣面积。主动脉瓣截面积（CSA_{AV}）通过公式（$CSA_{LVOT} \times VTI_{LVOT}$）/ VTI_{AV} 计算。左心室流出道截面积通过 $\pi(D/2)^2$ 计算，其中 D 为左心室流出道直径。左心室流出道 VTI 应使用模态速度而非最大速度

图片由 Bernard E. Bulwer, MD, FASE 提供；引自 Solomon SD, Wu J, Gillam L. Echocardiography. In：Mann DL, Zipes DP, Libby P, et al., eds. *Braunwald's Heart Disease: A Textbook of Cardiovascular Medicine*. 10th ed. Philadelphia: Elsevier; 2015:179–260.

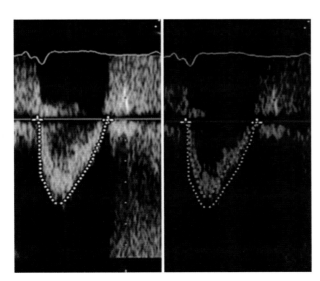

◀ 图 29-9　错误使用最大速度（白虚线）而非模态速度（红虚线）的多普勒血流频谱。模态速度（最常发生的速度）对应多普勒频谱颜色最深的部分

引自 Solomon SD, Wu J, Gillam L. Echocardiography. In: Mann DL, Zipes DP, Libby P, et al., eds. *Braunwald's Heart Disease: A Textbook of Cardiovascular Medicine*. 10th ed. Philadelphia: Elsevier; 2015:179–260.

1. 主动脉瓣狭窄严重程度的其他测量方法

虽然压力恢复被认为是人工瓣膜最值得关注的问题，但它也可能在升主动脉偏小的患者中发挥作用。为了校正压力恢复，能量损失指数（ELI）可能替代 AVA。其计算方法如下。

（AVA×AA diam）÷（AA−AVA）[其中 AA diam 为升主动脉直径。体表面积（BSA）校正后的 ELI ＜ 0.5cm^2/m^2，即为严重 AS。]

最近，由于认识到 AS 与全身血压之间的重要相互作用，引入了瓣膜－动脉阻抗（Z$_{VA}$）。

Z$_{VA}$=（SBP+ 最大主动脉瓣跨瓣压差）/ 每搏指数，经 BSA 校正。其中 SBP 为收缩压。Z$_{VA}$ 提供左心室总压力负荷的测量。＞ 5mmHg/（ml·m^2）表示严重梗阻[2]。

使用较少的方法包括左心室每搏工作损失（%）=（平均主动脉瓣跨瓣压差 /[平均主动脉瓣跨瓣压差 +SBP]）×100 及主动脉瓣阻力 =（平均主动脉瓣跨瓣压差 / 平均容积血流 ）×1333。然而，这两项指标都是血流依赖的，而且支持其临床相关性的结果数据有限。

2. 体表面积校正的主动脉瓣面积

BSA 校正后的 AVA 可用于评估超重或小体型患者的 AVA。虽然这种方法可能对身高体重正常的患者有好处，但需要认识到对于身材娇小的女性来说合适的瓣膜可能对 7 英尺（1 英尺 =30.48cm）高的男性来说是不合适的。因此其在肥胖者中的实用性已被质疑，并提出了对去脂体型进行校正的概念。

（二）低压差重度主动脉瓣狭窄

在左心室收缩功能障碍导致每搏量减少的情况下，尽管压差较低，但计算出的有效瓣膜面积可能较小，因此确定瓣膜梗阻是否确切（重度 AS）或瓣膜是否有能力充分打开（假性重度 AS）非常重要 [4, 5]。在这种情况下通常会进行多巴酚丁胺负荷超声心动图。在医生的密切监护下使用较温和的给药方案 [从 2.5～5μg/

（kg·min）开始，以 5μg/（kg·min）速度递增至 20μg/（kg·min）]，通常比缺血测试的阶段更长。对于真正的重度 AS，多巴酚丁胺增强左心室收缩功能通常会导致跨瓣压差增加，有效瓣膜面积缩小。而对于假性重度 AS 来说，瓣膜面积会增加，压差相对不变。如果没有心室功能的增强（无收缩储备），该试验将无法解释。

当射血分数（EF）在正常范围内，但每搏量降低（＜ 35ml/m^2）时，尽管压差较低，但有效瓣口面积也可能严重减少，即所谓的低压差 EF 保留（≥ 50%）的重度 AS。这类患者通常是女性，其心室偏小且向心性肥厚，心室充盈不足。然而尽管 EF 正常，也有其他原因导致前向每搏量减少。这些原因包括二尖瓣反流，前负荷减少的情况如二尖瓣狭窄、房颤心室率控制不佳、心包收缩和限制性改变以及导致后负荷增加的高血压。在这些情况下，尽管压差较低，但都可能存在重度 AS。低压差、每搏量（SV）正常、EF 保留的重度 AS 是一种更有争议的情况，必须排除 LVOT 测量错误和系统性高血压。

四、主动脉瓣下或瓣上狭窄

连续波多普勒超声心动图对最大和平均压差的估测是评估瓣下或瓣上左心室流出道梗阻的基石。然而，彩色多普勒可以即时显示血流加速的部位，从而提供了梗阻部位不在瓣膜水平的线索，促使人们进行更详细的影像学评估，以明确其病理生理学机制。在某些患者中，由于存在多部位的梗阻，评估变得更加复杂。而且由于需要权衡距离分辨率和脉冲波多普勒 Nyquist 极限，可能无法准确地描述各个梗阻部位之间的压差。

五、主动脉瓣反流

AR 可能的原因包括瓣叶本身异常，瓣环和（或）冠状窦扩大而导致瓣叶对合改变，或极少情况下主动脉夹层内膜瓣脱垂入主动脉瓣。（图 29-10）。超声心动图检查（TTE 和 TEE）可确定病因诊断，如果主动脉瓣反流有血流动力学意义，通常会有左心室舒张末期扩大。由于反流喷射束的作用，会引起二尖瓣前叶的高频扑动，在 M 超声下可能较为显著。严重反流时，二尖瓣可能在心室收缩前过早关闭，意味着在心室收缩之前左心室压力升高就已经超过了左心房压。

当舒张期左心室流出道出现彩色多普勒血流时，可以非常容易地诊断 AR。小的瞬时血流可为正常变异。美国超声心动图学会和欧洲心

血管影像学协会（原超声心动图学会）建议采用综合方法来评估 AR 的严重程度（表 29-2）[6, 7]，其要素包括左心室扩大的证据、彩色反流束的大小、频谱多普勒信号强度、压力半降时间、缩流颈及胸或腹主动脉的舒张期逆向血流。反流容积（RV）和反流分数可以通过连续性方法来计算，RV 和有效反流口面积（EROA）可以通过近端等速表面积（PISA）法来计算。

彩色血流的大小评估应将 Nyquist 极限设置为 50～60cm/s。血管造影时反流严重程度的最佳预测指标是反流束面积比左心室短轴面积（胸骨旁短轴切面），以及反流束直径比紧邻瓣

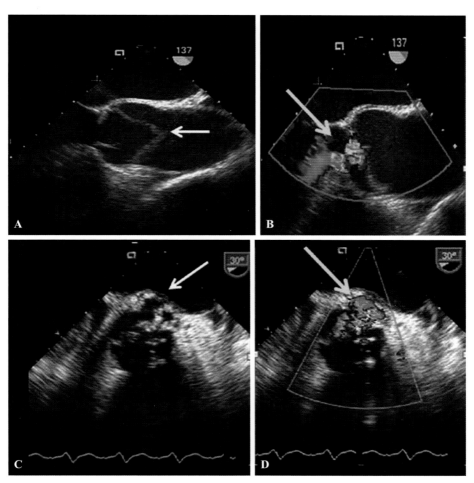

▲ 图 29-10　两种不同病因导致的主动脉瓣反流的 TEE 图像

主动脉夹层时（A 和 B），活动的内膜瓣（白箭）会干扰主动脉瓣的闭合，导致反流发生（黄箭）。主动脉瓣心内膜炎及主动脉根部脓肿（白箭）也会导致主动脉瓣反流（C 和 D）

表 29-2　主动脉瓣反流严重程度分级的定性及定量指标

	轻　度	中　度	重　度
结构指标			
左心室大小	正常[a]	正常或扩大	通常扩大[b]
主动脉瓣叶	正常或异常	正常或异常	异常/连枷或大范围对合缺陷
多普勒指标			
LVOT 反流束宽度–彩色血流[c]	较小中央型反流束	中等	较大中央型反流束；大小各异的偏心反流束
反流束密度–CW	不完整或模糊	稠密	稠密
反流束减速时间–CW（PHT，ms）[d]	慢，> 500	中等，500～200	快，< 200
降主动脉舒张期逆流–PW	短，舒张早期逆流	中等	显著全舒张期逆流
定量指标[e]			
缩流颈宽度（cm）[c]	< 0.3	0.3～0.60	> 0.6
反流束宽度/LVOT 宽度（%）[c]	< 25	25～45, 46～64	≥ 65
反流束横截面积/LVOT 横截面积（%）[c]	< 5	5～20, 21～59	≥ 60
反流容积（ml/心搏）	< 30	30～44, 45～59	≥ 60
反流分数（%）	< 30	30～39, 40～49	≥ 50
EROA（cm²）	< 0.10	0.10～0.19, 0.20～0.29	≥ 0.30

a. 除非有其他导致左心室扩大的原因。正常 2D 测量：左心室短径 ≤ 2.8cm/m²，左心室舒张末期容积 ≤ 82 ml/m²

b. 例外：急性 AR 时各腔室大小未发生改变

c. Nyquist 极限为 50～60cm/s

d. PHT 在左心室舒张压力增高及使用扩血管药物时会缩短，重度 AR 长期适应后会延长

e. 定量指标可将中度反流细分为轻到中度及中到重度亚组，如表中所示

引自 Zoghbi WA, Adams D, Bonow R, et al. Recommendations for the noninvasive evaluation of native valvular regurgitation. *J Am Soc Echocardiogr*. 2017;30(4):303–371.

下的左心室流出道直径（胸骨旁长轴切面）。推荐的反流束面积指数临界点为 < 5% 为轻度，5%～20% 为轻至中度，21%～59% 为中至重度，≥ 60% 为重度，而反流束直径指数的临界点是 < 25% 为轻度，25%～45% 为轻至中度，46%～64% 为中至重度，≥ 65% 为重度。反流束长度不是一个可靠的严重性指标。

虽然基于反流束的严重程度评估较容易，但仍存在许多局限性，包括设置依赖性（尤其是 Nyquist 极限、发射功率和增益）、血压（BP）和左心室压力依赖及偏心反流。如果偏心反流束斜行穿过左心室流出道，而不是从中央环形的反流口发出并直射到左心室，则容易导致高估或低估主动脉瓣反流的严重程度。这种方法也无法评估多发反流。最重要的是，彩色反流束不能直接代表 RV。由于这些原因，欧洲指南指出[7]，"不建议用反流束面积来量化主动脉瓣反流的严重程度"，尽管在 ASE 指南中仍有基

于反流束的测量。

压力半降时间反映了主动脉和左心室压力平衡的速度，在急性反流的情况下最可靠，但要注意确保舒张早期速度测量准确。通常至少为 4ms（图 29-11）。推荐的临界值（以 ms 为单位）为 > 500 轻度，200～500 中度，< 200 重度。然而，压力半降时间受全身血管阻力和心室顺应性的影响，在诊断慢性重度 AR 时不敏感[8]。

据报道，用脉冲波多普勒放置在左锁骨下动脉起始部附近测量的降胸主动脉全舒张期逆向血流是主动脉瓣至少中度反流标志（图 29-12）。欧洲指南特别指出舒张末期速度至少为 20cm/s，而在腹主动脉中测得的时间相当的逆向血流一般意味着重度反流[7]。然而应该知道，随着主动脉顺应性的降低，在没有 AR 的情况下，胸主动脉也可能会出现逆向血流，特别是老年患者中更加需要注意。其他需要关注的点为准确获取可分析的多普勒信号及主动脉壁的影响。

缩流颈是主动脉瓣反流束的腰部（最小直径），在放大模式下，用胸骨旁长轴或 TEE 等

效切面于瓣膜水平测量（图 29-13）。推荐的临界点是 < 0.3cm 为轻度，0.3～0.6cm 为中度，> 0.6cm 为重度。主要的局限性包括测量的空间分辨率（特别是对不太严重的反流）、设置依赖性（与反流束大小相似）、反流口的非圆形性，以及无法处理多发反流束。

虽然被广泛用于评估二尖瓣和三尖瓣反流严重程度的 PISA 法已被用于计算 AR 的 EROA 和 RV，但当仅有轻度反流时，准确测量 PISA 半径可能非常困难，尤其是使用 TTE 时。另外一个考虑因素是瓣叶的夹角，因为已经表明只要夹角 > 220°，PISA 法就无法计算（图 29-14）[9]。推荐的临界值如下：RV（ml）：< 30 轻度，30～44 轻至中度，45～59 中至重度，≥ 60 重度。EROA（cm²）：< 0.10 轻度，0.10～0.19 轻至中度，0.20～0.29 中至重度，≥ 0.30 重度[9]。

当图像质量允许使用肺动脉瓣作为参考的正常瓣膜时，定量多普勒方法通过比较左心室流出道的血流与非狭窄瓣膜的血流来计算 RV，这种方法最为可靠，避免了以结构复杂的二尖瓣作为参考时产生的固有误差。使用连续性方程计算经主动脉和经肺动脉的每搏量，方法是将 LVOT 和右心室流出道（RVOT）测得的 VTI 乘以相应的横截面积。该方法将流出道假设为几何圆形，并通过测量瓣环平面的 LVOT 和 RVOT 直径计算得出。LVOT 的 SV 减去 RVOT 的 SV 即为 RV。RV/LVOT 每搏量即为反流分数（通常用百分比表示）。推荐的 RV（ml）临界点为：< 30 轻度，30～44 轻至中度，45～59 中至重度，≥ 60 重度。反流分数（%）的临界值为，< 30 轻度，30～39 轻至中度，40～49 中至重度，≥ 50 重度。

据报道，三维超声心动图也有助于对 AR 进行定量分析，可以直接测量有效的反流口面积[10]。不过这种方法的空间分辨率较低，尤其是 TTE，限制了它在大多数不严重反流病例中

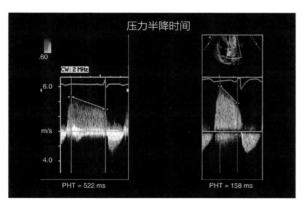

▲ 图 29-11　定量主动脉瓣反流的方法

PHT（压力半降时间）> 500ms 提示轻度主动脉瓣反流（AR），200～500ms 提示中度 AR，< 200ms 提示重度 AR（改自 Solomon SD, Wu J, Gillam L. Echocardiography. In: Mann DL, Zipes DP, Libby P, et al., eds. Braunwald's Heart Disease: A Textbook of Cardiovascular Medicine. 10th ed. Philadelphia: Elsevier; 2015:179–260. ）

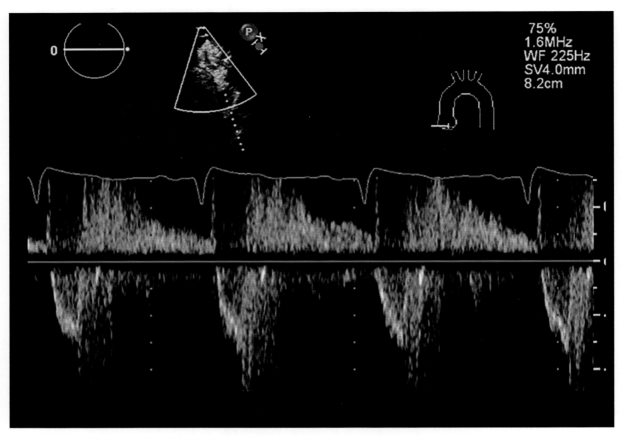

▲ 图 29-12　脉冲波多普勒测量的锁骨下动脉旁胸降主动脉血流频谱

图示全舒张期逆流及舒张末期速度＞ 20cm/s。降主动脉全舒张期逆流通常与至少中度的主动脉瓣反流相关

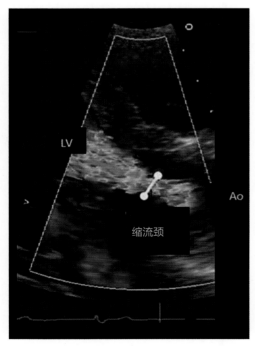

◀ 图 29-13　胸骨旁长轴切面测量缩流颈，即主动脉瓣反流束最窄的部分

图示缩流颈位于解剖反流口之下，刚好与概念上的由 PISA 法计算的有效反流口面积相吻合。Ao. 主动脉；LV. 左心室

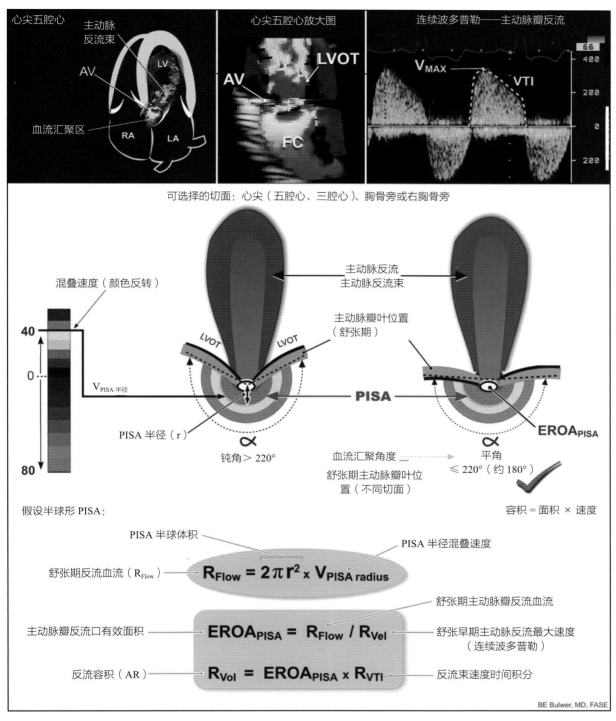

▲ 图 29-14 **主动脉瓣反流时使用近端等速表面积（PISA）法计算有效反流口面积（EROA）及反流容积**

AR. 主动脉瓣反流；AV. 主动脉瓣；CW. 连续波多普勒；LA. 左心房；LVOT. 左心室流出道；RA. 右心房；VTI. 速度时间积分 [图片由 Bernard E. Bulwer, MD, FASE 提供；引自 Tribouilloy CM, Enriquez-Sarano M, Fett SL, Bailey KR, Seward JB, Tajik AJ. Application of the proximal flow convergence method to calculate the effective regurgitant orifice area in aortic regurgitation. *J Am Coll Cardiol*. 1998;32(4):1032–1039.]

的应用。

急性主动脉瓣反流与慢性主动脉瓣反流

在主动脉夹层或心内膜炎引起的瓣叶穿孔等原因造成的急性重度 AR 的情况下，超声心动图的表现可能与慢性 AR 不同。主动脉和左心室之间的压力快速平衡，左心室没有时间扩张和增加顺应性，会导致二尖瓣过早（即舒张期）关闭。此外，反流束可能持续时间较短，如果患者处于极端状态，反流速度较低，与典型的慢性 AR 相比，反流束可能没有典型的花色马赛克血流。在急性重度 AR 时，AR 的杂音可能难以听到，一些周围血管体征包括脉压差增大及其相关的发现可能不存在。因此，临床医生和超声心动图医生必须对诊断保持高度警惕。

推荐阅读

Baumgartner, H., Hung, J., Bermejo, J., et al. (2009). Echocardiographic assessment of valve stenosis：EAE/ ASE recommendations for clinical practice. *Journal of the American Society of Echocardiography, 22*, 1–23.

Lancellotti, P., Tribouilloy, C., Hagendorff, A., et al. (2010). European Association of Echocardiography recommendations for the assessment of valvular regurgitation. Part 1: aortic and pulmonary regurgitation (native valve disease). *European Heart Journal Cardiovascular Imaging, 11*, 223–244.

Pibarot, P., & Clavel, M. A. (2015). Management of paradoxical low–flow, low–gradient aortic stenosis：need for an integrated approach, including assessment of symptoms, hypertension, and stenosis severity. *Journal of the American College of Cardiology, 65*(1), 67–71.

Pibarot, P., & Dumesnil, J. G. (2012). Low-flow, low-gradient aortic stenosis with normal and depressed left ventricular ejection fraction. *Journal of the American College of Cardiology, 60*, 1845–1853.

Zoghbi, W. A., Adams, D., Bonow, R., et al. (2017). Recommendations for noninvasive evaluation of native valve regurgitation. *Journal of the American Socieety of Echocardiography, 30*, 303–371.

第 30 章
三尖瓣和肺动脉瓣疾病
Tricuspid and Pulmonic Valve Disease

Judy R. Mangion　Linda D. Gillam　著

赵雨意　译

一、概述

超声心动图在三尖瓣和肺动脉瓣的评估中起着独特的作用。但其评估结果往往是次优的，因为经典的扫查方案可能会忽略最能显示肺动脉瓣和三尖瓣解剖和功能的切面。经皮瓣膜手术的发展对三尖瓣和肺动脉瓣的精确图像和精准测量提出了更高要求。与此同时，三维（3D）超声心动图的进步使我们有了更多可用工具。

虽然三尖瓣和肺动脉瓣在结构上与二尖瓣和主动脉瓣相似，但它们很少经历与左心瓣膜相似的慢性退行性改变。此外，它们不太可能受到获得性疾病的直接影响，如风湿病、心内膜炎和其他炎症过程。这是因为右心压力相对较低，有一定保护作用。当先天性心脏病（如 Ebstein 畸形和肺动脉瓣狭窄）对生理状态的影响较轻时，在患者儿童时期不易被发现，因此常见于成人。三尖瓣功能障碍最常表现为功能性异常（即瓣叶结构正常，但右心室功能障碍和重塑阻碍了正常的瓣膜关闭），这是进行大多数三尖瓣外科手术的原因。右心室功能障碍可以是原发性或继发于肺动脉高压和（或）左心病变。不伴有心室功能异常的瓣环扩张也可导致功能性三尖瓣反流，如心房颤动。三尖瓣黏液瘤和三尖瓣脱垂可能与二尖瓣黏液瘤和二尖瓣脱垂相关，但三尖瓣脱垂的诊断标准尚未明确。自发性三尖瓣连枷样改变几乎是闻所未闻的。三尖瓣心内膜炎常见于有静脉药物滥用史的患者，肺动脉瓣心内膜炎很少发生，但它可能被低估。本章将回顾以上和其他最常见影响三尖瓣和肺动脉瓣的疾病的超声心动图特征，并说明如何有效获取瓣膜的二维（2D）和三维超声心动图的方法。读者也可以参考第 40 章，进一步讨论右心心内膜炎。

二、正常三尖瓣解剖

三尖瓣解剖复杂，前、后、隔叶从三尖瓣环延伸至腱索和乳头肌。三尖瓣环通常比二尖瓣大，而且位置更靠近心尖。三尖瓣前叶最大，从漏斗部一直延伸到右心室后下壁。后叶最小，沿右心室膈面延伸，隔叶与室间隔肌部和膜部通过一系列不规则的腱索相连。连接右心室心肌和三尖瓣的乳头肌的数量、大小和位置各不相同（图 30-1）。

三、评估三尖瓣的二维超声切面

三尖瓣的标准二维超声心动图切面如图 30-2 和图 30-3 所示。一般从右心室流入道切

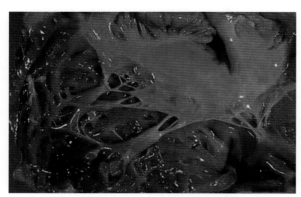

▲ 图 30-1　正常三尖瓣的尸检标本

三尖瓣由前叶、后叶和隔叶组成。前叶最大，后叶最小。乳头肌的数量、大小和位置不一

面开始，该切面显示右心室的横膈壁和前壁，以及三尖瓣的前叶和后叶。这是显示后叶的关键切面。在该切面上做一个非常规但常见的变化，可获取室间隔和相邻左心室的图像，此切面可显示前叶和隔叶。在心尖四腔心切面上，三尖瓣的前叶和隔叶清晰可见。经胸剑突下四腔心切面和食管中段四腔心切面均可获得类似的图像。剑突下短轴切面在大血管水平可显示三尖瓣前叶和隔叶。胸骨旁短轴切面可获得类似的图像。经食管超声心动图的胃底短轴切面可同时显示所有三个瓣叶。对于某些患者，使用胸骨旁短轴切面可以获得类似的视图，特别是在右心室扩张的情况下。

　　需要注意的是以上描述只适用于标准切面，探头角度的轻微变化即可使不同的瓣叶进入视野，这是在三维空间获取二维图像遇到的常见问题。因此，当探头在标准四腔心切面向后倾斜时，与隔叶相对的是后叶而非前叶，并且在胸骨旁短轴切面中，上下倾斜探头可显示所有三个瓣叶[1,2]。

四、三尖瓣三维超声

　　为了获得最佳的经胸三尖瓣三维图像，最好从心尖四腔心切面和（或）胸骨旁右心室流入切面获取图像，包括彩色和非彩色图像

（图 30-4）[3]。三尖瓣经食管超声图像的切面包括 0°～30° 食管中段四腔心切面放大采集（有或无彩色），以及前屈探头获得的 40° 胃底切面（有或无彩色）。三尖瓣的三维图像显示三尖瓣呈鞍形，功能不全的三尖瓣会变得更扁平，呈环形[4,5]。

五、三尖瓣疾病

（一）类癌瓣膜病

　　类癌性心脏病的典型超声心动图特征（图 30-5）为三尖瓣叶增厚、挛缩和固定，形成大的反流口和经典的"鼓棒"外观，导致三尖瓣反流不受限制，彩色多普勒可能表现为相对单色的反流束。在这种情况下，由于右心房和右心室之间的压力几乎完全相等，反流束可能是层流，速度相对较低。这可能导致低估三尖瓣反流的严重程度。类似的，根据三尖瓣反流速度估算肺动脉收缩压也是不准确的。三尖瓣的 3D 经食管超声图像可以从右心房或外科医生的视角高分辨率和详细地显示三个增厚和挛缩的瓣叶（图 30-5D，右图）。类癌肿瘤会分泌 5- 羟色胺及其代谢物 5- 羟色氨酸，引起瓣膜炎症反应，导致类癌瓣膜病。因为活性代谢物在肺部是失活的，只有当存在心内分流或肺转移时才会发生左心受累。类癌心脏病在第 41 章中有更详细的讨论，并提供了更多的图像。

（二）风湿性瓣膜病

　　约 11% 的风湿性二尖瓣疾病的患者会伴随三尖瓣受累。风湿性三尖瓣疾病的病理超声心动图表现为舒张期穹窿样改变，在经胸心尖四腔心切面和经食管中段四腔心切面上显示最佳（图 30-6）。穹窿的形成是因为瓣叶尖端受到限制，但瓣叶的腹部仍可活动。风湿性三尖瓣疾病一般伴有风湿性二尖瓣疾病。它与类癌疾病（二尖瓣极少受累）的鉴别要点

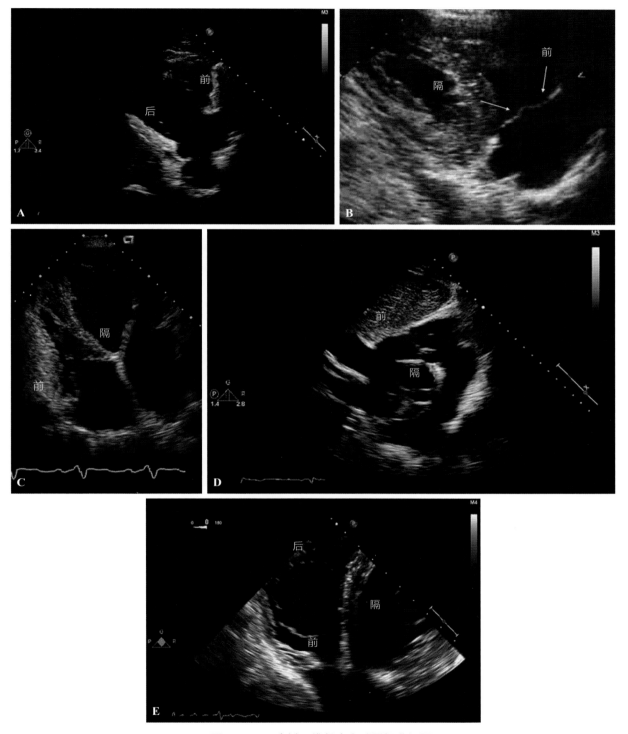

▲ 图 30-2 三尖瓣二维超声心动图标准切面

A. 右心室流入道切面。标准切面可显示右心室（RV）的横膈壁和前壁，以及三尖瓣的前叶和后叶。这是显示后叶的关键切面。B. 该切面是标准切面的一个非标准但常见的变化，可以显示室间隔和相邻的左心室、三尖瓣前叶和隔叶（箭）。C. 心尖四腔心切面显示前叶和隔叶。剑突下和食管中段四腔心切面可获得类似的图像。D. 显示大血管水平的剑突下短轴切面，可显示前叶和隔叶。胸骨旁也可获得类似的切面。E. 经食管超声心动图胃底短轴切面是唯一能同时显示所有瓣叶的切面。胸骨旁短轴切面可能可以获得类似的切面，特别是在右心室扩张的情况下

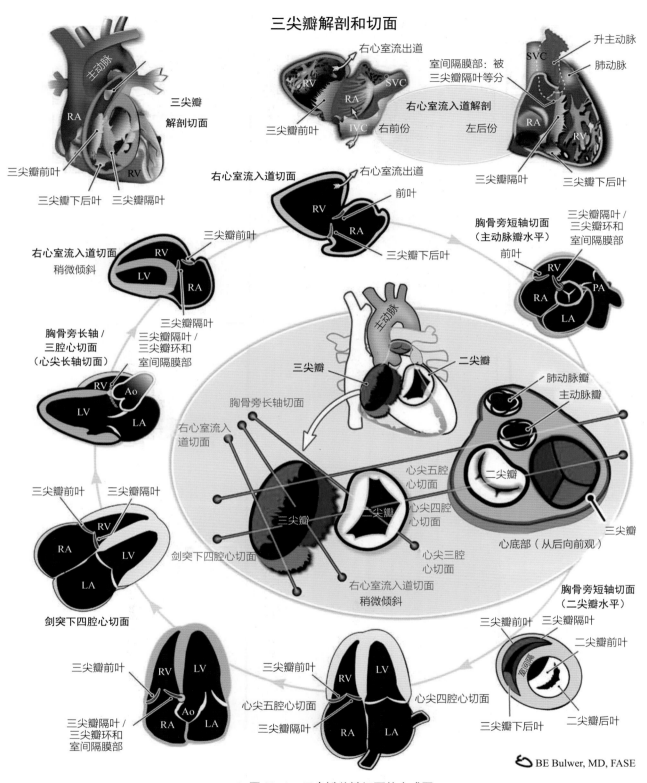

▲ 图 30-3　三尖瓣关键切面的合成图

RA. 右心房；RV. 右心室；RVOT. 右心室流出道；SVC. 上腔静脉；IVC. 下腔静脉；PA. 肺动脉；LA. 左心房；LV. 右心室；Ao. 主动脉（图片由 Bernard E. Bulwer, MD, FASE 提供）

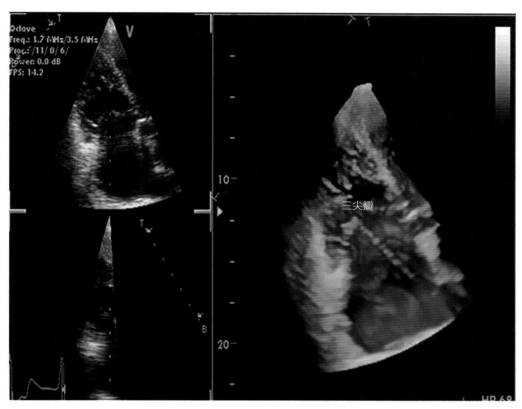

▲ 图 30-4　可以裁剪和旋转从心尖窗获取的三尖瓣容积图像，以提供瓣膜的正面视图

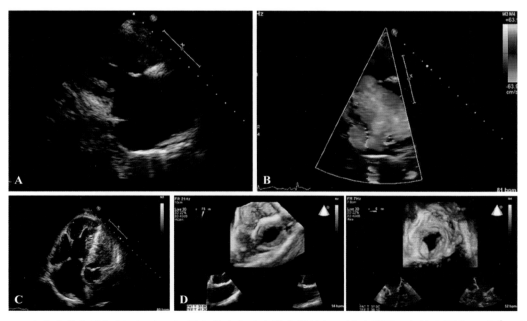

▲ 图 30-5　右心室流入道切面（**A** 和 **B**）显示类癌心脏病的典型特征。瓣叶增厚、挛缩和固定，形成一个大的反流口，导致非受限的三尖瓣反流，彩色血流可能表现为相对单色。同一患者的心尖五腔心切面（**C**）清晰显示瓣叶的经典"鼓棒"外观。当类癌分泌的 **5-** 羟色胺及其代谢物 **5-** 羟色氨酸引起瓣膜炎症反应时，就会发生瓣膜病。因为活性代谢物在肺部是失活的，只有当有心内分流或肺转移时才会发生左心受累。肺动脉瓣（左）和三尖瓣（右）的 **3D** 图像显示了受累瓣膜的正面视图（**D**）

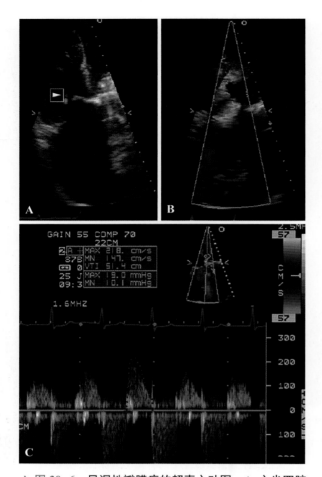

▲ 图 30-6　风湿性瓣膜病的超声心动图。**A. 心尖四腔心切面**显示风湿性三尖瓣病变，表现为舒张期隔叶穹窿样改变（箭头）。这是因为当瓣尖受到限制时，瓣叶的腹部仍可活动。**B. 舒张期**，彩色血流显示近端血流汇聚，这是狭窄的标志。该患者存在中重度三尖瓣反流。**C. 频谱多普勒**可用于推导跨瓣压差

在于其存在腱索增厚和融合，而类癌瓣膜病主要是瓣叶的一种疾病。在舒张期，彩色多普勒可显示近端血流汇聚，这是狭窄的标志。四腔心切面的频谱多普勒可计算三尖瓣跨瓣压差。一般来说，三尖瓣狭窄的严重程度最好用多普勒得出的平均压差来评估，正常的三尖瓣平均压差在 3mmHg 以下[6]。包括压力半降时间在内的计算瓣膜面积的方法尚未被证实用于三尖瓣狭窄。瓣膜狭窄与反流可能同时存在。

（三）三尖瓣心内膜炎

三尖瓣心内膜炎常见于静脉注射吸毒者或免疫功能低下者，但也可能由主动脉根部脓肿扩散所致。在大约 50% 的原发病例中，致病微生物是金黄色葡萄球菌。金黄色葡萄球菌心内膜炎可极具侵袭性，可在数小时内严重破坏瓣膜，如果治疗不当还会导致菌栓肺栓塞。因此，瓣膜的超声心动图表现会在短时间内快速改变。虽然 TTE 通常足以确定心内膜炎的诊断，但 TEE 在诊断三尖瓣断裂及瓣环脓肿方面提供了更高的价值。图 30-7 显示了附着在三尖瓣前叶上的一大块不规则的赘生物。该病例的腱索附着物已经被破坏，并且有严重的三尖瓣反流。

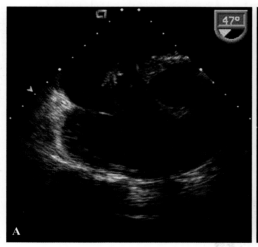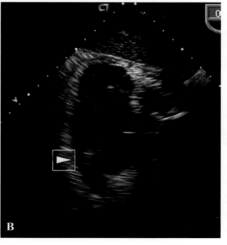

◀ 图 30-7　三尖瓣心内膜炎。经食管中段（**A**）和经胃底（**B**）超声心动图显示三尖瓣前叶附着有一大块不规则的赘生物（箭头）。腱索附着物已被破坏，并有严重的三尖瓣反流

（四）连枷样三尖瓣

连枷样三尖瓣可能由外伤（如加速、减速损伤）或心内膜炎引起，也可能是右心室活检的并发症。图 30-8 的经胸心尖四腔心切面显示了连枷状三尖瓣隔叶，导致瓣叶混乱运动和粘连。彩色多普勒显示典型的偏心性反流。起搏器和除颤器导线也是引起三尖瓣损伤的原因。自发性腱索断裂或右心室乳头肌断裂极为罕见。

（五）功能性三尖瓣反流

功能性三尖瓣反流是三尖瓣最常见的异常，可能是原发性（心肌病、梗死）或继发性（肺实质或血管疾病、左侧心脏病）右心室功能障碍的结果，或者右心室功能正常，但瓣环扩张所致，此情况常见于心房颤动。病理生理学很可能类似于二尖瓣反流，即使瓣膜关闭和牵拉瓣膜的张力不平衡。对瓣膜的牵拉的因素包括瓣环扩张和右心室重塑。右心室收缩功能不全（原发性或继发性）会降低闭合力。心尖四腔心切面最能显示正常的三尖瓣关闭模式。隔叶和前叶在收缩期以正常的线性或水平

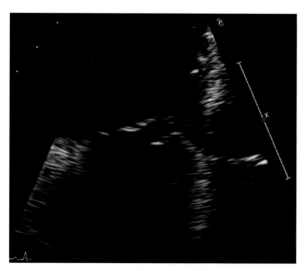

▲ 图 30-8 心尖四腔心切面显示由创伤（加速－减速损伤）引起的连枷隔叶

模式闭合（图 30-9A），这与心尖牵拉三尖瓣关闭模式相反，后者是典型的功能性三尖瓣反流（图 30-9B）。在极端情况下，瓣叶可能完全无法闭合，并伴有可见反流口，出现严重的反流（图 30-9C）。

（六）三尖瓣 Ebstein 畸形

Ebstein 畸形是三尖瓣最常见的先天性畸形，表现为隔叶、后叶和前叶（较少见）下移（图 30-10）。如图所示，隔叶组织沿室间隔被固定，隔叶仅在心室中部水平活动。前叶较大，呈帆状。三尖瓣反流和房水平分流常见。同样可见三尖瓣反流点下移。重症患者由于右心房压力升高和右向左分流，在婴儿期就会出现发绀，但轻症患者可能直到成年后期都没有症状。

（七）三尖瓣闭锁

三尖瓣闭锁的患者，其三尖瓣缺失（图 30-11，箭），右心室发育不良。合并巨大的房间隔缺损，使全身静脉血液可回流到左心。这些患者的右心室流出道也很细，并伴有肺动脉瓣异常。可采用 Waterston 分流术连接升主动脉和肺动脉主干。

六、超声多普勒评价三尖瓣反流严重程度

对于涉及其他原生瓣膜的瓣膜反流，美国超声心动图学会建议采用一种综合的方法来评估三尖瓣反流的严重程度，如表 30-1 所述[7]。欧洲心血管成像学会（原超声心动图学会）提出了类似的建议[8]。通过肝静脉逆向血流评估三尖瓣反流严重程度的方法，与通过肺静脉逆向血流评估二尖瓣反流严重程度的方法相似。有关这些方法的详细讨论，请参阅第 28 章。然而，用于评估三尖瓣反流的超声方法的有效性有限。

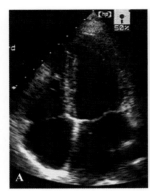
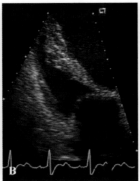
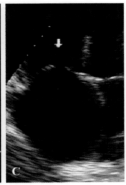

◀ 图 30-9　心尖四腔心切面显示正常闭合模式（A）和心尖牵拉模式（B），这是典型的功能性三尖瓣反流。在极端情况下，瓣叶闭合完全失败，形成可见的反流口（C，箭），并导致严重的反流

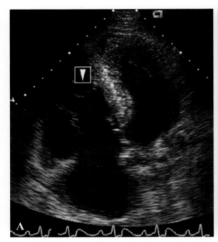
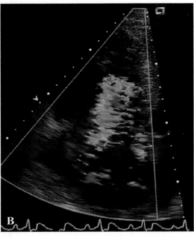

◀ 图 30-10　Ebstein 畸形的心尖四腔心切面。这种最常见的先天性三尖瓣畸形与隔叶、后叶和前叶（较少见）的下移（A，箭头）有关。如图所示，隔叶组织沿室间隔被固定，隔叶仅在心室中部水平活动。前叶较大，呈帆状。三尖瓣反流和房水平分流常见。三尖瓣反流点向心尖移位（B）

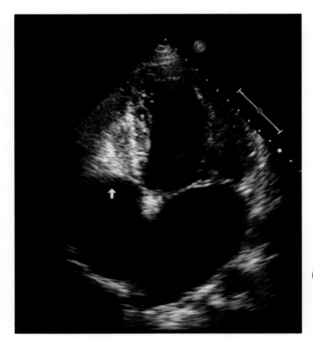

◀ 图 30-11　四腔心切面显示三尖瓣闭锁。三尖瓣缺如（箭），右心室发育不良。房间隔大缺损引导全身静脉血液回流至左心。细小的右心室流出道和异常的肺动脉瓣未显示。Waterston 分流术（也未显示）连接升主动脉和肺动脉主干

表 30-1 超声心动图和多普勒参数用于评估肺动脉瓣反流的严重程度

参 数	应用 / 优势	劣 势
右心室大小	右心室扩大对慢性严重肺动脉瓣反流敏感 指标大小正常可排除严重肺动脉瓣反流	其他原因也可导致右心室扩大
室间隔反常运动（容量负荷过重）	重度肺动脉瓣反流的简便指征	对肺动脉瓣反流没有特异性
反流束长度——彩色多普勒	简单	与肺动脉瓣反流程度相关性低
缩流颈宽度	简单的定量方法，适用于其他瓣膜	较难获取；需要清晰的肺动脉瓣图像；尚无试验证实其有效性
反流束下降斜率——连续波多普勒	简单	急剧减速对重度肺动脉瓣反流没有特异性
血流定量——脉冲波多普勒	对反流量和反流分数进行量化	由于难以测量肺动脉瓣环和右心室流出道而容易产生重大误差；未证实

引自 Zoghbi WA, Enriquez–Sarano M, Foster E, et al. Recommendations for evaluation of the severity of native valvular regurgitation with two–dimensional and Doppler echocardiography. *J Am Soc Echocardiogr*. 2003; 16(7):777–802.

七、超声心动图在经皮三尖瓣置换术中的作用

在心导管或复合手术室中，三维超声心动图和经皮瓣膜置换术的发展对三尖瓣的认识和精确测量提出了更高的要求。虽然经皮置换三尖瓣原生瓣膜的手术尚未被批准，但对于既往有三尖瓣手术史的患者的瓣中瓣手术已经成功实施，并且在很大程度上依赖于对人工三尖瓣环的准确三维测量。例如 1 例男性患者，77 岁，既往有心脏移植手术史，目前存在右心衰竭和肾衰竭。既往行三尖瓣生物瓣置换术，2D 经胸超声心动图显示，体内的 31 号 Carpentier Edwards 人工三尖瓣已经老化，伴随血管翳的形成，三尖瓣中重度关闭不全。患者不具备开胸手术指征，目前的方案需确定是否可在目前的三尖瓣上再经皮放置一 26 号 Sapien 瓣膜。TEE 需要进行三维重建，以确定血管翳是否使三尖瓣环径足够小，以固定较小的 26 号 Edwards-Sapien 瓣膜。二维 TEE 证实人工三尖瓣存在中重度反流，并伴有明显的血管翳形成，平均跨瓣压差显著升高，为 8mmHg。经食管

中段四腔心切面对人工三尖瓣进行全容积多拍三维成像，重建后从右心房面显示三尖瓣。评估后认为患者具备行瓣中瓣手术的适应证，手术过程顺利，并且没有并发症。术后 2D 和 3D TTE 证实 26 Sapien 瓣膜在三尖瓣生物瓣内处于稳定位置，无瓣周漏，在心率为 81 次 /min 时，平均跨瓣压差为 5mmHg，有轻度三尖瓣反流。患者病情得到改善。

目前正在研究的几种三尖瓣反流介入治疗方法中，超声心动图被明确认为在患者选择和术中引导起着关键作用[9]。

八、肺动脉瓣畸形

虽然肺动脉瓣有三个瓣叶（右叶、左叶和前叶），但在一个二维超声心动图短轴切面内极难同时显示三个瓣叶。经胸超声心动图可以获得瓣膜的长轴图像（图 30-12A 至 C），使用胸骨旁基底窗、倾角很大的心尖窗和剑突下窗。使用 TEE 可以获得类似切面，在食管上段大血管切面，显示主动脉弓后稍旋转探头即可获得（图 30-12D）。在食管中段和深胃底切面可同样获得肺动脉瓣的图像。图 30-12E 展示了从经

胸基底部短轴切面观察肺动脉瓣的图像变化和三个瓣叶的不同视角。

最常见的先天性肺动脉瓣畸形是由二叶瓣引起的肺动脉瓣狭窄。获得性肺动脉瓣疾病较为罕见,包括类癌、心内膜炎和由于气囊或外科瓣膜成形术造成的医源性瓣膜撕裂。

九、肺动脉瓣三维超声

胸骨旁右心室流出道切面可获得最佳的经胸肺动脉瓣三维超声图像。采集肺动脉瓣经食管超声图像的方法[3]包括食管基底部90°切面和食管中段120°长轴切面,彩色或黑白图像皆可(图30-13)。2D成像只能同时采集到肺动脉瓣的两个瓣叶,而3D成像能同时评估肺动脉瓣的三个瓣叶。肺动脉瓣的3D成像可以准确评估瓣叶数目,还可以对类癌疾病(图30-5D)、心内膜炎,以及瓣上瓣膜和瓣下的测量进行评估。Kelly 等[10]连续对200例患者进行了实时 3D TTE 和全容积 3D TTE,以评估这两种方法显示肺动脉瓣形态的可行性。经胸超声分别从胸骨旁和心尖四腔心切面获取长轴、短轴 3D 图像,离线评估最终容积,得到肺动脉瓣的短轴切面。使用实时 3D 和全容积 3D 技术可以分别获得 63% 和 23% 患者的肺动脉瓣形态。因此,在大多数情况下,三维超声心动图可以在形态上区分三叶瓣、二叶瓣和单叶瓣。三维彩色血流还可以直接测量肺动脉瓣的有效反流口面积,对反流进行定量评估。

十、肺动脉瓣心内膜炎

肺动脉瓣心内膜炎很罕见,但可能伴有三尖瓣心内膜炎,或见于涉及肺动脉瓣和(或)肺动脉的先天性心脏病中。图30-14 中胸骨旁右心室流出道(RVOT)切面,显示肺动脉瓣有赘生物。在此病例为金黄色葡萄球菌感染。

十一、先天性肺动脉瓣狭窄

最常见的先天性畸形是肺动脉瓣狭窄,其发生机制类似于主动脉瓣二叶式畸形。先天性肺动脉瓣狭窄的影像特征是收缩期瓣膜形态呈

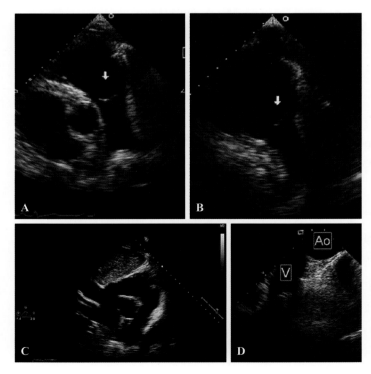

◀ 图 30-12 **肺动脉瓣超声心动图切面和示意图**
虽然肺动脉瓣有三个瓣叶(右叶、左叶和前叶),但在一张二维超声心动图上极难同时显示三个瓣叶。可通过胸骨旁基底短轴切面(A)、探头倾角很大的心尖切面(B)和剑突下切面(C)显示肺动脉瓣的长轴图像(箭)。经食管超声心动图(TEE)可获得类似的切面。在食管上段主动脉弓切面稍旋转探头可显示肺动脉瓣(D)(图片由 Bernard E. Bulwer, MD, FASE 提供)

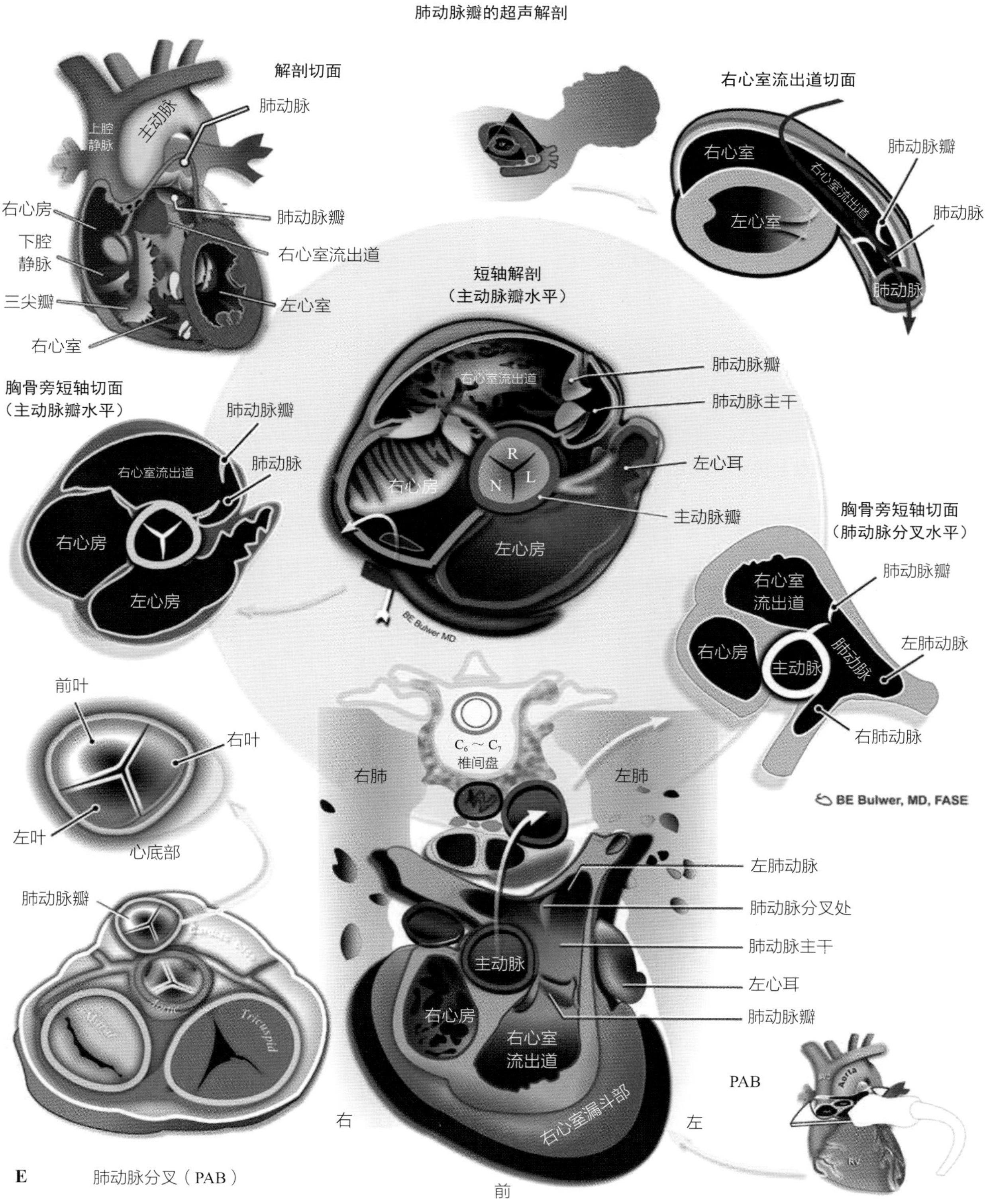

肺动脉瓣的超声解剖

解剖切面

右心室流出道切面

短轴解剖
（主动脉瓣水平）

胸骨旁短轴切面
（主动脉瓣水平）

胸骨旁短轴切面
（肺动脉分叉水平）

E　　肺动脉分叉（PAB）

▲ 图 30-12（续）　肺动脉瓣超声心动图切面和示意图

E. 经胸基底部短轴切面变化所得图像的示意图。L. 左冠瓣；R. 右冠瓣；N. 无冠瓣（图片由 Bernard E. Bulwer, MD, FASE 提供）

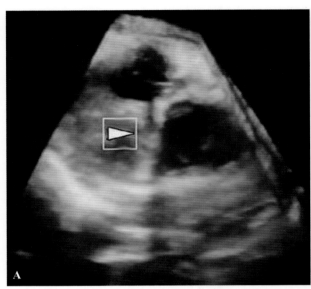
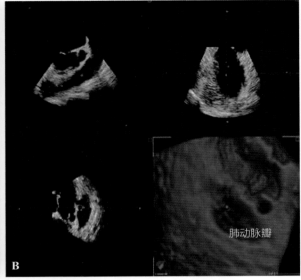

▲ 图 30-13　**A.** 食管中段肺动脉瓣（箭头）三维超声心动图显示收缩期可见三个瓣叶；**B.** 容积和渲染方式以显示肺动脉瓣

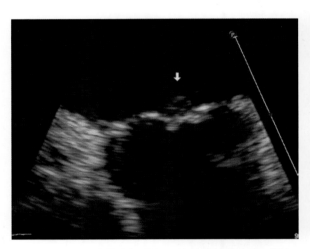

▲ 图 30-14　胸骨旁切面显示肺动脉瓣赘生物（箭）

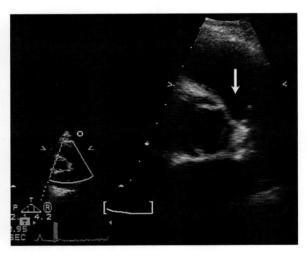

▲ 图 30-15　先天性肺动脉瓣狭窄的胸骨旁切面（收缩期）。影像特征是瓣膜收缩期穹窿样改变（箭）

穹窿样（图 30-15）。实时图像可见肺动脉瓣的形态像一副跳绳，运动受限的瓣尖突向肺动脉，而瓣叶腹部可正常运动。彩色多普勒显示湍流，频谱多普勒可测量跨瓣压差。对于这类患者，需谨记右心室收缩压（根据三尖瓣反流束估计）不等于肺动脉收缩压。相反，右心室收缩压（RVSP）＝肺动脉收缩压＋跨瓣压差。漏诊肺动脉瓣狭窄可能导致肺动脉高压的误诊。虽然连续性方程可计算肺动脉瓣膜面积，但肺

动脉瓣狭窄最可靠的定量方法是测量平均和峰值压差[6]。

十二、肺动脉瓣狭窄 S/P 瓣膜成形术

重度肺动脉瓣狭窄的患者可以接受治疗性球囊瓣膜成形术。图 30-16 显示了先天性肺动脉瓣狭窄行瓣膜成形术后的胸骨旁短轴切面，

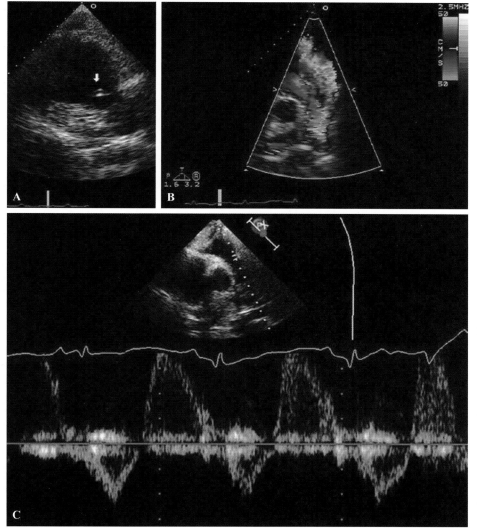

◀ 图 30–16　瓣膜切开
术后肺动脉瓣非限制性
反流
A. 先天性肺动脉瓣狭窄瓣
膜成形术后的胸骨旁短轴
切面。可见瓣膜增厚（箭）。
在某些情况下，可能会看
到不规则移动的瓣膜碎片。
B. 彩色血流显示非限制性
反流。当肺动脉压正常时，
血流可能不显示为高速血
流典型的马赛克样表现，
反流的严重程度可能被低
估。C. 频谱多普勒显示层
流信号

图像中的瓣叶增厚。在某些情况下可能会看到不规则运动的瓣膜碎片。彩色血流显示反流不受限。当肺动脉压力正常时，血流可能不表现为高速血流典型的马赛克样，反流的严重程度可能被低估[7]。在这种情况下，频谱多普勒显示为层流信号。

十三、肺动脉瓣的类癌病变

由于传统的 2D 图像不能同时显示所有三个瓣叶，因此仅用 2D 方法往往不能准确地评估肺动脉瓣类癌病变的存在和程度。图 30–5D（左）的案例为一名 60 岁男性，既往有类癌综合征病史，经胸超声心动图显示重度三尖瓣反流和重度肺动脉瓣关闭不全。由于他的总体存活率尚可，因此建议他接受外科瓣膜置换术以保护心室功能。由于 2D 超声无法很好地评估瓣膜受累程度，因此采用 3D 经食管超声来确定肺动脉瓣类癌病变受累程度。从三维成像肺动脉面观证实，肺动脉瓣严重增厚和挛缩，并伴有重度关闭不全。三尖瓣三维成像右心房面观也证实了类癌病变导致三尖瓣存在非限制性关闭不全（图 30-5D，右）。这些超声发现在手术中得到证实，患者成功地接受了三尖瓣和肺动脉瓣生物瓣膜置换术。

十四、超声多普勒评估肺动脉瓣反流严重程度

尽管美国超声心动图学会推荐一种综合的方法来评估肺动脉瓣反流的严重程度，如表30-1[7]，欧洲心血管成像学会（以前的超声心动图学会）也推荐了类似的方法[8]，但评估肺动脉瓣反流的证据基础非常有限。一般说来，评估肺动脉瓣反流程度最常见的方法是量化评估反流束，但需要注意的是，在肺动脉压力正常的情况下，即使是重度反流，也可能几乎不表现为湍流，而且可能低估了其严重程度。层流反流是严重反流的线索（图30-16）。

十五、总结

在过去，肺动脉瓣和三尖瓣疾病没有像主动脉瓣和二尖瓣疾病那样受到同样的关注，就像历史上对右心室疾病的了解一直落后于左心室疾病一样。治疗三尖瓣和肺动脉瓣疾病的新的微创治疗方案，包括经皮瓣膜置换术、球囊瓣膜成形术、瓣中瓣置换术，以及在不久的将来，经皮右心瓣膜修复术，都对右心瓣膜解剖和生理的准确理解，以及超声心动图的精确评估提出了更高的要求。三维超声心动图在提供信息方面是对传统二维超声的补充。

推荐阅读

Baumgartner, H., Hung, J., Bermejo, J., et al. (2009). Echocardio-graphic assessment of valve stenosis: EAE/ASE recommendations for clinical practice (abstr). *Journal of the American Society of Echocardiography*, 22, 1–23.

Guyer, D. E., Gillam, L. D., Foale, R. A., et al. (2008). Comparison of the echocardiographic and hemodynamic diagnosis of rheumatic tricuspid stenosis. *Journal of the American College of Cardiology*, 3, 1135–1144.

Lancellotti, P., Moura, L., Pierard, L. A., et al. (2010). European Association of Echocardiography recommendations for the assessment of valvular regurgitation. Part 2: mitral and tricuspid regurgitation (native valve disease). *European Journal of Echocardiography*, 11, 307–332.

Lang, R. M., Badano, L. P., Tsang, W., et al. (2012). EAE/ASE recommendations for image acquisition and display using three-dimensional echocardiography. *Journal of the American Society of Echocardiography*, 25, 3–46.

Mangion, J. R., & Ghosh, N. (2013). Three dimensional echocardi-ography to evaluate valvular disease: the value of an added dimension. In N. C. Nanda (Ed.), *Comprehensive textbook of echocardiography*. New Delhi: Jaypee Brothers Publishers.

Waller, A. H., Chatzisisis, Y. S., Moslehi, J. J., Chen, F. Y., & Man-gion, J. R. (2014). Real-time three dimensional transesophageal echocardiography enables preoperative pulmonary valvulopathy assessment. *European Heart Journal Cardiovascular Imaging*, 6, 713.

Zoghbi, W. A., Enriquez-Sarano, M., Foster, E., et al. (2003). Rec-ommendations for evaluation of the severity of native valvular regurgitation with two-dimensional and Doppler echocardi-ography. *Journal of the American Society of Echocardiography*, 16, 777–802.

第 31 章 人工瓣膜
Prosthetic Valves

Linda D. Gillam　Konstantinos Koulogiannis　Leo Marcoff　著

赵雨意　译

一、概述

超声心动图是评价和管理人工瓣膜植入术后患者的重要工具。它的使用需要了解瓣膜的设计、正常人工瓣膜的外观和功能、瓣膜成分产生的伪影，以及瓣膜功能障碍的频谱。本章将详细讲述这些内容，并将重点放在最常见、证据基础最广泛的人工主动脉瓣和二尖瓣上。美国超声心动图学会（ASE）、欧洲心血管成像协会（EACVI；前身为欧洲超声心动图协会）和其他专业协会联合发表的文件为此文提供了极有价值的参考文献 [1]。读者可参阅第 40 章中人工瓣膜心内膜炎部分，以及关于原生瓣膜的章节（第 28 章至第 30 章）中涉及瓣膜狭窄和反流的超声心动图定量的内容。第 32 章将详细介绍超声心动图在经导管瓣膜中的特殊注意事项，第 47 章将介绍超声心动图在人工瓣膜的适应证。

虽然评估人工瓣膜有许多种方法，但对于已知或怀疑人工瓣膜异常的患者，应尽可能使用经食管超声心动图（TEE）。三维（3D）技术的应用对于人工瓣膜的评价很有价值，特别是瓣膜狭窄或瓣周反流。

二、正常外观和功能

最常见的机械瓣膜是双叶瓣或侧倾碟瓣，但也可以看到不再植入的笼球瓣（图 31-1）。大多数生物瓣膜是带支架的猪或牛的心包瓣膜，但也仍在使用自由式（无支架）异种瓣膜、同种瓣膜、自体瓣膜（Ross 手术）、经导管和无缝合外科瓣膜，它们代表了传统有支架生物瓣膜和经导管生物瓣膜的结合（图 31-2）。人工瓣环也常用于二尖瓣和三尖瓣修复术。所有瓣膜的缝合环及机械瓣膜的瓣叶都可能导致声学阴影，从而限制成像和多普勒评估。此外，笼球瓣膜的材料传递声音的速度比人体组织慢，因此当超声心动图成像时，球体看起来比实际尺寸大得多。

一般来说，人工瓣膜的问题包括病理性狭窄和（或）反流，也可能出现瓣膜外观异常但功能仍在正常范围的情况。了解瓣膜的类型和大小是很有帮助的。进行瓣膜植入术后，患者会收到包含此瓣膜信息的卡片，应告知患者复诊时携带该卡片，另外也可从患者的手术记录中获得瓣膜的信息。手术记录还可提供任何非标准手术技术的细节，如瓣膜的非典型定位和外科胶水的使用，这在超声心动图上可能呈现非典型表现。术中经食管超声心动图检查也是非常有帮助的。

人工瓣膜的核心概念是瓣膜置换不能治愈。因此，即使是正常的人工瓣膜也可能有不同程度的狭窄，狭窄程度与瓣膜大小成反比。此外，轻微的瓣膜反流是正常现象，但轻微的瓣周反流并不正常，且不少见。心室内微空化现象常见于机械瓣膜，其强调了基线超声心动图评估的重要性，这对于确定瓣膜可能正常时的压差和反流程度（如果有的话）至关重要。通常，基线经胸超声心动图应在患者出院前或出院后 4～8 周内进行。如果由于胸腔内残余空气和（或）患者无法自如地移动而导致难以在出院后即刻进行检查，则必须在出院后 4～8 周内完成。

经验法则在瓣膜大小未知时很有用，即对于生理心率（HR）和每搏量的普通大小的人工瓣膜，主动脉瓣峰值流速应＜3mps，平均二尖瓣跨瓣压差应≤5mmHg。

图 31-1 显示了最常见的机械瓣膜及其经食管超声心动图图像。所有超声心动图均显示瓣膜位于二尖瓣位置。应注意双叶瓣和侧倾碟

瓣活动的瓣叶造成的混杂伪影，以及所有瓣膜的缝合环造成的声学阴影。侧倾碟瓣的伪影也可从瓣叶支点发出。笼球瓣的伪影与其他瓣膜不同。这是因为超声心动图假定超声波只会碰到以恒定速度运动的生物组织。然而，声波通过笼球瓣的球体的速度要比通过组织的速度慢得多，因此，球体后缘显得比球体实际大得多。虽然目前已不再植入笼球瓣膜，但由于其经久耐用，在超声心动图检查室并不少见。双叶人工瓣膜的中心和侧孔都有多个射流，但侧倾碟人工瓣膜的中心射流较周边射流更大。功能正常的笼球瓣膜几乎没有反流。

图 31-2 显示了最常见的生物瓣膜及其超声心动图表现。所有瓣膜都植入在主动脉瓣位置。图中显示的带支架的生物瓣是最常见的生物瓣膜。然而，图示的球囊膨胀式和自膨胀式经导管主动脉瓣膜的应用越来越多，将在第 32 章详细讨论。球囊膨胀式主动脉瓣的支撑是由金属框架提供的，而非三个瓣架，其框架比自膨胀式瓣膜更短，但两者的框架下端与瓣叶之间均有一定冗余。虽然经导管瓣膜的反

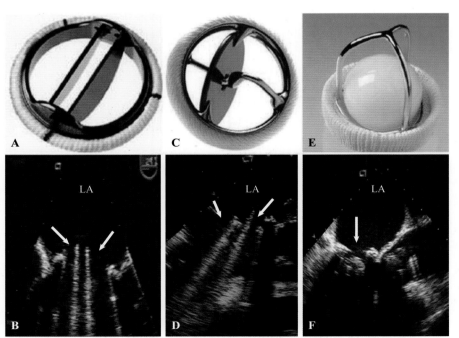

◀ 图 31-1　机械瓣膜及其置换二尖瓣的经食管超声心动图表现

A 和 B. 双叶（St. Jude）瓣。箭指示瓣叶处于打开位置。C 和 D. Medtronic-Hall 侧倾碟瓣。右箭示瓣叶处于打开位置，左箭示瓣轴产生的声影。E 和 F. Starr Edwards 笼球瓣。箭示瓣膜处于开放位置。LA. 左心房（引自 Solomon SD, Wu J, Gillam L. Echocardiography. In: Mann DL, Zipes DP, Libby P, et al., eds. *Braunwald's Heart Disease*：*A Textbook of Cardiovascular Medicine*. 10th ed. Philadelphia: Elsevier; 2015: 179–260.）

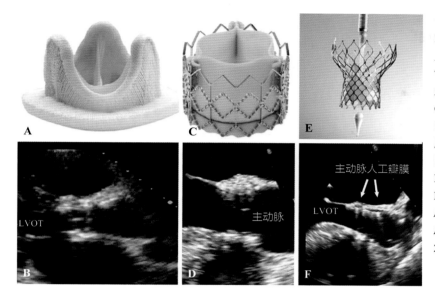

◀ 图 31-2　生物瓣膜及其置换主动脉瓣的超声心动图长轴表现

A 和 B. 异种带支架生物瓣膜及其 TTE 图像；C 和 D.Sapien 球囊膨胀式生物瓣膜及其 TEE 图像；E 和 F. CoreValve 自膨胀式生物瓣膜及其 TEE 图像。LVOT. 左心室流出道；TTE. 经胸超声心动图；TEE. 经食管超声心动图（引自 Solomon SD, Wu J, Gillam L. Echocardiography. In: Mann DL, Zipes DP, Libby P, et al.,eds. *Braunwald's Heart Disease: A Textbook of Cardiovascular Medicine*. 10th ed. Philadelphia：Elsevier；2015: 179–260.）

流相对常见，但生物瓣的瓣膜反流和瓣周反流并不常见，因此没有提供有代表性的彩色图像。同样，由于无支架异种瓣膜和同种异体瓣膜（供体主动脉瓣）或自体瓣膜（在 Ross 手术中将肺动脉瓣移植到主动脉位置）的超声心动图表现与自身瓣膜大同小异，因此没有提供图片。

三、人工瓣膜狭窄

超声心动图诊断和测量人工瓣膜狭窄的方法与原生瓣膜相似，包括平均压力梯度和峰压梯度，以及由连续方程计算的瓣膜面积，即有效瓣口面积（EOA），其最常用于测量人工主动脉瓣。压力半降时间可用于评估人工二尖瓣的狭窄程度，虽然它不能推测瓣膜面积，但可用于进行长期监测与随访。多普勒速度指数（Doppler velocity index，DVI）是人工瓣膜无量纲指数。

应注意心排血量和心率对人工瓣膜压力梯度的影响，特别是二尖瓣，当每搏量和（或）心率增加时，压力梯度增加。因此，超声心动图在报告血流动力学评估数据时应始终记录心率。

（一）压力梯度

对于原生瓣膜，其压力梯度来源于速度，而使用多普勒测定速度时应注意其测量线与血流方向所成的角度。图 31-3 显示了从心尖窗、胸骨上窗和右侧胸骨旁窗记录的人工主动脉瓣压差，与原生瓣膜一样，从胸骨旁测得的主动脉瓣压差通常更高。

要了解梯度，需要有正常的参考值，其与瓣膜类型和大小有关[1]。这些数值源自超声心动图，而不是体外试验测值，因此根据压力恢复进行了调整。这一概念将在下文讨论。另一个有用的参考是术中或术后第一次经胸检查时记录的数值。

压力恢复

压力恢复的概念并不是人工瓣膜独有的，但临床上进行较小的机械主动脉瓣植入时应考虑该因素。当血液流经狭窄的区域时，压力能量转换为动能，结果是缩流颈的压力将处于最低水平（图 31-4），而在该位置记录的压力梯度将是最高的。在梗阻远端，动能以热能的形式分散，或恢复为压力能量，从而使梗阻远端记录的压力较高，而压力梯度比有效瓣口处低。当主动脉根部和升主动脉管径较细时，压力恢

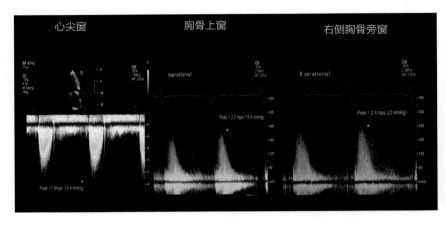

◀ 图 31-3　从患者心尖窗、胸骨上窗、右侧胸骨旁窗记录的功能正常生物瓣膜的连续波多普勒频谱。最高速度是从右侧胸骨旁窗记录的，这与原生瓣膜相似。胸骨上和右侧胸骨旁的频谱是使用非成像（Pedoff）探头记录的

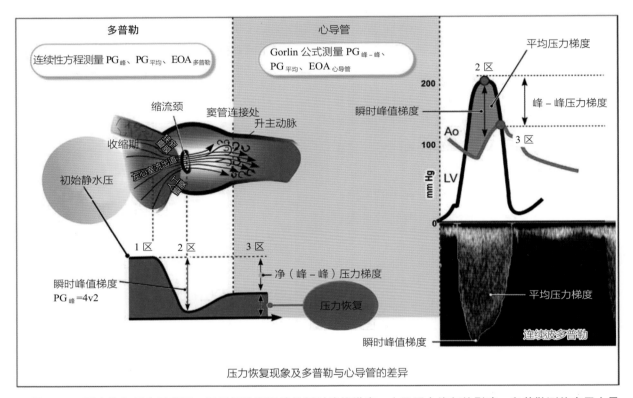

▲ 图 31-4　压力恢复概念示意图。记录缩流颈远端的瞬时峰值梯度，由于压力恢复的影响，多普勒测值高于心导管测值。当主动脉直径较小，植入较小的机械瓣膜时应关注此问题

Ao. 主动脉；CW. 连续波多普勒；EOA. 有效瓣口面积；LV. 左心室；LVOT. 左心室流出道；PG. 压力梯度

（由 Bernard E. Bulwer, MD, FASE 提供）

复更为突出。部分基于体外研究，细小主动脉根是指窦管连接处（sinotubular junction，STJ）直径 ≤ 3cm，小口径人工瓣膜直径 ≤ 19mm。压力恢复解释了超声心动图与介入测量的峰值瞬时梯度之间的差异，因为超声心动图测量的是缩流颈处的梯度，而介入测量的是压力恢复

后远端的梯度[2, 3]。这也是鉴别诊断多普勒测量较小口径人工瓣膜时压力梯度较高的一个因素。当然，超声测得的峰值瞬时梯度与更常用的有创测量的峰间梯度也有根本区别。

一个相关的概念是在双叶机械瓣膜的中央和侧口测量的相对梯度。中心血流的压力梯度

高于侧孔血流，使用连续波（CW）频谱进行测量实际上是测量中心血流的压力梯度。即使用 TEE 进行主动脉瓣的测量，也很难选择中央和侧口，但二尖瓣的 TEE 评估可以选择性地测量。在瓣膜远端测量的压力将反映中央和侧孔血流的混合，结果是压力梯度将低于在缩流颈处计算的压力梯度。这种差异在较小口径的瓣膜上表现得最为明显[4]。

（二）瓣膜面积及瓣膜狭窄的其他测量方法

应用测量原生主动脉瓣狭窄相似的连续方程，可以测量人工主动脉瓣的 EOA。与原生主动脉瓣狭窄一样，取样点应靠近左心室流出道血流加速部位，对于经导管或无缝合瓣膜，取样应靠近金属支架入口，因为对于这些瓣膜，金属支架入口处和瓣尖水平均存在血流加速，这两处加速共同构成瓣膜造成的梗阻[5]。虽然已经提出了计算人工二尖瓣 EOA 的连续性方程，但该方法尚未得到广泛验证。有人认为该方程最适用于二尖瓣生物瓣和侧倾碟瓣，因为对于双叶瓣多普勒倾向于记录更高的中心血流，而不是侧口血流。在植入人工二尖瓣时，不应使用压力半降时间来计算 EOA，但压力半降时间的绝对值（ms）可用于个别患者的纵向随访，这些患者随时间进展可能发生人工瓣膜狭窄。

由于测量左心室流出道直径和计算横截面积难度较大，因此已提出采用 DVI 作为瓣膜狭窄程度的替代测量方法。从概念上讲，这与原生主动脉瓣狭窄的无量纲指数相同，计算方法为左心室流出道峰值速度与主动脉瓣射流峰值速度之比。DVI < 0.25 高度提示主动脉瓣严重狭窄。

二尖瓣的 DVI 有所不同，它反映了人工二尖瓣近端的速度 - 时间积分（VTI）与左心室流出道速度时间积分（VTI）的比值。二尖瓣 DVI > 2.5 高度提示人工二尖瓣严重狭窄。

对于主动脉瓣，另一个半定量测量狭窄程度的方法是跨瓣血流的加速时间，采用 CW 多普勒进行测量，圆形的射流比急速上升更能提示严重的功能障碍。加速时间是指从血流开始到达到峰值速度的时间，100ms 以上提示存在人工瓣膜功能障碍。

（三）患者 – 人工瓣膜不匹配

有些情况下，人工瓣膜的外观正常，类型和大小正常，测得的 EOA 正常，但压力梯度很高，此时应考虑患者 – 人工瓣膜不匹配（patient–prosthesis mismatch，PPM）[6, 7]。简单地说，这是一种瓣膜对患者来说太小的情况，当原生瓣膜几何形状（通常是钙化）限制了可以植入的瓣膜的大小时，就会出现这种情况。存在 PPM 时，尽管其基于体表面积 EOA 指数（cm^2/m^2），但压力梯度增高在术后常会持续存在。

对于主动脉瓣，可接受的 EOA 指数应 > $0.85cm^2/m^2$。EOA 指数为 $0.66\sim0.85cm^2/m^2$ 提示中度 PPM，而 ≤ $0.65cm^2/m^2$ 提示严重 PPM。这种生理学较少应用于人工二尖瓣，但已有以下提议：轻度或无 PPM 是指 EOA 指数 > $1.2cm^2/m^2$；中度 PPM 是指 EOA 指数为 $0.9\sim1.2cm^2/m^2$；重度 PPM 是指 EOA 指数 < $0.9cm^2/m^2$。

PPM 的普及和影响一直存在争议。有研究显示，如果存在主动脉 PPM，会影响患者术后功能分级的改善，左心室肥大的重塑，晚期心脏事件的发生率也会增加。研究表明主动脉 PPM 对围术期死亡率有重大影响，特别是如果存在左心室功能障碍，且对 7 年后的晚期死亡率有中度影响。二尖瓣 PPM 的影响尚不清楚。

框 31-1 列出了人工瓣膜高压力梯度时的诊断流程，该方法的应用如图 31-5 所示。总之，将计算的 EOA 与相同类型和尺寸的人工瓣膜的参考值进行比较，如果 EOA 在公布的瓣膜的正常范围内，则应计算 EOA 指数。根据数值的不同，可以确认或排除 PPM 的诊断。然而，应该强调的是，由于计算过程中可能的潜在错误，以及指数化的不确定性，特别是对于肥胖患者，应在 TEE 和（或）透视检查明确排除瓣膜本身功能障碍之后，再排除 PPM 的诊断。

考虑到 PPM 的重要性和再次手术的风险，应强调术前评估可能会减少 PPM 的发生。了解每个人工瓣膜的最佳 EOA 可以让外科医生确定所选择的瓣膜大小是否合适。如果预计可能出现 PPM，进行主动脉根部扩大可允许放置较大的瓣膜或选择另外的梯度较低的人工瓣膜。对于部分患者，非常规位置（如环上）可能允许放置较大的瓣膜[8]。

人工瓣膜狭窄的原因

尽管存在 PPM 和压力恢复，但有些情况下高压力梯度反映了瓣膜本身的功能障碍，这是真正的人工瓣膜狭窄。其原因包括瓣膜退化，以及由于心内膜炎（图 40-11）、血栓、血管翳或其他较不常见的原因导致生物瓣叶或机械瓣

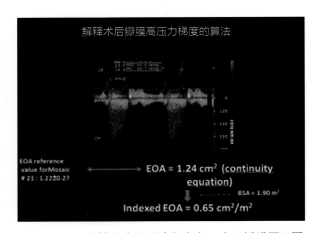

▲ 图 31-5　该算法应用于诊断患者 - 人工瓣膜不匹配　此病例计算的有效瓣口面积（EOA）在 21mm Mosaic 生物瓣膜的参考范围内。EOA 指数为 0.65cm²/m²，符合患者 - 人工瓣膜不匹配的诊断。尽管进行了计算，但在经食管超声心动图中应确认瓣膜无功能或解剖异常

叶运动受阻。

在图 31-6 展示的病例中，患者未按照规定进行抗凝治疗，二尖瓣双叶式机械瓣膜的高跨瓣压差提示瓣膜功能障碍。TEE 显示其中一个瓣叶无运动，病理证实为血栓所致。此病例中，瓣膜被固定在关闭位置，因此导致瓣膜狭窄。如果瓣膜固定在打开的位置，结果可能是二尖瓣反流。

直到最近仍认为血栓不常见于生物瓣膜，但对经导管主动脉瓣的检查揭示了它同样可见于生物瓣膜。由于经胸超声心动图（TTE）可能很难看到血栓，最近的一项研究强调颜色充盈缺损（图 31-7）——彩色信号未完全填充瓣膜口——可作为瓣膜血栓形成的标志，如有此发现应进行 TEE 检查。图 31-8 是瓣膜血栓的 TEE 示例。

血管翳的形成代表着纤维向瓣口内生长，仅凭其超声心动图表现很难与血栓相鉴别。血管翳往往是一种更慢性的现象，与抗凝状态无关。血栓的回声质地较软，血栓可能更大，更不规则，并延伸到缝合环之外。也就是说，可

框 31-1　患者 - 人工瓣膜不匹配的诊断

◆ 计算 EOA 并与相同类型和大小的人工瓣膜的参考值进行比较

◆ 与以前的超声心动图进行比较

◆ 如果 EOA=± 参考值，则怀疑 PPM，并通过计算 EOA 指数进行确认（如果二尖瓣的 EOA 指数 < 1.2cm²/m² 或主动脉瓣的 EOA 指数 < 0.85cm²/m² 时，则存在 PPM；三尖瓣未经验证）

◆ 如果 EOA 明显低于参考值，应考虑双叶式人工瓣膜的压力恢复和（或）瓣膜本身功能障碍

◆ 如果怀疑瓣膜功能障碍，使用 TEE 和（或）X 线透视评估瓣叶的活动度和完整性

◆ 通过 TEE 检查排除瓣膜结构或功能异常，确认 PPM 诊断

EOA. 有效瓣口面积；PPM. 患者 - 人工瓣膜不匹配；TEE. 经食管超声心动图

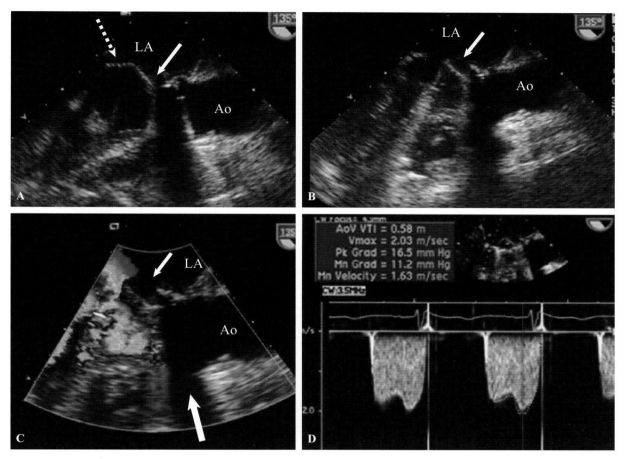

▲ 图 31-6 经食管超声心动图显示双叶机械二尖瓣膜，血栓导致其中一个瓣叶固定不动

A. 收缩期图像显示两个瓣叶（箭）均未完全关闭；B. 当左侧瓣叶完全打开时，右侧瓣叶固定不动；C. 彩色多普勒显示高速过瓣血流，大白箭指示二尖瓣缝合环的声影；D. 多普勒显示二尖瓣压力梯度升高（11.2mmHg，心率 65 次 /min）。Ao. 主动脉；LA. 左心房（引自 Solomon SD, Wu J, Gillam L. Echocardiography. In：Mann DL, Zipes DP, Libby P, et al., eds. *Braunwald's Heart Disease*：*A Textbook of Cardiovascular Medicine*. 10th ed. Philadelphia：Elsevier; 2015: 179–260.）

能需要进行抗凝试验和（或）外科检查来区分这两种引起瓣膜狭窄的原因。

瓣膜退化是一种在生物瓣膜中可能发生的某种程度上不可预测的现象，其可能发生在瓣膜植入 10 年以后或更长时间。有时，生物瓣膜的组织可能会被患者的免疫系统排斥。图 31–9 显示了一个二尖瓣生物瓣过早退变的例子，并伴有严重的瓣膜狭窄。

四、人工瓣膜反流

前文已经提到过，机械瓣膜的反流是较为常见的。此外，瓣膜植入时可能会存在轻微的瓣周反流，但随着瓣膜内皮化，瓣周反流通常会消失或不再进展。病理性反流可能发生在以下情况：瓣膜退变、瓣膜裂开、心内膜炎（赘生物阻碍瓣膜关闭或导致穿孔），以及其他干扰瓣膜关闭的原因，此时瓣膜狭窄和反流可能并存。

瓣周反流和瓣膜裂开的概念是相关的，因为它们都反映了瓣膜缝合环与其连接的组织的分离。无论分离程度如何，瓣膜周围都会出现反流（图 31–10）。但是，当分离范围很大（超过缝合环的 40%）时，瓣膜会出现松动。瓣周反流的原因包括感染、瓣膜植入时

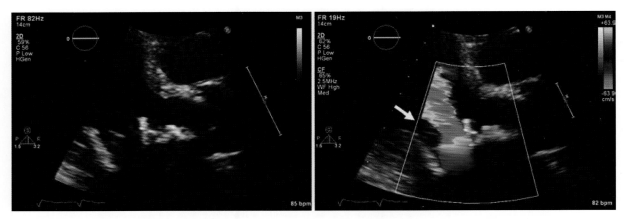

▲ 图 31-7 二尖瓣人工瓣膜血栓形成的心尖三腔心切面。虽然难以发现瓣叶运动减弱或相关的瓣膜血栓，但彩色多普勒显示颜色充盈不足（箭），高度提示瓣叶活动减弱

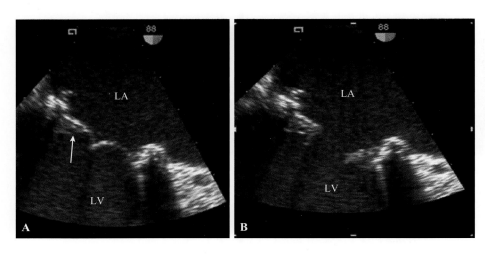

◀ 图 31-8 二尖瓣生物瓣膜血栓的经食管超声心动图表现（箭）

A. 收缩期；B. 舒张期。血栓使左侧瓣叶基底部固定，在瓣叶中部形成了一个铰链点，并使开口变窄。LA. 左心房；LV. 左心室

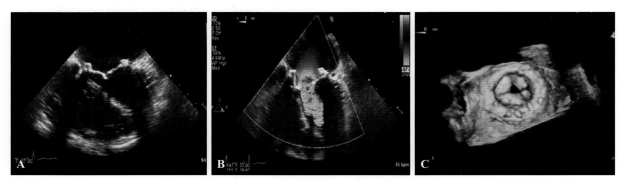

▲ 图 31-9 生物瓣膜退化的经食管超声心动图表现

A. 舒张期瓣叶活动严重受限；B. 彩色多普勒显示通过二尖瓣的湍流和容易辨认的血流汇聚（PISA）；C. 人工瓣膜的 3D 经食管超声心动图左心房面观，二尖瓣开放严重受限（引自 Solomon SD, Wu J, Gillam L. Echocardiography. In: Mann DL, Zipes DP, Libby P, et al., eds. *Braunwald's Heart Disease: A Textbook of Cardiovascular Medicine*. 10th ed. Philadelphia: Elsevier; 2015: 179–260. ）

过度钙化或组织异常脆弱。如第 32 章所述，瓣周反流较常见于经导管瓣膜植入术。由于 TTE 可能无法发现或严重低估瓣周漏，因此 TEE（最好使用 3D）是评估瓣周反流的关键工具。

ASE/EACVI 制订的建议对瓣膜反流和瓣周反流的定量评估提供指导（表 31-1 和表 31-2）[1]。这些参数与用于评估原生瓣膜反流的参数基本一致。对于瓣周反流，如果反流区域低于缝合环的 10%，则反流较轻；10%～20%，表示中度反流；＞ 20%，表示严重反流。然而，这一建议的证据基础是有限的。

五、人工瓣膜心内膜炎

该内容将在第 40 章中讨论，图 40-8、图 40-9 和图 40-11 显示了人工瓣膜的感染。

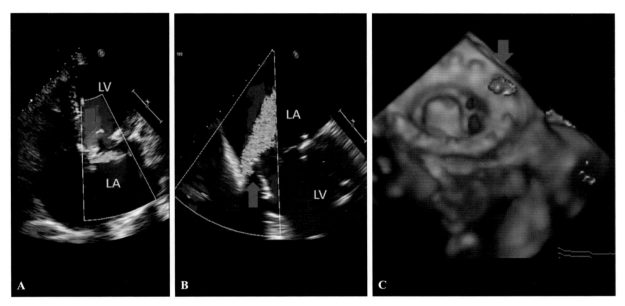

▲ 图 31-10 瓣周反流

2D TTE 心尖四腔心切面（A）、2D TEE（B）和 3D TEE（C）显示二尖瓣生物瓣膜心室面的瓣周漏。3D 技术可很好显示裂隙区域的空间范围，通过测量反流口面积以指导选择经导管封堵装置的尺寸。红箭指向裂隙区域。LA. 左心房；LV. 左心室

表 31-1　经胸超声心动图和经食管超声心动图诊断人工二尖瓣反流严重程度的超声心动图和多普勒标准

参　数	轻　度	中　度	重　度
• 结构参数			
– 左心室大小	正常 [a]	正常或增大	通常增大 [b]
– 人工瓣膜 [c]	通常正常	异常 [d]	异常 [d]
• 多普勒参数			
– 彩色血流面积 [c,e]	少量，中心反流束（通常 LA 面积 < 4cm² 或 < 20%）	可变	中心反流束大（LA 面积通常 > 8cm² 或 > 40%），或左心房内大小不定的触壁涡流
– 血流汇聚 [f]	无或少量	中量	大量
– 反流束密度：CW [c]	不完整或微弱	致密	致密
– 反流束形状：CW [c]	抛物线	通常是抛物线	早峰，三角形
– 肺静脉血流 [c]	收缩期明显 [g]	收缩期波峰变钝 [g]	收缩期逆向血流 [h]
• 定量参数 [i]			
–VC 宽度（cm）[c]	< 0.3	0.3～0.59	≥ 0.6
– 反流容积（ml/beat）	< 30	30～59	≥ 60
– 反流分数（%）	< 30	30～59	≥ 50
– EROA（cm²）	< 0.20	0.20～0.49	≥ 0.50

a. LV 大小仅在慢性病变时评估

b. 排除其他可能导致左心室增大和急性二尖瓣反流的病因

c. 这些参数最好用 TEE 进行测量，尤其是机械瓣膜

d. 机械瓣膜异常，例如瓣膜不活动（瓣膜反流）、瓣环撕裂或松动（瓣周反流）；生物瓣膜异常，例如瓣叶增厚或脱垂（瓣膜反流）、瓣环撕裂或松动（瓣周反流）

e. Nyqauist 极限为 50～60cm/s

f. 中心型反流血流汇聚半径 < 0.4cm 为少量血流汇聚，≥ 0.9cm 为大量血流汇聚，Nyquist 极限为 40cm/s；偏心型反流的界值可能更高

g. 除非有其他导致收缩期频谱波峰变钝的原因（例如心房颤动、左心房压力升高）

h. 肺静脉收缩期逆向血流是重度 MR 的特异指征，但不敏感

i. 与原生瓣膜 MR 相比，人工瓣膜的这些定量参数的支持证据较少

CW. 连续波多普勒；EROA. 有效反流口面积；LA. 左心房；VC. 缩流颈

引自 Zoghbi WA, Chambers JB, Dumesnil JG, et al. Recommendations for evaluation of prosthetic valves with echocardiography and Doppler ultrasound: a report from the American Society of Echocardiography's Guidelines and Standards Committee and the Task Force on Prosthetic Valves, Developed in Conjunction With the American College of Cardiology Cardiovascular Imaging Committee, Cardiac Imaging Committee of the American Heart Association, the European Association of Echocardiography, a registered branch of the European Society of Cardiology, the Japanese Society of Echocardiography and the Canadian Society of Echocardiography, Endorsed by the American College of Cardiology Foundation, American Heart Association, European Association of Echocardiography, a registered branch of the European Society of Cardiology, the Japanese Society of Echocardiography, and Canadian Society of Echocardiography. J Am Soc Echocardiogr. 2009; 22(9):975–1014.

表 31-2 评价人工主动脉瓣反流严重程度的参数

参　数	轻　度	中　度	重　度
• 瓣膜结构和运动			
– 机械瓣膜或生物瓣膜	通常正常	异常[a]	异常[a]
• 结构参数			
– 左心室内径	正常[b]	正常或轻度扩大[b]	扩大[b]
• 多普勒参数（定性或半定量）			
– 中心性反流束宽度（% LVO 内径）：彩色[c]	窄（≤ 25%）	介于两者之间（26%～64%）	宽（≥ 65%）
– 反流束回声密度：CW	不完整或微弱	致密	致密
– 反流束减速率（PHT, ms）：CW[d]	慢（> 500）	可变（200～500）	陡降（< 200）
– 左心室血流 vs. 肺动脉血流：PW	轻度增加	介于两者之间	显著增加
– 舒张期降主动脉反向血流：PW	无或仅出现在舒张早期	介于两者之间	显著，全舒张期
• 多普勒参数（定量）			
– 反流容积（ml/beat）	< 30	30～59	> 60
– 反流分数（%）	< 30	30～50	> 50

a. 机械瓣膜异常，例如瓣叶不活动（瓣膜反流）、瓣环撕裂或松动（瓣周反流）；生物瓣膜异常，例如瓣叶增厚或脱垂（瓣膜反流）、瓣环撕裂或松动（瓣周反流）

b. 适用于无其他病因的术后晚期慢性主动脉瓣反流

c. 适用于中心型反流的参数，在偏心型反流中精度较低；Nyquist 极限为 50～60 cm/s

d. 受左心室顺应性影响

CW. 连续波多普勒；LVO. 左心室流出道；PHT. 压力半降时间；PW. 脉冲多普勒

引自 Zoghbi WA, Chambers JB, Dumesnil JG, et al. Recommendations for evaluation of prosthetic valves with echocardiography and Doppler ultrasound: a report from the American Society of Echocardiography's Guidelines and Standards Committee and the Task Force on Prosthetic Valves, Developed in Conjunction With the American College of Cardiology Cardiovascular Imaging Committee, Cardiac Imaging Committee of the American Heart Association, the European Association of Echocardiography, a registered branch of the European Society of Cardiology, the Japanese Society of Echocardiography and the Canadian Society of Echocardiography, Endorsed by the American College of Cardiology Foundation, American Heart Association, European Association of Echocardiography, a registered branch of the European Society of Cardiology, the Japanese Society of Echocardiography, and Canadian Society of Echocardiography. J Am Soc Echocardiogr. 2009；22（9）：975–1014.

推荐阅读

Baumgartner, H., Stefenelli, T., Niederberger, J., et al. (1999). "Overestimation" of catheter gradients by Doppler ultrasound in patients with aortic stenosis: a predictable manifestation of pressure recovery. *Journal of the American College of Cardiology*, *33*, 1655–1661.

Pibarot, P., & Dumesnil, J. G. (2000). Hemodynamic and clinical impact of prosthesis–patient mismatch in the aortic valve position and its prevention. *Journal of the American College of Cardiology*, *36*, 1131–1141.

Pibarot, P., & Dumesnil, J. G. (2012). Valve prosthesis–patient mismatch, 1978 to 2011: from original concept to compelling evidence. *Journal of the American College of Cardiology*, *60*, 1136–1139.

Shames, S., Koczo, A., Hahn, R., Jin, Z., Picard, M. H., & Gillam, L. D. (2012). Flow characteristics of the SAPIEN aortic valve: the importance of recognizing in–stent flow acceleration for the echocardiographic assessment of valve function. *Journal of the American Society of Echocardiography*, *25*, 603–609.

Zoghbi, W. A., Chambers, J. B., Dumesnil, J. G., et al. (2009). Recommendations for evaluation of prosthetic valves with echocardiography and Doppler ultrasound: a report from the American Society of Echocardiography's Guidelines and Standards Committee and the Task Force on Prosthetic Valves, Developed in Conjunction With the American College of Cardiology Cardiovascular Imaging Committee, Cardiac Imaging Committee of the American Heart Association, the European Association of Echocardiography, a registered branch of the European Society of Cardiology, the Japanese Society of Echocardiography and the Canadian Society of Echocardiography, Endorsed by the American College of Cardiology Foundation, American Heart Association, European Association of Echocardiography, a registered branch of the European Society of Cardiology, the Japanese Society of Echocardiography, and Canadian Society of Echocardiography. *Journal of the American Society of Echocardiography*, *22*, 975–1014.

第 32 章
超声心动图在瓣膜介入治疗中的应用
Echocardiography in Percutaneous Valvular Intervention

Rebecca T. Hahn　著

魏　薪　译

一、概述

自从第一例经导管肺动脉瓣[1, 2]和主动脉瓣[3, 4]置入术开展以来，人们迅速接受经导管瓣膜置入术作为高危或不能手术的症状性重度瓣膜病患者的解决方案。随机试验已证实可应用经导管主动脉瓣置换术（transcatheter aortic valve replacement，TAVR）治疗有症状的重度主动脉瓣狭窄患者[5-8]，并且有证据表明在这类中等手术风险人群中使用 TAVR 的有效性和安全性[9]。这些治疗技术使人们逐渐接受应用经皮经导管的方式治疗多种瓣膜性疾病。经导管二尖瓣修复装置已在欧洲获得了 CE 认证[10, 11]，然而 MitraClip 仍是美国唯一可用的商业性装置[12]，经导管二尖瓣置换术（transcatheter mitral valve replacement，TMVR）目前正在审批中[13-19]。经导管三尖瓣装置正在进行动物实验[20-23]，一些已在人体上证实了其早期的可行性[24, 25]。此外，应用经导管瓣中瓣（VIV）技术治疗外科瓣衰败已被广泛接受[26-30]。

超声心动图是心瓣膜病术前评估最主要的影像学方法。然而，本章将着重阐述超声心动图在术中置入瓣膜前对瓣膜形态和功能的评估，置入过程中引导经导管瓣膜置入，以及瓣膜置入术后的评估。

二、经导管主动脉瓣置换术

对于不能手术或手术换瓣高风险的症状性重度主动脉瓣狭窄患者，TAVR 已成为其外科手术的替代治疗方式[6, 7, 31, 32]。众多专家共识和指南表明超声心动图在介入术前、术中及术后评估中起着重要的作用[33-36]。随着 TAVR 的普及，一些中心提倡术中使用深度镇静而非全身麻醉的方式[37, 38]，因此经食管超声心动图（TEE）在术中使用会受限，但并非不能使用[39]。

经胸超声心动图（TTE）在 TAVR 术中由于技术和患者本身而面临着多重挑战[40]。扫查胸骨旁切面需将探头直接放置在处于高辐射透视成像的胸部。仰卧位及避开无菌区域可能会影响探头的正确放置。常见影响超声成像的因素仍然存在，如胸壁畸形、肺气肿、肥胖等。术中 TTE 可排除急性血流动力学不稳定的原因，例如心包积液、容量不足或心功能不全，以及严重的瓣膜反流。然而，评估瓣周反流（PVR）仍具有挑战性，除非声窗较佳。TAVR 术中使用 TTE 和 TEE 进行评估的优缺点见表 32-1。总的来说，评估风险 – 利益后推荐在全身麻醉或监控麻醉低风险的患者中使用 TEE。事实上，有研究表明在 TAVR 术中使用 TEE 可降低死亡率[41]。TTE 成像最后一个挑战是需要对图像进

表 32–1　经胸超声心动图与经食管超声心动图的优缺点

参　数	TTE	TEE
TAVR 术中的镇静方式	• 不需要（手术过程中只需要镇静）	• 全身麻醉、监控麻醉或意识镇静
成像优势	• 评估心室和瓣膜结构、功能的标准切面	• 2D 和 3D 图像分辨率与帧频更高 • 在整个过程中连续成像，而不考虑入路方式 • 术前再次检查可能避免并发症（如瓣周反流、主动脉瓣 / 主动脉破裂、冠状动脉闭塞） • 术中即刻判断并发症
成像缺点	• 图像质量取决于患者因素（例如胸廓形态、肺过度充气、体位不佳） • 图像采集延迟（为了尽量减少射线暴露） • 介入术中非连续成像 • 2D 和 3D 图像分辨率和帧频较低 • 非经股动脉入路的方式声窗受限	• 评估心室和瓣膜结构、功能需特定的切面 • 图像质量取决于患者因素（例如钙化声影、心脏相对于食管和胃的位置） • 探头对透视成像的干扰（尽量减少探头的影响）
其他优势	• 尽早恢复和出院	• 需要术后监测（注意：可能与 TTE 没有区别）
其他缺点	• 超声医生可能暴露于射线下更多 • 影响无菌区	• 口咽、食管或胃的损伤

TAVR. 经导管主动脉瓣置换术；TEE. 经食管超声心动图；TTE. 经胸超声心动图

行即时和准确的解释，这通常需要 TAVR 方面的超声心动图医生在场。如果是这些医生获得了 TTE 图像，他们需要在这方面接受适当的培训且具有相当的经验。接下来的内容将集中讨论 TEE 在 TAVR 术中的应用[42-44]。

置入术前评估

在瓣膜置入术前，应用 TEE 评估整个经导管瓣膜（transcatheter heart valve，THV）的"置入区域"（框 32–1）。这个置入区域可能因置入的瓣膜类型而不同（图 32–1）。目前已上市的球扩瓣（SAPIEN 3）完全释放后的长度较短（根据瓣膜型号其长度范围为 15.5～22.5mm），理想置入深度为其左心室流出道缘距主动脉瓣环下 1～2mm，目的是使支架下端外侧的裙边贴合主动脉瓣环，从而防止 PVR。目前上市的 THV 自膨瓣（Evolut R）要长得多（约 50mm），流出端（主动脉侧）位于升主动脉内，流入端理想置入深度为距主动脉瓣环下 2～5mm。其他在欧洲上市的人工瓣膜目前在美国还处于临床试验阶段[45, 46]。

尽管自膨瓣的 PVR 发生率较球扩瓣高[47, 48]，但术后 1 年随访的临床结果在两种瓣膜间并无显著差异[48-50]。通常根据主动脉瓣环径的大小，以及钙化的位置分布和程度来决定最佳置入的瓣膜类型[51]。然而，随着可用的人工瓣膜越来越多，其他因素（例如二叶式主动脉瓣、已安起搏器、置入的难易程度）亦可能影响决策。

目前 TAVR 人工瓣膜型号的选择最重要的依据是"主动脉瓣环径"，其定义是主动脉瓣三个瓣叶附着最低点所构成的虚拟环[52]。由于主动脉瓣环常呈非对称的椭圆形，其冠状位径线最大，矢状位径线最小，因此需用三维图像来进行测量[53-55]。尽管通常使用多层计算机断层扫描（multislice computed tomography，MSCT）来评估主动脉瓣环平均直径，瓣环的周长或面积也可以使用[56]。3D TEE 也可用于评估这些径线[57-59]，且可达到 MSCT 测值的准确性[60, 61]。

对 TAVR 来说，重要的是理解周长大小、

框 32-1 超声心动图评估经导管主动脉瓣置换术术前的结构和功能

主动脉瓣和主动脉根部

- 主动脉瓣形态
  - 瓣叶数目（单叶、双叶、三叶）
  - 钙化程度和分布
  - 交界处有无融合
  - 瓣口面积
- 主动脉瓣环径线
  - 最大径和最小径
  - 周长
  - 面积
- 主动脉瓣血流动力学
  - 跨主动脉瓣最大速度、最大压差及平均跨瓣压差、有效瓣口面积
  - 无量纲指标
  - 每搏量和每搏量指数
  - 阻力
- 左心室流出道
  - 钙化程度和分布
  - S 型室间隔和动态狭窄
- 主动脉根部径线和钙化
  - 主动脉窦部内径和面积
  - 窦管交界内径、面积和钙化
  - 冠状动脉开口位置和梗阻风险

二尖瓣

- 二尖瓣反流程度
- 有无二尖瓣狭窄
- 二尖瓣前叶钙化严重程度

左心室内径和功能

- 室壁运动评估
- 排除左心室血栓
- 左心室质量
  - 肥厚和室间隔形态
- 左心室功能评估
  - 左心室射血分数
  - 应变和扭转
  - 舒张功能

右心系统

- 右心室大小和功能
- 三尖瓣形态和功能
- 评估肺动脉压

改编自 Hahn RT, Little SH, Monaghan MJ et al. Recommendations for comprehensive intraprocedural echocardiographic imaging during TAVR. *JACC Cardiovasc Imagin*. 2015;8(3):261–287.

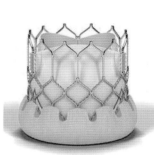
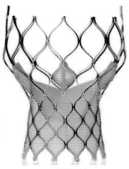

SAPIEN 3   Evolut R

▲ 图 32-1 已上市的经导管主动脉瓣

在美国，目前已上市的经导管主动脉瓣包括球扩瓣 SAPIEN 3 和自膨瓣 Evolut R。在欧洲，更多可置入的经导管主动脉瓣已获得 CE 认证（图片由 Edwards Lifesciences LLC, Irvine, CA 和 Medtronic, Minneapolis, MN 提供）

面积大小与扩大百分比之间的关系[62]。扩大百分比定义为（人工瓣膜正常尺寸 / 自体瓣环尺寸 –1）× 100。对于圆形瓣环来说，面积扩大百分比是周长扩大百分比的 2 倍。然而，对于椭圆形瓣环，面积扩大百分比小于 2 倍的周长扩大百分比。目前球扩瓣使用面积扩大百分比，而自膨瓣使用周长扩大百分比。目前所有的人工瓣膜都使用收缩期测量主动脉瓣环径，因其测值在心动周期中最大，可最小化低估瓣膜型号的风险[63]。介入术前 3D TEE 技术的优势包括对主动脉瓣叶附着点进行实时成像，可减少直接手动测量的误差。尽管如此，3D TEE 技术仍然受到超声镜像影像和假性回声失落等超声波物理特性的限制。此外，这些技术需要专业知识和实践。目前先进的软件正在开发中，应该能自动化许多三维测量的步骤，并能减少观察者之间的主动脉瓣环测量差异。文献中使用了两种技术：主动脉瓣环短轴（SAX）切面的直接测量法[64] 和间接平面测量法[59]。直接测量法的步骤如图 32-2 所示。间接测量法的步骤如图 32-3 所示。

主动脉瓣形态对手术成功有重要的影响。钙化的范围和分布可能影响手术的成功率，并与人工瓣膜置入过程中的过度移动[65]和

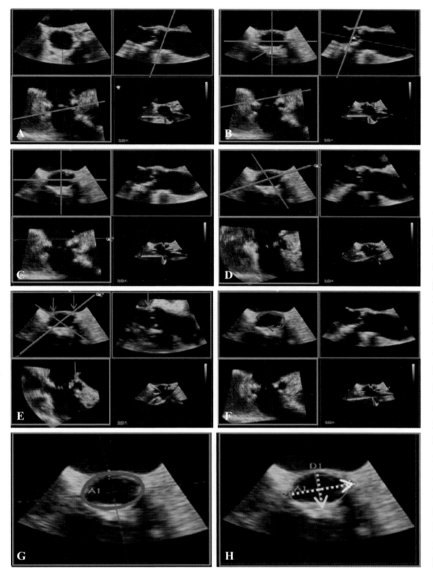

◀ 图 32-2　主动脉瓣环直接测量法

通过调节红色（矢状位）和蓝色（冠状位）获得主动脉瓣短轴（SAX）或瓣环短轴横切面（A）。然后使垂直平面通过三个瓣叶附着最低点从而确定瓣环平面。首先，使红色平面通过主动脉右冠窦（B，绿箭），然后在红色平面上调节绿色平面，使其通过瓣叶附着最低点（C）。其次，在主动脉短轴切面上调节正交的长轴切面，使其通过主动脉左冠窦（蓝箭，D）和无冠窦（红箭），再次调节主动脉短轴切面，使其刚好通过三个瓣叶附着最低点。主动脉瓣环横切面（F）可直接在红色平面（G）上显示，并可直接测量椭圆形瓣环的冠状径（H，白箭）和矢状径（黄箭）。这例患者的主动脉瓣面积为 531mm²，周长为 82mm。如使用球扩瓣，则可选择 26mm 的 SAPIEN 3 人工瓣

PVR[66-69] 有关。较大钙化会增加钙化斑块移位至冠状动脉口、瓣环破裂、主动脉根部穿孔、主动脉壁内血肿和主动脉夹层的风险（图 32-4）[70-73]。此时，二叶式主动脉瓣是 TAVR 的相对禁忌证。然而，两篇关于二叶式主动脉瓣患者行 TAVR 的报道表明，与匹配的三叶式主动脉瓣患者相比，在围术期手术成功率、瓣膜血流动力学和短期生存率方面并没有差异[74, 75]。在先天性主动脉瓣病变患者中置入 THV 的大量病例报告[76-78] 表明由于存在明显的 AR 或血流动力学不合适而限制了 TAVR 在该人群中

的应用[79, 80]。瓣叶狭窄和活动受限的时候，可以通过彩色多普勒来鉴别三叶式和二叶式主动脉瓣，三叶式表现为三个瓣叶交界区均有血流（图 32-5A），而二叶式表现为单个较长的两个交界区血流（图 32-5B）。

主动脉根部形态在术前计划中也很重要。舒张期主动脉窦部内径和高度、收缩期窦管交界处内径、收缩期左冠状动脉开口位置均可以影响 THV 的选择及决定瓣膜释放的位置。冠状动脉开口的位置是最重要的，因冠状动脉闭塞可导致灾难性的左心室功能障碍。右冠状动

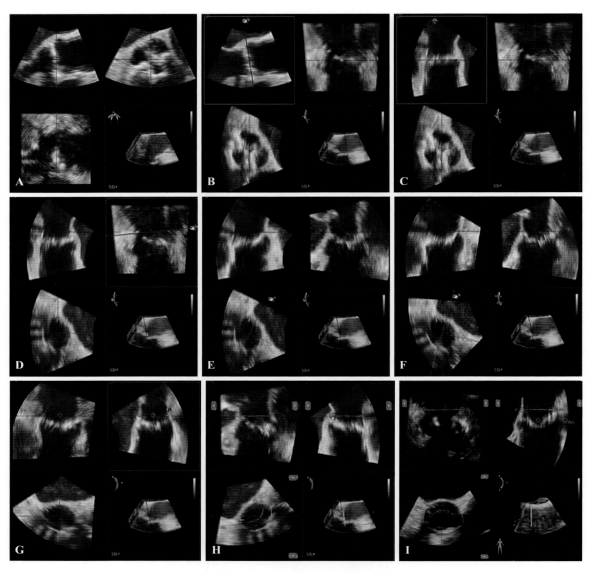

▲ 图 32-3　主动脉瓣环间接测量法

对于与图 32-2 相同的患者，间接评估主动脉瓣环的方法不需要直接测量主动脉瓣环短轴（SAX）的平面，而是使用二尖瓣环分析软件来描绘正交长轴（LAX）切面中选择的主动脉瓣叶附着点。用户定义和非切割容积图像（A）用于分析主动脉瓣环平面（B）。软件自动生成绿色平面和红色平面两个长轴切面及蓝色的主动脉短轴切面（C）。应用主动脉长轴切面可以识别三个瓣叶附着最低点。首先，在主动脉短轴切面调节绿色平面，显示右冠窦（D，绿箭）。其次，从主动脉短轴切面上（E）旋转正交的两个长轴切面，使其分别通过左冠窦（绿箭）和无冠窦（红箭），在蓝色平面上进行精细调节（头侧或脚侧移动或旋转）以获得准确的主动脉瓣环短轴平面（蓝色平面）。然后主动脉瓣就通过在这两个长轴切面（G 和 H）上寻找瓣叶附着最低点的方法而间接获得，主动脉瓣环面积为 597mm²，周长为 88mm。29mm 的 SAPIEN 3 瓣膜比较合适，比直接法测量的更大

脉闭塞的并发症明显少于左冠状动脉闭塞。一个囊括了 18 个研究的 Meta 分析显示冠状动脉阻塞发生于左冠瓣钙化斑的移位（而不是常规的 THV 支架挤压引起的），TAVR 术后冠状动脉阻塞的相关因素包括：女性、主动脉根部直径较小（平均直径为 27.8mm ± 2.8mm），以 及 冠 状 动 脉 开 口 较 低（平 均 高 度 为 10.3mm ± 1.6mm）[81]。虽然通常用 MSCT 来测量这些径线[82, 83]，但 3D TEE 相对的优势在于在介入术中可快速获得冠状切面，进而测量收

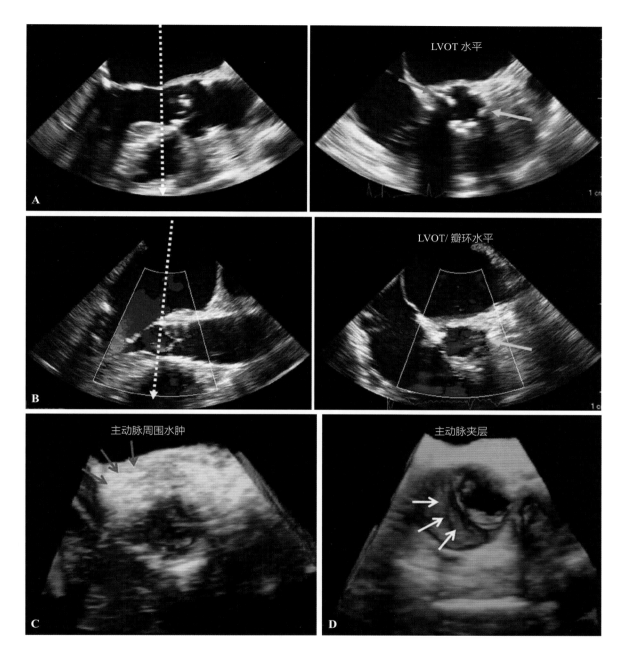

▲ 图 32-4　经导管主动脉瓣置换术期间的影像

双平面（A）显示左心室流出道（LVOT）内严重的钙化（蓝箭和黄箭）。主动脉长轴切面（B）显示同一患者行经导管主动脉瓣置换术后出现主动脉瓣环破裂（黄箭）。较大钙化增加钙化斑块移位和主动脉根部穿孔的风险，从而导致主动脉周围血肿（C，红箭）或内膜撕裂和主动脉夹层（D，白箭）

缩期左冠状动脉开口距主动脉瓣环的距离，以及左冠瓣叶的长度（图 32-6）[84]。

三、介入过程中成像

在大多数介入过程中，主要应用四个基本切面来进行介入引导和术后即刻评估（图 32-7）。

（1）食管中段一系列短轴切面（角度 30°～60°），包括左心室流出道（LVOT）、主动脉瓣、主动脉根部及左冠状动脉水平。

（2）食管中段长轴切面（LVOT；角度

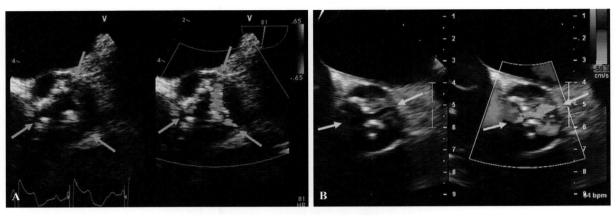

▲ 图 32-5　彩色多普勒测定主动脉瓣形态

二维同步彩色多普勒图像显示彩色血流可以用来区分三叶瓣（A）和二叶瓣（B）。在收缩期的二维（2D）图像上，显示只有两个交界区清晰可见（A，黄箭和蓝箭），而同步彩色多普勒图像显示三个交界区均有血流（蓝箭）。二维和彩色多普勒图像均只能看到两个交界区（B，黄箭）

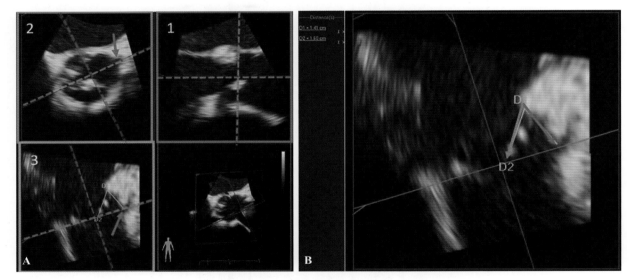

▲ 图 32-6　应用三维超声评估冠状动脉阻塞的风险

A. 应用多平面重建冠状动脉开口，红色平面（1）显示主动脉长轴切面（LAX），绿色平面（2）显示左冠状动脉开口水平的主动脉根部短轴切面（SAX）。在这个主动脉短轴切面上旋转蓝色平面，使其通过左冠状动脉（红箭），然后再分析蓝色平面上的主动脉长轴切面（3，红箭）。B. 蓝色平面放大图显示测量左冠状动脉高度（红箭）和左冠瓣的长度（绿箭）

120°～150°）。

（3）经深胃底心尖五腔心切面（角度 0°～30°）纵向显示主动脉瓣评估主动脉瓣血流动力学。

（4）经胃底（较经深胃底切面浅）LVOT 和主动脉瓣长轴切面（角度 120°～150°）评估主动脉瓣血流动力学。

介入过程中，强烈推荐使用带 3D TEE 的超声机，但并非必需。同时双平面成像，以及实时、窄容积的 3D 模式可能是最有用的，因为其能快速成像、比其他 3D 模式帧频更高。如果介入前未进行 TEE 检查，术中则需按照流程进行完整的 TEE 评估[85]，并注意测量上述"着陆区"的相关径线。

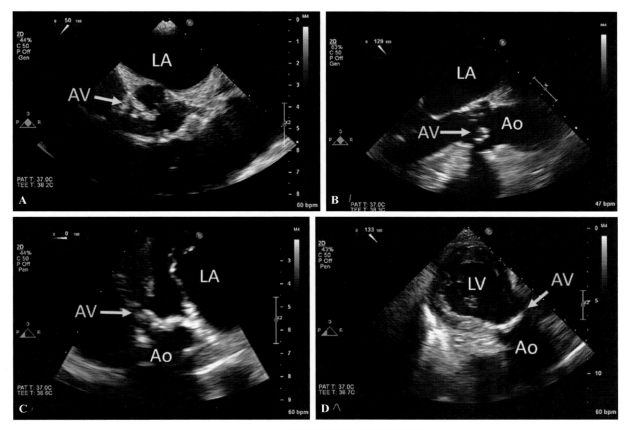

▲ 图 32-7　主动脉瓣的四个重要标准切面

A. 经食管中段主动脉瓣短轴（SAX）切面（角度 30°～60°）。在这个切面基础上，轻微后屈探头可看到左心室流出道（LVOT），轻微前屈探头可以看到左冠状动脉主干。B. 食管中段主动脉长轴（LAX）切面（角度 120°～150°）；C. 深胃底心尖五腔心切面（角度 0°～30°），主动脉血流方向与超声声束平行，用于评估主动脉瓣血流动力学；D. 较浅的经胃底 LVOT 和主动脉瓣长轴切面（角度 120°～150°），其显示更靠前方的跨主动脉瓣的前向血流

Ao. 主动脉；AV. 主动脉瓣；LA. 左心房；LV. 左心室

　　最近发表了许多关于 TAVR 置入术中成像重要性的综述[42, 86-88]。重要的成像要点推荐列于表 32-2。下面讨论术中影像的一些注意事项。

（一）导丝和鞘管位置

　　有时必须确认导丝和鞘管的位置。导丝置入心脏的任何步骤都需要排除有无穿孔和心包积液。理想的右心室起搏导线尖端应位于右心室心尖（图 32-8A）。超声能较易观察到经逆行途径的超硬导丝在左心室的位置，其弯曲部的理想位置是在左心室心尖部（图 32-8B）。经心尖 TAVR 入路需要额外的影像。由于小切口开胸，心尖视野较小，因此从食管中段切面观

察左心室心尖有助于确定心尖穿刺的最佳位置（图 32-8C）。

（二）主动脉瓣球囊扩张

　　在 TAVR 术前应用主动脉瓣球囊扩张成形术（balloon aortic valvuloplasty，BAV）以增加瓣叶开放和确保 THV 定位时有足够的心排血量。尽管一些研究表明某些类型的人工瓣膜置入前不需要 BAV[89]，但其他大多数 THV 术前需要 BAV[46]。最近的一项研究表明球扩瓣植入前行 BAV 可减少脑缺血病变[90]。BAV 可用于确定瓣环大小，以及预测最终 THV 植入术后钙化移动的位置（进入主动脉、左冠状动脉或瓣

表 32-2　经导管主动脉瓣置换术中超声检查要点推荐

介入步骤	成像推荐
起搏导线位置	• 确定位置在右心室 • 排除穿孔和心包积液（介入前和介入后）
超硬导丝位置	• 导丝成像：确定在左心室位置稳定，没有缠绕二尖瓣装置/二尖瓣反流加重 • 排除穿孔和心包积液
球囊扩张（BAV）	• 观察球囊扩张过程中和扩张后即刻主动脉瓣叶活动和主动脉瓣反流情况 • 观察冠状动脉开口是否被钙化的瓣叶堵塞（尤其是左冠状动脉） • 观察钙化瓣叶移动的位置，是否有可能引起主动脉壁损伤或瓣环破裂
瓣膜置入定位	• 球扩瓣： 　– SAPIEN XT：THV 流入侧（或称近心端或心室侧）应位于瓣环下 5～6mm。释放后的理想位置是位于瓣环下约 2mm 并能覆盖自体瓣膜 　– SAPIEN 3：THV 流出侧（或称远心端或主动脉侧）应覆盖自体瓣膜并位于窦管结合部之下。释放后的理想位置能覆盖自体瓣膜 • 自膨瓣： 　– CoreValve 经典版：支架近心端（尤其是后侧）边缘应位于主动脉瓣环下方 4~5mm。理想位置不应超过瓣环下 10mm，以避免传导阻滞 　– Evolut R：近端支架边缘应在环下 2～5mm 处
经心尖途径	• 通过心尖成像确定心尖穿刺点的位置（通过食管中段切面或经胃底切面）。理想位置会避开右心室，并绕过室间隔
置入术后即刻	• 评估支架位置、形态和瓣叶活动度；血流动力学评估包括有效瓣口面积 　– 若瓣膜置入位置理想，新 LVOT 的测量应在支架流入侧下缘测量支架外缘到外缘的距离；若置入位置太低则应测量瓣叶水平支架内缘到内缘的距离 　– 在测量 LVOT 内径相应的位置测量 LVOT 的血流速度时间积分 • 评估瓣周反流需在一系列短轴切面从 LVOT 近心端到 THV 流入侧来确定反流束是否进入左心室（及通过经胃底切面确认） • 评估冠状动脉血流灌注和心室功能；测量左心室大小和功能是否与基线相似或改善 • 评估二尖瓣形态和功能 • 评估三尖瓣反流速度和估测肺动脉压力 • 排除心室穿孔和心包积液

LVOT. 左心室流出道；THV. 经导管人工瓣膜

引自 Hahn RT, Little SH, Monaghan MJ, et al. Recommendations for comprehensive intraprocedural echocardiographic imaging during TAVR. *JACC Cardiovasc Imaging*. 2015;8(3):261–287.

环/瓣环下区域）[91-93]。因此，BAV 期间和之后的影像对于评估扩张的结果和可能的不良事件是很重要的。

（三）心室功能和术前瓣膜功能

应在植入术前对二尖瓣反流（MR）、三尖瓣反流和双心室功能进行定性评估。MR 严重程度的改变可能提示超硬导丝或 THV 植入过程中对二尖瓣装置的损伤、左心室功能障碍（尤其是起搏后）、瓣膜释放后即刻后负荷突然降低引起收缩期二尖瓣前移、血压升高或严重主动

脉瓣反流（AR）。急性左心室或右心室功能降低提示手术过程中冠状动脉并发症的可能。测定右心室每搏量有助于最终 AR 的评估[94]。深胃底主动脉瓣切面至关重要，应用多普勒超声通过连续性方程可精确计算有效口面积，并准确评估是否有 AR，以及其位置和严重程度。

（四）瓣膜定位

THV 的正确定位是非常重要的，以防止如栓塞、冠状动脉阻塞、PVR 和起搏器植入等并发症。尽管透视在其中发挥了核心作用[65]，

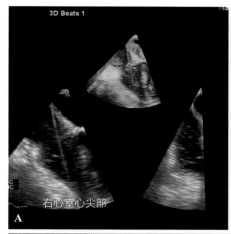
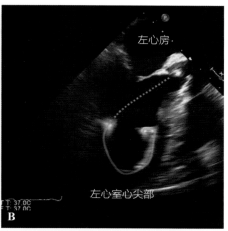
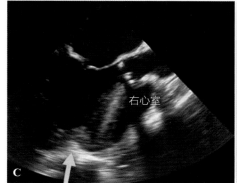
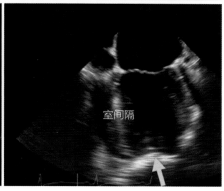

◀ 图 32-8 导丝位置及心尖穿刺定位

理想的右心室起搏导线尖端位于右心室心尖部（A，红箭）。经逆行途径的超硬导丝理想位置是其弯曲部在左心室心尖部（B，蓝线）。通过外科医生的手指（C，黄箭）定位经心尖主动脉瓣置换术的预定心尖穿刺部位，以确保该部位与右心室和室间隔清晰可见

TEE 由于视野广阔，不仅可以连续成像着陆区，还可以成像心室和二尖瓣。TEE 成像可用于确定 THV 位置、瓣膜植入时钙化的移位，以及最小化透视和对比剂的使用。

对于第三代球扩瓣可实现精确定位，因瓣膜支架的独特设计导致瓣膜置入过程中其流入部分会缩短，而流出部分相对恒定。因此超声心动图定位应聚焦于主动脉长轴切面，使整个支架瓣膜和支撑球囊的导管成像最优化。为了做到这一点，应微调探头角度或轻微旋转探头（图 32-9）。在起搏过程中，THV 支架的远端（主动脉侧或流出部分）应覆盖自体瓣叶，但需保持在窦管交界以下。虽然不需要同时进行多切面成像，但有时正交的 SAX 切面是有用的，主要用于关注之前确定的高危区域。例如，大块钙化的瓣叶可能威胁到主动脉（图 32-10A）或冠状动脉开口（图 32-10B），早期发现有助于避免灾难性的并发症。

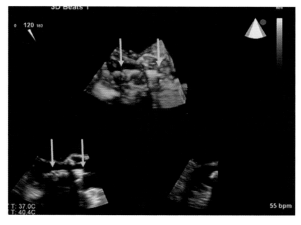

▲ 图 32-9 球扩瓣置入过程中的影像

主动脉长轴切面（上和左下）用于显示压缩的支架瓣膜（黄箭之间）和支撑球囊的导管

对于第二代可回收瓣膜，瓣膜释放和定位主要在透视下进行。然而在某些情况下，TEE 可用于诊断二尖瓣受压导致明显的 MR（图 32-11A）或用于透视下不同轴而定位不正确时（图 32-11B）。

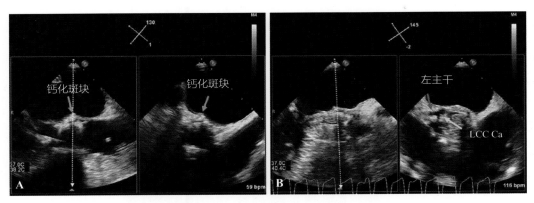

▲ 图 32-10　瓣膜置入过程中的多切面成像，同时进行多切面成像有助于瓣膜置入过程中高风险区的成像

大块钙化斑块（Ca）可能会威胁主动脉（A，蓝箭），当成像发现时，需减缓球囊扩张的频率。在球囊扩张过程中，左冠状动脉窦（LCC）的大块钙化斑块可能堵塞左主干开口（B，红箭）时，需行冠状动脉保护

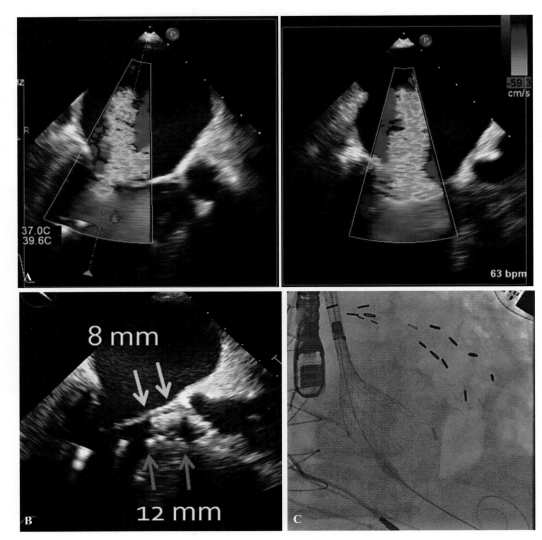

▲ 图 32-11　二尖瓣受压

非同轴性导致透视成像图像差（C），而超声心动图则可显示自膨瓣置入过程中由于置入位置过低（B）影响二尖瓣，导致严重二尖瓣反流（A）［THV 后方（黄箭）和前方（红箭）距主动脉瓣环下方的距离］

四、置入术后评估

TAVR 术后应对腔室和瓣膜形态及功能进行综合评估。表 32-3 总结了应评估的参数。为了评估人工瓣膜功能的血流动力学，深胃底切面是必要的，因其可使跨主动脉血流与多普勒超声声束平行（图 32-12）。

瓣周反流

多项研究表明，TAVR 人群中 PVR 发生率高于外科主动脉瓣置换术的患者，TAVR 术后中度或重度 PVR 患者占 0%～24%[73, 95-104]。研究亦表明 AR 是术后死亡的重要预测因子[100, 105-107]。这种并发症的发生率跨度较大，以及不同程度 PVR 在预测预后上的差异，可能不仅与不同影像学方式监测有关，也可能与缺乏统一的分级方案有关[94]。TAVR 术后应快速评估 PVR，因为严重者可以通过球囊后扩张、瓣中瓣或瓣周漏封堵来进行治疗[43, 44]。虽然可通过多种方式来确认 PVR 严重程度，但超声心动图仍是最主要的评估方法，因其可确定反流的位置（中心或瓣周），并指导下一步的干预措施。幸运的

是，随着技术更新和新的 THV 出现，这个问题可能变得不那么重要了[45, 108, 109]。

由于 AR 使用多种定量[110]和简单定性[111]方法进行分级，因此提出了一种更细的 5 级分级方法[94]：0 级 = 无或微量；1 级 = 轻度；2 级 = 轻～中度；3 级 = 中度；4 级 = 中～重度；5 级 = 重度。这个 5 级分法可和美国超声心动图学会（ASE）和欧洲心血管成像协会（EACVI）指南[111-113]所推荐的 3 级分法相匹配：3 级分法的轻度 =5 级分法的 1 级和 2 级；3 级分法的中度 =5 级分法的 3 级和 4 级；3 级分法的重度 =5 级分法的 5 级。与早期报道的轻度 AR 与 TAVR 术后死亡相关[114]不同，最近更多的研究应用这种 5 级分法显示轻度和轻～中度反流不影响预后[108]。

超声心动图评估 PVR 严重程度时有些注意事项。首先，虽然瓣膜支架形状和位置不理想可能支持 PVR 的诊断，但它们缺乏敏感性和特异性，特别是当瓣膜设计通常允许一系列可接受的 THV 位置和形状时。其次，利用左心室大小和重塑来判断 AR 的严重程度可能不适用于已有主动脉狭窄和显著左心室肥大的患者。再者，术前有症状的重度主动脉瓣狭窄

表 32-3　经导管主动脉瓣置入术后即刻超声心动图综合评估要点

	心　腔	人工瓣膜
结构	• 左心室内径和容积（收缩末和舒张末），室壁厚度、有无肿块 • 右心室内径（舒张末），室壁厚度和功能 • 左心房容积（双平面法优于单平面） • 右心房容积	• 人工支架相对于瓣环平面的位置 • 人工瓣膜稳定性和动度 • 人工支架与瓣环分离区域，及扩张程度和形态 • 人工瓣膜形态，包括瓣叶厚度、钙化或异常回声 • 主动脉瓣环和主动脉根部形态和大小
功能	• 左心室射血分数 • 整体长轴应变	• 人工瓣叶活动度，包括开闭功能
血流动力学	• 左心室每搏量、根据体表面积矫正的每搏量指数 • 心排血量和心脏指数 • 左心房压 • 右心房压 • 肺动脉压	• 最大跨瓣速度 • 最大跨瓣压差和平均跨瓣压差 • 主动脉瓣口面积 • 反流严重程度和部位
其他	• 其他合并的瓣膜疾病 • 左心室流出道梗阻	• 相邻解剖结构的损伤

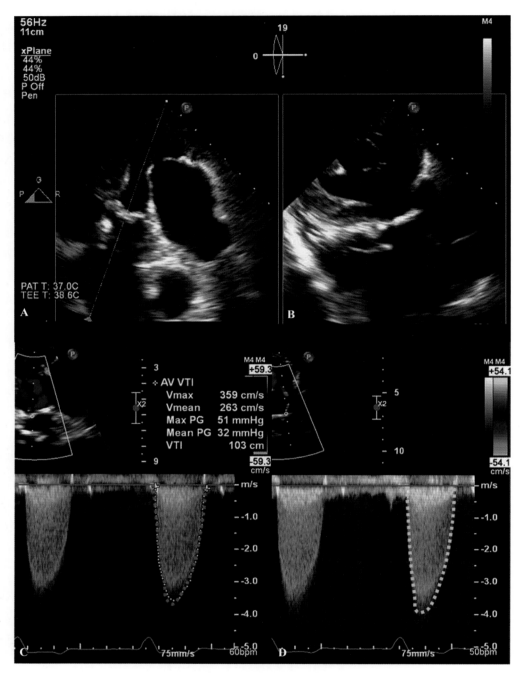

▲ 图 32-12　经胃底主动脉切面

为了准确评估主动脉瓣的血流动力学，深胃底切面是必要的，因其可使跨主动脉瓣的血流与超声声束平行。实时多平面图像显示 0°～30° 切面（A）多普勒测量主动脉瓣峰值速度为 3.6m/s（C），正交切面（B）跨主动脉瓣血流更靠前且与超声声束更平行，测得的峰值速度为 4.0m/s（D）

患者 TAVR 术后 PVR 反流束不典型和不规则可能会限制用于判断自体瓣或外科瓣 AR 的定性、定量及半定量参数的应用，因此会改变评估 AR 严重程度的方法。此外，也存在类似于外科人工瓣膜远场尾影的成像局限性（TEE 上主动脉瓣的前瓣周区域和 TTE 上主动脉瓣的后瓣周区域）[111]，因此对于瓣周反流的评估需要通过多个声窗（TTE 的胸骨旁、心尖和剑突下切面，TEE 的食管中段、经胃底和经胃深底切面），以及每个声窗下探头角度和位置的细微调整。

值得注意的是心室和主动脉的顺应性降低会影响压差减半时间，从而降低了这个参数的参考价值。主动脉弓降部逆向血流这一参数也同样存在类似的问题，它可能发生于主动脉顺应性降低和高血压的情况[115, 116]，但真正的全舒张期逆流对判断反流程度可能仍有用。最近的建模已证实了 TAVR 患者中应用压差减半时间评估反流严重程度的局限性，左心室和主动脉顺应性减低，压差减半时间更短，而与主动脉反流严重程度无关[117]。

尽管 THV 的形状和位置可以帮助判断瓣周反流的严重程度，但彩色多普勒仍是评估反流的主要方法。彩色多普勒评估瓣周反流很大程度上依赖于多声窗、多层面的扫查，首先需确定瓣周反流束是真正从人工支架裙边外侧进入 LVOT。确定反流束位置和方位的重要方法是从人工瓣膜支架远端（主动脉侧）到近心端（心室侧）进行逐层扫查。用主动脉长轴切面作为指导，使用实时双平面可快速扫查多个不同水平的主动脉短轴切面。人工主动脉瓣中心性反流时反流束位于瓣叶对合缘，而瓣周反流时反流束则出现在人工瓣膜支架近心端（心室侧）。评估瓣周反流严重程度时必须显示代表反流颈缩口的最小反流束面积或宽度的图像。尽管瓣周反流颈缩口常接近人工瓣膜支架的近心端，但需扫查人工瓣膜支架以下的左心室流出道区域以确保所见的反流束最后反流到了左心室（而不是人工瓣膜支架边缘的涡流）。使用多平面评估反流紧缩口（e）水平的整个短轴切面以观察其周长。不能将主动脉窦内人工瓣膜周围的彩色血流误认为是瓣周反流，因人工瓣膜支架流入端（心室侧）最低处边缘的裙边可能阻挡主动脉窦内的血流流入心室。

术中快速决定是否需要紧急治疗（后扩张、瓣中瓣或瓣周漏封堵治疗）依赖于彩色多普勒多个切面评估 TAVR 术后的反流程度。虽然通常不进行定量评估，但对反流束位置、数量、方向及紧缩口直径或面积的定性评估可以帮助临床快速决策。图 32-13 展示了不同程度的瓣周反流，大于轻度的瓣周反流是没有高危因素患者后扩张的指针。高危因素包括可能阻塞左主干或损伤主动脉或主动脉瓣环较大钙化斑，及再次起搏可导致血流动力学不稳定。此外，对左心室流出道有严重钙化的患者，后扩张的有效性会降低，可能更适合采用瓣周封堵来进行瓣周反流治疗（图 32-14A）。严重的中心性反流通常是由于瓣膜定位不当引起的，可再次置入一个人工瓣膜来改善反流（图 32-14B）。

TAVR 的其他并发症在阐述球囊扩张和自膨瓣时已进行详细的回顾[43, 44]。表 32-4 总结了超声可发现的不同类型的并发症。

五、经导管二尖瓣修复

MitraClip 装置（Abbott Vascular Heart，Menlo Park，California）于 20 世纪 90 年代早期第一次设计出来用于外科缘对缘修复快速治疗复杂性二尖瓣疾病[118]，已获得广泛认可[119-124]。MitraClip 系统使用带有可植入夹的三轴导管系统。锥形鞘管（guide catheter，GC）通过锥形扩张器穿过房间隔的后上区域。GC 的远端在透视和超声心动图中都很容易成像。MitraClip 的钳夹输送系统（Clip Delivery System，CDS）位于其末端，通过 GC 引入。该 CDS 有两个表盘，允许内外侧和前后转向。MitraClip 装置（图 32-15）是一个 4mm 宽的金属植入体（目前装置为钴 / 铬），有两个覆盖聚酯的臂，张开长约 2cm（距中心柱两侧各 7～8mm）。在两臂对面连接到中心柱的是两个"夹持器"，用于在闭合两臂时"抓住"瓣叶。一旦在二尖瓣叶的心室侧就位，每个瓣叶就被独立地固定在一个臂

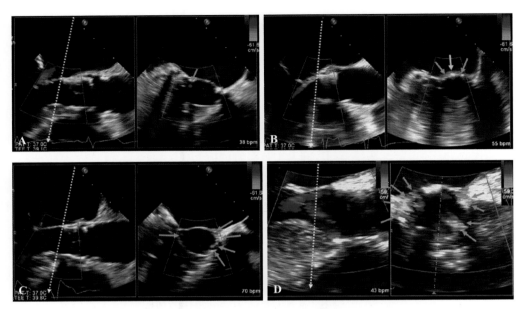

▲ 图 32-13　不同程度瓣周反流的示例。在正交的短轴切面中蓝箭指瓣周反流（PVR）

A. 微量瓣周反流；B. 左心室流出道局部钙化（黄箭）处的轻度瓣周反流；C. 中度瓣周反流（＜30% 周长）；D. 呈多束反流的重度瓣周反流（＞30% 周长）

和一个夹持器之间，并且两个臂同步闭合以捕获瓣叶。如果一个瓣叶没有被捕获，则必须打开双臂重新捕获。手术在患者全身麻醉情况下进行，使用透视和 TEE，有时也在 TTE 指导下进行。

TEE 对于 MitraClip 装置的成功植入至关重要：引导导管插入、夹子递送和定位、瓣叶的抓获，以及决定了手术是否成功[125, 126]。3D TEE 可进一步提高手术成功率并缩短手术时间[126-128]。据报道，在经皮二尖瓣修补术的 11 个步骤中，3D TEE 有 9 个步骤优于 2D TEE，包括：优化房间隔穿刺点，引导 CDS，同时在前后和内外侧方向精确定位 CDS，确定瓣膜反流束起源的位置，调整和显示相对于瓣膜开口的夹持位置，并评估残余反流[128]。MitraClip 术后，也可以通过 3D 彩色多普勒评估残余反流[129]。据报道，使用实时 3D 彩色多普勒直接面积测量法和连续波多普勒速度 – 时间积分法计算反流紧缩口面积，反流量减少 50% 以上与左心房和心室重塑相关。

六、介入前影像

对于二尖瓣、左心室和左心房解剖结构的掌握是 MitraClip 手术成功的关键。框 32-2 中列出了 MitraClip 术前评估的要点。在最初的研究性二尖瓣试验中纳入了退行性（或原发性）和功能性（或继发性）二尖瓣反流。进入随机试验的关键解剖学纳入标准[120, 130]包括：与二尖瓣 A_2、P_2 区相关的反流，对于功能性 MR 患者其对合缘长度至少为 2mm，对合深度不超过 11mm；对于瓣叶明显脱垂（连枷样运动）的患者，其瓣叶闭合间隙＜10mm，脱垂宽度＜15mm[12]。此外，二尖瓣口面积应＞4.0cm^2，夹持部位的瓣叶长度应＞7mm，且相对无增厚或钙化。随着对该装置的更多经验和 3DTEE 的引导，有许多二尖瓣的其他解剖异常可用该装置成功治疗。

七、置入过程中引导

3D 超声心动图极大地改变了导管和夹子

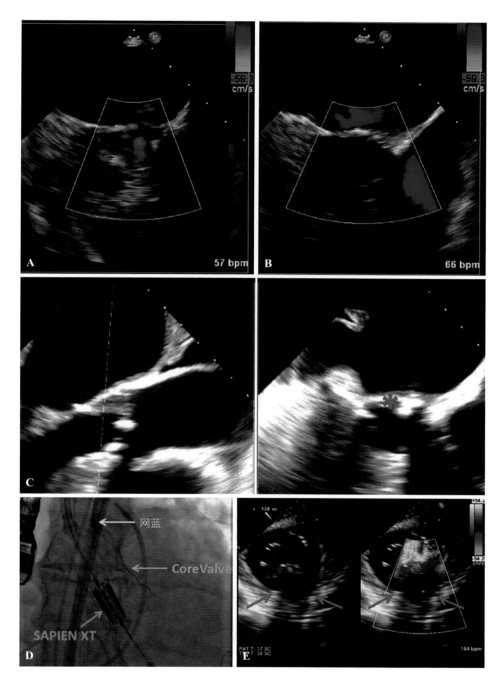

▲ 图 32-14　明显瓣周反流的术中处理。有三种处理明显瓣周反流（PVR）的方法，包括球囊后扩张、瓣周漏封堵或瓣中瓣（VIV）技术

A. 经导管主动脉瓣置换术（TAVR）术后的主动脉短轴切面；B. 同一患者进行球囊后扩张后仅有微量残余 PVR；C. 实时双平面图像显示左心室流出道显著钙化的患者，瓣环破裂风险高，TAVR 术后在红星位置放置封堵器来治疗瓣周反流；D. 显示 CoreValve 瓣膜（橙箭）置入后严重 PVR 需要接受 VIV 手术患者的透视图像，将瓣膜用网篮（黄箭）固定，然后高位置入一枚球扩瓣（蓝箭）；E. 经胃底同步彩色多普勒对比图像显示球扩瓣置入后无残余瓣周反流（红箭）

定位的准确性，允许操作者在典型[131]和非典型[122, 124]位置放置夹子。该手术主要的成像方

式包括通常来源于 3D 同步多平面成像的 2D 成像，以及术者定义的二尖瓣 3D 图像（即手术

表 32-4　经导管主动脉瓣置入术后的并发症

并发症	经食管超声心动图评估要点
血流动力学不稳定	
严重瓣口或瓣周反流	• 评估反流的来源（中心性 vs. 瓣周） • 评估人工瓣膜的位置 • 评估主动脉瓣反流的严重程度
严重二尖瓣反流	• 评估二尖瓣反流的严重程度以及二尖瓣装置的解剖结构：是否有瓣膜穿孔，腱索断裂，瓣叶脱垂
心包积液	• 评估可能的病因（如心室穿孔、主动脉夹层）
心室功能不全	• 评估左心室或右心室局部或整体室壁运动异常 • 评估冠状动脉开口；应用彩色多普勒显示冠脉血流
主动脉破裂或夹层	• 检查主动脉根部 / 升主动脉是否有血肿、夹层或破裂 • 评估心包积液 / 心脏压塞
大出血	• 评估心室大小和功能（由于血容量低出现的心室壁塌陷）
其他介入操作中的并发症	
主动脉球囊扩张相关并发症	• 评估主动脉瓣反流程度 • 检查主动脉根部 / 升主动脉是否有血肿、夹层或破裂 • 评估冠状动脉开口；应用彩色多普勒显示冠脉血流
人工瓣膜置入位置不恰当	• 相对于主动脉瓣环人工瓣膜置入位置过高或过低均可导致血流动力学不稳定：快速置入第二个人工瓣膜是可行的解决方法 • 人工瓣膜移位引起栓塞（脱入左心室或主动脉），可能需外科开胸手术
瘘	• 室间隔缺损 • 主动脉 - 腔室瘘（典型的瘘入右心室流出道或右心房）

LV. 左心室；RV. 右心室

引自 Hahn RT, Little SH, Monaghan MJ, et al. Recommendations for comprehensive intraprocedural echocardiographic imaging during TAVR. *JACC Cardiovasc Imaging.*2015;8(3):261–287.

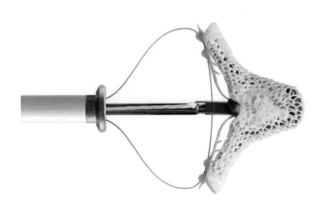

▲ 图 32-15　MitraClip 装置

MitraClip 装置是一个 4mm 宽的金属植入物（目前装置是钴 / 铬），有两个覆盖着聚酯材料的臂，张开长约 2cm（距中心柱两侧各 7～8mm）（图片由 Abbott, Abbott Park, IL. 提供）

视角的 3D）。同时结合 TEE 和透视图像可进一步提高操作的可行性和准确性[132]。术中成像步骤的总结见表 32-5。

引导主要操作的四个关键标准 TEE 切面（图 32-16）如下。

(1) 食管中段双房心切面（60°～90°）：通常用于房间隔穿隔、引导 GC，以及 CDS 初始定位和引导夹子置入。使用实时多平面成像可测量距二尖瓣环水平的穿刺点高度，具体取决于患者的解剖结构。

(2) 食管中段瓣联合切面（60°）：用于对 MitraClip 系统的内、外侧和轴向调整。这个切面必须以 A₂ 区为中心；实时多平面的正交切面

框 32-2　MitraClip 介入前评估

二尖瓣评估

- 形态学 / 病因（原发性或继发性二尖瓣反流）
- 二尖瓣反流的严重程度和位置：定性和定量评估
- 测量二尖瓣口面积
- 二尖瓣峰值和平均跨瓣压差
- 抓捕区域瓣叶的评估

左心室大小和功能

- 左心室容积（收缩期和舒张期）
- 左心室功能评估
- 射血分数
- 应变和扭转

左心房形态

- 左心房大小 / 房间隔长度
- 排除先天性房间隔缺损
- 排除左心房血栓
- 房间隔形态和理想的穿刺点

右心

- 右心室大小和功能
- 评估三尖瓣的形态和功能
- 评估肺动脉压

应为长轴切面。食管中段切面对于多普勒评估反流和跨瓣压差的测量也较为理想。

(3) 食管中段长轴切面（LVOT；120°～150°）：用于对系统的前后调整和钳夹瓣叶时的成像。

(4) 二尖瓣的 3D 容积成像（任何食管中段切面）：用于评估夹臂垂直于闭合线，并定位于反流部位。也用于直接测量二尖瓣口的面积，以及在术前和术后彩色多普勒评估反流紧缩口（e）。

由于 3D TEE 的应用，现在很少使用经胃底二尖瓣短轴切面。但经深胃底切面对于定量评估跨左心室流出道的向前每搏量和穿隔导管撤出后心房水平分流的严重程度（Qp/Qs）仍很有帮助，其中向前每搏量在成功的 MitraClip 术后可能显著增加。

在手术前，心脏团队应讨论反流的位置、该区域内及周围的瓣叶解剖结构、房间隔穿刺点的理想位置、建议的夹子数目及手术终止标准。应采用 TEE 进行全面评估，特别注意以下事项。

(1) 反流严重程度的定性参数（如肺静脉的逆流）。

表 32-5　MitraClip 术中引导成像推荐

手术操作步骤	成像要点推荐
房间隔穿刺	• 确定房间隔穿刺点的位置和方向 　– 理想高度是在二尖瓣环水平上方 3.5～4.0cm 　– 理想穿刺点是卵圆窝后上方的 1/4 象限 • 避免穿刺点太靠前 / 上方（邻近主动脉） • 避免穿刺点太靠后 / 上方（到右肺静脉和斜窦）
导管和钳夹传输系统的置入	• 定位 MitralClip 引导鞘管，双平面确定其头端通过了房间隔 • 对引导鞘管和输送系统（含钳夹）进入左房后进行持续成像，避免导管接触左心房侧壁 • 引导输送钳夹的装置位于 A₂-P₂ 区瓣叶上方（或反流束起源处）
MitralClip 的定位和定向	• 基于术前二尖瓣解剖影像（TEE），钳夹定位于反流口上方 • 钳夹处于部分展开状态，以利于判断位置和朝向 • 引导钳夹臂转向 / 旋转，使其垂直于瓣叶闭合线且位于反流口处 　– 注意：尽管典型钳夹臂是垂直于瓣叶闭合线，但为了最大限度减少瓣膜反流，钳夹臂并不一定垂直 　– 应用彩色多普勒确定钳夹位于瓣膜反流口上方 • 检查钳夹通过二尖瓣环时的轨迹（常关闭状态通过）

（续表）

手术操作步骤	成像要点推荐
二尖瓣叶的抓取	• 追踪打开状态的钳夹通过二尖瓣口进入左心室 • 一旦钳夹臂在左室处于打开状态，如果需要调整其方向则需 TEE 引导 • 持续引导钳夹臂回退并抓捕二尖瓣前、后瓣叶 • 在关闭夹子前应用多平面 2D 图像或 3D 图像确定两侧瓣叶均被捕获 • 逐渐关闭夹子并确定二尖瓣反流量在减少
释放前评估	• 评估 MitraClip 的位置和稳定性 • 评估残余二尖瓣反流 　− 定性评价（包括反流紧缩口、肺静脉收缩期逆流） 　− 定量评价反流量、反流有效瓣口面积和反流分数（应用 3D 彩色多普勒或其他定量方法） • 评估二尖瓣口面积 　− 二尖瓣峰值和平均跨瓣压差 　− 测量新的二尖瓣孔的面积
置入术后评估	• 评估最终 MitraClip 的位置和稳定性 • 评估残余二尖瓣反流 　− 定性评价（包括肺静脉收缩期逆流） 　− 定量评价反流量、反流有效瓣口面积和反流分数 • 评估最终的二尖瓣口面积 　− 二尖瓣峰值和平均跨瓣压差 　− 测量新的二尖瓣孔的面积 • 评估需再置入一枚 Mitraclip 的必要性 　− 如果需要第二个 MitraClip，除了在闭合位置将夹子推进左心室外，其余则重复同样的步骤即可 • 评估心室功能；确定心室大小和功能同术前或较术前改善 • 评估房间隔缺损：大小和分流量 • 评估三尖瓣反流速度和估测肺动脉压 • 排除穿孔和心包积液

TEE. 经食管超声心动图

（2）二尖瓣反流的定量（有效反流口面积和反流量），尤其注意 3D 定量。

（3）平面测量二尖瓣口面积；在重度二尖瓣反流时，压差减半时间和连续性方程是不准确的。早期研究表明单个钳夹的手术可使二尖瓣面积缩小 40%～50%[133]。

（4）跨二尖瓣的峰值和平均压差。

（一）房间隔穿刺

X 线透视和超声心动图都能引导经间隔穿刺。理想的穿刺点为卵圆窝的后上方，以下为一些注意事项（图 32-17）。首先，应避免在卵圆窝的前上部进行典型的中隔穿刺或穿过未闭的卵圆孔。原因是太靠前或原发隔形成前"阀门"使夹持器同轴更加困难，并会导致一个夹臂的角度较大从而减少充分钳夹双叶的机会。其次，CDS 需要高于瓣叶对合缘足够（但不能太多）的高度，理想情况下为 4cm。而功能性二尖瓣反流二尖瓣对合缘较瓣环更偏向心尖，这时经房间隔穿刺点相对于瓣环的高度可能更低。对于连枷瓣叶或黏液样变性导致的原发性二尖瓣反流，二尖瓣的对合缘位于左心房内，经隔穿刺点相对于瓣环的高度可能需要更高。最后，急性退行性反流的左心房可能较小，限制了可达到的高度，应注意避免刺穿到右肺静脉开口处。在这个区域没有房间隔，而是心包折返和右心房穹顶周围静脉根部的斜窦。如果在引入大导管前未发现右心房 / 右肺静脉穿孔，可能导致心包积液，有时需要外科手术治疗。

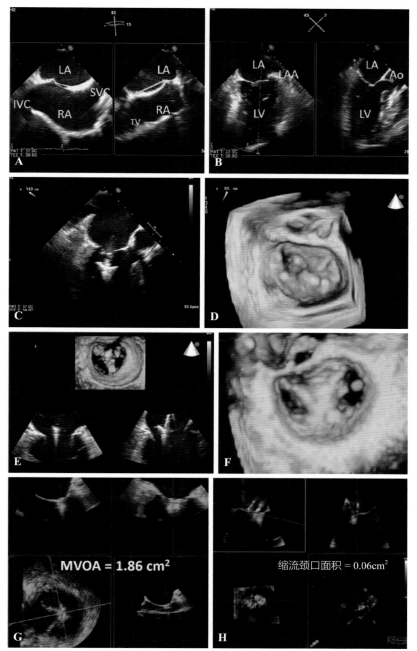

◀ 图 32-16 **MitraClip 术中超声指导**

手术操作的指导主要采用四个关键经食管超声心动图切面：食管中段双心房心切面（A，60°～90°），通常用于引导房间隔穿隔。使用实时多平面成像可以测量距二尖瓣环水平的穿刺点高度（黄箭），具体取决于患者的解剖结构。食管中段瓣联合切面（B，60°），用于 MitraClip 输送系统的内外侧和轴向调整，其实时多平面的正交切面应为用于前后调整的长轴切面。单平面食管中段左心室流出道长轴切面（C，120°～150°），因其分辨率较高，可用于引导瓣叶钳夹。二尖瓣的三维容积成像（D，任何食管中段切面），用于对原始瓣膜的成像和对手术计划的制订，以及用于将夹臂垂直于闭合线或反流缩流颈口，并将夹臂定位于反流部位（E）。术后术者视角观察的三维图像（F），术后三维图像可以用于直接测量二尖瓣口面积（G）和三维彩色多普勒测量反流束口面积（H）。Ao. 主动脉；IVC. 下腔静脉；LA. 左心房；LAA. 左心耳；LV. 左心室；MVOA. 二尖瓣口面积；RA. 右心房；SVC. 上腔静脉；TV. 三尖瓣

（二）导管和钳夹传输系统的引导

房间隔穿刺后，控制 GC 的尖端穿过房间隔 1～2cm（图 32-18A）。透视和超声心动图都很容易显示出导管的尖端，为一个双环。将 CDS 导入导管，将 MitraClip 装置推送进左心房，确保其邻近的心房结构清晰可见以避免房壁损伤和穿孔（图 32-18B）。应用二尖瓣的三维手术视图，CDS 定位于瓣膜闭合线上方，大约位于反流束的位置（图 32-18C）。

（三）MitraClip 钳夹的定位和定向

夹臂张开，在超声心动图和透视引导下将转变夹子的方向和位置，使其定位于反流束起源的中心且与其同轴（图 32-19A 和 B）。这可能需要频繁交换 2D 和 3D 视图（有和没有彩色

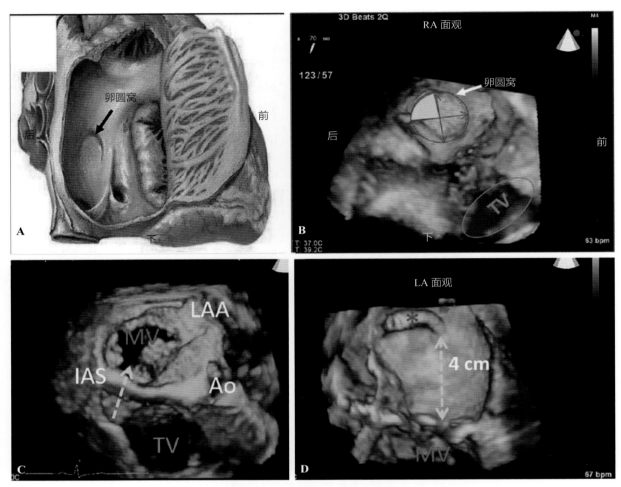

▲ 图 32-17 房间隔穿刺。房间隔穿刺的理想穿刺点为卵圆窝的后上方

A. 右心房（RA）侧房间隔（IAS）的图像，靠近中心处为卵圆窝；B. 右心房面观的房间隔三维容积图像，黄色三角形标出了房间隔的后上方；C. 从心房顶部向下看二尖瓣（MV）和三尖瓣（TV），IAS 与理想的后上方穿刺部位（黄虚箭）显示良好；D. 左心房面观的房间隔三维容积图像，导管（红星）的位置是正确的，在二尖瓣环上方 4cm。Ao. 主动脉；LA. 左心房；LAA. 左心耳

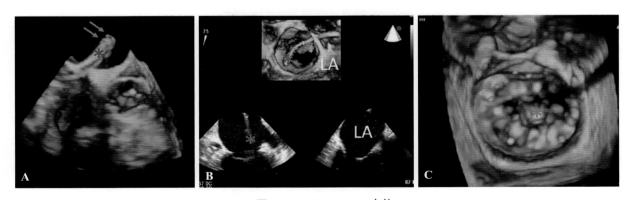

▲ 图 32-18 MitraClip 定位

A. 导管（红星）的尖端穿过房间隔 1～2 cm，透视和超声心动图都很容易显示出导管的尖端，为一个双环（蓝箭）；B. 钳夹输送系统（CDS）送入导管，MitraClip 钳夹（绿星）推送进左心房，确保其邻近的心房结构清晰可见以避免心房壁损伤和穿孔；C. 应用二尖瓣的三维手术视图，CDS 定位于瓣膜闭合线上方，大约位于反流束的位置。LA. 左心房

多普勒）。鉴于 CDS 出色的转向能力，非典型钳夹方向和位置也可实现，这就使得该装置能用于各种各样的解剖结构病变的治疗。通常是在瓣联合和长轴的双平面图像上通过闭合夹子来确定其内外和前后方位。对于第一个夹子，将夹子的两臂重新打开，推送进二尖瓣叶下方的左心室（图 32-19C）。

（四）二尖瓣叶的抓取

钳夹装置通过二尖瓣环的推进过程需要进行连续成像监测，以避免接触外侧结构，尤其是腱索装置。将夹子推进到左心室的过程中经常导致其方向改变，因此连续成像可以确定夹子的位置和旋转。为了显示瓣叶抓取，左心室长轴切面是必不可少的，因为在该切面上可以

看到对称打开的 V 形夹臂（图 32-20A），这可能需要旋转探头和多平面角度以实现微小调整。如果多平面成像没有足够的分辨率（横向、轴向或时间），那么可以使用简单的二维（单平面）成像。从这个切面可以看到夹子回撤，直到两个瓣叶被抓取，然后闭合则完成二尖瓣叶的捕获。利用二维和多普勒超声心动图能够评估瓣叶被夹入夹子及二尖瓣反流的减少程度（图 32-20B）。除了左心室长轴切面监测抓取过程，还必须从多个切面观察确认抓取是否成功（图 32-20C）。从瓣联合切面同时进行多平面成像，允许对宽 4mm 夹子的任意一边进行正交观察，以确保捕获了足够的瓣叶长度，从而保证钳夹的稳定性（图 32-20D）。如果有必要，可

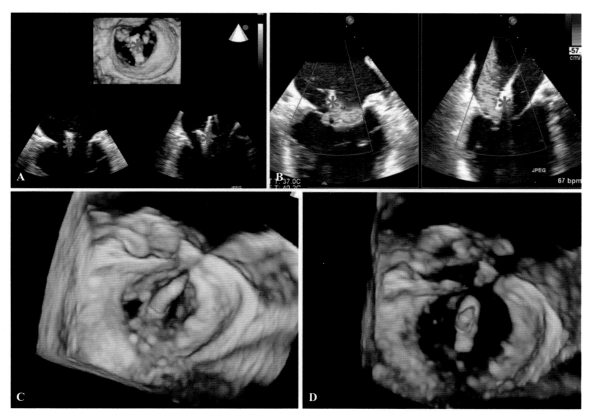

▲ 图 32-19　**MitraClip** 定向

开放的夹臂（A），在超声心动图和荧光镜引导下将转变夹子（绿星）方向和位置，使其定位于反流束起源的中心且与其同轴（B）。然后夹臂重新打开，夹臂进入二尖瓣叶下方的左心室；减少增益后（C），薄的二尖瓣叶被消除，夹臂在二尖瓣叶下方的方向得以清晰显示（D）。LA：左心房

以重新打开夹子释放瓣叶，然后重新定位。如果必须将夹子收回左心房，夹臂可以在心室内进行翻转，为收回提供一个光滑的装置轮廓以防止缠绕腱索。重要的是，超声心动图常能够显示腱索缠绕，这时应该告知介入医生以避免腱索断裂。

（五）释放前评估

在释放夹子之前，必须使用超声心动图来量化残余反流、测量双孔的面积（通常采用 3D 方法；图 32-16G 和 H）并评估平均跨瓣压差。重要的是，每一个孔的平均跨瓣压差应该是相同的，这反映了血流通过的总孔面积。同轴成像（血流和声束方向平行）对于压差的精确评估至关重要，而非同轴多普勒成像是造成双孔平均跨瓣压差不同的最常见原因。通常，具有最密波形的最大压差是最精确的。如果测量的瓣口面积 < 2.0cm²，和（或）生理条件下平均压差 > 6mmHg，应根据情况决定是否重新定位或移除夹子。体型小或活动量小的患者可以接受更小的瓣口面积或更高的静息跨瓣压差。在充分减少二尖瓣反流并经过血流动力学评估确认后，释放夹子，然后撤出钳夹输送系统和引导鞘管。如果需要第二个 MitraClip，除了在闭合位置将夹子推进左心室，其余则重复同样的步骤即可。一般来说，因为存在原瓣膜装置损伤的风险，所以不鼓励翻转和回撤第二个夹子。

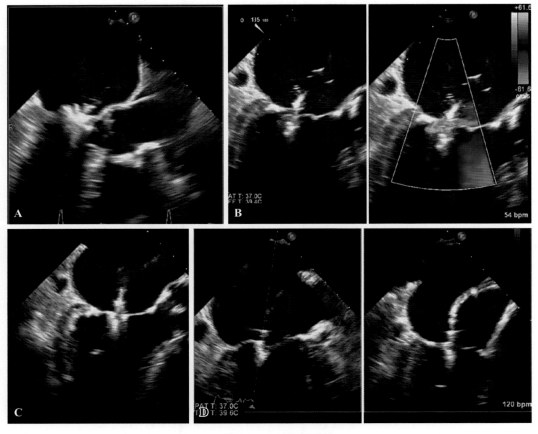

▲ 图 32-20 瓣叶抓取

左心室长轴切面用于观察瓣叶的抓取，因为在该切面上可以清晰显示对称打开的 V 形夹臂（A）。为了提高帧频，可以使用单平面二维图像（B）。利用二维和多普勒超声心动图能够评估瓣叶被夹入夹子，以及二尖瓣反流的减少程度。除了左心室长轴切面监测抓取过程，还必须从多个切面观察抓取是否成功（C）。从瓣联合切面同时进行多平面成像，允许对宽 4mm 夹子的任意一边进行正交观察，以确保捕获了足够的瓣叶长度，从而保证钳夹的稳定性（D）

（六）MitraClip 术后评估

夹子释放后，超声心动图必须确认装置的稳定性，并量化手术结果：残余反流、瓣口面积和平均跨瓣压差。定量瓣口面积通常是通过平面测量双孔实现。虽然过去使用了深胃底切面，但 3D 定量提高了测量的准确性，现已成为标准的方法。此外，还应进行反流的定性评估（如肺静脉收缩期逆流）。以下观察也很重要：心室大小 / 功能的改变、新出现的心包积液或心包积液的改变，以及导管移除后残余房水平分流的大小。后者对于预后的预测也可能很重要，因为一些研究表明房间隔残余缺损约发生在 50% 的病例中，这可能与更差的预后相关[134]。

与原发瓣膜病相比，超声心动图定量评估钳夹术后残余 MR 明显更加困难，因为这时可能存在多个偏心反流、瓣口面积减少造成的血流加速，以及夹子产生的伪影。心血管磁共振成像（CMR）可以准确、重复地量化左、右心室容积，与相位对比血流成像相结合，可以量化二尖瓣反流分数[135]。尽管血流受到 MitraClip 的干扰应避免使用近端等速表面积法，但是据报道，利用二维左心室双平面容积和左心室流出道容积法计算相对每搏量可以评估反流容积和反流分数[135]，同时这些作者还采用 ASE 推荐的标准方法对跨瓣容积进行了量化[136]。尽管这些测量值存在显著的变异性，但相比专家读者的主观评估，通过多普勒定量反流分数已显著提高了重复性，这突出了定量指标相比视觉定性分析的重要性。

八、其他经导管二尖瓣修复装置和经导管二尖瓣置换

在欧洲，许多其他经导管二尖瓣修复装置已经或正在接受 CE 认证的评估，其中包括 CARILLON 二尖瓣成形系统（Cardiac Dimensions，Inc.，Kirkland，Washington）、Cardioband 系统（Valtech Cardio Ltd.，或 Yehuda，Israel）、Mitralign 经皮瓣环成形系统（Mitralign，Tewksbury，Massachusetts）、NeoChord 系统（NeoChord，Inc.，Eden Prairie，Minnesota）和 Arto 系统（MVRx，Inc.，Belmont，California）。所有这些装置都有特定的成像需求，但都是使用 TEE 作为主要成像方式，成像共识也在探讨中。

尽管已有报道将经导管主动脉瓣装置植入自身钙化、退行性变导致的二尖瓣狭窄中[137]，但专门用于经导管二尖瓣置换的装置已被提出作为高危严重二尖瓣反流患者的可行解决方案[17, 19, 138, 139]。虽然术前计算机断层成像提供了关于二尖瓣、瓣环和瓣下装置的精确解剖信息，但术中是采用 TEE 为主、偶尔用心腔内超声（ICE）的成像模式引导，该模式具有连续、不间断、高质量和可重复性的显著优势。这些设备的术中超声心动图成像共识目前正在探索中，尚无法详细讨论。然而，一些思考可以使超声医生在当前发展领域有一定的认识。

这些经导管二尖瓣置换装置的基本解剖相似：一个带支架的骨架支撑人工生物瓣叶，加上一个心房稳定装置和一个锚定器。一些锚定装置使用自身的瓣环，另一些使用自身的瓣叶，还有一些使用左心室心尖系带装置。目前大多数装置的入路都是经心尖，然而经股静脉入路的研究正在进行中，这种方法很可能成为未来的趋势。

TMVR 装置需要适当的二尖瓣环大小及着陆区的详细特征，包括瓣叶的形态、邻近的左心房基底和瓣环、瓣环下和瓣膜下结构及邻近的心室（尤其是左心室流出道）。尽管瓣环的动态特性随瓣膜和心室的病理改变而改变，但瓣环的尺寸应在全心动周期的多个时间点进行评估（如收缩末期和舒张末期）。过度的二尖瓣环钙化或瓣下钙化可能会影响装置的正确定位和严密性，这可能成为 TMVR 的禁忌证。用于严

重退行性变导致二尖瓣环钙化的特殊置入装置也在研发中。

TMVR 的主要问题之一是左心室流出道梗阻。与外科人工生物二尖瓣相比，TMVR 术后本身的瓣叶完好无损，因此，前叶有可能造成 LVOT 动态或解剖阻塞。此外，由于 THV 的支架被合成材料覆盖[16, 17, 19]，装置本身可能会突出到左心室腔内并侵占 LVOT。最后，LVOT 与二尖瓣环的相对角度及室间隔心肌的厚度和动态特性都将影响 LVOT 梗阻的发展。在这种情况下，LVOT 梗阻实际上是指创建一个小型的新 LVOT，而不是阻塞的自身 LVOT[140]。

因此，TMVR 的术中成像可能涉及以下多个步骤。

（1）术前确认"着陆区"的形态（包括 LVOT）。

（2）引导路径（经心尖或房间隔；注意：也可选择直接经心房入路）。

（3）引导瓣膜在瓣环内的定位（特别是对于非圆形设计）。

（4）确保锚定装置正常工作。

（5）确保不与邻近心脏结构发生相互作用。

（6）释放后成像。

（7）评估释放后瓣膜的功能和（或）并发症。

九、三尖瓣修复装置

由于先进的超声心动图成像技术可以对三尖瓣进行一致和准确的实时成像，经导管治疗三尖瓣反流现已成为可能。与经导管二尖瓣修复术一样，TEE 可能在经导管三尖瓣修复术中发挥着不可或缺的作用。尽管宽角的心腔内超声探头的发展可能会扩大其应用[141]，但 TEE 高频成像提高了空间分辨率，拥有更多的切面来综合评估三尖瓣装置，并可连续地获取这些图像。关于综合 TEE 检查和 3D 成像的新版 ASE 指南描述了针对三尖瓣的图像采集和标准切面[142]。尤其是 3D TEE 极大地提高了成像的准确性，以及对三尖瓣叶和三尖瓣装置相关解

剖结构的识别，并且已成为三尖瓣介入治疗必不可少的方法（图 32-21）[24]。

严重三尖瓣反流的患者表现为合并充血性肝病的慢性右心衰竭（四肢水肿、腹水和端坐呼吸）。因此，治疗严重 TR 的上游效应可能是减轻症状的合理方法，尽管其对预后的影响尚不清楚。Lauten 等[25, 143]成功地将两个特制的经导管瓣膜植入上腔静脉（SVC）和下腔静脉（IVC），改善肝功能的同时减轻了短期症状。

外科三尖瓣缘对缘修复的成功喜忧参半[144]。将适用于二尖瓣的 MitraClip 放置于三尖瓣时，影像学起着重要的作用。唯一已发表的应用 MitraClip 治疗三尖瓣反流的病例是先天性大动脉转位患者（治疗左侧房室瓣）[145]。然而许多未发表的病例（个人通信）应用此装置通过经颈静脉和经股静脉入路成功地钳夹非先天性病变的三尖瓣。使用这个系统有许多优点；术者熟悉该装置的操作；功能性和退行性三尖瓣反流都可以成功解决；夹子可放置于瓣叶闭合线上任意的位置；可能不需要对当前装置进行重大的修改。这种解决方法应该在正式注册或试验中进行研究。

大量研究表明功能性 TR 的瓣环扩张是在隔瓣－前瓣方向。了解这种病理解剖学后，TriCinch 系统的研究人员（4TECH Cardio，Galway，Ireland）研发了一种可以环缩瓣环前后径进而改善瓣叶贴合的三尖瓣装置。应用 TriCinch 系统经导管治疗三尖瓣反流的试验目前正在进行中。

Forma Spacer 修复系统（Edwards Life-sciences，Irvine，California）使用一种简单的方法来处理三尖瓣反流，即将一个球囊放置于反流口中心，形成瓣叶关闭时可对合的接触面。这种装置从左锁骨下静脉入路，输送入一个锚定器，一端附着于球囊上，另一端位于右心室心尖部，从而保证了装置的稳定性，以及处于瓣叶关闭线的中心位置（图 32-22A）。介入操

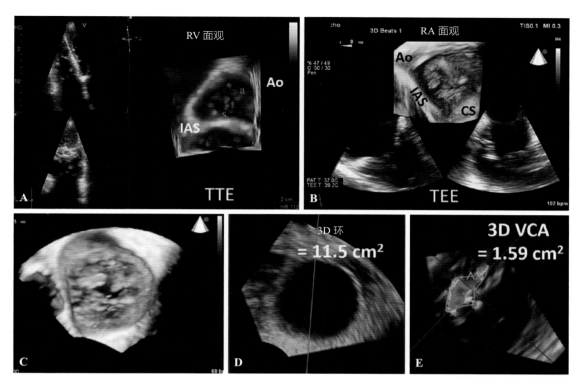

▲ 图 32–21　三尖瓣的三维成像。A. 经胸超声心动图（TTE）对三尖瓣进行三维成像，右心室（RV）侧视图观隔瓣位于远场（蓝 s），前瓣（绿 a）位于右侧，而后瓣（红 p）位于左侧；B. 经食管超声心动（TEE）是从右心房（RA）侧视图观察三尖瓣理想的成像方式。使用术者视野的三维（3D）TEE 容积（C）、3D 瓣环面积测量（D）和 3D 彩色多普勒（E）测量反流颈缩口面积（VCA）可以帮助量化三尖瓣复合体

Ao. 主动脉；CS. 冠状静脉窦；IAS. 房间隔

作过程由 TEE 引导。已有许多装置用于临床试验，但还没有相关结果发表。Edwards 经导管三尖瓣修复系统的早期可行性研究正在进行中。

　　Titralign 系统 (Mitralign Inc.) 已经在欧洲完成了 CE 认证，最近报道了他们首次在人体中将该装置植入三尖瓣环[24]。Tiralign 系统经颈静脉入路，将垫片缝合于三尖瓣环上，减小后瓣处的瓣环使三尖瓣两叶化（图 32–22B）。他们早期的临床试验数据尚未公布，然而，2015年 TCT 会议上的数据显示单个垫片可使反流口减少 40%～50%，瓣环面积减少 50% 以上。Mitralign 经导管三尖瓣修复系统（PTVAS）用于慢性功能性三尖瓣反流（SCOUT）的早期试验纳入了 15 例患者，其阳性结果最近已报道，但尚未发表。

　　许多研究者在动物模型中研究了经导管三尖瓣置换术[20-23]。尽管处于早期发展阶段，但这项技术似乎可行，并可能成为另一种经导管治疗三尖瓣反流的方式。与二尖瓣一样，瓣膜锚定和缠绕瓣下装置的问题应得到解决。尽管流出道梗阻在经导管二尖瓣置换术中是一个问题，经导管三尖瓣置入术中因右心室流入道和流出道不连续，流出道梗阻的问题不大，但距腔静脉较近，以及与三尖瓣环夹角较大成为其新的挑战。术前应用 MSCT 和超声心动图对瓣膜进行详细评估可以为术中 TEE 指导保驾护航。

十、超声心动图在经导管瓣中瓣术中的应用

　　生物瓣衰败的患者再次外科手术死亡率为 5%～11%[146-149]，其中合并冠状动脉疾病增加

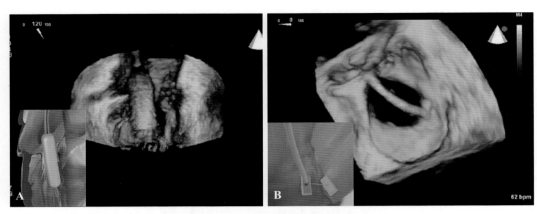

▲ 图 32-22　经导管三尖瓣装置

FORMA 修复系统 (A) 是一种跨三尖瓣环的球囊装置，使瓣叶闭合时接触球囊表面，以减小瓣膜反流口。Trialign 系统在三尖瓣环内放置两个垫片，使三尖瓣环折叠 (B)，有效地将前叶和隔叶连接在一起，使三尖瓣两叶化

了 15%[150]。许多研究报告了 THV 植入衰败的外科生物瓣（surgical heart valve，SHV；VIV 手术）是可行的[26, 27, 151-153]。最近的瓣中瓣介入注册研究（VIVID）囊括了 55 个中心 2007—2013 年行 VIV 介入治疗（包括球扩瓣和自膨瓣）的 459 例患者[27]，30 天死亡率为 7.6%（狭窄患者高于反流患者），提示介入 VIV 手术可作为外科再次开胸治疗生物瓣衰败的替代方式。

最近已发表很多关于多模态成像在 VIV 治疗中的应用综述[30, 154, 155]。与 TAVR 相似，该手术的成功取决于主动脉根部精确测量，以及对支架直径（stent diameter, SD）的真实内径（TD）的理解——两者都不等于瓣膜上标记的尺寸。用于 VIV 治疗的有三种瓣膜：支架内缝合猪瓣膜者，其 TD 比 SD 小 2mm；支架内缝合心包瓣膜者，其 TD 比 SD 小 1mm；支架外缝合心包者，其 TD 等于 SD。要选择正确的 THV 瓣膜大小，一般的规则是将主动脉瓣 VIV 的 TD 增大 1mm，二尖瓣 VIV 增大 2～3mm。计算机断层扫描和 TEE 均已用于确认 SHV 的 TD[156-158]。超声心动图确认主动脉瓣或二尖瓣生物瓣的 TD 通常使用 3D TEE（图 32-23A）[157-159]。术者视野的或放大的 3D 容积图使用单心动周期获得，因多心动周期获得的 3D 图像存在拼接错位的伪影。

通过多平面重建，获得了缝制环水平的 SAX，在这个短轴上测量缝制环的 TD。通过减少增益和只测量最密集声影的边缘来避免测量时"噪声"伪影的干扰。LVOT 阻塞是二尖瓣 VIV 手术后的特殊并发症[155]。由于 THV 一旦置入二尖瓣生物瓣中后，就会形成相当于"覆膜支架"的结构，因此 SHV 与左心室流出道的关系应格外重视。通过 MSCT 可以准确预测出左心室流出梗阻的风险，但也可以考虑 3D 超声心动图（图 32-23B）。

十一、置入术中影像

主动脉瓣位 THV 的定位取决于外科生物瓣的类型和位置（瓣环或环上），以及着陆区的特征（即缝合环外观、主动脉根部大小 / 高度、窦管交界处内径、冠状动脉开口的位置）。Bapat 等证明了 SHV 最窄的部分在缝合环水平。在大多数情况下，缝合环可通过透视确定并作为 VIV 置入过程中的参照物[160]。然而，当缝合环是射线可透过的情况下则不行，这时超声心动图成像尤其重要[161]。对于二代球扩瓣（SAPIEN XT），THV 最终的理想位置应该在外科缝合环下 1～2mm，起搏时的位置则应该在 SHV 缝合环（心室侧）下 4～5mm。由于

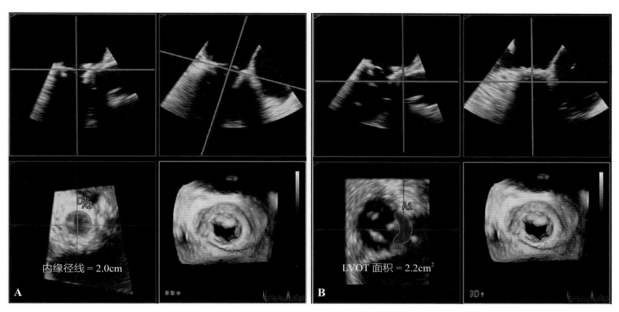

▲ 图 32-23 生物瓣衰败瓣中瓣治疗的成像

经食管 3D 超声心动图多平面重建（A）测量生物瓣的内缘径线为 2.0cm，置入 23mm 的 SAPIEN 3 瓣膜是合适的。也可预测左心室流出道（LVOT）阻塞的风险（B），对于这个患者，LVOT 梗阻的风险低，测量 LVOT 的面积为 2.2cm²

SAPIEN 3 瓣膜仅从心室端开始缩短，且瓣膜的最终长度取决于其展开的程度（完全展开时较短），因此瓣膜的最终位置难以预测。对于二代自膨瓣（EVOLUT R）的定位，THV 的最低缘（通常是后端）应比缝合环最低缘以下最多 4~6mm，且常可高很多。这将确保 THV 裙边的最低缘覆盖生物瓣缝合环的最低缘，并确保 THV 瓣膜的启闭保持在瓣环上方（环上瓣）。

对于主动脉 VIV，THV 位置不当会增加并发症的风险[162]。球扩瓣或自膨瓣 THV 置入位置过高会导致 THV 栓塞或冠状动脉阻塞的风险。球扩瓣置入位置过低会导致 AR 或生物瓣膜脱垂，引起血流动力学不稳定。后一种并发症可能只有在较高的 SHV 中才有风险（如 Mitroflow 和 Trifecta），而在较长的 SAPIEN 3 瓣膜中的可能性较小。自膨瓣置入位置过低可能会导致接触二尖瓣或 THV 瓣叶并非环上瓣（从而导致最大开口）。冠状动脉阻塞可能与其开口与外科生物瓣支架及 THV 瓣叶间的相对位置关系有关。环上瓣、冠状动脉开口

低、主动脉窦及窦管交界内径较小、生物瓣大块钙化斑及缺乏支架框架（如同种移植或无支架瓣膜）的患者发生冠状动脉堵塞的风险较高[27]。

对于二尖瓣位置的 VIV 治疗，可尝试经心尖或经房间隔入路。目前自膨瓣对于二尖瓣的位置来说太长，但可使用球扩瓣或其他较短的瓣膜。如果采用经心尖入路，确定心尖穿刺点的位置（如前面 TAVR 部分所述）对手术安全至关重要，可以使术者避免右心室穿孔、室间隔穿孔或乳头肌断裂。如果采用经房间隔入路，方法同前面 MitraClip 部分所述。在置入过程中因 SAPIEN 3 瓣膜从心房侧开始短缩，压缩瓣膜的中心点应刚好位于透视下缝合环的心室侧。超声心动图显示压缩瓣膜的心室侧应与生物瓣膜支架的心室侧持平（图 32-24A），瓣膜的心房侧可以较多地突出到左心房，但完全释放以后它将在缝合环上方约 2mm（图 32-24B）。将 TD 扩大 2~3mm 会导致 THV 呈锥形，进而防止其早期和晚期移位；如果这在透视或超声检

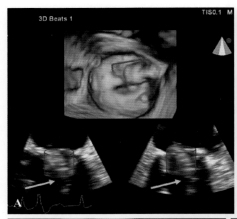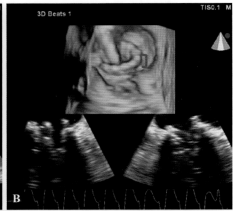

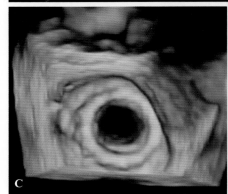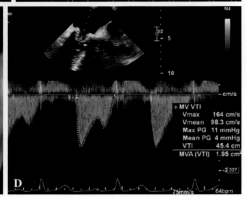

◀ 图 32-24 二尖瓣 VIV 定位手术

A. 经食管超声心动图显示压缩瓣膜的心室侧应与生物瓣膜支架的心室侧一致（黄箭）；B. 压缩瓣膜的心房侧可以较多地突出到左心房（红框），但完全释放以后它将在缝合环上方约 2mm；C 和 D. 在瓣中瓣植入后，应评估经导管瓣膜的位置和稳定性、瓣叶移位、跨瓣压差和瓣口面积

查中都没有发现，则可能需要后扩张。

在 VIV 植入后，应用术中超声心动图评估手术效果：经导管瓣膜的位置和稳定性、瓣叶移位、跨瓣压差和瓣口面积（图 32-24C 和 D）。术中应排除手术相关的并发症：瓣口和瓣周反流及其严重程度、心室大小和功能的改变，以及心包积液量的改变。在 SHV 和 THV 之间小的反流束并不少见，它可能随着时间的推移而消失。如果患者存在轻度以上瓣膜之间的反流，应考虑进行第二次球囊扩张。必须仔细评估不同位置相关的特殊问题：主动脉瓣位 VIV 的冠状动脉阻塞、二尖瓣位 VIV 的左心室流出道梗阻。然而，主动脉瓣位 VIV 手术各种并发症的发生率与自身瓣膜行 TAVR 不同（表 32-6）。

瓣膜置换术后瓣周漏封堵

主动脉瓣和二尖瓣置换术后的 PVR 发生率分别为 2%～10% 和 7%～17%[163]。尽管这些患

表 32-6 主动脉瓣中瓣手术相关的并发症

风险比较	并发症
风险低于自身瓣膜行 TAVR	严重瓣周反流 心脏压塞 瓣环破裂 主动脉夹层 传导阻滞
风险高于自身瓣膜行 TAVR	置入位置不恰当 冠状动脉堵塞 术后跨瓣压差增高

TAVR. 经导管主动脉瓣置换术
引自 Dvir D, Barbanti M, Tan J, Webb JG. Transcatheter aortic valve–invalve implantation for patients with degenerative surgical bioprosthetic valves. *Curr Probl Cardiol.* 2014;39(1):7–27.

者大多数无症状，但有 1%～3% 的患者可能出现心力衰竭、溶血或两者兼有。在有症状的严重 PVR 患者中，再次外科开胸手术不良后果的风险高达 16%[164, 165]，且每再做一次手术风险都会增加[165]。多项研究表明经导管治疗 PVR

不仅可以使用纵多不同的装置进行封堵[166-170]，而且可以治疗心力衰竭和溶血[171-174]。临床成功取决于手术成功和症状的改善。心力衰竭症状的改善通常局限于封堵后轻度或无残余反流的患者[173]。然而，溶血性贫血患者即使成功封堵 PVR 也往往并没有改善[175]。持续或恶化的溶血可能是由于使用适应证外的设备来封堵 PVR，这些设备是由更大口径的镍钛合金网编织而成，不符合不规则形状的瓣周漏口，并在镍钛合金网之间产生小的、高速射流。最近，Amplatzer 血管塞（AVP Ⅱ 和 Ⅳ）已应用于临床，它拥有较小的轮廓，并符合瓣周漏口的形状，使其能更好地适应小而不规则的瓣周漏口，从而减少瓣周漏。

十二、介入过程

入路的选择部分取决于手术瓣膜及相关瓣周漏的位置。典型的主动脉瓣周漏可通过逆行主动脉入路治疗。二尖瓣 PVR 的经导管封堵可通过逆行或顺行入路而实现。

二尖瓣置换术后 PVR 封堵的逆行方法可以经股动脉入路（经主动脉瓣进入左心室）或直接经心尖入路；后者对于需要多个封堵器的患者可能是理想的，因为通过直接穿刺或经一个小的心尖手术窗可以同时置入多根导丝。经心尖入路封堵二尖瓣周漏者可减少手术和透视时间[176]。

顺行法需经房间隔穿刺，3D 经食管超声可能有助于确定穿刺的最佳位置。可操纵的 GC（如 Agilis）使得顺行入路治疗任何二尖瓣周漏高度可行。

十三、介入过程中的影像

在介入术前和术中引导过程中应使用经食管超声标准的主动脉瓣和二尖瓣切面。术前评估大部分是通过 3D 成像来完成的[142]。3D 标准图像的获取和显示强调建立二尖瓣的解剖视图[142]，即将主动脉瓣置于前方（或 12 点钟方位），通过左心耳定位缝合环的内侧（9 点钟方位），房间隔侧缝合环位于 3 点钟方位。最近，融合成像已应用于临床，它可以改善沟通和缩短手术时间，尤其是在瓣周漏封堵时（图 32-25A）[177]。

心脏团队对经导管封堵 PVR 术前的内容包括瓣周漏的数量和位置；每个漏口的形状和确切的大小；漏口距缝合环或人工瓣的距离和方向。这些评估需要详细的 2D 和 3D 经食管超声成像[87, 172, 178]。漏口的形状和大小决定了封堵器的选择。长、新月形的漏口通常需要多个封堵器。主动脉瓣周漏往往比二尖瓣周漏小，几乎没有必要连续或间隔使用多个封堵器。

主动脉人工瓣膜的超声心动图成像可能受到前缝合环声学阴影的影响。因此，非同轴成像（食管下段或经胃底切面）可能是必要的（图 32-25B），有时经胸超声心动图可能比经食管成像更好。缝合环后瓣周漏在 TEE 上容易成像。另外，也可以使用 ICE，但这种成像方式在瓣周漏封堵时的经验比较有限。推荐人工主动脉瓣的 3D 成像将前方的左 Valsalva 窦置于图像右方，右 Valsalva 窦置于图像后方（6 点钟方位）。

漏口的位置可能会影响手术的成功率。二尖瓣前外侧瓣周漏口（靠近左心耳）由于左心房扩张常呈从上到下的方向特征，而下方瓣周漏口（或靠近左心室）的位置常更靠近人工瓣膜。漏口的这种方向可能导致封堵器在术后进行旋转 90°，导致封堵器突出于瓣周漏口，影响机械瓣或生物瓣叶的开闭（图 32-25C 和 D）[179]。这种并发症也可通过透视发现。一旦释放位置不理想（或如果堵塞瓣叶），可通过一个圈套或一个较长、灵活的活检器撤回封堵器，从而避免开胸取出。

在封堵器释放后，应对人工瓣膜功能进行全面评估。这包括（但不限于）：人工瓣膜 2D

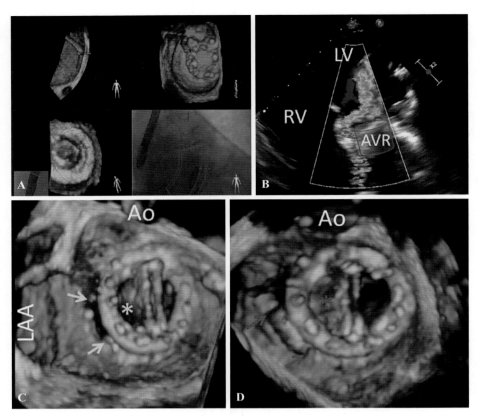

◀ 图 32-25　经导管瓣周反流封堵的影像学检查

A. 瓣周反流的融合成像，可以在超声心动图图像上放置一个定位点（红点），然后在对应的透视图像上同时显示该定位点。B. 主动脉人工瓣膜瓣周的超声成像可能受到前缝合声学阴影的影响，仅能在深胃底切面显示瓣周大量反流。C. 左心耳（LAA）附近的二尖瓣前外侧瓣周漏口（两个黄箭间）具有从上到下的方向特征。值得注意的是，靠近漏口处的机械瓣开放正常（黄星）。D. 在成功释放 AVP Ⅱ 封堵器（红箭之间）后，封堵器旋转 90° 导致机械瓣闭塞（红星）。Ao. 主动脉；AVR. 主动脉瓣置换术；LV. 左心室；RV. 右心室

和 3D 成像评估瓣膜的功能；连续波多普勒通过人工瓣口测量跨瓣的峰值 / 平均压差；2D 和 3D 彩色多普勒评估残余 PVR；多普勒评估间接反应封堵效果的血流动力学，包括肺静脉血流、肺动脉压和残余房间隔缺损。

十四、结论

超声心动图是结构性心脏病介入治疗中的一种重要成像工具，对每一种经导管介入手术的术前计划、术中指导和术后评估都起着不可或缺的作用。

推荐阅读

Altiok, E., Becker, M., Hamada, S., et al. (2011). Optimized guidance of percutaneous edge-to edge repair of the mitral valve using real-time 3-D transesophageal echocardiography. *Clinical Research in Cardiology, 100*, 675–681.

Baumgartner, H., Hung, J., Bermejo, J., et al. (2009). Echocardiographic assessment of valve stenosis: EAE/ASE recommendations for clinical practice. *Journal of the American Society of Echocardiography, 22*, 1–23 [quiz 101–102].

Bloomfield, G. S., Gillam, L. D., Hahn, R. T., et al. (2012). A practical guide to multimodality imaging of transcatheter aortic valve replacement. *JACC Cardiovascular Imaging, 5*, 441–455.

Hahn, R. T., Abraham, T., Adams, M. S., et al. (2013). Guidelines for performing a comprehensive transesophageal echocardiog-raphic examination: recommendations from the American Society of Echocardiography and the Society of Cardiovascular Anesthesiologists. *Journal of the American Society of Echocardiography, 26*, 921–964.

Hahn, R. T., Gillam, L. D., & Little, S. H. (2015). Echocardiographic imaging of procedural complications during self-expandable transcatheter aortic valve replacement. *JACC Cardiovascular Imaging, 8*, 319–336.

Hahn, R. T., Kodali, S., Tuzcu, E. M., et al. (2015). Echocardiographic imaging of procedural complications during balloon-expandable transcatheter aortic valve replacement. *JACC Cardiovascular Imaging, 8*, 288–318.

Hahn, R. T., Little, S. H., Monaghan, M. J., et al. (2015). Recommendations for comprehensive intraprocedural echocardiographic imaging during TAVR. *JACC Cardiovascular Imaging, 8*, 261–287.

Tzikas, A., Schultz, C. J., Piazza, N., et al. (2011). Assessment of the aortic annulus by multislice computed tomography, contrast aortography, and trans-thoracic echocardiography in patients referred for transcatheter aortic valve implantation. *Catheterization and Cardiovascular Interventions, 77*, 868–875.

第六篇
心包和大血管疾病
Diseases of the Pericardium and Great Vessels

第 33 章
心包疾病
Pericardial Disease

Sheila M. Hegde　著

郑剑桥　译

宋海波　校

一、概述

心包是由浆液性脏层（心外膜）和纤维性壁层两层组成的薄壁结构，它们共同包绕和保护心脏。在心包层之间，通常有高达 50ml 的心包液缓冲心脏，而心包可作为炎症和感染的屏障[1-3]。

心包疾病的发病率和患病率的流行病学资料有限，基于发达国家或发展中国家的临床环境及亚专科医疗有效性的不同，存在着显著的差异性。心包疾病的病因可能包括感染、自身免疫、心肌梗死、恶性肿瘤、代谢、创伤、药物相关、先天性或医源性因素[4]。

经胸超声心动图是疑似心包疾病患者首选的一线无创检查方法。由于心包与肺组织交界，心包通常被视为围绕在心脏周围的明亮的线性结构[3]。虽然 M 型、二维或三维超声心动图可以评估心包，但二维超声心动图最常用于评估心包积液及其血流动力学的重要性，也是性价比最高的成像方式[4]。

本章回顾了各种心包综合征中心包的超声心动图评估：心包积液、心包炎、心包缩窄和其他心包疾病。

二、心包积液

（一）积液特征

心包液是由心包浆液层分泌的浆液，通常超声无回声。积液常不均匀地分布在心包腔内。出血性心包液可作为疾病（如恶性肿瘤）或创伤（如心室破裂、冠状动脉创伤）的标志。由于无回声液体的密度与心腔内的血液密度相同，心包积血在发病时可能表现为无回声。然而，随着时间的推移，液体的回声密度可能增加，与血栓组织一致。脓性液体与感染性病因相符，并与液体蛋白水平升高有关。这样的渗出液也可能表现出滞留或粘连，与炎症和较为复杂的疾病过程相一致。化脓性心包炎应积极采用紧急心包穿刺术治疗，而且这些积液往往呈局限性。乳糜液与创伤或胸导管浸润一致，普通和对比的计算机断层扫描（CT）可以帮助诊断。

（二）积液量

舒张末期心包脏层和壁层间无回声间隙的距离决定了心包积液量：轻微（仅收缩期可见）、少量（＜10mm）、中量（10～20mm）、大量（＞20mm）或非常大量（＞25mm）（图 33-1）。积液的描述应包括测量的大小和位置。虽然线性尺寸和体积之间没有严格的相关性，但可以粗略地预估：少量积液液体体积≤ 250ml，中量积液液体体积 250～500ml，大量的环周积液心包穿刺量＞ 500ml。手术后或继发于炎性疾病的局限性积液在标准的经胸超声心动图上可能不可见，需要经食管超声心动图检查。

（三）鉴别特征

胸降主动脉相对于积液聚集的位置通常是区分左胸腔积液和心包积液的关键。由于心外膜与心肌紧密相连，胸降主动脉前的积液更有可能是心包积液，而主动脉后的积液更有可能是胸腔积液（图 33-2）。胸降主动脉通常也能

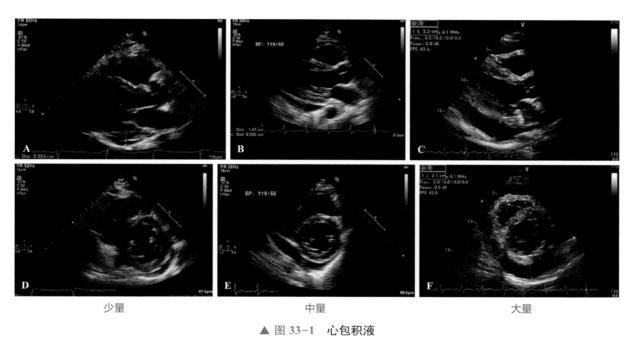

少量　　　　　　　　　　　中量　　　　　　　　　　　大量

▲ 图 33-1　心包积液

A 和 D. 胸骨旁长轴和短轴切面显示少量（＜ 10mm）的环周心包积液；B 和 E. 胸骨旁长轴和短轴切面显示中量（10～20mm）的环周心包积液；C 和 F. 胸骨旁长轴和短轴切面显示大量（＞ 20mm）的环周心包积液

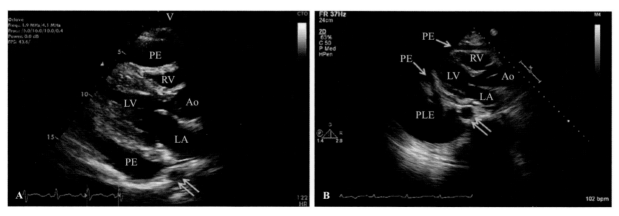

▲ 图 33-2　心包积液和胸腔积液鉴别

A. 胸骨旁长轴切面显示大量的环周心包积液，在与胸降主动脉同一水平可见（双箭）；B. 胸骨旁长轴切面显示少量的环周心包积液（单箭），位于胸降主动脉前（双箭）。胸降主动脉后方也可见胸腔积液。PE. 心包积液；PLE. 胸腔积液；Ao. 主动脉；LA. 左心房；LV. 左心室；RV. 右心室

在心尖四腔心切面上被识别（图 13-5），并同样作为区分心包积液和左胸腔积液的标志。

心外膜脂肪位于心外膜和心肌之间。在右心室（RV）、房室沟和室间沟上可以发现不同数量的脂肪[1]。这常被视为右心室前方的孤立无回声空间。增加增益设置，相对于心肌而言，会增加显示的纹理或亮度，这与心外膜脂肪的显像一致。此外，心外膜脂肪将会与心肌一起运动。

三、急性心包炎

急性心包炎最常见的症状是表现为尖锐、胸骨下和胸膜炎样的胸痛，坐位前倾能改善症状。诊断标准包括以下表现中的 2 种即可：特征性胸痛、心包摩擦音、心电图上广泛的 ST 段抬高或 PR 段压低，以及新发或恶化的心包积液[1, 5]。

在没有心包摩擦音和心电图改变的情况下，心脏影像学检查有必要成为第四种诊断标准。虽然胸部 X 线可能是胸痛患者所能获得的最初影像学检查，但急性心包炎的心胸比率通常正常；通常只有当心包积液超过 200～300ml 时，该比率才会增加[4, 6]。

经胸超声心动图甚至可以显示少量的心包积液，并确定积液的密度特征和大小。心包积液可伴有或不伴有心脏压塞的病理改变（在高达 3% 的患者中出现）[1]。在某些情况下，心包可能呈明亮状。超声心动图也可显示正常，左心室功能正常，仅有少量的心包积液切迹。超声成像也可能有助于排除心肌梗死时的室壁运动异常，由于伴随心肌炎症，高达 5% 的心包炎患者可表现出室壁运动异常[1]。合并心肌心包炎可能会出现新的局灶性或整体的左心室功能障碍和心脏生物标志物升高。

一些主要的和次要的高危因素会增加急性心包炎继发并发症的风险。主要危险因素包括高热、大量心包积液、亚急性病程、心脏压塞和非甾体抗炎药（NSAID）治疗 7d 无效[5]。次要危险因素包括口服抗凝药物治疗、创伤、免疫抑制和伴发心肌炎（心肌心包炎）[1, 5]。

四、复发性心包炎

初诊后 15%～30% 的患者会出现复发性心包炎[1]。复发性心包炎是在首次心包炎发作后 6 周无症状期后做出的诊断。患者还必须符合急性心包炎 4 个诊断标准中的 2 个。

超声心动图可显示心包积液。在复发性心包炎中，心脏压塞和缩窄等并发症较少见[7]。其他表现可能包括间隔反向运动和其他缩窄性心包炎的征象（见下文）。心脏 CT 可能有助于评估心包厚度，心脏磁共振成像（MRI）钆对比剂延迟增强可能有助于显示心包炎症。

五、心脏压塞

心包积液引发的血流动力学变化与心包积液的速度、心包的可扩张性、心腔的充盈压力和顺应性密切相关，而不是心腔的大小或总容量[5]。心脏压塞是指心包液过多，心包内压力升高，限制心脏充盈的状态。随着心包液量的增加，心包压力升高，导致肺静脉压和全身静脉压代偿性升高，以维持心排血量[1]。最终，代偿机制失效，前负荷不能再维持心脏充盈。

二维超声心动图常显示心脏压塞时大量积液。无论积液量如何，最令人担忧的症状包括肝静脉扩张和下腔静脉扩张（图 13-4），这两种症状共同代表全身静脉压升高。这些表现加上小的左心室（LV）提示存在每搏量和心排血量的减少。心包内压力升高的其他表现包括舒张压早期右心室塌陷和超过 1/3 心动周期的右心房反向运动（图 13-6）。心房塌陷发生在 R 波峰值附近，而心室塌陷发生在舒张早期 T 波结束时。由于右心房壁薄，无心脏压塞的患者也可出现心腔塌陷。然而，如果右心房反向运动持续时间超过心动周期的 1/3，该证据被证实对诊断心脏压塞有 100% 的敏感性和特异性[1]。心脏压塞的严重程度随心腔塌陷持续时间的延长而增加。右侧心腔最容易受到压迫，因其充盈压力较低（第 13 章）。

M 型超声心动图特别适合于显示心腔大小的变化、右侧心腔塌陷及心室内径呼吸性变异，部分原因是该技术增加了时间分辨率（图 33-3 和图 13-6）。这些患者通常为心动过速，因此，M 型光标通过心腔或目标室壁可以帮助判断心室塌陷的时机和持续时间。当液体在心包间隙积聚，心包内压力升高，血流动力学变化类似限制性生理。吸气时，右心室充盈增加导致室间隔向左移位，左心室充盈减少。呼气末，左心室充盈增加导致室间隔反向右移和右心室充盈减少。这种关系可以用 M 型和二维超声心动图来判断。

多普勒超声心动图的表现包括二尖瓣流入血流速度（＞25%）和三尖瓣（＞40%）流入血流速度的过度呼吸变异，这是由于心包内压升高时出现心室间的相互依赖所致（图 13-7）。呼吸变异在吸气和呼气的第一次心搏时最大。对于二尖瓣和三尖瓣血流速度变化，公认的计算方法是（呼气流速 - 吸气流速）/ 呼气流速[1]。在左心室流出道和右心室流出道的血流中也可以看到呼吸变异。此外，肝静脉速度将会降低，将反映心脏充盈的下降。随着心脏压塞程度的增加，在呼气时，肝静脉舒张期血流可能出现流速变缓或反向[1]。

在心包积液进展前，应特别考虑有右心室压力升高病史的患者。在这种情况下，右心室塌陷可能会发生于心脏压塞生理进展的后期，因为舒张期需要更大的心包内压力才能使右侧心腔塌陷。同样，低心腔内压，如低血容量，也可能导致右心室早期塌陷。在有心包积液的患者中，应注意左心腔和积液附近的心腔。

心包缩窄和心脏压塞有许多相似的特征，包括超声心动图的表现（表 33-1）。除了存在心包积液外，床旁观察到的临床特征和心导管实验室的血流动力学参数可以帮助鉴别这两种诊断。

六、心包缩窄

心包缩窄是指由于心包增厚、瘢痕和（或）钙化引起的心脏充盈受损。任何长期存在的心包炎症都可能导致缩窄，其进展的可能性与病因有关。缩窄性心包炎多由细菌性心包炎引起，而由病毒性或特发性急性心包炎引起的发病率相对较低[8]。在发展中国家和免疫抑制患者中，其病因通常继发于结核病，而在发达国家，最常见的病因是特发性、心脏手术、心包炎和纵隔肿瘤放疗[1, 9]。

二维超声心动图可显示为心包增厚和钙化（图 33-4）。虽然经胸超声心动图无法可靠地测量心包厚度，但经食管超声心动图的测量结果在心包疾病的评估中已被证实比 CT 更具有可重复性[10]。特征性的舒张性室间隔反跳会出现明显的心室相互依赖，同时也会在室间隔位置出现相关的呼吸变异（类似心脏压塞）。

在缩窄性心包炎中，心包膜失去顺应性且心包内压力随呼吸的变化极小。因此，心脏的

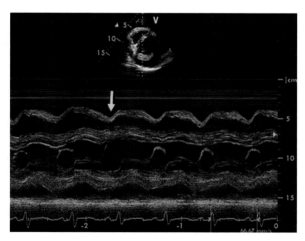

▲ 图 33-3　心脏压塞的 M 型超声心动图图像
注意右心室流出道在舒张期（二尖瓣打开时）塌陷（箭），以及右心室和左心室大小随呼吸时间反向变化（心室依赖性）

表 33-1　心包缩窄和心脏压塞的比较

	心包缩窄	心脏压塞
二维超声表现		
心包腔	± 渗出	渗出
下腔静脉	扩张、塌陷减少	扩张、塌陷减少
室间隔位置	心室相互依赖（室间隔移位，随呼吸变化）	心室相互依赖（室间隔移位，随呼吸变化）
多普勒超声表现		
E 峰的呼吸变异（二尖瓣）	＞25%	＞25%
E 峰的呼吸变异（三尖瓣）	＞40%	＞40%
肝静脉血流	舒张期反向	舒张期反向
M 型超声表现		
室间隔位置	心室相互依赖（室间隔移位，随呼吸变化）	心室相互依赖（室间隔移位，随呼吸变化）
	室间隔反跳	
	左心室后壁变平	
临床表现		
颈静脉压力	升高	升高
奇脉	不常见	常见
Kussmaul 征	有	无
心导管检查结果		
y 波下降	明显（舒张早期充盈时明显）	变缓（收缩期充盈时明显）

引自 Klein AL, Abbara S, Agler DA, et al. American Society of Echocardiography clinical recommendations for multimodality cardiovascular imaging of patients with pericardial disease. *J Am Soc Echocardiogr*. 2013;26(9):965-1012.

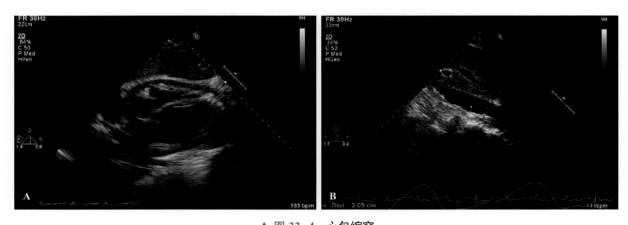

▲ 图 33-4　心包缩窄

A. 剑突下切面显示心包增厚，心包腔内呈高密度回声；B. 剑突下切面显示扩张的下腔静脉

整体容积相对固定。僵硬的心包也会导致胸腔内压力和心腔内压力分离。因此，由于心室相互依赖，两个心室舒张期的充盈随呼吸出现对立的变化（图33-5）。吸气时，右心舒张早期迅速充盈，当充盈容量达到僵硬心包所限制的心脏容量时，充盈会突然停止。右侧心腔充盈的增加会导致室间隔向左移位。同时，由于厚的心包膜包绕左心而非胸腔，在肺静脉与左心房之间驱动血流的压力梯度变小，这将会进一步加剧左心室充盈的下降。室间隔左移，三尖瓣流入血流 E 峰流速和肝静脉舒张期前向血流速度增加。呼气时，左心室舒张期充盈增加，导致室间隔向右移位，右心室充盈减少。三尖瓣流入血流 E 峰流速和肝静脉舒张期前向血流速度降低；肝静脉多普勒也会显示舒张期血流反转。下腔静脉特征性的表现为呼吸时静脉扩张伴有塌陷的下降（图33-4）。与心脏压塞相似，多普勒超声心动图显示二尖瓣流入血流为

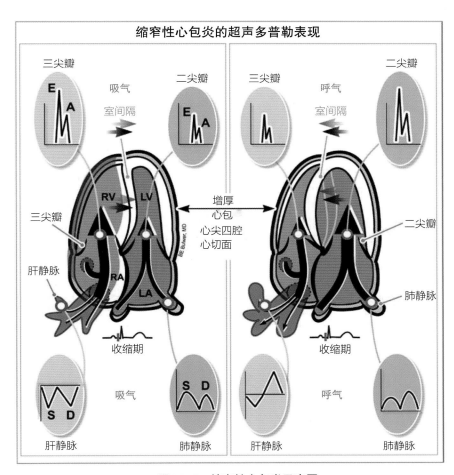

▲ 图 33-5　缩窄性心包炎示意图

缩窄性心包炎患者吸气和呼气时的血流动力学变化和心室相互依赖的示意图。由于心包失去顺应性，心脏整体容积相对固定。吸气时，右侧心腔充盈增加导致左心室充盈减少，室间隔左移，三尖瓣流入血流 E 峰流速和肝静脉舒张期前向血流速度增加；呼气时，左心室舒张期充盈增加，导致室间隔右移，右心室充盈减少。三尖瓣流入血流 E 峰流速和肝静脉舒张期前向血流速度降低。肝静脉多普勒也可显示舒张期血流反向。A. A 波，舒张末期充盈；D.D 波，肺静脉舒张波；E.E 波，舒张早期充盈；LA. 左心房；LV. 左心室；RA. 右心房；RV. 右心室；S.S 波，肺静脉收缩波（图片由 Bernard E. Bulwer, MD, FASE 提供；改编自 Solomon SD, Wu J, Gillam L. Echocardiography. In: Mann DL, Zipes DP, Libby P, et al.,eds. *Braunwald's Heart Disease: A Textbook of Cardiovascular Medicine*. 10th ed. Philadelphia: Elsevier; 2015:179–260.)

限制的充盈方式。二尖瓣流入血流速度的呼吸变异度超过 25%，三尖瓣流入血流速度的呼吸变异度超过 40%[1]。

缩窄的其他表现包括：保持不变的舒张早期二尖瓣环组织多普勒速度（E′ 速度 > 8cm/s），可区分缩窄和限制，敏感性为 89%，特异性为 100%（图 33-6）[11]。高和（或）保持不变的 E′ 组织速度在内侧瓣环可能会更明显。瓣环反向与缩窄性心包炎相关，表现为内侧瓣环 E′ 速度比外侧瓣环 E′ 速度高，这被认为是心包限制损害二尖瓣外侧瓣环的运动所致[12]。近期研究表明，存在类似与间隔壁和侧壁运动之间的关系，即与间隔壁相比，左心室前外侧壁的间隔壁和侧壁运动具有更弱的局部纵向收缩应变，这可

能比组织多普勒速率比更能有力地区分缩窄和限制[13]。此外，其他研究表明，限制时，左心室基底部纵向应变更弱，而缩窄时，左心室周应变更弱[14]。

使用彩色 M 型超声进行血流分析，出现流向心尖的舒张期快速传播血流（Vp > 55cm/s），这对鉴别缩窄性和限制性心肌病患者有 74% 的敏感性和 91% 的特异性（图 33-7B）[11]。二维 M 型超声心动图具有较高的时间分辨率而更有用。它可以证明：①舒张期室间隔异常反跳，或"凹陷"，即舒张早期室间隔迅速向左移动，然后在舒张早期向右移动（即右移，然后左房室瓣膜打开），接着在舒张晚期出现（右，然后左）心房收缩；②吸气时室间隔相对逐渐左移；

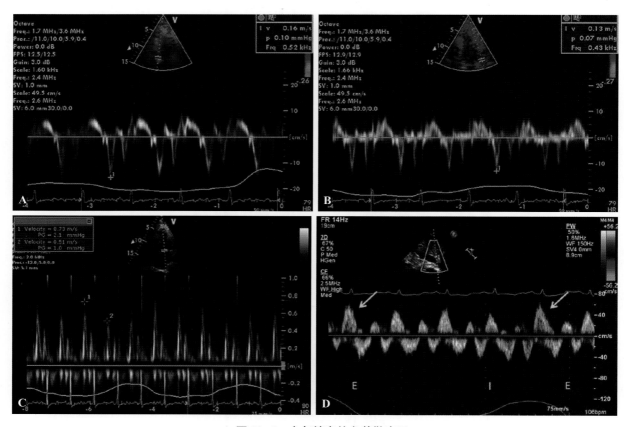

▲ 图 33-6　心包缩窄的多普勒表现

A. 保持正常的内侧二尖瓣环舒张早期速度（> 8cm/s）；B. 保持正常的外侧二尖瓣环舒张早期速度（> 8cm/s）；C. 二尖瓣流入血流的呼吸变异度明显增加（> 25%）；D. 肝静脉的脉冲波多普勒显示呼吸时，舒张期出现明显的反向血流。E. 呼气；I. 吸气

③M型超声和二维超声成像均可看到，左心室后壁舒张期变平（图33-7A）。由于呼吸作用的影响对心包疾病的评估必不可少，图像的采集应使用呼吸门控技术长时间（多达10次或更多）捕捉图像，特别是多普勒和M型图像。

三种形式的缩窄性心包炎已被描述。短暂性缩窄性心包炎常合并急性心包炎，伴轻度心包积液，并在抗感染治疗后数周内消退[5]。没有慢性心包炎症状的情况下，建议行心包切除术前，通常采取保守治疗[5]。渗出性缩窄性心包炎的特征是可能存在心包积液或缩窄的征象，或两者兼有。超声心动图和（或）心脏MRI的无创成像技术可以帮助诊断。超声心动图将显示多普勒发现的收缩和心室相互依赖的间隔"反跳"。积液量可能大到患者会表现出心脏压塞的症状及其伴随体征。然而，这些可能很难与缩窄性心包炎进行鉴别（表33-1）。心包穿刺后右心房压的持续升高提示存在缩窄性心包炎[1, 9, 15]。治疗包括心包脏层切除术，因为心包脏层导致缩窄[5]。慢性缩窄性心包炎是缩窄性疾病的第三种类型，对于有持续性症状的患者，心包切除术是标准的治疗方法。

即使进行超声心动图、心脏CT、心脏MRI和心导管检查等多种检查后，鉴别心包缩窄和限制性心肌病（第24章）仍面临挑战。经多普勒超声心动图，虽然特异性有限（24%～57%；表33-2），但有一些明显的特征[9]。心包缩窄患者有标志性的二尖瓣血流呼吸变异（＞25%），而限制性心肌病患者的呼吸变异极小。舒张早期二尖瓣环速度（E'）在心包缩窄患者中是正常的，但在限制性心肌病患者中 E'通常降低（＜8cm/s）[11, 16]。快速舒张期血流传播速度通常在缩窄时保持不变或增加（Vp＞100cm/s），而在限制性心肌病时会减少[1, 5, 11]。此外，胸部内压变化较大的情况，如哮喘或慢性阻塞性肺病等，由于二尖瓣和三尖瓣血流的呼吸变异增加，可导致缩窄性心包炎的假阳性诊断。在肺部疾病中，上腔静脉血流表现出明显的呼吸变异，而在缩窄性心包炎中仅表现为微小的变异[1, 3, 17]。

七、其他心包疾病和异常

（一）先天性心包缺如

先天性心包缺如是一种罕见的征象，可能以完整或部分缺失的形式出现。更常见的是左心包部分缺失。先天性心包缺如常与二叶式主动脉瓣、房间隔缺损和支气管囊肿有关，且多

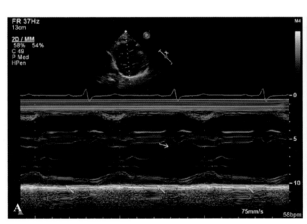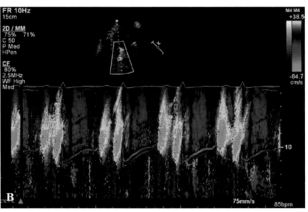

▲ 图33-7 心包缩窄 M 型超声图（二维和彩色多普勒）

A.M 型超声胸骨旁短轴乳头肌水平显示异常室间隔运动（白箭），以及左心室后壁舒张期变平（黄箭）；B. 彩色 M 型超声心尖四腔心切面显示，与正常心肌舒张期一致的轻快的二尖瓣血流传播速度（Vp）

表 33-2　心包缩窄和限制性心肌病超声心动图表现的比较

	心包缩窄	限制性心肌病
二维超声表现		
心包	± 增厚 / 钙化	正常
上腔静脉	扩张、塌陷减少	扩张、塌陷减少
室间隔	心室相互依赖（室间隔移位，随呼吸变化）	正常
心房大小	± 扩大	扩大
M 型超声表现		
室间隔位置	心室相互依赖（室间隔移位，随呼吸变化）	正常
彩色 M 型超声二尖瓣 Vp	增加（＞ 55cm/s）	减少
多普勒表现		
二尖瓣血流模式	受限	受限
减速时间	短	短
E 峰的呼吸变异（二尖瓣）	＞ 25%	正常
E 峰的呼吸变异（三尖瓣）	＞ 40%	正常
二尖瓣环早期舒张速度（E′）	正常	下降
肺动脉高压	不常见	常见

引自 Klein AL, Abbara S, Agler DA, et al. American Society of Echocardiography clinical recommendations for multimodality cardiovascular imaging of patients with pericardial disease. *J Am Soc Echocardiogr*. 2013;26(9):965–1012.

见于男性[18-20]。心包缺如与心脏向左移位有关，导致心脏活动度过大。左侧部分缺如伴随较高的大血管、心腔或冠状动脉压迫、疝出或绞窄的风险[1]。超声心动图将显示表现为突出的右心腔和异常的室间隔运动，两者在一起可能类似右心室容量超负荷或房间隔缺损的情况。CT 或心脏 MRI 可以确诊。

（二）心包囊肿

心包囊肿是一种罕见的纵隔疾病，以囊状或憩室为特征。与憩室不同，囊肿不与心包腔相通。囊肿可表现为单发囊肿或多发囊肿，多见于肋膈角。总发病率低至 1/10 万，占纵隔囊肿的 33% 和纵隔肿瘤的 6%[5]。大多数位于右心膈角。心包囊肿常被偶然发现。超声心动图

可用于定位（图 33-8）。超声造影可用于排除全身静脉异常，而彩色多普勒和脉冲波多普勒在低速度时，可帮助确定结构中无任何血流。评估通常包括额外的 CT 和心脏 MRI 成像，以进一步明确其结构（图 33-9）。鉴别诊断包括局限性心包积液、心包脂肪垫、膈疝、良性心包肿瘤和恶性心包肿瘤。无症状患者无须治疗。

（三）心包恶性肿瘤

原发性心包肿瘤非常罕见，可为良性（脂肪瘤、纤维瘤、血管瘤、淋巴管瘤）或恶性（间皮瘤、血管肉瘤、纤维肉瘤）。图 37-9 所示 1 例心包间皮瘤。肺癌、乳腺癌、黑色素瘤、淋巴瘤和白血病是继发性心包恶性肿瘤的常见病

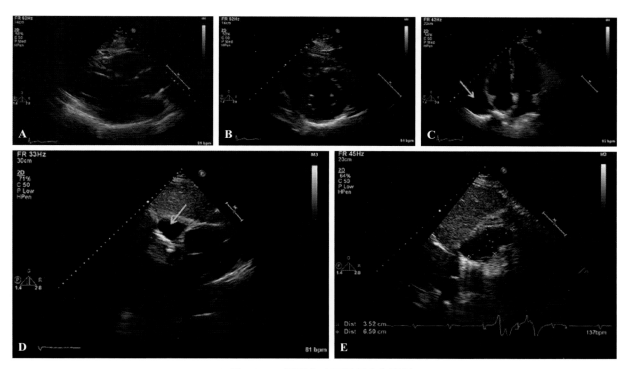

▲ 图 33-8　超声心动图显示心包囊肿

A 和 B. 胸骨旁长轴和短轴切面显示无心包积液和无明显的心包囊肿；C 和 D. 心尖四腔心切面和剑突下切面显示心包囊肿，见一毗邻右心房和右心室的无回波区（箭）；E. 剑突下切面进一步显示心包囊肿（大小为 3.5cm×6.5cm）

因（图 33-10）[1, 5]。恶性心包积液可以是任何容量大小，经常复发，然后可能需要建立一个心包窗口，以允许积液引流到胸膜腔。心包腔内回声密度的增加或分层，特别是表现为实性肿块、心肌浸润或与缩窄性生理相关时，应高度怀疑心包恶性肿瘤受累（第 37 章）。

八、多模式影像学检查

虽然超声心动图经常作为心包疾病的一线影像学检查，但是心脏 CT 和 MRI 可以提供补充诊断信息（第 48 章）。超声心动图的优势包括其低成本、便携性、安全性、高帧速率，并且能够将动态生理变化与呼吸关联，而局限性包括依赖于操作者、心包的信噪比低、组织区分有限、声窗有限和图像采集技术会受限，特别是肥胖、慢性阻塞性肺病或术后的患者[1]。应考虑到患者的临床表现、临床证据和影像学检查模式的可行性后选择检查方法。

九、结论

超声心动图检查仍然是评估心包疾病及其血流动力学意义的首选影像方式。发现心包积液需要仔细解读其大小和临床意义。由于限制性心包炎和缩窄性心包炎的血流动力学表现相似，因此，鉴别它们仍具有挑战性。详尽的病史收集、体格检查、临床诊断可能性高、多模式影像学检查和心导管介入评估的有创血流动力学可最终协助诊断。

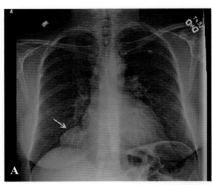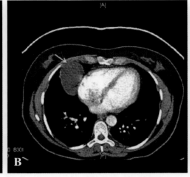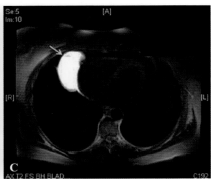

▲ 图 33-9　心包囊肿影像学检查

心包囊肿（箭）的发现通常是偶然的，最常见的是胸部 X 线（A）检查时意外诊断。心脏 CT（B）和心脏 MRI（C）提供补充诊断信息，有助于区分心包囊肿与心包憩室、心包肿瘤或心包积液

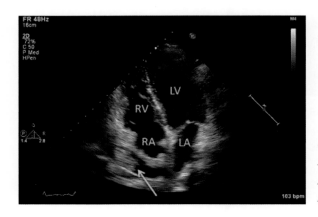

◀ 图 33-10　心包肿瘤

一位乳腺癌患者的超声心动图心尖四腔心切面显示右心房附近心包腔内有一回声占位（箭），证实为转移性乳腺癌。LA. 左心房；LV. 左心室；RA. 右心房；RV. 右心室

推荐阅读

Adler, Y., Charron, P., Imazio, M., et al. (2015). 2015 ESC guidelines for the diagnosis and management of pericardial diseases: The Task Force for the Diagnosis and Management of Pericardial Diseases of the European Society of Cardiology (ESC). Endorsed by: The European Association for Cardio-Thoracic Surgery (EACTS). *European Heart Journal, 36*, 2921–2964.

Khandaker, M. H., Espinosa, R. E., Nishimura, R. A., et al. (2010). Pericardial disease: diagnosis and management. *Mayo Clinic Proceedings, 85*, 572–593.

Klein, A. L., Abbara, S., Agler, D. A., et al. (2013). American Society of Echocardiography clinical recommendations for multimodality cardiovascular imaging of patients with pericardial disease. *Journal of American Society Echocardiography, 26*, 965–1012.e15.

Little, W. C. (2006). Pericardial disease. *Circulation, 113*, 1622–1632.

第 34 章
主动脉疾病
Diseases of the Aorta

Eliza P. Teo　Eric M. Isselbacher　著

郑剑桥　译

宋海波　校

一、概述

主动脉的评估是标准超声心动图检查的常规内容。事实上，主动脉的病变通常是超声心动图用于其他适应证的检查时首先被发现的。

二、解剖、命名和大小

胸主动脉分为四个节段（图 34-1），这既是由于解剖上的差异，也是由于主动脉不同节段受到影响时，其后果不同。主动脉根部为最近端节段，自主动脉瓣环延伸至窦管交界处（STJ）。主动脉根部由主动脉的左、右和无冠状动脉窦组成。胸升主动脉为管状，从窦管交界处延伸至无名动脉开口（头臂动脉）。许多心脏病学家和放射学家把整个近端主动脉，包括主动脉根和升主动脉，称为"主动脉根部"。然而，这是一个错误的命名，因为只有窦管交界下方的部分才是真正的"根部"，使用正确的命名对于准确和有效地交流患者主动脉的病理至关重要。主动脉根和升主动脉都位于心包内，这意味着存在心包积液时，升主动脉可能被积液包围。这也意味着胸升主动脉破裂可能导致心脏压塞。主动脉弓从无名动脉近端开口延伸到动脉韧带处的左锁骨下动脉外侧。正常的主动脉弓分出无名动脉（也称为头臂动

脉）、左颈总动脉和左锁骨下动脉。在少数患者中，无名动脉和左颈总动脉形成一个共干，其构造被称为"牛型主动脉弓"。胸降主动脉起始于左锁骨下动脉的远端，远端走行于胸膜下和脊柱左侧，并延伸至膈肌的主动脉裂口。腹主动脉从膈肌延伸到主动脉分叉处；其近端和远端部分分别称为肾上腹主动脉和肾下腹主动脉。

主动脉的测量和大小

主动脉直径随其向远端延伸而减小，因此每个节段的正常直径范围不同。由于主动脉不是从头至尾的一根直的管道，轴位成像（CT和 MRI）经常斜切主动脉，导致主动脉的真实直径被高估（图 34-2）。即使在超声心动图上，主动脉也可以倾斜成像。因此，必须小心确保沿与主动脉长轴（血流轴）垂直的轴线测量主动脉。

主动脉根部直径通常在胸骨旁长轴（PLAX）上测量，从右冠状动脉窦到对侧的Valsalva 窦（通常是无冠状动脉窦）。有时很难获得能同时显示 Valsalva 窦的两个窦的长轴图像，在这种情况下，胸骨旁短轴切面中可以更准确地测量主动脉根部。然而，对于短轴根部直径的最佳测量标志，目前未达成共识。一些

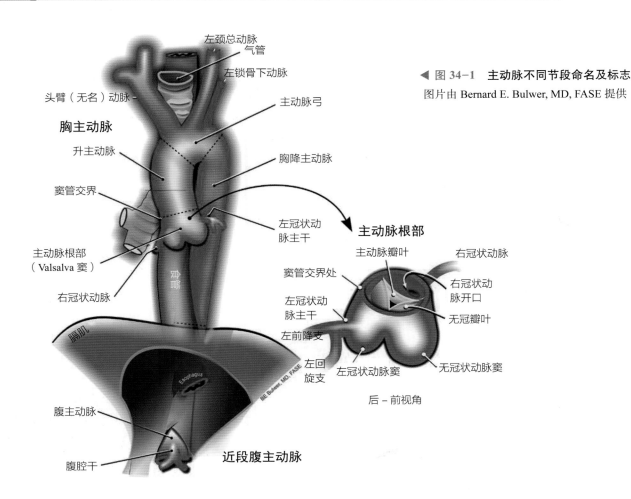

◀ 图 34-1　主动脉不同节段命名及标志
图片由 Bernard E. Bulwer, MD, FASE 提供

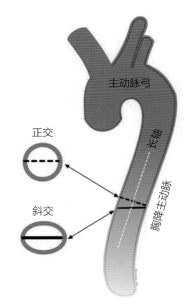

▲ 图 34-2　图像显示在获得斜向成像切面时的潜在陷阱，导致椭圆形截面高估了真实直径。当降主动脉弯曲时，这个问题尤其突出
图片由 Bernard E. Bulwer, MD, FASE 提供

专家主张测量右冠状动脉窦到对侧交界处（在左冠状动脉窦和无冠状动脉窦之间）的直径，而另一些专家主张测量到对侧冠状动脉窦更后方的直径（图 34-3）；后一种方法测得的直径通常比前一种方法大 2mm 左右。我们倾向于窦–窦测量方法，因为它最接近胸骨旁切面测量的直径，并且它反映了根据 Laplace 定律所得主动脉壁最大应力时的真实最大直径。

主动脉根部和升主动脉的测量通常在舒张末期进行，因为该心动周期阶段显示了静息时的主动脉直径。由于主动脉具有弹性，收缩期末的测量值会大几毫米，尤其是年轻人，因为主动脉在收缩压峰值时处于主动扩张状态。相反，主动脉环通常在收缩期中期测量。

过去，主动脉根部的测量都是用 M 型超声心动图进行的，在过去的几十年里，许多临床

主动脉根直径

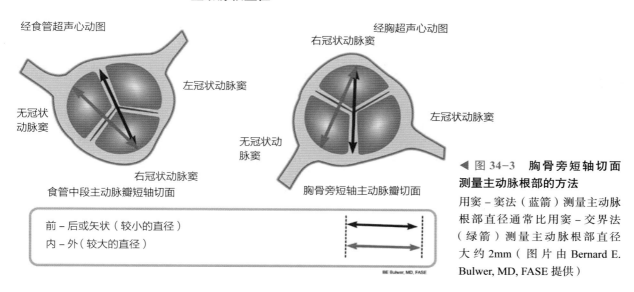

经食管超声心动图

无冠状动脉窦

左冠状动脉窦

右冠状动脉窦

食管中段主动脉瓣短轴切面

经胸超声心动图

右冠状动脉窦

无冠状动脉窦

左冠状动脉窦

胸骨旁短轴主动脉瓣切面

前 – 后或矢状（较小的直径）

内 – 外（较大的直径）

BE Bulwer, MD, FASE

◀ 图 34-3 **胸骨旁短轴切面测量主动脉根部的方法**
用窦 – 窦法（蓝箭）测量主动脉根部直径通常比用窦 – 交界法（绿箭）测量主动脉根部直径大约 2mm（图片由 Bernard E. Bulwer, MD, FASE 提供）

和流行病学研究都使用了 M 型超声前缘到前缘距离的测量方法。许多指南都报道了基于这种方法测得的正常范围，因此，美国超声心动图学会也推荐使用前缘到前缘法来测量主动脉根部[1]。然而，使用二维图像的测量优于 M 型图像，因为 M 型图像可能离轴，并且在心动周期中容易受主动脉运动的影响，从而可能产生错误的测量结果。此外，谐波成像提高了可视化血液组织界面的能力，允许更精确的内缘到内缘测量（图 34-4）。但是，需要注意的是，使用前缘到前缘法进行的测量约比使用内缘到内缘法进行的测量大 2mm[2]。无论采用何种技术，超声心动图检查室都应始终使用相同的方法，以准确报告主动脉直径随时间的变化。使问题进一步复杂化的事实是，在 CT 和 MRI 的解读中，许多放射学家测量主动脉的外缘到外缘[3]，这会导致其直径比超声心动图所获得的直径大1~2mm。在成人中，主动脉尺寸与年龄和体型密切相关。由于体型的差异，女性的主动脉比男性平均小 2mm[4]。主动脉直径的正常值上限定义为比平均预测直径大 2 个标准差[5]，如表 34-1 所示。按年龄和体表面积的更精细分类

已被公布且已达成社会共识[1]。

对于更远端的主动脉节段，主动脉弓的正常上限约为 3.6cm，近端胸降主动脉的正常上限约为 3.0cm，远端胸降主动脉的正常上限约为 2.0cm。

三、超声心动图的切面

（一）经胸超声心动图

经胸超声心动图（TTE）可以显示主动脉根部、近端升主动脉、主动脉弓和一小段降主动脉。PLAX 切面可以显示主动脉根部和近端 4cm 的升主动脉。然而，通常比 PLAX 切面高一肋间隙的位置放置超声探头，可以提供更好的近端升主动脉的图像。此外，在一些患者中，特别是在升主动脉扩张的情况下，右侧胸骨旁切面（图 34-5）可以较好地显示胸升主动脉的中端、远端。胸骨上切迹切面可以显示主动脉弓及其分支的图像。胸骨上切迹切面还可以显示近端胸降主动脉，但是中段胸降主动脉在 PLAX 切面、心尖四腔心切面的短轴和心尖两腔心切面的长轴上显像最好。剑突下切面通常能很好地显示远端胸降主动脉和肾上腹主动脉。

主动脉直径的测量

前缘–前缘（L–L）法

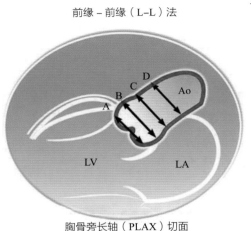

胸骨旁长轴（PLAX）切面

内缘–内缘（I–I）法

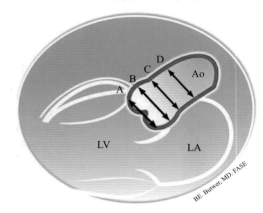

A. 主动脉瓣环
B. Valsalva 窦
C. 窦管交界
D. 升主动脉

▲ 图 34-4　经胸超声心动图（TTE）主动脉根部和升胸主动脉切面，在该切面测量主动脉瓣环、Valsalva 窦、窦管交界处和升主动脉。左侧采用前缘–前缘法，右侧采用内缘–内缘法进行测量

Ao. 主动脉；LA. 左心房；LV. 左心室（图片由 Bernard E. Bulwer, MD, FASE 提供）

表 34-1　正常主动脉根部和胸升主动脉的正常直径上限

	男性（cm）	女性（cm）	男性和女性的 BSA 指数（cm/m²）
Valsalva 窦	4.0	3.6	2.1
窦管交界处	3.6	3.2	1.9
升主动脉近端	3.8	3.5	2.1

表中数据由平均直径 ±2 个标准差估算
BSA. 体表面积
改编自 Roman MJ, Devereux RB, Kramer-Fox R, O' Loughlin J. Two dimensional echocardiographic aortic root dimensions in normal children and adults. Am J Cardiol. 1989;64(8):507–512.

（二）经食管超声心动图

主动脉的 TTE 图像质量受到主动脉与探头的距离及肋骨和肺的声学干扰的限制。经食管超声心动图（TEE）的一个明显的优势是主动脉距离食管近，这样传感器仅距离主动脉几厘米，除了充满空气的气管和右主支气管介导的"盲点"会妨碍远端胸升主动脉的视野外（图 34-6），没有声学干扰。

从食管中段探头位置开始，主动脉根部和近端升主动脉在短轴和长轴切面均清晰可见。典型的全切面角度分别为 0°～45° 和 90°～135°（图 34-7A 至 D）。探头轻微的后退可以看到短轴和长轴显示中段的胸升主动脉，但进一步的后退时探头会产生盲点，气道会遮挡远段胸升主动脉。

从左锁骨下动脉到腹腔干，很容易看到降主动脉，因为食管紧邻该段主动脉。然而，探头距离过近，有时会受限。由于光束角度有限，很难在一个视野内获得主动脉两侧壁的图像。（图 34-7E 和 F）。典型的胸降主动脉 TEE 检查从最远端可见的节段开始，然后逐步后退探头，依次显示中段和近段。

在显示降主动脉最近段后，全切面角度 0° 缓慢拔出探头，最容易显示主动脉弓。当探头退至降主动脉最近段时，弓的远端出现在屏幕左侧，此后，顺时针旋转探头，稍向前移动，即可

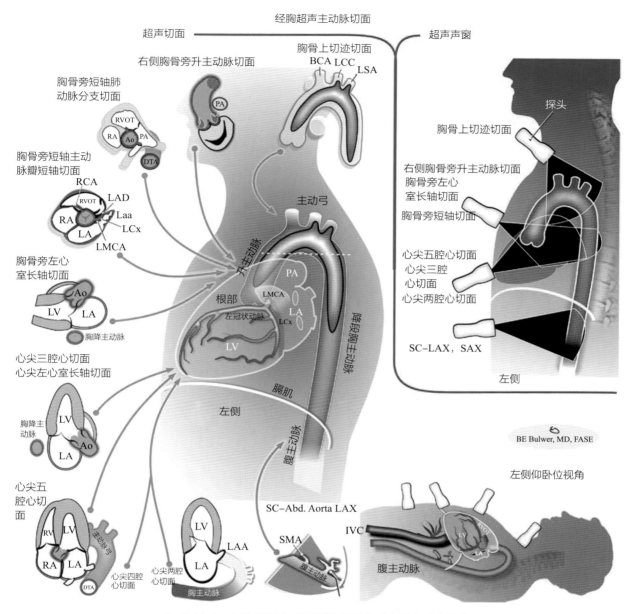

▲ 图 34-5 经胸超声心动图探头位置和对应的主动脉图像

BCA. 头臂动脉；LCC. 左颈总动脉；LSA. 左锁骨下动脉；SMA. 肠系膜上动脉；DTA. 胸降主动脉；LCx. 左回旋支；PA. 肺动脉（图片由 Bernard E. Bulwer, MD, FASE 提供）

看到中、远段主动脉弓长轴图像。接着，将图像切面旋转 90°，就可以看到中段主动脉弓的短轴图像。左侧颈总动脉和左侧锁骨下动脉的开口通常能被识别出来，但无名动脉和近段主动脉弓的开口通常被盲点所掩盖，因此不可见。

（三）主动脉多普勒血流

为了记录 TTE 上的血流剖面和速度，通常在胸骨上或剑突下切面进行多普勒检查。正常的顺向收缩期主动脉血流会快速上升，峰值流速约为 1m/s。即使在正常患者中，在舒张早期，顺向收缩期主动脉血流波之后通常会出现短暂的、低速的逆向血流波（图 34-8A），这被认为是由远端动脉循环对压力波的反射造成的。

在明显有主动脉瓣或胸主动脉疾病的情况

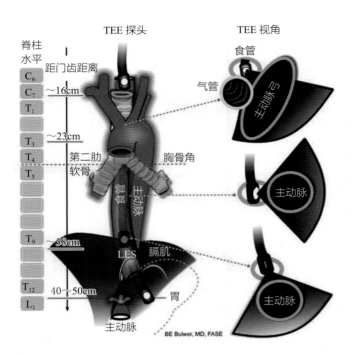

◀ 图 34-6　食管、主动脉、气管、支气管的解剖关系。气道的介入通常会阻碍远端升主动脉和近端主动脉弓的成像

LES. 食管下括约肌；TEE. 经食管超声心动图（图片由 Bernard E. Bulwer, MD, FASE 提供）

下，可以看到异常的血流模式。例如，主动脉瓣重度反流时出现全舒张期反向血流，其舒张末期流速 > 20cm/s（图 34-8B）[6]。胸降主动脉血流剖面显示，在主动脉明显缩窄的情况下，出现缓慢的收缩期上升，随后出现持续的顺向舒张期血流（见后面的讨论）。

四、主动脉瘤

胸主动脉瘤通常无症状，大多数在体格检查中未被发现。因此，绝大多数胸主动脉瘤都未被发现，直到因其他适应证行影像学检查时被偶然发现。动脉瘤往往主要累及主动脉的一个节段，如主动脉根、升主动脉、主动脉弓或降主动脉，但也有一些会从一个节段延伸到下一个节段。很少出现整个胸主动脉的动脉瘤。

动脉瘤的标准定义是血管扩张到比相邻正常节段直径或根据年龄和体型预期的血管直径大 50%，这个定义适用于大多数动脉，包括胸降主动脉和腹主动脉。然而，这个定义没有被经常用于主动脉根部和升主动脉的动脉瘤，因为主动脉直径达到接近 6.0cm 后，才能被称为动脉瘤。当手术修复的临界值只有 5.0～5.5cm

时，便毫无意义。因此，大多数心脏病学家和心脏外科医生认为当扩张的主动脉根部或升主动脉直径达到 4.5cm 或更大时，即为动脉瘤。

大多数主动脉瘤呈梭状，其主动脉壁向外对称凸起（图 34-9）。较为少见的是囊状动脉瘤，主动脉的一侧壁不对称突出（图 34-10）。假性动脉瘤很少见，与真性动脉瘤不同的是，假性动脉瘤是由主动脉壁局部破裂引起的，并被剩余的外膜或周围的纵隔结构所包裹。大多数假性动脉瘤出现在穿透性动脉粥样硬化溃疡的部位（图 34-17）、手术吻合处或既往手术插管处。

胸主动脉瘤涉及主动脉根或升主动脉最常见（60%），其次是降主动脉（40%）、主动脉弓（10%）或胸腹主动脉（10%）[7]；上述百分比加起来超过 100%，因为大多数动脉瘤是局部的，但也有一些动脉瘤跨越一个以上的节段，例如升主动脉瘤延伸至主动脉弓。此外，主动脉一个节段的动脉瘤，可能会在主动脉的其他部位形成散在的主动脉瘤。因此，当第一次发现主动脉瘤时，应该对胸主动脉和腹主动脉的其余部分进行影像检查，以确定其他部位是否

短轴　　　　　　　　　　　　　　　　长轴

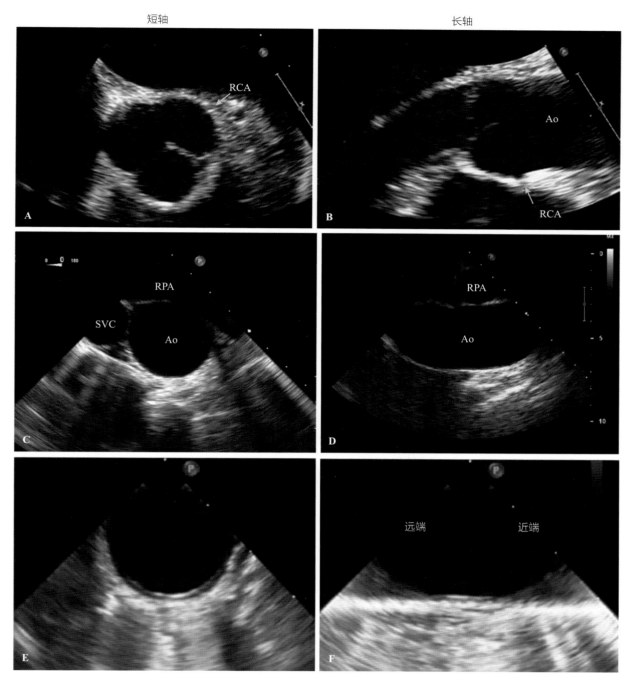

▲ 图 34-7　探头位于食管中段时胸主动脉的经食管超声心动图图像。左列为短轴图像，右列为长轴图像。**A** 和 **B.** 主动脉根部（在舒张期瓣叶关闭时）；**C** 和 **D.** 近端升主动脉；**E** 和 **F.** 胸降主动脉。在长轴视图中（**F**），主动脉近端壁离探头太近，无法清晰显示

Ao. 主动脉；RCA. 右冠状动脉；RPA. 右肺动脉；SVC. 上腔静脉；黄箭示右冠状动脉口

有未被识别的动脉瘤。然而，由于超声心动图成像的局限性，最好使用 CT 或 MRI 检查整个主动脉。

主动脉根部和（或）升主动脉的动脉瘤最常见的病因是二叶式主动脉瓣疾病、家族性胸主动脉瘤综合征、Marfan 综合征和 Turner 综合

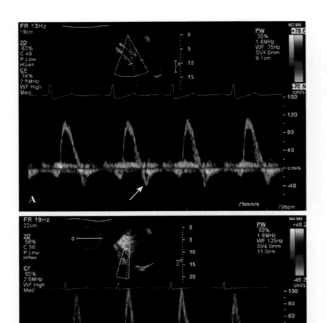

▲ 图 34-8 剑突下切面胸腹主动脉多普勒血流频谱

A. 正常血流剖面，收缩期血流快速上升，舒张早期短暂的血流逆转（箭）；B. 全舒张期血流逆转（粗箭），表明重度主动脉瓣反流

征。少见的结缔组织疾病，如 Loey-Dietz 综合征和 Ehlers-Danlos 综合征 IV 型（血管型），或全身动脉炎，如巨细胞动脉炎，也可引起动脉

瘤。然而，大部分胸升主动脉瘤仍为特发性。Marfan 综合征主要累及主动脉根部，胸升主动脉相对保留（图 34-11A），但有时 STJ 的消失可导致梨形主动脉扩张，通常称为主动脉瓣环扩张（图 34-11B）。在二叶式主动脉瓣患者中，最常见的是孤立的胸升主动脉扩张（图 34-11C），较少见的是孤立的主动脉根部扩张，也有可能是孤立的升胸主动脉和主动脉根部同时扩张（图 34-11D）。

主动脉弓动脉瘤通常来源于升主动脉瘤向远端的延伸。当主动脉弓出现离散性动脉瘤时，通常为囊状或假性动脉瘤。胸降主动脉瘤通常发生于慢性高血压和动脉粥样硬化的情况下，通常延伸至腹主动脉（称为胸腹主动脉瘤）。三期梅毒，现在非常罕见，可引起主动脉炎和随后的降主动脉瘤和夹层。主动脉缩窄患者常出现主动脉弓远端和近端降主动脉的复杂动脉瘤，甚至在手术修复后晚期出现。

（一）Valsalva 动脉窦瘤

Valsalva 动脉窦瘤可以是先天性的，也可以是后天的。先天性 Valsalva 动脉窦瘤很少见，它可以是均匀光滑的，也可以是高度不规则的、可移动的"风向标"状（图 34-12A）。在短轴图像中，受累窦呈不对称扩张，室间隔缺损（膜周和嵴上）可导致获得性动脉窦缺损。主动

主动脉瘤类型

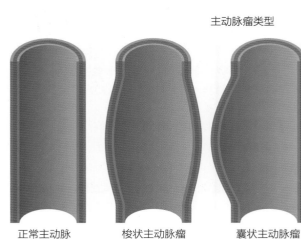

正常主动脉　　梭状主动脉瘤　　囊状主动脉瘤　　假性动脉瘤

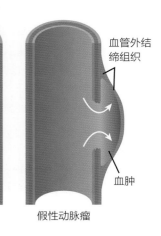

血管外结缔组织

血肿

◀ 图 34-9　主动脉瘤形态类型：梭状、囊状和假性动脉瘤

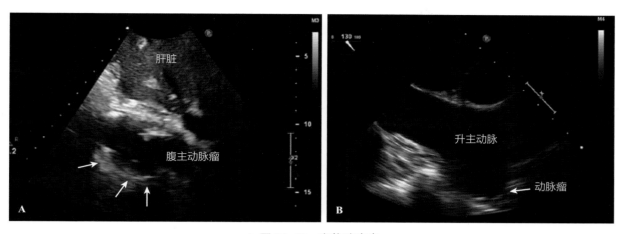

▲ 图 34-10　囊状动脉瘤

A. 剑突下经胸超声心动图（TTE）显示肾上腹主动脉的囊状动脉瘤（箭）；B. 食管中段升主动脉长轴 TEE 图显示病因不明的囊状动脉瘤（箭）

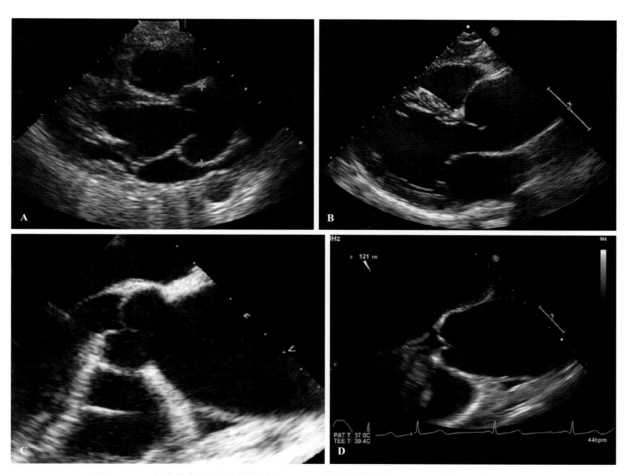

▲ 图 34-11　经食管超声心动图长轴切面显示胸主动脉根部和升主动脉的多种动脉瘤形态

A.Marfan 综合征患者孤立的主动脉根部动脉瘤，胸升主动脉保留；B. 伴窦管交界处（STJ）消失的主动脉根部动脉瘤，近端胸升主动脉扩张，产生梨形主动脉扩张，即主动脉瓣环扩张；C. 升主动脉瘤，主动脉根部完全保留，STJ 正常；D. 主动脉根部和升主动脉的弥漫性扩张脉窦（最常见的是右冠状动脉窦）向室间隔缺损处脱垂，试图关闭缺损。然而，随着时间的推移，便形成了动脉瘤。主动脉瓣反流通常由主动脉瓣叶错位造成。

大多数 Valsalva 动脉窦瘤无症状，在其他适应证行超声心动图检查时被偶然发现，有些还会表现为主动脉反流。有时，Valsalva 动脉窦瘤会压迫冠状动脉，导致冠状动脉供血不足和缺血。Valsalva 动脉窦瘤会破裂并形成瘘管进入邻近的结构，但最常见的是破裂发生在右心房或右心室，很少是左心房。彩色多普勒及连续波多普勒成像显示，血流从高压的主动脉持续流向周围低压腔（图 34-12B 和 C）。

（二）伴发畸形

主动脉瓣关闭不全常伴主动脉根部或升主动脉扩张。虽然有时主动脉瓣关闭不全可能是潜在的内在主动脉瓣疾病（如二叶式主动脉瓣或老年性三叶瓣退行性变），但通常主动脉瓣关闭不全继发于主动脉本身的扩张。主动脉瓣叶尖端悬吊在其交界处的 STJ 水平。当主动脉根或升主动脉扩张时，STJ 扩大，主动脉瓣被拉向外导致闭合受限。这样的约束使瓣叶在舒张期不能完全闭合，从而产生一个中心孔和相应的中央性反流（图 34-13）。

扩张的主动脉导致主动脉瓣受限，减少了收缩期瓣尖向外的偏移，并产生一个三角形的孔，通常称为三角征。如果超声心动图结果显示，主动脉反流继发于主动脉扩张导致的主动脉瓣关闭不全，然后手术修复主动脉瘤，恢复正常主动脉根部的几何形态，很有可能会恢复有效的瓣叶对合和消除主动脉瓣关闭不全，从而避免主动脉瓣置换术。

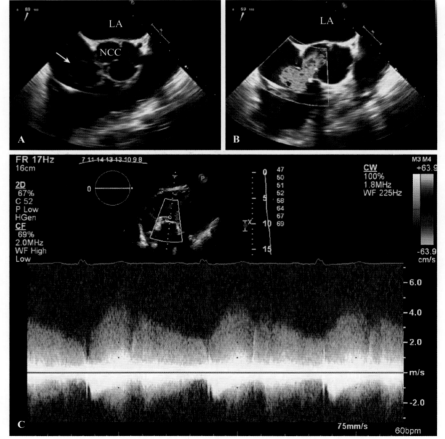

◀ 图 34-12　Valsalva 动脉窦瘤破裂

A. 食管中段的经食管超声心动图短轴图像，显示主动脉根部无冠状动脉窦的动脉瘤（箭），呈风向标状突出于右心房；B. 类似的彩色多普勒图像显示轻快的舒张血流从主动脉根部经破裂的动脉瘤进入右心房；C. 剑突下的 TTE 图像显示连续（收缩期和舒张期）血流通过破裂的动脉瘤进入右心房。LA. 左心房；NCC. 无冠状动脉窦

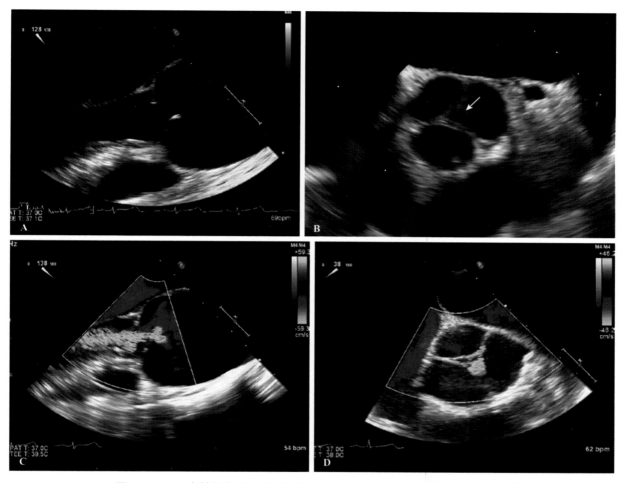

▲ 图 34-13 经食管超声心动图长轴图（左）和短轴图（右）显示主动脉瓣功能

A 和 B. 二维图像显示舒张期由于瓣叶拴系导致主动脉瓣不能完全闭合，瓣叶间在舒张期存在开口（箭）；C 和 D. 彩色多普勒图像显示中度主动脉瓣关闭不全导致的中心型定向反流

大的动脉瘤，特别是在降主动脉的动脉瘤中，可以看到自发性造影回声（通常称为"烟雾"）在主动脉腔内旋转（图 34-14A）。这种自发性造影回声是由于扩张的主动脉节段血流变缓所致。即使在心脏排血量正常的情况下，也会出现血流变缓。由于通过动脉瘤的血流量与通过正常主动脉的血流量相同，且血流量＝速度 × 横截面积，如果动脉瘤直径为正常的 2 倍，则其横截面积为正常的 4 倍；这样，血流速度就会降至正常的 1/4。因此，大动脉瘤内的收缩血流明显减慢。此外，当血液淤积在扩张的主动脉壁上时，可能会形成附壁血栓（图 34-14）。

（三）胸主动脉瘤的监测

TTE 可用于主动脉根动脉瘤的监测成像，当病变节段能充分可视时，也常用于近段至中段胸升主动脉动脉瘤的监测成像。虽然 TEE 能更好地分辨胸升主动脉，但 TEE 是一种半侵袭性操作，它通常不适合用于监测成像。动脉瘤累及主动脉弓和胸降主动脉时，通常采用计算机断层血管造影术（computed tomographic angiography，CTA）或磁共振血管造影术（MRA）进行监测。

当首次发现胸主动脉扩张时，通常建议在 6 个月后重复进行影像学检查，以确认动脉瘤

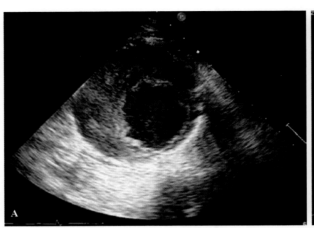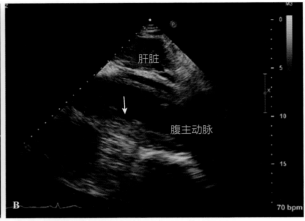

▲ 图 34-14　血流缓慢通过胸主动脉瘤的影响

A. 食管中段经食管超声心动图（TEE）图像显示胸降主动脉瘤腔内自发性造影回声（"烟雾"），位于胸降主动脉瘤腔内附壁血栓处；B. TTE 剑突下切面显示一个 5cm 的胸腹主动脉瘤伴后壁广泛附壁血栓（箭）

相对稳定而不会迅速扩张。如果在 6 个月时无显著增长，此后可每年进行监测成像。此外，如果主动脉在数年内生长很少，监测成像的频率可以合理地降至每隔 1 年（甚至每 3 年）。理想情况下，监测成像应在同一中心用相同的技术进行，以便同类图像可以直接比较[7]。

五、主动脉破裂（急性主动脉综合征）

主动脉夹层是指主动脉内膜上的撕裂口，使血液能够在血管壁的其他层之间流动，形成内膜瓣，将主动脉分成真腔和假腔。虽然撕裂可能出现在相对正常的主动脉中，但它与主动脉瘤有关，且具有相同的危险因素，包括结缔组织疾病、个人或家族主动脉瓣疾病（尤其是二叶瓣）、高血压、吸烟和动脉粥样硬化。急性主动脉综合征，包括典型的主动脉夹层及其变异（如下所示），通常表现为急性严重的胸部或背部疼痛，死亡率很高（手术患者早期死亡率达 17%～26%）。快速诊断对正确的治疗至关重要，可以在床边完成 TEE 检查，但更完整的影像学检查可能需要 CT 或 MRI（第 48 章）[8, 9]。

主动脉夹层是根据撕裂内膜的位置和范围

来分类：Stanford A 型涉及升主动脉，Stanford B 型涉及降主动脉，起自左锁骨下动脉直至其远端。在 DeBakey 分型中，Ⅰ 型涉及升主动脉和主动脉弓，可能涉及远端，Ⅱ 型仅累及升主动脉，Ⅲ 型包括降主动脉或胸腹主动脉。

超声心动图通常是在紧急情况下筛查主动脉夹层的首选工具，因为它可以在床边完成，甚至对大部分无法活动的患者，在不使用对比剂的情况下也是如此。TTE 可以看到主动脉根部和近端升主动脉，理想情况下可以看到部分主动脉弓，但只能看到非常有限的胸降主动脉和腹降主动脉。虽然敏感性有限（所有部位的敏感性为 70%～80%，A 型主动脉夹层的敏感性较高），但它可作为一种快速床边筛查工具（特异性为 63%～93%），并可用于寻找相关的主动脉瓣关闭不全或心包积液。TEE 具有更大的侵袭性，但可以获得分辨率更高的主动脉图像。TEE 的敏感性达到 99%，特异性达到 89%，特别是 A 型主动脉夹层。TEE 还可以让外科医生检查冠状动脉开口和大动脉，更好地确定撕裂瓣的范围。

主动脉夹层倾向于从主动脉近端向远端顺行性撕裂，当撕裂瓣进入头臂动脉、颈总动脉或锁骨下动脉时，流向大脑和手臂的血流可能会受到影响。然而，逆向撕裂也可能发生一直到窦部，导致主动脉瓣关闭不全或冠状动脉开口闭塞。在 TTE 或 TEE 上，主动脉夹层的标志是存在独立活动的线性撕裂瓣，勾画出真腔和假腔。应注意排除伪影，例如主动脉根部的线性混响（通常来自左心房前壁或右肺动脉后壁），类似撕裂瓣。这可以通过 M 型超声心动图来评估，以证明假定的撕裂瓣独立于周围的壁移动，并附加垂直切面以确保假定的撕裂瓣具有明确的组织边界。偶尔，TEE 能够精确定位腔隙之间的一个或多个交通口，这些部位可能代表夹层的入口或起点（图 34-15F）。区分真腔和假腔在决定哪些血管供应大脑、肾脏、四肢和其他脏器时具有重要意义，因为假腔的血流可能会因撕裂瓣或血栓而减少或消失。此外，在主动脉造影术、外科手术或血管内手术等需要真腔置管的情况下，区分导丝或导管进入了哪个腔隙，以避免进一步的剥离扩散至关重要。表 34-2 和图 34-15 显示超声心动图鉴别真假腔的详细方法。重要的是，腔隙大小并不是一个明显的特征，而且通常，假腔比真腔大得多。真腔通常在收缩期典型地扩张，在收缩期有顺行性血流，典型的可见彩色多普勒血流从真腔到假腔。假腔更容易有组织血栓，特别是慢性主动脉夹层（图 34-15G）。

主动脉夹层也可能是医源性的，而不是自发的。近期的主动脉手术，如心导管术、心脏外科搭桥术、主动脉内气囊泵置入和血管内支架置入术，都使患者处于危险之中。钝挫伤也会导致剥离、直接破裂甚至完全横断，钝挫伤通常发生在高速机动车辆事故中，由于突然减速导致主动脉峡部剪切损伤（第 13 章）。

还有其他的主动脉综合征被认为是主动脉夹层的变异，它们有可能共存或进展为另一个：这些包括主动脉壁内血肿和穿透性主动脉溃疡。TEE 在诊断这些疾病方面明显优于 TTE。壁内血肿是指位于主动脉壁内层的血液或血栓，但没有明确的内膜损伤。壁内血肿与夹层血肿的区别在于没有自由活动的内膜瓣或通过内膜的血液流动，并与动脉粥样硬化斑块的区别在于其光滑的轮廓（长轴和短轴）和内膜下均匀的肿胀。壁内血肿可能是主动脉夹层的先兆，也可能是主动脉夹层伴假腔血栓形成，以及隐蔽或愈合的内膜损伤部位。

穿透性主动脉溃疡是局部区域的主动脉损伤，通常发生在动脉粥样硬化斑块内或边缘（图 34-16）。破裂位于内膜的剥蚀区，损伤通过主动脉壁层不断扩展，有时一直延伸到主动脉外膜。偶尔在腔内有分层的血栓和（或）外膜下血肿。虽然主动脉夹层、壁内血肿和穿透性主动脉溃疡的发生机制及其相互关系可能重

表 34-2 真腔和假腔的区别

	真 腔	假 腔
大小	真腔<假腔	最常见：假腔>真腔
搏动	收缩期扩张	收缩期缩小
血流方向	收缩期广泛性顺行性血流	收缩期前向血流减少或无，或逆向血流
交互血流	收缩期从真腔流向假腔	
对比回波流	早期和快速	延迟和缓慢

引自 Evangelista A, Flachskampf FA, Erbel R, et al. Echocardiography in aortic diseases: EAE recommendations for clinical practice. *Eur Heart J Cardiovasc Imaging*.2010;11(8):645-658 .

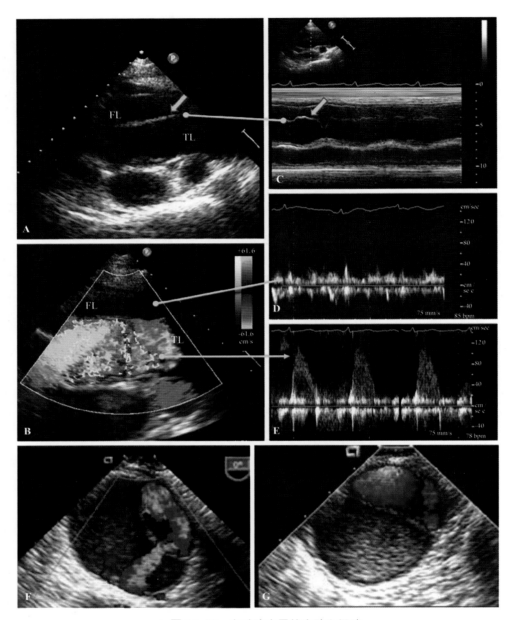

▲ 图 34-15　主动脉夹层的真腔和假腔

A. A 型主动脉夹层胸骨旁高位长轴超声心动图（TTE）显示线状撕裂瓣（箭）；B. 同一水平 TTE 彩色多普勒视图显示真腔内活跃的湍流彩色流；C. M 型超声显示撕裂瓣（箭）从主动脉真腔向外收缩搏动；D. 假腔内无明显周期性变化的低速频谱多普勒血流；E. 真腔内收缩期前向高速频谱多普勒血流；F. 经食管超声心动图（TEE）升主动脉短轴切面显示不同 A 型夹层病例，彩色多普勒显示进入假腔入口处的血流；G.TEE 升主动脉短轴视图，彩色多普勒显示假（大）腔内自发超声造影，真（小）腔内快速收缩期血流。FL. 假腔；TL. 真腔（引自 Solomon SD, Wu J, Gillam L. Echocardiography. In: Mann DL, Zipes DP, Libby P, et al., eds. *Braunwauld's Heart Disease: A Textbook of Cardiovascular Medicine*. 10th ed. Philadelphia: Elsevier; 2015:234.）

叠，但均存在进展至破裂的风险。因此，进行内科治疗、外科手术或血管内手术的决策法则相似。

　　当残存的外膜层或周围的纵隔结构包裹

破裂的主动脉内膜和中膜，会导致主动脉周围血肿，此时就会出现原发性主动脉假性动脉瘤（图 34-9）。假性动脉瘤可由主动脉瘤的局部破裂或穿透性动脉粥样硬化性溃疡、细菌性动脉

短轴　　　　　　　　　　　　　　　　长轴

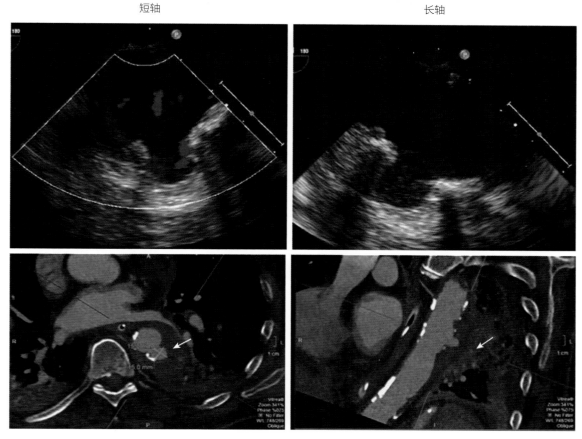

▲ 图 34-16　经食管超声心动图（上）和 **CT** 血管造影（下）显示胸降主动脉穿透性溃疡。左图显示短轴或横切面，右图显示长轴或矢状面。**1.5cm** 的穿透性主动脉溃疡（箭）位于胸降主动脉扩张段钙化斑块区域

瘤或主动脉瓣膜旁脓肿、手术吻合口或缝合线裂开造成。假性动脉瘤也可由主动脉横断引起。典型的超声心动图表现为邻近主动脉的空腔（图 34-17），多普勒显示血流很少或缓慢。假性动脉瘤腔内有时部分充满血栓，在每个心动周期中，当血液从主动脉流入或流出假性动脉瘤腔内时，假性动脉瘤腔内可能会有搏动。

六、围术期及术后影像学检查

为了准确、有效地解释和传达围术期和术后超声心动图的结果，超声心动图医生必须熟悉各种外科主动脉修复技术及其在影像学上的表现。

最常见的胸主动脉修复是置换孤立的胸升主动脉动脉瘤。标准的修复包括切除升主动脉

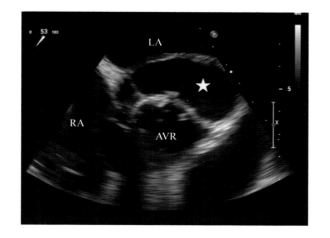

▲ 图 34-17　脓肿和假性动脉瘤

经食管主动脉根的短轴切面显示心内膜炎患者的生物瓣膜（AVR）并伴有主动脉根部脓肿。脓肿已经破裂，在主动脉根部后方和升主动脉形成一个巨大的假性动脉瘤（星），与缝合环上方的主动脉根部相交通。LA. 左心房；RA. 右心房

节段（STJ 上方），并插入涤纶移植血管进行替代（图 34–18A）。胸升主动脉移植血管在经胸超声影像学上很难区分，但在经食管超声影像学上通常很明显，因为移植物材料呈肋状，在主动脉壁呈串珠状，且比原来的主动脉壁回声更强（图 34–19A）。

过去，升胸主动脉修复术有时使用介入技术，包括置入人工移植血管，然后将其包裹在残留的病变主动脉内。这项技术在移植血管和原有主动脉之间形成了一个潜在的空间，在随访的影像检查中，可能类似主动脉夹层或假性动脉瘤。

传统的主动脉根部动脉瘤修复手术包括切除原有主动脉根部和主动脉瓣，因为主动脉瓣悬吊在主动脉根部内。这需要同时替换主动脉根和瓣膜，通过置入复合的主动脉移植物（人

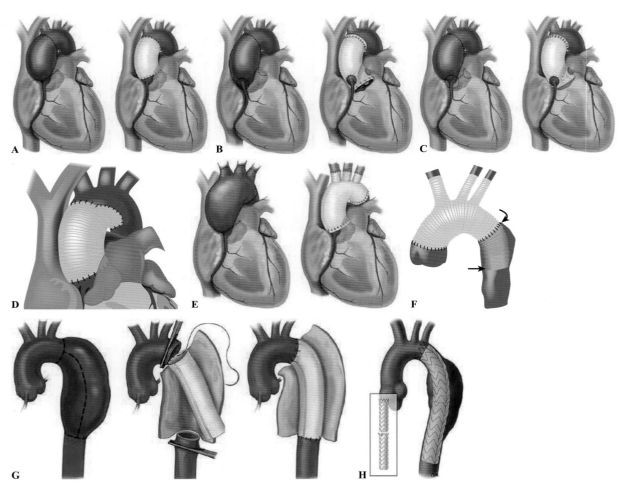

▲ 图 34–18　不同种类胸主动脉瘤的手术方法

A. 在孤立的胸升主动脉瘤中采用置入移植血管替代受影响的主动脉节段；B. 复合主动脉移植物（植入前先将人工主动脉瓣缝合在涤纶管上）修复扩张的主动脉根和升主动脉邻近节段，冠状动脉重新行纽扣移植；C. 保留瓣膜的根部修复，使用 David 技术采用移植血管管道替代病变的主动脉根部，然后在管道内重建原有的主动脉瓣；D. 采用半弓修复的胸升主动脉置换术，用移植物材料制成的远端舌形斜面代替主动脉弓下方的一部分；E. 全弓置换中，每根分支血管都与主动脉弓移植血管的分支分别吻合；F. 用象鼻进行全弓修复，另一端移植血管与远端主动脉弓吻合（弯箭），左侧悬挂（直箭）在扩张的胸降主动脉腔内，以方便后续的远端修复手术；G. 胸降主动脉瘤的外科移植置换术，在修复后将原主动脉壁包裹在移植物周围，以保护移植物，减少术后并发症的风险；H. 胸廓内血管支架移植修复胸降主动脉瘤，使用两段交锁的支架（图 A 至图 C、图 E、图 G、图 H 经许可转载，Massachusetts General Hospital Thoracic Aortic Center 版权所有）

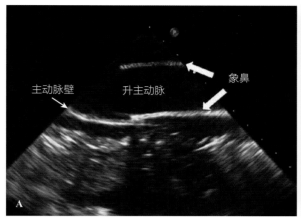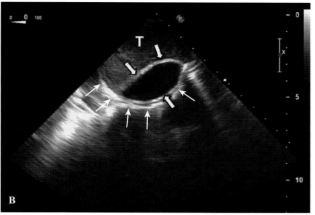

▲ 图 34-19 远段象鼻移植血管经食管超声心动图图像

A. 带象鼻移植血管且包裹在主动脉腔内的胸降主动脉长轴图像（注意其肋状的外观），移植血管远端（向左）游离且无连接；
B. 近端胸降主动脉的短轴图像，在胸降主动脉（细箭）腔内有象鼻支架（粗箭），两者之间的间隙已经形成血栓（T）

工瓣膜缝合在移植血管末端的单一假体）来完成，即所谓的 Bentall 手术。随后将两条冠状动脉作为组织纽扣重新吻合于主动脉移植血管的根部（图 34-18B）。虽然这种手术既有效又持久，但在许多主动脉瓣本身没有病变的情况下，也需要置换主动脉瓣。在现代，当患者有主动脉根动脉瘤但主动脉瓣正常时，可以置换动脉瘤，同时在主动脉移植血管内重塑并保留主动脉瓣，即保留主动脉瓣的根部修复，通常称为 David 手术（图 34-18C）。在此过程中进行围术期 TEE 检查时，心肺转流后，超声心动图技师记录主动脉瓣正常功能下，主动脉瓣关闭不全是轻微还是无。

胸升主动脉动脉瘤常延伸至主动脉弓近端。因此，在修复升主动脉时，最理想的方法是重建扩张的近端主动脉弓。为了在不需要进行全主动脉弓置换术的情况下实现这一目标，外科医生通常通过将远端的人工血管倾斜来修复近端主动脉弓的下方，这种技术称为半弓修复（图 34-18D）。如果主动脉弓中段或远端也有异常，首选全主动脉弓置换术。最常使用分支人工血管，缝合并吻合弓的每根分支动脉（图 34-18E）。当动脉瘤性病变延伸至主动脉弓的远端，并进入胸降主动脉时，外科医生

通常会在弓的人工血管远端吻合处增加一段人工血管，并将这段人工血管包裹在扩张的降主动脉内。这样一段人工血管被称为象鼻，日后可以允许外科医生行降主动脉开放修复术时，夹闭主动脉近端，或作为胸段血管内支架修复的近端附着点。在超声心动图上，象鼻可以类似主动脉夹层，因为主动脉看起来有一个内壁和一个外壁（图 34-19A），并且在人工血管腔内外有不同的彩色多普勒血流类型。事实上，血栓甚至可以在主动脉壁和靠近象鼻的近端吻合口附近之间形成，类似假腔内形成的血栓（图 34-19B）。象鼻清晰的管状结构和人工血管壁的肋状结构是其区别于真正的主动脉夹层的关键证据。

胸降主动脉动脉瘤可以通过手术修复。通常采用置入主动脉移植血管，然后将其用原有的胸降主动脉组织包裹（图 34-18G），以保护移植血管并降低食管、气管或支气管瘘的风险。近年来，采用胸主动脉腔内支架修复降主动脉瘤的比例越来越高，通常称为胸主动脉腔内支架修复术或 TEVAR（图 34-18H）。有时行血管内手术的医生会在 TEE 指导下进行这种血管支架修复术。

术后图像

主动脉瓣置换术或主动脉根部手术后，术后超声心动图显示主动脉根部周围软组织增厚达 10mm，增厚可持续 3 个月（图 34-20）。如果不清楚患者术后的早期状态，就很难区分正常的术后增厚和真正的主动脉周围病变（如移植血管周围感染）。然而，正常的术后增厚是均匀的，与其他超声心动图显示的感染或撕裂无关，且随时间发生改善，而移植血管周围感染引起的增厚在外观上不均匀，且随时间增加而增厚。因此，及时在简单手术后获得其基线图

像可能是有利的。

七、管腔内的病理

（一）动脉粥样硬化

主动脉粥样硬化，又称动脉粥样硬化，是由脂质、巨噬细胞、结缔组织和钙在主动脉壁内膜层内堆积造成。这种聚集开始以动脉粥样硬化斑块形式，排列在主动脉壁上，但它们随后会生长并膨胀到主动脉腔内，形成突出的动脉粥样瘤（图 34-21）。此外，在 TEE 成像上，一些动脉粥样瘤会有活动成分，会突出甚至深

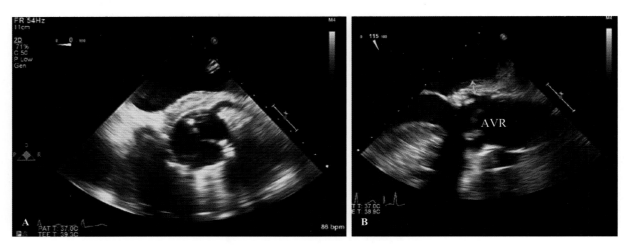

▲ 图 34-20 使用人工心包主动脉瓣（**AVR**）行主动脉瓣置换术，停体外循环后，术中经食管超声心动图的短轴切面（**A**）和长轴切面（**B**）

主动脉根部增厚达 7mm（箭）。在预期的术后范围内，增厚至 10mm 是可以接受的。AVR. 人工心包主动脉瓣

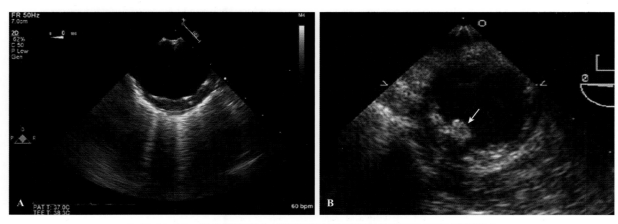

▲ 图 34-21 经食管超声心动图胸降主动脉短轴图像显示动脉粥样硬化

A. 动脉粥样硬化厚度达 5mm，但没有活动成分的证据；B. 突出的动脉粥样硬化瘤，合并叠加的活动成分（箭）

入至管腔（图 34-21B）。一般认为，这些可活动性成分代表了动脉粥样硬化斑块上的血栓。TEE 可生成胸主动脉内膜表面的高分辨率图像，因此是评估主动脉粥样硬化的位置、大小、严重程度和活动性的首选方法。

正常的内膜厚度通常 ≤ 1mm，因此，厚度 ≥ 2mm 的不规则内膜被认为是动脉粥样硬化[1]。厚度 > 4mm 的主动脉粥样硬化与栓塞事件的风险增加有关[10]。叠加的可移动成分进一步增加了栓塞的风险。有一个分级系统（表 34-3）根据最大厚度和有无可移动或溃疡成分对粥样硬化瘤进行分级，将其分为 1～5 级[1]。然而，许多人发现使用从轻度到复杂的描述性量表更容易。当有明显的动脉粥样硬化时，超声心动图报告应说明病灶的位置、动脉粥样硬化的厚度和有无活动节段。

（二）主动脉血栓

附壁血栓在胸降主动脉很常见，尤其是在扩张区和动脉瘤区，正如前面讨论的动脉瘤（图 34-14）。

原发性血栓很少出现在看似正常的主动脉，也就是说，没有动脉瘤、动脉粥样硬化性疾病、穿透性动脉粥样硬化性溃疡或其他病理的证据。它们最常出现在胸降主动脉近段[11]，但也可出现在胸升主动脉或主动脉弓。血栓往往较大（≥ 1cm），带蒂且可移动（图 34-22），因此与胸主动脉大的动脉瘤中常见的层积状附壁血栓非常不同。患者通常无症状，直到出现外周栓塞的症状或体征。该类血栓的病因尚不确定，高凝检查通常为阴性。幸运的是，通过全身抗凝治疗，血栓总会消失。

（三）主动脉肿瘤

主动脉肿瘤很罕见，典型表现为栓塞或阻塞性现象，肿瘤可为原发性或继发性：原发性主动脉瘤起源于间叶组织，包括血管肉瘤、组织细胞瘤、内膜肉瘤、平滑肌肉瘤和未分化肉瘤。继发性肿瘤发生于邻近恶性肿瘤的直接侵袭（图 34-23）或肺部或食管肿瘤的继发性转移。腔内肿瘤在影像学上呈息肉样，可类似突出的动脉粥样硬化瘤或血栓。侵袭性肿瘤可包围主动脉，影响主动脉周围组织和周围器官。

表 34-3　主动脉粥样硬化分级

级　别	动脉粥样化最大厚度	量化程度
1	< 2mm	正常
2	2～3mm	轻度
3	3～5mm，无活动或溃疡成分	中度
4	> 5mm，无活动或溃疡成分	重度
5	2 级、3 级或 4 级合并可移动或溃疡成分	复合

改编自 Goldstein SA, Evangelista A, Abbara S, et al. Multimodality imaging of diseases of the thoracic aorta in adults: from the American Society of Echocardiography and the European Association of Cardiovascular Imaging: endorsed by the Society of Cardiovascular Computed Tomography and Society for Cardiovascular Magnetic Resonance. *J Am Soc Echocardiogr*. 2015;28(2):119–182.

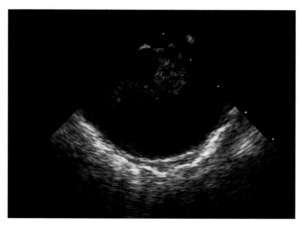

▲ 图 34-22　经食管超声心动图（TEE）胸降主动脉短轴超声图像

显示一个带蒂、活动性高、与腔内血栓一致的 3cm×1cm 肿块。患者表现为急性左侧腰部疼痛，经 CTA 诊断为脾梗死。患者接受抗凝治疗，几周后再次行 TEE 显示主动脉下壁正常，无残余血栓

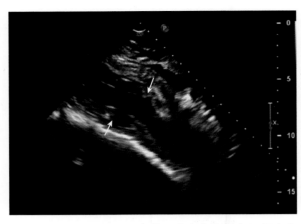

▲ 图 34-23　广泛 B 细胞淋巴瘤患者的剑突下超声心动图显示继发性肿瘤侵犯肾上腺主动脉（箭）

八、主动脉缩窄

主动脉缩窄是一种先天性异常，其表现为一小段降主动脉在动脉韧带处狭窄。通常伴有二叶式主动脉瓣、主动脉下隔膜、二尖瓣异常（如降落伞型二尖瓣）、室间隔缺损和不同程度的弓发育不良[12]。在 40 岁以上的成人中，缩窄合并未被识别的显著的血流动力学改变较为罕见，因为非手术生存期为 35 岁，46 岁时死亡率为 75%[12]。

用二维及多普勒 TTE 成像很容易诊断主动脉缩窄。胸骨上切面主动脉弓长轴显像时，在左锁骨下动脉起始的远端可见典型的主动脉腔不连续的狭窄，呈货架样外观（图 34-24A）。胸降主动脉彩色多普勒超声检查显示，胸降主动脉狭窄处出现血流加速和湍流（图 34-24B）。缩窄处连续波多普勒显示峰值和平均压力梯度增大（图 34-24C）。沿受累的胸降主动脉逐级进行脉冲波多普勒检查，可显示缩窄程度。

腹主动脉多普勒血流图是有用的，不仅作为支持证据，而且可以筛查意外的缩窄。正常的脉冲波多普勒图示显示层流，有快速的收缩血流上升和少量的前向血流进入舒张期（图 34-8A）。相反，明显缩窄伴随的是湍流而不是层流，收缩期多普勒血流上升延迟，以及持续的顺行血流进入或通过舒张期（图 34-24D）。这种全舒张期"径流"是显著缩窄的血流动力学病征。

少数严重缩窄的患者会有相当多的脉络状侧支作为绕过主动脉梗阻的一种生理方法。在这种情况下，通过缩窄的多普勒压力梯度可能会错误的偏低，因为通过狭窄主动脉腔的顺行血流量减少，反过来会导致低估阻塞的真正严重程度。通过彩色和脉冲波多普勒可检测到脉络状侧支的异常血流。

一些胸主动脉疾病患者表现为降主动脉长管状狭窄，但无离散性梗阻，虽然这种缩窄会导致血流加速和峰值速度增加，但严格来说，其并不被认为是真正的主动脉缩窄。

在对主动脉缩窄患者进行超声心动图检查和解读时，应报告主动脉根部、升主动脉和主动脉弓的测量值。应确定主动脉瓣的形态，评估左心室大小、收缩功能和质量。还应检查异常相关的证据，如室间隔缺损和降落伞型二尖瓣。针对性的负荷超声心动图记录静息和负荷时的压力梯度有助于进行临床决策。

对于轻度缩窄的患者应每年进行 TTE 监测，监测压力梯度和主动脉解剖的变化。缩窄修补后，TTE 常用于常规监测，检查复发性的缩窄，这并不少见。由于二维成像很难看到修复部位，利用频谱多普勒测量压力梯度起到至关重要的作用。缩窄修补术后另一个潜在的晚期并发症是在补片修补或吻合部位出现假性动脉瘤，而 CTA 或 MRA 能更好地发现并确诊这种假性动脉瘤。

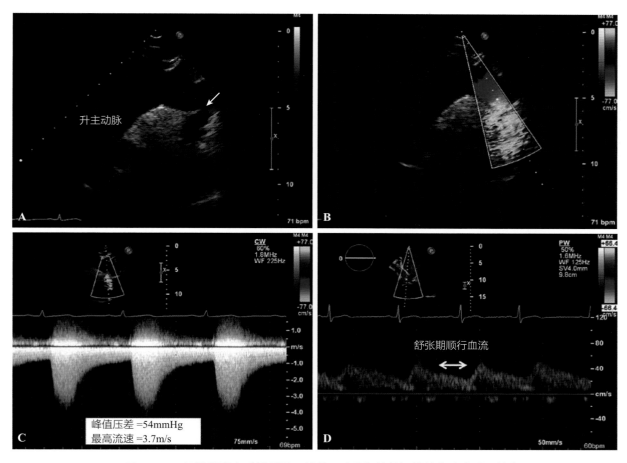

▲ 图 34-24 经胸超声心动图显示，锁骨下动脉起始处远端的主动脉明显缩窄

A. 胸骨上切迹切面可见"货架样"主动脉管腔变窄；B. 在同一切面上，彩色多普勒在缩窄水平显示为湍流；C. 同样的切面，用连续波多普勒进行检查显示，狭窄处的峰值压力梯度增加了 54mmHg；D. 剑突下降主动脉频谱多普勒显示收缩期血流缓慢上升和舒张期持续顺行血流，与显著缩窄的血流动力学一致

推荐阅读

Beretta, P., Patel, H. J., Gleason, T. G., et al. (2016). IRAD experience on surgical type A acute dissection patients: results and predictors of mortality. *Annals of Cardiothoracic Surgery, 5*, 346–351.

Evangelista, A., Flachskampf, F. A., Erbel, R., et al. (2010). Echocardiography in aortic diseases: EAE recommendations for clinical practice. *European Heart Journal Cardiovascular Imaging, 11*, 645–658.

Goldstein, S. A., Evangelista, A., Abbara, S., et al. (2015). Multimodality imaging of diseases of the thoracic aorta in adults: From the American Society of Echocardiography and the European Association of Cardiovascular Imaging: endorsed by the Society of Cardiovascular Computed Tomography and Society for Cardiovascular Magnetic Resonance. *Journal of the American Society of Echocardiography, 28*(2), 119–182.

第七篇
肺动静脉疾病
Diseases of the Pulmonary Artery and Veins

第 35 章
肺栓塞
Pulmonary Embolism

Scott D. Solomon 著

张伟义 译

一、概述

在美国每年有超过 5000 人因肺栓塞（PE）死亡。PE 与其他心脏和肺部疾病并存，仍然是临床医生难以诊断的疾病。事实上，PE 被称为"伟大的伪装者"，因为 PE 的症状和体征与其他疾病相似。清除或溶解血栓的介入治疗策略的出现，包括溶栓和手术，或抽吸取栓，使得 PE 的准确诊断和风险分层变得至关重要。PE 通常是深静脉血栓形成的结果，深静脉血栓有可能迁移到右心系统并滞留在肺血管系统。因此，PE 是血栓栓塞性疾病和静脉血栓栓塞性疾病的一部分，需要综合考虑。

二、超声心动图在肺栓塞中的应用

超声心动图对急性 PE 的诊断和治疗非常有帮助。急性 PE 有几个超声心动图特征（框 35-1）。虽然通常不作为诊断 PE 的主要方法（螺旋 CT 和通气 / 灌注扫描），但超声心动图提供了辅助信息。然而，超声心动图往往是急性 PE 患者的第一个影像学检查，因为它通常被用作确定非特异性体征和症状的病因的筛查试验。超声心动图可以用来区分 PE 与其他引起胸痛、呼吸急促和低血压的原因，如心肌梗死、心脏压塞和主动脉夹层。

（一）超声心动图对血栓的鉴别

尽管 PE 可以在右心再次形成，但导致 PE 的血栓通常来自腿部的深静脉系统（图 35-1）。超声心动图可以显示静脉系统中任何地方的血栓，从下腔静脉到近端肺动脉。心脏中所有潜

框 35-1 肺栓塞的超声心动图特点

右心室扩张

右心室功能障碍（全部和部分）

左心室功能正常或高动力

室间隔矛盾运动，室间隔平坦化

三尖瓣反流

肺动脉扩张

下腔静脉正常吸气性塌陷的衰减

右心室 FAC 减少

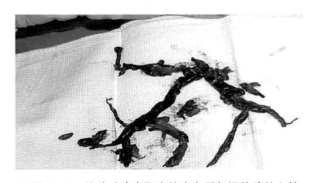

▲ 图 35-1 从肺动脉中取出的来自腿部深静脉的血栓

在血栓可能的肿块都需要与其他心脏肿块鉴别，包括黏液瘤、纤维弹力组织增生和其他心脏肿瘤（第 39 章）。经胸超声心动图（TTE）一般可以显示到肺动脉分叉处血栓（图 35-2），而用经食管超声心动图（TEE）则更远。来自下肢深静脉系统的血栓虽然可以分离并变得更圆，但在外观上趋于线性，可以从下腔静脉（图 35-3）、右心房（图 35-4）、右心室（RV）（图 35-5）或肺动脉流出道（图 35-6 至图 35-8）发现。所谓的鞍状栓子卡在分叉处并不少见（图 35-6 至图 35-8），可疑 PE 患者应从短轴切面仔细评估肺动脉分叉。

（二）肺栓塞的右心室评估

除了识别右心血栓外，超声心动图在评估 PE 对心功能，特别是右心室功能的影响方面有特别的价值。右心室的独特生理学（第 16 章）导致了 PE 特有的超声心动图表现。由于肺血管阻力低，正常右心室后负荷通常非常低，右心室只需要产生相对较低的压力（正常的右心室收缩压通常不高于约 25mmHg；图 35-9，左）。发生急性 PE 时，肺血管阻力常常突然大

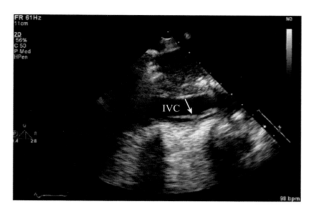

▲ 图 35-3　下腔静脉（**IVC**）内的线状栓子（箭）

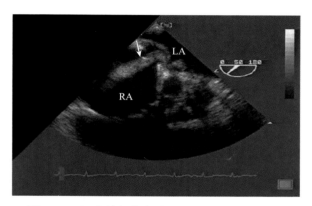

▲ 图 35-4　经食管超声心动图显示血栓（箭）穿过右心房（**RA**）和左心房（**LA**）之间的未闭卵圆孔，患者同时患有肺栓塞和脑卒中

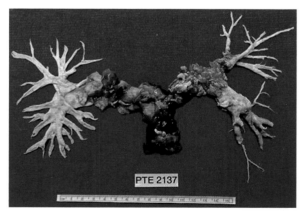

▲ 图 35-2　尸检时发现的肺动脉血栓

引自 Jaff MR, McMurtry MS, Archer SL, et al. Management of massive and submassive pulmonary embolism, iliofemoral deep vein thrombosis, and chronic thromboembolic pulmonary hypertension: a scientific statement from the American Heart Association. *Circulation*. 2011;123（16）:1788–1830.

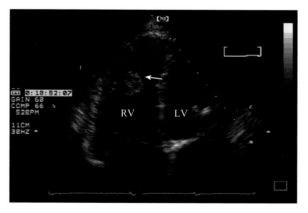

▲ 图 35-5　右心室中的圆形血栓（箭）

LV. 左心室；RV. 右心室

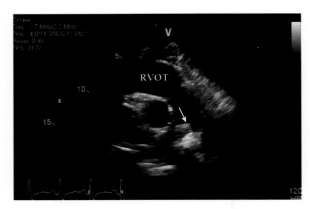

▲ 图 35-6　胸骨旁短轴切面中肺动脉分叉处右心室流出道（RVOT）的鞍状栓子（箭）

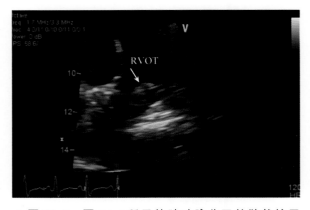

▲ 图 35-7　图 35-6 所示的肺动脉分叉处鞍状栓子（箭）的超声心动图特征性表现

RVOT. 右心室流出道

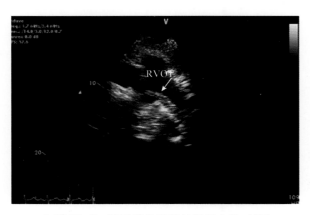

▲ 图 35-8　肺动脉分叉处的线状血栓（箭）

RVOT: 右心室流出道

幅增高，导致右心室扩张，严重的病例可能发生右心衰竭（图 35-9，右）。在这种情况下可能发生右心室扩张和功能障碍，从而导致右心室心排血量减少，进而导致左心室前负荷减少，最终导致心排血量减少，导致低血压。低血压会导致冠状动脉灌注减少，进而引起右心室缺血甚至梗死。此外，右心室后负荷增加可导致右心室壁应力增加，从而增加右心室心肌耗氧量。氧需求增加和氧供应减少相结合可导致进一步的右心室功能障碍（图 35-10）。

右心室扩张是 PE 的超声心动图特征。从心尖四腔心切面可以很好地观察到这一点，典型的征象包括右心室直径大于左心室直径，左心室功能相对正常，充盈不足。正常人心尖四腔心切面的右心室直径很少＞ 2.7cm，但这些测量值可以有很大的差异，建议在心室中部短轴和心尖四腔心切面比较左心室和右心室的直径。

（三）右心室节段性功能障碍：McConnell 征

急性 PE 患者存在明显的节段性室壁运动异常，右心室中段游离壁运动异常，心尖部和底部相对正常。这也被称为 McConnell 征（图 35-11 至图 35-13），容易辨认。McConnell 征在其他肺血管阻力增加的情况（如急性肺炎或间质性肺病）下少见，对急性 PE 有很高的特异性。然而，急性 PE 仍是见到 McConnell

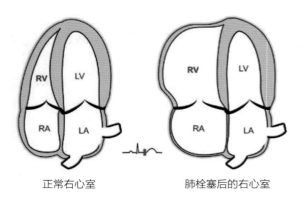

▲ 图 35-9　正常右心室示意图（左）和肺栓塞后右心室示意图（右）。注意右心室的严重扩张

LA. 左心房；LV. 左心室；RA. 右心房；RV. 右心室

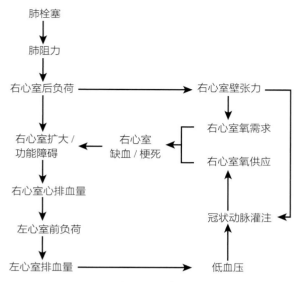

▲ 图 35-10　急性肺栓塞的病理生理学

引自 Lualdi JC, Goldhaber SZ. Right ventricular dysfunction after acute pulmonary embolism: pathophysiologic factors, detection, and therapeutic implications. *Am Heart J.* 1995;130 （6）:1276–1282.

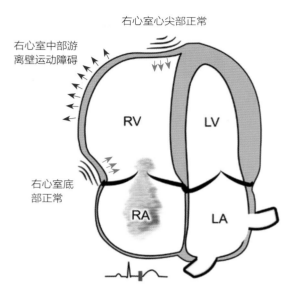

▲ 图 35-11　急性肺栓塞患者右心室局部功能障碍（McConnell 征）

注意右心室中部游离壁运动障碍（蓝箭），心尖部和底部相对较少（绿箭）。LA. 左心房；LV. 左心室；RA. 右心房；RV. 右心室

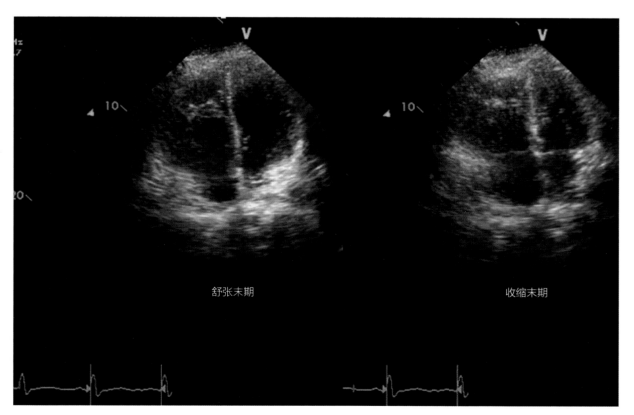

▲ 图 35-12　McConnell 征患者的舒张末期和收缩末期视图
请注意，右心室在舒张期和收缩期都有扩张

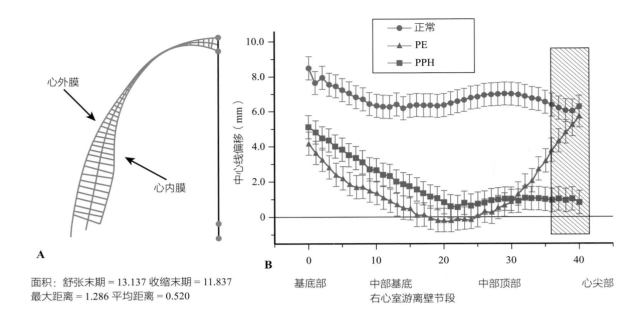

心外膜

心内膜

面积：舒张末期 = 13.137 收缩末期 = 11.837
最大距离 = 1.286 平均距离 = 0.520

▲ 图 35-13　A. 用"中心线"法评估肺栓塞患者的节段性室壁运动；B. 显示从基底部到心尖的局部变形。在右心室正常的患者中，右心室游离壁显示相对相似的变形（圆形）；而在急性肺栓塞（PE；三角形）患者中，右心室中部功能障碍；肺动脉高压患者（方形）心尖运动受影响

PPH. 原发性肺动脉高压 [右图引自 McConnell MV, Solomon SD, Rayan ME, Come PC, Goldhaber SZ, Lee RT. Regional right ventricular dysfunction detected by echocardiography in acute pulmonary embolism. *Am J Cardiol*. 1996;78(4):469-473.]

征的主要情况。

（四）肺动脉压升高对肺栓塞超声心动图特征的影响

由于未长期暴露在高肺动脉压下，既往右心功能正常的患者，发生急性 PE 时右心室扩张和功能障碍的特征性表现最为明显。在慢性血栓栓塞性疾病患者中，这些特点可以在一定程度上被右心室肥大（RVH）掩盖，并被慢性升高的右心室后负荷代偿。因此，在肺血管阻力升高较长时间的患者中，右心室扩张和右心室局部功能障碍都不太明显。这些患者会发生右心室肥厚和肺动脉压力升高，存在 PE 时，右心室可能不会表现出扩张或功能障碍的证据。因此，超声心动图结果可能对长期存在肺动脉高压、慢性阻塞性肺疾病（COPD）或长期存在肺动脉高压的慢性血栓栓塞症患者无用。

在无肺动脉高压病史的患者中，急性 PE 患者的肺动脉压一般不升高，三尖瓣反流（TR）速度相对正常，很少超过 3m/s，而有肺血管疾病的患者则可能有与肺动脉收缩压升高相一致的 TR 速度的增加。

三、超声心动图在肺栓塞预后和治疗中的价值

右心室功能评估已成为急性 PE 治疗的核心。急性 PE 中右心室扩张或功能障碍具有重要的预后意义，因为已证明这些患者短期和中期死亡的风险增加。右心室功能障碍患者的心肌标志物如肌钙蛋白或利钠肽升高，死亡风险明显增加（图 35-14）。目前的指南建议，应该考虑对这类高危人群进行介入治疗，如溶栓、抽吸或外科取栓（图 35-15）。目前的治疗包括右心室功能的评估（图 35-16）。临床上认为中度危险的确诊 PE 患者应通过 CT 或超声心动图

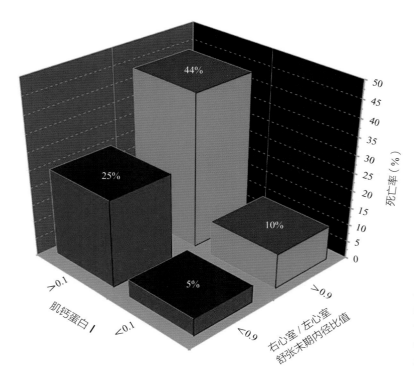

◀ 图 35-14　右心室（RV）功能障碍和肌钙蛋白升高的患者死亡风险增加
引自 Scridon T, Scridon C, Skali H, Alvarez A, Goldhaber SZ, Solomon SD. Prognostic significance of troponin elevation and right ventricular enlargement in acute pulmonary embolism. *Am J Cardiol*. 2005;96(2):303–305.

评估右心室功能，并进行生物标志物测试。如果有生物标志物升高的证据（特别是肌钙蛋白升高）和右心室功能障碍的证据，则为中高风险患者（如果只存在一个则归属于中低风险类别）。高危患者应考虑接受再灌注治疗。

（一）超声心动图在评价肺栓塞治疗反应中的作用

除了对预后有帮助外，超声心动图还可用于评估急性肺栓塞的治疗反应。右心室功能的改善可以在 PE 成功治疗（如取栓或溶栓）后几天内看到，这有助于确定是否需要额外的介入治疗。

（二）在肺栓塞中评估右心室功能的新方法

心肌应变显像可能在右心室评估中有一定的实用价值，并且已被证明在急性 PE 患者中是异常的（图 35-17）。特别值得一提的是，应变成像可用于显示 PE 中典型的区域性右心室功能障碍。虽然这些方法在大多数临床情况下

可能不需要，但将来可能会将右心室的自动评估整合到超声心动图设备中，更具有临床价值。

便携式超声心动图，在紧急情况下进行，在急性 PE 中也非常有用（第13章）。虽然便携设备缺乏传统超声的动力和穿透力，但它们通常能够显示右心室扩大和功能障碍，并将 PE 与其他急性情况区分开来。

（三）经食管超声心动图在肺栓塞中的应用

与 TTE 相比，TEE 可进一步显示肺血管中的血栓，并可用于识别相对近端的肺栓塞、右心室或右心房的血栓或下腔静脉血栓。然而，TEE 很少用作 PE 的主要诊断手段。由于 TEE 要求患者接受镇静或插管，大多数人认为对没有插管的急性呼吸困难患者来说，这项技术的实用性有限。此外，TEE 对右心室的评价在大多数情况下并不优于 TTE，而且由于 TEE 只能显示肺动脉近端的血栓，因此对 PE 诊断的总体敏感性和特异性较低。

基于早期死亡风险的急性 PE 患者分类				
早期死亡风险	风险参数和得分			
	休克或低血压	PESI Ⅲ～Ⅴ级或 sPESI > 1[a]	影像学检查[b]显示右心室功能障碍的征象	实验室心脏标志物[c]
高	+	(+)[d]	+	(+)[d]
中 中～高	–	+	两者均为阳性	
中 低～中	–	+	1/0 项阳性[e]	
低	–	–	可选择评估；若评估，则两者均为阴性结果[e]	

a. PESI Ⅲ～Ⅴ级表示中度至极高的 30d 死亡风险；sPESI ≥ 1 分表示高 30 天死亡风险

b. RV 功能障碍的超声心动图标准包括 RV 扩张和（或）舒张末期 RV-LV 内径比增加（在大多数研究中，报道的阈值为 0.9 或 1.0）；游离 RV 壁运动减慢；三尖瓣反流束速度增加；以上各项的组合。关于计算机断层扫描（CT）血管造影中 RV 功能障碍定义为舒张末期 RV/LV 内径比值增大（阈值为 0.9 或 1.0）

c. 心肌损伤的标志物（例如，血浆中心肌肌钙蛋白 I 或 T 浓度升高）或（右）心功能障碍所致心力衰竭的标志物（例如，血浆中钠尿肽浓度升高）

d. 对于有低血压或休克的患者，既不需要计算 PESI（或 sPESI），也不需要进行实验室测试

e. PESI Ⅰ～Ⅱ级，或 sPESI 为 0，在影像学检查中心脏生物标志物升高或右心室功能障碍体征的患者也将被归类为中低风险类别。这可能适用于在计算临床严重指数之前成像或生物标志物结果可用的情况

PE. 肺动脉栓塞；PESI. 肺栓塞严重指数；RV. 右心室；sPESI. 简化肺栓塞严重指数

▲ 图 35-15　基于 2014 年欧洲心脏病学会（ESC）指南的急性肺栓塞风险分层

引自 Konstantinides SV, Torbicki A, Agnelli G, et al. 2014 ESC Guidelines on the diagnosis and management of acute pulmonary embolism. *Eur Heart J*. 2014;35(45):3033–3080.

四、肺栓塞与肺动脉高压的鉴别

PE 的超声心动图特征与肺动脉高压既有相似之处，也有不同之处（第 36 章）。肺动脉高压患者通常表现为右心室高压和扩张，三尖瓣反流速度升高与肺动脉收缩压升高一致，肺动脉扩张，以及由于右侧压力可接近左侧压力而导致室间隔（IVS）在整个心动周期中向左侧偏移（表 35-1）。虽然肺动脉高压可见局部右心室功能障碍，但在 PE 中通常可见心尖功能正常（图 35-18 和图 35-19）。肺动脉压无明显升高的急性 PE，以右心室扩张和衰竭为主要特征，但在整个心动周期中没有室间隔偏移，也没有三尖瓣反流速度升高。然而对于术前存在肺动脉高压如慢性血栓栓塞症，PE 的超声心动图表现与肺动脉高压更为相似。事实上，在慢性肺动脉压升高和右心室肥大的患者中，急性 PE 中出现的右心室功能障碍可以被掩盖。

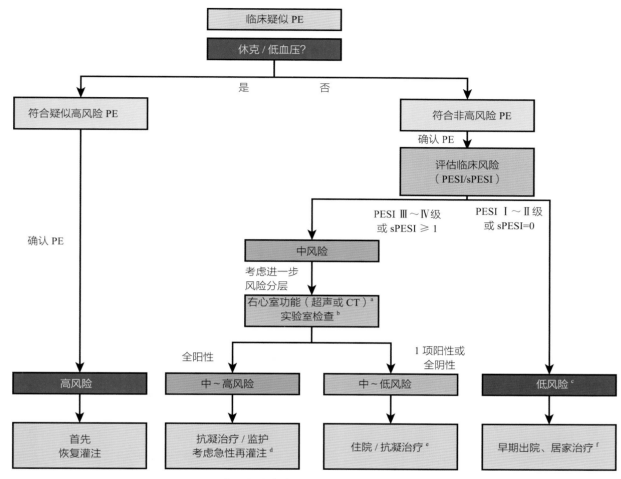

▲ 图 35-16　欧洲心脏病学会（ESC）急性肺栓塞风险分层流程

CT. 计算机断层扫描；PE. 肺栓塞；PESI. 肺动脉栓塞严重指数；sPESI. 简化肺动脉栓塞严重指数 [引自 Konstantinides SV, Torbicki A, Agnelli G, et al. 2014 ESC guidelines on the diagnosis and management of acute pulmonary embolism. *Eur Heart J.* 2014;35(45): 3033–3080.]

a. 如果在 PE 诊断期间已经进行了超声心动图检查并检测到右心室功能障碍，或者如果已经为诊断进行的 CT 检查显示右心室扩大（RV/LV 比值＞ 0.9），则应该进行心肌肌钙蛋白测试，除非初次再灌注不是治疗选择（例如，由于患者严重的并发症或有限的预期寿命）

b. 心肌损伤的标志物（例如，血浆中心肌肌钙蛋白 I 或 T 浓度升高）或（右）心功能障碍所致心力衰竭的标志物（例如，血浆中钠尿肽浓度升高）。如果心脏生物标志物的实验室检测在最初的诊断工作中已经进行过（例如，在胸痛单元）并且是阳性的，那么应该考虑超声心动图来评估右心室功能，或者应该 CT（重新）评估右心室大小

c. PESI Ⅰ～Ⅱ级，或 sPESI 为 0，在影像学检查中心脏生物标志物升高或右心室功能障碍体征的患者也将被归类为中低风险类别。这可能适用于在计算临床严重指数之前成像或生物标志物结果可用的情况。这些患者可能不适合家庭治疗

d. 如果（并且一旦）出现血流动力学失代偿的临床征象，溶栓治疗；外科肺动脉取栓术或经皮导管导向治疗可以被认为是全身溶栓治疗的替代选择，特别是在出血风险很高的情况下

e. 对于确认 PE 且肌钙蛋白试验阳性的患者，即使超声心动图或 CT 上没有右心室功能障碍的证据，也应该考虑进行监测

f. 简化版的 PESI 尚未在前瞻性家庭治疗试验中得到验证；两项单臂（非随机）管理研究使用了除 PESI 以外的纳入标准

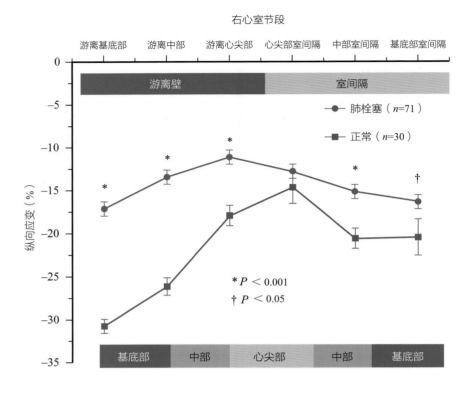

◀ 图 35-17　**急性肺栓塞的右心室应力**

引自 Platz E, Hassanein AH, Shah A, Goldhaber SZ, Solomon SD. Regional right ventricular strain pattern in patients with acute pulmonary embolism. *Echocardiography*. 2012; 29(4): 464–470.

表 35-1　肺栓塞与肺动脉高压超声心动图表现比较

肺栓塞	肺动脉高压
无右心室肥大（除外慢性）	右心室肥大
三尖瓣反流速度正常	三尖瓣反流速度增快
室间隔变平，仅舒张期	舒张期（收缩期可能）室间隔变平
右心室局部功能障碍——心尖正常	右心室功能障碍——包括心尖

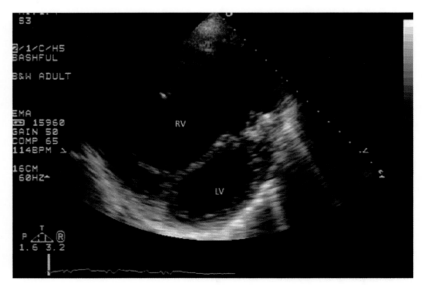

◀ 图 35-18　**肺动脉高压时右心室扩大（短轴切面）**

注意右心室明显增大，左心室缩小。RV. 右心室；LV. 左心室

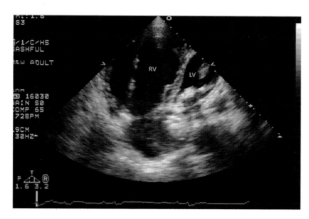

▲ 图 35-19 肺动脉高压时右心室扩张（心尖四腔心切面）

注意右心室明显增大和左心室变小。RV. 右心室；LV. 左心室

推荐阅读

Goldhaber, S. Z. (1998). Clinical overview of venous thrombo–embolism. *Vascular Medical, 3*(1), 35–40.

Goldhaber, S. Z. (2002). Echocardiography in the management of pulmonary embolism. *Annals of Internal Medicine, 136*(9), 691–700.

McConnell, M. V ., Solomon, S. D., Rayan, M. E., Come, P. C., Goldhaber, S. Z., & Lee, R. T. (1996). Regional right ventricular dysfunction detected by echocardiography in acute pulmonary embolism. *The American Journal of Cardiology, 78*(4), 469–473.

Nass, N., McConnell, M. V., Goldhaber, S. Z., Chyu, S., & Solomon, S. D. (1999). Recovery of regional right ventricular function after thrombolysis for pulmonary embolism. *The American Journal of Cardiology, 83*(5), 804–806, A10.

第 36 章
肺动脉高压
Pulmonary Hypertension

André La Gerche　Leah Wright　著

张伟义　译

一、概述

超声心动图对肺动脉高压（PH）的评估必须包括评价肺动脉阻力增加对心室施加的负荷与右心室（RV）收缩力之间的相互作用。正是这两个因素的结合决定了右心室和肺动脉的压力（图 36-1）。因此，超声心动图评估的首要原则必须包括肺动脉负荷和右心室功能的评估。

第二个原则是肺血管负荷和心功能之间的相互作用不是恒定的，而是随着肺动脉高压的进展而表现出不同的阶段。在疾病早期，右心室收缩力增加以补偿肺血管阻力（PVR）的增加。这一阶段的特点是肺动脉压升高，心排血量保持不变，几乎没有症状。随着病情发展，右心室收缩力不够补偿 PVR 的增加；心排血量开始下降，并出现进行性症状。起初，这些只发生在运动过程中，当休息时得到了合理的代偿。最后，在失

代偿的阶段，RV 功能显著下降，即使在静息状态下，心排血量也会下降。这会导致尽管 PVR 持续升高，但肺动脉压下降（图 36-2）。

因此，超声心动图评估应包括肺血管负荷、右心室功能，以及试图量化右心室 / 肺动脉耦合的一些测量方法，即右心室对负荷增加的补偿程度。

二、右心室后负荷 / 肺血管功能的评估

（一）肺动脉收缩压

肺动脉收缩压（PASP）可以从三尖瓣反流（TR）束，使用连续波多普勒进行可靠地评估（图 36-3；Bernoulli 方程；$4 \times V_{TR}^2 =$ 最大压力梯度），并已在许多研究中得到验证[1-3]。由于多普勒角度会影响测量，应采用多个切面

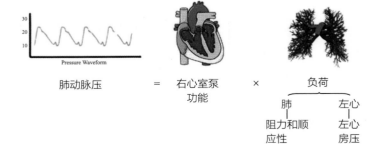

◀ 图 36-1　肺动脉压、右心室功能与血管负荷的关系。肺动脉压是由右心室泵产生的压力和由右心室泵引起的负荷共同决定的。右心室后负荷受到肺血管因素（阻力、顺应性、阻抗）和左心房压的影响

引自 La Gerche A, Claessen G, Van De Bruaene A. Right ventricular structure and function during exercise. In: Gaine SP, Naeije R, Peacock AJ, eds. *The Right Heart*. London: Springer; 2014: 83–98.

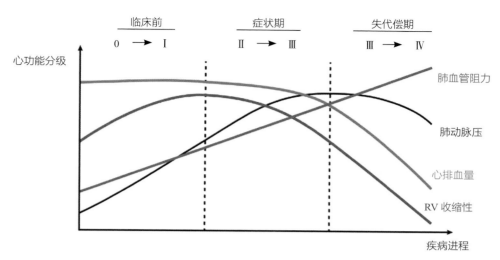

▲ 图 36-2　肺动脉高压疾病严重程度测量的进展

随着疾病进展（肺部血管疾病增加），初始代偿期中右心室（RV）收缩力增加以满足阻力的增加并维持心排血量。当 RV 耗尽其收缩储备，不能再代偿运动中肺动脉压的增加时症状开始出现。最后，RV 功能下降到一定程度，由于后负荷增加，不能在静息时保持心排血量。NYHA. 纽约心脏协会（心力衰竭症状分类）

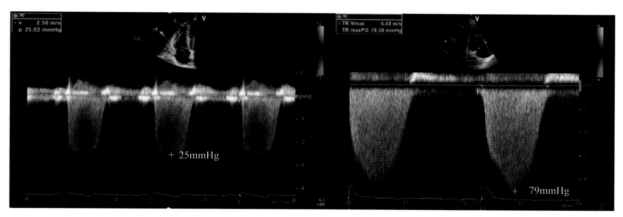

▲ 图 36-3　应用 Bernoulli 方程（PASP=4×V$_{TR}^2$）估算正常和严重升高的肺动脉收缩压
PASP. 肺动脉收缩压；TR. 三尖瓣反流

测量。生理盐水或对比剂也应采用（图 36-4），以增加反流信号的强度和结果的敏感性。

反流速度代表右心室和右心房之间的压力梯度。压差为右心室收缩压（RVSP）减去右心房压（RAP）。临床上，可以用于估计 RAP（见下文），即 RVSP=4×V$_{TR}^2$+RAP。RVSP 等同于 PASP，除非右心室流出道（RVOT）或肺动脉瓣存在明显的压力梯度。因此，在肺动脉狭窄时，在评估 PASP 时需要考虑收缩期压力梯度。

严重的 TR 使用 Bernoulli 方程需要谨慎。

RV 和 RA 之间压力的早期均衡可能导致对 PASP 的严重低估。

（二）舒张期肺动脉压

舒张期肺动脉压（diastolic pulmonary artery pressure，dPAP）通过测量舒张末期肺动脉反流（PR）的峰速度计算。这通常与心电图（ECG）的 Q 波同时发生，并在反映心房收缩的一个小"切迹"之后发生（图 36-5）。

dPAP=4（舒张末期 V$_{PR}$）^{2}+RAP

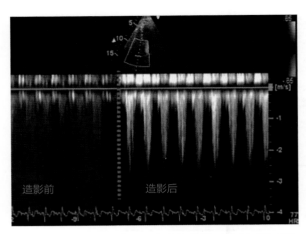

▲ 图 36-4　对比度增强。注射振荡的对比剂（生理盐水或胶体）对增加多普勒反流信号的强度非常有效

粉虚线表示振荡的对比剂进入右心室，增强信号并可依此估算 PASP

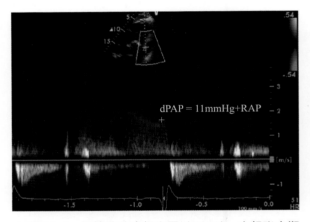

▲ 图 36-5　估算肺动脉舒张压（dPAP）。由舒张末期肺动脉反流速度峰值与右心房压相加获得

（三）平均肺动脉压

平均肺动脉压（mean pulmonary artery pressure，mPAP）可用多种方法计算。

① 将 PASP 与 mPAP 之间合理一致的关系线性回归得到的 Chemla 公式。因此，可以从三尖瓣最大反流速度测量 PASP，如图 36-3 所示，然后使用公式计算 mPAP：mPAP=0.61 × PASP+2mmHg[4]。

② 所有瞬时压力估计值的平均值是通过追踪 TR 反流信号上的最大瞬时速度计算，再加上

RAP 压力估计值得到（图 36-6）[5]。

③ 使用上述方法导出 PASP 和 dPAP，并将这些值合并到公式中：mPAP=1/3 PASP+2/3 dPAP。

（四）右心房与右心房压力

右心房大小由右心室心尖切面追踪。旋转探头以确保 RA 尽可能显示。这可能与左心房测量有所不同。最近的指南提出采用面积 - 长度测量，男性和女性右心房表面积（BSA）指数正常上限分别为（25±7）ml/m² 和（21±6）ml/m²[6]。

RAP 通常根据下腔静脉（IVC）的大小进行估计。下腔静脉测量是经剑突下切面（长轴切面）在距右心房交界处 1～2mm 进行的。最大径可以通过 M 模式或二维测量。下腔静脉扩张性是根据其对呼吸导致的胸内压变化的反应来计算[7]；50% 的下腔静脉塌陷率为检测大于或小于 10mmHg 的 RAP 提供了最佳的敏感性和特异性，但当 RAP 的值超过 12mmHg 时，RAP 往往被低估。参考值如下（图 36-7）。

- 下腔静脉 < 2.1cm 和塌陷率 > 50%，RAP 约为 3mmHg。
- 下腔静脉 > 2.1cm 和塌陷率 > 50% 或下

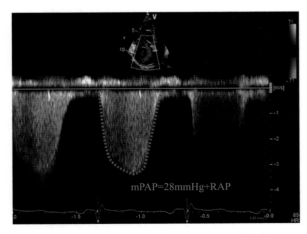

▲ 图 36-6　平均肺动脉压（mPAP）的估算

可以追踪三尖瓣反流时间 - 速度积分来确定 RV-RA 的平均压力梯度，在该压力梯度上加上 RAP 的估计值。RA. 右心房；RAP. 右心房压；RV. 右心室

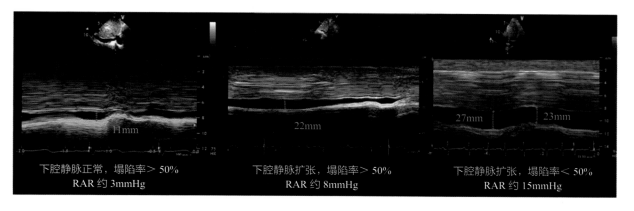

下腔静脉正常，塌陷率＞ 50%
RAR 约 3mmHg

下腔静脉扩张，塌陷率＞ 50%
RAR 约 8mmHg

下腔静脉扩张，塌陷率＜ 50%
RAR 约 15mmHg

▲ 图 36-7 右心房压（RAP）的估算
IVC. 下腔静脉

腔静脉＜ 2.1cm 和塌陷率≤ 50%，RAP 约为 8mmHg。

• 下腔静脉＞ 2.1cm，塌陷率＜ 50%，RAP 约为 15mmHg。

肝静脉（或上腔静脉）的速度－时间积分（VTI）可用于评估 RAP。肝静脉收缩期充盈分数 $[VTI_{收缩期}/(VTI_{收缩期}+VTI_{舒张期})]$ 半定量评估 RAP，当其值＜ 55% 预测 RAP ＞ 8mmHg，具有良好的敏感性和特异性[7]。在下腔静脉内径假性升高的患者（运动员、体表面积过大和机械通气患者）中，该技术比测量 IVC 更有优势。

三、右心室后负荷的其他测量方法

（一）肺动脉加速时间

肺动脉加速时间（pulmonary arterial acceleration time，PAT）由脉冲波多普勒在肺动脉瓣叶水平上计算。加速时间是从基线到峰值测量的（图 36-8）。这种方法依赖于心率，用于评估肺动脉收缩压不如其他方法可靠。当心率在 60 ～ 100 次 /min 的范围之外时，不应使用。PAT ＜ 100ms 提示 PASP ＞ 38mmHg（正常 PAT ＞ 120ms）。

（二）右心室流出道信号切迹

尽管 RVOT 信号"切迹"的缺失并不能"排除"肺动脉高压，但它依然是肺动脉高压（PAH）的定性测量方法之一（图 36-8）。这可以让我们深入了解 PH 的生理学机制。存在大动脉硬化时，早期切迹与狭窄的血管床有关，而晚期切迹可能意味着左心疾病引起的继发性肺动脉高压。

（三）超声心动图估测肺血管阻力

PVR 通过肺血管的压力梯度 [mPAP－ 左心房压（LAP）] 除以心排血量来计算。这些参数都可以通过超声心动图来估算。在没有分流的情况下，可以使用左心室（LV）或右心室（RV）测量心排血量，因为它们应该相等。然而，通常使用的是右心室流出道的 VTI（图 36-9）。Abbas 等用 $PASP/RVOT_{VTI}$ 估计 PVR，但这个公式的一个非常重要的局限性是忽略了心率[8]，因为心率是增加心排血量的最重要因素。因此，Haddad 等通过加入心率 $[PVR=PASP/(HR \times TVI_{RVOT})]$ 改进了这个公式，使计算更接近肺动脉压梯度除以心排血量[9]。

应用这些公式估算 PVR 的另一大缺陷是忽略了 LAP。在 LAP 升高的情况下，这些公式将严重高估 PVR。

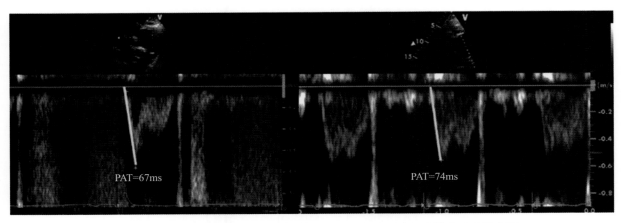

▲ 图 36-8　2 例患者的肺动脉加速时间（PAT）短，血流切迹符合肺动脉高压

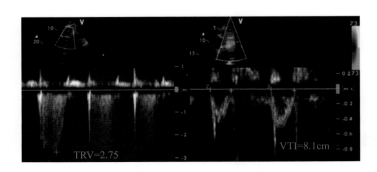

◀ 图 36-9　用于估计肺血管阻力的测量方法
左图显示三尖瓣反流峰值速度（TRV=2.75mps），右图显示由脉冲波多普勒频谱（8.1cm）测量的右心室流出道速度 - 时间积分（VTI）

（四）毛细血管前肺动脉高压与毛细血管后肺动脉高压的界定

超声心动图可以帮助区分毛细血管前（PAH）和毛细血管后 PH。现行的临床标准需行右心导管术和用肺动脉闭塞压（pulmonary artery occlusion pressure，PAOP）[也称为肺毛细血管楔压（PWCP）] 估算，LAP > 15mmHg，提示 PH，这与左心疾病引起的 LAP 升高的诊断是一致的。已经有许多尝试开发 LAP 的无创评估方法，以帮助识别毛细血管前（Ⅰ类 PAH）或毛细血管后（因左心疾病引起的 Ⅱ类 PH）引起肺动脉压升高的患者[10]。鉴别非常重要，因为肺血管扩张药已证明对引起 PH 的毛细血管前原因有效，但对毛细血管后原因无效。然而，超声心动图替代手段是否在临床决策中起作用还存在争议。考虑到结果的重要性，目前的建议是，超声心动图上 PASP 升高的患者应该接受右心导管术，以确认结果并评估左心疾病。

尽管如此，还是可以通过测量二尖瓣脉冲波流入和二尖瓣环的组织多普勒无创测量 PCWP[11]。下述公式中用多普勒组织成像（OTI）测量二尖瓣 E 波（E）和瓣环 e 波（e'）。

PCWP=1.24 × E/e'+1.9

在严重的肺动脉高压中，由于右心室的拴系，二尖瓣环的间隔运动受到限制[12]。最近一些结合 LAP 的 TR 速度和 E/e' 估算的指标在区分毛细血管前和毛细血管后 PH 方面看到了一些曙光[13]。

四、右心室结构和功能

（一）右心室壁厚度

传统上，从剑突下切面采用 2D（图 36-10A）或 M 型（图 36-10B）测量右心室游离壁，缩放以获得最大化分辨率。应采用缘对缘的方法，注意排除小梁和乳头肌。该测量可能较主观，并且单一切面的测量结果不能完全代表右心室结构。

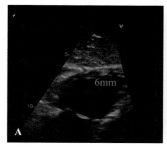
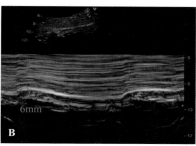

◀ 图 36-10　测量右心室壁厚度
采用 2D（A）或 M 型（B）超声心动图进行剑突下切面图像采集

（二）三尖瓣环平面收缩期位移

三尖瓣环平面收缩期位移（TAPSE）是指收缩过程中三尖瓣外环向心尖部的位移。这种测量基于纵向 RV 功能是 RV 产生每搏量的主要方式，尽管这可能不一定与 PH 进展一致，但已经证明，功能变得越来越依赖于径向功能[14]。

- TAPSE 于心尖四腔心切面应用 M 型超声心动图，取样点置于三尖瓣侧瓣环，取样线尽量平行于右心室游离壁（图 36-11）。TAPSE < 17mm 为异常。这种方法操作容易，广泛适用，并且与 PH 的结果有很强的相关性。

然而，对肺动脉高压患者来说，左心室和右心室收缩力的不平衡，在收缩过程中心尖经常被牵拉向左心室。其结果是，即使在没有 RV 实际缩短或变形时，三尖瓣环也会被一致地拉动。这种由"心尖摇晃"引起的对 TAPSE 的人为高估可能是严重的混淆因素，也是 PH 患者首选 RV 应变措施（见下文）的一个重要的原因[15]。

（三）右心室偏心指数 / 室间隔移位

收缩期（压力超负荷）和舒张期（容积超负荷）室间隔 D 形化可定性评估过负荷。同样也可以进行定量评估。从胸骨旁短轴切面（乳头肌水平）进行两次左心室轴测量：一次平行于室间隔（前后径），一次垂直于室间隔（隔外侧径）（图 36-12）[16]。偏心指数按前后径 / 隔外侧径计算，收缩期比值 > 1.1，提示右心室压力过负荷。容量和压力负荷之间的分离少见。部分原因是生理学的，因为容量负荷是 PH 的一种早期补偿机制（试图通过更多地依赖 Starling 机制来改善每搏量）。

（四）右心室面积测定

右心室舒张末期和收缩末期面积（RVEDA

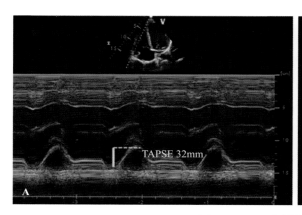
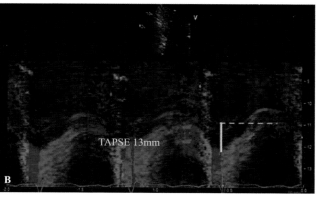

▲ 图 36-11　三尖瓣环平面收缩期位移（TAPSE）

三尖瓣运动正常的患者（A）与肺动脉高压和三尖瓣运动减弱的患者（B）的超声心动图比较。后者使用组织多普勒叠加来突出运动方向

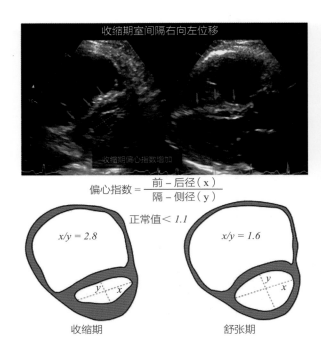

▲ 图 36-12　肺动脉高压的间隔移位和偏心指数的计算
在胸骨旁的短轴（左）和长轴（右）切面中，箭表示室间隔。请注意短轴切面中的 D 形轮廓

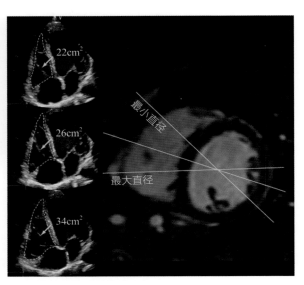

▲ 图 36-13　标准右心室（RV）面积采集
超声探头应旋转，以获得最大面积。如果不仔细操作，可能会导致右心室测量结果显著误差

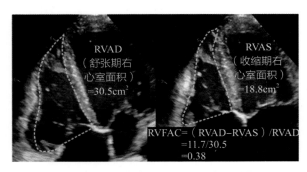

▲ 图 36-14　测量右心室（RV）面积变化分数（FAC）
在这种情况下，FAC 为 0.38×100=38%

和 RVESA）可以从最优化聚焦于右心室的心尖四腔心切面手动追踪。右心室心尖部可能有密集的小梁；因此，在追踪心肌边界时应给予足够的注意。超声探头应小心旋转，以便最大程度显露右心室。考虑到右心室是可变月牙形解剖结构，注意使右心室面积最大化是至关重要的（图 36-13）。RV 面积变化分数（FAC）根据公式计算。

RV FAC=100×（RVEDA−RVESA）/RVEDA

右心室 FAC ＜ 35% 提示右心室功能减低（图 36-14）。

（五）三维容积评估

虽然在技术上具有挑战性，但三维（3D）右心室容积评估可以更好地显示右心室腔的变化，经磁共振成像测量证实 3D 准确性更高（相较于 2D）[17]。当探头位于非常侧面，屏息采集完整图像，可以改善图像质量。许多供应商现在都有专门设计的测量 RV 3D 容积和射血分数的软件包（图 36-15），减少了后处理时间。

（六）多普勒组织成像的速度测量

脉冲波多普勒采集区（ROI）与三尖瓣环对齐，以测量收缩期峰值速度（图 36-16A）。这种方法操作简单，但注意位移方向与超声束平行很重要。其值 ＜ 9.5cm/s 表示右心室功能障碍。

（七）等容加速

与右心室环收缩速度相反，这种方法利用了基底游离壁 DTI 描记上的等容收缩时间（isovolumetric contraction time，IVCT）峰[18]。等容峰速度除以这一收缩前峰形成的时间

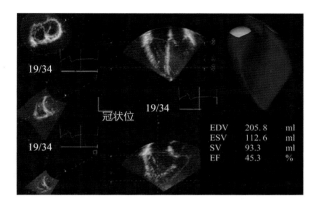

▲ 图 36-15 右心室（RV）功能的三维（3D）容积量化

商业化软件用于在其上追踪心内膜轮廓的多个切面中定位 3D 数据集。然后，心内膜轮廓被插值到腔内的其余部分，并且时间传播使能够在整个心动周期中估计容积。这种很有前途的技术最大限度地减少了近似，并且更直接地结合了几何学的复杂性。主要缺点是很难获得右心室的全部容积，特别是在一个数据集中包括心尖和流出道。这是一个关于右心室增大的问题，在肺动脉高压患者中很常见（EDV. 舒张末期容积；EF. 射血分数；ESV. 收缩末期容积；SV. 每搏量）

（图 36-16B）。这一指标相对独立于负荷，因此可能是少数几个在解释数值时不需要考虑 PASP 估计值的指标之一。正常值 > 1.1m/s²。这种测量方法存在的重要问题在于，测量的动态范围有限，但测量误差相当大，因此可重复性是值得怀疑的。

（八）右心室 E/e′

右心室充盈压力可以通过与左心室类似的方法来估计。采集三尖瓣血流的脉冲波多普勒，E 波峰值除以右心室游离壁侧向 DTI e′。尽管关于正常值范围的数据有限，这种方法仍提供

了与 RAP 适度的相关性[6]。

（九）应变 / 应变率

用斑点追踪法可以测量右心室心肌的纵向变形。这是从 RV 心尖四腔心切面进行的，ROI 设置为追踪 RV 游离壁（图 36-17A）。平均 RV 应变值为 -28%，高于 LV（正常范围为 -39% ～ -20%，负值越多，功能越好）[7]。应变值从基底部向心尖移动，有正常的变形梯度，但存在一定程度的个体变异和疾病特异性模式[19]。需要注意的是，与 LV 一样，不能将心包或小梁包括在 ROI 内。因为此值与负荷有关，应考虑肺动脉压。从彩色编码的多普勒组织采集中量化应变和应变率也是可能的，但由于分析所需时间长，这种技术使用渐少（图 36-17C 和 D）。ROI 放置在心肌内，在整个心脏周期中进行追踪。这项技术的优点是时间分辨率高，最适合解决持续时间短的事件，特别是应变率峰值（图 36-17D）。

研究已经表明 RV 应变和预后之关的关系，现在可以在来自各种超声供应商的系统上进行测量。尽管供应商间的差异正在缩小，但应该在相同的供应商系统上执行顺序追踪。还需要更多的规范数据。

应变率反映了单位时间的变形率。因此，它是基于局部组织变形，而不是平移运动。如前所述，可以用 DTI 测量（高帧率的优点），在右心室的底部、中部和心尖放置三个样本体积（图 36-17D）。关于肺动脉高压患者的应变率和预后之间的联系的数据较少。

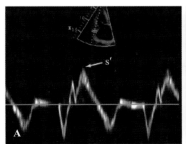
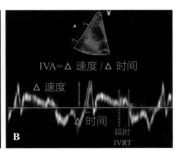

◀ 图 36-16 正常受试者和肺动脉高压患者的多普勒组织环速度比较

健康受试者外侧三尖瓣环的脉冲波多普勒速度，显示正常收缩速度，缺乏等容舒张时间（A）。相比之下，肺动脉高压患者的收缩速度降低，等容舒张时间延长（B）。等容加速度计算为收缩前期峰值的速度 / 时间。IVA. 等容加速度

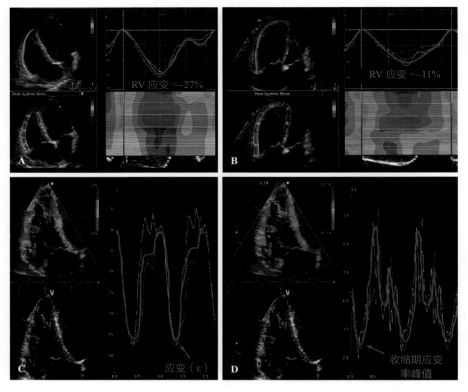

▲ 图 36-17 应变率成像在肺动脉高压中的应用

二维斑点追踪应变可用于区分正常右心室（RV）游离壁应变（A）和肺动脉高压患者降低应变（B）。或者，彩色多普勒组织成像可以用来计算应变（C）和应变率（D）

五、定时测量

（一）右心室等容舒张时间的测量

通过外侧三尖瓣环的 DTI 轨迹测量等容舒张时间（isovolumetric relaxation time，IVRT）。这种方法操作简单。在健康受试者中，RV IVRT 不明显（图 36-16A），但 IVRT 随着肺动脉压的增加和（或）RV 功能障碍增加而增加（图 36-16B）。它可以作为 RV 功能与肺血管负荷之间是否匹配的极好的定性筛查试验。

（二）心肌功能指数或 Tei 指数

反映收缩和舒张功能的心肌功能指数（MPI）可以通过组织多普勒或联合使用多普勒血流来测量。后者包括两个步骤。三尖瓣反流时间（tricuspid regurgitant time，TRT）采用连续波多普勒追踪三尖瓣反流束进行测量。其次，用右心室流出道血流的脉冲波多普勒来测量右心室射血时间（RVET；图 36-18A）。由此，IVCT 和 IVRT 的总和为（TRT-RVET），因此 MPI$_{血流}$=TRT-RVET/RVET（< 0.43 为正常）[6]。DTI 方法涉及使用从 RV 基底段获取的脉冲波 DTI（PW DTI）样本（图 36-18B）。

MPI$_{组织}$=（IVRT+IVCT）/ET（< 0.54 为正常）

注意不同的方法 MPI 正常值有差异，反映可测量的血流通过肺动脉瓣的时间超过心肌收缩的时间（由于流量惯性）。

（三）右心室 - 动脉相互作用的重要性

正如本章开始时所讨论的，RV 功能与负荷密切相关，这在很大程度上是因为负荷的范围通常比 LV 容积大。在肺动脉高压患者，后负荷可能是正常值的 4 倍，甚至更多。现已介绍了肺动脉高压右心室后负荷（即肺动脉压力和阻力的评估）和右心室功能的评估方法，为了充分认识到肺动脉高压，需要将这些指标结合起来考虑。如图 36-2 所示，右心室功能、肺动脉压力估计和心排血量的测量可以确定患者是否处于疾病的代偿期或失代偿期，这对治疗很重要。

虽然右心室收缩性和功能经常被用作同义词，但其实两个概念含义有很大不同。RV 收缩性是指 RV 与负荷条件无关的固有收缩能力。这是有价值的，因为我们可以知道，当 PVR 改善时，RV 功能是否能得到部分恢复。随着疾病

进展而逐渐加重，右心室收缩力越发受到影响（图 36-2）。使用超声心动图评估右心室收缩力有以下两种方法。

① 不依赖于容量负荷的方法：所有的心脏测量都有一定的负荷依赖性，但有些是相对独立于肺动脉压的。已证明受影响最小是右心室等容加速度和右心室收缩应变率。然而，这两种方法使用起来都很有挑战性，而且可重复性

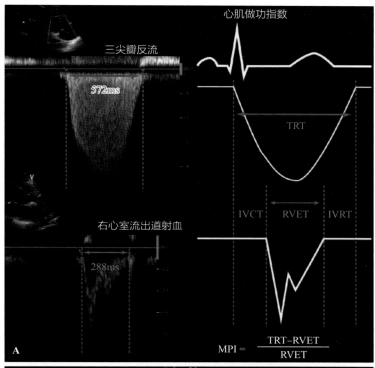

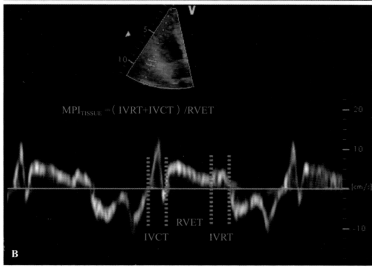

◀ 图 36-18　心肌做功指数（MPI 或 Tei 指数）

A. 三尖瓣反流时间（TRT）包括等容期，而右心室射血时间（RVET）不包括。因此，总等容周期可以从 TRT 减去 RVET 得到。那么，心肌做功指数，即等容收缩时间加上等容舒张时间（IVCT+IVRT）/RVET，也可表示为（TRT-RVET）/RVET。B. 另一种方法是使用三尖瓣游离壁环的多普勒组织成像（DTI）直接测量 IVCT、IVRT 和 RVET

也不够完美。

② 综合措施：测量收缩力的金标准是使用压力和容积（即负荷和功能）相结合的方法，可以通过超声心动图实现。可以使用比值来表示相对于肺动脉压的功能。例如，TAPSE 与 PASP 的比值已被用于定义 PH 合并左心衰竭患者的 RV 性能[20]。类似地，RVESA 与 PASP 的比值（称为 RV 收缩末期压力面积关系或 RV ESPAR）已对照有创的 RV 收缩性测量进行验证[3]。MPI（图 36-18）还结合了功能和负荷的测量，并且在单独使用时比几何、容量或应变测量更能反映 RV 的收缩性。

（四）超声心动图检查作为肺动脉高压预后指标

目前用于预测 PAH 疾病进展和死亡风险的方法是非特异性的。2015 年欧洲 PAH 管理指南提供了一个预后指南，其中 9 项指标（包括临床、有创血流动力学、生化和成像）可以分别分为轻度、中度和高度风险[10]。然而，经常出现影像学、生化标志物和血流动力学指标严重程度不一致的情况。目前最新的证据来自于评估早期和长期肺动脉高压管理（REVEAL）注册的 PAH 患者[21]，只包括基本的超声心动图检查。

使用来自一些表现良好的研究的证据来改进目前的预后工具有很大的潜力，这些研究证明了右心室功能对肺动脉高压预后的重要性[22, 23]，并论证了右心室量化可以作为肺动脉高压试验中最有用的替代终点[24]。总体而言，右心室功能的标志物似乎比血流动力学的超声指标测量在预测生存期方面更好。与生存率相关的右心室功能指标包括 TAPSE、FAC、MPI 和 RV 游离壁应变。右心室游离壁厚度也有预后价值[25]。右心房面积和心包积液似乎是最一致的预后标志。

（五）运动中的右心室评估

作为评估肺血管功能和 RV 收缩储备的一种手段，研究者对运动过程中右心室的兴趣与日俱增。尽管运动诱导肺动脉高压的概念没有得到国际上关于肺动脉高压诊断指南的认可，但有相对有力的证据表明，在运动期间测量结果与肺动脉高压患者的预后相关[26, 27]。经直接有创金标准验证，根据三尖瓣反流速度得出的肺动脉压在静息和运动期间是可靠的。同样，RV 功能的定量测量，如 RV FAC，与心血管磁共振（CMR）得出的 RV 射血分数相比，在静息和运动时相对准确[3]。运动期间对 RV 的评估有可能使早期 PH 患者能够更早、更准确地诊断，并可能有助于改善已确诊患者的风险分层。然而，这在很大程度上仍然是一个研究，需要进一步的证据证明临床效用。

推荐阅读

Grunig, E., & Peacock, A. J. (2015). Imaging the heart in pulmonary hypertension: an update. *European Respiratory Review, 24*(138), 653–664.

Jurcut, R., Giusca, S., La Gerche, A., Vasile, S., Ginghina, C., & Voigt, J. U. (2010). The echocardiographic assessment of the right ventricle: what to do in 2010? *European Journal of Echocardiography, 11*(2), 81–96.

Rudski, L. G., Lai, W. W., Afilalo, J., et al. (2010). Guidelines for the echocardiographic assessment of the right heart in adults: a report from the American Society of Echocardiography endorsed by the European Association of Echocardiography, a registered branch of the European Society of Cardiology, and the Canadian Society of Echocardiography. *Journal of the American Society of Echocardiography, 23*(7), 685–713

van de Veerdonk, M. C., Kind, T., Marcus, J. T., et al. (2011). Progressive right ventricular dysfunction in patients with pulmonary arterial hypertension responding to therapy. *Journal of the American College of Cardiology, 58*(24), 2511–2519.

Wright, L. M., Dwyer, N., Celermajer, D., Kritharides, L., & Marwick, T. H. (2016). Follow-up of pulmonary hypertension with echocardiography. *JACC Cardiovascular Imaging, 9*(6), 733–746.

第八篇
心脏肿块
Cardiac Masses

第 37 章
原发和继发肿瘤
Primary and Secondary Tumors

Justina C. Wu　著

郑寅曦　译

一、概述

1959 年在德国，人们第一次用超声发现左心房黏液瘤[1]。从那时起，超声心动图已经发展成为检测心脏肿瘤的常规方法。在常规尸检中，只有 1%～2% 的病例发现心脏肿瘤。因此，常规筛查以排除心脏肿瘤是不合适的，而且无疑会导致许多假阳性结果。在癌症患者中也是如此，即使癌症患者中心脏肿瘤的风险更高（尸检发生率高达 4%～8%）也不适合常规筛查。然而，也有例外情况，如家族性肿瘤综合征和类癌，在这些情况下筛查可能是合理的。由于原发恶性肿瘤的罕见性，最好的数据来源于尸检研究和更大的专门的单中心研究，并辅以文献中的病例报道。

相当比例的心脏肿瘤没有临床表现，而是在手术前的辅助检查或体检过程中偶然发现。在其他病例中，系统性栓塞或伴血流动力学影响的心包受累可能是引起心脏检查的前哨事件。更罕见的情况是，较大的心脏肿瘤可能会阻碍心脏的流入或流出，导致瓣膜反流，从而引起心力衰竭或晕厥。

通过了解心脏肿瘤的一般分布，并考虑患者的年龄和并发症，以及肿块的位置和超声心动图特征，临床医生可以对肿瘤的性质做出有

根据的猜测。可能性缩小后，可以制订一个诊断和治疗计划，这可能包括进一步与静脉回波成像造影、三维（3D）超声心动图、经食管超声心动图（TEE）或其他方式，以便更好地定义肿瘤边界和分期，然后再决定先观察、手术还是其他治疗。超声心动图还可以监测肿瘤的生长、治疗后的复发或不良后遗症。

二、肿瘤类型

（一）原发和继发肿瘤

心脏肿瘤的实际频率分布的最佳数据来自于几十年前的尸检（图 37-1）[2, 3]。心脏原发肿瘤（图 37-1A 和 B）在尸检中仅占 0.02%，在所有心脏肿瘤中仅占 2%～5%。绝大多数为继发性转移性肿瘤（图 37-1C）。尽管大多数临床医生都认识到原发和继发肿瘤分类系统的重要性，但世界卫生组织（WHO）在 2015 年更新并改进了其分类和命名法，以更好地描述罕见肿瘤和进展史可变或未知的肿瘤[4]。

（二）原发良性肿瘤

在原发肿瘤中，约 75% 是良性的，在普通人群中约 30% 是黏液瘤（成人高达 50%）。其次是脂肪瘤（10%）和乳头状纤维弹性瘤（8% 的一般人群）。超声心动图特征和患者人群特征

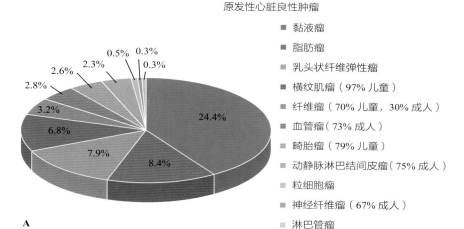

原发性心脏良性肿瘤

- 黏液瘤
- 脂肪瘤
- 乳头状纤维弹性瘤
- 横纹肌瘤（97% 儿童）
- 纤维瘤（70% 儿童，30% 成人）
- 血管瘤（73% 成人）
- 畸胎瘤（79% 儿童）
- 动静脉淋巴结间皮瘤（75% 成人）
- 粒细胞瘤
- 神经纤维瘤（67% 成人）
- 淋巴管瘤

A

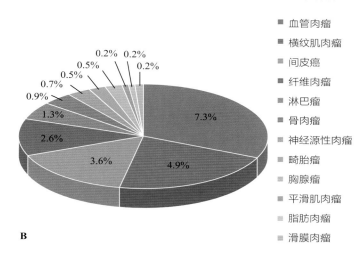

原发性心脏恶性肿瘤

- 血管肉瘤
- 横纹肌肉瘤
- 间皮癌
- 纤维肉瘤
- 淋巴瘤
- 骨肉瘤
- 神经源性肉瘤
- 畸胎瘤
- 胸腺瘤
- 平滑肌肉瘤
- 脂肪肉瘤
- 滑膜肉瘤

B

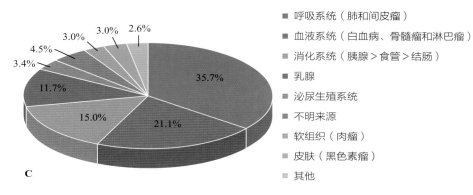

继发性肿瘤转移到心脏

- 呼吸系统（肺和间皮瘤）
- 血液系统（白血病、骨髓瘤和淋巴瘤）
- 消化系统（胰腺＞食管＞结肠）
- 乳腺
- 泌尿生殖系统
- 不明来源
- 软组织（肉瘤）
- 皮肤（黑色素瘤）
- 其他

C

▲ 图 37-1　心脏肿瘤的频率分布

数据来自美国 Armed Forces Institute of Pathology 的尸检报告，最近更新于 1996 年。注意：①百分比为原发性肿瘤总数的百分比，$n = 533$（408 例良性肿瘤，125 例恶性肿瘤）；②在尸检中，占所有原发性心脏肿块的 16.7%（$n = 89$）的心包和支气管囊肿被排除在上述分析之外；③儿童定义为 ≤ 15 岁（改编自 Wu JC. Cardiac tumors and masses. In: Stergiopoulous K, Brown DL, eds. *Evidence-Based Cardiology Consult*. New York: Springer; 2014:377–390. ）

足以区分这三类良性肿瘤（值得注意的是，文献中报道的存活患者的肿瘤发病率可能与尸检系列报道的肿瘤发病率略有不同，尤其是良性肿瘤）。

1. 黏液瘤

心脏黏液瘤是最常见的一种原发性心脏肿瘤，尤其是成人。它们被认为起源于心内膜（间充质）细胞。典型的黏液瘤出现在左心房（75% 的病例），但 20% 的病例出现在右心房，其余 5% 发生在心室。虽然也有关于附着在二尖瓣上的报道，但黏液瘤通常通过柄或蒂附着在卵圆窝附近的房间隔上。

超声心动图上，黏液瘤常表现为致密的胶质样肿块，可呈球状、卵圆形或多小叶状（图 37-2）。总之存在一系列的形态。较小的肿瘤通常呈乳头状或绒毛状，易碎，更容易栓塞。相比之下，体积较大的黏液瘤往往更离散，表面更光滑或呈葡萄串状。这些肿瘤可以长到足以填满左心房，并导致二尖瓣狭窄、舒张期隆隆声。当肿块在舒张期进入左心室时，听诊可闻及肿瘤的"扑落"音。TEE 可以帮助确定黏液瘤是否延伸到肺静脉或腔静脉。

有一种常染色体显性遗传的黏液瘤，约占 7% 的病例，与散发的黏液瘤相比，往往出现在生命早期（即十几岁时）。受 PRKAR1A（编码蛋白激酶 A 的一个调节亚基）基因突变或染色体 2p16 突变影响的个体，往往会在非典型部位，甚至心外部位发生黏液瘤，并有多个复发位点[4]。Carney 综合征是一种与这些突变相关的综合征，包括黏液瘤、色素沉着的皮肤斑点（着色斑病）和内分泌过度活跃。超声心动图可对确诊患者的一级亲属进行筛查，黏液瘤患者应经常进行检查以防复发。

2. 脂肪瘤

脂肪瘤占良性心脏肿瘤的比例略高于 8%。肿瘤由被包裹的良性脂肪细胞组成。它们可以出现在心脏的任何地方，但被描述得最频繁的是在左心室、右心房和房间隔，通常位于心外膜下或心内膜下。在超声心动图上，它们表现为均匀的局限肿块，可呈高回声或低回声。房间隔内的异常需要与脂肪瘤样肥厚区分，脂肪瘤样肥厚是正常现象（第 39 章）。脂肪瘤呈进

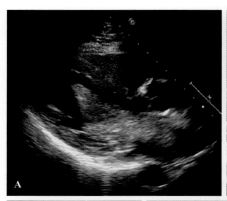
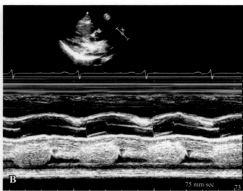
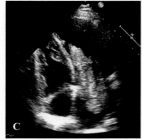
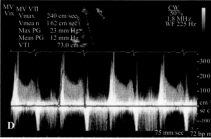
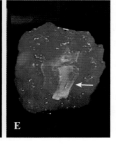

◀ **图 37-2 左心房黏液瘤**

A. 胸骨旁长轴切面；B. M 型超声图显示肿块在收缩时坠入左心房；C. 心尖四腔心切面；D. 连续波多普勒显示二尖瓣狭窄的压力梯度，峰值和平均梯度分别为 23mmHg 和 12mmHg；E. 左心房黏液瘤大体病理标本，呈团簇状胶质黏液样肿物，附有心房心肌和房间隔碎片（箭）（图 A 至图 D 改编自 Wu JC. Cardiac tumors and masses. In: Stergiopoulous K, Brown DL, eds. *Evidence-Based Cardiology Consult*. New York: Springer; 2014:377–390.）

行性生长，并可侵入心包腔。因此，如果患者因肿块效应或心律失常而出现症状，则应手术切除。图37-3显示了一个示例，以及相应的心脏磁共振成像（MRI）诊断。

3. 乳头状纤维弹性瘤

乳头状纤维弹性瘤是最常见的瓣膜性肿瘤，最近已超过黏液瘤成为最常见的被切除的

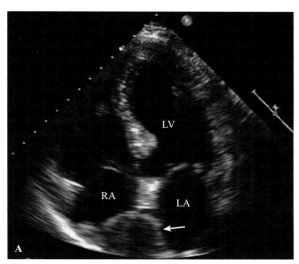

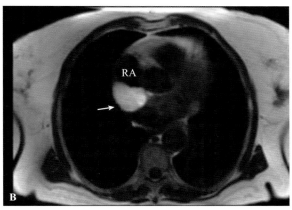

▲ 图 37-3 脂肪瘤

A. 心尖四腔心切面显示位于房间隔内的脂肪瘤（箭），鉴别诊断为房间隔脂肪瘤样增生、黏液瘤或转移性肿瘤；B. 心脏基底部 MRI T₁ 加权短轴图像，显示边界清晰的高信号肿块（箭），脂肪抑制后呈低信号，在首次灌注期间及灌注后均无增强。这与心脏脂肪瘤一致，手术切除后确诊。LA. 左心房；LV. 左心室；RA. 右心房（图片由 Swathy Kolli, MD, Brigham and Women's Hospital 提供，改编自 Wu JC. Cardiac tumors and masses. In: Stergiopoulous K, Brown DL, eds. *Evidence-Based Cardiology Consult*. New York: Springer; 2014: 377–390.）

心脏肿块[4]。它们约占心脏良性肿瘤的8%，最常见于老年人。大多数（80%）出现在左侧瓣膜，少数可能是多瓣膜。它们经常出现在主动脉瓣上，较少出现在二尖瓣上；小部分出现在多个瓣膜。在超声心动图上，弹性纤维瘤不规则，常呈丝状或指状，分支状或花状复叶，且流动性强。它们可以附在左心室流出道（LVOT）或主动脉瓣的主动脉面（图37-4A）。多见于二尖瓣心房侧，但也可附着于二尖瓣腱索或乳头肌（图37-4B）。病理上，弹性纤维瘤表现为心内膜乳头状增生，是退行性瘤变更丰富多样的形式。研究表明，长度＞1cm的弹性纤维瘤栓塞的可能性更大，因此，在一级或二级预防中，通常会将其切除（同时保留下面的瓣膜）。有趣的是，高达30%的乳头状纤维弹性瘤是在超声心动图、心脏手术或尸检中偶然发现的[5]。

4. 横纹肌瘤

横纹肌瘤是一种较少见的原发性肿瘤，约占总人口的7%，但它是儿童最常见的原发性心脏肿瘤。超过95%的横纹肌瘤发生在1岁前的儿童，甚至是产前超声波检查出来的。约50%的病例与遗传性结节性硬化症有关，但这些肿瘤也可以自发发生。它们表现为界限清楚、圆形、均匀的高回声肿块或增厚心肌的离散病灶，

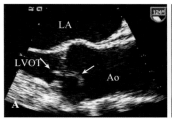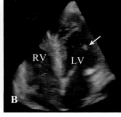

▲ 图 37-4 乳头状纤维弹性瘤

A. 经食管超声心动图显示主动脉瓣弹性纤维瘤。注意在瓣膜主动脉面有1.5cm长的蠕虫状可移动回声，在瓣膜左心室流出道（LVOT）面有第二个短丝状弹性纤维瘤。B. 左心室乳头状纤维弹性瘤。三维经胸超声心动图心尖四腔心切面显示弹性纤维瘤（箭）附着于二尖瓣腱索。Ao. 主动脉；LV. 左心室；RV. 右心室

最常见于心室（80% 的病例，15% 出现在右心室）。它们经常呈多发，并没有报道出现在心脏瓣膜。横纹肌瘤预后较好，因为随着时间的推移，它们会部分或完全退化。因此，除非它们引起严重的阻塞、瓣膜功能障碍或顽固性心律失常，否则只需密切观察。

其余的肿瘤包括纤维瘤、血管瘤和畸胎瘤，合计占原发性心脏良性肿瘤的比例不到10%。纤维瘤和畸胎瘤也主要发生在儿科人群中[6]。纤维瘤是儿童和胎儿中第二常见的心脏良性肿瘤，表现为成纤维细胞和胶原蛋白的实性高回声致密团块（图 37-5）。它们通常出现在心室心肌，通常是左心室游离壁或室间隔（可能与肥厚型心肌病相似）。与横纹肌瘤相反，它们通常是孤立的，可能有钙化中心。与横纹肌瘤不同，纤维瘤的生长是可变的。有些会随着时间的推移而增长，导致室性心律失常（通常为折返性室性心动过速），或更少见的梗阻，或瓣膜功能障碍，在这种情况下，手术切除可能是必要的。其他的则在几十年的观察中出现退化，尽管可能永远不会完全消失[7]。

在剩余的心脏良性肿瘤中，血管瘤因为高度血管化需要进行心脏超声造影（图 37-6）来区分。这些病例很少见，任何年龄都可发现，且大多位于右心房（尤其是儿童）和心室。自然病程是多变的[8]。畸胎瘤通常出现在前纵隔而不是心内，特别是在心包，在那里它们可能与升主动脉相连并引起出血[4]。这类肿瘤的不同之处在于它们可具有所有三种生殖细胞层成分，以及毛发、皮肤和肌肉，而且恶性倾向与分化程度有关。

（三）良性和恶性

1. 原发恶性肿瘤

约 1/4 的原发性心脏肿瘤是恶性的，大多数是肉瘤[9]。组织学上，肉瘤可分为血管肉瘤、不同分化程度的肉瘤（未分化、黏液纤维肉瘤、骨基质成分肉瘤）和横纹肌肉瘤。血管肉瘤是成人最常见的类型（图 37-7）。它们多见于右心房，可能侵入腔静脉和三尖瓣。通常体积大，多小叶，基底宽，外生生长迅速，并表现为心内梗阻。其次常见的原发性心脏恶性肿瘤是横

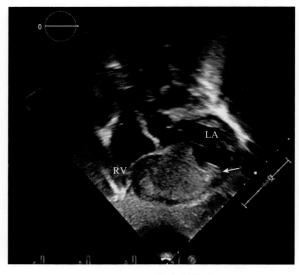

▲ 图 37-5　儿童纤维瘤

经胸超声心动图五腔心切面显示一个 5cm 的巨大纤维瘤（箭），位于左心室远端，并对右心室产生压迫。LA. 左心房；RV. 右心室

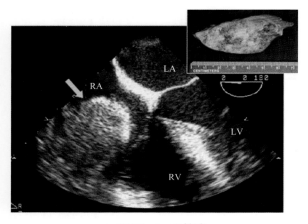

▲ 图 37-6　血管瘤

经食管超声心动图四腔心切面显示一个来源于右心房室沟的大肿块占据右心房（RA）。肿块由右冠状动脉供血，也部分压迫右冠状动脉。经手术切除（插图）证实为血管瘤，同时可见海绵状和毛细血管（红色）充血区域。LA. 左心房；LV. 左心室；RV. 右心室

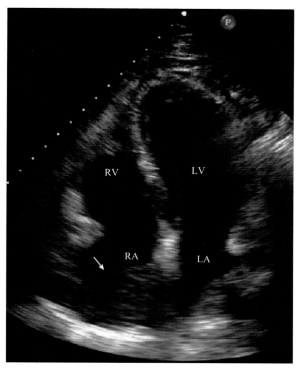

▲ 图 37-7　心脏血管肉瘤

经胸超声心动图心尖四腔心切面显示右心房（RA）肿块（箭），最初推测为黏液瘤，但随后病理发现为伴有梭形细胞成分的高级别血管肉瘤，并侵及右心房壁。LA. 左心房；LV. 左心室；RV. 右心室

纹肌肉瘤，它可以发生在任何心脏腔室，通常是多灶性的。在所有的心脏肉瘤中，那些影响左心的更容易出现充血性心力衰竭。间皮瘤、纤维肉瘤和心脏淋巴瘤是比较少见的心脏恶性肿瘤。无论肉瘤的组织学类型如何，治疗的选择和预后通常主要取决于肿瘤的解剖位置和对心脏的影响。所有的原发性心脏恶性肿瘤都有快速侵袭性生长和转移的特点，并经常延伸至心包，这可能限制了完全切除的选择。即使完全切除和全身化疗或放疗，预后也很差。与心脏良性肿瘤不同，目前还没有证据表明这些恶性肿瘤与特定的基因突变有关。

2. 继发性肿瘤

如前所述，继发性或转移性肿瘤在心脏中被发现的可能性是原发肿瘤的 20～40 倍[2, 10]。心脏恶性肿瘤的频率分布如图 37-1C 所示。超过 1/3 的恶性肿瘤来自呼吸系统（肺和间皮瘤）。约 1/5（21%）源于血液系统恶性肿瘤，如白血病、淋巴瘤和骨髓瘤。胃肠道癌和乳腺癌占剩余继发性肿瘤的大部分。由于原发性心脏肿瘤相对罕见，如果常规影像学方法 [计算机断层扫描（CT）或 MRI] 没有发现明显的心外恶性肿瘤，则通常采用正电子发射断层扫描（PET）来寻找主要来源。

三、肿瘤位置：位置特异性鉴别

肿瘤在心脏内的位置通常是其类型和起源的最有力线索。某些恶性肿瘤（如肾细胞癌和支气管癌）有通过特定途径侵入心脏的倾向，而其他的分布则仅从文献和经验中观察到[6]。表 37-1 总结了心脏肿瘤的位置特异性鉴别诊断。这里列出了最常见的发现。

（一）心房肿瘤

在左心房最常见的肿块实际上不是肿瘤，而是血栓（第 38 章）。在心房颤动、左心房增大或既往心脏手术和二尖瓣狭窄的患者，血栓尤其应排除。MRI 或 CT 血管造影术可用于区分血栓和组织，血栓通常在适当的抗凝治疗后会消退。左心房最常见的肿瘤是黏液瘤；如果肿块具有典型的位置、外观，并附着于房间隔，则通常不需要进一步诊断，可直接进行手术切除。另一种可能累及心房的原发性肿瘤是脂肪瘤。在吸烟者中，支气管癌很可能通过肺静脉侵入左心房，可以通过胸部 CT 来寻找原发肿瘤。TEE 或心脏 MRI 可用于评估肺静脉的受侵犯部位和通畅程度。

右心房肿瘤通常也是黏液瘤。然而，来自肾脏（肾细胞癌或肾母细胞瘤）、肝脏（肝细胞癌）和肾上腺（肾上腺瘤）的继发性肿瘤则以向下腔静脉延伸并侵犯右心房而臭名昭著。图 37-8 为肾细胞癌示例。血栓单独或叠加在这些肿瘤上也可能延伸到右心房。从另一个方向，

表 37-1 超声心动图检测肿瘤的部位特异性鉴别诊断 [a]

	原发性	继发性（转移性）
左心房	**黏液瘤** **脂肪瘤** *肉瘤（未分化和血管肉瘤）* **血管瘤** **副神经节瘤**（*10% 为恶性*）	肺癌（支气管源性） 淋巴瘤
右心房	**黏液瘤** *肉瘤（尤其是血管肉瘤）* **副神经节瘤**（*10% 为恶性*）	肾母细胞瘤 肾细胞癌 肝细胞癌 肾上腺肿瘤 胰腺癌
左心室	**横纹肌瘤**（常为多发性） **纤维瘤** **错构瘤** **Purkinje 细胞肿瘤**（通常是婴儿）	
右心室	**横纹肌瘤** **纤维瘤**	
瓣膜 / 瓣环	**乳头状纤维弹性瘤** **黏液瘤** **错构瘤** **脂肪瘤**	
心包	*间皮瘤* *淋巴瘤* **单发纤维性肿瘤**（恶性罕见） *肉瘤（纤维肉瘤、血管肉瘤、滑膜肉瘤）* **脂肪瘤** **生殖细胞肿瘤：** 　**畸胎瘤**（未成熟时为恶性） 　*卵黄囊瘤* **副神经节瘤**（*10% 为恶性*）	肺癌（支气管源性） 乳腺癌 淋巴瘤 / 白血病 胃肠道癌 黑色素瘤 脂肪肉瘤
前纵隔		淋巴瘤 胸腺瘤与胸腺癌 甲状腺癌 畸胎瘤

a. 对于原发性心脏肿瘤，良性肿瘤使用粗体文本，恶性肿瘤使用斜体文本。某些肿瘤具有不确定或可变的生物学行为（如副神经节瘤和畸胎瘤），或所述病例极少

肺癌和甲状腺癌可沿上腔静脉向下生长至右心房。在成人罕见的原发性心脏恶性肿瘤中，血管肉瘤以右心房为主。

（二）心室肿瘤

心房肿瘤一般发生在腔内，这在心室肿瘤中比较少见，心室肿瘤通常发生在室壁内。它

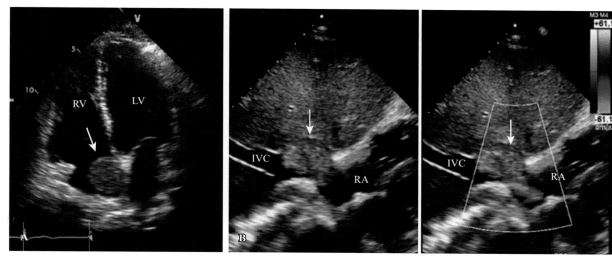

▲ 图 37-8 肾细胞癌

A. 可见一个可移动的肿块，从下腔静脉侵入右心房。肿块由癌细胞组成，但也含有许多肿瘤相关血栓。B. 肾细胞癌位于下腔静脉/右心房交界处，造成部分血流阻塞。患者随后安置支架作为一种姑息治疗。IVC. 下腔静脉；LV. 左心室；RA. 右心房；RV. 右心室

们很少见，多见于儿童。横纹肌瘤（最常见的儿童心脏肿瘤）和纤维瘤主要发生在左心室，而后者也可能发生在室间隔。考虑到心室肿瘤的罕见性，需要首先排除非癌性肿块，如乳头肌、血栓、退行性或创伤性改变。

（三）瓣膜肿瘤

累及二尖瓣的肿瘤在老年人中通常是乳头状纤维弹性瘤，但累及二尖瓣的黏液瘤在年轻患者中也可能发生。由于这些肿瘤通常更小，更不规则，而且可移动性强，TEE 实时成像通常比心脏 MRI 或 CT 更好地显示它们。实际上，如果在发热的同时发现瓣膜性肿块，则应谨慎排除感染性或原发性心内膜炎。

（四）心包肿瘤

恶性心包疾病最常见的原因是肺癌、淋巴瘤/白血病和乳腺癌的传播，可能是由于它们在一般人群中发病率较高。肿瘤从邻近肺、胸膜（间皮瘤）或纵隔（如淋巴瘤）直接延伸也不罕见。在所有恶性肿瘤中，黑色素瘤最容易转移至心包。尸检研究表明黑色素瘤在

38%～50% 的病例中会影响心脏，但只有 2% 的患者会出现症状。肿瘤可能表现为简单的心包积液，经心包穿刺发现其含有恶性细胞。然而，侵袭性实体瘤可侵犯心包壁面，形成部分占位，甚至以实性肿块的形式完全浸润心包。它们还可能进一步侵入脏层心包并进入心肌（图 37-9）。

四、肿瘤的临床表现

涉及心脏的肿瘤可能会以多种方式引起患者或临床医生的注意，不仅会影响心脏的结构和功能，还会影响其他器官系统。了解典型或常见的肿瘤表现模式，可以让超声医生更敏锐地检查心脏的相关部分。

黏液瘤因产生一系列系统性和躯体症状而臭名昭著，包括发热、疲劳、不适、关节疼痛和体重减轻。然而，这些症状的出现加上全身性栓塞，尤其是新出现的二尖瓣梗阻的杂音（即舒张期隆隆声或肿瘤扑落音）或反流是左心房黏液瘤的典型表现。

较大的肿瘤可能对心腔产生占位效应。这可以通过外部压迫发生，例如纵隔肿瘤挤压心

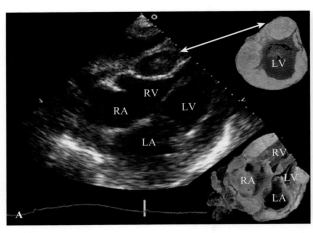
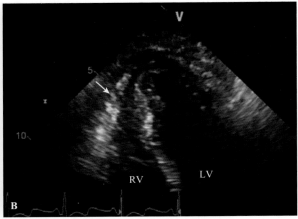

▲ 图 37-9　心包肿瘤

A. 心包间皮瘤侵犯心包和心肌。剑突下四腔心切面显示心脏周围心包严重增厚和回声不均匀，引起心脏缩窄。插图中可见相似方向的大体心脏标本（右下）和心尖短轴切面（右上），厚厚的浅色间皮瘤包裹着心脏。B. 肺实体瘤侵犯右心室心尖部。同时还有恶性心包积液（未显示）。LA. 左心房；LV. 左心室；RA. 右心房；RV. 右心室

脏。右心室流出道易受前纵隔肿瘤和压迫肺动脉周围区域的转移性肿块的影响（图 37-10A）。腔内病变可能发展到足够大并阻碍心房或心室的流入和流出（图 37-10B）。上腔静脉阻塞会导致面部、颈部和上肢肿胀，并可能导致呼吸困难和咳嗽。肺腺癌、淋巴瘤和转移性纵隔肿瘤占 90% 以上 [11]。右心室或左心室流出道梗阻的临床症状为晕厥。

较小的肿瘤，如果位于心肌内，可导致折返回路和快速心律失常，心脏传导系统被侵犯还可能发生传导阻滞。原发性或恶性肿瘤更广泛地累及心肌可引起局灶性室壁运动异常、舒张受限和充血性心力衰竭。

肿瘤累及瓣膜可明显导致瓣膜狭窄和（或）反流。然而，肿瘤碎片或肿瘤相关血栓的全身栓塞可能是心脏肿瘤的第一个征象。这是乳头状纤维弹性瘤的常见症状和令人担心的并发症。栓子大量扩散到多个器官，包括大脑、肾

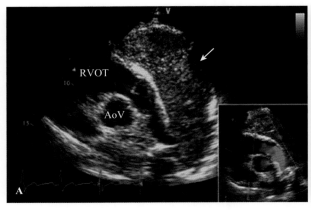
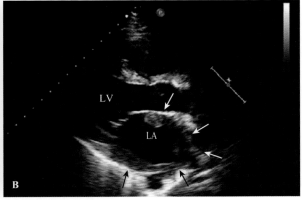

▲ 图 37-10　肿瘤占位性病变：淋巴瘤

A. 胸骨旁短轴切面中，淋巴瘤表现为前纵隔肿块（箭），侵犯肺动脉，并在主动脉和肺动脉之间蜿蜒，导致心脏基底部的瓣膜上区域血流加速（彩色多普勒插图）；B. 胸骨旁短轴切面中，非霍奇金 B 细胞淋巴瘤（箭）向左心房周围浸润并侵犯肺静脉。AoV. 主动脉瓣；LA. 左心房；LV. 左心室；RVOT. 右心室流出道

脏、脾脏、四肢甚至冠状动脉，应始终怀疑心脏来源，并强烈提示应行超声心动图。更容易栓塞的肿瘤是那些与主动脉瓣或左心房相关的具有更大流动性的肿瘤及具有易碎成分的肿瘤[5, 12, 13]。右侧肿物很可能形成肺栓子，但如果卵圆孔未闭可使心房间交通，也可能是异位（全身）栓子的来源。

最后，恶性肿瘤可以直接侵入心包或转移（通过血行或淋巴管途径）。在这种情况下，心脏压塞和（或）心包缩窄都可能发生（图37-9）。

推荐阅读

Bruce, C. J. (2011). Cardiac tumours: diagnosis and management. *Heart, 97*, 151–160.

Burke, A., & Tavora, F. (2016). The 2015 WHO classification of tumors of the heart and pericardium. *Journal of Thoracic Oncology, 11*, 441–452.

Guimaraes, M. D., Bitencourt, A. G., Marchiori, E., Chojniak, R., Gross, J. L., & Kundra, V. (2014). Imaging acute complications in cancer patients: what should be evaluated in the emergency setting? *Cancer Imaging, 29*, 14–18.

第 38 章
心内血栓的识别
Identification of Intracardiac Thrombus

Jordan B. Strom　Warren J. Manning　著

郑寅曦　译

一、概述

心内血栓是心脏栓塞来源的一个子集，在各种心脏疾病中都很常见，美国每年 50 万脑卒中患者中其占 15%～20%。此外，它们是其他血管床的系统性栓子的重要来源[1]。血栓可能存在于所有的心腔中，也可能起源于心外并向心脏迁移（即血凝块转运），或在心腔内新生（左心耳血栓）。接下来，我们将回顾血栓和其他来源的栓子的表现和鉴别诊断，以及超声心动图检测血栓的方法。

二、心内栓子来源

与静脉血栓栓塞相似，动脉血栓和心内血栓可能由血流的紊乱和血管特征引起，如 Virchow 三联征描述，其中包括血流的改变（如血液淤滞）、内皮损伤，以及血液中凝血成分的遗传或后天变异[2]。心内栓塞的来源可分为血栓性和非血栓性两种。

（一）左心室

左心室血栓通常是由心肌梗死（MI）和随后的局部运动障碍或室壁瘤使血液淤滞和凝血胶原暴露在血液中引起的。因此，血栓几乎总是发生在左心室下壁节段运动减弱、无运动或运动异常的区域，最常见的情况是发生在心尖室壁瘤。它也可能发生在整体射血分数降低的潜在非缺血性心肌病中；特定的心肌病（如心肌致密化不全、Chagas 病和 Loeffler 心内膜炎）更容易形成血栓，可能是由于局部淤血和高凝血状态。超声心动图在直接检测左心室血栓和识别血栓形成的危险因素［包括室壁运动异常和自发显影（spontaneous echo contrast，SEC）］等方面是有用的。需要注意的是，对于声窗不良的患者，如果不使用超声心动图造影，要看清心内膜边界并清晰地分辨来自小梁周围的血栓可能是困难的。经食管超声心动图（TEE）虽然分辨率高，但可能透视缩短心尖，因此经胸超声心动图（TTE）实际上是鉴别心尖血栓的首选。有时，即使有适当的对比剂显影，也可能需要其他成像方式，如计算机断层扫描（CT）和心脏磁共振成像（CMR）以更有效地识别血栓[3]。

（二）左心房

左心耳是形成心房血栓最常见的部位。90% 的血栓发生在心房颤动中，这是由于左心耳无效收缩，造成局部血液淤滞（图 38-1）[4]。当脉冲波多普勒测量到进入左心耳口 1cm 处的射血速度＜ 0.4m/s 时，血栓形成的风险就会增加（图 38-2）[5]。尽管存在窦性心律，风湿性二尖瓣狭窄也可能导致左心房增大、淤滞、血栓形成和血栓栓塞的风险增加。左心房血栓的发生率在窦性心律二尖瓣狭窄的患者中为 2.4%～13.5%，危险因素包括年龄 > 44 岁，前向血流 > 6.9cm，意味着二尖瓣跨瓣压差 > 18mmHg，以及密集自发显影 [6]。一些人认为如果存在上述任何危险因素，TEE 都是有必要的。TEE 上若无自发显影高度预示没有血栓 [6]。与二尖瓣狭窄的淤滞和血栓形成的倾向相反，风湿性二尖瓣疾病患者显著的二尖瓣反流与血栓形成和血栓栓塞的发生率较低有关 [7]。由于左心耳的复杂三维解剖结构，有 1～4 个叶、小梁和形态上的个体间变异，通过 TEE 从正常解剖结构中区分血栓可能很困难，特别是在自发显影患者中（图 38-3）。

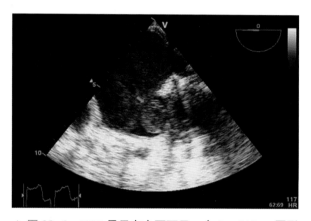

▲ 图 38-1　TEE 显示左心耳可见一个 2cm×1cm 圆形结构，回声密度及位置与血栓一致（箭）。注意血栓上面的自发显影对比

（三）右心室/右心房

虽然与左心室血栓形成有关的疾病过程也发生在右心室，但右心室血栓的患病率和特异性预测因素至今尚未确定。某些主要涉及右心室的心肌病，最明显的是心律失常性右心室心肌病（arrhythmogenic right ventricular cardiomyopathy，ARVC），已经发现与右心室血栓相关，并可能据此识别形成右心室血栓的危险人群 [8]。Loeffler 心内膜炎（也称为心内膜弹性纤维增生症）通常与左、右心室舒张受限和血栓有关，通常是附壁的，并累及心尖（第 24 章）。理论上，由于右心室压力较左心室低，在三尖瓣位置使用机械假体形成血栓的风险较高，但支持数据有限。随着心脏起搏器和除颤器导联等右侧心内设备的日益使用，其设备表面容易形成血栓，右心室血栓可能在未来变得更加重要（图 38-4）。在右心房（RA）或右心室显示的静脉血栓栓塞，即所谓的转运中的血栓，是后续肺栓塞的高风险，在超声心动图上可能出现香肠样的形状，代表起源于下肢静脉的管型（图 38-5 和图 35-1）。右心耳（right atrium appendage，RAA）与左心房相比基底宽，可作为心房颤动或心房扑动患者的肺栓塞的来源。

（四）人工心脏瓣膜

机械瓣膜假体具有血栓形成的人工表面，是心内栓塞的常见来源，特别是在三尖瓣和二

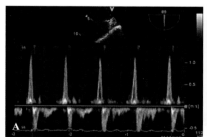
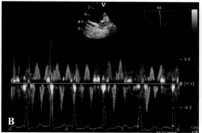
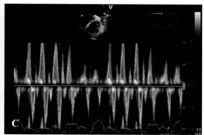

▲ 图 38-2　TEE 左心耳入口脉冲波多普勒显示振幅正常，有规律的收缩符合正常窦性心律（A）。潜在心房颤动时收缩变慢且紊乱（B）。与上述心房颤动相比，心房扑动具有更高的振幅和更有规律的收缩（C）

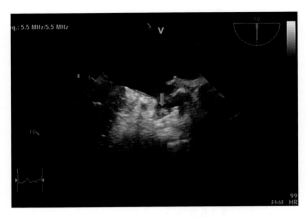

▲ 图 38-3　TEE 左心耳的两腔心图像，显示一个多叶的左心耳，在这个特殊的扫查切面上可见至少四个叶。还可见一个小血栓（箭）

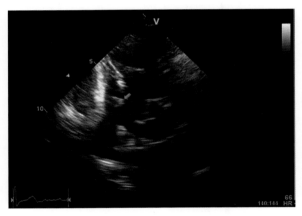

▲ 图 38-4　TTE 图像

胸骨旁短轴切面显示心脏起搏器线延伸至右心室，前端有一个矩形血栓（箭）

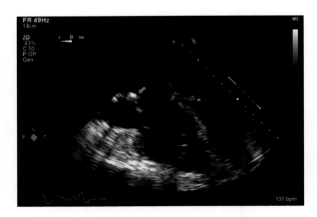

▲ 图 38-5　经食管四腔心切面显示血栓（箭）通过舒张的三尖瓣环脱垂，即所谓的血凝块转运。值得注意的是，右心室（RV）在预先存在肺栓塞和右心室压力超负荷的情况下出现扩张

尖瓣位置，这些位置的腔室压力较低，可能有血液停滞区域。低剂量的抗凝治疗是主要危险因素。因为血栓在超声心动图上可能类似于血管翳或植入物，这两者也会影响人工心脏瓣膜，临床病史（特别是症状发作的剧烈程度以及抗凝治疗的失败史）、包括国际标准化比率（international normalized ratio，INR）的实验室数据和超声心动图特征（如移动性等）都对正确识别假体相关的心内包块至关重要（第 31章）。虽然机械瓣膜发生血栓和栓塞的风险较高，但生物瓣膜也可能发生血栓栓塞，特别是在植入后的头几个月。由于碳/钛瓣膜或支撑环的阴影和混响，鉴别人造瓣膜血栓，二尖瓣和三尖瓣假体通常需要 TEE，而主动脉瓣和肺动脉瓣假体则需要 TTE 和 TEE 的结合。在某些病例中，未见离散性血栓，但经瓣膜血流速度增加、瓣膜咔嗒声减少和临床症状恶化提示血栓存在的可能（图 38-6）。此外，血栓可能很小，被假体材料掩盖。因此，在没有心脏血栓栓塞的其他危险因素的情况下，在大多数情况下，人造瓣膜应该被认为是栓塞的可能来源。

（五）房间隔和室间隔

静脉血栓或肿块到全身动脉床的反常栓塞可能发生在心房或心室水平的心间隔缺损，伴有间歇性或连续的右向左血流。同样，尽管卵形孔未闭在尸检人群中占 25%～30%，但在年轻的脑卒中患者中发病率更高[9]。尤其是与房间隔膨出瘤相关的患者，更容易在 55 岁之前发生反常栓塞。然而，目前的数据在闭合卵圆孔未闭来降低这种风险的好处上存在矛盾，部分原因是在没有其他确定的栓子来源的人群中卒中复发率总体较低（例如不明原因引起的卒中）。

（六）栓塞的非血栓性原因

非血栓性肿块也可能栓塞到全身动脉床，是鉴别诊断系统性栓塞的一个重要考虑因素。

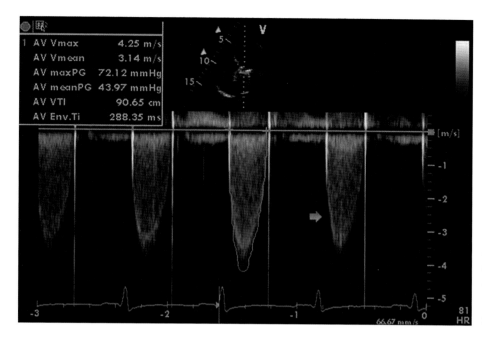

◀ 图 38-6 行双叶机械主动脉瓣置换的患者的主动脉瓣连续波多普勒显示开瓣声减少（箭），以及比同类假体预期更高的跨瓣流速，提示人工瓣膜阻塞

原发性心内肿瘤最常见的是黏液瘤和纤维弹性瘤、感染性或非感染性赘生物，以及复杂的动脉粥样硬化（＞4mm 厚或可移动）都可以栓塞（第 37 章和第 39 章）。此外，心内结构如二尖瓣环钙化伴上覆血栓可能是一种罕见的栓塞源。

三、左心室和心房血栓的患病率和危险因素

既往心肌梗死是左心室血栓形成的最大风险，血栓形成的可能性与梗死的大小和部位有关。有室壁瘤的大范围前壁心肌梗死患者尤其危险。在意大利心肌梗死生存研究组（GISSI-3）数据库中，使用左心室射血分数作为心肌梗死后梗死面积大小的替代指标，左心室射血分数（LVEF）≤40% 的患者左心室血栓发生率较高（17.8% 的患者发生前壁心肌梗死，5.4% 的患者梗死发生在其他部位），而左心室射血分数更高的患者（9.6% 患者发生前壁心肌梗死，1.8% 的患者梗死发生在其他部位）左心室血栓发生率较低[10,11]。虽然左心室射血分数＜20% 的患者左心室血栓形成的风险最高，但多普勒超声心

动图可用于识别异常空间血流模式，预测左心室血栓的形成[12]。具体来说，心肌梗死后 24h 内异常血流模式持续存在，定义为：① 二尖瓣和心尖之间血液运动的延迟（高脉冲重复频率多普勒就是最好的证明）；② 在侧壁附近有连续的正多普勒频移；③ 心动周期内室间隔附近连续的负多普勒频移，预测患者 3 个月内发生左心室血栓。异常的多普勒血流模式被认为反映了较大的环形涡流或心室功能障碍区域引起的较小的局部顶部旋转血流模式。

大多数血栓在心肌梗死后 5～6d 内发生，一系列研究表明在 24h 内发生率为 27%，1 周内发生率为 75%，2 周内为 96%[13]。在再灌注治疗时期，一些接受再灌注治疗 [通过纤溶治疗或经皮冠状动脉介入治疗（PCI）] 的小组患者的预计发病率似乎下降到 4%～17%，而以前的发病率为 40%[14]。在一项对 390 名既往有心肌梗死和左心室血栓的患者进行的 6 项试验的 Meta 分析中，纤溶治疗降低左心室血栓形成的概率为 0.48（95% CI 0.29～0.79），可能是通过减小梗死面积和加速内源性纤维蛋白溶解而实现的[15]。ST 段抬高型心肌梗死（ST elevation myocardial infarction，STEMI）经初次 PCI 术后左心室血栓的发生率与纤溶患者相似。在一项对 163 名患者的研究中，在心肌梗死后 3～5d 内进行 TTE 检查的患者中，前壁心肌梗死血栓发生率为 10.4%，总体血栓发生率为 4.3%[10]。在另一项对 1059 名接受初次 PCI 的患者的研究中，左心室血栓危险因素包括减少的左心室射血分数、前壁心肌梗死和使用糖蛋白 Ⅱ b/ Ⅲ a 抑制药。心肌梗死后左心室血栓的发生率可能被低估，因为上述研究没有使用超声心动图对比，使用 TTE 代替 CMR，显示出更高的左心室血栓的检出率，并且排除了严重心力衰竭的患者[16]。

左心室血栓和左心房血栓的患病率可能因并发症和遗传风险及用药依从性不同而不同。例如，尽管左心耳血栓在心房颤动患者中更常见，但这种风险因抗凝治疗是否充分和是否存在容易诱发血栓的并发症而异（例如肝素诱导的血小板减少和真性红细胞增多症）。此外，在那些血栓形成的病因尚未确定的个体中，显示出很强的凝血倾向但尚未局限于单一突变的家族遗传，可能是血栓形成风险增加的原因。此外，特定的疾病状态，特别是与左心室收缩功能下降相关的心肌病，与较高的左心室血栓风险有关。在致密化不全型心肌病中，海绵状心肌致密化的发育失败导致左心室收缩功能减弱，心肌内陷形成与左心室相连的陷窝，由此导致的淤血和血栓形成更为常见（图 38-7）。因此，致密化不全型心肌病患者发生全身性栓塞的风险更高。某些与心尖室壁瘤相关的心肌病（如 Chagas 病、伴心尖室壁瘤的肥厚型心肌病和 Takotsubo 心肌病）与血栓形成和栓塞风险相关（第 22 章）[17-19]。此外，干扰血 – 心内膜屏障的心肌病（如 Loeffler 心内膜炎、嗜酸性粒细胞增多综合征和 ARVC）也存在风险[8, 20]。

对于血栓的识别，其他成像方式可能比 TTE 更敏感，如果进一步成像将改变整个治疗

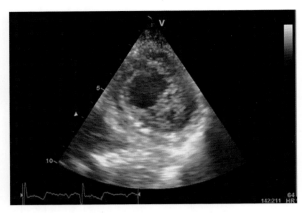

▲ 图 38-7　心肌致密化不全型心肌病患者的 TTE 心尖部胸骨旁短轴切面，显示明显的小梁形成（箭）和心肌内凹，容易形成血栓

计划，则应考虑使用其他成像方式。在一项研究中，晚期钆增强 CMR 在 57 名既往心肌梗死或缺血性心肌病患者中发现了 21% 的血栓，而 TTE 仅发现 8.8% 的血栓，这些血栓主要位于左心室心尖[21]。另一个回顾性研究纳入 160 名长期心肌梗死患者，在手术或尸检证实左心室血栓，CMR 对左心室血栓的敏感性为 88%，TTE 只有 23%，而 TEE 为 40%[16]。CT 血管造影术已经演变成为一个有用的模式，尤其是对可视化异常的主动脉机械瓣，由于声学伪影，很难在 TTE 和 TEE 上发现血栓（第 48 章）。

四、超声心动图的表现

左心室血栓的超声心动图表现可能难以与其他心脏肿块区分，血栓的诊断可能依赖于缺乏其他肿块的特征。此外，对于哪些测量或特征应该用于描述或分类血栓，目前还没有共识。例如，虽然血栓通常根据主轴和短轴长度来描述，但不清楚是单独使用主轴长度，还是血栓的面积或体积与临床结果更相关。同样，虽然血栓活动性与栓塞风险的增加有关，但活动性的程度对患者预后的影响尚未达成共识。此外，左心室血栓的外观是可变的，并受到血栓年龄的影响。新血栓通常具有高流动性，具有

反射表面，突出到左心室腔内（图38-8和图20-2）。较老的血栓类似于肝脏的组织特征，表面光滑，常为凹状，且不易活动（图38-9和图20-2）。此外，即使使用抗凝药物，带蒂的栓子（而不是附壁栓子）和多发左心室血栓仍有较高的全身栓塞风险[22]。另外的独立危险因素包括心搏骤停（预处理）史、左心室扩张史、既往脑血管意外和女性。这些高危人群可能需要更积极的治疗和连续超声心动图密切的随访。

一些心内肿块可能具有与血栓相似的超声心动图表现（第39章）。正常结构可能与血栓混淆。例如，华法林嵴，即一种将左心耳与

左上肺静脉分开的组织嵴，因其容易与需要抗凝治疗的血栓混淆而得名。在外观上可呈结节状或线状，甚至可随心脏运动呈波状（图38-10）。华法林嵴的位置区别于血栓。同样，被称为"假肌腱"的突出的左心室小梁也可能与血栓混淆，尽管其典型的回声纹理与下面的心肌相同，并与邻近心肌相连。其他常与血栓混淆的正常结构包括下腔静脉瓣（图38-11）和Chiari网，通常位于右心房（图29-1）。房间隔膨出瘤（定义为房间隔总偏移≥15mm）可能被混淆为血栓，通常与卵圆孔未闭相关，是反常栓塞的独立危险因素[23]。血栓可在膨出瘤的

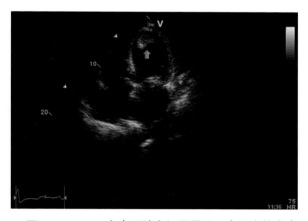

▲ 图 38-8　TTE 心尖四腔心切面显示一个巨大的心尖血栓（箭）。注意高回声的表面并突出到左心室腔，提示血栓系最近形成

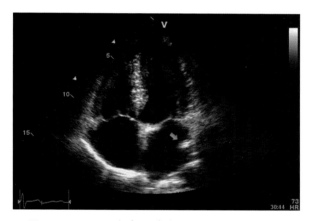

▲ 图 38-10　TTE 心尖四腔心切面显示明显的"华法林嵴"（箭），将左心耳（上）和左上肺静脉（下）隔开。这种正常的结构有时被误认为是血栓

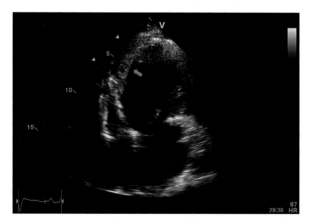

▲ 图 38-9　TTE 心尖四腔心切面显示附壁血栓（箭），附着在间隔壁和心尖。请注意与肝脏相似的坚实回声和凹形外观，表明它为慢性血栓

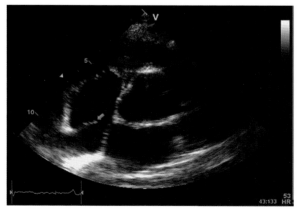

▲ 图 38-11　TTE 主动脉瓣水平胸骨旁短轴切面显示明显的下腔静脉瓣（箭），为一个正常的胚胎结构，常被混淆为血栓

囊内形成，栓子可通过卵圆孔，和静脉系统栓塞通过卵圆孔一样。

其他与血栓外观相似的肿块包括肿瘤（第37章）和赘生物（第40章）。心脏黏液瘤占原发性心脏肿瘤的 27%，可以是单个或多个[24]，典型的可发生于房间隔（也可发生于其他部位），带蒂，边缘不规则，偶有钙化区。乳头状纤维弹性瘤是一种常见的带蒂心脏肿瘤，通常位于主动脉瓣和二尖瓣的下游表面，常表现为斑点状并有类似的边缘，可能与系统性栓塞有关，特别是当长度大于 1cm 时（图 38-12）。可移动的丝状纤维蛋白链，被称为 Lambl 赘生物，在组织学上与乳头状纤维弹性瘤相似，可在天然瓣膜或人工瓣膜上发现，在近期脑缺血患者中发病率较高（图 38-13）[25]。房间隔脂肪瘤样肥厚与血栓可通过其位置和典型的杠铃状外形明确区分，位于卵圆窝区域（图 49-1C）。恶性心脏肿瘤最常见的是转移性的，与血栓不同的是，它可能跨越组织平面并明显侵犯心包。赘生物通常是不规则的、可移动的、振荡的团块，通常位于瓣膜的上游表面，可能是感染性的，也可能是非感染性的。感染性赘生物通常与其他系统性感染相关，包括菌血症、发热、躯体症状和白细胞增多，尽管在没有这些症状时可能不能可靠地与血栓区分，瓣膜破裂和病理反流可能提示潜在感染。非感染性赘生物可能包括微小的血小板聚集物或大血小板血栓，最常见于晚期恶性肿瘤、严重烧伤或全身炎症性疾病（如系统性红斑狼疮、类风湿关节炎等）。

血栓和血管翳都可能导致假体瓣膜梗阻和临床症状，可能难以区分。作为血栓而不是血管翳，纤溶可以治疗；这种区别在临床上很重要。在一个研究的 23 例瓣膜梗阻患者中，瓣膜血栓再次手术的预测因子（相对于血管翳）包括瓣膜植入功能障碍的时间较短，出现症状时间较短（<1个月），抗凝治疗不足，肿块大小

（2.8cm vs. 1.2cm，伴有血管翳），超声图像强度相对于人工瓣膜小于 0.7[26]。血管翳多见于主动脉部位。较大的血栓多见于二尖瓣和三尖瓣位置，经常突出到各自的心房。

自发显影被认为代表红细胞在低剪切应力状态下的聚集[27]。它的存在和外观取决于增益设置，它可能在左心房、左心耳或左心室见到。它可能与潜在血栓有关或易于血栓形成，因为它在 80% 的心房颤动和左心耳血栓患者中被发现[28]。自发显影的存在使心房颤动患者的栓塞率从每年 3% 增加到 12%[29]。

超声心动图造影的应用提高了左心室血栓

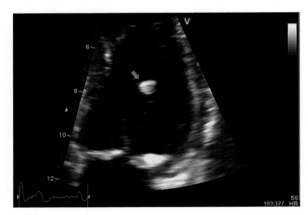

▲ 图 38-12　TTE 四腔心切面放大图像显示圆形乳头状纤维弹性瘤（箭）附着在腱索结构上。注意相对于二尖瓣其位于下游位置

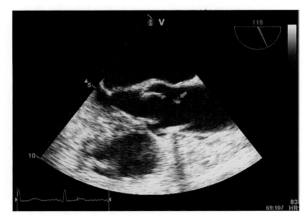

▲ 图 38-13　经食管主动脉瓣超声心动图放大图显示无冠状动脉窦下游有丝状结构，与 Lambl 赘生物相一致（箭）

的检测和诊断。在已发表的研究中，TTE 检测左心室血栓的敏感性范围为 50%～95%。虽然在一项研究中，TTE 对左心室血栓的敏感性为 95%，特异性为 86%，但在另一组 78 例尸检或手术中已知左心室血栓的患者中，阳性预测值只有 86%，如果最初的检查模棱两可，会下降到 29% [30]。对于图像质量差的个体，静脉注射对比剂可以提高左心室血栓检测的敏感性和特异性。相比之下，左心室血栓表现为与心肌清晰分离的充盈缺损（图 38-14）。在一项研究中，左心室造影提高了检测左心室血栓的灵敏度（61% vs. 33%），提高了准确性（92% vs. 82%），特别是在低左心室射血分数的患者中，但仍可能漏检由晚期钆增强 CMR 检测到的小附壁血栓 [31]。

五、栓塞的风险因素

左心室血栓栓塞的风险估计为 10%～15%。在一项纳入 856 例既往发生前壁心肌梗死患者的 Meta 分析中，LV 血栓与栓塞事件的优势比增加 5.5（95% CI 3.0～9.8），大多数栓塞事件发生在最初的 3～4 个月 [15, 32]。TTE（可检出）的血栓栓塞风险因素包括血栓移动栓塞和血栓膨出栓塞，可发生在 58% 的自由移动血栓患者

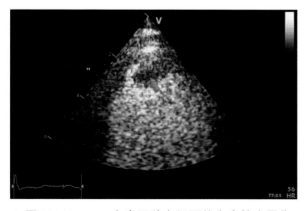

▲ 图 38-14　TTE 心尖四腔心切面的心尖放大图像，使用心肌对比剂使左心室腔显影。所见的充盈缺损为心尖血栓（箭），说明静脉超声心动图造影可以更准确、更有效地识别心尖血栓

和 3% 的无移动血栓患者中 [33]。同样，血栓向左心室腔膨出的患者中有 58% 发生了随后的栓塞事件，而没有血栓膨出的患者中则为 4% [33]。人工心脏瓣膜没有对照试验的数据，但总的来说，阻塞性血栓与任何治疗（手术、抗凝治疗或纤溶治疗）的高风险不良事件相关，小的非阻塞性血栓（＜ 5mm）出现脑卒中和瓣膜梗阻的风险更低。

六、初始检查的选择

TTE 在确定心源性栓塞方面起着至关重要的作用，可用于确定或排除左心室血栓，评估血栓形成的危险因素。尽管手持式便携诊断仪越来越多地用于临床管理决策，但便携诊断仪检测心内血栓的敏感性和特异性尚未确定，目前不建议用于此目的。考虑到检查的易用性和无创性、最小的风险和广泛的可用性，TTE 应该作为大多数怀疑有心脏栓塞源的患者的首选初始检查。如前所述，由于 TEE 上的心尖段的透视缩短，TTE 在显示左心室心尖和检测心尖血栓方面优于 TEE。此外，排除假体狭窄可能更为准确，因为从心尖窗发出的声像角也更有可能与经瓣膜的血流相交，尤其是主动脉瓣。对于那些严重怀疑有左心房/左心耳血栓的心房颤动患者，如果血栓的检测会影响临床管理决策，TEE 作为首选的初始测试是合理的。TEE 检测左心耳血栓的敏感性为 100%，特异性为 99%，而 TTE 检测的敏感性和特异性分别为 39% 和 65% [34]。对于左心室血栓的检测，晚期钆增强 CMR 的诊断准确率比 TTE 高 3 倍，这是由于 CMR 的敏感性为 88%，显著高于 TTE 的 23% [16]。晚期钆增强 CMR 对缺血性心肌病引起的左心室慢性血栓的检测比 TTE 更敏感 [16]。心脏 CT 对左心室血栓的检测也很有用，其灵敏度和特异性分别为 80% 和 100%，总体准确率为 87% [35]。在后一项研究中，CMR 比 CT 更敏感（93% vs. 80%），但总体上具有相似

的准确性（88%）。如前所述，超声心动图造影的使用提高了左心室血栓检测的敏感性。此外，超声心动图造影可使血管密集的结构变得显影，提高对肿瘤和血栓的检测率（第 12 章）。在 TTE 显示不理想或不确定的情况下，心脏 CT 和 CMR 可能是诊断的重要替代手段。

TEE 在某些个人群体中作为首选的初始测试可能更有用。对于年龄 < 45 岁且没有已知的心血管疾病的患者、对患者高度怀疑心脏来源的栓子而 TTE 为阴性、疑似主动脉夹层患者或机械瓣置入患者，与 TTE 相比，TEE 是一个合理的敏感性更高的首选检查。其他成像方式也可用于检测左心耳血栓，包括心脏 CT 和 CMR。在一项对 83 名脑卒中患者的研究中，我们注意到前瞻性门控双增强心脏 CT 与 TEE 相比，检测左心耳血栓的敏感性和特异性分别为 96% 和 100%[36]。在同时接受 CMR 和 TEE 的心房颤动患者中，较长时间的转位延迟钆增强 CMR 对左心耳血栓的敏感性、特异性和准确性分别为 100%、99.2% 和 99.2%[37]。因此，CMR 是一种合理的检测左心耳血栓的首选测试，但受限于成本和可用性。同样，心内超声心动图（ICE）也显示，在几个接受心房心律失常消融术的小组患者中，即使没有改进，也有类似的左心耳血栓检出率[38, 39]。

七、随访成像的作用

TTE 可能在评估左心室血栓溶解情况和监测左心室射血分数和室壁运动异常的改善情况方面有用。通过一系列 TTE 评估，6 个月和 1 年的左心室血栓消退率为 47%，2 年则为 76%[40-42]。梗死后 6 周无心尖运动障碍是目前唯一已知的左心室血栓消退的预测因子。华法林治疗实际上与血栓溶解无关，但与较低的栓塞率有关[11, 42]。鉴于 TEE 具有中度有创性，一般不推荐常规连续 TEE 评估左心耳血栓，而 CT 和 CMR 可能在未来为左心耳血栓的连续监

测提供充分的无创手段。对于那些新发的非瓣膜性心房颤动，数据显示在使用华法林 4～6 周后血栓消退 80%（目标 INR 为 2～3）[43]。只有当结果可能改变治疗方法时，才应该对心内血栓进行连续的随访成像（考虑电复律的安全）。

八、血栓栓塞的预防

预防血栓栓塞是检测和治疗心内血栓的首要目标。虽然对抗凝预防和治疗的全面讨论超出了本章的范围，但血栓栓塞的预防可大致分为预防血栓形成和血栓识别后预防血栓栓塞。总结前一种策略的关键是心肌梗死时早期再灌注和肠外抗凝治疗。由于梗死面积较小与左心室血栓发生率较低相关，早期纤溶或 PCI 治疗至关重要。此外，一些但不是所有的研究发现早期使用肝素（心肌梗死后 48h 内）可以减少血栓形成[15]。在一项对 270 名前部心肌梗死患者的 Meta 分析中，华法林治疗被证明可以预防血栓栓塞，栓塞的概率比安慰剂组降低约 86%[15]。双重抗血小板治疗和非维生素 K 口服抗凝药（直接凝血酶和 Xa 因子抑制药）对左心室血栓溶解的影响尚未得到研究。

心房颤动患者预防脑卒中的方法远远超过了本章的范围，但主要的治疗包括华法林、非维生素 K 口服抗凝药、抗血小板治疗、静脉注射肝素或者低分子肝素，考虑患者的风险、收益、心脏病和其他并发症，可一种或多种药物联用。在接受心脏直视手术（通常是瓣膜或冠状动脉旁路移植术）的心房颤动患者或有复发风险的心房颤动患者中，外科医生结扎或完全切除左心耳的情况并不少见。这通常是外科迷宫手术的一部分，在这个手术中，很多线形透壁性损伤发生在左心房和右心房，通过手术切口或现在更常见的射频 / 低温消融设备，形成瘢痕组织，破坏任何潜在的折返环路。这也可以通过微创方法，使用微波探针在肺静脉周围造成长时间连续的损伤，并电隔离它们。对没

有做心脏手术的有抗凝治疗禁忌证的患者，最近的发展是经皮装置，例如 Watchman 封堵器和 Amplatzer 心脏封堵器，它们可闭塞左心耳口。根据 Watchman 的设计[44]，使用前需排除左心耳血栓并在多个切面中测量左心耳，TEE 是必不可少的，以便选择合适的封堵器大小。对于这种装置，左心耳的长度需要大于颈部的宽度来传送装置。对于两种封堵设备，也需要 CT 血管造影确定左心耳的形态。TEE 也用于术中指导植入，并记录装置周围残余血流的情况，并在植入后按预先指定的时间间隔监测渗漏，告知是否仍然需要额外的抗血栓治疗。套索系统[45]是经皮设备，目前在美国（"适应证外"）用于结扎左心耳：它使用两个磁导航导线和一个气囊导管，在左心耳内放置一个心外膜套索，缠绕在左心耳周围，随后紧缩圈套使左心室颈部关闭。需要 TEE 来指导球囊导管在左心耳内的放置，确保冠状窦不被套陷，并记录左心耳的闭合情况。术后，即使在手术结扎的心耳中，术后数年仍可能看到残余血流进入和流出左心耳；如果存在这种渗漏，从理论上说，左心耳仍然有一些潜在的心源性栓子。还有许多其他经皮系统和方法正在测试中。

九、结论

心内血栓是心血管疾病发病率和死亡率的重要来源，也是系统性动脉栓塞的常见来源。TTE 和 TEE 在心内血栓的识别和连续监测，以及其他必须与血栓区分的心脏肿块中都起着至关重要的作用。随着三维超声心动图、应变成像和声学造影的改进，辅助使用其他的无创成像技术很可能作为新技术进一步应用于疾病检测、风险分层和评价心脏内的肿块，如心脏 CT 和 CMR。

推荐阅读

Collins, L. J., Silverman, D. I., Douglas, P. S., & Manning, W. J. (1995). Cardioversion of nonrheumatic atrial fibrillation: Reduced thromboembolic complications with 4 weeks of precardioversion anticoagulation are related to atrial thrombus resolution. *Circulation, 92*(2), 160–163.

Kitkungvan, D., Nabi, F., Ghosn, M. G., et al. (2015). Detection of left atrial and left atrial appendage thrombus by cardiovascular magnetic resonance in patients referred for pulmonary vein isolation. *JACC: Cardiovascular Imaging, 9*(7), 809–818.

Saric, M., Armour, A. C., Arnaout, M. S., et al. (2016). Guidelines for the use of echocardiography in the evaluation of a cardiac source of embolism. *Journal of the American Society of Echocardiography, 29*(1), 1–42.

Silvestry, F. E., Cohen, M. S., Armsby, L. B., et al. (2015). Guidelines for the echocardiographic assessment of atrial septal defect and patent foramen ovale: From the American Society of Echocardiography and Society for Cardiac Angiography and Interventions. *Journal of the American Society of Echocardiography, 28*(8), 910–958.

Weinsaft, J. W., Kim, H. W., Crowley, A. L., et al. (2011). Left ventricular thrombus detection by routine echocardiography: Insights into performance characteristics using delayed enhancement CMR. *JACC: Cardiovascular Imaging, 4*(7), 702–712.

第 39 章
其他心脏包块
Other Cardiac Masses

Justina C. Wu 著

郑寅曦 译

一、概述

在心脏肿块中，三种最常见的类型是肿瘤、血栓和赘生物[1]。然而，还有许多其他的结构可能被误认为心脏肿瘤，包括心脏的正常解剖结构或变异、异常结构和回声伪影。

随着超声心动图的广泛应用，我们不可避免地会检测到各种各样的正常结构、回声伪影、退行性或获得性病变及非癌性肿块。超声医生和心脏病科医生必须能够意识到这种可能性，并试图区分这些被称为假肿瘤的实体。这可能需要额外的超声换能器角度和技术，或辅助使用心脏计算机断层扫描（CT）或磁共振成像（MRI）。表 39-1 总结了潜在的假肿瘤及其原因。如果通过超声心动图来检查心源性栓塞或血流阻塞的来源，区分真假肿块显然是特别重要的。

血栓和赘生物将在单独的章节中全面讨论（第 38 章和第 40 章）。如果肿块出现在心室的非运动区或运动障碍区，或左心耳，则应怀疑有血栓。纤维蛋白聚集（本质上是小血栓）也可能发生在起搏器和自动心内除颤器（automated internal cardiac defibrillator，AICD）的导线上，以及留置导管的尖端上，这可能并不一定意味着需要去除。赘生物通常发生在易受感染的瓣膜上（如黏液瘤、二尖瓣或钙化的瓣膜），通常伴有一定程度的反流。需要注意的是，慢性或陈旧性愈合的赘生物几乎可以无限期地存在，但随着时间的推移，赘生物有变小和回声增大的趋势[2]。

二、正常结构的变异

在右心房（RA），正常胚胎结构的残余（由于右静脉窦瓣的不完全吸收）可能仍然存在，并可能被误认为病理状态（图 39-1）[3]。下腔静脉瓣是下腔静脉（IVC）尾部残余，可以突出并拉长，但始终固定在右心房 - 下腔静脉交界处。Chiari 网是下腔静脉瓣的延伸，据报道，2%～15% 的正常心脏都有 Chiari 网。它在右心房中表现为丝状的网状结构，具有特征性的振荡或鞭状运动。在心脏基底部短轴切面、右心室（RV）流出道和心尖四腔心切面上可见；Chiari 网可以连接到一个或全部结构：下腔静脉瓣、房间隔和上心房[4]。下腔静脉瓣和 Chiari 网虽然是正常的结构，但在静脉注射药物、感染或起搏器 /AICD 导线存在的情况下，它们可成为赘生物的附着点，在少数情况下，它们也可能与血栓有关[5]。某些有创手术，如卵圆孔未闭或二尖瓣钳夹放置，也会干扰导管和引导器的操作（图 39-1B）。

表 39-1 非肿瘤性心脏肿块的部位特异性鉴别诊断

	非肿瘤性肿块	正常或变异结构	回声伪影
左心房	• 血栓 • 心内膜血肿	• 左上肺静脉肌嵴（又称为"华法林嵴"） • 房间隔脂肪瘤性肥厚 • 房间隔动脉瘤 • 外部压迫：来自食管裂，胸主动脉，脊柱侧凸（椎骨），以及心包血栓（心脏手术） • 心脏移植术后心房吻合口 • 左心耳倒置（术后） • 左心耳梳状肌和肌小梁	来自左上肺静脉缘的回声伪影
右心房	• 血栓（深静脉或原位）或者纤维蛋白管型（如果事先留置导管 / 导线） • 植入物（起搏器 /AICD 导线） • 房间隔脂肪瘤性肥厚	• 下腔静脉瓣膜 • Chiari 网 • 界嵴 • 外部压迫：来自漏斗胸，肝脏 / 升高的膈肌	—
左心室	• 血栓 • 心尖肥厚型心肌病 • 包虫囊肿（棘球蚴）	• 钙化或多叶乳头肌 • 多余或切断的二尖瓣腱索 • 小梁	近场杂波
右心室	• 血栓性栓塞	• 多余的三尖瓣腱索 • 三尖瓣乳头肌 • 节制束	
瓣膜	• Lambl 赘生物 • 干酪样二尖瓣环钙化 • 植入物 • 消耗性心内膜炎 • 脓肿或动脉瘤 • 血肿 • 类风湿结节	• Arantius 小结 • 黏液瘤 / 退行性改变 • 人工瓣膜周围的血管翳，松散的缝合，生物胶或敷帽	
心包	• 心包或支气管囊肿 • 类风湿结节 • 血栓 • 包虫囊肿（棘球蚴）	• 心外膜或纵隔脂肪 • 漏斗胸 • 肺不张或胸膜 / 腹腔内的纤维蛋白 • 血管假动脉瘤	

AICD. 自动心内除颤器

在左心房，经胸和经食管超声心动图（TEE）显示左上肺静脉（LUPV）缘（即左心耳和左上肺静脉之间的皱褶），常被误认为肿块或血栓（图 39-1D）。然而，典型的位置、心耳与心房壁的连续性，同时缺乏自发回声对比都有助于区分它。来自肺静脉缘的伪影也经常与血栓混淆，因此这种组织皱褶又被称为"华法林嵴"[6]。脂肪瘤样肥厚是一种围绕房间隔的心外膜脂肪局灶性回声增厚，常发生在老年人或肥胖患者身上，并可因使用类固醇而加重。它

是由位于心房之间心外膜凹槽内的正常脂肪细胞膨胀（增生）引起的[7]。这种病变侵犯（但不破坏）卵圆窝，在超声心动图上形成特征性的哑铃状肿块（图 39-1C）。它与脂肪瘤和其他肿瘤的区别在于其特有的位置和缺乏一个可分离的包膜。虽然脂肪瘤样肥厚可能变得非常大（> 2cm），但除非伴有心房心律失常或腔静脉梗阻，否则不需要治疗。

在左心室（LV），突出的副乳头肌可能被误认为是肿瘤或血栓（图 39-2）。多个成像平

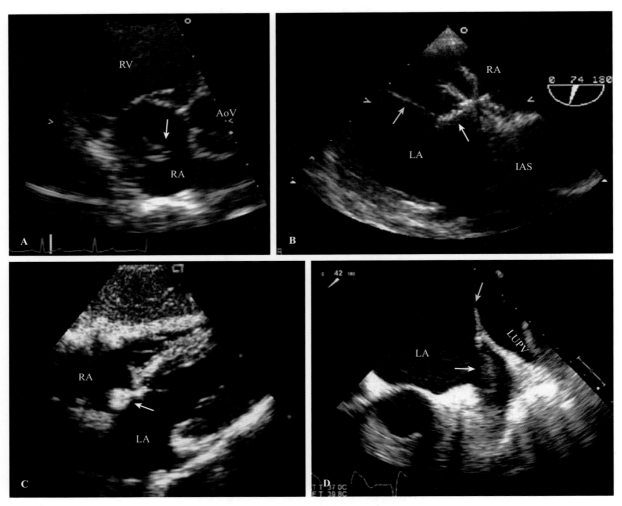

▲ 图 39-1　正常结构和解剖变异

A. 胸骨旁短轴切面显示从右心房 – 腔静脉交界处延伸至右心房（RA）的 Chiari 网（箭）；B. 经食管超声心动图（TEE）图像中，下腔静脉瓣（黄箭）缠绕并拴住了右心房前角（白箭）的封堵器，这阻碍了封堵器与房间隔（IAS）的正确咬合；C. 房间隔脂肪瘤性肥厚，呈特征性哑铃状（箭）；D. 左心房和左心耳的 TEE 视图，显示华法林嵴（黄箭）位于左上肺静脉（LUPV）和左心耳之间。注意它下面的伪影（白箭），与漂浮在左心耳内的血栓很相似

AoV. 主动脉瓣；LA. 左心房；RV. 右心室

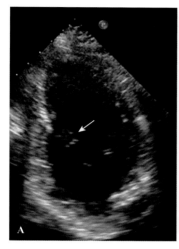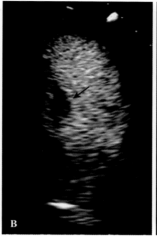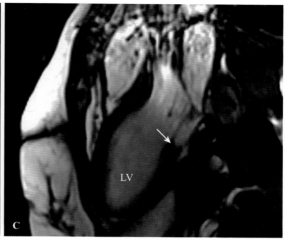

▲ 图 39-2　左心室的双叶乳头肌（箭）

A. 最初经胸超声在左心室的心尖两腔心切面发现一个小的可移动的肿块，它与下壁和二尖瓣腱索相关；B. 相同的两腔心视图，在注射对比剂后超声心动图对比来评估肿块的新生血管，该肿块为阴性；C. 心脏磁共振成像显示，肿块实际上是双叶后外侧乳头肌，较突出的头部通过腱索与二尖瓣前叶相连

面和角度来显示结构与左心室心肌的连接、其与二尖瓣腱索的关系及可收缩力将有助于区分这些结构。在某些情况下，可能需要静脉回声造影（勾画和评估血管形成）和（或）心脏MRI 明确区分这些肿块和恶性肿瘤或血栓。其他左心室结构，如突出的心尖小梁或假肌腱（图 39-4A）也可能被误认为血栓。在右心室，调节束和三尖瓣乳头肌可能很像肿瘤。

与脂肪瘤样肥厚相似，其他心包脂肪垫也可能被误认为是肿瘤。大多数位于典型位置，靠近右心房 / 右心室交界处或右心室心尖[8]。心包囊肿是一种罕见的先天性良性异常，理论上是由于胚胎发生时形成心包囊的间充质陷窝融合失败引起的。它们可以偶然在胸部 X 线或超声检查中被发现，因为它们通常不会引起症状。在超声心动图上，它们表现为无回声的边缘结构，通常在右侧肋膈角。少数病例合并右心压迫引起的血流动力学变化、慢性咳嗽、胸痛和呼吸困难。也有自发性或外伤性心包出血及随后的心脏压塞的病例报告[9]。虽然超声心动图是随访或引导囊肿穿刺（如有必要）的一种极好的方法，但它可能会忽略非典

型位置的心包囊肿。先天性囊肿可出现在心脏的其他部位：血肿（之所以称为血肿，是因为它含有静脉血，因此表现为无回声的薄壁结构）是非常罕见的良性内皮畸形，通常出现在房室瓣[10]。

三、退行性 / 获得性包块

老年患者及肾衰竭患者容易发生明显的退行性和钙化改变。干酪样二尖瓣环钙化是这种过程的变异，钙化部分的内部病灶发生不典型的液化坏死。钙化肿物可扩大，扭曲瓣环，并向心肌或腔内膨胀，其程度实际上类似脓肿或肿瘤（图 39-3）[11]。若没有相关的发热、菌血症和病变随时间相对稳定，那么心内膜炎的诊断不太可能。在不明确的情况下，心脏 CT 是一个非常有用的方式，以区别它与脓肿。心脏MRI 也可能有用，但由于周围钙化的存在而受到限制。这些肿块中的大多数通常认为是稳定良性的，然而它们可引起二尖瓣反流或狭窄、微碎片或相关血栓的全身栓塞和房室传导阻滞等并发症。手术切除后自发性消退甚至复发的病例也有报道。

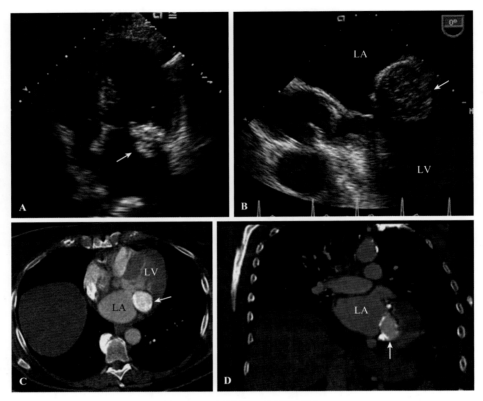

▲ 图 39-3 干酪样二尖瓣环钙化

A. 心尖四腔心切面示二尖瓣环处有一个 3.5cm 的圆形回声不均匀肿块，突出于左心室腔。B. TEE 四腔心切面。注意心房表面肿块钙化引起的声学阴影。C 和 D. 心脏 CT 短轴和冠状位视图显示干酪样二尖瓣环钙化（箭）。LA. 左心房；LV. 左心室（改编自 Wu JC. Cardiac tumors and masses. In: Stergiopoulous K, Brown DL, eds. *Evidence-Based Cardiology Consult*. New York: Springer; 2014:377–390.）

四、术后肿块

在使用旧的机械或生物瓣膜假体的患者中，纤维性和炎性瘢痕组织（称为"血管翳"）可从假体的周围增生并向内生长，也可向外生长到邻近的腔室。这可能会导致狭窄（由于瓣口阻塞或瓣膜在铰链处运动受阻）、反流（由于阻挡瓣叶闭合或闭合流），这两种问题通常在受累的瓣膜内同时出现（第 31 章）。血管翳的形成通常在主动脉瓣假体比二尖瓣假体更常见[12]。TEE 通常用于更好地评估瓣膜周围肿块的类型和生理影响；尽管肿块的大小和活动性都不能可靠地区分血管翳和血栓；血管翳比血栓的回声更明显。肿块的超声强度接近机械假体中回声最高的部分的很可能是血管翳。在由于假体

的声学阴影导致超声心动图能见度有限的情况下，心脏 CT 上的平行扫描（放射密度增加）是一个有价值的辅助工具[13]。抗凝治疗不足的患者更有可能发生血栓。此外，在一系列阻塞的机械瓣膜手术中，发现半数有血管翳的病例也有相关血栓[14]。

在二尖瓣置换术中，由于乳头肌和二尖瓣环之间的连续性有助于保持左心室的收缩性，外科医生会尽可能保留二尖瓣腱索结构。这可以通过切除一个三角形或四边形的楔形赘余组织来实现，使腱索与剩余的瓣叶相连。然而，如果腱索已被破坏或必须切除，切断的残余腱索可表现为仍附着于左心室壁的细长的弦状活动回声。在风湿病患者中，这些腱索可增厚，

活动度较低（图 39-4B）。如果腱索已经破裂，外科医生也可以创造新的人工腱索来重建乳头肌，在超声心动图上可以看到乳头肌是非常薄的回声亮丝，在收缩期收紧，随着舒张期放松。

使用双心房吻合进行心脏移植的患者（即标准的 Shumway-Lower 技术，在美国已经使用了 30 年）通常在吻合口有明显的组织褶皱，在这里，新移植的心脏需要缝合到扩大的受体心房上。TTE 和 TEE 都可能将其误认为血栓，但仔细检查可发现在预期缝线处的周围固定组织增厚和回声密度，这可在四腔心切面中形成左心房的沙漏状外观（图 39-4C 和 D）。目前，通过双腔吻合或全心移植（肺静脉吻合）进行

心脏移植的趋势越来越多，在这种情况下，只剩下左心房组织或无受体心房组织。尤其是双腔技术似乎改善了心房的几何形状，减少了心房颤动和术后三尖瓣反流的风险，并与较好的生存率相关[15, 16]。

五、心外结构

有一些心外结构可以挤压或扭曲心脏的外观，但应与实际的肿瘤区分（图 39-5）。这些包括食管疝、胸主动脉瘤、心外或心包血栓（可使左心房后壁缩进）和椎体（可使心尖窗左心房缩进）。一个描述食管疝的简单的技术是在超声检查时让患者口服回声对比剂（碳酸苏打

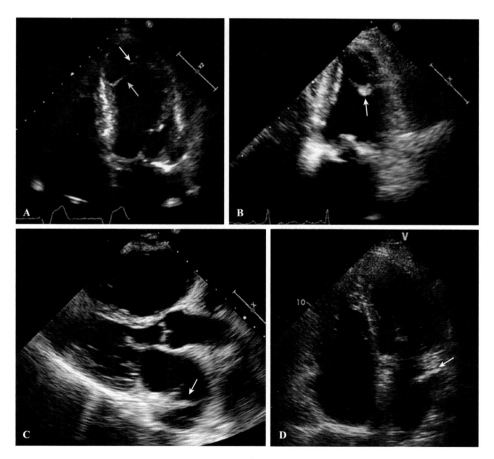

▲ 图 39-4　心肌病和手术后的改变

A. 心尖四腔心切面显示了左心室常见的三种表现，尤其是当射血分数较低时：心尖小梁（白箭）、假肌腱（黄箭）、左心室可见轻微自发显影。B. 二尖瓣置换后切断的腱索增厚。手术切除了前小叶和腱索，但后小叶和腱索完好无损。C 和 D. 胸骨旁长轴和心尖四腔心切面显示双心房吻合心脏移植术患者的心房和供者心脏缝合处可见巨大环状高回声组织嵴（箭）

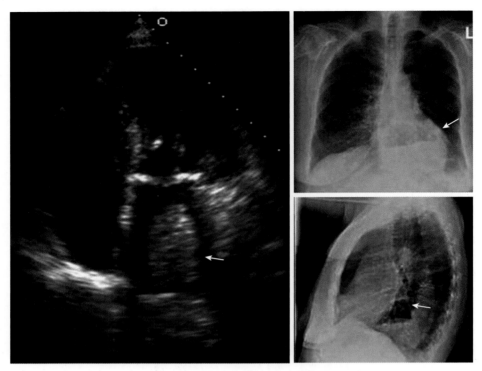

▲ 图 39-5　心外压迫产生的假瘤

在心尖四腔心切面上可见一个回声性肿块（箭）在左心房腔内"自由漂浮"。超声心动图未见左心房壁附着任何结构。然而，前后位（右上）和侧位（右下）胸部 X 光片证实了该患者实际上有一个巨大的食管疝（箭），在横膈膜上方有一个充满液体的胃泡，向后挤压左心房

水)[17]。在影像学上，通常很容易看到气泡流入胃肠道（GI）腔内。胸前区结构的畸形，例如漏斗胸的胸骨畸形（图 39-6），对右心房、右心室有明显的缩进效果，需通过体格检查或侧位 X 线片证实。

六、人工植入物的超声影像

最后，超声心动图伪影可以错误地产生肿块或血栓的外观（第 7 章）。其中最常见的是近场伪影，它类似心尖窗内的左心室心尖血栓（图 7-10）。这些是由探头压电晶体的高振幅振荡引起的，可以通过谐波成像或使用不同频率的探头消除。即使有谐波，偶尔出现的回声伪影仍然会误导没有经验的观察者，影响排除该区域真正的血凝块。IV 超声心动图利用彩色多普勒在低 Nyquist 极限上对心尖进行对比或放大是两种有用的技术；如果左心室心尖出现"填充物"，且可见小梁与左心室其余部分连续，则不可能有血栓。混响和旁瓣伪影也可以用明显的伪像欺骗观测者，但应通过对相关结构的正交成像和不同切面进行区分，以去除反射界面。图 39-1D 是左心耳的 TEE 视图，显示了左上肺静脉缘（它本身可以被误认为肿块）如何向左心耳投射混杂伪影，而该伪影经常被误认为血栓。

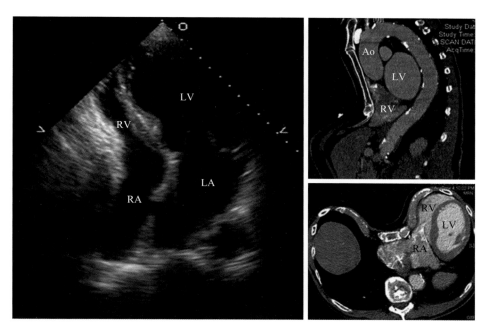

▲ 图 39-6　漏斗胸

胸骨向内弯曲，使右心在心尖四腔心切面上凹陷（左）。轴位（右上）和矢状位（右下）心脏门控 CT 图像显示严重的漏斗胸畸形使整个心脏向左移位，右心房和心室凹陷。Ao. 主动脉；LA. 左心房；LV. 左心室；RA. 右心房；RV. 右心室

推荐阅读

Elgendy, I. Y., & Conti, C. R. (2013). Caseous calcification of the mitral annulus: a review. *Clinical Cardiology, 36*, E27–E31.

Peters, P. J., & Reinhardt, S. (2006). The echocardiographic evaluation of intracardiac masses: a review. *Journal of the American Society of Echocardiography, 19*, 230–240.

Silbiger, J. J., Bazaz, R., & Trost, B. (2010). Lipomatous hypertrophy of the interatrial septum revisited. *Journal of the American Society of Echocardiography, 23*, 789–790.

第九篇
心脏相关全身性疾病
Systemic Diseases Involving the Heart

第 40 章
感染性心内膜炎的超声心动图
Echocardiography in Infective Endocarditis

Linda D. Gillam　Leo Marcoff　Konstantinos Koulogiannis　著
陈　皎　译

一、概述

感染性心内膜炎（IE）是一种严重的心脏感染，尽管在诊断和治疗方面有所进步，但其住院死亡率和 1 年死亡率分别约为 20% 和 40%。IE 也与严重疾病的发病率有关，如栓塞（脑卒中占 17%，非神经系统栓塞占 23%）、心力衰竭（32%）、脓肿（14%）和手术（48%）。总体发病率为每年每 10 万患者 3～10 例，仅在美国每年就有超过 5 万例，其中大多数影响左心系统[1-3]。心内膜炎的危险因素包括存在瓣膜假体或其他植入装置、静脉药物滥用、糖尿病和免疫抑制。

超声心动图对于这种疾病的诊断和治疗是不可或缺的，因为它可以识别与感染扩散相关的赘生物和并发症，评估瓣膜功能障碍的严重程度，并描述疾病对心室功能和包括肺动脉压力在内的心血管血流动力学的影响。本章主要介绍了超声心动图在感染性心内膜炎中的作用且重点介绍了自体瓣膜和人工瓣膜。还讨论了赘生物的影像学特征和心内膜炎的并发症，包括栓子、脓肿、穿孔和其他形式的瓣膜功能障碍，以及人工瓣膜病例里不同程度的瓣膜撕裂。它还包括超声心动图的预测作用，特别是在预测栓塞风险，并强调超声心动图在治疗随访中发挥的重要作用，以及在手术干预过程中的指导作用。本篇提供了超声心动图使用的建议，它们与美国心脏病学会 / 美国心脏病协会（ACC/AHA）关于心脏瓣膜病患者的管理指南（2017 年更新，没有超声心动图相关的更改）[1]、欧洲心脏病学会（ESC）的感染性心内膜炎的管理指南[2]、ESC 在感染性心内膜炎中超声心动图的使用建议[4]、AHA 关于感染性心内膜炎的科学声明[3] 和 ACCF/ASE/AHA/ASNC/HFSA/HRS/SCAI/SCCM/SCCT/SCMR 的 2011 年超声心动图合理使用标准[5] 一致。

虽然对病因学、病理生理学、疾病自然进程和最佳治疗方法（如手术决策）的完整讨论超出了本章的范围，但读者可以参考 ACC/AHA 指南[1]、ESC 指南[2] 和 AHA 科学声明[3] 来获得这些信息。值得注意的是，超声心动图已在许多构成这些指南的研究中作为研究工具使用。此外，超声心动图评估由 IE 引起的瓣膜损害导致的血流动力学改变，以及心功能的改变对于 IE 的临床决策有决定性作用，同时读者可以参考第 8 章至第 10 章和第 28 章至第 31 章来获得更详细的使用这种工具进行评估的方法。

二、诊断

经胸和经食管超声心动图的适应证

超声心动图对 IE 的诊断至关重要（表 40-1）。在多种情况下可怀疑心内膜炎，最常见的是持续至少 48h 的不明原因发热、菌血症、新的反流样心脏杂音、新的传导障碍和（或）栓塞事件。尽管 90% 的 IE 病例与菌血症相关，10% 为血培养阴性的心内膜炎，这可能反映了难以培养的有机体的存在，如 HACEK（嗜血杆菌、杆菌属、人心杆菌、腐蚀艾肯菌和金氏菌属），或血培养前习惯性的使用抗生素治疗。尽管临床表现是最典型的亚急性的，瓣膜破裂和相关的突发性严重瓣膜反流可能导致急性心力衰竭或休克。

心内膜炎的诊断通常基于修订的 Duke 标准（表 40-2 和表 40-3）[6]。在这些标准中，赘生物、脓肿或新的瓣膜破裂是心内膜炎的超声心动图证据的主要标准，第二个主要超声心动图证据是新的瓣膜反流。

新的瓣膜反流可能是由于大量赘生物引起的瓣尖 / 瓣叶穿孔、腱索断裂或改变的瓣尖 / 瓣叶连接。瓣膜狭窄是一种不太常见的并发症，但也可能发生在 IE 的人工瓣膜中，即大量的赘生物阻塞了孔口，或特定位置的较小的赘生物阻碍了机械瓣的运动。请注意，当由于腱索断裂而出现瓣膜剧烈甩动时，可能很难区分重叠的赘生物。尽管经胸超声心动图（TTE）是典型的初步检查方法（ACC/AHA 和 ESC 指南 I 类；表 40-1），经食管超声心动图（TEE）则具有较低的检出门槛。实际上，如表 40-1 所示，有许多 TEE 具有 I、II A 和 II B 类诊断适应证的方案。II B 提示（TEE 可考虑）院内金黄色葡萄球菌菌血症的侵入途径源于已知的心外途径，因为相关研究报道约 30% 发生金黄色葡萄球菌菌血症的患者，尤其是骨髓炎、长期菌血症或血液透析导管留置的患者，会发生

IE[1]。欧洲推荐指南[4]（表 40-1）提议 TTE 正常但临床高度怀疑感染性心内膜炎的患者中增加使用 TEE 检查，并建议大多数怀疑 IE 的成年患者即使 TTE 检查阳性也应考虑 TEE 检查。当临床对 IE 的怀疑程度较低时，不应对图像质量极好的 TTE 阴性的患者行 TEE 检查。

TTE 对自体瓣膜心内膜炎的敏感性为 62%～82%，特异性为 91%～100%，并且最有可能检测到 > 3mm 的赘生物[4]。人工瓣膜心内膜炎的敏感性仅为 36%～69%[4]。空间分辨率为 1～2mm 的 TEE 对自体瓣膜心内膜炎的敏感性为 87%～100%，特异度为 91%～100%。值得注意的是，虽然 TEE 对人工瓣膜心内膜炎的敏感性显著高于 TTE，但相对自体瓣膜心内膜炎其敏感性略低，在初始检查为阴性但临床高度怀疑 IE 的情况下，可通过随访检查提高敏感性。TEE 对人工瓣膜心内膜炎的特异性超过 90%。

正如后面所讨论的，有很多原因导致超声心动图，甚至 TEE，在 IE 病例中可能是阴性结果。因此，如果临床仍高度怀疑心内膜炎，重复超声心动图检查是合理的，特别是在 7～10d 后。类似的方法在疑似脓肿的病例中也是合理的，但最初和随后的超声检查应间隔更短的时间，因为即使数小时，脓肿的外观也可能有很大的变化。重复超声心动图评估的其他适应证包括已确诊的心内膜炎患者的临床变化，以及根据感染程度或微生物种类 [葡萄球菌、肠球菌或真菌（AHA/ACC I 类）] 对病情有高并发症风险的患者无临床变化进行的监测。相反，当初始高质量的 TTE 和临床怀疑心内膜炎的可能性较低时，则没有 TEE 或 TTE 的随访指征。

三、赘生物

赘生物可以通过大小不一的回声团块来识别，这些回声团块通常不受它们附着的表面限制而来回摆动运动（图 40-1）。它们的回声特

表 40-1 超声心动图在 IE 中的作用

	2014 ACC/AHA 指南			2015 ESC 指南			2011 ASE 适用标准	
	应该使用（I类）	有理由使用（IIA类）	可能考虑使用（IIB类）	推荐/提示使用（I类）	应该考虑使用（IIA类）	可能考虑使用（IIB类）	适合使用	不太适合使用
TTE	• 鉴别微生物，描述瓣膜病变的严重程度，评估心室功能和肺动脉压力，以及发现并发症（证据等级：B）			• 作为可疑IE的一线成像方式（证据等级：B） • 完成抗生素治疗后评估心脏和瓣膜的形态和功能（证据等级：C）			• 血培养阳性或新出现心脏杂音的可疑IE的最初评估方法 • 对进展或出现临床症状，或心脏检查改变的IE进行重新评估	• 没有菌血症或新的杂音证据的短暂性发热 • 非典型的与IE相关的病原菌和（或）非血源性感染引起的短暂菌血症 • 当没有计划管理变动时对简单IE的例行监测
TEE	• 当TTE不能诊断，当怀疑有IE发症，或当怀疑有并发症，或当安置有人工心内装置（证据等级：B）	• 没有已知来源的金黄色葡萄球菌（S. aureus）感染的菌血症患者（证据等级：B） • 没有菌血症和新的心脏杂音的伴有持续发热的人工瓣膜患者（证据等级：B）	• 已知心外侵入途径的院内金黄色葡萄球菌感染的患者（证据等级：B）	• TTE检查阴性或其未能诊断的临床怀疑IE（证据等级：B）临床怀疑IE安置了人工瓣膜或心内装置（证据等级：B） • 评估疑似与心脏装置相关的心内膜炎感染的瓣膜（证据等级：C）	• 怀疑为IE，即使TTE为阳性，除非有高质量的TTE明确发现为孤立的右侧自体瓣膜IE（证据等级：C）		• 当预期治疗后发生变化时重新评估在TEE的发现在治疗前疗后的变化（例如抗生素治疗后赘生物的消除程度） • 用于诊断有中度和高度预测可能的IE（例如金黄色葡萄球菌菌血症，真菌菌血症，人工瓣膜或心内装置）	• 为诊断低预测可能性的IE（例如短暂性发热，已知非传染性来源的菌血症或培养阴性的非典型病原菌的心内膜炎） • 当没有计划改变时施改变时监测早期TEE发现的治疗间歇期的变化（例如敏感期的治疗后赘生物的消除情况）

（续表）

	2014 ACC/AHA 指南			2015 ESC 指南			2011 ASE 适用标准	
	应该使用（Ⅰ类）	有理由使用（ⅡA类）	可能考虑使用（ⅡB类）	推荐/提示使用（Ⅰ类）	应该考虑使用（ⅡA类）	可能考虑使用（ⅡB类）	适合使用	不太适合使用
TTE 和（或）TEE	• 临床指标或症状的改变（例如新的心脏杂音、栓塞、持续的发热、心力衰竭、脓肿、房室传导阻滞）和高危出现并发症的患者（例如广泛的组织感染/最初超声中大的赘生物或葡萄球菌、真菌、肠球菌、肠感染）（证据级别：B）			• 即使最初的检查阴性但临床仍高度怀疑IE的患者应在5~7d内检查（证据级别：C） • 一旦出现新的怀疑IE的并发症时（新的心脏杂音、栓塞、持续的发热、心力衰竭、脓肿、房室传导阻滞）（证据级别：B）	• 金黄色葡萄球菌血症（证据级别：B） • 在无并发症IE的随访中，发现新的并发症并监测赘生物大小。重复检查的时间和方式（TTE或TEE）取决于最最初的发现、微生物的类型和对治疗的最初反应（证据级别：B）			
术中 TEE	• IE患者接受瓣膜手术（证据级别：B）			• 所有需要手术的IE患者（证据级别：B）				
心内超声						• 怀疑心脏置入相关性IE，血培养阳性和TTE及TEE检查阴性（证据级别：C）		

ACC. 美国心脏病学会；AHA. 美国心脏协会；ESC. 欧洲心脏病学会；IE. 感染性心内膜炎；TEE. 经食管超声心动图；TTE. 经胸超声心动图
引自 Nishimura RA, Otto CM, Bonow RO, et al. 2014 AHA/ACC guideline for the management of patients with valvular heart disease: executive summary: a report of the American College of Cardiology/American Heart Association Task Force on Practice Guidelines. *J Am Coll Cardiol.* 2014;63(22):2438-2488; Habib G, Badano L, Tribouilloy C, et al. Recommendations for the practice of echocardiography in infective endocarditis. *Eur J Echocardiogr.* 2010;11(2):202-219; and Douglas PS, Garcia MJ, Haines DE, et al. 2011 appropriate use criteria for echocardiography. *J Am Coll Cardiol.* 2011;579(9):1126-1166.

表 40-2 诊断 IE 的改良 Duke 标准

明确的 IE	可能的 IE	排除 IE
出现下面任意病理学标准 • 培养或组织学检查证实微生物感染、引起栓塞的赘生物或心内脓肿标本 • 病理病变；组织学检查证实为活动性心内膜炎的赘生物或心内脓肿 临床标准 [b] • 2 个主要标准 • 1 个主要标准和 3 个次要标准 • 5 个次要标准	• 1 个主要标准和 1 个次要标准 [a] • 3 个次要标准 [a]	• 明确的替代诊断解释 IE 的征象 • 用抗生素治疗 IE 综合征≤ 4d • 抗生素治疗≤ 4d 的手术或尸检没有病理证据表明 IE • 没有满足上述可能的 IE 的标准

IE. 感染性心内膜炎
a. 修正于原有的 Duke 标准
b. 主要和次要标准的定义见表 40-3
改编自 Li JS, Sexton DJ, Mick N, et al. Proposed modifications to the Duke criteria for the diagnosis of infective endocarditis. *Clin Infect Dis*. 2000;30(4):633-638.

表 40-3 用于诊断 IE 的改良 Duke 标准的术语定义

主要标准	次要标准
IE 的血培养阳性 • 两个不同的血培养标本显示典型的符合 IE 的微生物表现 – 草绿链球菌、溶血性链球菌（原牛分枝杆菌科），包括营养变异株（肉芽孢杆菌属和营养缺陷菌属）、HACEK 组、金黄色葡萄球菌；或社区获得性肠球菌，在缺乏原发灶的情况下 • 持续血培养检出与 IE 相一致的微生物，定义如下 – 在相隔 12h 的血样中至少有两次培养阳性 – 所有 3 个或样本≥ 4 个独立样本中的绝大多数（第一个和最后一个样本至少间隔 1h） • 单次阳性血培养中 *Coxiella burnetii* 或抗 I 期 IgG 抗体滴度＞1：800 [a]	易患病体质、易患心脏病或注射毒品
心内膜受累证据 IE 心脏超声阳性，定义如下 • 在没有其他解剖学解释的情况下、在瓣膜或支撑结构上、在反流射流的路径上或在植入物上来回摆动的心内团块 • 脓肿 • 新的人工瓣膜部分裂开 注意：TEE 被推荐用于有人工瓣膜的患者，根据临床标准，至少认为用于可能的 IE 或复杂的 IE（瓣周脓肿）；TTE 是其他患者的首要检查方法 [a]	发热，体温＞ 38℃（100.4°F） 血管现象、主要动脉栓塞、败血症性肺梗死、细菌性动脉瘤、颅内出血、结膜出血和 Janeway 病变
新的瓣膜反流（先前存在的心脏杂音的恶化或改变是不充分的）	免疫现象：肾小球肾炎、Osler 结、Roth 斑、类风湿因子
	微生物学证据：不符合主要标准的阳性血培养；或与 IE 活动性感染一致的血清学证据
	超声心动图次要排除标准

HACEK. 嗜血杆菌、杆菌属、人心杆菌、腐蚀艾肯菌和金氏菌属；IE. 感染性心内膜炎；TEE. 经食管超声心动图；TTE. 经胸超声心动图
a. 修订于原有的 Duke 标准
改编自 Li JS, Sexton DJ, Mick N, et al. Proposed modifications to the Duke criteria for the diagnosis of infective endocarditis. *Clin Infect Dis*. 2000;30(4):633-638.

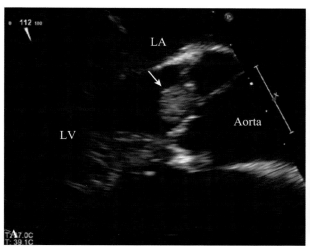
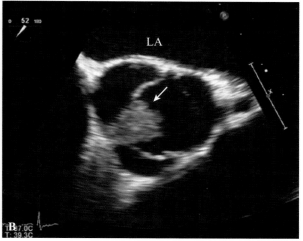

▲ 图 40-1 主动脉瓣赘生物

TEE 经食管中段主动脉瓣长轴（A）和短轴（B）切面视图见主动脉瓣左心室面有一大的赘生物（箭）。LV. 左心室；LA. 左心房；Aorta. 主动脉

质与心肌的回声特质相似，但在治疗过程中会变得更强（图 40-2）。它们有不规则的形状，并可能在心脏周期从一个心腔脱入到另一个心腔。到目前为止，赘生物最常见的位置是在心脏瓣膜上，无论是自体还是人工的，但是它们也可能会出现在体内的外来植入物上，如起搏器/自动植入式心脏复律除颤器（AICD）导线和中心导管。很少见的是在心室的心内膜表面或主动脉的内膜表面被射流损伤的部位（例如在限制性室间隔缺损的右心室一侧出现赘生物）。

典型的赘生物会出现在瓣膜或分流的低压力面（图 40-3）且常常在内皮损伤的位置，这可能源于先前存在的结构性病变。当内皮细胞受损时，血源性微生物可以黏附在相应的血小板和纤维蛋白聚集物上。因此，赘生物在主动脉瓣的心室表面更为常见，尤其是在主动脉瓣反流的情况下，同时也在二尖瓣和三尖瓣的心房表面更为常见，尤其是在二尖瓣或三尖瓣反流的情况下。肺动脉瓣心内膜炎是一种非常罕见的疾病，尽管缺乏相关资料，但可以预测肺动脉瓣心内膜炎好发于瓣膜的右心室面。高压面出现的肿块可能与赘生物混淆，这需要病因

学的证据而不是赘生物。然而，这些规则并不完全是最佳的，应该注意的是，在主动脉反流射流路径上的二尖瓣前叶的心室表面及二尖瓣和三尖瓣腱索也可能被感染。

虽然赘生物的回声纹理通常是均匀的，但

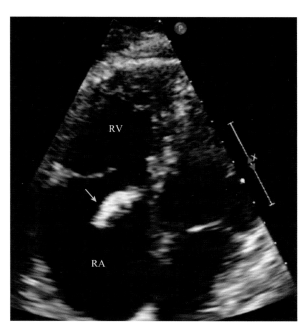

▲ 图 40-2 三尖瓣赘生物

TTE 经右心室改良心尖四腔心切面显示三尖瓣隔瓣右心房面见一赘生物（黄箭）。RA. 右心房；RV. 右心室

也可能出现回声区域的不均匀性，特别是当赘生物非常大的时候（图 40-4）。当怀疑 IE 时，非标准的视图是必不可少的，当怀疑二尖瓣和三尖瓣叶也有受累时，必须得到多个视图，以便可以看到每个视窗和瓣叶（第 28 章和第 30 章描述的所有 6 个二尖瓣视窗和 3 个三尖瓣图

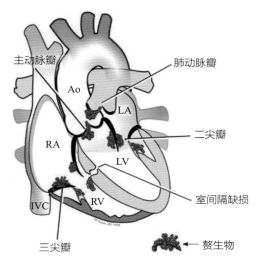

▲ 图 40-3　赘生物在心内常见位置示意图
Ao. 主动脉；LA. 左心房；LV. 左心室；RA. 右心房；RV. 右心室（图片由 Bernard E. Bulwer, MD, FASE 提供）

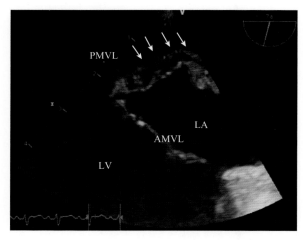

▲ 图 40-4　二尖瓣赘生物
TEE 经食管中段二尖瓣视图见后叶巨大赘生物（箭）。这个位置和长度的赘生物会增加栓塞风险。注意赘生物内有无回声区。AMVL. 二尖瓣前叶；PMVL. 二尖瓣后叶；LA. 左心房；LV. 左心室

像）。对于人工心脏瓣膜，特别是机械瓣膜，由于机械瓣的阴影，较小的赘生物可能难以发现。此外，与生物瓣膜相比，机械瓣膜更容易发生早期瓣周脓肿扩散、假性动脉瘤和破裂，而生物瓣膜感染更容易发生在瓣膜尖部。

超声心动图应考虑赘生物的数量、大小、形状、位置、活动度和回声，因为这些特征对预后有价值，正如后面讨论到的。虽然没有被广泛使用，但已经提出了一种按移动性划分等级的评分系统，即 1 级为固定的，2 级为固定基底但有自由活动的边缘，3 级为有蒂的，4 级为脱垂[7]。回声增强表明组织或慢性程度（图 40-2）。

超声心动图甚至 TEE 可能无法检测到赘生物的原因，包括赘生物非常小、位置不典型、固定的或因钙化而模糊不清。因此，临床高度怀疑的患者有必要重复超声心动图检查。

虽然根据超声心动图的表现可能高度怀疑赘生物，但重要的是超声心动图的发现要在临床环境中加以解释。赘生物的鉴别诊断包括血栓、肿瘤（如弹性纤维瘤）（图 37-4）、可移动的钙化成分、主动脉瓣 Lambl 赘生物、Libman-Sacks（非感染性）心内膜炎或良性退行性变。不太常见的是，人工瓣膜缝合线可能与赘生物混淆，二尖瓣黏液瘤的各种瓣膜增厚或正常右心房内变异的下腔静脉瓣或 Chiari 网。一般来说，具有类似于钙化或心包的回声特质的团块不太可能是赘生物，与瓣膜狭窄连接的线状团块也不太可能是赘生物。

虽然真菌赘生物往往很大，但要根据赘生物的超声心动图表现来确定其感染的微生物是不可能的。

四、心内膜炎并发症

心内膜炎的并发症包括由局部感染扩散引起的感染性并发症和由栓子及心内膜炎相关菌血症引起的远端二次播散导致的远端并发症。

（一）脓肿、假性动脉瘤和瘘管

瓣膜周围脓肿是由于感染的邻近播散引起的，最常见于主动脉瓣或人工瓣膜心内膜炎。传导系统受累可能导致房室传导紊乱，这可能是主动脉根部或不常见的二尖瓣或三尖瓣脓肿形成的临床线索。

脓肿的超声心动图表现其中之一为最初的增厚，通常随病情进展呈不同程度的回声（图 40-5）。分隔和形成小腔是常见的。据报道经胸超声检测脓肿的灵敏度为 50%～90%。TEE 的敏感性为 60%～90%，特异性约为 90%。对于 TTE 和 TEE，非标准视图都很重要，TTE 和 TEE 应该被看作是互补的技术。例如，在标准食管中段 TEE 视图中，由于主动脉人工瓣膜的声学阴影，TTE 在识别前部的主动脉根部脓肿方面可能优于 TEE。在 TTE 上发现或怀疑有脓肿形成，接着采用 TEE 获得更好的扫描图像是有必要的。脓肿最常见的位置是主动脉 - 二尖瓣间纤维环附近，位于主动脉环和二尖瓣前叶的交界处。然而，脓肿可沿瓣周扩展，并累及主动脉环内的任何位置。二尖瓣环形脓肿在没有人工瓣膜的情况下不太常见，尽管二尖瓣环钙化可能继发感染。

需要注意的是，在主动脉根部修复或同种自体 / 同种异体主动脉瓣置换后，主动脉根部的外观可能与脓肿相关的增厚相似，尤其是在使用了外科胶的情况下。这强调了术中术后 TEE 和随后的基线 TTE 对于任何瓣膜手术或主动脉根部重建手术的重要性。

当脓肿破裂进入邻近的血液腔时，可能形成双向和单向或不定向血流的假性动脉瘤（图 40-6 和图 40-7）。诊断建立在彩色多普勒超声上。在主动脉根部脓肿的情况下，继发性破裂进入左心室，也可能发生严重的反流。如果脓肿广泛，它可以向右心房、右心室或左心耳延伸（图 40-8）。它也可能与邻近结构的感染有关，尤其是三尖瓣的隔瓣，它与主动脉根部的位置非常接近。如果要捕捉整个感染范围，必须使用非标准图像并将检查扩展到邻近结构。

当脓肿在主动脉和心房或心室之间，或在心腔之间形成了一条通道，脓肿也可能发展形成瘘管（图 40-9）。瘘管可能是直接相通的，也可能是螺旋状的，这取决于瘘管的大小和位置，可能会导致灾难性的血流动力学损害。彩色血流图可以最早提供存在瘘管的超声心动图线索，并帮助绘制其通路。

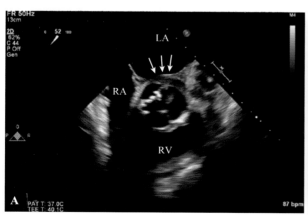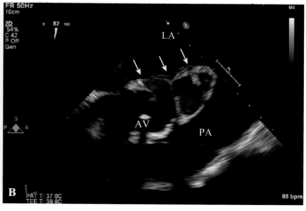

▲ 图 40-5　主动脉根部脓肿的经食管超声心动图

A. 食管中段主动脉瓣短轴切面显示左冠状动脉窦和无冠状动脉窦主动脉根部增厚和无回声区（箭）；B. 经改良的食管主动脉瓣长轴切面，显示主动脉根部脓肿延伸至升主动脉（箭）。AV. 主动脉瓣；LA. 左心房；PA. 肺动脉；RA. 右心房；RV. 右心室

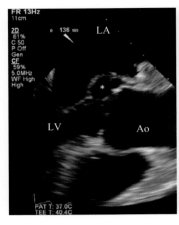 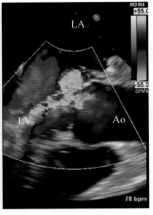

◀ 图 40-6　主动脉根部脓肿伴假性动脉瘤形成
TEE 经食管中段主动脉瓣长轴切面的彩色对比模式，显示主动脉瓣和主动脉根部舒张期同步的二维（左）和二维彩色多普勒（右）图像。有一个脓肿腔（星号）累及瓣膜间纤维。彩色多普勒血流显示舒张期的湍流通过窦壁的一个小穿孔进入腔内（假性动脉瘤），并流出进入左心室（LV）。LA. 左心房；LV. 左心室；Ao. 主动脉

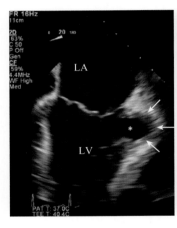 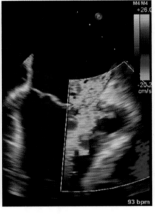

◀ 图 40-7　二尖瓣心内膜炎：瓣膜周围心肌脓肿
TEE 经食管中部四腔心切面彩色对比模式，显示二维（左）和二维彩色多普勒信号（右）中二尖瓣和毗邻的心肌前外侧基部脓肿（星号）。注意朝向心包的前突样的无回声区（箭）脓肿。彩色多普勒超声显示脓肿腔内血流。需要注意的是，Nyquist 极限必须显著调低才能显示腔内的低速血流。LA. 左心房；LV. 左心室

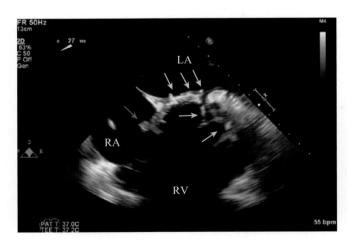

◀ 图 40-8　主动脉根部脓肿并延伸进入右心房
TEE 经食管中段主动脉瓣短轴切面显示主动脉生物瓣膜被大的主动脉根部脓肿包绕（黄箭）。脓肿向右心房延伸（RA），表现为主动脉脓肿（绿箭）在右心房面的赘生物团块。LA. 左心房；RA. 右心房；RV. 右心室

（二）瓣膜装置的机械性破坏：穿孔和破裂

瓣尖 / 瓣叶穿孔可使 IE 复杂化，即使附近没有明显的赘生物也可能出现。受累可能始于受累瓣尖或瓣叶的小的外突部位，并在完全穿孔发生前形成进展性的动脉瘤（图 40-10）。值得注意的是，二尖瓣穿孔可能发生在主动脉瓣心内膜炎的背景下，这是前叶被充满细菌的主动脉瓣反流射流损伤播散的结果。由于回声丢

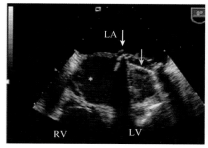

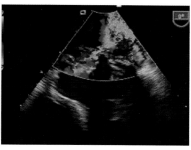

◀ 图 40-9　瓣间纤维脓肿合并瘘管进入左心房

TEE 经食管中段改良四腔心切面显示瓣间纤维脓肿（星号）合并人工机械二尖瓣心内膜炎。脓肿与左心房之间有瘘管（白箭）。人工二尖瓣为黄箭所示。彩色多普勒（右）确认连接通路。LA. 左心房；RV. 右心室；LV. 左心室

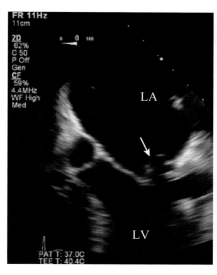

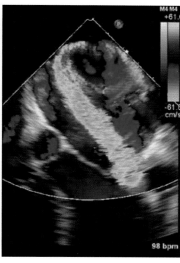

◀ 图 40-10　二尖瓣心内膜炎：瓣膜穿孔

TEE 经食管中段五腔心切面彩色对比图，同时显示收缩期二尖瓣二维（左）和二维彩色多普勒（右）图像。二尖瓣后叶有穿孔（箭），导致特征性的湍流和狭窄喷射性的二尖瓣反流（右）。LA. 左心房；LV. 左心室

失可能无法获取阳性结果的穿孔图像，因此彩色多普勒确认瓣膜反流对穿孔的诊断至关重要。

当二尖瓣下结构受累时，感染也可导致腱索或少有的乳头肌断裂，其外观可能难以与自发的腱索断裂或后壁心肌梗死引起的乳头肌断裂相区分。尽管如此，发生这种情况的病史通常可明确诊断。

每一种并发症都与严重的反流有关，然而，如前所述，瓣膜狭窄合并 IE 是不常见的，仅限于人工瓣膜（图 40-11）。

人工瓣膜破裂和瓣周反流可与瓣膜周围感染一起发生，从而破坏人工瓣膜的固定。随着感染的扩散，可能有回声消退和反流进展的征象；后者需要确认回声消退区域不是一个人为现象。三维超声心动图特别有助于描绘二尖瓣的瓣膜破裂程度。极端情况下，瓣膜破裂与瓣膜摆动和瓣膜栓塞的风险相关。值得注意的是，

在某些情况下，瓣环重度钙化时，人工二尖瓣膜被植入这样的瓣环基底部，对于这些瓣膜，一定程度的摆动是典型的表现。这是术后基线研究重要性的另一个论据。

五、右心心内膜炎

右心心内膜炎最常见于静脉吸毒或酗酒者，三尖瓣受累占绝大多数病例（图 40-2）。三尖瓣也可能由主动脉瓣扩张或右心装置的内膜炎继发播散。一般来说，TTE 在三尖瓣的评估中表现良好，只要注意确保三个瓣叶都被充分地观察到。这需要胸骨旁、心尖和剑突下视图（第 30 章）。三尖瓣赘生物可以非常大，其大小可 > 2cm，被认为是 IE 相关死亡率的预测因子。肺动脉瓣心内膜炎很少见（第 30 章），但可能因获得图像困难而未被正确评估。

虽然感染也可能累及到下腔静脉瓣或

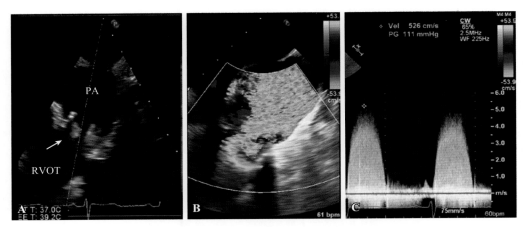

▲ 图 40-11　肺动脉生物瓣心内膜炎和狭窄

食管上段主动脉弓长轴切面从食管上部位置可以清楚地看到肺动脉瓣。肺动脉生物瓣（A）存在广泛心内膜炎（箭），彩色多普勒（B）和频谱多普勒（C）证明其严重狭窄。肺动脉生物瓣峰值压力梯度 =111mmHg。PA. 肺动脉；RVOT. 右心室流出道

Chiari 网，特别是在起搏导线或留置导管感染的情况下，但将赘生物与这些结构的正常外观或叠加血栓区分开可能存在困难。

六、非瓣膜性心内膜炎

（一）装置相关性心内膜炎

除了人工瓣膜外，所有可植入的心脏设备，包括心脏起搏器、心律转复除颤器和用于干预结构性心脏的设备，在全身性菌血症期间都易受感染。此外，局部起搏器安置腔囊的感染可沿植入导线延伸至心脏。超声心动图在远离心脏的上腔静脉（SVC）段检测感染的能力有限，但使用 TEE 可以充分评估邻近节段和心脏内的导线。TTE 在这一情况下的作用有限。导线相关赘生物的外观可能与血栓的外观难以区分，强调了在临床环境中解释影像学诊断的重要性。

在感染情况下去除导线和起搏装置是必要的，通常是经皮进行，但有人建议，当存在＞ 25mm 大小的赘生物时，手术可能是首选的方法。对于右侧装置，重要的是确定是否有卵圆孔未闭，因为这为感染扩散到心脏左侧和全身的栓子扩散提供了窗口。

（二）心脏分流感染

房间隔缺损的感染风险非常低，而室间隔缺损或动脉导管未闭的感染风险更大。与瓣膜心内膜炎一样，分流感染通常位于低压侧（图 40-3）。

七、化脓性心包炎

化脓性心包炎是一种罕见的心内膜炎并发症，最有可能出现二尖瓣或三尖瓣环脓肿，尽管也有心肌脓肿、心肌炎或近端主动脉假性动脉瘤病例的报道。与心包积液的其他常见原因一样，超声心动图有助于发现此类积液对血流动力学的影响。化脓性心包积液的无回声表现可能低于典型的渗漏性积液，并伴有线样的悬浮物漂浮其中（图 40-12）。

八、超声心动图对结果的预测

（一）栓塞

20%～40% 的 IE 患者出现明显的临床栓塞事件[8]；它们在抗生素治疗开始后的头几天更常见，然后逐渐减少。成功完成抗生素疗程后则很罕见。对于左侧 IE，临床上检测到

的栓子最常见的位置是大脑和脾脏，如果 IE 累及主动脉瓣则冠状动脉栓塞也有可能发生（图 40-13）。虽然肺栓塞在右侧心内膜炎中是最常见的，但如果同时存在卵圆孔未闭，右侧病变可能偶尔与体循环中的栓子有关。据估计，约 1/5 的栓塞事件在临床上是无症状的。

栓塞风险的主要预测因素是赘生物大小。据报道，二维 TEE 测量的任何维度上＞ 10mm 的赘生物都具有高风险，＞ 15mm 的风险甚至更高（图 40-4 和图 40-14）。高度可移动的赘生物，特别是二尖瓣前部的赘生物，也与栓塞风险的增加有关，在抗生素治疗期间，赘生物的大小也会增加。虽然数据不一致，但也有报道称，在治疗期间赘生物的减少是一个危险因素。回声增强表明有一定程度的机化，据报道，回声致密的赘生物不太可能引起栓塞。

因此，超声心动图评估应包括赘生物的数量、大小、形状、位置、活动度和回声特性。虽然没有得到广泛应用，但提出了一种依据移动性评分的分级系统[7]：1 级，固定；2 级，固定基底但边缘活动；3 级，带蒂的；4 级，脱垂。需要注意的是，尽管如此，超声心动图预测单个患者栓塞事件的能力是有限的。

（二）整体预后

据报道超声心动图的发现与较差的预后有关，这些发现可能给予疾病的自然病程更直观的理解。它们的征象包括瓣膜周围扩张、严重的瓣膜功能障碍、左心室收缩功能降低和（或）充盈压力升高、肺动脉高压和非常大的赘生物。

九、感染性心内膜炎的手术

（一）超声心动图的手术指征

总的来说，有证据指出心内膜炎早期手术对比延迟手术存在优势，早期手术指的是在首次住院期间和完成一个完整的抗生素治疗疗程之前，其中近 50% 的 IE 病例进行了手术。表 40-4 提供了适应证，包括心力衰竭、治疗中的栓塞事件、以脓肿为证据的感染扩散、假性动脉瘤、瘘管或完全性传导阻滞。对于人工瓣膜，在无其他可识别感染源的情况下，在使用抗生素治疗后出现反复的菌血症并且随后的血培养阴性时，也应进行手术。关于手术适应证的详细讨论，请参考 ESC[2] 和 ACC/AHA[1] 的相关指南。

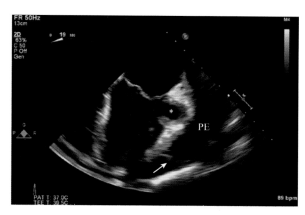

▲ 图 40-12 化脓性心包炎

TEE 图像与图 40-7 为同一患者。注意脓肿腔（星号）和无回声脓肿前缘突向心包腔。有大的可能分隔的心包积液与絮状漂浮物（箭）。PE. 心包积液

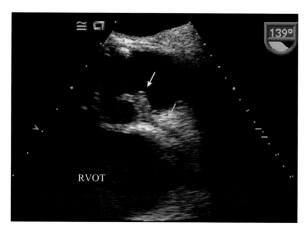

▲ 图 40-13 冠状动脉栓塞

TEE 经食管中段近端主动脉长轴视图显示右冠状动脉（黄箭）被赘生物（白箭）栓塞，这是主动脉人工瓣膜心内膜炎。RVOT. 右心室流出道

表 40-4　IE 的手术指征和手术时机

2014 ACC/AHA 指南			2015 ESC 指南		
应该使用（I 类）	有理由使用（II A 类）	可能考虑使用（II B 类）	推荐/提示使用（I 类）	应该考虑使用（II A 类）	可能考虑使用（II B 类）
①早期手术ª治疗伴有瓣膜功能障碍导致心力衰竭症状的 IE（证据等级：B） ②由金黄色葡萄球菌、真菌或其他高度耐药微生物引起的左侧 IE 的早期手术（证据等级：B） ③IE 并发传导阻滞、瓣环脓肿或主动脉根部破坏性穿透性病变的早期手术（证据等级：B） ④持续感染的早期手术，表现为在开始适当的抗生素治疗后出现持续 5～7d 以上的菌血症或发热（证据等级：B） ⑤手术治疗 PVE 和复发性感染（定义为经过完整疗程的适当抗生素治疗后菌血症复发，随后血培养阴性，但没有其他明确的感染途径）（证据等级：C） ⑥完全移除起搏器或除颤器系统，被认为是 IE 患者确认为装置或导线感染的早期管理计划的一部分（证据等级：B）	①完全移除起搏器或除颤器系统，包括由金黄色葡萄球菌或真菌引起的瓣膜 IE 患者的所有导线和发生器，即使没有设备或导线感染或瓣膜感染的确凿证据（证据等级：B） ②正在进行心脏瓣膜手术的患者完全移除心脏起搏器或除颤器系统，包括所有的导线和发生器（证据等级：C） ③对尽管接受了适当的抗生素治疗仍然出现复发的栓子和持续存在的赘生物患者进行早期手术（证据等级：B）	出现 >10mm 的活动性赘生物的 NVE 患者需考虑早期手术（伴或不伴临床栓塞征象的证据）（证据等级：B）	①主动脉瓣或二尖瓣的 NVE 或 PVE 伴严重的急性瓣膜反流、梗阻或瘘管导致难治性的肺水肿或心源性休克需要急诊ᵇ手术（证据等级：B） ②主动脉瓣或二尖瓣的 NVE 或 PVE 伴严重的反流或梗阻导致心力衰竭或超声心动图上糟糕的血流动力学状态征象的患者需要急诊ᶜ手术（证据等级：B） ③局部无法控制的感染需要紧急手术（脓肿、假性动脉瘤、瘘管、增大的赘生物）（证据等级：B） ④真菌或多重耐药微生物引起的感染需要紧急/限期ᵈ的手术（证据等级：C） ⑤主动脉瓣或二尖瓣 NVE 尽管接受了适当的抗生素治疗仍出现一次或多次栓塞事件，并在之后持续存在 >10mm 的赘生物的患者需要急诊手术（证据等级：B）	①尽管接受了适当的抗生素治疗和适当的控制菌血症播散的治疗仍持续血培养阳性的患者需要紧急手术（证据等级：B） ②由葡萄球菌或非 HACEK 革兰阴性菌感染引起的 PVE 需要紧急/限期的手术（证据等级：C） ③主动脉瓣或二尖瓣 NVE 合并 >10mm 的赘生物并伴有严重的瓣膜狭窄或反流且手术风险低的患者需要紧急手术（证据等级：B） ④主动脉瓣或二尖瓣 NVE 或 PVE 合并 >30mm 巨大赘生物的患者需要紧急手术（证据等级：B） ⑤在没有其他明显感染源的情况下，应考虑在隐匿感染的基础上彻底移除可能的装置（证据等级：C） ⑥右侧的 IE 在下述情况应应考虑手术 •尽管进行了适当的抗生素治疗也难以消除微生物（例如，持续的真菌感染）或超过 7d 的菌血症（如金黄色葡萄球菌、铜绿假单胞菌）的持续的赘生物 •在复发性肺栓塞后伴或不伴右心衰竭的持续的 >20mm 的赘生物 •利尿药治疗效果不佳的继发于严重三尖瓣反流的右心衰竭（证据等级：C）	①主动脉瓣或二尖瓣的 NVE 或 PVE 伴有单个的 >15mm 的赘生物的患者且没有其他的手术ᵉ指征（证据等级：C） ②对伴有 NVE 或 PVE 的患者其心内装置没有证据与感染有关，可以考虑移除心内装置（证据等级：C）

ACC. 美国心脏学会；AHA. 美国心脏协会；ESC. 欧洲心脏病学会；HACEK. 嗜血杆菌、杆菌属、人心杆菌、腐蚀艾肯菌和金氏菌属；IE. 感染性心内膜炎；NVE. 自体瓣膜心内膜炎；PVE. 人工瓣膜心内膜炎

a. 早期手术是指在首次住院期间完成全部抗生素治疗之前进行

b. 急诊手术：24h 内进行手术

c. 紧急手术：在数天内；限期手术：抗生素治疗后至少 1～2 周

d. 限期手术：抗生素治疗后至少 1～2 周

e. 如果保留自体瓣膜的操作可行，那么手术可能是首选

引自 Nishimura RA, Otto CM, Bonow RO, et al. 2014 AHA/ACC guideline for the management of patients with valvular heart disease: executive summary: a report of the American College of Cardiology/American Heart Association Task Force on Practice Guidelines. J Am Coll Cardiol. 2014;63(22):2438-2488; and Habib G, Badano L, Tribouilloy C, et al. Recommendations for the practice of echocardiography in infective endocarditis. Eur J Echocardiogr. 2010;11(2):202-219.

（二）术中 TEE

即使有最近的术前 TEE 检查，详细的术前、术中 TEE 也是必要的。由于 IE 可能会迅速扩散，因此在检查间歇期可能出现重要变化，即使手术前几个小时就已经进行了 TEE 检查。尤其重要的是要识别已扩散到以前未累及的相邻结构；例如，主动脉瓣心内膜炎中的三尖瓣。据报道，术前、术中 TEE 可在 11% 的病例中改变手术计划。此外，一旦手术干预完成，进行彻底的重新评估是很重要的。在复杂的修复中，有残余的瓣膜或瓣周反流是很常见的，如果是显著反流，应该提示进行手术修复。心内膜炎患者的复发风险增加，认识到这一点有助于理解瓣膜的基线外观的重要性。由于修复常常涉及非标准的瓣膜置换，增厚的区域可能很容易与早期或复发的根部脓肿相混淆。最后，术中 TEE 提供了术后左心室和右心室功能的基线状态。获得三维超声心动图是非常有用的，因为它可以更好地了解感染过程的位置和空间范围。二尖瓣心内膜炎尤其如此（图 40-14）。

（三）超声心动图的检查频率

考虑到感染性心内膜炎的表现和临床病程的不均一性，对于随访的频率没有硬性规定。

ACCF 最近的超声心动图适用标准，也被美国超声心动图学会认可（表 40-1）[5]，有高危的进展风险或并发症和（或）临床症状变化的 IE 的心脏检查应把超声心动图再评估作为适当的应用指征。常规监测不复杂的自体或人工瓣膜 IE 时，当没有临床管理决策改变时则被认为是不适当的。这可能是那些有并发症或其他情况的患者，不管超声心动图的结果如何都不适合手术。表 40-1 中还列出了超声心动图不适用的其他情况。欧洲指南推荐进行预先的基线经胸超声检查和（或）完成一个完整疗程抗生素治疗后的 1、3、6 和 12 个月进行一系列检查[4]。随访 TEE 应限于那些出现新的或持续性瓣膜功能障碍，或临床怀疑有复发感染的患者。值得注意的是，即使经过抗生素治疗，赘生物也不会消失，尽管它们可能会使回声增强、体积更小。

（四）三维超声心动图的作用

随着三维超声心动图的应用越来越广泛，其空间分辨率和时间分辨率都有了很大的提高，其在 IE 中的应用也越来越广泛。这就是说，该分辨率可能仍然不足以识别小的摆动的赘生物和小的病理性射流。尽管如此，三维超

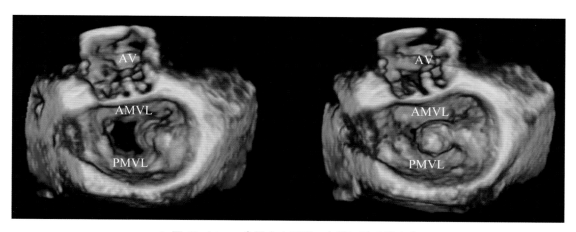

▲ 图 40-14　二尖瓣心内膜炎：大的可移动赘生物

三维 TEE 经主动脉瓣顶部外科医生视角图像显示舒张期（左）和收缩期（右）二尖瓣。二尖瓣内侧连合处上方有一大块宽蒂附着的可活动赘生物。AV. 主动脉瓣；AMVL. 二尖瓣前叶；PMVL. 二尖瓣后叶

声心动图最适合用于描述瓣膜周围脓肿和大型赘生物的空间范围。已有研究表明，三维成像能够更好地测量瓣膜赘生物的大小，而且它通常提供的测量值比经胸超声测得的更大。一项单中心研究表明，三统 TEE 测量的 > 20mm 的赘生物发生栓塞事件的风险更大[9]。然而，这一发现截至目前尚未被广泛采用或纳入现有的指南。

推荐阅读

Baddour, L. M., Wilson, W. R., Bayer, A. S., et al. (2015). Infective endocarditis in adults: Diagnosis, antimicrobial therapy, and management of complications. *Circulation*, *132*(15), 1435–1486.

Douglas, P. S., Garcia, M. J., Haines, D. E., et al. (2011). ACCF/ASE/AHA/ASNC/HFSA/HRS/SCAI/SCCM/SCCT/SCMR 2011 Appropriate Use Criteria for Echocardiography. A Report of the American College of Cardiology Foundation Appropriate Use Criteria Task Force, American Society of Echocardiography, American Heart Association, American Society of Nuclear Cardiology, Heart Failure Society of America, Heart Rhythm Society, Society for Cardiovascular Angiography and Interventions, Society of Critical Care Medicine, Society of Cardiovascular Computed Tomography, and Society for Cardiovascular Magnetic Resonance Endorsed by the American College of Chest Physicians. *Journal of the American Society of Echocardiography*, *57*(9), 1126–1166.

Habib, G., Badano, L., Tribouilloy, C., et al. (2010). Recommendations for the practice of echocardiography in infective endocarditis. *European Journal of Echocardiography*, *11*(2), 202–219.

Habib, G., Lancellotti, P., Antunes, M. J., et al. (2015). 2015 ESC guidelines for the management of infective endocarditis. *European Heart Journal*, *36*(44), 3075–3128.

Nishimura, R. A., Otto, C. M., Bonow, R. O., et al. (2014). 2014 AHA/ACC guideline for the management of patients with valvular heart disease: A report of the American College of Cardiology/American Heart Association Task Force on Practice Guidelines. *Journal of the American College of Cardiology*, *63*(22), e57–e185.

第 41 章
其他心脏系统性疾病
Other Systemic Diseases and the Heart

Linda D. Gillam　Lillian Aldaia　Konstantinos Koulogiannis 著

陈　皎 译

一、概述

超声心动图在评估心脏的主要疾病方面是至关重要的，它在识别和监测全身性疾病的心血管后遗症及其治疗方面也同样重要。这些疾病中有许多在前几章已经详细讨论过，包括扩张型心肌病（第 22 章）、限制性心肌病（第 24 章）、二尖瓣疾病（第 28 章）、主动脉疾病（第 34 章）和恶性肿瘤（第 42 章）。本章着重于那些以前没有涉及的或那些表现不局限于单一心脏结构的情况。

二、结节病

结节病是一种病因不明的肉芽肿性疾病，主要影响肺和淋巴系统。在美国和欧洲，每年每 10 万人中就有 5～40 人患病，黑人则有 3 倍患病风险。25%～40% 的患者出现心脏受累。结节病的特征是由淋巴细胞包围的巨噬细胞和上皮样细胞构成的非干酪性肉芽肿的进展和积聚。随着时间的推移，肉芽肿和相关水肿进展为纤维化、变薄和瘢痕。心脏肉芽肿和瘢痕最常见于基底室间隔和左心室游离壁（尤其是基底下壁）。心肌受累较少的部位是乳头肌、心房壁和右心室。可累及瓣膜、心包、传导系统和较少见的冠状动脉。受累往往呈片状，因此心

肌活检的诊断率仅为 20%。

心脏受累可表现为局部心壁运动异常、动脉瘤（通常位于非典型部位）、扩张型心肌病、传导异常、心律失常、瓣膜反流、心包积液和较少见的由冠状动脉血管炎引起的急性冠状动脉综合征。

二维经胸超声心动图是评价心脏结节病的首选筛查工具，但应注意心脏核医学和心脏磁共振在已知或疑似结节病患者中的重要作用[1]。心脏结节病的超声心动图特征包括不正常的间隔厚度（最初可能会增厚，然后逐渐变薄）、左心室（LV）收缩功能障碍和非冠状动脉分布区的节段性室壁运动异常。也可能出现非典型部位的室壁瘤、右心室（RV）功能障碍、瓣膜异常和心包积液[2]。

结节病最常见的超声心动图表现是基底室间隔的局部变薄（图 41-1）。然而这种不寻常的模式提高了确诊结节病的可能性。最常见的是基底下壁的室壁瘤，比典型的由冠状动脉疾病引起的室壁瘤可能更为分散独立（图 41-2）。这些室壁瘤可能不符合典型的冠状动脉分布，而是由心肌内肉芽肿引起的。当出现节段性功能障碍时，最常见的异常室壁运动是左心室前段、心尖段。心脏结节病患者通常在疾病临床表现明显之前，就可以出现全心纵向应变率的损害[3]。

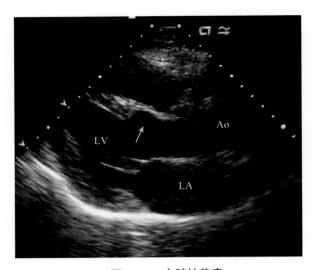

▲ 图 41-1 心脏结节病

经胸超声心动图胸骨旁长轴切面可见室间隔基底部变薄（箭）。Ao. 主动脉；LA. 左心房；LV. 左心室

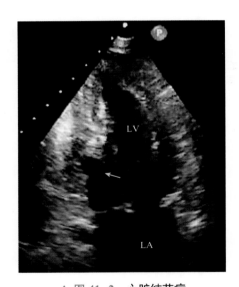

▲ 图 41-2 心脏结节病

经胸超声心动图心尖两腔心切面可见基底下壁的室壁动脉瘤（箭）。LA. 左心房；LV. 左心室

结节累及心脏的最早征象之一是舒张功能障碍，包括间隔壁二尖瓣环组织运动速度降低。限制性模式是不常见的。瓣膜功能障碍也常见于瓣叶内肉芽肿沉积、中等的心室功能障碍或肺动脉高压的结节病患者。二尖瓣和三尖瓣反流是最常见的异常，经食管超声心动图（TEE）对了解其病理生理起着重要作用。肺动脉高压

和继发性右心室功能障碍可由肺的结节病引起，可在超声心动图评估中检测出来。肉芽肿沉积直接累及右心室，可导致右心室局部或整体收缩功能障碍。

超声心动图异常可能发生在没有心脏外疾病证据、症状或心电图异常的患者。相反，没有超声心动图的发现不能排除心脏结节病的诊断（阴性预测值仅为 32%）[4]。图 41-3 为心脏结节病的心脏检查发现提供了综合参考。

三、嗜酸性粒细胞增多综合征（Loeffler 心内膜炎）

嗜酸性粒细胞增多综合征（Hypereosinophilic syndrome，HES）是指一类家族性嗜酸性粒细胞数 > 1.5×10^9/L 的疾病，可直接导致器官损伤，常发生在心脏。嗜酸性粒细胞增多综合征可能是由白血病、慢性寄生虫感染、过敏、肉芽肿性疾病、过敏或肿瘤性疾病引起的。这与 Churg-Strauss 综合征和心肌内膜纤维化有重叠。

HES 的心脏受累有三个阶段：急性炎症和坏死阶段，随后是血栓形成阶段和之后的纤维化阶段。心脏的任何一个或两个心室都可能受到影响，表现为流入区域和心尖部的心内膜增厚（图 41-4）。左心室基底下段的区域增厚可能损害二尖瓣后叶的运动，并引起明显的二尖瓣反流，这一机制可由经食管超声心动图描述。心尖可能充满血栓从而导致 Merlon 征的出现，基底部过度收缩而心尖运动功能障碍。对比灌注成像可能有助于区分血栓和心肌，例如 HES 和心尖部肥厚型心肌病就容易混淆。心房通常是扩张的，还可能有舒张功能障碍和晚期限制性心肌病的附加特征和心包积液[5]。

四、甲状腺疾病

甲状腺疾病影响心血管系统的主要机制是由于血液循环中甲状腺激素浓度的波动引起的。

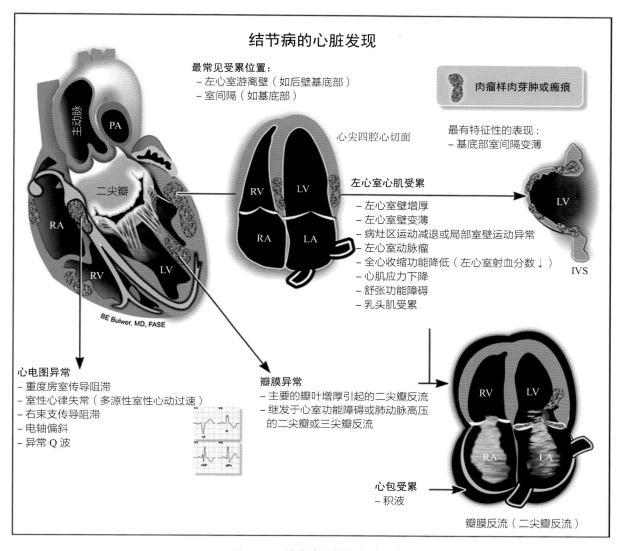

▲ 图 41-3　结节病引起的心脏改变

IVS. 室间隔；LA. 左心房；LV. 左心室；PA. 肺动脉；RA. 右心房；RV. 右心室（图片由 Bernard E. Bulwer，MD，FASE 提供）

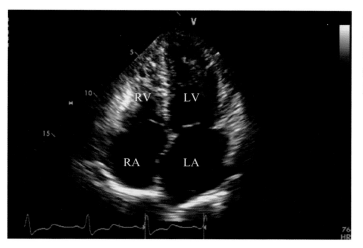

◀ 图 41-4　嗜酸性粒细胞增多综合征（Loeffler 心内膜炎）

经胸超声心动图心尖四腔心切面显示 LV 和 RV 心尖部充满血栓。LA. 左心房；LV. 左心室；RA. 右心房；RV. 右心室

很早就知道甲状腺功能减退和甲状腺功能亢进能改变心脏收缩、心肌氧耗和心脏排血量，从而引起心血管系统的变化。此外，甲状腺功能亢进和甲状腺功能减退也会影响心脏的心电系统并可能让患者出现心房颤动和室性心律失常。由于已经知道甲状腺功能亢进症与肺动脉高压、左心室功能障碍、二尖瓣脱垂有关，因此甲状腺功能亢进患者的心脏超声心动图应评估右心功能和肺动脉收缩压、左心室收缩功能及二尖瓣的结构和功能。更复杂的工具，如应变和组织多普勒成像，对于评估舒张功能和识别亚临床收缩期功能障碍很重要。

甲状腺功能减退与心脏收缩力和心排血量降低、舒张功能改变、心力衰竭有关。超声心动图评价甲状腺功能减退的患者应关注左心室收缩和舒张功能，此外也可利用应变和组织多普勒成像指标[6]。可能出现心包积液引起心脏压塞。在甲状腺功能减退症患者中，脂质水平通常会升高，可能会加速动脉粥样硬化。因此，在这类患者中，应激后的超声心动图检查可能有助于评估疼痛综合征。

五、类癌性心脏病

类癌样肿瘤是一种神经内分泌恶性肿瘤，最常见于胃肠道。最常见的部位是阑尾和回肠末端。很少见于支气管和性腺中。大多数患者的表现与发现的原发肿瘤相关，但其中 20% 的患者可能出现类癌性心脏病（第 30 章），这一诊断经常需要超声检查来协助确诊。类癌性心脏病常常伴随着其他类癌综合征的表现（分泌性腹泻、脸部潮红和支气管痉挛）。

类癌性心脏病的特征是由于肿瘤分泌的血管活性物质的副肿瘤效应而引起的瓣膜增厚和瓣叶退缩。这些物质包括血清素（5- 羟色胺）、5- 羟色胺酸、组胺、速激肽、缓激肽和前列腺素。病理改变包括纤维组织样的心内膜斑块，通常累及三尖瓣和肺动脉瓣、右心腔、腔静脉、

肺动脉和冠状窦。纤维组织最常沉积于三尖瓣的心室面和肺动脉瓣的肺动脉面，而底层结构没有改变。一般来说，只有转移到肝脏的类癌样肿瘤才会影响心脏且受累部位通常局限在右侧，因为血管活性物质在肺中大部分是失活的。在 10% 的病例中有左侧受累，提示心内右向左分流或肺转移。

在超声心动图上，最常见的发现是三尖瓣叶和瓣膜下装置增厚、缩短和收缩，使瓣叶呈鼓槌状。瓣叶不能正常贴合，通常导致严重的三尖瓣反流（图 41-5）。连续波多普勒图像可能表现为特征性的匕首形，与早期达到峰值压和右心室到右心房压力梯度的快速下降一致，也与右心室和右心房快速达到压力平衡一致。由于这种血流将被编码为单色，而不是典型反流的马赛克外观，严重程度可能被彩色多普勒低估。尽管如此，三尖瓣狭窄是罕见的。肺动脉瓣也可能受到影响，出现增厚和回缩，导致肺动脉瓣反流或狭窄。除了瓣尖受累，瓣环也可能收缩，但在类癌性心脏病中，通常见不到瓣膜钙化。

当明显右心瓣膜反流时，右心室增大和舒张期室间隔扁平是常见的。一旦形成，瓣膜异常不会随着肿瘤的药物或外科手术治疗成功而消退[7]。

类癌性三尖瓣疾病与风湿性疾病的区别在于没有舒张期隆起，这是因为在风湿性疾病中，瓣叶的腹部通常保留着一定的活动能力，而不像类癌性疾病中出现的全长收缩和瘢痕。没有伴发二尖瓣的疾病也支持类肉瘤疾病的诊断。

六、血色素沉着病

遗传性血色素沉着症是一种常染色体隐性遗传病，其特征是实体器官（主要是肝脏）、关节、甲状腺、胰腺和心脏中过多的铁沉积。虽然患者在年轻时通常无症状，但到了中年，铁水平可能会超过细胞的存储能力，并发生终末器官损伤。继发性血色素沉着症继发于其他引

起铁超负荷的情况，如某些贫血、慢性和反复输血、长期血液透析和慢性肝病。

在这两种中的任意一种情况下，心脏都可能被铁浸润。在早期，这可能表现为一种心壁增厚的限制性心肌病，但在晚期，其表现与其他原因的扩张型心肌病难以区分。这是至今最常见的血色素沉着心脏病的表现（图 41-6）[8]。

七、肌营养不良症

肌营养不良是骨骼肌系统的一组混杂的遗传疾病，通常以骨骼肌的进行性消耗为

特征。已知影响心血管系统的四种最常见的肌营养不良症是肌营养不良蛋白相关性疾病（Duchenne 肌营养不良症和 Becker 肌营养不良症）、Emery–Dreifuss 肌营养不良症、肢带型肌营养不良症和强直性肌营养不良症。Duchenne 和 Becker 肌营养不良症与扩张型心肌病和室性心律失常有关。Emery–Dreifuss 肌营养不良症与扩张型心肌病和房室传导异常有关。肢带型肌营养不良与扩张型心肌病、右心室和左心室脂肪浸润和传导异常有关。心脏受累可能是杂合子疾病的唯一标志。强直性肌营养不良症的

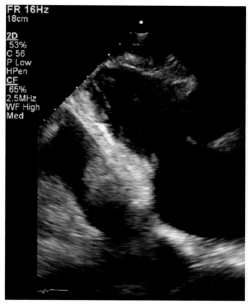
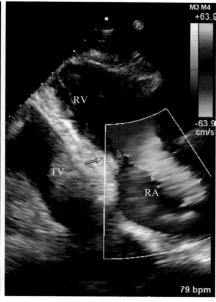

◀ 图 41-5 类癌性心脏病
经胸超声心动图心室舒张期右心室流入道切面显示三尖瓣叶和瓣下装置增厚、变短和回缩引起鼓槌样表现。瓣叶无法贴合而存在严重的跨三尖瓣层流样反流（箭）。RA. 右心房；RV. 右心室；TV. 三尖瓣

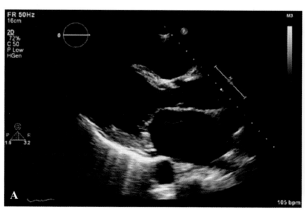
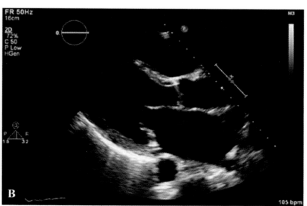

▲ 图 41-6 晚期血色素沉着症
经胸超声心动图胸骨旁长轴切面显示收缩期（A）和舒张期（B）。在疾病晚期，最常见的发现是扩张型心肌病。此超声心动图来自一名血色素沉着症患者

患者，扩张型心肌病和传导障碍也可见。

八、溶酶体贮积症

（一）糖原贮积症

糖原贮积症（GSD）有 22 种类型，是由常染色体或 X 染色体相关隐性突变引起的疾病，导致特定的酶缺乏，使肌肉无法使用糖原作为能量基质。只有 IIa（也称为 Pompe 病）、III 和 IXd 三种类型 GSD 与糖原积累引起的心肌功能障碍有关；IIb 型心肌糖原增加，但功能未受影响[9]。心脏的临床表现包括巨大的左和右心室肥大，伴有乳头肌的"肿瘤样"增大[10]。充血性心力衰竭可以在 Pompe 病中看到。IIb 型 GSD 与 X 染色体连锁和心室壁增厚有关，但不影响心功能。

（二）Fabry 病

Fabry 病是一种 X 染色体相关隐性遗传病，引起 α- 半乳糖苷酶 A 缺乏，导致心脏、皮肤、肾脏、神经系统和角膜的内皮细胞溶酶体中鞘糖脂的积累。在心脏内，有弥漫性受累的心肌、冠状动脉内皮细胞和心脏瓣膜（最常见的是二尖瓣）。超声心动图的评估发现包括左心室壁增厚，可能是不对称的假性肥厚型心肌病（包括引起左心室流出道梗阻）和主动脉根部扩张（图 41-7）[10]。收缩期和舒张期功能的异常均有报道，应变和应变率成像在早期诊断中尤为重要[11]。同时二维超声表现（明亮回声的心内膜与相邻低回声的心内膜下层区别于收缩末期的心肌间隔室壁）被报道为 Fabry 病的特征性表现（图 41-8）[12]，其他的争议在于敏感性（35%），尤其是特异性（79%）太低而起不了有临床意义的帮助[10, 13]。

（三）黏多醣症

黏多醣症是由一系列分解糖胺聚糖所需的溶酶体酶缺乏或失效的疾病组成的。包括 Hurler、Scheie、Hunter、Sanfilippo、Morquio、Maroteaux–Lamy、Sly 和 Natowicz 综合征。这些疾病是常染色体隐性遗传，除了 Hunter 征是 X 染色体相关隐性遗传。所有这些疾病都共享有各种类型的心脏表现，包括瓣膜增厚、反流和狭窄、心肌内膜浸润、心肌纤维化、左和右心室肥大、冠状动脉狭窄和动脉高血压。扩张型心肌病也可出现，但较少见。此外，这类疾病没有超声心动图的特征性图像。

（四）鞘脂沉积病

影响心血管系统的最常见的鞘脂沉积病是 Gaucher 病（β- 葡糖脑苷脂酶缺乏）。Gaucher 病是一种遗传性（常染色体隐性遗传）的 β- 葡糖脑苷脂酶缺乏症，它会导致脑苷脂在脾脏、肝脏、骨髓、淋巴结、大脑和心脏中积聚。心脏临床表现包括以间隔为主的心壁增厚，心室硬化，顺应性降低。累及心尖的局部室壁运动异常，也可出现左心室扩张、心包积液（罕见）和左侧瓣膜僵硬、钙化。肺动脉（PA）收缩压也可能继发性升高[10]。

九、结缔组织病

（一）Ehlers–Danlos 综合征

Ehlers-Danlos 综合征（EDS）是一种遗传

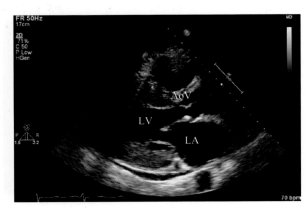

▲ 图 41-7 **Fabry 病**

经胸超声心动图胸骨旁长轴切面显示左心室壁增厚。AoV. 主动脉瓣；LA. 左心房；LV. 左心室

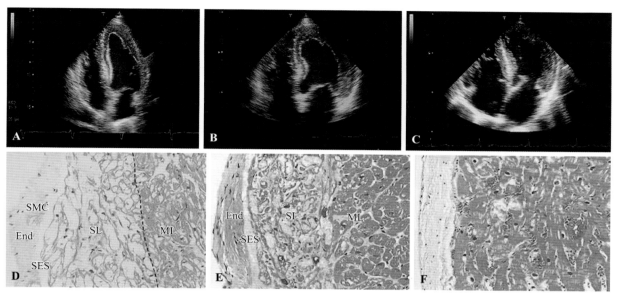

▲ 图 41-8 **Fabry 病**

2 例患有心肌病的 Fabry 病患者的二维超声心动图（A 和 B）和左心室心内膜病理活检图（D 和 E），以及 1 例肥厚型心肌病患者的二维超声心动图心尖四腔心切面（C）和病理活检图（F）。对比三张超声心动图，可显示 2 例 Fabry 病患者的超声心动图心尖四腔心切面中可见左心室心内膜边缘的二元表现（A 和 B）。这个表现揭示了鞘糖脂划分了包含有被吞噬的增大平滑肌细胞 (SMC) 的增厚心内膜（End）、心内膜下空白区（SES）、明显受累的心内膜下心肌层（SL）和部分未受累及的中间层（ML）（D 和 E）。尽管有类似的心内膜增厚（F），但肥厚型心肌病患者的超声心动图模式（C）与 Fabry 病患者的不同 [引自 Pieroni M, Chimenti C, De Cobelli F, et al. Fabry's disease cardiomyopathy: echocardiographic detection of endomyocardial glycosphingolipid compartmentalization. *J Am Coll Cardiol*. 2006;47(8):1663–1671.]

性结缔组织病。主要表现为皮肤伸展过度、创面愈合异常、关节运动过度。心脏临床表现在典型的 EDS 中并不常见；然而，二尖瓣脱垂和三尖瓣脱垂是可能出现的。在严重的典型 EDS 病例中，可能出现主动脉根部扩张和大动脉自发性破裂。EDS 的心脏瓣膜形态是一种常染色体隐性遗传病，导致Ⅰ型胶原蛋白中缺少蛋白质。巨大的二尖瓣脱垂和伴随的二尖瓣反流可在这种情况下遇到（图 41-9），也可在三尖瓣出现相似的表现。

（二）Marfan 综合征

Marfan 综合征是一种常染色体显性遗传病，影响眼睛、骨骼和心血管系统。心脏表现包括主动脉扩张（图 41-10）伴有主动脉夹层和破裂倾向，二尖瓣和三尖瓣脱垂，肺动脉近端增大。

十、无菌性心内膜炎

无菌性心内膜炎是指非细菌性血栓性心内膜炎，包括一系列的病变，从小的血小板聚集到大的无菌性赘生物。它是罕见的，通常与高凝血状态、晚期恶性肿瘤、弥散性血管内凝血、尿毒症、烧伤、系统性红斑狼疮、心脏瓣膜病和心内导管的存在有关。它也发生在二尖瓣和三尖瓣膜闭合接触缘上的心房面，以及主动脉和肺动脉瓣的心室面。无菌性赘生物可作为细菌二次感染的病灶，无菌性心内膜炎是典型地基于临床表现来排除诊断，其影像学特征与感染性心内膜炎相似（第 40 章）。

十一、糖尿病、高血压和肥胖

糖尿病、高血压和肥胖与射血分数正常的心脏舒张功能障碍和心力衰竭有关。虽然糖尿

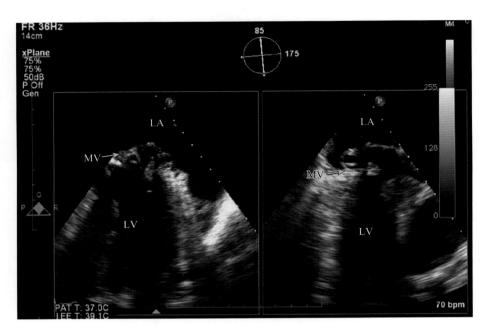

▲ 图 41-9　Ehlers-Danlos 综合征

经食管超声心动图食管中段连合处长轴切面显示巨大的二尖瓣脱垂（箭）。LA. 左心房；LV. 左心室；MV. 二尖瓣

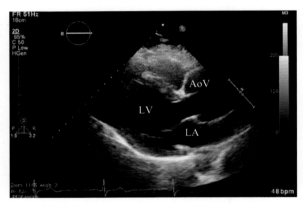

▲ 图 41-10　Marfan 综合征

经胸超声心动图胸骨旁长轴切面显示主动脉根部严重扩张。AoV. 主动脉瓣；LA. 左心房；LV. 左心室

病患者常伴有肾功能障碍、高血压和冠状动脉疾病，但高血糖对心脏有直接影响，包括心肌细胞肥大、纤维化和冠状动脉疾病，特别是微血管系统疾病。

高血压患者也存在增加的舒张功能障碍风险，因为慢性高血压是重构的刺激因素。高血压性心脏病患者存在左心室肥大，增加心室硬度，松弛功能受损，导致舒张功能障碍。这些患者通常有较高的静息充盈压力，在冠状动脉缺血的情况下，其充盈压力的增加将大于预期。

对于肥胖患者，体重的增长增加了心脏的做功，脂肪组织代谢活跃，产生与慢性炎症有关的物质。肥胖增加了体重比测量心脏结构和功能的难度，而究竟以去脂体重还是以总体重为优先计算方式并没有达成共识。

对于每一种情况，超声心动图技术包括多普勒组织成像和斑点追踪超声心动图在静息状态和应激状态下都已被证明可以比常规静息成像和频谱多普勒更早地发现异常。为了更全面地探讨超声心动图在这些条件下的发现，读者可以参考这些主题的评论和指南[14-16]。

推荐阅读

Alizad, A., & Seward, J. B. (2000). Echocardiographic features of genetic diseases: Part 2. Storage disease. *Journal of the American Society of Echocardiography*, *13*(2), 164–170.

Blankstein, R., & Waller, A. H. (2016). Evaluation of known or suspected cardiac sarcoidosis. *Circulation: Cardiovascular Imaging*, *9*(3), e000867.

Click, R. L., Olson, L. J., Edwards, W. D., et al. (1994). Echocardiography and systemic diseases. *Journal of the American Society of Echocardiography*, *7*(2), 201–216.

Connolly, H. M., & Pellikka, P. A. (2006). Carcinoid heart disease. *Current Cardiology Reports*, *8*(2), 96–101.

Cuspidi, C., Rescaldani, M. F., Sala, C. F., & Grassi, G. (2014). Left-ventricular hypertrophy and obesity: A systematic review and meta-analysis of echocardiographic studies. *Journal of Hypertension*, *32*(1), 16–25.

Mankad, R., Bonnichsen, C., & Mankad, S. (2016). Hypereosinophilic syndrome: Cardiac diagnosis and management. *Heart*, *102*(2), 100–106.

Marwick, T. H., Gillebert, T. C., Aurigemma, G., et al. (2015). Recommendations on the use of echocardiography in adult hypertension: A report from the European Association of Cardiovascular Imaging (EACVI) and the American Society of Echocardiography (ASE). *Journal of the American Society of Echocardiography*, *28*(7), 727–754.

Wang, Y., & Marwick, T. H. (2016). Update on echocardiographic assessment in diabetes mellitus. *Current Cardiology Reports*, *18*(9), 1–6.

第 42 章
恶性肿瘤的超声心动图
Echocardiography in Malignant Disease

Sarah Cuddy　John D. Groarke　著
陈　皎　译

一、概述

约 2/5 的人会在一生中的某个时候被诊断出患有癌症。癌症治疗的显著改进使所有癌症的 5 年生存率从 1980 年的 49% 提高到目前的 67%，如此以致现在美国有超过 1400 万人患有癌症[1]。多种因素导致癌症治疗期间或治疗后临床上显著的心脏毒性发生率的增加（框 42-1）。超声心动图是癌症治疗前、中、后心脏评估的主要方法。本章回顾了标准版和进阶版的超声心动图技术在整个癌症连续生存期中越来越多的应用，现在占超声心动图应用里相当大比例。

二、癌症开始治疗前的基线评估

理想情况下，超声心动图应在潜在心脏毒性癌症治疗开始前进行心功能基线评估；然而，这种情况在临床实践中并不经常使用。至少，作者认为预先的超声心动图检查应强烈考虑在具有框 42-2 中列出的任何基线特征的背景下进行。此外，超声心动图应作为包括病史、体格检查和心电图在内的更全面的心血管（CV）基线评估的一部分。这一基线评估提供了一个必要时修改拟定的癌症治疗方案的可能，优化预处理心血管并发症，并确定需要在癌症治疗期

框 42-1　与癌症治疗相关的心血管不良反应发病率增加的有关因素

- 幸存者增多
- 肿瘤患者的年龄和心血管并发症增加
- 有潜在心血管毒性的靶向抗癌药物范围增加
- 抗癌药物和胸部放疗联合使用增加
- 治疗时长的增加（例如 BCR-ABL 酪氨酸激酶抑制药对慢性髓样白血病的维持治疗）
- 曾接受过抗癌化疗的患者增加对复发或第二种肿瘤的治疗

间密切监测心血管事件的"高风险"患者，以期尽量减少心脏毒性的风险。

三、癌症治疗期间

超声心动图适用于癌症治疗过程中出现心脏病症状和（或）体征的患者。在没有临床症状和体征的情况下，超声心动图监测被推荐用于某些具有明显心脏毒性可能的治疗，如蒽环类药物和曲妥珠单抗。此外，超声心动图的经验性监测常用于"高风险"患者，这些患者在接受癌症治疗时存在心脏毒性的易感危险因素。超声心动图检查的主要目的是发现癌症治疗相关的心功能障碍（cancer therapeutics-related cardiac dysfuction，CTRCD）。CTRCD 可使许

♦ 已存在的心血管疾病（如缺血性心脏病、心脏瓣膜病、心肌病）

♦ 心血管病的危险因素（如高血压、糖尿病）

♦ 过去有左心功能障碍病史

♦ 心力衰竭体征或症状

♦ 老年患者（＞65岁）

♦ 计划采用蒽环类药物治疗

♦ 计划采用曲妥珠单抗治疗

♦ 易发生心功能障碍的高危患者计划任意类型抗肿瘤治疗

♦ 计划手术作为癌症治疗的一部分，在心血管疾病发病率方面并不被认为是低风险的

♦ 有先前化疗病史和（或）胸部放疗病史的复发或有继发肿瘤的患者

多癌症治疗复杂化，其定义为左心室射血分数（LVEF）下降＞10%，且数值低于53%[2]。CTRCD 既可以是有症状的也可以是无症状的，并且可以根据可逆性进一步分类。

(1) 可逆性 CTRCD：LVEF 恢复到基线值的 5% 以内。

(2) 部分可逆的 CTRCD：LVEF 恢复≥10% 但仍低于基线值的 5%。

(3) 不可逆 CTRCD：LVEF 恢复＜10% 且仍低于基线值的 5%。

CTRCD 的诊断应该在最初检查的 2~3 周重复 LVEF 评估后确定[3]。

（一）左心室射血分数的连续评估

改良双平面辛普森技术是二维（2D）超声心动图评估 LVEF 和左心室容积的首选方法。然而，这种技术受到重复测量，观察者间和观察者内可变性的限制，如此以致随着时间的变化可能引起随机的测量或报告的变异性，而不是真实的有临床意义的发现[4]。事实上有报道

称，LVEF 在二维超声心动图测值的 95% 置信区间最小变化是 11%[5]，高于基于 CTRCD 定义所要检测的差异。在接受癌症治疗的患者中，连续的 LVEF 和左心室容积监测正是基于影响临床化疗决策的最适当的选择，是其最佳的使用场景。提高再现性的方法有：超声心动图造影和三维超声心动图可减少连续 LVEF 测量中时间和采集相关的变异性。对于一个特定的患者，连续的 LVEF 测量应该在整个随访过程中使用相同的技术，最好是相同的观察者和设备，以确保有意义的比较。

1. 超声心动图造影

当在非造影二维超声心动图心尖部无法看见≥2 个相邻的左心室节段时，应使用静脉对比剂进行左心室造影[6]。癌症患者特别容易出现次优的超声心动图图像，在术前（如左乳切除术和乳房重建、左侧开胸手术）超声检查需要考虑对比剂的使用。当使用对比剂时，二维超声心动图对左心室容积和 LVEF 的评估更加准确且更具有重复性[7]。在整个监测期间的每个考察时间点，其使用应保持一致。

2. 3D 超声心动图

在可行的情况下，三维超声心动图是癌症患者左心室功能纵向评估的首选技术[2]。在一项比较造影和非造影的二维和三维技术在接受化疗超过一年的患者进行连续 LVEF 和左心室容积评估的研究中，非造影的三维超声心动图显示出明显较低的时间变异性、重复测试变异性和观察者变异性[5]。这与在非癌症人群中进行的超声心动图和心脏磁共振成像（CMR）比较研究的 Meta 分析一致，这表明三维超声心动图对左心室容积和 LVEF 的测量比传统的二维方法更准确[8]。然而，三维超声心动图在肿瘤患者中广泛的临床应用受到有效性、操作经验、成本和良好的二维超声心动图图像质量依赖的限制。随着该技术更广泛应用，三维容积法测定左心室功能将越来越多地用于癌症患者

的纵向评估。此时，在癌症患者的连续评估中，不建议将对比剂与三维超声心动图联合使用[2]。

3. 其他成像方法

由于超声心动图的广泛实用性、相对有竞争力的价格、无辐射暴露，以及有机会评估左心室以外的心脏结构，超声心动图已成为临床实践中肿瘤患者连续评估的首选模式。如果超声心动图由于如糟糕的图像等原因而无法充分评估时，可以考虑使用放射性核素活动血管（multiple gated acquisition，MUGA）扫描或CMR。由于高重现性和低变异性，MUGA 扫描非常适合于 LVEF 的连续评估，并在 20 世纪 80 年代和 90 年代被广泛应用。然而，辐射暴露的局限性和无法提供除 LVEF 以外的任何有意义的数据是大多数患者最近转向超声心动图的原因。CMR 提供了非常准确和可重复的双心室功能测定，特别适合评估心脏肿瘤和心包疾病。以元素钆为基础的成像技术有助于 CTRCD 特征性的心肌纤维化的检测和定量。除了 CMR 的禁忌证（如起搏器 / 除颤器）外，成本和可用性问题限制了这一检查模式在连续评估中的广泛应用。然而，它仍然是一个非常有用的肿瘤患者可供选择的用于辅助超声心动图的检查。重要的是，在同一患者的心脏毒性监测中应保持一致的检查模式，以获得研究结果间有意义的比较结果。

4. LVEF 监测时间表

尽管与特定癌症治疗相关的风险各不相同，但 CTRCD 与大量传统的细胞抑制药物（如蒽环类药物）和新的靶向抗癌药物［包括单克隆抗体（如曲妥珠单抗）、蛋白激酶抑制药（如酪氨酸激酶抑制药）和蛋白酶体抑制药（如卡非佐米）］有关[9]。2013 年美国心脏病学院基金会 / 美国心脏协会心力衰竭管理指南通过对没有结构性心脏病的患者分类或有心力衰竭症状的接受心脏潜在毒性癌症治疗的患者分类而认

识到该类患者具有 A 级心力衰竭风险并建议谨慎优化其他可变的可能引起心力衰竭的危险因素[10]。尽管使用曲妥珠单抗和蒽环类药物治疗的患者的心血管监测指南是适用的，但对于接受较新的抗癌药物治疗的患者则缺乏类似的监测指南。

（1）蒽环类药物：蒽环类药物是一种高效的化疗药物，用于治疗许多实体肿瘤和血液恶性肿瘤。Cardinale 等在一项前瞻性研究中报告了 2625 名接受蒽环类药物治疗的患者出现 9% 的心脏毒性事件（定义为 LVEF 较基线下降超过 10% 且 LVEF 绝对值 < 50%）[11]。累积蒽环霉素暴露剂量与心肌病风险之间的关系已得到公认[12]。所有患者在接触蒽环类药物之前应进行 LVEF 基线评估，如果在治疗期间或治疗后出现心力衰竭的迹象或症状，应随时重复评估。对于无症状患者，欧洲肿瘤内科学会（European Society for Medical Oncology，ESMO）临床实践指南建议在蒽环类药物治疗结束后的 6 个月进行 1 次 LVEF 评估，然后每年 1 次进行 2～3 年，之后每 3～5 年进行 1 次直到终身[13]。风险较高的患者，如暴露于高累积剂量的蒽环类药物（例如，> 300mg/m² 的多柔比星或同量的其他药物）的患者，可能需要更频繁的监测。事实上，美国超声心动图学会和欧洲心血管成像协会的专家共识倡导在每个附加的蒽环霉素治疗周期中只要剂量超过 240mg/m² 就应在此前行 LVEF 评估[2]。儿童肿瘤协会长期随访指南建议存活的癌症患儿应每 1～5 年进行基于治疗年龄、累积的蒽环霉素暴露量和心脏是否受到辐射的终身连续超声心动图筛查[14]。考虑到 90% 以上的心脏毒性病例发生在蒽环类药物治疗的第一年，将 LVEF 检查重点放在这一高风险期可以显著提高收益率以及医生和患者的依从性[15]。

LVEF 监测计划用于监测心脏毒性抗癌药物治疗的无症状患者的左心室功能障碍的临床

效益、收益率和成本效益尚不确定。对使用蒽环类药物治疗的存活患儿使用合理的终身监测计划对提高经济效益可能是有益的[16, 17]。

(2) 曲妥珠单抗：曲妥珠单抗（赫塞汀）是一种人源化单克隆抗体，靶向对抗在大约 15% 的乳腺癌中过表达的人类表皮生长因子受体 2（HER2）受体。在 HER2 阳性乳腺癌患者中使用曲妥珠单抗与癌症复发率的显著降低和生存率的改善有关。然而，曲妥珠单抗被公认会引起心脏毒性。化疗方案中加入曲妥珠单抗与心力衰竭（1.7%～4.1%）和左心室功能障碍（7.1%～18.6%）相关，但临床发病率可能更高[18]。与曲妥珠单抗心脏毒性相关的危险因素包括辅助化疗（特别是蒽环类药物）、高龄和 CV 并发症[19]。

对于每 3 个月[2, 13, 20]接受曲妥珠单抗治疗的过程中或在出现心力衰竭的临床体征或症状时推荐进行 LVEF 连续评估。图 42-1 给出了基于 LVEF 评估延续或停用曲妥珠单抗治疗的算法。虽然在曲妥珠单抗引起的左心室功能障碍

中心力衰竭治疗的方法尚未确定[21]，但患者的治疗是按照国际心力衰竭治疗指南进行的[10]。在临床实践中，为了防止 LVEF 进一步恶化或当 LVEF 为 40%～50% 时临床心力衰竭进展，通常会引入血管紧张素转化酶（ACE）抑制药[20]。

（二）左心室舒张功能

左心室舒张功能障碍在癌症患者治疗前、期间和之后都是常见的。美国超声心动图学会和欧洲心血管成像协会认为，尽管左心室舒张功能改变（采用多普勒跨二尖瓣流速和二尖瓣环的 e′ 速度数值进行评估）先于 LVEF 的降低出现，但基于现有的证据这些指标并不适用于预测后来的 CTRCD。超声心动图测量左心室舒张功能改变的治疗意义尚未确定，也没有证据表明癌症治疗方案应根据这些发现进行修改。此外，需要记住的是，负荷状态可能由于癌症治疗相关的胃肠道不良反应引起容量下降和静脉注射抗癌药物导致容量增加而产生波动。负荷状态的这些波动可能使肿瘤患者的 E 和 e′ 速

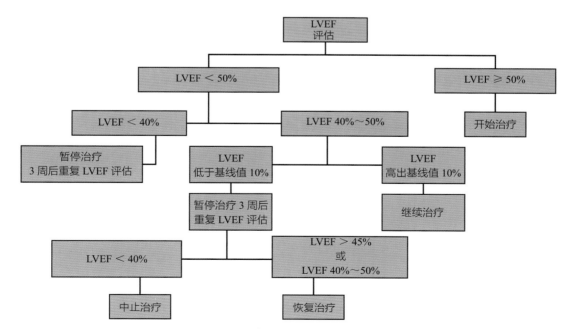

▲ 图 42-1 基于连续左心室射血分数（LVEF）评估的曲妥珠单抗治疗管理方法

引自 Curugliano G，Cardinale D，Suter T et al.Cardiovascular toxicity induced by chemotherapy，targeted agents and radiotherapy: ESMO Clinical Practice Guidelines. *Ann Oncol*. 2012; 23(suppl 7): vii155–166.

度在此基础上发生变化，但却不是左心室舒张功能的真正改变。尽管如此，第 15 章讲述的一个常规的左心室舒张功能评估常常包含在肿瘤患者的超声心动图规程里。

（三）采用心肌应变成像发现早期亚临床左心室功能障碍

LVEF 的明显降低可能是心脏毒性的一个相对较晚的标志。检测左心室损伤的早期亚临床标志物可能为早期干预提供潜在可能，心功能完全恢复的可能性更高。越来越多的文献支持使用心肌应变参数检测早期心肌损伤和预测随后的 LVEF 下降[22]。心肌变形或应变力可以用组织多普勒成像或二维应变率超声心动图（strain rate echocardiography，SRE）来测量，如第 6 章所述。各种心肌应变指标（纵向、径向和周向应变、应变率、旋转力）的作用是评估接受化疗的患者以发现早期的心肌改变，同时整体心纵向应变（GLS）被认为是最佳的亚临床左心室功能障碍的早期变化指标并可预测随后的 LVEF 下降[2, 3]。

在癌症治疗期间，GLS 的下降不到基线的 8% 认为没有临床意义，而下降大于基线的 15% 则很可能具有临床意义[2, 3]。负荷条件的变化会影响 GLS 值，异常的 GLS 值应在 2～3 周后进行重复检测确认。考虑到应变测量受使用设备产生的变异性的限制，应使用同一机器和软件版本对患者进行连续评估，以便获得有意义的对比研究结果。根据现有的证据，基于 GLS 的亚临床心肌功能障碍的证据，不足以单独作为引入心脏保护疗法或修改癌症治疗方案的依据[3]。

（四）其他

1. 右心室功能

肿瘤患者的右心室（RV）异常可能是先前存在的疾病、癌症治疗的心脏毒性或直接由肿瘤引起的结果。CTRCD 患者的右心室患病率还不确定。肿瘤患者的超声心动图方案应包括如第 16 章所讨论的右心室的大小和功能的定性和定量测量，除了右心室超负荷的任意特定征象外还可能需要进行肺动脉压的评估。

2. 瓣膜评定

虽然抗癌药物不会直接影响心脏瓣膜，但辐射诱发的心脏瓣膜病是公认的。临床有意义的瓣膜病的风险随着胸部辐射时间的增加而增加。与传统治疗方案相比，现代放疗方案的改进减少了对心脏的偶然辐射暴露和随后发生瓣膜疾病的风险。辐射诱发的心脏瓣膜病超声心动图的特点总结见框 42-3。在主动脉和二尖瓣位置，早期增厚和钙化是常见的结果。此外，图 42-1 和图 42-2 展示了一个辐射引起的二尖瓣狭窄的例子。早期的主动脉瓣钙化也不少见。相反，尽管三尖瓣可能会由于辐射而增厚和收缩，但其结果通常是三尖瓣反流（图 42-3）并伴有右心衰竭。瓣膜病的严重程度分级应遵循国际指南并已在第 28 章至第 30 章中描述。

肿瘤患者发生瓣膜病的其他原因包括先前存在的瓣膜病或 CTRCD 继发的瓣膜功能障碍。此外，接受癌症治疗的患者由于留置导管和免疫抑制等危险因素，易发生感染性心内膜炎。最后，癌症本身对心脏瓣膜有直接影响，如第 30 章讨论的类癌心脏病。类癌瓣膜病主要累及

框 42-3　放疗引起的心脏瓣膜病的超声心动图特征

- 左侧瓣膜病（如二尖瓣和主动脉瓣）较右侧瓣膜病更常见
- 主动脉根部和主动脉瓣环钙化
- 主动脉瓣叶钙化
- 主动脉瓣 – 二尖瓣间纤维环钙化
- 二尖瓣环和除了瓣尖及连接部的二尖瓣叶钙化（与风湿性二尖瓣疾病相反，风湿性二尖瓣疾病的特点是连接部和小叶尖的受累）

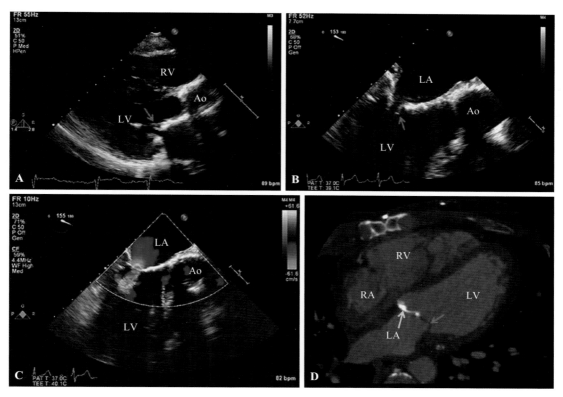

▲ 图 42-2　放射性二尖瓣狭窄

一位 59 岁男性霍奇金淋巴瘤患者，在接受斗篷式放疗的 19 年后出现了进行性加重的劳力性呼吸困难。A. 经胸超声心动图胸骨旁长轴切面显示二尖瓣环和瓣叶的增厚且瓣叶尖部相对未累及（箭）；B. 同一个患者的经食管超声心动图食管中段长轴切面确认了二尖瓣叶的增厚和相对未累及的瓣叶尖部（箭）；C. 来自图 B 的食管中段长轴切面的多普勒超声显示二尖瓣左心房侧由于放射性二尖瓣狭窄导致血流会聚；D. 对同一名患者进行的门控式胸部计算机断层扫描显示的心脏四腔心图像，二尖瓣前叶（黄箭）钙化，小叶尖未受累（绿箭）。Ao. 主动脉；LA. 左心房；LV. 左心室；RA. 右心房；RV. 右心室

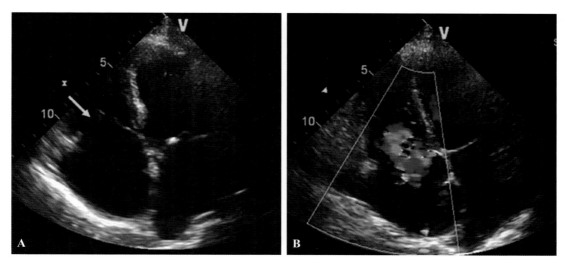

▲ 图 42-3　放射性三尖瓣膜病

一位 79 岁女性患者，在 50 岁时接受了乳腺肿瘤切除术和放疗。A. 三尖瓣（箭）增厚和回缩伴关闭不全，随后右心房和右心室扩张和运动减退；B. 彩色多普勒显示严重的三尖瓣反流进入明显扩张的右心房。该射流速度相对较低，但非常宽大，这是由于开放较大的孔和右心室收缩功能下降造成的

右侧瓣膜，最常与肝转移有关。肝转移可使体液肿瘤产物到达心脏右侧，避免肝脏的首次代谢而失活。此外，血管活性物质也可通过生殖腺类癌的性腺静脉引流和胸导管的腹膜后淋巴结转移的淋巴引流来绕过肝脏代谢的失活作用。由于肺循环的体液物质失活作用，类癌性心脏病患者只有不到 10% 出现左侧瓣膜疾病[23]。左侧瓣膜受累应立即评估是否存在右向左的分流，但也可能发生在原发性支气管类癌或难以控制的类癌疾病中。

3. 心包疾病

心包疾病在癌症患者中很常见，可能是转移性疾病的后果，也可能是包括放疗在内的癌症治疗的并发症。与心包炎和（或）心包积液有关的癌症药物见框 42-4。20 世纪 70 年代以前由繁复的胸部放疗引起的急性心包炎由于较低的放射剂量和现代的技术则很少再会出现，而在胸部放疗 10 多年以后，有 7%～20% 的患者会发展为缩窄性心包炎[24]。接受斗篷式放疗的霍奇金淋巴瘤幸存者发生晚期心包并发症的风险尤其高。经胸超声心动图（TTE）是评估

框 42-4　抗癌药物相关的心包炎和（或）心包积液

- ◆ 蒽环类药物
- ◆ 环磷酰胺
- ◆ 阿糖胞苷
- ◆ 伊马替尼和达沙替尼（心包和胸腔积液）
- ◆ α- 干扰素
- ◆ 二甲磺酸丁酯
- ◆ 甲氨蝶呤
- ◆ 氟尿嘧啶
- ◆ 多西他赛

引自 Plana JC, Galderisi M, Barac A et al. Expert conse-nsus for multimodality imaging evaluation of adult patients during and after cancer therapy: a report from the American Society of Echocardiography and the European Association of Cardiovascular Imaging. *J Am Soc Echocardiogr*. 2014; 27(9): 911–939.

癌症患者疑似心包疾病的首选方法，应遵循第 33 章的标准规程操作。

4. 肺动脉高压

肺动脉高压（PAH）是一种罕见但严重的癌症治疗并发症。例如，可逆 PAH 是达沙替尼（一种 BCR-ABL 酪氨酸激酶抑制药，用于治疗慢性粒细胞白血病）公认的并发症。此外，包括环磷酰胺在内的烷化剂也与肺静脉闭塞症的发生有关[25]。若使用已知可导致 PAH 的癌症药物治疗的患者出现呼吸困难、疲劳或进展的心绞痛症状，或每 3～6 个月的所有无症状患者，都应考虑对肺动脉收缩压进行超声心动图评估[3]。

5. 心脏包块

超声心动图在肿瘤患者中评估原发和继发的心脏包块的部分在第 37 章讨论。

6. 负荷超声心动图

除了在第 27 章概述的标准适应证，负荷超声心动图可能对那些将接受可能引发缺血的癌症治疗方案（如氟嘧啶类药物）的中、高危冠状动脉疾病患者有帮助。此外，负荷引起的收缩储备减少被用于亚临床左心室功能障碍的标志和暴露于有潜在心脏毒性癌症治疗后出现 LVEF 明显下降的预测因素，这些是临床研究的焦点[26, 27]。

众所周知，胸部辐射会造成血管损伤，加速动脉硬化[28, 29]。因此，对于先前接受胸部照射后出现心绞痛症状，或在静息状态下出现新的局部室壁运动异常，或新的心电图异常的患者，应考虑进行负荷超声心动图等诱发缺血检查。此外，对于伴有高风险条件（例如，累积辐射剂量＞30Gy 和在放疗时年龄＜50 岁）的阻塞性冠状动脉疾病的无症状患者行前胸或左胸照射应行负荷超声检查，并且如果第一次检查结果不显著则在此之后每 5 年重复负荷试验[27]。

四、治疗后：幸存者

（一）胸部放疗后的幸存者

放疗在许多恶性肿瘤的治疗中被用作辅助治疗。放射性心脏病（radiation-induced heart disease，RIHD）可表现为心包疾病、心肌病、冠状动脉疾病、传导系统疾病或心脏瓣膜疾病。胸部放射治疗也可导致中等的和大的血管病变，如瓷质主动脉。表现可能会延迟，胸部照射后 5～10 年，RIHD 的总发生率估计为 10%～30%[30]。RIHD 的危险因素包括高辐射剂量、放疗时心脏几乎不受保护、较年轻的放疗年龄、放疗间隔时间的延长、先前存在的心脏瓣膜危险因素及伴随的化疗[24]。新的心肺症状或临床体征应提示使用经胸超声心动图评估 RIHD。此外，无症状患者应在胸部照射后 10 年及之后每 5 年进行一次超声心动图筛查；有前胸或左胸照射史及 1 个以上 RIHD 危险因素的患者可在照射后 5 年尽早进行筛查[24, 27]。

胸部照射可导致缩窄性心包炎和（或）限制性心肌病；这些疾病过程的超声心动图评估在第 24 章和第 33 章讨论。

（二）幼年时期恶性肿瘤的幸存者

癌症治疗的发展显著改善了儿童癌症的存活率。在儿童癌症的长期幸存者中，心脏瓣膜并发症被认为是患病率和死亡率的主要原因。接受蒽环类药物治疗或胸部放疗史的幸存者面临着进展的充血性心力衰竭的危险，并经常从无症状的心肌病向有明显的体征和症状的心力衰竭转变。在某些情况下，建议筛查儿童癌症无症状幸存者，以发现"沉寂"的心肌病，希望及早干预可以预防/延缓病情进展。国际儿童癌症延迟作用指南协调组建议超声心动图作为对左心室收缩期功能评估的主要心肌病监测方式。该组织将幸存者基于辐射和蒽环类药物用量分为三组，并为心肌病变监测提供特定风险的指导。

(1) 高危组：如果患者的治疗史有高剂量（≥ 250mg/m²）蒽环类药物、高剂量（≥ 35Gy）胸部辐射或中～高剂量（≥ 100mg/m²）蒽环类药物同时伴有胸部辐射（≥ 15Gy），则被认为是高风险的。这组患者的心肌病监测应推荐在抗癌治疗完成后 2 年内开始，并在确诊后 5 年重复进行监测，同时在接下来的时间里每 5 年进行一次。

(2) 中等风险组：该组包括接受 100～250mg/m² 蒽环类药物治疗的患者，心肌病监测是合理的，以及接受 15～35Gy 胸部辐射治疗的患者，接受心肌病监测也是合理。建议的监测频率与上面描述的高危人群的计划时间表相似。

(3) 低风险组：使用低剂量（< 100mg/m²）蒽环类药物治疗的患者被认为是低风险的，而心肌病监测可能是合理的。该组织并未给予在低剂量（< 15Gy）胸部辐射的幸存者中进行心肌病监测的建议。

在妊娠前或有蒽环类药物治疗或胸部放疗史的妊娠患者的最初 3 个月，行心肌病监测是合理的。除了心力衰竭外，儿童癌症的幸存者也表现出高出 4 倍的瓣膜功能障碍风险[31]；辐射诱发的瓣膜病应早期列入考虑和讨论。

五、未来的发展方向

采用亚临床左心室功能障碍的超声心动图标志来预测后续明显和预估显著的心脏毒性的能力需要在大型的多中心研究中进行验证。同样，这些用于指导心脏保护治疗决策和调整肿瘤治疗方案规则的超声心动图的敏感测值的应用性仍然有待学习。心脏生物标志物在检测和预测暴露于癌症治疗患者的心脏毒性方面的作用是一个很有趣的领域。在接受具有潜在心脏毒性的癌症治疗的患者中，肌钙蛋白的升高是心脏毒性的敏感和早期标志。挑战是在将肿瘤治疗过程中可能表现出的临床意义上不明显的和短暂的亚临床心脏毒性与功能上和预后相关的心脏毒性区分开来以保证干预的准确性。需要确定如何最好地整合超声心动图和生物标志物数据来预测后续的 CTRCD，以及基于这些数据开发出决定治疗决策的治疗流程。这些监测策略和相关的治疗算法应该满足治疗的特异性，以反映抗癌药物不同的潜在心脏毒性。此外，建立和形成心脏毒性癌症治疗的监测策略需要考虑基于个人风险评估的心脏毒性的成本效益和预测概率。未来的方向应该

是为了获得最大的肿瘤治疗效益和最小的心脏毒性。

六、结论

基础的和高级的超声心动图技术是评估和监测肿瘤患者心脏毒性的核心。由于在接受积极治疗的癌症患者和癌症幸存者中心脏不良反应的发生率不断上升，超声心动图医生将越来越多地遇到心脏肿瘤适应证的患者。有必要进行临床研究，以指导改进和扩大共识指南，以便更好地在肿瘤人群中应用超声心动图。

推荐阅读

Curigliano, G., Cardinale, D., Suter, T., et al. (2012). Cardiovascular toxicity induced by chemotherapy, targeted agents and radiotherapy: ESMO Clinical Practice Guidelines. *Annals of Oncology, 23*(Suppl. 7), vii155–166.

Groarke, J. D., Nguyen, P. L., Nohria, A., Ferrari, R., Cheng, S., & Moslehi, J. (2014). Cardiovascular complications of radiation therapy for thoracic malignancies: the role for non-invasive imaging for detection of cardiovascular disease. *European Heart Journal, 35*(10), 612–623.

Lancellotti, P., Nkomo, V. T., Badano, L. P., et al. (2013). Expert consensus for multi-modality imaging evaluation of cardiovascular complications of radiotherapy in adults: a report from the European Association of Cardiovascular Imaging and the American Society of Echocardiography. *European Heart Journal -*

Cardiovascular Imaging, 14(8), 721–740.

Plana, J. C., Galderisi, M., Barac, A., et al. (2014). Expert consensus for multimodality imaging evaluation of adult patients during and after cancer therapy: a report from the American Society of Echocardiography and the European Association of Cardiovascular Imaging. *Journal of the American Society of Echocardiography, 27*(9), 911–939.

Zamorano, J. L., Lancellotti, P., Rodriguez Muñoz, D., et al. (2016). 2016 ESC Position Paper on cancer treatments and cardiovascular toxicity developed under the auspices of the ESC Committee for Practice Guidelines: The Task Force for cancer treatments and cardiovascular toxicity of the European Society of Cardiology (ESC). *European Heart Journal, 37*(36), 2768–2801.

第十篇
成人先天性心脏病
Congenital Heart Disease in the Adult

第 43 章
房间隔缺损
Atrial Septal Defect

Keri Shafer　M. Elizabeth Brickner　著

张　璐　译

一、概述

房间隔缺损（ASD）发生在 0.1% 的人群中，是成人先天性心脏病中最常见的类型。超声心动图对 ASD 的评估应包括缺损的特征、对其他相关病变的评估，以及对 ASD 生理作用的描述。这一章节，我们将介绍 ASD 超声标准化评估方法，并重点说明一些常见的错误。

二、解剖／胚胎学

房间隔于胚胎形成的早期开始出现，妊娠 2 个月时基本形成。胚胎时期房间隔的形成是一系列复杂的变化过程，此处我们进行了简述。房间隔由两层膜发育而来，出现在左心房（LA）一侧的第一层膜称为原始隔膜，第二层膜为继发隔膜。最初，这些膜的功能是允许下腔静脉（IVC）-LA 的血液连续回流至子宫（通过卵圆孔）[1, 2]。出生后，隔膜融合（在大多数患者中）形成卵圆窝。

三、卵圆孔未闭

对于大多数患者，卵圆孔在出生后的第 2 个月关闭。成年后，有 20%～25% 的人群存在卵圆孔未闭（PFO）[3]。尽管 PFO 的临床重要性尚不清楚，但在某些特定情况下 PFO 具有重

要意义，例如右心房（RA）高压的患者（如肺动脉高压）、心肺转流术术前、需要穿通房间隔的手术操作（如 LA 消融），以及反复发生栓塞事件的患者。经胸超声心动图（TTE）时，ASD 可通过彩色多普勒或生理盐水对比剂进行诊断。

(1) 彩色多普勒：行 TTE 检查时，房间隔在心尖四腔心切面、肋下四腔心切面和主动脉瓣水平的胸骨旁短轴切面成像最佳。但是，由于成人的肋下四腔心切面的彩色多普勒信号通常很差，因此，该切面的图像灵敏度较低，特别是腹部肥胖的患者。典型的血流形态类似隧道状。经食管成像时，房间隔在双腔静脉切面成像最佳。通常，需要顺时针旋转探头，从左到右扫视房间隔和卵圆孔，以检测和识别 PFO 的确切位置。在 TTE 和经食管超声心动图（TEE）检查中，需要较低的 Nyquist 极限和高帧频来检测 PFO 的低速间歇性血流（图 17-8）。

(2) 生理盐水对比剂：在彩色多普勒的相同切面，可以使用生理盐水对比剂来确定房间隔的连续性。在 RA 显影前开始成像，当右心室（RV）显影后，PFO 通常在 3～5 个心动图期显影。相比之下，ASD 血流更快，几乎是瞬时的。心外分流发生在 5 个心动周期之后。对于 RA

压力极低的患者，需要额外采取诸如 Valsalva 动作来增加 RA 压力，以迫使盐水对比剂从右向左流过隔膜。

四、ASD 的临床表现

因为许多患者无症状，成年阶段未修补的心房水平缺损多是偶然发现。如果有症状，最常见的主诉包括呼吸困难、疲劳、心悸和胸痛[4]。临床体征提示未修补的心房水平缺损包括肺血流杂音和 S_2 固定分裂。心电图（ECG）通常提示右束支传导阻滞。

五、ASD

ASD 是成人先天性心脏病的最常见类型，但实际上，真正的 ASD 只有两种类型：继发孔型和原发孔型（图 43-1）。继发孔型 ASD 是原始房间隔发育异常，发生在房间隔中心附近。相反，原发孔型 ASD 是由不完整的心内膜垫形成引起的。因此，原发孔型 ASD 通常与不完整的心内膜垫形成而引起的其他病变有关，如流入道型室间隔缺损和房室（AV）瓣膜裂。

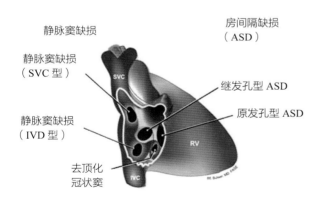

▲ 图 43-1　心房水平缺损分为两类：ASD 和静脉窦缺损

IVC. 下腔静脉；RV. 右心室；SVC. 上腔静脉（图片由 Bernard E. Bulwer, MD, FASE 提供；引自 Solomon D, Wu J, Gillam L. Echocardiography. In: Mann DL, Zipes DP, Libby P, et al., eds. *Braunwald's Heart Disease: A Textbook of Cardiovascular Medicine*. 10th ed. Philadelphia: Elsevier; 2015:179–260. ）

六、静脉窦缺损

尽管静脉窦缺损在生理上与 ASD 相似，但在解剖学上却截然不同。了解这种解剖学差异对图像的采集和解释至关重要。这种缺损在上腔静脉（SVC）或 IVC 插管时发现，通常位于房间隔边缘。通常，相邻的右肺静脉也存在不完全分隔的情况。冠状窦缺损发生在冠状窦经过 LA 后方时（"去顶化"），导致 LA 和冠状窦之间存在血流交汇，并在心房水平出现右向左分流。

七、成像方法

心房水平的分流图像采集方法侧重于解剖学特点和生理效应评估（图 43-2）。此外，对继发孔型 ASD 的边缘进行完整的成像尤为重要，因为它是目前唯一一种可采用经皮封堵治疗的 ASD 类型。

(1) 缺损的解剖：首先需描述缺损的位置和尺寸。由于可能会经皮封堵，因此详细描述继发孔型 ASD 尤为重要。需要 TEE 来完整评估继发孔型 ASD 边缘，而三维（3D）成像对于重建整个缺损非常有用。

• 继发孔型缺损：参照相关结构将组织的每个"边缘"可视化。通常，将边缘标识为主动脉缘、三尖瓣缘、上缘、后缘和下缘（图 43-3）。探头位置合适时，每个边缘的距离至少应为 0.5cm。如图 43-4 所示，前缘或主动脉后缘通常最小。

(2) 血流的评估：与 PFO 类似，首先使用彩色多普勒诊断 ASD 和静脉窦缺损。在较低的 Nyquist 极限和高帧频的情况下，血流显示最佳。此外，可使用彩色多普勒评估血流方向，也可以使用脉冲波多普勒。血流方向通常可以由于以下原因而改变。

• 心室顺应性的改变：在大多数情况下，由于 RA 和 RV 的顺应性，血流通常从左到右。

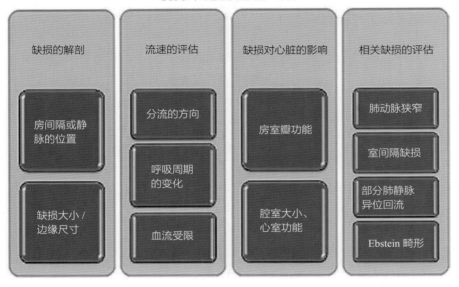

心房水平缺损的心脏超声评估

缺损的解剖
- 房间隔或静脉的位置
- 缺损大小 / 边缘尺寸

流速的评估
- 分流的方向
- 呼吸周期的变化
- 血流受限

缺损对心脏的影响
- 房室瓣功能
- 腔室大小、心室功能

相关缺损的评估
- 肺动脉狭窄
- 室间隔缺损
- 部分肺静脉异位回流
- Ebstein 畸形

◀ 图 43-2　心脏超声评估标准流程

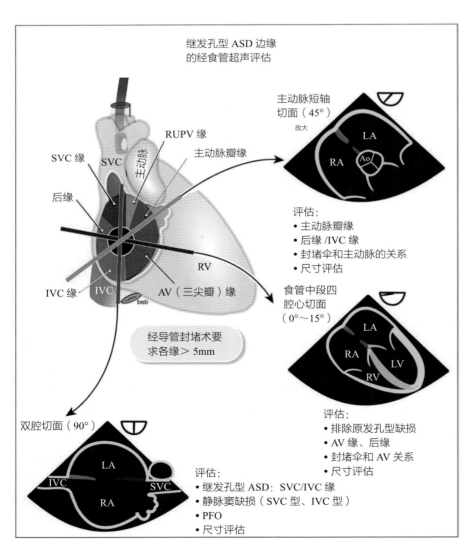

继发孔型 ASD 边缘的经食管超声评估

主动脉短轴切面（45°）　放大

评估：
- 主动脉瓣缘
- 后缘 /IVC 缘
- 封堵伞和主动脉的关系
- 尺寸评估

食管中段四腔心切面（0°～15°）

评估：
- 排除原发孔型缺损
- AV 缘、后缘
- 封堵伞和 AV 关系
- 尺寸评估

经导管封堵术要求各缘 > 5mm

双腔切面（90°）

评估：
- 继发孔型 ASD：SVC/IVC 缘
- 静脉窦缺损（SVC 型、IVC 型）
- PFO
- 尺寸评估

◀ 图 43-3　继发孔型 ASD 的经食管超声评估方法
ASD. 房间隔缺损；IVC. 下腔静脉；LA. 左心房；LV. 左心室；PFO. 卵圆孔未闭；RA. 右心房；RUPV. 右上肺静脉；RV. 右心室；SVC. 上腔静脉 [图片由 Bernard E. Bulwer, MD, FASE 提供；引自 Silvestry FE, Cohen MS, Armsby LB, et al. Guidelines for the echocardiographic assessment of atrial septal defect and patent foramen ovale: from the American Society of Echocardiography and Society for Cardiac Angiography and Interventions. *J Am Soc Echocardiogr*. 2015;28(8):910-958.]

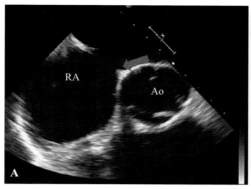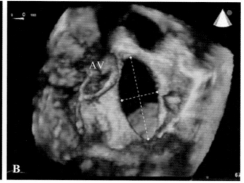

▲ 图 43-4　继发孔型 ASD 的 TEE 图像

A. 食管中段 TEE 45° 切面显示主动脉后缘缺损（红箭）；B. 三维 TEE 图像显示左心房间隔面的所有边缘。需要注意的是，尽管球囊能评估缺损尺寸，但三维 TEE 可以避免仅使用二维成像而低估 ASD 直径。Ao. 主动脉；AV. 主动脉瓣；RA. 右心房；TEE. 经食管超声心动图（B 图引自 Solomon D, Wu J, Gillam L. Echocardiography. In: Mann DL, Zipes DP, Libby P, et al., eds. *Braunwald's Heart Disease: A Textbook of Cardiovascular Medicine*. 10th ed. Philadelphia: Elsevier, 2015:179-260. ）

由于心室瘢痕组织的形成（例如由于容量负荷），顺应性可能改变，进而分流方向也可能改变。

• 肺血管阻力的变化（肺动脉高压）：如果患者由于肺血管阻力增加而发展为肺动脉高压，则心房分流可从右向左（Eisenmenger 综合征）。

• 在极少数情况下，由于解剖因素（例如，突出的下腔静脉瓣可使下腔静脉血流优先穿过 ASD）、房间隔的机械性扭曲（例如，肺切除术后和升主动脉瘤术后）、发生心包积液或缩窄性心包炎时，可能发生从右向左分流。在这些情况下，肺动脉压不一定升高。体位的变化甚至可能会使分流方向发生一过性改变，从而导致斜卧呼吸 - 直立型低氧血症综合征，此类患者从卧位到直立位时会发生低氧血症。

(3) 缺损对心脏的影响：由于分流通常从左到右，因此 RA 和 RV 通常会扩张。RA 及 RV 扩张的特点和右心功能可用于评估缺损的生理效应。当分流持续存在并发展成肺动脉高压或右心扩张时，将会出现三尖瓣反流。

(4) 相关缺陷评估：通常，继发孔型 ASD 与肺动脉狭窄、室间隔缺损、肺静脉异位引流和 Ebstein 畸形有关。原发孔型 ASD 通常与其他心内膜垫缺损（如流入道型室间隔缺损、二尖瓣裂和三尖瓣裂）一起出现。此外，通过整个房间隔的仔细筛查来评估是否存在的其他类型 ASD。可能存在的其他类型的分隔缺损，包括静脉窦缺损（表 43-1）。

八、心房水平分流的封堵

ACC / AHA 指南建议患有以下疾病的患者应考虑封堵治疗[5]。

• 不论症状如何，RA 和 RV 扩大（Ⅰ 级，LOE B）。

• 矛盾性栓塞（Ⅱa 级，LOE C）。

• 既往有斜卧呼吸 - 直立型低氧血症综合征病史（Ⅱa 级，LOE B）。

不建议患有严重不可逆性肺动脉高压的患者行封堵治疗。某些封堵术要求缺损的边缘 > 0.5cm（关于所需主动脉后缘大小的建议不是一成不变的）。

九、经皮封堵期间的成像

围术期 TEE 的应用贯穿继发孔型 ASD 封堵术整个过程。TEE 应评估以下内容。

表 43-1　ASD 的 TTE 评估

缺损类型	描　述	典型的 TTE 成像	其他成像	相关的缺损
继发孔型 ASD	原发孔缺损，继发隔膜靠近中央的位置，有经皮封堵的可能性	• 心尖四腔心 • 肋下四腔心 [a]	• 主动脉瓣水平胸骨旁短轴（用于评估主动脉缘） • 肋下长轴（类似双腔切面）	• VSD • 肺动脉狭窄 • Ebstein 畸形 • 部分肺静脉异位回流
原发孔型 ASD	心内膜垫上缘缺损	• 心尖四腔心 • 肋下四腔心 [a]	• 胸骨旁长轴，扫查	• 流入道型 VSD • 二尖瓣裂 • 三尖瓣裂 • 左心室流出道梗阻（"鹅颈畸形"）
静脉窦缺损（SVC）	SVC 分隔的缺损	局限	• 心尖四腔心，角度朝上 • 右侧胸骨旁长轴	• 部分静脉回流异常
静脉窦缺损（IVC）	IVC 分隔的缺损	局限	• 心尖四腔心，角度朝下 • 右侧胸骨旁长轴，下方	• 部分静脉回流异常
冠状窦缺损	冠状窦–左心房分隔的缺损	局限	• 心尖四腔心，角度朝下 • 二尖瓣水平胸骨旁短轴，角度朝后	

a. 对于肥胖患者的肋下切面显像有限

ASD. 房间隔缺损；IVC. 下腔静脉；SVC. 上腔静脉；TTE. 经胸超声心动图；VSD. 室间隔缺损

(1) 足够的边缘固定封堵伞（如上所述）。

(2) 评 ASD 的大小和数量：患者可能有多个缺损或有筛孔样房间隔，这会影响有关封堵伞尺寸的选择及经皮封堵是否合适的决定。

(3) 相关缺陷的评估：继发孔型 ASD 可能与肺静脉异位引流、室间隔缺损和肺动脉狭窄（以及未进行术前影像检查的其他缺陷）相关。在封堵术之前，应先确定这些内容。

(4) 封堵术期间：应用 TEE 确定如下内容。

• 导丝穿过缺损，通常"停"在左肺静脉中以作支撑。应注意确保导丝不能进入壁薄的左心耳。

• 测量球囊尺寸：将填充有对比剂的球囊穿过房间隔并测量球囊伸展直径。这种方法不仅确认了患者是否耐受缺损封堵，同时也帮助选择合适尺寸的封堵伞。这是通过在超声心动图和造影显像测量球囊的腰部尺寸来实现的。

可以对球囊周围的彩色流速进行评估，以确认缺损是否完全被球囊封堵住。

• 封堵伞的安置：封堵伞放置完成，并将封堵伞从输送导管释放之前，需再次确认封堵伞在房间隔两侧的位置合适。封填伞不应该影响周围的结构（例如，阻碍腔静脉血流流入或突入主动脉根部）。封堵伞完全释放后，可使用彩色多普勒和生理盐水对比剂评估是否存在明显的心房残余分流。

(5) 图 43-5 中可以看到两种不同类型的用于继发孔型 ASD 封堵术的封堵伞，双盘设计略有不同。

应对经皮封堵术后的情况进行成像，以评估是否有封堵伞磨蚀或栓塞。封堵伞磨蚀很少见（约 0.2%），但有报道称封堵伞进入心房壁导致心包积血以及进入主动脉，这两种情况都有生命危险。

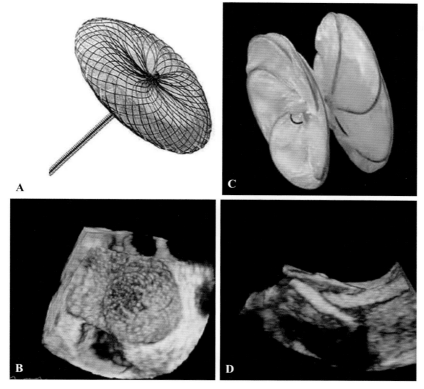

◀ 图 43-5　ASD 封堵伞

A.Amplatzer 封堵伞，双盘结构；B. 三维 TEE 图像显示 Amplatzer 封堵伞穿过房间隔；C.Gore-Helex 封堵伞；D. 三维 TEE 图像显示 Helex 封堵伞放置时的三明治结构（A 图中 AMPLATZER 和 St. Jude Medical 为 St. Jude Medical, LLC 或其相关公司的商标，经 St. Jude Medical 许可转载，2017 年版权所有；C 图由 Gore Medical, Flagstaff, AZ 提供）

十、其他技术要领和诊断错误

（一）如何发现未经诊断的心房水平分流

(1) 肺动脉流速增高（所有心房水平缺损）（图 43-6）。

(2) 孤立的 RV/RA 扩张（所有心房水平缺损）。

(3) 二尖瓣和三尖瓣没有偏移（原发孔型 ASD）（图 43-7）。

这些现象提示需要进一步使用静脉注射生理盐水对比剂以排除 ASD。如果发现证据 (1) 和证据 (2)，但没有原发孔型或继发孔型 ASD 的证据，则患者可能患有静脉窦或冠状窦缺损。虽然这些缺损通常可以通过经食管超声（图 43-8）或横截面成像更容易看到，但可以尝试经胸超声成像。

静脉窦缺陷的评估：这种缺陷的起源可能是 SVC 或 IVC，此现象的产生是因为肺静脉在腔静脉后方走行时去顶化。上腔静脉窦缺损可以通过右侧胸骨旁切面彩色多普勒来评估，如果看到前向血流，则表明静脉窦缺损（图 43-9）。SVC 和 IVC 的缺损均可在在肋下切面中腔静脉汇入处进行评估（图 43-10）。

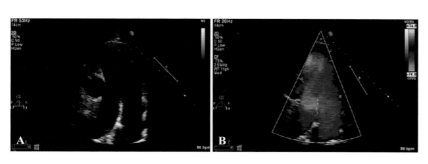

◀ 图 43-6　胸骨旁短轴切面示房间隔的高速分流导致的肺动脉扩张

A. 二维图像；B. 彩色多普勒图像

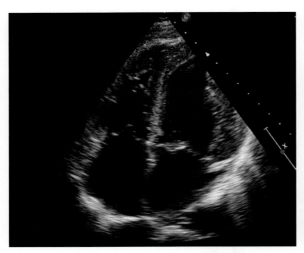

▲ 图 43-7　已修补的原发孔型 ASD

注意二尖瓣和三尖瓣在同一水平，也就是说，在心尖四腔心切面上，正常情况下应更靠近心尖的三尖瓣此时未发生偏移

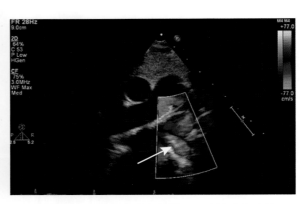

▲ 图 43-9　右侧胸骨旁长轴显示的静脉窦缺损

注意右上肺静脉的向上血流（红色）通过缺损（箭）进入上腔静脉

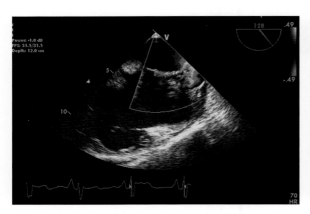

▲ 图 43-8　经食管超声约 120° 成像显示上腔静脉窦缺损

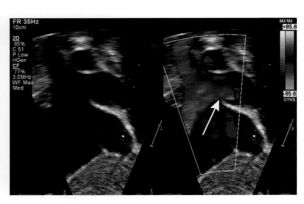

▲ 图 43-10　肋下切面（儿童常规）显示的静脉窦缺损

注意 SVC 血流（红色）通过缺损（箭）进入 LA 和 RA

（二）诊断时常见的错误

(1) IVC 血流：许多生理状态下 IVC 血流明显。可能会误认为是 ASD 血流。正确的检查方法是通过其他切面来评估、不存在 RA 和 RV 扩张，以及通过生理盐水对比剂来确认。

(2) 遗漏非典型缺损：通常漏诊静脉窦和冠状窦缺损，因为在标准成像中看不到它们。若存在上述提示的情况下，可以获取其他 TTE 视图（表 43-1）以进行进一步确认。但是，通常需要其他影像学检查 [TEE 或心脏磁共振成像（MRI）] 来确诊。

(3) Qp ： Qs 的计算错误：由于难以估算肺循环流出的多普勒和右心室流出道直径，因此在心房水平的心房分流率的估算通常不准确。常需要进行心脏导管检查或心脏 MRI 来充分评估分流。

(4) 低帧频和高 Nyquist 极限：心房水平血流速度通常较低，并且可能不会在整个心动周期中存在。特别是在那些声学窗口有限的患者中，心房分流需要仔细检查。

推荐阅读

Geva, T., Martins, J. D., & Wald, R. M. (2014). Atrial septal defects. *Lancet, 383*, 1921–1932.

Lai, W. W., Mertens, L. L., Cohen, M. S., & Geva, T. (Eds.). (2016). *Echocardiography in Pediatric and Congenital Heart Disease: From Fetus to Adult* (2nd ed.). Hoboken, NJ: Wiley–Blackwell.

Roberson, D. A., & Cui, V. W. (2014). Three–dimensional transeso-phageal echocardiography of atrial septal defect device closure. *Current Cardiology Reports, 16*, 453.

Silvestry, F. E., Cohen, M. S., Armsby, L. B., et al. (2015). Guidelines for the echocardiographic assessment of atrial septal defect and patent foramen ovale: from the American Society of Echocardiography and Society for Cardiac Angiography and Interventions. *Journal of the American Society of Echocardiography, 28*, 910–958.

第 44 章
室间隔缺损
Ventricular Septal Defect

Keri Shafer　M. Elizabeth Brickner　著

玉　红　译

一、概述

室间隔缺损（VSD）是儿童期最常见的先天性心脏病（约 40%）。有一定比例的室间隔缺损（主要是肌部缺损）可以在儿童期自发闭合，因此成年期室间隔缺损的患病率会下降至接近 25%[1, 2]。

二、室间隔缺损的临床表现

大多数室间隔缺损是在儿童期诊断的。通常，大的室间隔缺损是由于反复感染或肺血增多被诊断出来，而小缺损常表现为响亮的杂音。在成年期诊断出的小室间隔缺损，它们可能表现为杂音、心内膜炎或与通过缺损的血流相关的瓣膜损伤。成年期发现的大的未修补的室间隔缺损，可表现为肺动脉高压和分流逆转（艾森曼格综合征）。此外，随着年龄的增长，左心室收缩压和舒张压的增加可加剧左向右分流的程度。室间隔缺损常见的伴发畸形包括双腔右心室、主动脉瓣下狭窄、主动脉瓣脱垂和心律失常。此外，成人可因大面积心肌梗死而导致室间隔缺损（第 19 章）。在用超声心动图评价室间隔缺损时，需要评估心室大小和功能、瓣膜功能、估算肺动脉压力和排除其他相关缺陷。

三、室间隔缺损的类型／位置

根据室间隔的胚胎起源，室间隔缺损可以根据其位置和结构进行分类（图 44-1）。

（一）膜周型室间隔缺损

膜部室间隔缺损是儿童期第二常见的缺损类型，但在成年期占较大比例，因为它们不太可能自发闭合[3]。膜部室间隔缺损常发生在其他类型的先天性心脏病中。它们通常可以在胸骨旁长轴扫查到，但需要稍微偏离长轴方向成像来显示整个分流喷射束（图 44-2）。根据其大小和范围（缺损可延伸至流入道、室上嵴或流出道），可引起主动脉瓣或三尖瓣的功能障碍，这通常与瓣叶脱垂和反流有关。如果缺损靠近右心室流出道并伴漏斗隔前向排列不齐，则称为圆锥隔心室型室间隔缺损（conoventricular defect），见于法洛四联症。因此，在室间隔缺损的超声心动图检查中应仔细评估瓣膜功能。其他可以评估膜部室间隔缺损的切面包括主动脉瓣水平的胸骨旁短轴切面和心尖五腔心切面。

（二）肌部／肌小梁部室间隔缺损

仅发生在肌部或肌小梁部的缺损占所有室间隔缺损的 20%，可在婴儿期或儿童期自发

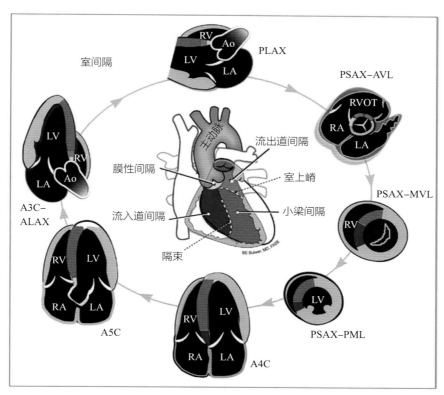

▲ 图 44-1 室间隔根据胚胎起源可分为四个部分。图片显示了每个超声心动图切面所成像的室间隔的部分

A3C. 心尖三腔心；A4C. 心尖四腔心；A5C. 心尖五腔心；ALAX. 心尖长轴；Ao. 主动脉；LA. 左心房；AVL. 主动脉瓣水平；LV. 左心室；MVL. 二尖瓣水平；PLAX. 胸骨旁长轴；PSAX. 胸骨旁短轴；PML. 乳头肌水平；RA. 右心房；RV. 右心室（引自 Bulwer BE, Rivero JM, eds. *Echocardiography Pocket Guide: The Transthoracic Examination*. Burlington, MA: Jones & Bartlett Learning, 2011; 2013:142. ）

关闭，但如果持续存在，则可以通过经皮的方式封堵。评估应包括进一步描述肌部缺损的位置（前部、中部、心尖部或后部），以及仔细寻找是否存在多个缺损。有时，小梁内会出现小的血流束，但并不存在缺损（即没有真正的分流）。确认血流过隔是很必要的，这可能需要偏离常规切面并从不同角度进行扫查（图 44-3）。在扫查缺损时，要设置较小的彩色多普勒标尺

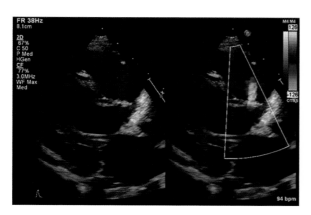

▲ 图 44-2 胸骨旁长轴切面显示左向右分流的小型膜周部室间隔缺损

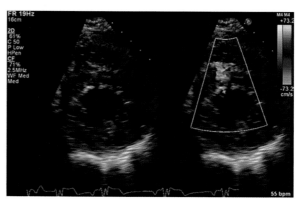

▲ 图 44-3 在胸骨旁短轴心室中段切面显示限制性的、锯齿状的室间隔缺损和左向右的湍流

去检查室间隔的每一部分，以防止遗漏双向分流的较小缺损。肌部室间隔缺损的筛查可以在心尖四腔心切面和不同水平的短轴切面进行（或者在每个切面进行多角度的全面扫查）。

（三）流出道型室间隔缺损

肺动脉通过一个肌肉环（圆锥）与心脏相连，其中有部分结构形成了室间隔的流出道间隔，其延伸至膜部间隔。由于位置不同，这些缺损有几个不同的名称，包括肺动脉瓣下、主动脉瓣下、动脉圆锥和嵴上型室间隙缺损。与大动脉相关的室间隔缺损，其位置的微小改变就可以改变缺损的生理学特征。例如，如果缺损主要与主动脉相关，那么主动脉瓣脱垂可导致反流和进行性瓣膜损伤。主动脉瓣损伤可发生于流出道和膜部缺损[4]。在胸骨旁长轴切面将探头向流出道倾斜时，可检测到流出道型室间隔缺损，在胸骨旁短轴切面，彩色多普勒可以观察到圆锥间隔处的缺损（图 44-4）。

（四）流入道型室间隔缺损

流入道型室间隙缺损是由于流入道和房室瓣（二尖瓣和三尖瓣）之间的室间隔缺损引起的，也称为部分性房室通道缺损。这种缺损可以通过经胸超声，尤其是心尖四腔心切面在房室瓣水平探测到。流入道型室间隔缺损约占所有室间隔缺损的 5%[5]。大多数情况下，它们与

胚胎起源相似的其他缺陷（心内膜垫）有关，如二尖瓣裂、三尖瓣裂和原发孔型房间隔缺损（ASD）。总的来说，这种缺损被称为房室通道缺损（atrioventricular septal defect，AVSD）或心内膜垫缺损（图 44-5）。

流入道型室间隔缺损或房室通道缺损的诊断线索

• 在心尖切面观察时，房室瓣位于同一水平（而不是三尖瓣轻微向心尖位移）。

• 伴发其他畸形：流入道型室间隔缺损与许多遗传缺陷相关，最显著的是 21 三体综合征（唐氏综合征），VSD 是其最常见的先天性心脏畸形。其他相关综合征包括 CHARGE、VATER、Noonan 和 Holt-Oram[5, 6]。

• 特殊的左心室流出道（LVOT）形态：AVSD 患者由于室间隔流入道较短，有时会出现变长和狭窄的左心室流出道（鹅颈畸形）并伴有 LVOT 梗阻。

• 术后修复：在流入道缺损处和二尖瓣或三尖瓣内侧的裂修补处可见到修补材料的回声。

• 最佳成像切面在心尖四腔心切面，但也可在剑突下长轴切面扫查。

• 在二尖瓣和三尖瓣水平的短轴切面可以看到房室瓣的异常形态（图 44-6）。部分性房室通道缺损与二尖瓣裂有关，而在完全性房室通道缺损常有一个共同的房室瓣。

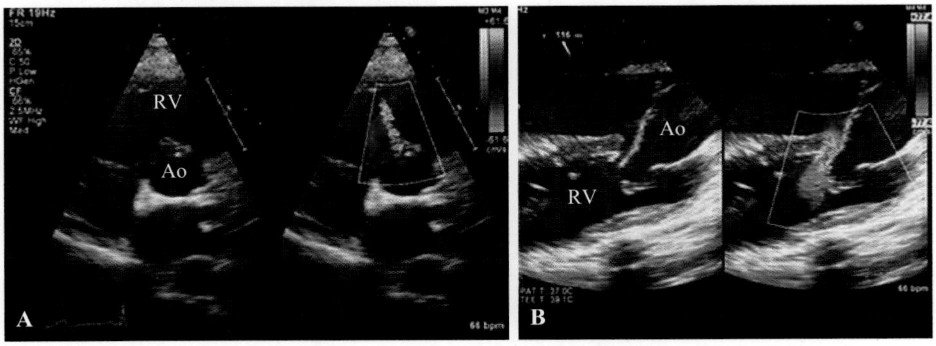

经胸超声图像　　　　　　　　经食管超声图像

▲ 图 44-4　经胸（A）和经食管（B）超声心动图分别显示小的左向右分流的流出道型室间隔缺损

Ao. 主动脉；RV. 右心室

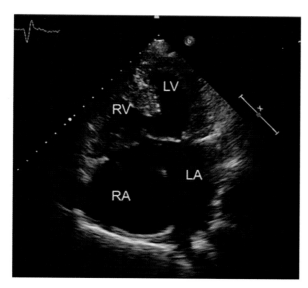

▲ 图 44-5　心尖四腔心切面显示未修补的房室间隔缺损。患者存在流入道型室间隔缺损，原发孔型房间隔缺损，并且房室瓣在同一水平

LA. 左心房；LV. 左心室；RA. 右心房；RV. 右心室

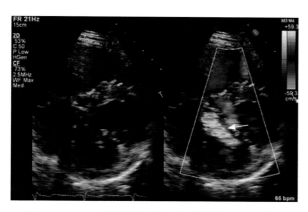

▲ 图 44-6　二尖瓣裂的胸骨旁短轴图像中可见流经二尖瓣裂前叶的血流（箭）

四、室间隔缺损的超声评估方法

与房间隔缺损一样，室间隔缺损的超声检查应明确其解剖位置和生理学效应。室间隔是一个弯曲的结构，不能仅通过一个切面完全显示，因此，必须在多个切面上进行成像。室间隔缺损有时更容易在室间隔的左心室表面（平滑的室间隔面）看到，而不是在右心室的肌小梁表面。除了检查室间隔缺损外，还应对相关缺陷进行评估。系统的室间隔缺损评估方法如下（图 44-7）。

1. 血流的描述

成人室间隔缺损通常首先由彩色多普勒诊断，因为单纯依据二维成像很难看到小的室间隔缺损。小室间隔缺损通常在收缩期有高速血流，因此 Nyquist 极限可以保持在通常的 60cm/s。然而，鉴于血流不会在整个心动周期内出现，高帧率（＞ 20Hz）对于诊断至关重要。此外，血流方向应使用彩色和脉冲或连续波多普勒进行评估。血流方向通常会因以下原因而改变。

(1) 心室顺应性的变化：在大多数情况下，由于右心室顺应性较高，血流通常为左向右分流。而两个心室的顺应性会随年龄而发生改变。

(2) 血管阻力的变化：如果患者由于肺血管阻力增加而出现肺动脉高压，心室水平的分流可能减少并最终逆转（变为右向左分流）。

2. 缺损的大小 / 限制性

(1) 缺损大小可根据主动脉直径进行分类：分为小缺损（＜ 25% 主动脉直径）、中缺损（25%～75%）或大缺损（＞ 75%）[7]。

(2) 限制性：限制性缺损是指由于左心室压力高于右心室压力导致心室之间有一个压力梯度。小的缺损通常会明显限制左向右的分流量（最小流量限制）。如果心室之间没有明显的压力差（常见于大的室间隔缺损），则该缺损被认为是"非限制性的"。虽然没有确定的分类标准，但至少存在 20～40mmHg 的压力梯度时考虑存在限制性[7]。此外，左心房和左心室的大小是评估分流是否影响血流动力学的重要指标。

3. 缺损的位置和数量

(1) 图 44-1 显示了室间隔缺损可出现的四个部位：膜部、流出道、流入道和肌部（如上所述）。建议使用者采用统一的命名术语描述。

(2) 室间隔缺损可以是单个或多个。尤其是在评估肌小梁 / 肌部缺损或心肌梗死后室间隔缺损时，必须对整个室间隔进行全面扫查。

4. 对心脏其他结构的影响

(1) 左心室 / 左心房大小：在有明显分流的

室间隔缺损的超声心动图评估方法

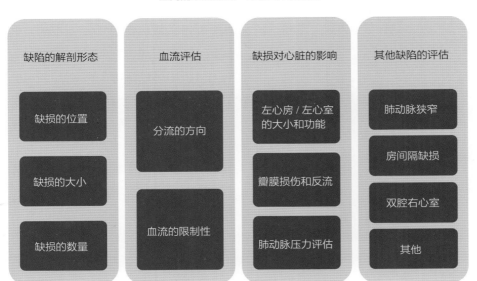

▲ 图 44-7 室间隔缺损的超声评估方法

患者中，左心房和左心室会增大。明显的左心室扩张是考虑闭合室间隔缺损的标准之一。

(2) 瓣膜反流：根据室间隔缺损的血流位置及潜在的 Venturi 效应，高速的室间隔缺损血流可能会损坏周围的瓣膜。在超声心动图评估中，详细且连续的瓣膜评估至关重要。

• 膜周室间隔缺损或圆锥（流出道）室间隔缺损可由于主动脉瓣叶支撑不足而引起主动脉瓣尖脱垂伴主动脉瓣反流。

• 三尖瓣叶脱垂：膜周部室间隔缺损可通过三尖瓣隔瓣的一部分与室间隔缺损边缘粘连而闭合或缩小。当隔瓣组织凸入右心室时，常被称为室间隔膜部瘤。当隔瓣或组织发生变形或分流束喷射使三尖瓣前叶移位时可导致三尖瓣反流。

(3) 肺动脉高压的发展：分流引起的肺血流量显著增加可导致肺血管重塑、肺血管阻力增加，从而引起肺动脉压力的增加。评价肺动脉高压是评价室间隔缺损的重要组成部分。在某些情况下，可能出现严重的肺动脉高压伴分流逆转（艾森曼格综合征）。室间隔缺损是最常见的与艾森曼格综合征相关的先天性心脏病。

5. 其他相关病变

50% 的室间隔缺损会伴发其他病变。最常见的相关病变如下。

• 房间隔缺损（10%～15%）。

• 肺动脉狭窄（约15%）。

• 双腔右心室（约10%）。

6. 心内膜炎风险

由于湍流和内皮损伤，在一定程度上未修补的室间隔缺损患者发生心内膜炎的风险会增加。根据室间隔缺损的位置和室间隔缺损射流的方向，赘生物可能出现在邻近的瓣叶、射流冲击的心室内膜表面或之前的外科补片上。所以在初始超声评估室间隔缺损时，以及对任何怀疑感染的患者，必须仔细评估瓣膜和任何假体材料（图 44-8）。

7. Qp:Qs

超声心动图很难测量出较可靠的心排血量。左心室和右心室流出道速度时间积分的测量可用于估计左心室和右心室的相对流量（每搏量）和估算近似的 Qp:Qs。然而，考虑到再现性和可靠性较难实现，分流指数的超声评估应被视为最佳近似值。

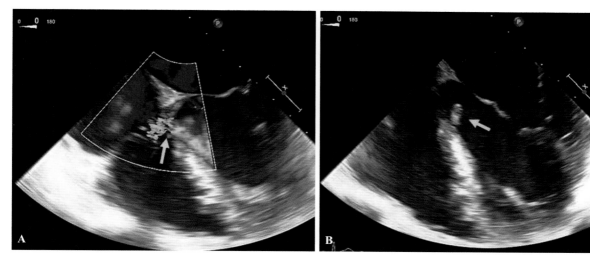

▲ 图 44-8　伴有赘生物的膜部室间隔缺损

经食管超声心动图四腔心切面显示左向右分流的膜部室间隔缺损（VSD）（A，箭），在左心室壁侧发现一个赘生物（B，箭）。该患者还患有轻度主动脉瓣关闭不全，可引起室间隔缺损面的左心室流出道（LVOT）的血流湍流

8. 肺动脉高压的评估

评价右心室收缩压（RVSP）对判断是否存在肺动脉高压有重要意义。通常，三尖瓣反流束可用于评价 RVSP。然而，如果室间隔缺损分流束进入三尖瓣附近的右心室（与膜周部缺损一样），则三尖瓣反流束常常受到室间隔缺损分流束的影响，导致 RVSP 的评估不准确。如果将多普勒取样线相对垂直地放置在室间隔缺损分流束的方向上，则可以从分流束的峰值速度来评估左心室到右心室的压力梯度，并且该测量可用于确定是否存在显著的肺动脉高压。

$$RVSP = 收缩压 - 4 \times (峰值室间压力梯度，m/s)^2$$

值得注意的是，如果室间隔缺损在穿过隔膜的过程中呈锯齿状或弯曲状，则在室间隔缺损处测量的左心室 - 右心室梯度可能不准确。

五、特异性的室间隔缺损生理学

（一）双腔右心室

成人超声心动图中一个常见的漏诊畸形是双腔右心室。当右心室流入道和流出道交界处的右心室进行性局灶性肥大导致肺动脉瓣下狭窄时，即出现双腔右心室。这会在右心室内形成一个腔内梯度。右心室的流出道部分为低压区，而流入道为高压区，两部分之间具有明显的压力梯度。其机制尚不清楚，但可能是室上嵴（右心室内肌嵴）因流经室间隔缺损喷射流而肥大；室间隔缺损导致的肺血流量增加可能也与其部分相关（图 44-9）[8]。

（二）艾森曼格综合征

在长期左向右分流的室间隔缺损患者中，肺血管可以发生重塑，导致肺动脉高压、肺血管阻力（PVR）增加和室间隔缺损分流逆转。随着 PVR 的增加，通过室间隔缺损的血流减少，并最终逆转。在这些较低的流速下，血流的速度明显降低，并最终在这种情况下逆转；血流不再出现"湍流"，通常需要较低的 Nyquist 极限和较高的帧速率来进行诊断和评估。另外，利用脉冲波多普勒有助于确定血流方向。在这些患者中，会出现明显的肺动脉高压，导致右心室肥大，以应对肺动脉压力的升高。三尖瓣反流和右心室收缩功能障碍可能发生在疾病的晚期。这些患者的超声心动图评估与其他类型肺动脉高压患者的评估类似，需重点关注右心室和三尖瓣的大小和功能。

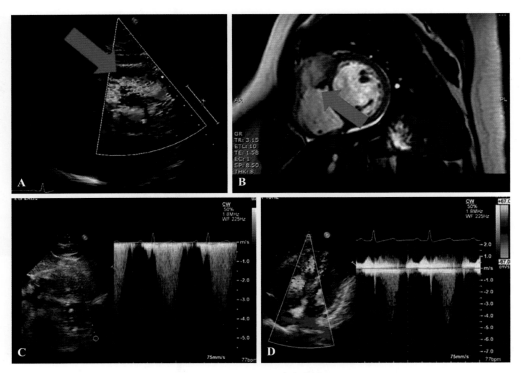

▲ 图 44-9　双腔右心室

A. 彩色多普勒在胸骨旁短轴切面显示双腔右心室，可在肺动脉瓣下水平见血液湍流（红箭）；B. 同一患者的心血管磁共振图像显示不连续的肺下狭窄（绿箭）；C. 右心室流出道和肺动脉瓣的连续波（CW）多普勒显示伴有高收缩晚期峰值梯度的漏斗部狭窄，注意右心房收缩期顺流使其压力很高，从而能够打开肺动脉瓣；D. CW 多普勒显示右心室内的压力梯度，伴右心室心尖高压

推荐阅读

Hadeed, K., Hascoet, S., Amadieu, R., et al. (2016). Assessment of ventricular septal defect size and morphology by three-dimensional transthoracic echocardiography. *Journal of the American Society of Echocardiography, 29,* 777–785.

Lai, W. W., Mertens, L. L., Cohen, M. S., & Geva, T. (Eds.). (2016). *Echocardiography in Pediatric and Congenital Heart Disease:* *From Fetus to Adult* (2nd ed.). Hoboken, NJ: Wiley–Blackwell.

Menting, M. E., Cuypers, J. A., Opić, P., et al. (2015). The unnatural history of the ventricular septal defect: outcome up to 40 years after surgical closure. *Journal of the American College of Cardiology, 65,* 1941–1951.

第 45 章
成人其他常见先天性心脏病
Other Common Congenital Defects in Adults

Keri Shafer   M. Elizabeth Brickner 著

玉 红 译

一、概述

近年来，由于外科技术和医学治疗的进步，复杂先天性心脏病患者的成年存活率有所提高[1]。复杂先天性心脏病需要谨慎且个体化的方法，但基于解剖诊断的一些基本评估是有必要的。

二、断面解剖学

对于复杂先天性心脏病患者，首先评估心脏的断面解剖很重要。用系统的方法，评估从下腔静脉（IVC）到降主动脉的每一个血流水平很有用。心脏位置的最佳评估方法通常是从剑突下扫查来评估心脏的位置和心室顶点的方向。此方法可以区分右位心（右心室心尖）、中位心（心尖居中）和左位心（左心室心尖）。应仔细评估全身静脉血流、心房位置、房室瓣、心室形态、肺静脉回流、大血管位置、主动脉弓和降主动脉解剖。本章就较常见的先天性心脏病作一简要综述。对房间隔缺损（ASD）和室间隔缺损（VSD）的介绍见第 43 章和第 44 章。其他复杂先天性心脏病详见在本章末列出的推荐阅读参考文献。

三、动脉导管未闭

动脉导管是降主动脉和肺动脉的连接，在胎儿循环中起着将氧合血从胎盘输送到肺动脉的作用。在绝大多数新生儿中，导管在 1 月龄前关闭。然而，动脉导管未闭（patent ductus arteriosus，PDA）也可能持续存在（估计约 3/10 000 活产儿）。随着出生后肺血管阻力的迅速下降，PDA 的血流由主动脉"从左向右"流向肺动脉。如果动脉导管未闭持续到成年，会导致血液通过肺动脉、肺静脉、左心房（LA）和左心室（LV）的过度循环。

对于一个患有 PDA 的成人将有如下几种表现。

(1) 无其他病因的左心房和左心室扩张。

(2) 在超声心动图上，动脉导管未闭处的持续血流在心脏底部的胸骨旁短轴切面或降主动脉的胸骨上切迹切面中成像最好。

(3) 右心室（RV）高压和肺动脉高压（由艾森曼格综合征引起）。

动脉导管未闭的诊断通常使用彩色多普勒在胸骨旁短轴切面评估。影像学应聚焦于肺动脉分叉处（图 45-1）。彩色多普勒显示，动脉导管未闭的血流起源于左肺动脉起始处附近，持续流入肺动脉。通常，彩色血流是可

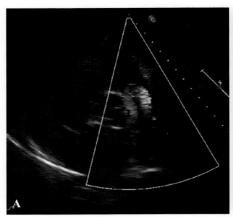
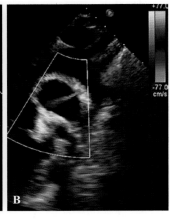

▲ 图 45-1　胸骨旁短轴切面（**A**）和胸骨上切面（**B**）显示胸骨旁长轴和动脉导管未闭前向彩色血流（红色）

见的，但在成人中，实际导管的可视化往往较困难。主动脉弓胸骨上切面可与彩色多普勒一起使用，成像切面朝向左肺动脉。从主动脉经由导管到肺动脉的血流可以在这个视图中看到。

动脉导管未闭的左向右分流的连续波多普勒检查将显示从主动脉到肺动脉的连续血流。血流速度在收缩期和舒张期之间变化，系统内流速越高，反映出压力梯度越大。估计导管压力梯度有助于确定是否存在肺动脉高压。测量收缩期（心电图 R 波或之后）的峰值速度反映了主动脉和肺动脉收缩压之间的压差。PDA 的低速血流提示肺动脉高压。

四、法洛四联症

法洛四联症（TOF）占成人复杂先天性心脏病中很大的部分[2]。最初在 20 世纪 40 年代开始行姑息性手术，而矫治手术是在 20 世纪 50 年代中期开展的[3]。因此，有越来越多的成人接受了 TOF 矫治手术使其生存率提高，但其发病风险也很高[4]。

（一）成人 TOF 矫治的影像学探讨

(1) 对基础解剖学的理解。

• 未矫治：虽然在成年期并不常见，但患者可以存在 TOF 而无须矫治。TOF 的诊断依据包括室间隔缺损（通常为圆锥隔心室型室间隔

缺损）、主动脉骑跨、右心室流出道（RVOT）梗阻和右心室肥大（图 45-2）。

• 初次手术分流：大多数患者有姑息性分流，可能包括主动脉 - 肺动脉分流或锁骨下 - 肺动脉分流。分流部位可能会变得狭窄或形成

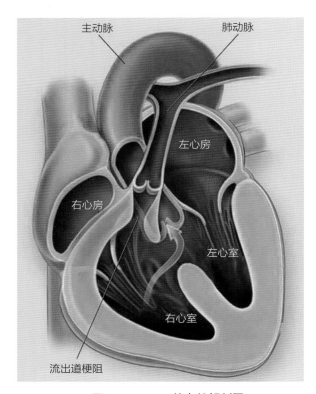

▲ 图 45-2　**TOF 的自然解剖图**

经许可转载，引自 Brickner ME, Hillis LD, Lange RA: Congenital heart disease in adults. Second of two parts. *N Engl J Med.* 2000; 342 (5):334–342. © 2000 Massachusetts Medical Society 版权所有

动脉瘤，因此需要具体的评估。

• 修补类型：虽然大多使用跨环补片（图 45-3），但也使用 RVOT 补片或右心室 – 肺动脉（RV-PA）导管（图 45-4）。

• 肺动脉解剖：可发生明显的发育不全或肺动脉闭锁，导致肺动脉发育和功能明显异常。

• 主动脉弓侧：10%～25% 的 TOF 患者有右位主动脉弓。

(2) 右心房（RA）和右心室的评估：修复良好且无残留或复发病变的患者，右心房和右心室的大小应接近正常。右心室扩张提示有明显的肺动脉瓣反流、三尖瓣反流（TR）或两者兼有。肥厚的右心室提示有残余或复发的右心室流出道梗阻。残余扩张和肥大也可能继发于修补的延迟。

(3) 修补完整性 / 结果。

• 室间隔补片：残余缺损或动脉瘤的评估。

彩色多普勒应在多个切面中进行，并且采样框要完整包含补片。大多数残余漏发生在补片边缘。

• RVOT/ 肺动脉瓣功能：应使用二维（2D）超声、彩色及频谱多普勒在漏斗部、肺动脉瓣、肺动脉的主干或分支水平进行评估。有些患者会行带瓣 RV-PA 导管或肺同种移植术。RV-PA 导管的起点可能需要偏离轴线成像，以识别导管的起点，并适当将多普勒光标与导管方向对齐以显示瓣膜 / 导管（图 45-4）。

(4) 左心室收缩和舒张功能。

(5) 主动脉根部扩张：TOF 患者的主动脉根部常会扩张，并伴发主动脉瓣反流。主动脉瓣反流束常与室间隔缺损补片成一定角度，因此观察 / 评估反流的来源非常重要。

（二）关键成像切面

除了标准成人评估流程外，TOF 成像还应包括以下几点。

(1) 胸骨旁长轴切面评估残余 VSD。

(2) 肺动脉瓣功能和肺动脉狭窄的评估：脉冲波多普勒沿 RVOT 至肺动脉分支，连续波多普勒经 RVOT 评估肺动脉瓣反流和狭窄（胸骨旁短轴和长轴切面）。

• 对于有明显肺动脉狭窄或肺动脉闭锁病史的患者，可以在胸骨旁短轴方向进行扩大成像视野。通过将探头稍微移向膈肌并向上倾斜，可以看到肺动脉分支。此外，RV-PA 导管的吻合口位置应进行成像。

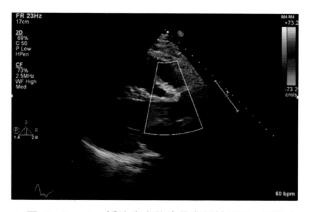

▲ 图 45-3 **TOF 矫治患者的胸骨旁长轴切面。可见左向右分流的小补片边缘漏**

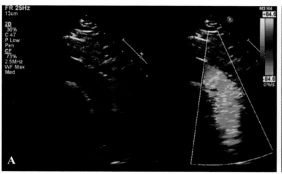
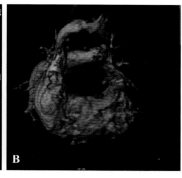

◀ 图 45-4 **TOF 的 右 心 室 – 肺 动 脉（RV-PA）闭锁导管治疗**

A. 胸骨旁长轴切面向上成角显示 RV-PA 导管。右图显示了管道中的湍流。B. A 图所示的导管在心脏磁共振三维重建中的成像

五、大动脉转位

大动脉转位（transposition of the great arteries，TGA）有两种主要类型。最常见的类型通常被称为完全型大动脉转位（D-TGA）。较不常见的类型称为矫正型大动脉转位（L-TGA）。在胚胎学上，当心脏形成时，心脏管形成一个向右的襻（即 D 襻）。在 D-TGA 患者中，其心室位于正常位置。如果大动脉与心室连接不一致，则称为 L 襻。

在 D-TGA 中大动脉移位，因此主动脉位于肺动脉的右前方。主动脉与右心室相连，肺动脉与左心室相连。由于这种循环在生理上不能使患儿存活，因此必须先进行姑息性治疗，以增加动脉和静脉的混合，直到最终矫治手术完成（如球囊房间隔造口术）。根据出生时间和出生地点，恢复肺动脉系统静脉血循环和肺静脉血至主动脉循环的是通过心房转换或动脉转换的方式（图 45-5）。

(1) 心房转位手术：从根本上说，在这个过程中，全身静脉血被重新输送（挡板）到左心室，最终到达肺动脉。然后，肺静脉血被分流到右心室和主动脉。在冠状面上缝补至少一个补片，将心房从前到后而不是从右到左进行间隔。成像方法如下。

① 心室：心房转换的患者可在心尖四腔心和胸骨旁短轴切面中显示心室。在心尖四腔心切面上，右心室增大和肥厚，而左心室（与肺动脉连接的心室）变小。在短轴切面中，前面的右心室（产生系统性压力）使后面的左心室（泵血至肺动脉）变平。评估系统性右心室（收缩和舒张功能）和系统性房室瓣（三尖瓣）是很重要的，因为这些患者中有相当多的人发展为心力衰竭伴系统性（右心室）心室功能障碍和三尖瓣反流。

② 全身和肺静脉挡板：上腔静脉（SVC）和下腔静脉（IVC）的血被重新导向二尖瓣和连接肺动脉的左心室。肺静脉血流通过静脉挡板流向三尖瓣和连接主动脉的右心室。在心尖四腔心切面中，可以很容易地在左心房中看到挡板系统的一部分，将左心房平分。离二尖瓣较近的部分接受来自 SVC 和 IVC 的血流。肺静脉回流到心房后部，流经肺静脉通道（在那里切除了房间隔）进入右心房。通过肺静脉通

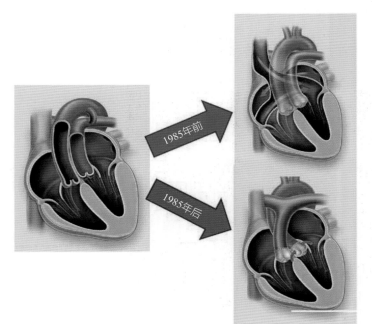

心房转换

大动脉转换

▶ 图 45-5 **大动脉转位的手术方式选择**

在 1985 年以前，大多数机构都进行了心房转换手术。在那之后，大多数机构则进行了动脉转换 [经许可转载，引自 Brickner ME, Hillis LD, Lange RA. Congenital heart disease in adults. Second of two parts. *N Engl J Med*. 2000; 342(5):334-342. © 2000 Massachusetts Medical Society 版权所有]

1985年前

1985年后

道的血流应为低速（通畅）。挡板吻合区和挡板周围的结构可能发生狭窄，形成动脉瘤和（或）发生渗漏。因此，使用二维超声成像、低 Nyquist/ 高帧频彩色多普勒和脉冲波多普勒仔细评估挡板非常重要（图 45-6）。通过盐水对比剂可以进行挡板漏的筛查（图 45-7A 显示正常挡板，图 45-7B 显示挡板漏）。

③ 大动脉并排排列，主动脉从右心室前方发出。通常需要非标准成像切面显示主动脉和主动脉瓣。

④ 常见错误：未识别转位，而依据右心室扩大，室间隔变平，以及错误地使用三尖瓣反流束来估计肺动脉压力，可能导致肺动脉高压的错误诊断。在大动脉转位患者的评估中，大血管通常被错误标记。需记住的是，在 s/p 心

房转换中，主动脉仍然位于前位，肺动脉位于后位。

（2）大动脉转位手术：这代表了血管移位的近解剖矫正。主动脉和肺动脉在瓣膜水平以上被切断并进行转换。肺动脉通常在主动脉前（LeCompte 手法）。冠状动脉通过冠状动脉纽扣向后转移。与心房转位术相比，大动脉转位术的大血管位置更接近正常。大动脉仍然平行排列，肺动脉分叉通常在主动脉的前面（LeCompte 手法）。因此，在传统的胸骨旁短轴切面中，肺动脉的分支并不能很好地显示出来。大动脉转位手术的成像如下。

① 左右心室大小和功能的评估：早期手术成功与否与冠状动脉转位有关。有时，患者冠状动脉血流受损，可导致梗死引起的永久性局

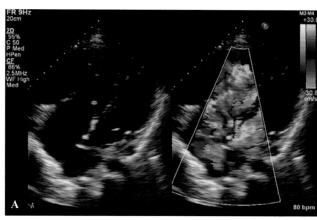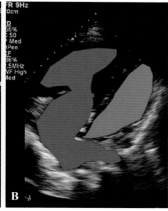

▲ 图 45-6　心房转换挡板
A. 完全型大动脉转位心房转换挡板的心尖四腔心切面；B. 蓝色血流通过静脉挡板流出，红色血流通过肺静脉挡板流出

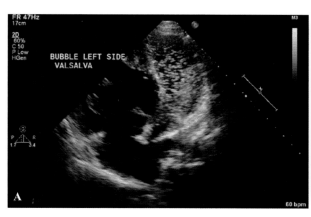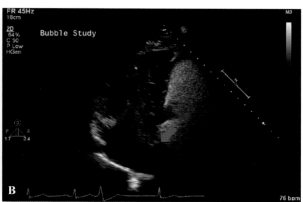

▲ 图 45-7　完全型大动脉转位心房转换挡板的生理盐水对比剂评估
A. 一个完整且功能正常的挡板；B. 挡板漏的位置用红箭表示

部室壁运动异常。

②吻合口位置评估：患者在吻合口处有发生肺动脉狭窄和主动脉狭窄的危险。此外，也可以看到主动脉扩张（图 45-8）。

③肺动脉分支血流：由于 LeCompte 手法，肺动脉分支可以横跨主动脉，导致肺动脉分支狭窄（图 45-9）。

六、主动脉缩窄

主动脉缩窄是指主动脉在左锁骨下动脉（又称主动脉峡部）处或左锁骨下动脉之后的部分的狭窄。在最常见的五种缺陷中，缩窄在儿童期可能不会被发现，因为它可能不会立即表现为高血压或杂音。它通常是在青少年或成人期诊断继发性高血压的病因时被发现。缩窄可伴发其他缺陷。高达 50% 的患者患有主动脉瓣二叶式畸形，但也可能有室间隔缺损或其他左心梗阻性病变，如主动脉瓣下或二尖瓣环上狭窄。如果患者有连续的左心流出道梗阻，称为 Shone 综合征。此外，在有严重缩窄的情况中，可以看到侧支血管（图 45-10），使缩窄处出现明显的梗阻时，增加流向降主动脉的血流量。

成像方法：对于未纠正的缩窄和已纠正缩窄均采用类似的成像方法。

① 胸骨上切迹成像显示缩窄的位置（在一些成人中比较困难）。

• 二维超声成像评估狭窄的位置、主动脉弓和峡部的大小。彩色多普勒评估湍流、阻塞位置和侧支血管（图 45-11）。

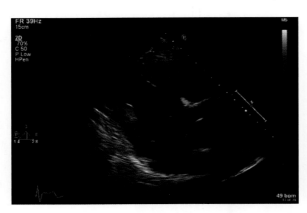

▲ 图 45-8　完全型大动脉转位的大动脉转位术后，可常见扩张的新主动脉根部

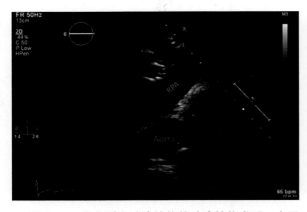

▲ 图 45-9　完全型大动脉转位的动脉转位术后。由于 LeCompte 手法，可从胸骨旁短轴切面看到右肺动脉（RPA）出现在主动脉（Aorta）前

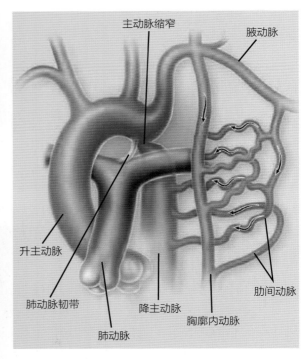

▲ 图 45-10　主动脉缩窄图。由于严重的狭窄，可以看到扩张的侧支循环流向降主动脉

[经许可转载，引自 Brickner ME, Hillis LD, Lange RA: Congenital heart disease in adults. First of two parts. *N Engl J Med*. 2000；342 (4):256–263. © 2000 Massachusetts Medical Society 版权所有]

• 梯度 / 速度评估：在评估峰值梯度时，要确保取样线与最狭窄处的方向一致，以防低估梗阻的程度。值得注意的是，在较长的狭窄区或有广泛侧支的区域，作为狭窄严重程度的指标，连续波评估可能不准确，其部分原因是通过缩窄和弯曲的血流减少。

② 腹主动脉：脉冲波（PW）多普勒是很好的评估缩窄的方法，因为可显示特征性的波形，并且几乎可以在所有成人患者中操作。PW 描记的缩窄表现为较钝的、延迟的收缩期峰值血流和舒张期前向血流（图 45-12）。

③ 术后患者：超声检查应评估主动脉再缩窄、修补部位的动脉瘤形成和主动脉其他部位的相关病变。

七、Fontan 手术

当患者心室发育不全或畸形时，双心室修复往往是不可能的。通常，这些生理单心室的患者可采用 Fontan 手术来缓解。心脏解剖可以有很大的不同（如三尖瓣闭锁、左心或右心发育不全、左心室双流入道），并且通常在 Fontan 手术前已经进行了几次姑息性分流。在 Fontan 循环中，体循环静脉血被引流至肺动脉，虽然没有心泵（即心室）来促进血流向前流动，但也能分离体循环静脉血（乏氧）和肺静脉血（含氧）。要保证血流向前运动，必须有一系列较低的阻力，使体循环静脉压力和肺动脉压力高于左心房压。流经 Fontan 回路的是低速、双相、有微小搏动性（如果有的话）的血流。单心室为整个循环提供动力。这种姑息性手术，从长远来看，最终会导致心室功能障碍、心律失常和其他并发症。成像方法如下。

① 心室和瓣膜功能：必须认识到只有一个功能性心室（可能是形态上的左心室或右心室，伴发育不全的右心室或左心室）。根据潜在的心室解剖，可能有一个或两个房室瓣，对其反流

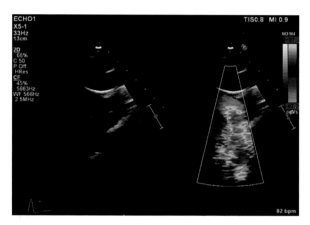

▲ 图 45-11　主动脉缩窄。在胸骨上切迹可以使用彩色多普勒很好地显示狭窄区域的血流加速和湍流

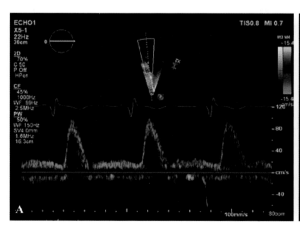
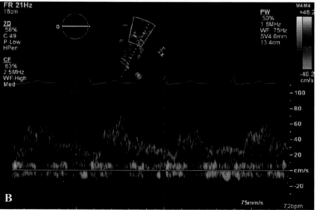

▲ 图 45-12　腹主动脉在正常状态（**A**）和缩窄状态（**B**）下的脉冲波多普勒，其中存在延迟的向上的高波和舒张前向血流，提示缩窄的存在

和狭窄的量化是有帮助的。

②主动脉瓣：血液通过外科手术建立的路径进入主动脉。主动脉起源的心室是可变的，这取决于潜在的缺陷类型。肺动脉（如果有的话）直接接受来自 SVC 和 IVC 的血流量，因此肺动脉通常是血量较多的状态。超声评估应同时关注主动脉大小和瓣膜功能。应进一步确定是否存在肺动脉残端，并评估是否有血流进入残端并筛查血栓。

③ Fontan 挡板评估：虽然患者的最终生理循环相似，但 Fontan 手术有多种解剖变异。在 Glenn 分流术中，SVC 的血液直接流向肺动脉。过去曾被使用的将右心房直接与肺动脉连接（即心房 - 肺动脉连接）的方式，常导致右心房的明显扩张。其他 Fontan 的手术方式可以更有效地使血流通过 Fontan 回路，并可能减少心律失常的发生。除了 Glenn 分流术，可能的术式还包括：侧壁通道即右心房内的管道直接引导 IVC 血流到肺动脉；心外通道即邻近心房的导管将 IVC 血流引流至肺动脉。通过 Fontan 管道至 LA 的血流依赖于顺应性良好的左心房和左心室及低左心房压。任何导致心室舒张压或心房压升高的情况都会减少 Fontan 循环的血流和降低效率。超声检查应集中于吻合口狭窄

或渗漏。此外，彩色多普勒血流应评估是否有湍流或血栓。Fontan 最好在胸骨下和胸骨上切迹切面（图 45-13）进行评估。然而，全面评估 Fontan 循环需要横断面扫描成像（如 MRI 或 CT）。

八、Ebstein 畸形

Ebstein 畸形是一种罕见的疾病，但根据瓣膜功能障碍的严重程度，可以在成年后诊断。由于间隔不完全分层出现隔瓣叶和后瓣叶下移，使三尖瓣向心尖移位。这些小叶的铰链点移位，导致瓣膜畸形和部分右心室心房化。Ebstein 畸形瓣膜位移被定义为 > 0.8mm/m^2 [5]。右心室被分为心房化右心室和功能性收缩性右心室（图 45-14）。然而，右心室也有典型的功能障碍。Ebstein 畸形常伴发卵圆孔未闭（PFO）或 ASD，根据 RV 的顺应性，ASD 可出现双向分流或左向右分流。Ebstein 畸形也可伴发与副传导通路相关的预激综合征（WPW 综合征）。此外，患者也可能伴有左心室心肌的致密化不全。三尖瓣叶存在畸形而实际上没有向心尖移位的情况被称为三尖瓣发育不良。

Ebstein 畸形和三尖瓣发育不良的超声评估包括以下情况。

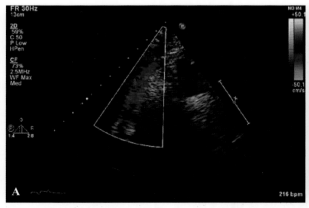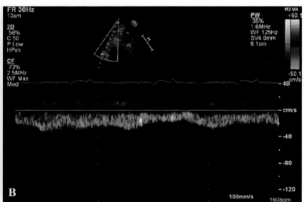

▲ 图 45-13 Fontan 挡板

A. 胸骨上切面显示上腔静脉流入右肺动脉时无血流湍流；B. 脉冲波多普勒。将采样框放置在 Fontan 内，可见低速血流，提示 Fontan 无明显梗阻

• 心房化右心室和功能性右心室的相对大小，这与三尖瓣向心尖位移的严重程度有关（图 45-15）。

• 残余或"功能"RV 的功能。

• 三尖瓣反流程度。考虑到需要离轴成像来完全显示，因此很难完全评估。三尖瓣反流可能较宽，因此呈现出平滑的低速血流。

• 三尖瓣附着点和瓣环移位的特征。这通常需要在手术修复前进行，最好通过三维（3D）成像进行评估。

• 联合使用彩色多普勒与生理盐水对心房水平分流程度进行评估。

• 左心室功能。

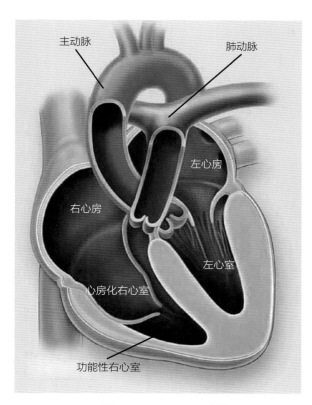

▲ 图 45-14　**Ebstein** 畸形

三尖瓣向心尖移位 [经许可转载，引自 Brickner ME, Hillis LD, Lange RA: Congenital heart disease in adults. Second of two parts. *N Engl J Med*. 2000；342 (5):334–342. © 2000 Massachusetts Medical Society 版权所有]

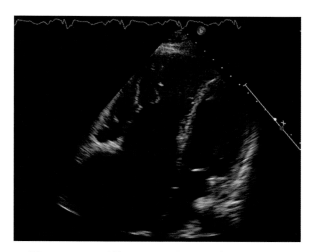

▲ 图 45-15　**严重的 Ebstein 畸形。心尖四腔心切面评估向心尖移位的三尖瓣和心房化的右心室**

推荐阅读

Brickner, M. E., Hillis, L. D., & Lange, R. A. (2000). Congenital heart disease in adults. First of two parts. *New England Journal of Medicine, 342*, 256–263.

Brickner, M. E., Hillis, L. D., & Lange, R. A. (2000). Congenital heart disease in adults. Second of two parts. *New England Journal of Medicine, 342*, 334–342.

Cohen, M. S., Eidem, B. W., Cetta, F., et al. (2016). Multimodality imaging guidelines of patients with transposition of the great arteries: a report from the American Society of Echocardiography Developed in Collaboration with the Society for Cardiovascular Magnetic Resonance and the Society of Cardiovascular Computed Tomography. *Journal of the American Society of Echocard-iography, 29*, 571–621.

Lai, W. W., Mertens, L. L., Cohen, M. S., & Geva, T. (Eds.). (2016). *Echocardiography in pediatric and congenital heart disease: from fetus to adult* (2nd ed.). Hoboken, NJ: Wiley–Blackwell.

Valente, A. M., Cook, S., Festa, P., et al. (2014). Multimodality imaging guidelines for patients with repaired tetralogy of Fallot: a report from the American Society of Echocardiography Developed in Collaboration with the Society for Cardiovascular Magnetic Resonance and the Society for Pediatric Radiology. *Journal of the American Society of Echocardiography, 27*, 111–141.

第十一篇
超声心动图的其他形式
Miscellaneous Topics in Echocardiography

第 46 章
掌上超声心动图
Handheld Echocardiography

Faraz Pathan　Jagat Narula　Thomas H. Marwick　著

许炯辉　唐丽　译

一、概述

尽管计算机性能（包括处理和记忆能力）能持续提升的 Moore 定律推动了所有成像方式的发展，但在超声成像领域的表现尤为突出。不像其他成像模式受到物理限制（机架尺寸和功率要求），超声心动图机器已经从大型、笨重的设备演变为手持超声心动图设备（HHE），其大小相当于手机（图 46-1）[1]。

三个方面的小型化对手持超声心动图设备尤为重要。显示界面从技术进步中受益匪浅——阴极射线管显示器已经被轻重量、高分辨率的液晶显示屏所取代。微处理器的发展导致了硬件和软件之间平衡的转变，使其在超声探头上的应用更为深入，取代了以前由扫查仪执行的一些功能（图 46-2）[2]。同样，数字波束形成组件的尺寸从 1mm 逐渐下降到 100nm。使用二尖瓣环运

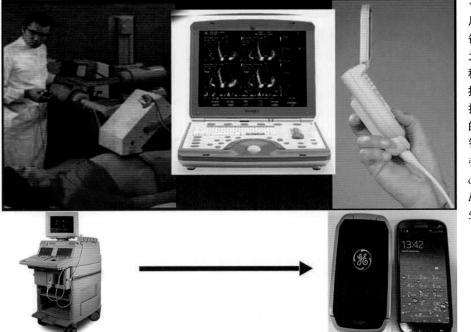

◀ 图 46-1　超声设备的尺寸逐渐减小。最初的设备很大，移动能力有限。为了超声心动图设备可以移动，最终将超声设备转换成笔记本电脑大小。手持设备代表着不断小型化的成果，在尺寸上类似于智能手机

引自 Marwick TH. The future of echocardiography. *Eur J Echocardiogr*. 2009; 10(5): 594–601.

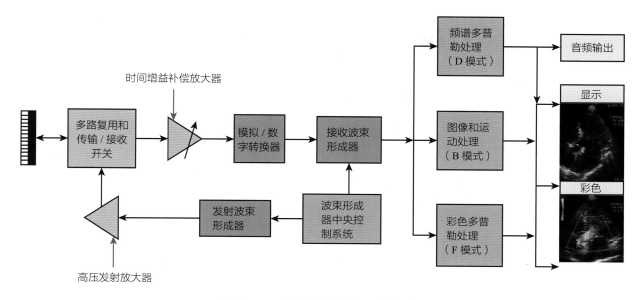

▲ 图 46-2　硬件和软件之间平衡的变化
蓝框表示已传输到软件或微处理器的系统功能。黄框显示数字应用专用集成电路执行的步骤。接收（RX）波束形成组件也被整合进软件应用中，其余的框中包含整合进探头本身的模拟信号处理单元，从而减少显示端所需的体积 [引自 Thomenius KE. Miniaturization of ultrasound scanners. *Ultrasound Clin.* 2009; 4(3):385–389.]

动的斑点追踪的固定时间采集或更复杂的追踪迭代，可以手持设备从心电图导联（EGC）中解放出来，使其尺寸变小、便携性增加。

系统传输的能量和获得的信息之间不可分割的联系使得这类强大的高端系统比依赖电池的对立系统具有优势。虽然手持心动图设备的尺寸限制使其持续属于超声设备中的一端，但更强效的系统和更好的能量与信息的整合改善了这些电能 - 性能比问题。

二、手持超声的现状

相较于之前的微型设备，现代手持超声心动图设备具有重量轻、便携的特点。手持超声心电图设备可以提供 B 模式灰度成像，在某些情况下还提供彩色多普勒成像。与其他（本质上是完整的超声心动图设备）的功能齐全的移动设备（非 HHE）相比，大多数 HHE 设备不提供频谱多普勒。它们也有更小的屏幕和低于标准超声心动图设备分辨率的显示器（图 46-3 ）。它们的各种特性在表 46-1 中有描述。重要

的是要记住，只有当 HHE 的设计是用来替换其他心动超声设备，而非增加体检方式时，HHE 采集的超声心动图与标准的超声心动图才有可比性。

手持超声心动图设备的局限性与成像模式、图像处理、显示和测量能力有关。这些设备中没有一个是具备连续波多普勒能力的，且只有一台设备有脉冲波多普勒能力。由于多普勒波形分析是心脏瓣膜病和舒张性心脏病严重程度评估的基础，这代表了一个使用 HHE 设备的重要（可能避免的）限制。高端设备的高分辨率显示器提供了高保真图像，但在 HHE 设备上难以复刻。最后，采集后分析和测量是分析的关键组成部分。虽然有三种 HHE 设备可以测量距离和面积，但体积评估是无法实现的。例如缩放、改变焦点、缩小扇区宽度以提高帧速率、改变对比度研究的机械指数、谐波成像、改变动态范围或灰度图及改变频率等成像参数的调整目前在这些设备上都不可实现。虽然未来的迭代可能会克服一些(如果不是全部的话）限制，

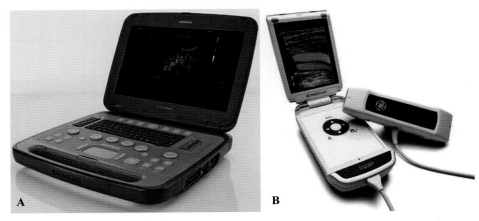

▲ 图 46-3　目前可用的手持设备

A. Acuson P10（Siemens, Mountain View, California）；B. Vscan（GE Medical Systems, Milwaukee, Wisconsin）（A 由 Siemens 提供，B 由 GE Healthcare 提供）

表 46-1　现有手持超声心动图设备的性能

	MOBIUS™ SP1	VSCAN V1.2	ACUSON P10™	SIGNOSRT
公司	MobiSante	GE Healthcare	Siemens	Signostics
重量（g）	330	390	725	392
显示尺寸（英寸）	4.1	3.5	3.7（对角线）	4.5（高度）
成像选项	灰阶	灰阶 彩色 血流多普勒	灰阶	灰阶 M 型 PW 多普勒
传感器频率（MHz）	3.5～5.0（和 7.5）机械单元件	1.7～3.8 相控阵	2～4 相控阵	3.0～5.0
与 PC 端的接口	USB 同步连接	微型 SD 卡	软件	微型 SD 卡
电池容量续航时间（min）	60	90	100	120

PW. 脉冲波；1 英寸≈ 2.54cm
引自公司产品信息报表的数据

但目前标准超声心动图检查和 HHE 之间有着明显的区别。

三、学习曲线

从传统的体格检查过程中获取信息的可靠性已经大不如前。手持超声心动图设备是潜在的床旁诊断替代工具，但超声技术还没有在临床科室普及，目前其应用仅限于某些内科医生、外科医生和超声科医生。手持超声心动图设备的相对低成本、便携性和适用性使其传播性十分理想。然而，对于那些不熟悉超声心动图的医生需要有一个学习过程和对打图能力的评估。表 46-2 总结了超声心动图操作和结果报告的推荐培训要求。

显然，经过 2 级和 3 级培训的人员很容易适应 HHE；美国超声心动图学会（ASE）和欧洲超声心动图协会（EAE）都建议有经验的心脏病学专家和超声学专家能够使用手持设备[3]。技术的小型化速率已经快过了培训和资质指南的发布，超声波检查已经从放射科医生和专科医生的领域转移到住院医生和普通医生的领域。ASE 建议对 1 级受训人员进行额外培训，EAE 建议对不完全熟悉超声心动图的心脏病专家进行额外培训[3, 4]。美国急诊医生学会（ACEP）探讨了聚焦心脏超声（FCU）在急诊科中的作用，并就一系列具备诊断可能性的超声图像采集和解释提供了指南[5]。在培训的早期阶段，HHE 还可以作为床旁解剖和生理可视化的教学辅助手段来实现解剖和生理的可视化[6]。Wittich 证明，79% 的医学生在 3 周的教学和实践课程内可以获得满意的胸骨旁长轴（PLAX）图像[7]。因此，在医学院学习的初期使用手持超声心动图设备（HHE）来获取图像和理解基本心功能似乎是可行的[7]。

以前对手持超声心动图检查和体检进行过多次比较——最近的一个例子总结在表 46-3 中[8]，手持超声心动图设备比传统体检对多种心脏疾病诊断的准确性有明显的增加；体检时，受试者工作特征曲线下的面积数值为 1.97，心电图和体检一起时的数值为 2.42，而基于 HHE 的超声心动图的数值为 6.23[9]。

掌上超声可应用于任何器官系统，而在本章中仅针对心血管系统检查。FCU 是 HHE 的一种特殊适应证，可作为体格检查的辅助手段。通过临床医生利用超声设备对心血管系统的聚焦性检查，使 FCU 可以提供出某个临床背景下代表一些潜在诊断指标的超声信号。FCU 必须与有限的经胸超声心动图相区

表 46-2　超声心动图专业知识的培训时间和水平

等　级	持续训练时间（个月）	累积持续训练时间（个月）	至少要进行的 TTE 检查次数	最低限度的 TTE 病例解读次数
1	3	3	75	150
2	3	6	150	300
3	6	12	300	750

TTE. 经胸超声心动图

表 46-3　掌上超声心动图与体格检查的比较

超声心动图表现	HHE 准确率（%）	PE 准确率（%）	递增百分比（%）	P
左心室功能正常	89	58	31	< 0.0001
左心室功能异常	96	35	61	< 0.0001
右心室功能正常	94	57	37	< 0.0001
右心室功能异常	68	21	47	0
无肺动脉高压	92	89	3.1	0.36
肺动脉高压	53	42	10	0.33
瓣膜疾病，无或轻度	94	91	3.5	0.23
瓣膜疾病，中度或重度	71	31	39	0.00
其他表现缺失	77	64	13	0.02
存在其他表现	47	3	44	< 0.0001

HHE. 掌上超声心动图；PE. 体格检查

别，后者是指由具有合格资质的超声心动图医生在标准的高端机器上采集的图像数量减少，并由具有一定经验的心脏病专家进行解释。ASE 对 FCU 的培训建议包括三个部分：教学部分（超声物理、基本心脏解剖和视图）、实践培训（由经验丰富的超声心动图技师进行图像采集和技术校正）和图像解释。最近的文献表明，电子模块相当于说教式教学，但基于超声技师的手把手培训[10]，或记录心动超声成功识别心脏病理情况次数的培训日志是不可取代的[11]。培训项目持续时间的变化取决于操作者的经验水平、扫查机会、时间和资源[12-15]。学习曲线的长度是可变的。全科医生在 8h 的监督培训下使用 HHE，能够以 83% 的灵敏度和 78% 的特异度评估左心室功能[16]。一个基于 30 名住院医生进行和解释的 230 多项 HHE 检查的回归模型，并根据心脏病专家的测量结果进行了审计，提出了每 10 次扫查和 30 次扫查发生的测量的提升。必须注意的是，当所有 R^2 值 < 0.2 时，模型的拟合和预测值是有限的[17]。

四、手持超声设备的验证

表 46-4 总结了掌上超声心动图与标准超声心动图之间的敏感性、特异性或一致性的文献报道[8, 9, 15, 18-39]。报道的敏感性、特异性、一致性和加权 Kappa 值的水平取决于多种因素，包括所使用的技术（彩色多普勒的可用性、测量能力）、操作员和结果解释者的技能水平（超声心动图 / 心脏病专家 vs. 内科医生 / 普通住院医生）和准确的采图目标。定性评估（有无病理情况）可能比定量评估（例如瓣膜病变的严重程度）更可靠。表 46-4 中的变异性还反映出，除了手持超声心动图的逐渐发展外，随着时间的推移，标准超声心动图也发生了演变，其模式正在向使用应变、三维容积分析等工具进行定量分析转变，并侧重于多普勒波形的定量评

估。尽管手持技术不断发展，但其共识的变化并不一定意味着诊断能力的下降；相反，它证明了高端超声心动图设备的发展。

ASE 发表的一份共识发现，使用手持超声心动图设备（HHE）评估左心室增大（6 项研究）、左心室肥大（8 项）、左心室收缩功能（19 项）、左心房（LA）增大（9 项）、右心室（RV）增大（3 项）、右心室收缩功能（6 项）、心包积液（11 项）和下腔静脉（IVC）大小（2 项）都得到很好的验证[40]。同样，最近的文献试图将 HHE 的准确性划分为优秀（Sn ≥ 90%，Sp ≥ 95%，包含非专家的研究）、良好（专家的研究，Sn ≥ 90%，Sp ≥ 95%）、一般（Sn ≈ 80%，Sp ≈ 80%）和可变的。根据这一分类，手持超声心动图设备（HHE）检测心包积液被认为具有良好的准确性。另外对左心室大小、左心室收缩功能、局部室壁运动异常（RWMA）、超声肺彗星、胸腔积液和腹主动脉瘤（AAA）的检测也具有良好的准确性。评估 LA 大小和主动脉瓣和二尖瓣疾病的存在和严重性的准确性被认为是一般的。而 HHE 对 RV 和 IVC 评估的准确性被认为是非常可变的[41]。

五、建议的流程

手持超声心动图设备可用于有针对性的评估，例如 IVC 直径、有限的检查（仅限于心尖视图）或更全面的评估。任何规范的流程都需要平衡检查的全面性和方便性。

显然临床环境将决定超声心动图采集的最佳方法和持续时间。在紧急情况下，如心搏骤停，手持超声心动图设备可以引导心肺复苏。在脉搏检查期间或除颤之间的 5～10s 窗口期中可获取图像，以排除潜在原因，包括低血容量性休克（与心室壁接触的小腔）、鞍状肺栓塞（扩张、右心室功能障碍、室间隔收缩变平）、心源性休克（射血分数明显降低）或心脏压塞[42]。如图 46-4 所示，显著的心包积液可以

表 46-4 手持超声心动图设备与常规超声心动图设备的比较

作 者	年 份	设 备	操作者	与 SE（Ag, K, R）的一致性	精度（Ac、Sn、Sp）	备 注
Fukuda	2009	Acuson P10	超声科医生	r=0.87~0.98	（RWMA）Sn 88%, Sp 95%	瓣膜未评估（无彩色普勒）
Galderisi	2010	Vscan	专家/实习生	k=0.84	Sn 97%, Sp 84%	钙化 k=1.00（AS 未报道）
Andersen	2011	Vscan	心脏病专家	r=0.62~1.00	Sn 63%~100%, Sp 68%~100%	与 AS 中度相关（r=0.62），LA 大小特异性差（Sp 68%）
Gianstefani	2011	Vscan	超声科医生	Ag 79%, k=0.47	X	无瓣膜病的 k 或 Ag 数据，报告一致性良好
Giusca	2011	Acuson P10	心脏病实习生	k=0.56~0.81	Sn 56%~71%, Sp 90%~100%	无彩色普勒
Lafitte	2011	Vscan	专家医生	k=0.64~0.91	x	主动脉根部大小一致（k=0.64）
Liebo	2011	Vscan	同行/医生	x	Ac（0.58~0.91）	IVC 大小的最低准确度（0.54）
Prinz	2011	Vscan	心脏病专家	k=0.21~1.00	x	AS 严重程度（k=0.21），瓣膜病变定性（k=0.9，任何反流），（k=1.0，任何 AS/钙化）
Razi	2011	Vscan	住院医生	Ag LVSD 86%~98%	EF＜40% Sn 94%, Sp 94%	左心室功能研究
Reant	2011	Vscan	住院医生	k=0.86~0.90	x	左心室功能，三尖瓣反流和心包积液评估
Amiel	2012	Vscan	超声科医生	k=0.75	x	左心室功能研究
Biais	2012	Vscan	经验丰富的医生	k=0.70~0.90	Sn 77%~94%, Sp 96%~100%	严重右心室扩张的良好一致性（k=0.87）
Kimura	2012	Acuson P10	超声科医生	x	x	EPSS Ac 82%, Sn 47%, Sp 98%, LA Ac 64%, Sn 79%, Sp 52%
Mjolstad	2012	Vscan	心脏病专家/内科专家	所有 ≥ 0.85	Sn/Sp ≥ 89%（瓣膜）	LV sz/fn（Sn/Sp 97%/99%）LA（r=0.65），IVC（r=0.68）

（续表）

作者	年份	设备	操作者	与 SE（Ag、K、R）的一致性	精度（Ac、Sn、Sp）	备注
Prinz	2012	Vscan	超声科医生	r=0.60~1.0	x	左心室 Fn r > 0.6，瓣膜反流 k=0.10~0.90
Abe	2013	Vscan	超声科医生	AS 评分 k=0.85	Mod-Sev AS Sn 84%、Sp 90%	AS 研究
Kitada	2013	Vscan	专家医生	Ag 90%	X	成本效益研究
Mjolstad	2013	Vscan	住院医生	r=0.44~0.86	Sn 40%~92%、Sp 81%~94%	右心室功能评估敏感性差
Testuz	2013	Vscan	心脏学家	k=0.46~0.90	X	右心室大小和左心室大小 k=0.46，k=0.59（功能和瓣膜 k≥0.60）
Beaton	2014	Vscan	儿科心脏病学家	X	Sn 90%、Sp 93% for RHD	RHD 的改良评价
Cullen	2014	Vscan	超声科医生	k=0.49~0.91	X	左心室肥大、心房大小、PE k≤0.55、瓣膜及 fn≥0.61
Khan	2014	Vscan	心脏病学研究员	Ag 90%~97%	Sn 79%~96%、Sp 92%~99%	成本效益研究 / 良好的总体一致性
Mehta	2014	Vscan	心脏病学研究员	正确率 % 82%	x	左心室 fn（N89%、Abn96%）、右心室 fn（N 94%、Abn 68%）、全瓣膜（轻度 94%、mod-sev 71%）
Riley	2014	Vscan	心脏学家	k=0.82	Sn 75%	儿科患者
Di Bello	2015	Vscan	心脏学家	k=0.82、Ag 94%	Sn 94%、Sp 88%	与体格检查相比，ROC 曲线下的增量面积

Abn. 异常；Ac. 准确性；Ag. 一致性；AS. 主动脉瓣狭窄；EF. 射血分数；EPSS. E 点收缩期分离；Fn. 功能；IVC. 下腔静脉；k. kappa/ 加权 kappa；LA. 左心房；LV. 左心室；LVH. 左心室肥大；LVSD. 左心室收缩期功能障碍；MR. 二尖瓣反流；N. 正常；r. 相关系数；ROC. 受试者特征性曲线；RHD. 风湿性心脏病；RV. 右心室；RWMA. 局部室壁运动异常；Sn. 敏感性；Sp. 特异性

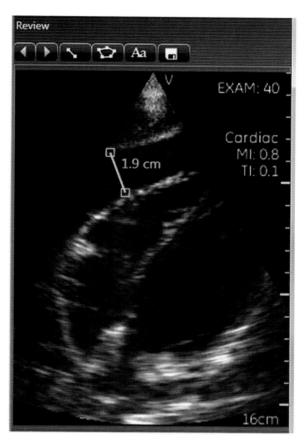

▲ 图 46-4　手持超声心动图鉴别心包积液

在这个剑突下切面中，渗出液以被认为分成小腔、大小中等

被容易且迅速地检测到。

国际共识建议采用一种以流程的方式获得多种切面的系统方法。手持超声心动图设备（HHE）不需要执行标准超声心动图上使用的所有视图。FCU 检查的推荐视图包括剑突下长轴、剑突下下腔静脉、胸骨旁长轴、胸骨旁短轴和心尖四腔心[43]。显然，这些建议提供了最少需要的切面数，其目的是在时间敏感的情况下限制检查持续时间。在适当的时候，我们还建议获取心尖的双腔心和三腔心切面。在有时间限制的检查中，有必要采集任何能回答临床问题的主要切面，并根据已知情况，使用 HHE 不可能实现所有切面的采集（图 46-5）。如果设备配备有彩色多普勒，则在每个视图中也应使用。

结果的记录也是必要的。ASE 建议，除了鉴定数据和结果外，还应报告研究的局限性和其他研究的建议[5]。建议模板如图 46-6 所示[8]。

六、掌上超声心动图定量评估

彩色多普勒反流束的大小及其时间分辨率受换能器频率、增益、输出功率、Nyquist 极限和扇形深度等设置的影响。HHE 设备无法显著更改这些设置。掌上超声心动图的优势在于它能够根据"目测"腔室大小、功能和瓣膜病变的严重程度，立即做出床旁决策。但是，根据设备上可用的功能进行半定量评估[44]。

目测和模板匹配是评价 EF 的主要方法[19, 20, 24, 25, 35, 45-47]，然而，也可采用包括线性测量（图 46-7）、使用 Teichholz 或 Quinones 公式计算 EF 或二尖瓣环收缩期平面位移 [二尖瓣环平面收缩期移位（MAPSE）；正常 MAPSE 女性 > 11mm，男性 > 13mm] 在内的半定量方法[16, 37]。在未来，结合斑点追踪技术，由可变形模型初始化和约束的模型，可以提供一种利用手持超声心动图设备（HHE）评估左心室功能障碍严重程度的自动化方法[48]。容积状态的评估可通过评估下腔静脉大小来辅助，肺充血可通过检测由小叶间隔液体引起的"肺彗星"来识别（图 46-8）。利用下腔静脉塌陷率和肺彗星可促进心源性和肺源性呼吸困难的鉴别[49]。

为了便于更准确地明确瓣膜性心脏病，Beaton 等修改了世界心脏联合会（WHF）对病理性瓣膜损伤的分类（表 46-5）[36]。HHE 获得的二尖瓣反流（MR）（图 46-7）和主动脉瓣反流（图 46-9）的例子可以使用该方法进行评估。非标准切面的重要性在一例伴有中度肺动脉反流和重度三尖瓣反流的类癌综合征患者中得到证实（图 46-10）。

目前这一代手持设备无法以令人满意的准确度来评估瓣膜狭窄、舒张功能障碍和肺动脉压力。狭窄性病变对手持超声心动图设备

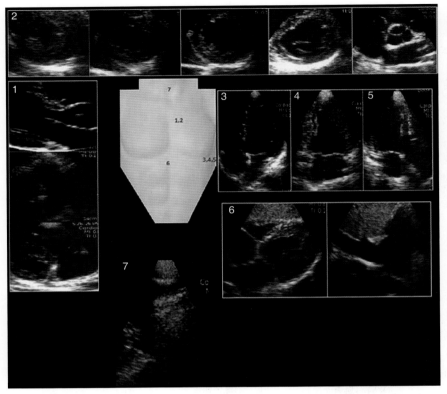

◀ 图 46-5　掌上超声心动图的推荐采集切面

1 和 2. 胸骨旁长轴切面（PLAX）和胸骨旁短轴切面（PSAX）（包括肺动脉、三尖瓣的改良切面、左心室功能和局部室壁运动评估的短轴扫查）；3、4 和 5. 心尖两腔心、三腔心、四腔心切面和五腔心切面用于主动脉瓣狭窄和评估；6. 剑突下长轴和下腔静脉切面；7. 主动脉弓切面

◀ 图 46-6　手持超声心动图报告

除了对所有瓣膜和腔室的描述外，报告还应包括关于特殊限制的注释和额外测试的指南 [引自 Mehta M，Jacobson T，Peters D，et al. Handheld ultrasound versus physical examination in patients referred for transthoracic echocardiography for a suspected cardiac condition. *JACC Cardiovasc Imag.* 2014; 7(10): 983–990.]

检查号：- 　日期：- -

姓名：- 　年龄：- - - - - - - 　性别：- - - - - - - - - - - - - - - - - -

体重指数：- - - - - - - - - - - - - - - - - - - 　病历号：- -

标准超声心动图的主要指征：- -

超声提示：

正常心脏检查：	是	否		
二尖瓣狭窄：	无	轻度	中度	重度
二尖瓣反流：	无	轻度	中度	重度
二尖瓣脱垂：	是	否		
主动脉狭窄：	无	轻度	中度	重度
主动脉反流：	无	轻度	中度	重度
升主动脉瘤：	是	否		
肺动脉狭窄：	无	轻度	中度	重度
肺动脉反流：	无	轻度	中度	重度
三尖瓣狭窄：	无	轻度	中度	重度
三尖瓣反流：	无	轻度	中度	重度
肺动脉高压：	是	否		
房间隔缺损：	是	否		
室间隔缺损：	是	否		
肥厚型心肌病：	是	否		
左心室肥厚：	是	否		
左心室扩张：	是	否		
左心室功能：	正常	降低（左心室射血分数＜ 40%）		
右心室扩张：	是	否		
右心室功能：	正常	减少（三尖瓣环收缩期位移＜ 1.5cm）		
估计右心房压力：	正常	升高		
心包积液：	是	否		
其他先天性心脏病：				

- -

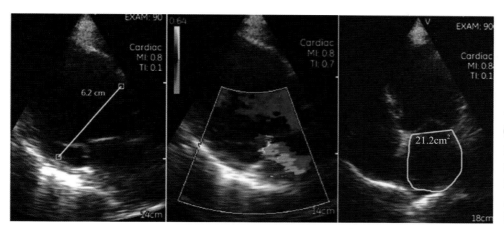

◀ 图 46-7 左心室（LV）功能障碍患者的治疗方法。应包括多个切面来测量左心室大小、识别二尖瓣反流及其严重程度，以及测量左心房扩大

（HHE）是一个独特的挑战，因为连续波多普勒（CW）衍生的平均压差和峰值压差及瓣膜面积无法计算。除了评估钙化程度外，技术人员还

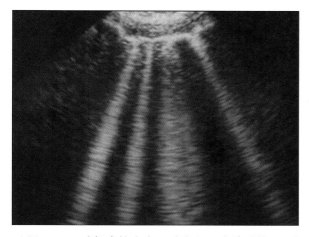

▲ 图 46-8 肺超声检查有无肺充血。这种"彗星尾"现象被认为是肺隔膜内积液的结果

开发了一种独特的策略来评估主动脉狭窄的严重程度。每个瓣叶的动度按 0、1、2 分进行评分根据限制程度递增。3 分或 3 分以上对诊断中重度主动脉瓣狭窄的敏感性为 84%，特异性为 90%，并且相较于评估主动脉瓣病理学的体格检查显示出递增的诊断价值（图 46-11）[33]。

由于没有连续波多普勒，HHE 对肺动脉狭窄和肺动脉高压的评估是缺失的。某些形态学特征可显示右心室后负荷增加，包括右心室室壁增厚和室间隔收缩期变平。

七、掌上超声心动图的特殊作用

ASE 共识文件确定了使用掌上超声心动图设备（HHE）的三个适当场景[40]。

（1）临床评估的需要是紧急的或迫切的，超

表 46-5 重度二尖瓣反流和主动脉瓣反流的世界心脏联合会（WHF）标准修订版

标 准	病理性 MR	病理性 AR
2012 年 WHF 标准	• 两个切面中可见 • 至少在 1 个切面中，反流束长度 > 2cm • 一个完整血流汇聚面的速度 > 3m/s • 在至少一个血流汇聚面上有全收缩期反流	• 两个切面中可见 • 至少在 1 个切面中，反流束长度 > 1cm • 舒张早期反流流速 > 3m/s • 在至少一个血流汇聚面上有全收缩期反流
修订版标准	• 两个切面中可见 • 至少在 1 个切面中，反流束长度 > 2cm • 全收缩期反流（彩色多普勒）	• 两个切面中可见 • 至少在 1 个切面中，反流束长度 > 1cm • 全收缩期反流（彩色多普勒）

AR. 主动脉瓣反流；MR. 二尖瓣反流

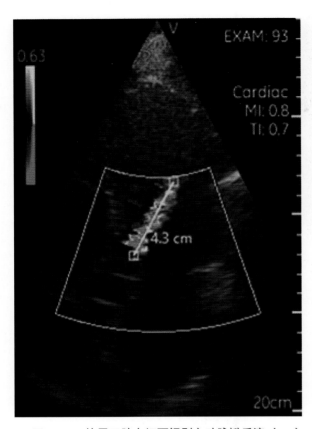

▲ 图 46-9 使用五腔心切面识别主动脉瓣反流（AR）
即使在完整超声心动图机上，AR 严重程度的定量评估仍然具有挑战性，而在掌上超声心动图上识别显著 AR 的最佳方法是完整的超声心动图检查

声心动图不能立即获得，并且从 HHE 辅助的体格检查中的发现将允许更快速的分诊和临床管理指导。

（2）当超声心动图不可行时（例如，频繁的连续检查以跟踪超声检查结果）。

（3）对于服务不足地区和偏远地区人群，且缺乏标准的检查平台（例如在农村或偏远地区的应用，或无医疗设施时对运动员的筛检）。

八、手持超声心动图作为筛查工具

无症状人群的筛查意味着一个初始风险评估过程[50]，并且需要满足某些规范。这些发现可以被 HHE 识别，往往相对普遍，并与发病率相关，但又容易在体格检查中被忽略。这些发现需要转化成治疗策略（例如，无症状患者的左心室功能障碍）。接受手持超声心动图设备筛查方案的人群包括筛查有无左心室肥厚的高血压患者、农村或偏远地区的风湿性心脏病筛查、运动员、有无症状左心室功能障碍风险的患者和老年瓣膜性心脏病患者。

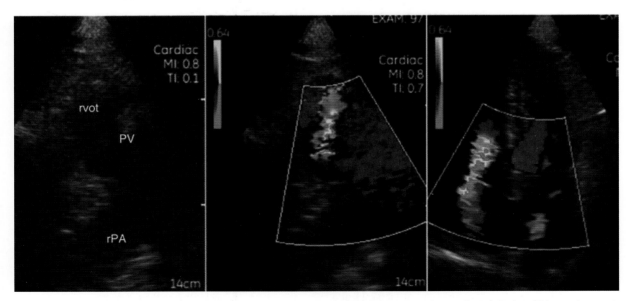

▲ 图 46-10 使用手持超声心动图评估右侧心脏瓣膜，从而诊断类癌综合征。使用改良的胸骨旁长轴视图（PLAX）（左和中）证实存在中度肺动脉反流（PR）。严重三尖瓣反流（TR）可在改良的心尖四腔心切面中识别

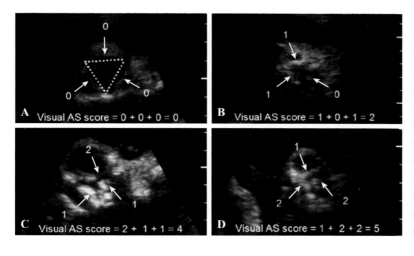

◀ 图 46-11　主动脉瓣狭窄的半定量分析

每个瓣膜的移动度按 0、1、2 评分，根据限制程度递增。3 分或 3 分以上对中、重度主动脉瓣狭窄诊断的敏感性为 84%，特异性为 90%，在评估主动脉瓣病变的体格检查基础上，有逐渐增加的诊断价值 [引自 Abe Y, Ito M, Tanaka C, et al. A novel and simple method using pocket-sized echocardiography to screen for aortic stenosis. *J Am Soc Echocardiogr*. 2013; 26 (6): 589-596.]

赛前的心血管筛查是一种在参加体育运动之前系统地评估大量普通运动员的做法，目的是确定运动引起疾病进展或心脏死亡等异常情况的可能性。美国心脏学会（AHA）指南建议进行病史和体格检查，而欧洲指南另外建议 12 导联心电图[51, 52]。HHE 超声心动图目前不在赛前指南中，但可能被证明是增加诊断信息的廉价方法[53, 54]。

左心室功能障碍是心力衰竭的先兆，但理想的筛查方法尚不清楚。无症状性左心室收缩功能障碍（LVSD）在成人中的患病率为 2%～8%，在选定的高危人群中的患病率为 20%[55]。HHE 是一种可行且准确的无症状性左心室收缩功能障碍检测方法[46, 56]，但检测左心室收缩和舒张功能障碍的更精细的指标仍存在问题。

在农村和偏远社区，HHE 有着巨大的潜力，那里资源和资金的匮乏往往需要一种廉价的方法。在乌拉圭，Beaton 使用 HHE 来评估了改良 WHF 标准对风湿性心脏病诊断的可靠性，发现手持超声心动图与标准超声心动图相比具有良好的敏感性和特异性（分别为 79% 和 87%）[36, 57]。除了便携性和成本优势外，数据的快速传输使专家远程会诊成为可能[58]。手持超声心动图设备（HHE）已被用于评估 1023 项研究，这些研究是从印度农村和偏远地区上传到云服务器上的，临床专家可以通过云服务器进行阅读[59]。

九、成本和工作流程问题

超声心动图的使用稳步增加，反映了心血管疾病的人口负担。随着超声心动图的发展，开发合适的使用标准已成为抑制成本负担和设备操作不规范的一种对策[60]。手持超声心动图设备（HHE）被作为一种可能减少完整超声心动图检查，改善工作流程，并具有成本效益的方式。在门诊和住院患者中进一步常规应用手持超声心动图设备（HHE）可减少对标准超声心动图的需求，从而降低成本[34, 38, 61]。超声心动图工作室的工作流程可以通过对超声心动图采集请求进行分类并提供一种比围术期协助更简单的替代方法来改进。类似地，可以用 HHE 对左心室功能、液体状态或心包积液大小进行多次重复评估。早期确认或排除能够简化护理的临时诊断的可量化益处也较少。通过对体格检查和手持超声心动图设备（HHE）指导的决策进行比较，使用手持超声心动图设备（HHE）方法可以获得较高的诊断率和人均成本节约[8]。

十、未来发展

小型化和集成化预示着智能手机的革命。手持超声心动图设备（HHE）已经连接到并且依赖于功能强大且无处不在的商业智能手机设备进行运作。在医学生和新手医生的教育中使用手持超声心动图设备（HHE）将使这种智能手机设备成为体格检查的有益补充。

通过增加手持设备的功能，特别是频谱多普勒，将促进手持超声心动图设备（HHE）的发展。关键是需要在提高诊断效率和功能的同时保持简单性。因此，如今高端扫查仪的一个特点——对大小和功能的自动评估，可以在HHE上进行应用[62]。这将使手持超声心动图设备（HHE）成为一种快速的床旁诊断工具，对缺乏经验的用户提供内置的安全阈值。

大量的文献致力于将 SE 与体检和手持超声心动图设备（HHE）进行比较。进一步评估的任务是评估其作为标准超声心动图替代方案在特定情况下的作用。这可能需要未来的随机对照试验。

最后，一个保护患者信息的，关于文档建立、储存和数据传输的管理框架需要被建立。有关赔偿和法律责任的问题需要在适当的论坛上讨论。实际上，主要成本将反映的是逻辑问题，包括信息的存储、维护和安全，而不是超声心动图采集所需的时间。监管框架和法律要求中固有的是设备的认证和资质许可，随着更多设备进入市场，这可能成为一项挑战。

推荐阅读

Beaton, A., Lu, J. C., Aliku, T., et al. (2015). The utility of handheld echocardiography for early rheumatic heart disease diagnosis: a field study. *European Heart Journal Cardiovascular Imaging*, *16*(5), 475–482.

Mehta, M., Jacobson, T., Peters, D., et al. (2014). Handheld ultrasound versus physical examination in patients referred for transthoracic echocardiography for a suspected cardiac condition. *JACC Cardiovascular Imaging*, *7*(10), 983–990.

Mirabel, M., Celermajer, D., Beraud, A. S., et al. (2015). Pocket-sized focused cardiac ultrasound: strengths and limitations. *Archives of Cardiovascular Diseases*, *108*(3), 197–205.

Spencer, K. T., Kimura, B. J., Korcarz, C. E., et al. (2013). Focused cardiac ultrasound: recommendations form the American Society of Echocardiography. *Journal of the American Society of Echocardiography*, *26*(6), 567–581.

Thomenius, K. E. (2009). Miniaturization of ultrasound scanners. *Ultrasound Clinics*, *4*(3), 385–389.

第 47 章
超声心动图检查适用标准
Appropriate Use of Echocardiography

Rory B. Weiner　著

陈明静　译

一、概述

超声心动图是诊断和治疗心血管疾病的重要工具。超声心动图因其可提供详细的心脏解剖结构和功能信息，加上其具有便携性和无辐射的优势，使这种成像方式已成为治疗已知或疑似心血管疾病的关键工具。然而，近年来超声心动图使用率的快速增长引起了人们的关注，在 21 世纪初，超声心动图的年使用率估计为 6%～8%[1, 2]。尽管超声心动图的广泛使用与心脏成像技术应用的总体增长保持一致[2]，地理差异和对超声心动图合理使用的担忧等客观因素也进一步提高了临床超声心动图的利用率[3, 4]。

二、超声心动图检查适用标准发展历程

美国心脏病学会基金会（ACCF）与其他亚专业学会联合制订了适用标准（Appropriate Use Criteria，AUC）[5]，以促进心血管医学多种操作和检查方式等流程的有效开展。超声心动图一直是 AUC 的重点。1995—2006 年，随着无创心脏成像服务使用量不断增加，医疗保险支出也相应增加，因此建立了 AUC。2005 年，ACCF 发布了第一份 AUC 文件[5]。AUC 与临床实践指南不同，因为指南旨在告诉临床医生在进行诊断、测试或操作时应该或者不应该执行某项操作。相比之下，AUC 描述了某些操作和检查方式在某些临床场景下到底适不适合进行。

经胸（TTE）和经食管（TEE）超声心动图初始 AUC 发表于 2007 年[4]，负荷超声心动图（SE）AUC 发表于 2008 年[6]。AUC 主要根据超声心动图在常见的临床场景中的应用来制订。2011 年发布的修订和更新版本 AUC 涵盖成人 TTE、TEE 和 SE[7]；然而，该适用标准未涉及围术期 TEE 的使用。首份门诊儿科超声心动图的 AUC 于 2014 年发布[8]。2011 年修订的成人超声心动图 AUC 纳入了 2007 年和 2008 年 AUC 发布后几年间隔的临床数据和标准文件提供的数据和建议。此外，修订后的 AUC 澄清了原始标准中存在遗漏或缺乏明确性的领域。2011 年修订的成人超声心动图 AUC 的方法主要阐明了 5 种可能需要使用超声心动图的临床情景：①用于初步诊断；②指导治疗或管理，而不考虑症状状态；③评估临床状态或心脏检查时的变化；④不改变临床状态的早期随访；⑤不改变临床状态的长期随访。此外，对某些特定的临床情况进行了处理，并附加了重点适应证。例如，以心力衰竭为主要临床场景之一的评估提供了 TTE 使用的适用标准示例（图 47-1）。

这些临床场景主要由多个专业背景的工作小组制订（不仅仅包括超声心动图医生），以评估超声心动图在各种情况下的"适用性"。AUC评分是通过经验证的前瞻性改良 Delphi 法（又称为 RNAD 检测方法）适用性方法创建的[9]。简而言之，这个过程包括：①由写作小组制订临床适应证、假设和定义列表；②审查小组对适应证和反馈进行审查；③由评级小组进行两轮指标评级（第一轮时小组成员之间无任何交流并单独评级，第二轮时小组成员之间进行交流），最后根据综合评分确定（图 47-2）。

一项合理的影像学研究应该定义为结合临床判断能够获得预期之外的信息，并且远远超过预期负面结果，对于一个特定的指征，该操作通常被认为是可接受的护理和应用指征的合理方法[5]。评级以 1~9 分来划分等级，其中9 分表示临床合理适用。使用前文提及的改良

Delphi 法，为每个适应证建立最终评分，并将其分组：A，评分为 7~9 分，表示临床合理适用（测试通常为可接受的，针对适应证为合理的应用方法）；U，评分为 4~6 分，表示尚不确定（测试通常是可能接受的，针对适应证为可能合理的应用方法）；I，评分为 1~3 分，表示对该适应证的测试不合适（该测试一般不被普遍认可，也不是对该适应证合理适用的方法）[5]。

AUC 方法随着时间推移也不断发展[10]。重要的是，用于描述三种适用性的术语也发生了改变。如前所述，针对特定临床适应证的研究最初分为适当、不确定或不适当的类别。修订后的术语规定了"合理适用"、"可能合理适用"和"很少适用"。因此，需要明确的是，很少适用不代表完全不适用。因为在特定的时间和特定的患者中，很少适用反而是合理适用的，所以在很少适用的临床适应证相关研究中的研究

使用 TTE 评估心力衰竭	得　分
已知或可疑心力衰竭（收缩功能或舒张功能障碍）的初步评估	A（9）
无明显诱因的已知心力衰竭临床状态改变的再评价	A（8）
诱因明确的且临床状态改变的已知心力衰竭的再评价	U（4）
对已知心力衰竭的再评价以指导治疗	A（9）
临床状态或心脏检查无任何异常变化时的常规监测（＜1年）	I（2）
临床状态或心脏检查无任何异常变化时的常规监测（≥1年）	U（6）

▲ 图 47-1　TTE 评价心力衰竭的适用标准

临床适应证通常围绕基本类型的临床情景进行（用于初始诊断、指导治疗或管理、评估临床状态或体检的变化，以及用于早期或晚期随访而不改变临床状态）。A. 适用；I. 不适用（很少适用）；U. 不确定（可能适用）；TTE. 经胸超声心动图 [改编自 Douglas PS、Garcia MJ、Haines DE, et al. ACCF/ASE/AHA/ASNC/HFSA/HRS/SCAI/SCCM/SCCT/SCMR 2011 appropriate use criteria for echocardiography. *J Am Coll Cardiol*. 2011; 57(9): 1126–1166.]

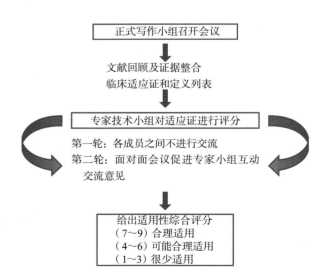

▲ 图 47-2　采用改良 Delphi 法，以制订适当的适用标准。写作小组提出的临床适应证在技术小组评分前进行外部审查。评估适应证的专家技术小组是一个多学科背景的小组，不仅包括超声心动图专家，还包括在各种心脏成像方式和临床护理方面拥有广泛专业知识的专业人员

改编自 Patel MR、Spertus JA、Brindis RG，et al. ACCF proposed method for evaluating the appropriateness of cardiovascular imaging. *J Am Coll Cardiol*. 2005；46(8): 1606–1613.

目标不能太过于绝对。

三、临床合理应用的适用标准

超声心动图 AUC 的最初用途之一是确定临床实践中的操作模式和合理使用率。许多研究评估了 2007 年 TTE AUC 应用的不同临床场景，包括学术医疗中心[11-13]、退伍军人医院[14]和社区医疗中心[15, 16]。这些研究发现 10%~15% 的 TTE 常见适应证不能通过 AUC 进行分类；然而，在这些分类中，大多数（约 90%）还是被认为是合理适用的。该研究也注意到 AUC 在不同场合应用的适用差异性，例如与住院患者相比，TTE 对门诊患者的不适用性更高。随后在学术医疗中心利用 2011 年 AUC 进行的研究表明，更新后的 AUC 能够对绝大多数 TTE 适用证进行分类，并几乎填补了初始 AUC 中所有的空白[17, 18]。另一个发现是，随着 2011 年 AUC 对 TTE 分类的改进，结果显示，TTE 的合理使用率并没有最初认为的那么高（例如，以前未分类的研究更可能被归类为很少适用的研究）[18]。这表明，实践改进和利用超声心动图机会可能比最初以为的要多。对 TEE 使用情况的研究表明，TEE 的使用率反而高于 TTE[17, 19]，可能是由于临床操作的有创性、相关的病例回顾和知情同意的需要。对负荷超声心动图的研究显示其合理适用率较低[20]，这与其他形式的压力测试的研究结果一致[21]。此外，研究表明 AUC 在美国以外的其他地区也有类似结果，英国最近的一项研究也报道了 TTE 很少适用的结果[22]。

除了确定超声心动图适用和很少适用的研究百分比外，通过对临床实践分析后，根据患者属于门诊还是住院患者的不同（框 47-1），确定了一小部分临床上不适用超声心动图检查的具体适应证。对于门诊患者而言，最常见的不适合使用 TTE 的适应证主要针对"监测"类的研究，即那些已患有心血管疾病的患者需要进行重复检查，但是并不改变临床状态或检查

方式[17, 18]。在这种情况下，如果超声心动图在预先排好的时间前进行（例如，对轻度瓣膜病的患者在 3 年内无临床状态或心脏检查改变的监测），应该归类于很少适用检查一类。

除了在临床实践中对超声心动图适用性模式的描述外，在临床培训研究中，也将 AUC 纳入临床医生的培训教育过程中。这类研究的目的是减少 TTE 不适用的适应证数量。第一项相关研究是在一所学术医疗中心的住院医疗服务中进行的[23]。在这个具有时间序列分析的研究中，采用的培训干预措施包括理论讲座、一张 AUC 应用于常见临床情景的便携卡片，以及通过每个月 2 次的邮件沟通等措施，研究结果发现 TTE 在临床不适用的场合数量显著减少，TTE 在临床合理适用的数量显著增加。由于本研究是在住院环境中进行的，且缺乏随机

框 47-1　经胸超声心动图在门诊和住院患者中较少适用的常见情况

门诊患者
- 无临床状态或心脏检查方式改变的轻度瓣膜狭窄的常规监测（＜ 3 年）
- 无临床状态或心脏检查方式改变的已知升主动脉扩张或主动脉夹层病史的常规再评估，且评估结果也不会改变治疗或治疗方法
- 无高血压性心脏病症状或体征的系统性高血压的常规评估
- 既往左心室功能评估正常的患者在临床状态或心脏检查无变化条件下进行的左心室功能评估
- 无心血管疾病症状或体征的常规围术期心室功能评估

住院患者
- 一过性发热，无菌血症或新杂音迹象
- 一过性菌血症，其病原体通常与感染性心内膜炎和（或）记录的非血管内感染源无关
- 没有其他心脏病症状/体征的头晕/晕厥
- 怀疑有肺栓塞以确定诊断

研究设计，因此该研究具有一定局限性。随后的一项随机对照研究试图通过在门诊心脏病环境中使用类似的基于 AUC 的培训干预来解决这些局限性[24]。这项研究仅限于接受培训的医生，研究人群包括心血管医务人员。尽管如此，干预组中 TTE 在临床不适用的比例明显低于对照组，干预组中 TTE 在临床适用的比例明显高于对照组。这些研究表明，向临床医生传授正确的超声心动图适用方法是可行的，并且提供有关反馈可以提高超声心动图的临床利用率。此外，了解所在临床场景及其特征和针对最常见的 TTE 不适用的临床场景进行针对性的培训干预有助于干预研究的成功。

尽管针对 TTE 适用的培训干预研究取得了令人鼓舞的结果，但应强调的是，利用 AUC 提高其他心血管成像方式 [如单光子发射计算机断层扫描（SPECT）] 利用率的尝试收效甚微（表 47-1）[25]。而在同样类似的负荷超声心动图（SE）试验中，研究结果显示 SE 很少适用的比例并没有减少[26]。在试图解释通过培训成功干预适用性研究的结果不一致时，必须注意到 TTE 干预研究之所以取得"成功"是因为使用主动反馈作为干预的组成部分，而 SPECT 和 SE 研究则没有。另一项在多地区开展的大规模多中心的临床实践中进行 TTE 和 SPECT 培训干预的研究证实了基于 AUC 为准则的反馈的重要性[27]。基于培训的质量改进计划的另一个组成部分则是提高检查使用率的同时，也会带来经济效益的负担，正如一项冠状动脉血管造影（CTA）的适用性研究所述[28]。因此，以 AUC 为基础、注重反馈和社会经济效益的干预措施可能是最有效的。现有文献还表明，与静息检查（TTE 或 CTA）相比，提高负荷压力检查（SPECT 或 SE）的利用率可能更为困难[29]。

关于使用 AUC 作为改善心脏成像患者选择的工具，一项基于 AUC 的可持续性和以提高检查利用率为目的研究显示还有其他未回答的问题。结合社会经济学效益的 CTA 研究显示在研究开展 6 个月后持续受益[28]。然而在停止持续预后，住院超声心动图研究似乎失去了其益处，而门诊研究没有提供此类随访数据[23, 24, 30]。TTE 研究的另一个问题是，研究关注的是在学术医疗中心接受培训的医生。基于 AUC 的培训干预对象主要为主治医生，甚至还包括助理医生等，并且该 TTE 适用性研究在学术及社区医学中心都是必要的，也是该研究领域的热点[31]。

最近的研究数据表明，超声心动图的使用

表 47-1　基于合理适用标准的心血管成像培训干预研究

第一作者	成像模式	随机试验（是 / 否）	不适用比例减少（是 / 否）	培训前后不适用的比率（%）	利用反馈（是 / 否）
Bhatia[23]	TTE	否	是	13 vs. 5	是
Bhatia[24]	TTE	是	是	13 vs. 34[a]	是
Gibbons[25]	SPECT	否	否	14.4 vs. 11.7	否
Willens[26]	SE	否	否	31.5 vs. 32.4	否
Johnson[27]	TTE SPECT	否	是 是	18.5 vs. 6.9 20.5 vs. 11.1	是 是
Chinnaiyan[28]	CTA	否	是	14.6 vs. 5.8	是

CTA.CT 血管造影；SPECT. 单光子发射计算机断层扫描；TTE. 经胸超声心动图；SE. 负荷超声心动图
a. 干预组与对照组中很少适用的比例（%）比较

率不再增加，而是开始减少[32]。美国总会计事务所的 2008 年报告显示，从 2000—2006 年，医疗保险在心脏成像服务上的支出翻了一番多，虽然随后医疗保险支付咨询委员会提交给国会的报告指出，2005—2009 年每个医疗保险受益人提供的超声心动图数量的年增长率仅为 2.6%，2009—2010 年每年下降 0.8%，这其中可能涉及多种因素[33]。超声心动图的 AUC 有可能在改善患者选择和提高利用率方面发挥作用。一项 Meta 分析表明，自 AUC 发布以来，TTE 的合理使用率增加，但 SE 和 TEE 的合理使用率并没有得到相同的改善[29]。这可能是由于 TEE 合理使用率最初较高，但后面研究结果发现提高负荷检查实验的利用率更具挑战性。在这期间，其他教育项目也得到了支持，包括美国内科学委员会（ABIM）发起了一项"明智选择（Choose Wisely）的运动，其宗旨是促进医生和患者之间的交流[34]。

四、适用标准的未来趋势

将 AUC 纳入患者选择的最佳方法仍有待确定，应强调的是，临床判断仍然很重要，不应被适用标准所取代。在考虑将 AUC 纳入患者的临床护理时，还有其他几个问题仍然存在。首先，在使用 AUC 对心脏成像研究进行分类时，必须考虑已记录的评分者间可靠性变化，以及更好进行标准化 AUC 分类的必要[35]。第二，需要进一步调查评估合理适用和很少合理适用研究的临床影响，因为在这个问题上目前的研究数据还存在相互矛盾。合理适用的研究与很少适合理适用的研究相比，新的和重要的 TTE 异常更频繁地出现在学术和社区医学相关的合理适用研究中，鲜有很少适用的相关研究，尽管很少适用的类别中新发现比率不是零。另一项学术医学中心的单独研究报道了 TTE 较高的合理使用率显示只有不到 1/3 的 TTE 导致临床护理措施产生了有效变化[36]。这项研究不能

解释继续目前的护理可能是超声心动图的一个重要影响，并强调了在确定合理适用与不合理适用研究的临床影响时面临的困难。此外，最近的一项研究将 AUC 作为接受 SE 的瓣膜性心脏病患者的预后工具[37]。在这项研究中，与很少合理适用研究的患者相比，合理适用（或不确定适用）研究的患者 12 个月无事件生存率显著降低。这表明，在某些患者群体中，超声心动图的合理适用可能有助于区分高风险和低风险心脏事件的患者。这一发现需要在其他患者群体和负荷超声心动图以外的其他超声心动图模式中验证。

追踪超声心动图的合理适用性也是一个重要问题，目前也成为社会鉴定委员会（Intersocietal Accreditation Commission，IAC）认证的一项要求[38]。开发自动化工具可能有助于实时追踪技术的合理适用。在一项研究中，电子化应用证明能够快速准确地实现 TTE 的 AUC[39]。信息化手段自动分类和研究者根据经验确定的分类之间有很好的一致性，并且自动化分类所需的平均时间为 55s。目前已将基于 AUC 的决策支持作为改进超声心动图患者选择的方法纳入相关检查的权证研究中。在一项前瞻性多中心研究中，包括评估冠状动脉疾病（包括 SE）的多模态成像方式，一种基于 AUC 的决策支持工具能够快速确定检查的适用性，并与提高利用率相关[40]。AUC 在决策支持中的最佳使用时机，以及是否应该对很少适用的研究采取"硬停"措施，目前还没有明确的定义，也值得进一步研究。另外一个相关的问题是，基于 AUC 的测定如何与其他指标进行关联，以确定超声心动图的适用性。在一项 SE 研究中，根据放射科质量管理提升预认证指南，AUC 的指定与预授权的确定进行了比较，有大量适用且不确定的研究未获得预授权[41]。AUC 是否应被视为"金标准"值得商榷，尽管这项研究要求在确定超声心动图适用性的方法上有

更高的一致性。图 47-3 提供了如何将 AUC 纳入临床护理以帮助改善超声心动图患者选择的潜在流程图。虽然很难研究 AUC 的依从性及其对临床结果的影响，但这是一个需要进一步研究的关键领域。

超声心动图中 AUC 关注的主要焦点是对这种成像方式的过度利用或不当利用。然而，AUC 也有助于确定一个常被忽略的问题，即利用不足的问题。在一项研究中，对一家医疗服务机构的住院患者在未经超声心动图检查而出院的情况下分析表明，在近 16% 的患者中，对他们进行 TTE 检查是合适的[42]。尽管具有一定指导意义，但 AUC 不是实践指南，也就是说，即使一项研究中进行该操作是适当的，也并不意味着它必须进行（例如，在某些情况下，不进行推荐的适用操作仍然是可以接受的）。为了进一步调查超声心动图使用率不足的问题，最近一项对中度以上瓣膜功能障碍患者的分析表明，只有 59% 的患者在实践指南建议的时间内接受了超声心动图的随访检查[43]。这表明

超声心动图使用率不足的问题是真实存在的，AUC 有助于描述临床实践模式的特征，并帮助确定可能没有接受所需或必要随访成像的患者群体。

本章的重点是超声心动图检查的合理适用。我们必须认识到，临床超声心动图是在其他现有的和互补的成像模式，如单光子发射计算机断层成像（SPECT）、CT 血管造影（CTA）和心脏磁共振成像等多模式整合辅助诊断。因此，最新发表的 AUC 论文关注于特定的疾病状况，如稳定型缺血性心脏病和心力衰竭[44, 45]，并描述了各种影像学检查方法在临床上的应用情况。未来的 AUC 应尽可能以多模态的形式结合临床护理，而不是孤立地进行成像检查。

最后考虑的是在超声心动图质量改善的大背景下整合 AUC。超声心动图持续质量改进计划的任务可追溯到 20 世纪 90 年代[46]。超声心动图检查室的质量控制需要考虑以下几个关键部分，包括检查室组织架构（诊断实验室、超声检查设备、超声检查技师和医生）和成像过

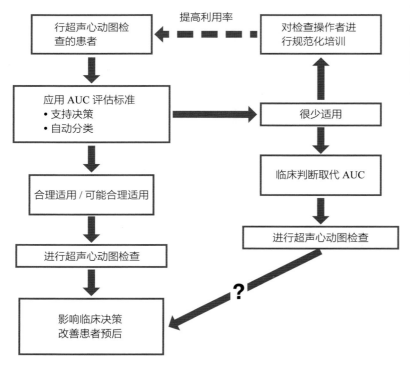

◀ **图 47-3　患者进行超声心动图的适用选择。** 一种应用适用标准（AUC）的可能方法，有助于改善患者筛选，并尽量减少超声心动图的很少适用率。**AUC 的依从性及其对临床结果的影响需要进一步研究**

程（患者选择、图像采集、图像解释、结果交流和将结果纳入护理）[47]。AUC 的范围主要根据采图操作时所纳入的患者确定。为了保证超声心动图的整体质量，AUC 必须与提高诊断质量的其他实验室检查手段结合使用，例如努力减少超声图像解读时成员内部及外部的结果差异性[48]、改善患者护理，以及对新的医疗保险报销模式的战略规划[49]。

推荐阅读

Douglas, P., Iskandrian, A. E., Krumholz, H. M., et al. (2006). Achieving quality in cardiovascular imaging: proceedings from the American College of Cardiology–Duke University Medical Center Think Tank on Quality in Cardiovascular Imaging. *Journal of the American College of Cardiology*, 48(10), 2141–2151.

Douglas, P. S., Garcia, M. J., Haines, D. E., et al. (2011). ACCF/ASE/AHA/ASNC/HFSA/HRS/SCAI/SCCM/SCCT/SCMR 2011 appropriate use criteria for echocardiography. *Journal of the American College of Cardiology*, 57(9), 1126–1166.

Douglas, P. S., & Picard, M. H. (2013). Healthcare reform for imagers: finding a way forward now. *JACC Cardiovascular Imaging*, 6(3), 385–391.

Hendel, R. C., Patel, M. R., Allen, J. M., et al. (2013). Appropriate use of cardiovascular technology: 2013 ACCF appropriate use criteria methodology update: a report of the American College of Cardiology Foundation appropriate use criteria task force. *Journal of the American College of Cardiology*, 61(12), 1305–1317.

Wiener, D. H. (2014). Achieving high-value cardiac imaging: challenges and opportunities. *Journal of the American Society of Echocardiography*, 27(1), 1–7.

第 48 章
超声心动图与其他心脏影像学检查
Echocardiography in the Context of Other Cardiac Imaging Modalities

Stephen J. Horgan   Seth Uretsky   著

周文英   熊   伟   译

一、概述

尽管在过去 20 年中影像技术不断在进步，但超声心动图在心血管检查中仍然起着重要作用。这既与超声心动图逐步发展相关，也是因为超声心动图的独特优势，包括便携性、快速操作性、安全性和时间分辨率。因此，超声心动图通常作为检查各种临床问题的首选方式。超声良好的时间分辨率可以更好地评估小型或薄型移动结构，以及疾病的生理和血流动力学后果。超声心动图是一种最有效的实时成像方式，心脏磁共振（CMR）成像仅次于它，核成像和冠状动脉计算机断层扫描血管造影（CCTA）则排在后面（表 48-1）。另外，CCTA 和 CMR 的空间分辨率优于超声心动图。与单光子发射计算机断层成像（SPECT）相比，正电子发射断层成像（PET）虽然提高了空间分辨率，但核成像特性是其致命弱点。使用无创心脏成像技术进行评估时，应权衡四种主要成像方式的特性，包括电离辐射。此外还应仔细考虑诊断途径的成本效益。

很少有患者不做超声心动图检查而直接进行 CMR、CCTA、SPECT 或 PET 检查。多模态成像和超声心动图具有互补和协同关系。当考虑进行下一项检查或制订新的诊疗方案和病案深入剖析研究时，回顾患者历次的影像是非常有用的。为了探讨多模态成像在超声心动图中的作用，本章讨论了 7 个主要问题（图 48-1）。

二、心腔定量：容积与功能

超声心动图虽然不是评估腔室大小和心脏功能的金标准，但却是主要的手段。舒张末期和收缩末期的直径和容量是描述左心室心腔大小和功能的最常用参数。线性测量的容积仅适用于假设左心室为固定几何形状，如长椭圆形。因此，《成人超声心动图心腔定量指南》不再推荐临床使用 Teichholz 和 Quinone 两种方法计算左心室容积[1]。二维超声心动图（2DE）计算容积，推荐使用双平面圆盘叠加法或改良辛普森法。通过四腔心和双腔心分别测定容积取平均值，并使用体表面积指数进行标准化。心室缩短和室壁运动异常可能会导致结果偏差。心内膜清晰度较差时可通过调节对比度来改善。虽然增强对比的图像比平扫图像获得的容积更大，但测量结果更接近于心脏磁共振成像（MRI）所测值[2]。三维超声心动图（3DE）容

表 48-1 主流无创心血管成像方法的比较

	经胸超声心动图	经食管超声心动图	计算机断层扫描	磁共振	放射性核素成像
应用范围	随时可用,便携/床旁使用	依赖操作者,应用于大多数中心	心脏 CTA 仅在专业医学中心使用	CMR 仅在专业医学中心使用	SPECT 常规可用 PET 仅在专业医学中心使用
花费	低	低到中	中	高	中到高
安全性	安全	操作并发症相对较少见	电离辐射(1~14mSv); 如果 eGFR < 30ml/min,碘对比剂禁用	无辐射 如果 eGFR < 30ml/min,禁用钆造影 如果患者体内有设备置入,如 PPMª、ICDª、LVAD	电离辐射(3~21mSv)
心律失常	影响 3D 成像质量(拼接伪影)	影响 3D 成像质量(拼接伪影)	影响门控,导致图像不理想	影响门控,导致图像不理想	影响门控图像
患者因素影响图像质量	声窗受限 狭窄的视野 由于肥胖、慢性阻塞性肺病和手术后条件伴限制	通常需要对经食管检查患者进行镇静	仅用于血流动力学稳定 呼吸影响大	仅用于血流动力学稳定 幽闭恐惧症 呼吸影响大	仅血流动力学稳定患者使用
时间分辨率	几乎是实时成像 可以采集多个心动周期	几乎是实时成像 可以采集多个心动周期	160~200ms 完整的心动周期需要回顾采集	30~50ms 稳定自由进动序列	每个心动周期 8~16 帧
空间分辨率	依赖超声频率和深度	高于经胸超声(超声频率增高)	0.5mm 新一代 CT 扫描	5~8mm 0.9~1.2mm 通过心电图和呼吸门控(3D 采集)	9~10mm A-SPECT 或者 4~5mm D-SPECT 4~5mm PET
心肌灌注成像	微泡造影增强——有前景,但未获得 FDA 批准	不适用	可用但还不是主流,可提高 CT 诊断的准确性	良好	优秀 PET > SPECT
心包评估	评估血流动力学的最佳方式	解剖评估适用	评估解剖优秀(包括钙化)	评估解剖与血流动力学都优秀	不适用
组织特征	增强对比受限	受限	良好的亨氏 CT 值单位	优秀	对于瘢痕、梗死是良好的分子成像技术
心外结构	受限	受限	优秀	优秀	受限制,除非行 CT 衰减矫正

CMR. 心脏磁共振成像;CTA. 计算机断层血管造影;C/I. 禁忌证;COPD. 慢性阻塞性肺疾病;eGFR. 估计肾小球滤过率;ECG. 心电图;FDA. 美国食品药品管理局;ICD. 植入式心脏复律除颤器;LVAD. 左心室辅助装置;PET. 正电子发射断层摄影术;PPM. 永久起搏器;SPECT. 单光子发射计算机断层摄影术;SSFP. 稳态自由进动序列

a. 值得注意的是 MRI 安全的 PPM 和一些中心对 ICD 患者进行 CMR 的事实

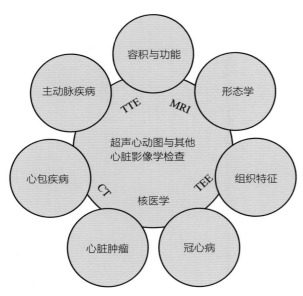

▲ 图 48-1　本章大纲。在其他成像方式的背景下讨论了 7 个主要超声心动图主题

TTE. 经胸超声心动图；MRI. 磁共振成像；TEE. 经食管超声心动图；CT. 计算机断层扫描

积测量的准确度高、重复性好，降低了 2DE 中几何假设带来的误差[3]。还应注意，不同成像模式所测容积不能互换使用。例如，与金标准 CMR 相比，CT 可能高估右心室容积，而超声心动图可能会低估右心室容积[4]。尽管 3D 经胸与经食管超声心动图测量准确，可与 CMR 媲美，但也往往会低估容积与功能[5]。

准确评估左心室收缩功能对于拟行植入心律转复除颤器或心脏再同步化治疗的患者、和那些长期依赖于左心室射血分数（LVEF）某个临界值的患者，以及接受心脏毒性药物化疗的患者至关重要。超声心动图使用应变或二维（2D）斑点追踪进行形变成像，可以准确评估左心室整体和局部收缩功能。LVEF 明显下降前，应变分析可以提高检测心肌病亚临床心肌功能障碍的敏感性。当对左心室射血分数（LVEF）有疑问时，需要进行多模态成像。此时，通常进行多门控采集（MUGA）核成像或 CMR，这两种方法是评估左心室收缩功能最准确和可重复性最好的方法。回顾性门控 CCTA

也能准确评估 LVEF，但通常用于其他适应证。

由于右心室的几何形状复杂，评估右心室的大小和功能具有挑战性。在 TTE 中，右心室大小通常通过视觉评估或"目测"。用于评估右心室大小和功能的各种替代方法都各有各的局限性。3DE 可以评估容积并补充 2D 测量。虽然 3DE 测量准确，但与 CMR 相比，它耗时长且容易低估容积。很少有研究者通过 3DE 测量右心室的大小和功能。CMR 是评估右心室大小和功能的金标准。与 CMR 相比，超声心动图"目测"法在评估右心疾病患者的右心室大小和收缩功能的作用是有限的，尤其是在不同的超声心动图检查者之间存在差异性[6]。与 CMR 相比，心脏 CT 可以提供准确且可重复性的右心室容积测量，与 3DE 一样，它也是 CMR 禁忌证患者的另一种选择[7]。

慢性瓣膜反流病变引起的"超负荷"，以及心内和心外分流的程度，最好用心室扩张程度来衡量。当二尖瓣反流（MR）和主动脉瓣关闭不全（AI）病变处于中到重度时，超声心动图很难准确评估这些病变的严重程度。尽管缩流颈、有效反流口面积和反向血流（MR 中的肺静脉和 AI 全舒张期中的主动脉反向血流）都是衡量瓣膜功能障碍严重程度的有效指标，但在确定是否需要手术或经导管介入治疗时，反流容积、反流分数和左心室扩张才是最关键的指标。超声心动图是评估和监测心脏瓣膜疾病的绝佳工具，对 AI 和 MR 的患者具有 1B 级推荐级别。CMR 适用于中度或重度 AI（B 期、C 期和 D 期）且回声图像欠佳的患者，以及评估左心室收缩和舒张容积、功能及 AI 严重程度[8]。与超声心动图一样，CMR 对 AI 的评估也具有 1B 级推荐级别，是筛查主动脉相关病变的有用工具。主动脉磁共振血管造影（MRA）或 CTA 适用于检查超声心动图（1C 级）不能准确或完全评估的主动脉窦、窦管交界处和胸主动脉形态，同样也适用于主动脉瓣二叶畸形的患者。主动脉瓣大小和形态的系列评估可以通过三种模式中的任何一种来实现（1C 类）。当左心室和右心室容积、功能和 MR 严重程度不能通过 TTE（1B 类）满意地解决时，慢性原发性 MR 患者也可使用 CMR 来评估。也有证据表明，当 TTE 评估 MR 的严重程度影响到关键的临床决策时，例如是否行二尖瓣手术，应考虑 CMR 检查（图 48-2 和图 48-3）[9]。对于慢性原发性 MR 的评估，TEE 切面可提供 MR 严重程度、MR 机制和（或）左心室功能状态（IC 类）的非诊断性信息。

TTE 易于发现心血管分流导致的心腔增大。当三尖瓣近端有明显分流时，通常右心房和右心室发生扩张，而三尖瓣远端的分流则导致左心室扩张（如室间隔缺损或动脉导管未闭）。关于分流的存在，TTE 还有其他证据可以佐证。例如，右心室功能保留患者通过三尖瓣与肺动脉瓣的血流速度会增加。TEE 检查可以辅助分流形态的定位和定性。同时，TEE 也可以评估 Qp : Qs，其值等于（$CSA_{RVOT} \times VTI_{RVOT}$）/（$CSA_{LVOT} \times VTI_{LVOT}$）。与其他成像方式相比，超声心动图是筛查卵圆孔未闭的最易选择。虽然传统上超声心动图和血管造影术是评估心脏分流的主要工具，但 CCTA，尤其是 CMR 也被证实具有极高意义。

CCTA 是一种检查结构性心脏病的极好方式，包括间隔缺损、肺静脉异位引流及动脉和静脉的解剖结构，但在功能分析方面很有限。CT 可以进行容积分析，但由于瓣膜病变存在反流及高剂量的辐射，还需要使用回顾性门控，这就阻碍了容积分析的进行。CMR 已经成为用于定性解剖和评估功能的准确的无创检查方法。CMR 使用体积电影成像和相位对比电影成像实现了精确的分流量化（图 48-3）。相位对比技术通过控制磁化的相位，得出流动的血液和静止组

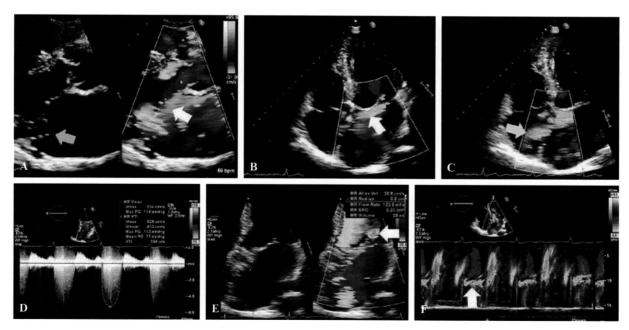

▲ 图 48-2　二尖瓣反流合并房间隔缺损（TTE）

一名 58 岁的男性出现呼吸困难，并发现有收缩期杂音。TTE 发现明显的二尖瓣反流和房间隔缺损。由于双重病理，准确的超声心动图定量分析具有挑战性，因此将患者转诊行 CMR（图 48-3）。TTE 心尖四腔心切面可见 P2 区连枷样运动（A，绿箭）和二尖瓣偏心反流，偏向前侧（A 和 B，白箭），以及穿过房间隔缺损的收缩期血流（C，橙箭）。彩色 M 型与整个收缩期二尖瓣反流相一致（白箭，F）。用 PISA 公式计算的二尖瓣反流容积为 38ml（D 和 E，PISA 半径用白箭表示）。CMR. 心脏磁共振成像；PISA. 近端等速表面积；TTE. 经胸超声心动图

织之间的对比。这种方法在没有明显湍流的情况下提供了准确的容积和速度的测量，是最准确的无创检查方式。

三、形态学

左心室质量是一个重要的预后参数，应尽量体现在影像检查报告中，特别是高血压患者。TTE 测量左心室质量的方法有多种，包括 M 型和 2DE 线性方程，以及其他基于 2D 的公式，如截椭球（truncated ellipsoid）法和面积长度（area–length）法。对于线性方法，可以通过体表面积指数使用一维 Devereux 公式计算质量，但其依赖于正常形状的 LV。与 2DE 相比，3DE 的优势在于消除了几何假设中的潜在误差。实际上，通过 3DE 估算左心室质量具有与金标准 CMR 相当的准确度[10]。虽然不常使用 CT 评估左心室质量，但其准确度尚可[11]。核影像技术对左心室质量的评估不太准确。

TTE 可用于初步筛查先天性或获得性心脏病的结构异常。有经验的超声医生和阅片者可以通过模式识别推断出可能的原因或做出鉴别诊断。如上所述可以检测异常的扩张腔室，而 3D 容积成像模式的解剖图像可以精准定位缺损和变异的解剖结构。3DE、CCTA 和 CMR 的容

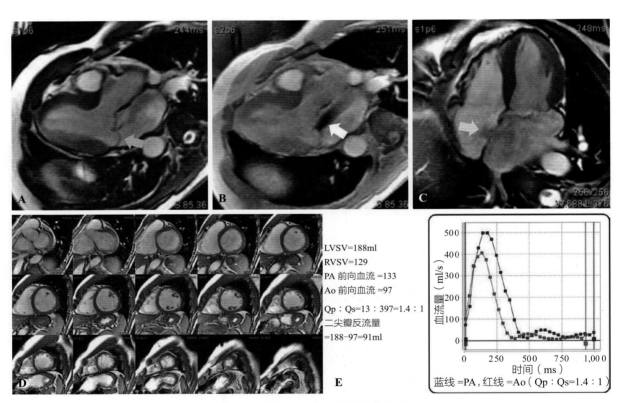

LVSV=188ml
RVSV=129
PA 前向血流 =133
Ao 前向血流 =97
Qp : Qs=13 : 397=1.4 : 1
二尖瓣反流量
=188-97=91ml

蓝线 =PA，红线 =Ao（Qp : Qs=1.4 : 1）

▲ 图 48-3　二尖瓣反流合并房间隔缺损（CMR）

图 48-2 所示同一二尖瓣反流合并房间隔缺损患者的 CMR 图像。A. 3Ch SSFP 图像中绿箭指向处可以清楚地看到后瓣叶 P2 成连枷样运动；B. 3Ch FSPGR 图像中白箭所指处显示二尖瓣反流的前向偏心性射流；C. 4Ch SSFP 图像中橙箭指向处可见穿过房间隔缺损的收缩期血流。通过追踪 CMR 短轴切面（D，SSFP）上每个层面的心内膜，获得左、右心室舒张末期和收缩末期容积，从而得出左心室和右心室的每搏量。肺动脉和主动脉前向血流量也用相位对比序列（E 中显示的血流曲线）进行评估。QP : QS 为 1.4 : 1，二尖瓣反流量为 91ml。这个病例说明了当存在明显的房间隔缺损时，二尖瓣反流容积在 TTE 上是如何被低估的，以及 CMR 在这种情况下的作用。4Ch. 四腔心切面；3Ch. 三腔心切面；ASD. 房间隔缺损；CMR. 心脏磁共振；FSPGR. 快速扰相梯度回波；LVSV. 左心室每搏量；PISA. 近端等速表面积；RVSV. 右心室每搏量；SSFP. 稳态自由进动序列；TTE. 经胸超声心动图

积成像可实现先天性畸形的多平面重建。事实上，多模态成像在诊断、介入决策、确认不同疗法的使用指征及监测和随访方面都至关重要。由于出生时患有先天性心脏病（CHD）的患者可以活到成年，所以成年 CHD 患者越来越常见，此类患者需要终身随访和护理。虽然超声心动图在所有患者中都是常规使用，但也常需要联合多模态成像检查，特别是对术后患者或患有复杂 CHD 的患者。CT 和 CMR 的三维容积成像可以对心脏解剖、主动脉、肺动脉和静脉回流进行全面评估。综上，通过 3DE、CT 和 CMR 可以实现心室容积和功能的定量分析。虽然 CT 具有良好的空间分辨率，但在分流评估中 CMR 具有复杂流量测量的优势。

冠状动脉畸形非常少见，发生率为 0.2%～1%[12]。由于冠状动脉畸形引起临床症状的患者通常比较年轻，出现的症状可能与阵发性心肌缺血有关，如胸痛、晕厥、室性心律失常或心脏性猝死。对于疑似冠状动脉畸形的患者，可使用超声心动图确诊，但其预测价值仍有争议[13]。与成人心脏科医生相比，儿童心脏科医生更擅长通过 TTE 寻找冠状动脉的异常起源。CCTA 的显著优势是对冠状动脉解剖结构的描述，包括冠状动脉的开口和走行（图 48-12）。CCTA 将评分 9 分用于评价冠状动脉畸形的适用标准[14]。CMR 对分析冠状动脉近端的走行也很有意义，对于年轻患者而言，为避免电离辐射，通常可以首选 CMR。

对于心脏腔室形态异常的患者，需要使用超声心动图做初步检查，然后再使用多模态成像检查。如严重肥厚型/肥大心肌病、不明病因的扩张型和限制性心肌病、左心室致密化不全、心内膜纤维化和偶发的 Takotsubo 心肌病（图 48-4），以上仅举几例。当 TTE 做出或提示新的诊断时，通常推荐使用 CMR。CMR 除了提供良好的解剖影像，还能额外提供某些特殊心肌疾病的组织学特征。通过互补的成像技

术确诊后，常使用 TTE 进行随访监测。

四、组织特征

心肌的组织影像学特征为心肌病和原因不明的左心室重量增加的患者提供了虚拟的活体组织切片。除了高血压和主动脉狭窄外，心室质量增加的潜在原因有多种，这可能对治疗和预后有重要意义。当左心室肥大或室壁增厚程度与临床不符时，应考虑进一步评估。TTE 评估心肌组织特征的选择有限，包括组织回声测量（组织密度的替代指标）和心肌超微结构改变的动态变化[15]。超声波遇到直径小于入射波长的反射体可以产生背离探头的散射波，也称为背向散射积分，是评估组织密度的唯一有用的回波工具。组织中的胶原蛋白会引起超声波的散射和衰减，是重要的决定因素；然而，这种方法的可行性是有限的。另外，组织特征最常用检测是 CMR，其次是心脏 PET。

炎症、梗死和浸润主要通过 CMR 钆对比剂延迟增强显像（LGE），但也可以在不需要对比剂的情况下，使用其他特殊序列对病理组织进行显像。水在长 T_2 弛豫时间中是特殊的对比剂，因此水肿组织呈高信号。利用该特性与黑血成像技术相结合可检测急性心肌细胞肿胀和间质积液[16]。该技术用于鉴定急性心肌炎、急性心肌梗死、应激性心肌病（Takotsubo 心肌病）和移植排斥反应，随着 T_2 mapping 的出现将有所改进。另外，T_1 加权序列会使脂肪组织呈高信号。这些序列在判定心包膜中的心外膜是有用的，心包脂肪层为区分脏层心包和壁层心包提供了极好的对比。致心律失常的右心室心肌病的脂肪浸润或心脏肿瘤也可以用这项技术识别。心肌中的铁沉积可以通过 CMR 心肌 T_2 star map 的独特形式进行评估（图 48-5）。该方法已通过活体组织验证，可直接检测和定量活体的心肌铁沉积[17]。有三种通

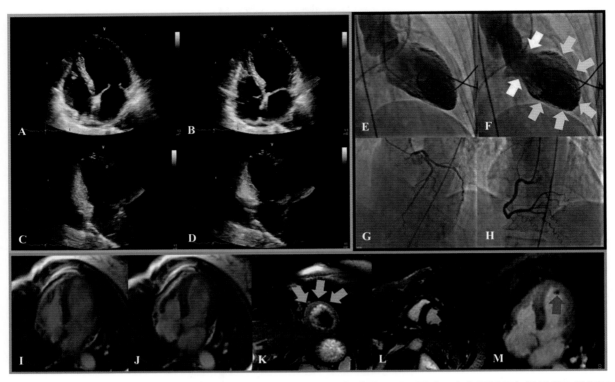

▲ 图 48-4　**Takotsubo 心肌病。一名 67 岁的女性患者因运动引起胸痛和呼吸困难。心电图显示复极异常和肌钙蛋白轻度升高**

A 至 D. 显示 TTE 图像（橙边）；E 到 H. 显示左心导管检查图像（黑边）；I 到 M. 显示 CMR 图像（灰框）。TEE 显示所有中段和心尖段具有高动力的基本功能动度（A 和 C 中的 A4Ch 和 A2Ch 切面是舒张期，B 和 D 是收缩期）。左心导管检查显示出收缩期的经典"章鱼壶"外观（F；橙箭：所有中段和心尖运动减弱；白箭：肌层功能亢进）。非阻塞性冠状动脉疾病（G 和 H 分别显示左冠状动脉和右冠状动脉）。行 CMR 以排除心肌炎。4Ch 和 2Ch SSFP 显示上述的壁运动异常（I 和 J）。脂肪抑制的 T_2 加权图像表明中部（绿箭）和心尖炎症（K）。延迟钆增强影像学检查未见强化，无梗死或浸润，与 Takotsubo 心肌病诊断一致（L）。在钆增强后的长 TI 时间序列（M）上发现心尖血栓（红箭）。在入院第 5 天再次进行 TTE 检查，显示左心室收缩功能完全恢复。当再次使用对比增强的 TTE 进行检查时，发现心尖血栓仍然存在。A4Ch. 心尖四腔心切面；A2Ch. 心尖两腔心；CMR. 心脏磁共振成像；SSFP. 稳态自由进动序列；TTE. 经胸超声心动图

过使用钆对比剂的方法可以区分心肌。在使用对比剂时，通过动态成像观察静息或负荷心肌的首次灌注过程。早期钆对比剂增强在注射后 1～3min 内出现，延迟钆对比剂增强在注射后 5～20min 出现。钆是一种重金属，会累积在扩大的细胞外间隙中，当钆对比剂增强显影时，则提示炎症（水肿）、纤维化或浸润。增强模式至关重要，LGE 从心内膜延伸至心肌（心内膜下 LGE）通常表示不同程度的心肌梗死。LGE 模式用于检测缺血性心肌病的特异性已在大量病因不明收缩功能障碍患者的冠状动脉造影和 CMR 检查研究中得到证实[18]。室壁中段或心外膜下 LGE 可见于心肌炎和各种心肌病。LGE 的节段定位、分布（局灶性或斑片性）和范围通常能为病理过程提供潜在线索[19]。通常心脏广泛性系统性淀粉样变性会导致检测处于两难境地，即由于钆对比剂动力学改变，心肌不能充分"抑制"被淀粉样斑块浸润的其他器官中的钆对比剂（图 48-6 和图 48-7）。T_1 mapping 能进一步区分各种心肌病的可能病因，并能更早地发现心肌间质纤维化。

炎症、瘢痕和冬眠心肌的分子成像也可以通过核显像实现。在 PET 方面，通过控制心肌代谢得到心肌存活／休眠或炎症的成像，包

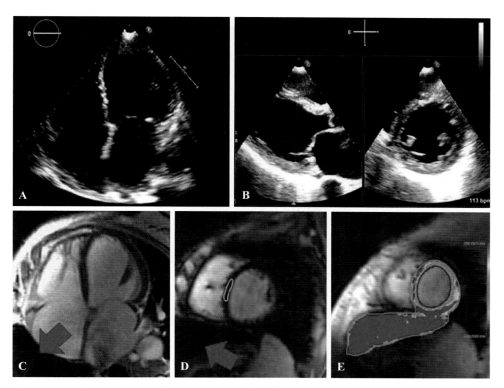

▲ 图 48-5　铁过载心肌病。一位 70 岁的严重非缺血性扩张型心肌病女性患者的具有代表性的 TTE（A 和 B）和
CMR 图像（C 至 E）

该患者左心室功能严重减退（A 和 B 分别是 A4Ch、PSLA 和 PSSA 切面）。行 CMR 检查，T_2^* 分析证实心肌中铁含量增加。肝脏 SSFP 序列上显得异常暗（C，红箭），提示可能处于铁过载的状态。获得 T_2^* 图，并在室间隔的心肌周围绘制感兴趣区域（D，LV 的短轴）。随后的分析（E）显示 T_2^* 值的平均值为 5ms，其正常值大于 20ms。A4Ch. 心尖四腔心；CMR. 心脏磁共振成像；LV. 左心室；PSLA. 胸骨旁长轴；PSSA. 胸骨旁短轴；SSFP. 稳态自由进动序列；TTE. 经胸超声心动图

括肉芽肿性炎症和感染。在炎症的情况下，要求患者在 12～16h 内实行高脂肪、高蛋白、无碳水化合物的饮食。这种饮食改变控制了正常心肌细胞的能量来源，导致几乎只代谢脂肪酸。随后注射 ^{18}F- 氟代脱氧葡萄糖（FDG），45～60min 后采集 PET 图像。在准备充分的患者中，FDG 亲和力表现在由巨噬细胞和中性粒细胞摄入 FDG 引起的炎症区域（图 48-8）。这项技术用于心脏结节病的诊断和监测治疗，以及可能患有心内感染（如器械感染或人工瓣膜心内膜炎）的患者。另一种控制心肌代谢的方式是通过给予葡萄糖负荷，然后静脉注射胰岛素来驱动葡萄糖和 FDG 进入缺血或休眠的心肌细胞。正常心肌细胞的主要代谢是脂肪酸代谢（脂肪酸与葡萄糖的比例为 80∶20）。但是，

休眠心肌几乎只进行糖酵解。在 PET 静息心肌灌注成像时出现显著的充盈缺损，代表瘢痕或心肌休眠。在显著的静息灌注充盈缺损中出现 FDG 亲和力被称为灌注 - 代谢不匹配，提示心肌休眠或存活心肌。其他用于表征心肌组织的分子技术包括 ^{99m}Tc 标记焦磷酸盐 SPECT 技术，它可以将转甲状腺素蛋白（TTR）淀粉样变性与其他形式的心脏淀粉样变性区分开来，如 AL 淀粉样变性。

CT 应用于确定心肌组织病理特征方面尚在研究中，并且受到较高的辐射剂量（例如增强前和增强后成像）的限制。另外，CT 易于识别钙化和心肌变薄或瘢痕。Hounsfield 分级用于评估心脏肿块和心包疾病，在区分脂肪、水、空气、血液产物和钙化等方面相对准确。

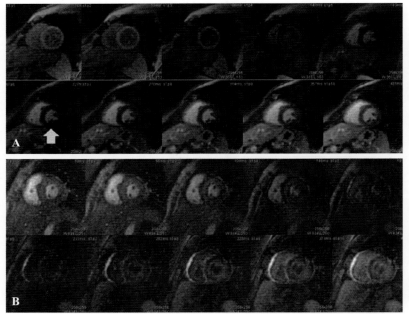

◀ 图 48-6 心脏淀粉样变性中钆动力学改变

A. 正常患者注射钆对比剂 8min 后连续 10 次 T_1 加权的反转时间（TI）的图像。此序列中的第六张图像（橙箭）是合适的 TI 时间，因为心肌被充分抑制并且血池明亮。使用此序列以选择正确的 TI 时间进行心肌延迟增强成像。B. 序列与图 48-5A 中患者在使用钆对比剂 5min 后进行的序列相同。由于广泛的全身和心脏淀粉样变性导致钆的动力学改变，因此无法选择合适的 TI 时间。A4Ch. 心尖四腔心切面；CMR. 心脏磁共振成像；LV. 左心室；PSLA. 胸骨旁长轴；PSSA. 胸骨旁短轴；SSFP. 稳态自由进动序列；TTE. 经胸超声心动图

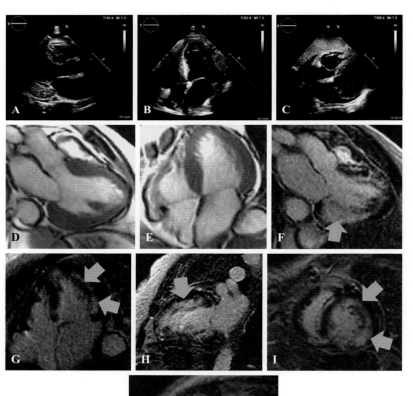

◀ 图 48-7 心脏淀粉样变性

TTE 和 CMR 图像（A 至 J），显示了一名 70 岁男性的心脏淀粉样变性的特征，该患者最初被诊断为保留射血分数的心力衰竭。TTE PSLA 和 A4Ch 切面（A 和 B）显示严重的向心性左心室肥大，但 LV 收缩功能正常。可见双心房增大和心包积液。在剑突下切面中可以看到 RV 肥厚及房间隔增厚（C）。CMR SSFP 序列显示相似的发现（D 和 E 分别为 3Ch 和 4Ch 切面）。心肌延迟增强梯度回波序列（F 至 J），显示弥漫性心内膜下（绿箭）钆延迟强化与广泛的心脏淀粉样变性一致（F、G 和 H 分别为三、四和两腔心切面，I 和 J 是短轴切面）A4Ch. 心尖四腔心切面；CMR. 心脏磁共振成像；LV. 左心室；PSLA. 胸骨旁长轴；RV. 右心室；SA. 短轴；SSFP. 稳态自由进动序列；TTE. 经胸超声心动图

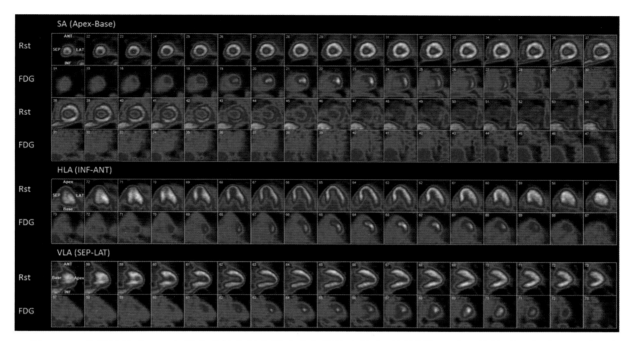

▲ 图 48-8　心脏结节病。一名患有非缺血性心肌病和复发性室性心动过速的 45 岁男性接受了心脏 PET 结节病研究

SA、HLA 和 VLA 图分别显示了静息灌注图像和新陈代谢或 FDG 图像。这些图像显示侧壁 FDG 摄取活跃，灌注正常，提示该区域炎症反应活跃，无瘢痕形成。这些发现高度提示心脏结节病。ANT. 前；FDG. ^{18}F- 氟脱氧葡萄糖；HLA. 水平长轴；INF. 下；LAT. 侧面；PET. 正电子发射断层扫描；Rst. 静息；SA. 短轴；SEP. 隔；VLA. 垂直长轴

五、冠状动脉疾病

正确认识不同成像方式在冠心病（CAD）评估中的优缺点是十分必要的。借助各种成像工具（图 48-9 至图 48-12），我们能够通过各种形式的负荷试验来评估冠状动脉狭窄的存在及其影响，显示冠状动脉解剖（包括斑块形态），评估梗死心肌的存活率，并观察缺血性心脏病（IHD）的后遗症。

对于中等可能 IHD、可以解释的心电图（ECG）异常和出现中度以上身体功能障碍或未致残并发症的患者，ⅠA 类推荐不行影像学运动负荷实验[20]。尽管标准运动负荷试验可有效评价远期预后，但其诊断准确率不高，灵敏度和特异度分别为 73%～90% 和 50%～74%[21]。对于中到高度可能性 IHD、无法解释的心电图异常、出现中度以上身体功能障碍或未致残并

发症的患者，推荐 TTE 或核素心肌灌注成像（myocardial perfusion imaging，MPI）的运动负荷试验（ⅠB 类推荐）（图 48-9 和图 48-10）。CMR 的药物负荷试验也适用于这类患者（Ⅱa 类）（图 48-11）。在可解释心电图异常患者中，ⅡA 类推荐使用 TTE 和核素 MPI 进行负荷试验，ⅡB 类推荐使用 CCTA 检测。在出现中度以上身体功能障碍或伴有致残并发症的患者，ⅠB 类推荐使用 TTE 或核素 MPI 的药物负荷试验。对 IHD 可能性较低的患者，Ⅱa 类推荐药物负荷试验。当 IHD 可能性为低至中等时，Ⅱa 级推荐 CCTA。对于具有中等 IHD 可能性的患者、既往测试结果正常且有持续症状的患者、既往负荷试验结果不确定或者无法接受核素 MPI 或 TTE 的患者来说，使用 CCTA 也是可行的。中低度预见梗阻性 IHD 可能性的患者Ⅱb 类推荐进行冠状动脉钙化评分。总之，心脏病专家或

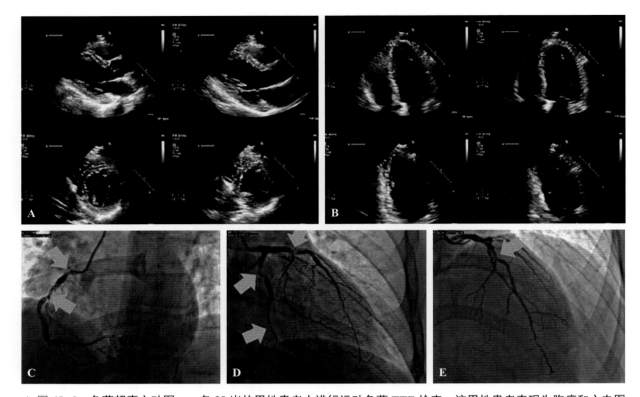

▲ 图 48-9 负荷超声心动图。一名 39 岁的男性患者中进行运动负荷 TTE 检查，该男性患者表现为胸痛和心电图异常（左前束支传导阻滞）。他锻炼了 9 : 02min，达到 10 个代谢当量和 88% 的目标心率。负荷试验因呼吸急促和胸前导联 ST 段压低 1 mm 而停止。静息时下侧壁运动减退，左心室射血分数（LVEF）为 55%（A 和 B）。负荷实验中，前外侧壁的中部到远端、下外侧壁和心尖部运动严重减退，LVEF 45%（A 和 B）轻度降低。LHC 显示三支冠状动脉病变，右冠状动脉中度狭窄（C，绿箭），LAD 和 LCx 重度狭窄（D 和 E，绿箭）

CAD. 冠状动脉疾病；ECG. 心电图；LAD. 左前降支；LCx. 左旋支冠状动脉；LHC. 左心导管检查；LVEF. 左心室射血分数；Mets. 代谢当量；RCA. 右冠状动脉；TTE. 经胸超声心动图

内科医生有很多选择，但可能没有一个特定的、最佳的测试方式。评估 CAD 的首选成像方式在各医学中心有所不同，但通常都与可用成像设备的质量相关。在进行选择时，还应考虑 PET 所获得的冠状动脉血流储备和 CMR 灌注所获得的微血管疾病方面的额外信息。CCTA 的血流储备分数提高了特异性，它将有可能成为 CT 设备中的一种辅助的临床工具[22]。

在冠状动脉解剖成像方面，超声心动图可以在某种程度上确定冠状动脉的起源，但不能评估血管腔，而核素 MPI 则可评估。联合使用 CMR 与 MRA 有助于评估冠状动脉近端的走行，排除异常结构并可能提供一种替代 CCTA 用于冠状动脉解剖成像的方法。CCTA 是冠状动脉检查的金标准，使用先进的设备，可通过一个心动周期获得整个心脏的解剖影像，具有较好的空间分辨率，可显示冠状动脉的解剖结构、起源和走行。还能评估血管壁和管腔，估计狭窄程度和某些特殊组成成分斑块的独特信息，以及发现高风险的病变。除上述适应证外，在探查新发心力衰竭或接受中危非心脏手术的中危 / 高危患者、评估急性胸痛的搭桥手术及可疑或已知冠状动脉畸形时，也应考虑 CCTA（图 48-12）。

CMR 在急诊胸痛患者分类的应用中已得到证实。CMR 静息灌注合并 LGE 在检测急性冠状动脉综合征中非常准确（对非 ST 抬高型心肌梗死的敏感性为 100%，对 ACS 的敏感性和

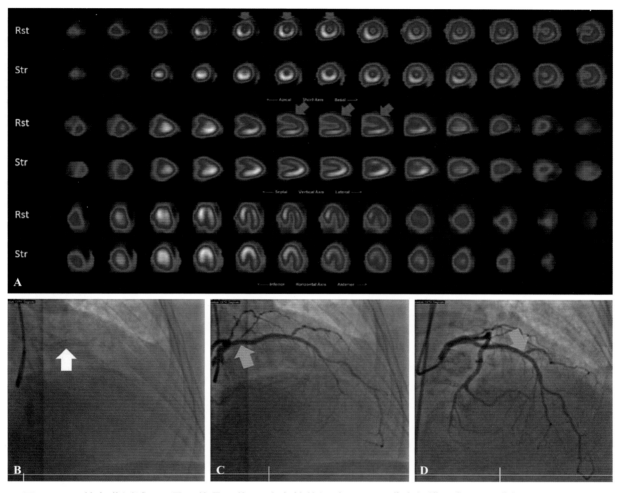

▲ 图 48-10 核负荷测试。**A** 显示的是一位 **65** 岁女性的运动 **SPECT** 灌注扫描，在 **LAD** 进行 **PCI** 后出现劳累性胸痛（**B**，白箭显示注射对比剂前冠状动脉支架）。她进行了 **5∶30min** 的锻炼，达到 **6** 个代谢当量，达到 **78%** 目标心率。负荷测试因胸痛和胸前外侧导联 **ST** 段压低 **2mm** 而停止。**SPECT** 图像显示了前壁的可逆灌注缺损（**A**，红箭；最上面一行：负荷灌注；最下面一行：静息灌注）。**LHC** 显示 **LAD** 的第一（弓形）和第二对角支的狭窄（**C** 和 **D**，绿箭）

LAD. 左前降支；LHC. 左心导管检查；PCI. 经皮冠状动脉介入治疗；SPECT. 单光子发射计算机断层扫描

特异性分别为 84% 和 85%）[23]。对于肌钙蛋白阳性的胸痛患者，CMR 也是确定原因有效工具，例如左心导管检查中漏诊的阻塞性 CAD、心肌炎或应激性心肌病。

超声心动图是评估 IHD 和心肌梗死后遗症的主要检查方法。通过 TTE 可以轻松评估心室大小、室壁运动、变薄 / 瘢痕、机械并发症如瓣膜反流、室间隔缺损、游离壁破裂和室壁瘤形成等，并在急性或慢性条件下随时间进行监控。增强 TTE 检查对诊断左心室血栓的敏感度

高。CMR 在缺血性心肌病从诊断到后遗症和生存评估方面的应用有大量文献报道。如前几节所述，CMR 可精确评估功能、室壁运动异常、室壁变薄和继发 MR。可以准确地描述动脉瘤的位置、大小和壁厚。CMR 还被证明具有探查或确认血栓存在的能力。使用长 TI 时间延迟钆显像可以为心肌和无血管血栓提供良好的对比度（图 48-4M）。

心肌活性的评估在心血管成像中是一个有争议的领域，目前有三种方法可以评估肌肉是

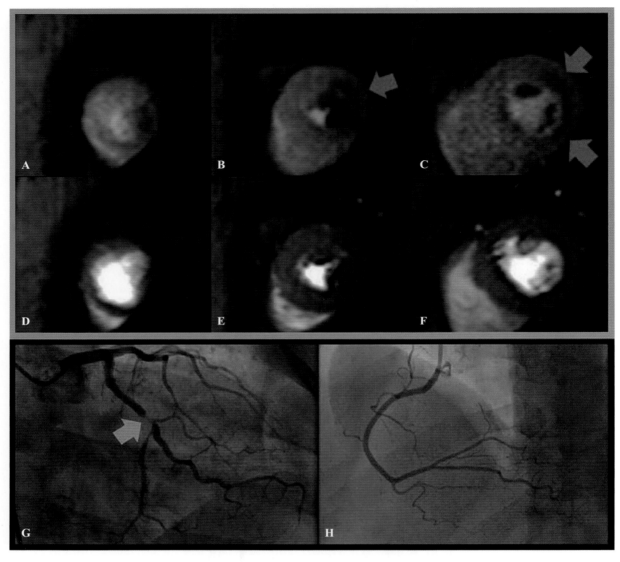

▲ 图 48-11　负荷心脏 MRI。一名 50 岁的硬皮病女性患者的血管扩张药（Regadenoson）负荷 CMR（灰框）呈阳性，表现为胸闷和肌钙蛋白轻度升高 [（上排：负荷灌注（A 至 C）；下排：静息灌注（D 至 F）]。负荷灌注显示严重基底和中部侧壁灌注缺损（红箭）。LHC（G 为左冠状动脉，H 为右冠状动脉）显示 LCx 近端严重离散性狭窄（绿箭）CMR. 心脏磁共振成像；LCx. 左旋支冠状动脉；LHC. 左心导管检查

否还有活性，包括多巴酚丁胺负荷超声心动图（DSE）、对比增强 CMR 和细胞核活性研究。在可诱导缺血和休眠心肌的患者中，血运重建可能导致局部和整体左心室功能、心力衰竭症状和长期预后得到改善[24]。DSE 评估收缩期储备力，但在所有可应用成像方式中敏感性最低。SPECT 在识别休眠方面略胜一筹，但 STICH（缺血性心力衰竭的外科治疗）试验对这两种模式的效用都提出了挑战[25]。PET 相对 SPECT 具有较高的灵敏度和空间分辨率。心肌血流量（氨或铷）和 FDG 摄取（灌注 – 代谢匹配）都减少的区域被认为是不可逆转的损伤，尽管存在灌注缺陷（灌注 – 代谢不匹配），但 FDG 摄取相对保留或增加的区域也被认为是缺血区，但仍具有功能[26]。通过 CMR 使用三个参数来帮助确认心肌的活性：舒张末期室壁厚度、小

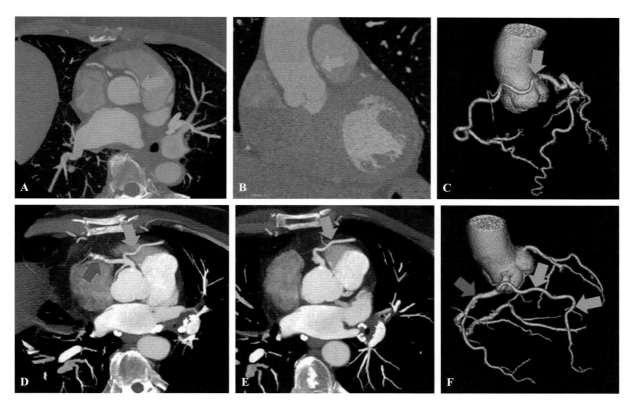

▲ 图 48-12　冠状动脉 CT 血管造影展示了 CT 冠状动脉造影在评估冠状动脉异常方面的实用性

A 和 B. 显示主动脉和肺动脉之间的 RCA 异常走行（动脉间走行）。锐角支（A，绿箭）在短轴上呈狭缝状（B，绿箭）；C. 3D 重建图显示了右冠状动脉起源于左冠状动脉窦并与左冠状动脉相邻（绿箭）；D 和 E. 显示左前降支异常起源于右冠状动脉近端（红箭，也有 RCA 钙化），并向前方走行（肺动脉前走行）；F. 3D 重建清楚显示了 LAD 起源于 RCA。3D. 三维；CT. 计算机断层扫描；LAD. 左前降支；RCA. 右冠状动脉

剂量多巴酚丁胺负荷 CMR 和 LGE。舒张末期壁厚＜ 5.5 或 6mm 与血运重建后功能恢复的可能性低有关 [27, 28]。小剂量多巴酚丁胺 [≤ 10μg/（kg·min）] 负荷 CMR 也用于评估心肌活性 [28, 29]。收缩期壁增厚 2mm 以上提示功能可能随着血运重建而恢复。CMR 的 LGE 透壁程度是评价心肌活性的金标准技术。LGE 以瘢痕组织透壁率＜ 50% 作为预测功能恢复的临界值，它具有较高的敏感性和较高的阴性预测值 [30, 31]。对比增强 CMR 结合小剂量多巴酚丁胺刺激似乎是最准确的方法，越来越多的证据支持它。

六、心脏肿瘤

根据 22 个大样本尸检数据，原发性心脏肿瘤的发生率约为 0.02%（每百万例尸检中有 200 例是肿瘤，其中 1/4 是恶性肿瘤）[32]。另一方面，心脏转移瘤是常见心脏肿瘤的 20～40 倍。非肿瘤性心脏肿块也可能是假性心脏肿瘤，例如血栓，心包囊肿 / 肿瘤和突出的解剖结构。引起心脏肿块的可能原因很多，这给诊断带来了挑战。然而，多模态成像可以显示心脏肿块的活体组织特征，这在诊断和手术决策中至关重要。

心脏肿物通常是在超声心动图上偶然发现的，这也是评价肿物的首选方法（图 48-13）。实时的高时间分辨率可以很好地确定肿物的流动性，并显示心脏或瓣膜功能受损的情况。3DE 和 TEE 可以更准确地评估形态。TEE 还可

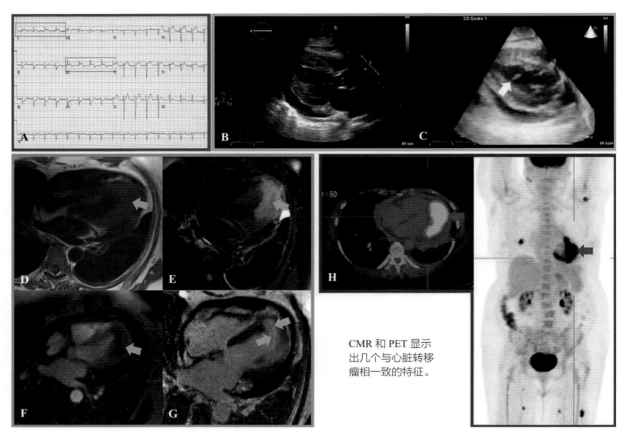

CMR 和 PET 显示出几个与心脏转移瘤相一致的特征。

▲ 图 48-13　心脏转移瘤。一名 65 岁的女性吸烟患者胸痛，在心电图上表现为 ST 段抬高（A）。左心导管检查显示非梗阻性冠心病。TTE（橙框）显示侧壁和心尖的增厚和功能减退，以及 LV 腔内的活动回声密度（白箭，C）和中等程度的心包积液（B 和 C 显示代表性的二维和三维 TTE 的 PSLA 图像）。该患者经 CMR 检查后（灰框），发现结果与浸润的原发性或继发性肿瘤一致，如绿箭所示。T_1 上为等信号（D），T_2 上为高信号，脂肪抑制表明水肿 / 发炎（E），异常灌注（F），心肌延迟增强对钆不同程度的摄取（G）。随后根据流程（先前描述）进行心脏 PET / CT（紫框）检查，在侧壁和心尖显示 FDG 亲和力（红箭，H）。全身 FDG PET 显示右肺（橙箭，H）、左腋窝、右腮腺、左股骨及心脏中的 FDG 亲和力。肺活检病灶显示肺腺鳞癌

CMR. 心脏磁共振成像；FDG.^{18}F– 氟脱氧葡萄糖；LV. 左心室；PET/CT. 正电子发射断层扫描 / 计算机断层扫描；PSLA. 胸骨旁长轴切面；TTE. 经胸超声心动图

以提供更清晰的成像，特别是起源于心房中的肿物，是术中指导心内疾病经皮穿刺活检的有用工具。超声心动图可安全监测肿瘤大小。如前所述，超声造影可以更准确地显示心脏肿块的位置和大小。然而，TTE 和 TEE 在显示组织特征和评价心外结构方面存在局限性。

在 TTE 上发现的肿物的位置、附着点、外观和移动性通常能提示潜在的病因。但是，只有通过多模态影像才能进一步缩小鉴别诊断的范围。CT 由于其出色的空间分辨率，常用于检查较小的病灶。出于同样的原因，CT 也能提供良好的解剖学信息，以及对心脏和心外结构全面的评估。在 3D 工作站分析容积数据集可以更好地识别病变的解剖特征。CT 还能显示血管丰富 / 增强、血管侵犯，偶尔还能发现新生血管。另一个优点是可以对拟行肿物切除的患者进行冠状动脉评估。对于疑似瓣膜病变，如乳头状纤维弹性瘤或瓣膜赘生物，通常考虑 CCTA 检查。CT 也是评价钙化肿物的最佳方法，对于已知的 CMR 禁忌证患者或其他无创方法成像不

充分的患者，CT 可作为一种备选检查方式。

CMR 通常是心脏肿瘤评估的首选影像学检查方法，主要是由于其良好的软组织特征对比（图 48-13）[33]。相对较高的时间分辨率、多平面成像功能和不受限制的视野，以及没有电离辐射也是其优势。CMR 可以通过不同的 T_1 和 T_2 加权成像序列，以及静息灌注、早期和延迟增强模式来实现组织的特征化。T_1 加权序列与 T_1 加权脂肪抑制序列可以区分肿块中的脂肪，而 T_2 加权脂肪抑制序列可以确定反应水肿的水含量，其影像特征通常存在于恶性肿瘤和黏液瘤中。病变部位灌注显影提示血管丰富，是肿瘤的重要特征，通常提示恶性肿瘤。通过早期和延迟钆增强模式在不同肿瘤中的显像，可以进一步完善鉴别诊断。对于各种心内肿瘤，都必须通过长 T_1 时间延迟钆增强序列来排除血栓（如前文所述）。例如，当心肌内有一个真性肿瘤时，心肌标记技术可以通过评估心肌收缩和显示收缩和非收缩组织之间的区别来评估肿瘤，这样可以显示肿瘤是否浸润心肌组织。

核成像在评估心脏肿瘤中也十分重要。FDG 和奥曲肽是 PET 成像常用的示踪剂。FDG-PET 是肿瘤学中通过评估葡萄糖代谢活性来检测和追踪肿瘤的标准成像工具（图 48-13）。心肌代谢必须切换到以脂肪酸为主的状态，就像前面描述的炎症和感染成像一样。与原发性良性肿瘤相比，原发性恶性肿瘤和转移性心脏肿瘤的标准摄取值更高 [34]。FDG-PET 成像也可以识别原发性肿瘤和（或）远处转移。该技术的一个缺点是，正常的代谢活动可能会掩盖小的病变，褐色脂肪也可能呈阳性，例如房间隔脂肪瘤样肥厚。奥曲肽闪烁显像术（也称为生长抑素受体闪烁显像术）用于检测类癌和神经内分泌肿瘤。奥曲肽是一种类似于生长抑素的药物，并经过 ^{111}In 进行放射性标记。值得注意的是，无功能催乳素腺瘤在奥曲肽闪烁显像术中通常呈阳性。生长抑素受体阳性的神经内分泌肿瘤患者更有可能对奥曲肽治疗有反应，就像 FDG-PET 一样，治疗反应可以用奥曲肽闪烁显像术监测。

七、心包疾病

心包疾病的临床表现多种多样，可能不与心包本身相关，而与全身性疾病有关。急性心包疾病的进展通常很迅速，结合病史和体格检查可以基本明确其潜在的发展过程。然而，许多慢性心包疾病的确诊经常较难，因此需要综合的多模态成像来辅助诊断。2013 年发表了一篇关于"心包疾病患者多模态心血管成像建议"的专家共识声明，这是首个多模态成像应用于心包疾病的指南 [35]。TTE 是评估心包疾病的首选影像学检查。通常还需要进行其他检查，但是不确定哪个是最好的备选检查。最终，患者可能会被安排做多项检查，得到多项检查结果。反复咨询心血管成像专家，可以避免患者接受不适当或不必要的检查，并避免进行不完整或没有诊断价值的检查 [36]。

急性心包炎是一种较常见的疾病，通常根据病史、检查、心电图和实验室检查发现便可确诊。TTE 是心包积液相关疾病的筛查工具，并应在出现症状的 24h 内完成。纤维素性心包炎提示炎性病因或可能的血块。可能还需要急诊 TTE 来排除引起 ST 段抬高的其他危险因素。尽管 TTE 不能有效地测量心包厚度，但 TEE 已被证实可以，且与 CT 相当 [37]。当心包炎与预后不良指标相关时（发热＞ 38℃、亚急性病程、对标准治疗的初始反应无效或血流动力学障碍），应考虑进一步影像检查。后续的检查，敏感度最高的是 CMR [35]。当急性心包炎后出现治疗困难或并发症时，如药物治疗无效，演变为复发或慢性心包炎并可能有狭窄的症状时，也应进行 CT 或 CMR 检查。与创伤、肿瘤性疾病、主动脉夹层、脓胸或急性胰腺炎相关的心包炎通常需要额外的影像学检查。

CT 和 CMR 可清楚地观察心包并确定其增厚，而累及心包的炎症可以通过 CMR（T$_2$ 加权成像和 LGE）来显示。偶尔需要 CMR 随访监测疾病改善或其他情况。

当需要定位和定量分析心包积液时，或当积液的情况复杂、可疑包裹性积液、存在凝块时，CT 是一项重要的辅助研究工具。CT 的 X 线衰减是心包积液检查的重要参数，可以判断积液性质。可以显示积液的性质。低衰减（＜10HU）通常代表浆液性或渗出液。接近脂肪的衰减值（-60～-80HU）可能代表乳糜性心包积液。衰减相对较高的物质［＞（50～60）HU］与血液更相似，提示可能是心包积血。化脓性心包炎或恶性肿瘤发现的渗出性积液衰减的 CT 值为 10～50HU。另外，还可以进一步定性分析心包积液。漏出性积液通常在 T$_1$ 加权图像上呈低信号，而出血性或渗出性积液通常呈中等或高信号。心脏压塞是一种可以通过 TTE 确诊的临床疾病。在紧急医疗情况下，转诊行 CT 或 CMR 是不恰当的，可能会延误治疗时机对患者不利。还可以使用 TEE 评估术后声窗较差或心包积液甚至心脏压塞的患者。CT 可以指导治疗由包裹性或复杂性心包积液引起的亚急性心脏压塞。建议在超声心动图引导下进行心包穿刺。

在美国和欧洲，心脏手术史、特发性心包炎与缩窄性心包炎是引起心包缩窄最常见的原因[38]。结核性心包炎在发展中国家仍然很见。影像学检查结果通常具有提示性，但不能确诊，因此，心包缩窄的诊断具有挑战性。针对这类患者，应尽早进行 TTE，排除引起呼吸困难的关键原因，以及与右心衰竭一致的症状和体征。尽管 TTE 对心包缩窄诊断的敏感性和特异性不高，但可显示典型的 2D 超声特点包括室间隔呈抖动或跳动状运动、下腔静脉扩张和心肌萎缩。二尖瓣和三尖瓣同时在吸气和呼气时的血流多普勒和组织多普勒成像有助于区分缩窄性与限制性心肌病。应变成像也有助于区分两种病变，整体应变在缩窄性心包炎的周向应变明显降低，在限制性心包炎的纵向应变显著降低[35]。然而，在一些病例中超声心动图仍然不能明确诊断，这提示需要进一步进行 CT、CMR（图 48-14 和图 48-15）或有创的心导管检查。如前所述，CT 和 CMR 可以很好地显示心包厚度（正常＜2mm）。在临床中，心包厚度≥4mm 则提示心包缩窄。然而，正常的心包厚度也不能排除心包缩窄[39]。CT 和 CMR 的形态学特征，例如管状的右心室和双房增大及 IVC 扩张和胸腔积液，也可以提示心包缩窄。CT 对心包钙化的检查效果很好，但 CMR 非常有限（图 48-14）。在另一方面，CMR 实时成像很好地显示了呼吸时室间隔的抖动，这是 CT 无法评估的特征。CMR 可提示持续性心包炎。CMR 中心肌标记的序列显示组织平面之间缺乏正常断裂，表明发炎的脏层心包和壁层心包之间的表面有粘连。舒张期充盈的突然终止也可以在稳态自由进动序列成像中发现，这提供了更多的心包僵硬的证据。最近的一项研究表明，没有心电门控的实时相位编码测速仪（类似于多普勒超声心动图）可以显示心包缩窄的生理状态下的特征性血流动力学改变[40]。因为这些发现都不是通过 CT 检查得出的，所以当超声心动图无法确诊时，通常首先考虑 CMR 检查。当多模态影像检查后仍不能确诊时，可能需要进行心导管检查。右心室和左心室同时插入导管可显示心室间的相互关系。

心包肿物和疑似先天性心包缺如也是 CT 或 CMR 的检查适应证。心包肿物包括肿瘤、囊肿和憩室，通常都可以通过 TTE 观察到。进行 CT 或 CMR 成像以进一步评估病变。多模态成像在肿块评估中的应用在第三节中已经阐述过。先天性心包缺如是一种罕见的疾病，并且可能与其他先天异常有关[41]。患者通常无症状，多数由胸部 X 光、超声心动图、CT 或

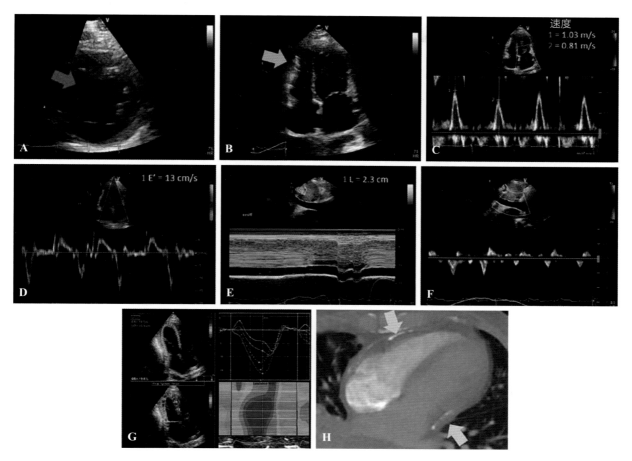

▲ 图 48-14　心包缩窄（TTE 和 CT）。患者是一位 65 岁的男性，有反复的心包炎病史，表现为腹胀加剧和踝关节肿胀。**TTE** 表现出室间隔抖动（**A**，PSSA 切面，红箭），双心房增大伴管状的 **RV**（**B**，A4Ch 切面，绿箭），呼吸性舒张期充盈（**C**，二尖瓣流入多普勒），与瓣环运动相反（**D**，内侧瓣环的组织多普勒成像）。**IVC** 扩张（**E**），呼气增加肝静脉舒张期血流逆转（**F**）。缩窄中通常发现正常的纵向应变模式，而限制性心肌病的纵向应变的值则降低（**G**，正常的整体纵向应变为 **−19.6%**）。其他适应证的 CT 扫描显示出心包钙化（**H**，橙箭）
A4Ch. 心尖四腔心切面；CT. 计算机断层扫描；IVC. 下腔静脉；PSSA. 胸骨旁短轴切面；RV. 右心室；TTE. 经胸超声心动图

CMR 检查偶然发现。这种情况的超声心动图的特征是非特异性的，包括异常的成像声窗、右心室扩大、过度的心脏运动和室间隔异常运动。患者经常因右心扩大和心内分流而转行 CT 或 CMR 检查。有更多的特异性多普勒发现已经被报道，包括上腔静脉收缩期血流减少，以及肺静脉收缩期 / 舒张期血流比值减小[42]。CT 和 CMR 实际上可以在没有对比的情况下诊断先天性心包缺如。但是，对于无症状的患者（绝大多数）是否需要明确的检查是有疑问的，因为诊断通常没有临床后果。

八、主动脉疾病

　　近端主动脉根部的测量可以通过 TTE、TEE、CT 和 CMR 完成。其正常值的参考范围已经根据年龄、性别和体型确定。各种多模态成像方式对主动脉根部大小的评估标准几乎相似。门控 CT 和 MRI 对近端主动脉的测量是最准确的，因此，当监测主动脉根部、窦管交界处和升主动脉的大小时，误差范围小，属于可以接受的范围。TTE 可以为大多数患者提供良好的主动脉根部与腹主动脉近端的图像，以

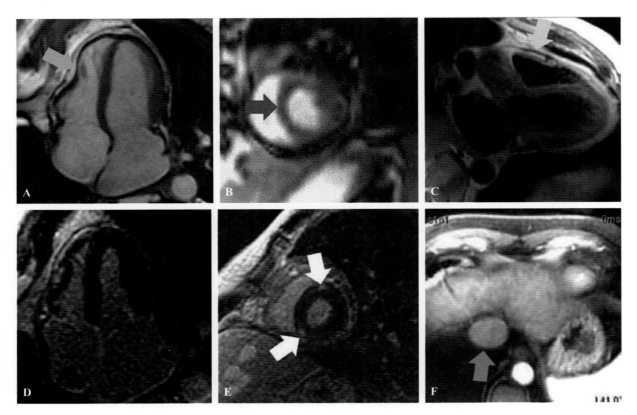

▲ 图 48-15 心包缩窄（CMR）。对图 48-14 中所述的患者进行了 CMR 检查，证实了室间隔的抖动和 RV 呈管状（A，4Ch SSFP，绿箭；B，实时短轴图像，红箭）。T_1 加权成像显示轻度的心包增厚（4 ～ 5mm，橙箭，C）。心包有斑片状强化影（D，白箭），RV 延迟钆增强，这是一个非特异性发现（E，白箭）。IVC 也在 CMR 上显示扩张（F，蓝箭）。总的来说，这些 CMR 表现高度提示心包缩窄

4Ch. 四腔心切面；CMR. 心脏磁共振成像；IVC. 下腔静脉；RV. 右心室；SSFP. 稳态自由进动序列

及升主动脉和主动脉弓图像。TTE 对于评估胸降主动脉的价值较小。在 TEE 方面，由于食管与胸主动脉接近，可以提供胸升主动脉与胸降主动脉全方位的高质量图像。然而，在 TEE 上存在一个盲区，由于气管的遮挡，部分升主动脉的远端和主动脉弓的近端可能无法看见。在某些情况下，可以通过深胃底切面来克服这一问题。多层螺旋 CT 是主动脉成像的首选技术。ECG 门控对比增强 CT 血管造影可提供良好的主动脉成像，避免了因为心脏运动引起的主动脉根部伪影。它的空间分辨率是首屈一指的。CT 血管造影不受操作人员的影响，成像质量非常稳定。限制因素是电离辐射和碘对比剂的禁忌证。它是急性主动脉综合征

的首选检查方式，也常用于主动脉病变的随访。MRI 是评估主动脉疾病的有用工具，用于诊断动脉瘤、主动脉壁溃疡和主动脉夹层，以及与主动脉炎有关的血管壁增厚区域或壁内血肿。MRI 还可以提供功能信息，包括对正向和反向的主动脉血流的量化、主动脉壁的僵硬度和顺应性，以及主动脉瓣叶的形态和运动。对于严重肾功能损害的患者，可以进行无须静脉注射对比剂的 MRA 检查。这是通过使用 3D 导航分段的稳态自由进动序列，尤其适用于 1.5T 的磁共振[43]。对于肾小球滤过率低于 30ml/min 且禁忌钆对比剂的患者，可以考虑使用该技术。

术语"急性主动脉综合征"描述了四种不

同的主动脉病变,包括经典的主动脉夹层、壁内血肿、穿透性主动脉溃疡和主动脉瘤破裂(包含或不包含)。这些情况之所以使用上述术语统称,是由于它们具有破裂和死亡的风险,需要治疗。尽管对于疑似的急性主动脉综合征,CT 是首选检查方式,但每个病例都需要单独考虑。如果患者病危,可能无法进行 CT 检查,则床旁 TTE 和(或)TEE 是唯一的选择。对于碘对比剂过敏的患者,可以考虑 MRI。对于 eGFR 低于 30ml/min,存在严重肾功能障碍的患者,碘和钆对比剂是禁忌证,必须探索其他的检查方式。虽然透析患者可以接受碘对比剂,但需要考虑当地医疗机构的因素,如专家的意见和实施的条件。CT 对主动脉夹层诊断的敏感性和特异性分别是 100% 和 98%,对壁内血肿、穿透性主动脉溃疡和主动脉瘤破裂的诊断准确率也很高。一份包括 894 名患者的 IRAD(国际急性主动脉夹层注册表)出版物显示,当首诊检查是 CT 时,确诊最快,但当首诊检查是 MRI 或经导管主动脉造影时,诊断时间显著增加[44]。

有许多情况可以模拟急性主动脉综合征,CT 和(或)MRI 作为第一线成像方式,包括主动脉炎、动脉粥样硬化斑块、既往主动脉手术史、TEE 或 CT 上的伪影(门控伪影),以及正常结构,如心包隐窝和主动脉周围脂肪。有关这些情况的详细讨论超出了本章的范围。

九、结论

超声心动图在医学中的作用从未如此重要,它可以提供导致心脏疾病病理的重要信息。在大多数情况下,超声心动图也可用于监测疾病的稳定性、改善或恶化。多模态成像用于进一步评估容积和功能、形态、解剖、CAD 的影响、组织特征、心内肿块、心包疾病和主动脉疾病。在许多情况下,使用多模态成像是对超声心动图适当的补充。超声心动图除了提供丰富的信息外,还可以指导其他成像方式的方案,并辅助确定病理的性质和程度,并指导治疗。

推荐阅读

Fihn, S. D., Gardin, J. M., Abrams, J., et al. (2012). 2012 ACCF/AHA/ACP/AATS/PCNA/SCAI/STS guideline for the diagnosis and management of patients with stable ischemic heart disease: a report of the American College of Cardiology Foundation/American Heart Association Task Force on Practice Guidelines, and the American College of Physicians, American Association for Thoracic Surgery, Preventive Cardiovascular Nurses Association, Society for Cardiovascular Angiography and Interventions, and Society of Thoracic Surgeons. *Circulation, 126*, e354–e471.

Klein, A. L., Abbara, S., Agler, D. A., et al. (2013). American Society of Echocardiography clinical recommendations for multimodality cardiovascular imaging of patients with pericardial disease: endorsed by the Society for Cardiovascular Magnetic Resonance and Society of Cardiovascular Computed Tomography. *Journal of the American Society of Echocardiography, 26*, 965–1012.e1015.

Lang, R. M., Badano, L. P., Mor-Avi, V., et al. (2015). Recommendations for cardiac chamber quantification by echocardiography in adults: an update from the American Society of Echocardiography

and the European Association of Cardiovascular Imaging. *Journal of the American Society of Echocardiography, 28*, 1–39.e14.

Nishimura, R. A., Otto, C. M., Bonow, R. O., et al. (2014). 2014 AHA/ACC guideline for the management of patients with valvular heart disease: a report of the American College of Cardiology/American Heart Association Task Force on Practice Guidelines. *Journal of the American College of Cardiology, 63*, e57–e185.

Taylor, A. J., Cerqueira, M., Hodgson, J. M., et al. (2010). ACCF/SCCT/ACR/AHA/ASE/ASNC/NASCI/SCAI/SCMR 2010 appropriate use criteria for cardiac computed tomography. a report of the American College of Cardiology Foundation Appropriate Use Criteria Task Force, the Society of Cardiovascular Computed Tomography, the American College of Radiology, the American Heart Association, the American Society of Echocardiography, the American Society of Nuclear Cardiology, the North American Society for Cardiovascular Imaging, the Society for Cardiovascular Angiography and Interventions, and the Society for Cardiovascular Magnetic Resonance. *Circulation, 122*, e525–e555.

第 49 章
心脏外科术中经食管超声心动图
Transesophageal Echocardiography for Cardiac Surgery

Douglas C. Shook　著

宋海波　译

一、概述

经食管超声心动图（TEE）作为外科医生、心脏内科医生和麻醉科医生的医疗设备已被广泛应用于术中规划。术中 TEE 的使用已成为心脏手术治疗的标准，而术中超声心动图医生（intraoperotive echocardiographer，IE），通常是一名麻醉医生，已成为心脏手术诊疗团队的成员。本章将明确 IE 角色定位及其术中检查工作内容。

二、术中超声心动图医生的定位

IE 是心脏外科手术团队不可或缺的成员（框 49-1）。明白什么是高效的心脏外科手术团队非常重要。团队成员有着明确的共同目标，为了患者的转归互相协作，而患者的转归很大程度上取决于团队的运作方式。建立团队的协作文化和有效沟通已被证明可以降低手术环境中的死亡率[1]。特别是在心脏外科手术中，了解心脏手术病例中复杂的相互作用可能会提高患者的安全性和团队的有效协作[2, 3]。IE 需要熟悉心脏手术室内的每个团队成员，以及掌握他们各自承担的手术流程。这个工作氛围可能与他们通常在手术室外的其他工作环境非常不同。

框 49-1　心脏外科手术团队

- 心脏外科医生
- 心血管麻醉医生
- 术中超声医生
- 灌注师
- 医生助理
- 护士
- 研究员
- 住院医生
- 外科技术员

IE 应该在手术的关键节点出现，以期正面影响手术流程。IE 是一位临床协同流程专家，成功的手术结果"输出"取决于他们从术中 TEE 检查中获得的信息，并与整个手术团队沟通的专业"输入"。正如报道，从术中 TEE 检查中获得的信息对麻醉患者管理、手术计划和患者预后有重要影响。术中评估的主要目的是确认主要诊断和新的病理生理学改变，讨论检查，包括检查对麻醉管理的影响，并指导和评估手术结果。目的是在手术过程的每个阶段 [体外循环（CPB）、体外循环中、体外循环停机和体外循环后] 制订一个跨学科的行动计划。

三、术中经食管超声心动图对心脏外科手术的影响

一些研究支持术中 TEE 在心脏外科领域的应用[4-6]。Minhaj 等报道了连续接受心脏手术的 283 例患者。87 例患者中有 106 个新的 TEE 发现，其中 1/2 涉及二尖瓣，1/4 涉及三尖瓣，且新的发现优化了 25% 的手术时间。此外，术中 TEE 检查获得的信息影响了 3% 的患者对 CPB 的需求。在 2 名患者中，TEE 检查提示重新启动 CPB，在另一名患者的 TEE 信息提示取消手术计划。Eltzschig 等对 12 566 名在同一家机构接受心脏手术的患者进行了研究，分析了术中 TEE 对手术决定的影响。总的来说，在所有研究的患者中，超过 9% 的患者在 CPB 前后进行的术中 TEE 检查结果影响了心脏手术的决策。TEE 对合并冠状动脉旁路移植术（CABG）和瓣膜手术的患者影响最大（CPB 前为 12.3%，CPB 后为 2.2%），其次是单独瓣膜手术（CPB 前为 6.3%，CPB 后为 3.3%），然后是单独应用 CABG（CPB 前为 5.4%，CPB 后为 1.5%）。Mishra 等报道了 5016 例心脏手术中使用 TEE 的病例。总的来说，研究发现 39% 的患者在 CPB 前受益于 TEE，而在 CPB 后的检查中受益类似。TEE 引导的血流动力学干预帮助或修改了手术计划，并明确了体外循环后的问题，例如需要旁路移植体翻修或不充分的瓣膜修复。表 49-1 为手术处理中最常见的外科手术调整和相关术中 TEE 新发现。

目前的指南由心血管麻醉医师协会、美国麻醉医师协会和美国超声心动图协会制订，进一步确立了 TEE 在心脏手术中的作用[7, 8]。

心脏手术（针对成年无禁忌证患者）

(1) 所有的心内直视和胸主动脉手术都应该使用 TEE。

(2) 冠状动脉搭桥术患者应考虑使用 TEE。

表 49-1　最常见的外科手术调整和新的经食管超声心动图发现[4-6]

已调整或添加的规程	检查新发现
三尖瓣修复或置换	• 三尖瓣反流
二尖瓣修复或置换	• 新的显著反流 • 无反流 • 赘生物 • 瓣叶穿孔或腱索断裂 • 环状钙化
主动脉修复或置换	• 新的明显反流或狭窄 • 赘生物或脓肿 • 无反流 • 主动脉瓣下隔膜
房间隔缺损或卵圆孔未闭修补或闭合	• 新或显著缺损
主动脉内气囊泵植入	• 心室衰竭或缺血
升主动脉动脉瘤修补	• 动脉瘤
非体外循环冠状动脉旁路移植术（CABG）代替体外循环	• 升主动脉钙化
室间隔缺损（VSD）闭合	• 新或显著缺损
左心室辅助装置植入	• 心室衰竭或缺血
血栓切除	• 检查发现血栓
病例取消	• 多个病因
放弃微创手术	—

四、术中 TEE 检查的目的

术中全面检查获得的信息应用来确认和完善术前诊断（框 49-2）。这种信息的获取是基于显示术中 TEE 的实用性的研究，特别是在瓣膜和主动脉手术中[9-14]。此外，作为 CPB 前全面检查的一部分，术中 TEE 已被证明，可以发现新的或未被怀疑的问题[15]。术前 CPB 检查的信息应纳入患者麻醉管理，并对手术方案做出相应调整。最后，TEE 应评估手术干预的结果以优化患者的预后，并基于可能的检查结果或新发现做出重新启动 CPB 的必要性评估（框 49-3）。

框 49-2　术中经食管超声心动图的检查目的

- 确认和完善术前评估
- 确定是否需要计划外手术治疗
- 确定影响患者管理的心功能障碍
- 插管和灌注策略
- 明确外科手术的具体问题
- 预测与手术相关的并发症
- 评估体外循环停机后手术的具体结果，以及整体评估结构和功能

框 49-3　重新启动体外循环的原因[5]

- 附加旁路移植术或翻修
- 翻修或更换瓣膜
- 附加瓣膜手术
- 心室功能障碍
- 肿块切除术或血栓切除术
- 主动脉夹层或升主动脉修复
- 室间隔缺损或房间隔缺损
- 进一步排气或优化药物管理

表 49-2　适用于二尖瓣手术的体外循环前术中检查[17]

术中检查	发现示例
确认和完善术前评估	• 通过二尖瓣二维 / 三维成像和多普勒评估，确认和细化二尖瓣反流的机制、位置和严重程度
确定是否需要进行计划外的外科手术干预	• 与严重二尖瓣反流有关的继发病理生理改变 • 术中应该处理的、新的意外发现（中度 / 重度二尖瓣反流）
确定影响患者管理的心功能障碍	• 预期之外的心室功能障碍 • 主动脉瓣反流 • 左上腔静脉（影响冠状动脉窦逆行停搏液灌注）
插管和灌注策略	• 找到影响插管类型或手术入路的卵圆孔未闭分流
明确外科手术的具体问题	• 修复或更换瓣膜
预测与手术干预相关并发症	• 修复后二尖瓣狭窄 • 二尖瓣前叶收缩前移产生左心室流出道梗阻 • 明显的二尖瓣环钙化清除导致房室分离风险 • 心室功能障碍

五、术中经食管超声心动图检查

检查 IE 作用的最好方法是给出一个在手术室进行二尖瓣修补的原发性二尖瓣反流患者的详细例子。IE 起到的作用和检查的步骤可以应用于任何使用术中超声心动图的外科手术。

理想情况下，IE 会检查所有的术前图像，并在患者进入手术室之前与外科医生初步评估二尖瓣的机制和功能。外科医生和 IE 之间的这种合作培养了一种关系，这种关系不仅对当前患者的康复结果，而且对手术计划的长期成功至关重要[16]。CPB 前检查应包括确认和细化诊断，确定是否需要计划外的手术干预，计划插管和灌注策略，处理手术特定问题，预测术后并发症（表 49-2）[17]。

最初的 CPB 前 TEE 检查应该是全面的

（第 4 章）。所获得的信息需要及时传达给心脏外科团队的其他成员，因为这可能会影响患者的预规划管理、插管和灌注策略，及需要额外的外科手术干预。主要的病理改变应是检查重点，在二尖瓣反流的病例中是二尖瓣。IE 应结合二维（2D）和三维（3D）成像及二尖瓣的多普勒超声检查，以确定二尖瓣反流的机制、位置和严重程度（图 49-1）。IE 评估二尖瓣装置（瓣环、瓣叶、腱索、乳头肌和左心室）的各个方面，以确定它们对二尖瓣反流机制的单独及协同影响（图 49-2 至图 49-7）。对于成功的瓣膜手术，术中检查最重要的方面可能是确定瓣膜功能障碍的确切机制（见以前各章关于每个瓣膜和心室的病理学）[18]。针对二尖瓣修复，Shah 和 Raney 最近发表了一篇对经典的 Carpentier 瓣叶运动描述的修订版，其中包含了

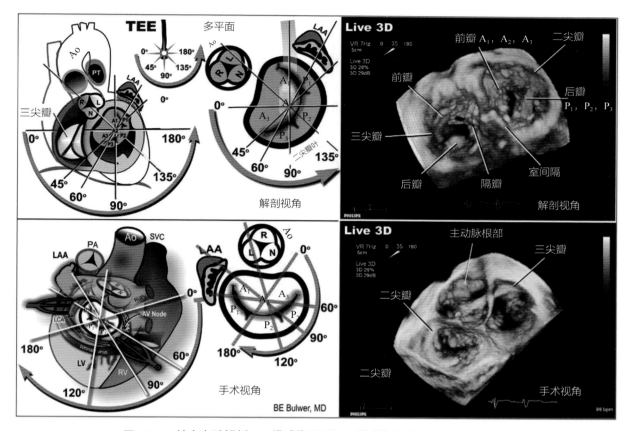

▲ 图 49-1　结合心脏解剖、二维成像平面和三维成像来确定二尖瓣反流的机制

Ao. 主动脉；LAA. 左心耳；LCA. 左冠状动脉；LV. 左心室；PA. 肺动脉；RV. 右心室；RUPV. 右上肺静脉；SVC. 上腔静脉；TEE. 经食管超声心动图（图片由 Bernard E. Bulwer, MD, FASE 提供）

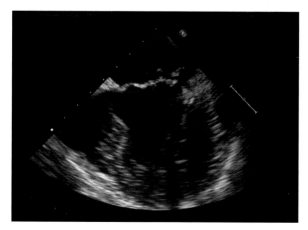

▲ 图 49-2　食管中段四腔心切面显示连枷状后叶（Carpentier 2 型）。图像也显示了前叶在二尖瓣环上方脱垂

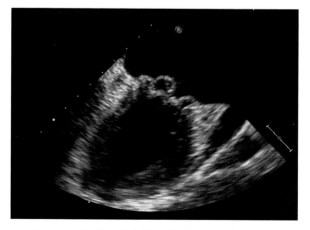

▲ 图 49-3　食管中段交界切面显示连枷状后叶（P_2），后 - 内侧乳头肌腱索断裂看起来造成了较宽的连枷宽度。此外，P_3/A_3、A_2 瓣体、A_1/P_1 小叶也脱垂至交接区瓣环上方，呈双叶脱垂

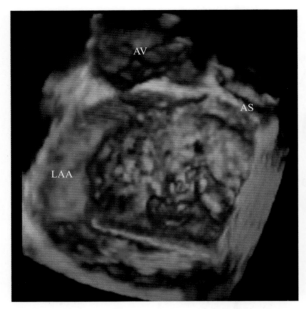

▲ 图 49-4　二尖瓣的门控三维采集，图像上方为主动脉瓣（AV），左侧为左心耳（LAA）（左心房外科医生视角的二尖瓣视图）。这证实了从后内侧乳头肌发出的腱索断裂和 P_2 连枷瓣叶。此外，整个瓣膜（前瓣和后瓣）隆起和脱垂

AS. 房间隔

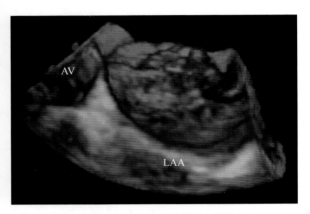

▲ 图 49-5　与图 49-4 为同一门控三维采集数据集；然而，数据集被转到近场左心耳（LAA）的瓣环水平来观察瓣膜。在这个视图中更易观察到双瓣叶脱垂

AV. 房室

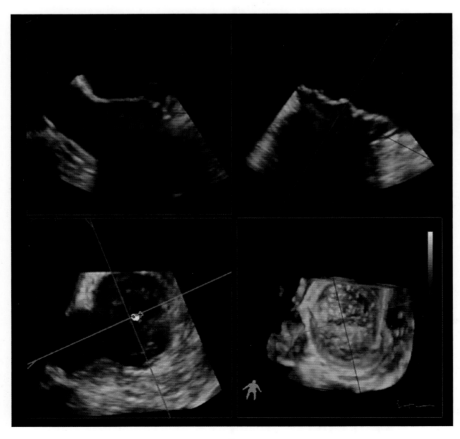

◀ 图 49-6　该图在相同的三维数据集上使用多切面重建技术对收缩期的 A_1/P_1 至 A_3/P_3 二尖瓣进行扫查。这一技术可以准确测量瓣叶长度和瓣环尺寸。此外，更容易确定瓣膜病变的部位

我们自 1983 年首次发表以来对瓣叶运动病理的更深入理解（表 49–3）[16, 19, 20]。

术中检查的结果将告知手术团队，以讨论

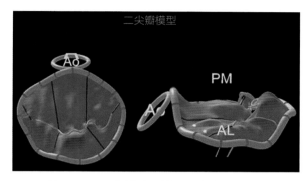

▲ 图 49-7　二尖瓣叶和瓣环的收缩期静态模型

注意：尽管存在广泛的原发性瓣膜病，瓣环仍呈收缩期马鞍形。AL. 前外侧；Ao. 主动脉；PM. 后内侧

表 49–3　基于术中超声心动图检查的二尖瓣病变的分类[16]

瓣叶运动类型	举　例
1 型：瓣叶运动正常	• 穿孔 • 瓣叶裂隙 • 瓣环扩张（无瓣叶拴系）
2 型：瓣叶运动过度	• 连枷瓣叶 • 瓣叶膨隆 • 双瓣叶脱垂伴连枷
3 型：瓣叶运动受限	• 收缩期和舒张期受限 　– 风湿性瓣膜病 • 对称收缩限制 　– 扩张型心肌病 　– 缺血性心肌病 　– 扩张瓣合并瓣叶拴系 • 非对称收缩限制 • 局灶性拴系 – 节段性缺血功能障碍
4 型：瓣叶收缩期前向运动	• 肥厚型心肌病 • 修复后收缩期前向运动（SAM） • 血流动力学诱发 SAM 　– 血容量减少 　– 正性肌力药物刺激 　– 心动过速
5 型：复合条件	同一瓣膜中存在 1～4 型的组合

瓣膜的可修复性，并随后制订修复计划。IE 在了解外科医生的修复计划的基础上提供的 TEE 检查信息至关重要。不同的手术修复操作（切除 vs. 保留瓣叶），包括成形环的选择，都会影响手术的成功与否，并有助于确定修复术后瓣膜功能障碍的风险，例如术后左心室流出道梗阻[18, 21]。

超声心动图医生和外科医生之间的对话对手术干预的成功与否有着巨大的影响。事实上，手术室里的每个人都应该参与讨论，因为讨论的信息会影响团队的每个成员的决定，以及他们预测和优化患者预后的能力。

IE 的影响一直持续到 CPB 前的整个过程中。这是因为患者的病理生理可能会随着血流动力学和心功能的改变而改变，这是全身麻醉下心脏手术患者的典型特征。此外，许多研究机构利用主动脉外膜和心外膜超声心动图来规划插管，尤其是对 TEE 放置禁忌的患者作为补充成像模式[22-25]。

当外科医生打开左心房并开始检查瓣膜时，IE 应在场。手术结果需要与 CPB 前检查的影像学结果相关联（图 49-8）。每个 IE 都在自己大脑中构建不断扩展的数据库集成了他们的解剖学、影像学和外科发现的知识，以应用于未来的手术流程。这是超声心动图医生与外科医生关系的一个重要组成部分。每个心脏外科医生都有自己独特的二尖瓣手术方法。因此，每个外科医生都以不同的方式将影像信息整合到他们的手术计划中。IE 的部分职责是了解外科医生的原则性修复方法和技术，以及如何将术中检查整合到修复过程中。同样地，IE 需要了解每个特定外科医生的需求，并定制与他们的沟通方式，在外科决策过程中给予外科医生最好的协助。

患者一旦进行 CPB 开机后，IE 仍然可能需要评估在转机过程中可能出现的并发症。在体外循环停机之前，对手术干预的详细解释可

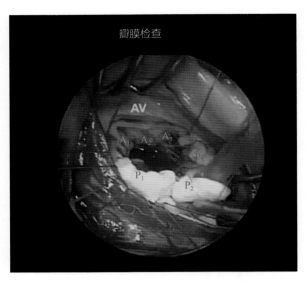

▲ 图 49-8　二尖瓣的外科医生视角图像

注意瓣叶分区和用来定方位的主动脉瓣位置。焦点在宽基底呈连枷状 P₂ 小叶。注意瓣叶冗长与术中超声所见一致。A₁、A₂、A₃ 和 P₁、P₂、P₃ 代表 Alain Carpentier 所描述的二尖瓣叶解剖分区

表 49-4　二尖瓣手术体外循环后的术中检查[17]

术中检查	术中所见举例
评估整体心血管功能（与 CPB 前检查相比）	• 心室功能障碍 • 显著的三尖瓣反流
诊断特定外科操作的并发症及机制	• 残余二尖瓣反流 • 修复后二尖瓣狭窄 • SAM 与左心室流出道梗阻 • 瓣周反流（如果瓣膜被置换） • 房室分离（少见）
注意与插管和 CPB 有关的并发症	• 主动脉夹层或血肿 • 微气体栓塞引起的局部缺血

CPB. 体外循环；SAM. 收缩期前向运动

以帮助 IE 和整个手术团队预测体外循环术后并发症。特别地，对于二尖瓣修复，讨论必须包括外科医生使用的修复技术，以及修复术中使用的成形环的类型和大小。IE 将这些信息合并到 CPB 后的评估中，特别是如果修复效果不佳，以确定可能出现的任何问题或并发症的最佳解决方法。对于二尖瓣修复术的 CPB 后，IE 应着重于确定是否存在二尖瓣反流、修复后狭窄和由于二尖瓣前叶收缩期前移导致的左心室流出道梗阻。通过了解修复细节，IE 可以更好地确定修复失败的机制，并为重新修复和更换瓣膜提供指导。

除了评估二尖瓣修复外，IE 还必须进行另一项全面的 CPB 后 TEE 检查，以评估心血管功能，确定与 CPB 前检查相比的任何变化，并排除如主动脉夹层等与 CPB 相关的并发症（表 49-4）。在体外循环手术后患者的病理生理存在持续变化，因此需要 IE 评估心脏结构和功能，并协助手术团队管理患者，直到患者转移到重症监护病房。沟通和跨学科的决策持续整个手术过程，IE 在其中作为团队的一个成员，能确保患者得到可能的最好转归。

六、术中经食管超声心动图对非心脏手术的影响

除了在心脏外科手术患者中使用 TEE 外，在非心脏外科手术患者中，术中超声心动图也有作用。由心血管麻醉医师学会、美国麻醉医师学会和美国超声心动图学会制订的指南有助于明确术中 TEE 在非心脏外科患者中的作用[7, 8]。

非心脏手术（成年无禁忌证患者）

• 如果设备和专业知识是可用的，TEE 应用于抢救无法解释的危及生命的持续循环不稳定患者（"急救"TEE），与矫正治疗无关。

• TEE（作为术中监护）有可能被纳入正常手术计划，患者已知或怀疑心血管病理会导致严重的血流动力学、肺或神经系统损害时。

并非所有的手术环境都能在意外发生危及生命的紧急情况（如严重和（或）长期低血压或心搏骤停）时紧急进行 TEE 检查。如果设备和人员可用，有证据支持术中 TEE 提供的信息，可以帮助诊断潜在的病理生理学，可以辅助治疗决定，可以建议或改变手术干预[26-29]。典型的"抢救"TEE 诊断包括心室功能障碍、

心肌缺血、肺栓塞、心包积液、低血容量、主动脉夹层和主动脉破裂。同样重要的是，TEE 也可以排除这些诊断，因而治疗团队可以将他们的治疗重点放在其他方面。在紧急血流动力学和心搏骤停手术中使用 TEE 的好处之一是，成像不会中断高级心脏生命支持（advanced cardiac life support，ACLS）干预，如胸部按压。由于这一优点，TEE 不仅可以帮助确定主要诊断，还可以监测 ACLS 干预的成功。TEE 如何在血流动力学不稳定或心搏骤停的手术患者中建立主要诊断并影响决策的例子可在表 49-5 中看到。当 TEE 被使用时，无论是在抢救情况下还是在心搏骤停期间，它改变或指导手术干预 13%～55% 的时间 [26, 28, 29]。

术中 TEE 也被证明可以有效地监测适当选择的非心脏手术患者的心脏结构和功能。其中影响最大的是神经外科、肝移植和骨科手术，以及大血管、胸部和腹部手术。最常见的基于术中 TEE 监测的医疗干预包括快速补液、启动抗缺血性治疗，并指导血管加压药或正性肌力药治疗 [30]。在多个研究中，有 9%～24% 的患者有新的 TEE 发现或其他未知的缩血管和强心药物 [15, 31, 32]。框 49-4 总结了研究中注意到的一些新发现。一项研究指出，在血管患者中，约 3% 的时间 TEE 指导了手术过程的改变。

总的来说，术中 TEE 在非心脏手术中的影响最大的是心搏骤停病例，以及有严重的、无法解释的血流动力学不稳定的患者。指南针对这一影响建议，当存在威胁生命的血流动力学不稳定需要持续修正治疗时，术中 TEE 应该使用。TEE 作为术中监测手段，对指导治疗和手术决策尚需完善，但受益最大的是风险较高的非心脏手术和已知或疑似的可能导致严重的血流动力学、肺或神经损害的心血管病变（表 49-6）。

IE 是手术团队的重要组成部分，IE 提供的信息对麻醉患者的管理、手术计划和预后有重要影响。术中 TEE 已成为心脏手术的标准诊疗

表 49-5　经食管超声心动图检查影响严重血流动力学不稳定或心搏骤停治疗举例 [26, 28, 29]

TEE 发现	治疗管理措施
正常双心室功能——低血容量	液体复苏
大面积肺栓塞（PE）、右心室（RV）扩张、严重的三尖瓣反流（TR）	肺栓塞切除术
心脏压塞、右心室破裂	右心室修复术
局部左心室壁运动异常	心肌梗死的处理
右心房、右心室气体——神经外科手术中静脉气栓	从中心静脉导管抽气
右心室功能障碍——低血压	正性肌力药物支持
二尖瓣收缩期前向运动——对治疗无反应的低血压	从肾上腺素改为去氧肾上腺素和 β 受体拮抗药

框 49-4　非心脏外科手术患者的超声心动图新发现 [15, 31, 32]

- 新的整体或部分心室功能异常
- 手术过程中心室功能的变化
- 肥厚型梗阻性心肌病
- 中度至重度瓣膜狭窄或反流
- 左心房或左心室血栓
- 明显心包积液或胸腔积液

表 49-6　经食管超声心动图对非心脏手术患者的影响

TEE 指征	影响患者的百分比
心搏骤停——急救 TEE	80%～90%
急性、持续性和危及生命的血流动力学不稳定——急救 TEE	60%～70%
对心肌缺血或血流动力学紊乱风险增加的患者进行外科手术——TEE 监测	20%～50%

TEE. 经食管超声心动图

配置，其在非心脏手术中的应用已确立。目前的指南支持在所有的心内直视和胸主动脉手术中使用 TEE，它应该被考虑用于冠状动脉搭桥术的患者。在非心脏手术中，当设备和人员准备就绪时，应实施急救 TEE。当计划使用 TEE的手术或患者存在已知或可疑的心血管病理可能导致严重的血流动力学、肺或神经系统损害的心血管病理时，术中 TEE 作为心血管功能的监测可能是一个有效的辅助手段。

推荐阅读

American Society of Anesthesiologists and Society of Cardiovascular Anesthesiologists Task Force on Transesophageal Echocardiography. (2010). Practice guidelines for perioperative transesophageal echocardiography. An updated report by the American Society of Anesthesiologists and the Society of Cardiovascular Anesthesiologists Task Force on Transesophageal Echocardiography. *Anesthesiology*, *112*(5), 1084–1096.

Eltzschig, H. K., Kallmeyer, I. J., Mihaljevic, T., et al. (2003). A practical approach to a comprehensive epicardial and epiaortic echocardiographic examination. *Journal of Cardiothoracic and Vascular Anesthesia*, *17*(4), 422–429.

Reeves, S. T., Glas, K. E., Eltzschig, H., et al. (2007). Guidelines for performing a comprehensive epicardial echocardiography examination: recommendations of the American Society of Echocardiography and the Society of Cardiovascular Anesthesiologists. *Journal of the American Society of Echocardiography*, *20* (4), 427–437.

Savage, R. M., Aronson, S., & Shernan, S. K. (Eds.). (2011). *Comprehensive textbook of perioperative transesophageal echocardiography* (2nd ed.) (pp. 487–565). Philadelphia: Lippincott Williams & Wilkins.

Shah, P. M., & Raney, A. A. (2011). Echocardiography in mitral regurgitation with relevance to valve surgery. *Journal of the American Society of Echocardiography*, *24*(10), 1086–1091.

Wahr, J. A., Prager, R. L., Abernathy, J. H., et al. (2013). Patient safety in the cardiac operating room: human factors and teamwork: a scientific statement from the American Heart Association. *Circulation*, *128*(10), 1139–1169.

潘四磊　译

表 A–1　成人二维超声心动图左心室大小与功能参数正常值

参　数	男　性		女　性	
	平均值 ± 标准差	2 倍标准差范围	平均值 ± 标准差	2 倍标准差范围
左心室内径				
舒张期直径	50.2±4.1	42.0～58.4	45.0±3.6	37.8～52.2
收缩期直径	32.4±3.7	25.0～39.8	28.2±3.3	21.6～34.8
左心室容积（双平面法）				
左心室舒张末期容积（ml）	106±22	62～150	76±15	46～106
左心室收缩末期容积（ml）	41±10	21～61	28±7	14～42
按 BSA 归一化的左心室容积				
左心室舒张末期容积（ml/m²）	54±10	34～74	45±8	29～61
左心室收缩末期容积（ml/m²）	21±5	11～31	16±4	8～24
左心室 EF（双平面法）	62±5	52～72	64±5	54～74

BSA. 体表面积；EF. 射血分数

引自 Lang RM, Badano LP, Mor–Avi V, et al. Recommendations for cardiac chamber quantification by echocardiography in adults: an update from the American Society of Echocardiography and the European Association of Cardiovascular Imaging. *J Am Soc Echocardiogr.* 2015;28(1):1–39.e14.

表 A–2　二维经食管超声心动图左心室 EF 值与左心房容积正常范围及严重程度分区临界值

	男　性				女　性			
	正常范围	轻度异常	中度异常	重度异常	正常范围	轻度异常	中度异常	重度异常
左心室 EF（%）	52～72	41～51	30～40	< 30	54～74	41～53	30～40	< 30
左心房容积最大值 /BSA（ml/m²）	16～34	35～41	42～48	> 48	16～34	35～41	42～48	> 48

BSA. 体表面积；EF. 射血分数

引自 Lang RM, Badano LP, Mor–Avi V, et al. Recommendations for cardiac chamber quantification by echocardiography in adults: an update from the American Society of Echocardiography and the European Association of Cardiovascular Imaging. *J Am Soc Echocardiogr.* 2015;28(1):1–39.e14.

表 A-3　左心室质量指数正常范围

	女　性	男　性
线性方法		
左心室质量（g）	67～162	88～224
左心室质量/体表面积（g/m²）	*43～95*	*49～115*
相对室壁厚度（cm）	0.22～0.42	0.24～0.42
室间隔厚度（cm）	*0.6～0.9*	*0.6～1.0*
下侧壁厚度（cm）	*0.6～0.9*	*0.6～1.0*
二维方法		
左心室质量（g）	66～150	96～200
左心室质量/体表面积（g/m²）	*44～88*	*50～102*

粗斜体值为推荐最佳值

引自 Lang RM, Badano LP, Mor-Avi V, et al. Recommendations for cardiac chamber quantification by echocardiography in adults: an update from the American Society of Echocardiography and the European Association of Cardiovascular Imaging. *J Am Soc Echocardiogr.* 2015;28(1):1-39.e14.

表 A-4　根据左心室舒张功能的二维多普勒测量指标预测左心室松弛与充盈功能

	正　常	Ⅰ级	Ⅱ级	Ⅲ级
左心室松弛	正常	轻度受损	中度受损	重度受损
左心房压力	正常	降低或正常	升高	明显升高
二尖瓣 E/A	≥ 0.8	≤ 0.8	> 0.8 至 < 2	> 2
平均 E/e′	< 10	< 10	10～14	> 14
三尖瓣反流速度峰值（m/s）	< 2.8	< 2.8	> 2.8	> 2.8
左心房容积指数	正常	正常或升高（> 34ml/m²）	升高	明显升高

引自 Nagueh SF, Smiseth OA, Appleton CP, et al. Recommendations for the evaluation of left ventricular diastolic function by echocardiography: an update from the American Society of Echocardiography and the European Association of Cardiovascular Imaging. *J Am Soc Echocardiogr.* 2016;29(4):277-314.

表 A-5　右心室大小的正常值

参　数	平均值 ± 标准差	正常范围
右心室基底直径（mm）	33±4	25～41
右心室中段直径（mm）	27±4	19～35
右心室纵向直径（mm）	71±6	59～83
胸骨旁长轴右心室流出道直径（mm）	25±2.5	20～30
右心室流出道近端直径（mm）	28±3.5	21～35
右心室流出道远端直径（mm）	22±2.5	17～27

（续表）

参　　数	平均值 ± 标准差	正常范围
右心室室壁厚度（mm）	3±1	1～5
右心室流出道舒张末期面积（cm²）		
男性	17±3.5	10～24
女性	14±3	8～20
体表面积矫正的右心室舒张末期面积（cm²/m²）		
男性	8.8±1.9	5～12.6
女性	8.0±1.75	4.5～11.5
右心室收缩末期面积（cm²）		
男性	9±3	3～15
女性	7±2	3～11
体表面积矫正的右心室收缩末期面积（cm²/m²）		
男性	4.7±1.35	2.0～7.4
女性	4.0±1.2	1.6～6.4
体表面积矫正的右心室舒张末期容积（ml/m²）		
男性	61±13	35～87
女性	53±10.5	32～74
体表面积矫正的右心室收缩末期容积（ml/m²）		
男性	27±8.5	10～44
女性	22±7	8～36

引自 Lang RM, Badano LP, Mor–Avi V, et al. Recommendations for cardiac chamber quantification by echocardiography in adults: an update from the American Society of Echocardiography and the European Association of Cardiovascular Imaging. *J Am Soc Echocardiogr.* 2015;28(1):1–39.e14.

表 A-6　右心室功能参数的正常值

参　　数	平均值 ± 标准差	异常阈值
三尖瓣环收缩期位移（mm）	24±3.5	＜17
脉冲波多普勒S波（cm/s）	14.1±2.3	＜9.5
彩色多普勒S波（cm/s）	9.7±1.85	＜6.0
右心室面积变化分数（%）	49±7	＜35
右心室游离壁二维应变（%）[a]	−29±4.5	＞−20（幅度＜20且为负数）
右心室三维射血分数（%）	58±6.5	＜45
脉冲波多普勒心肌性能指数	0.26±0.085	＞0.43
组织多普勒心肌性能指数	0.38±0.08	＞0.54
E波衰减时间（ms）	180±31	＜119 或＞242

（续表）

参 数	平均值 ± 标准差	异常阈值
E/A	1.4±0.3	＜0.8 或＞2.0
e′/a′	1.18±0.33	＜0.52
e′	14.0±3.1	＜7.8
E/e′	4.0±1.0	＞6.0

a. 有限数据；数值可能因为不同供应商和软件而不同

引自 Lang RM, Badano LP, Mor–Avi V, et al. Recommendations for cardiac chamber quantification by echocardiography in adults: an update from the American Society of Echocardiography and the European Association of Cardiovascular Imaging. *J Am Soc Echocardiogr.* 2015;28(1):1–39.e14.

表 A–7 基于下腔静脉直径与塌陷率预估右心房压

变 量	正常值 [0～5(3)mmHg]	中界值 [5～10(8)mmHg]		高值（15mmHg）
下腔静脉直径	≤2.1cm	≤2.1cm	＞2.1cm	＞2.1cm
吸气性塌陷	＞50%	＜50%	＞50%	＜50%
其他指标				三尖瓣流入限制性充盈 三尖瓣 E/e′＞6 舒张期肝静脉血流占主导（收缩期充盈＜55%）

提供正常值与中界值的参考范围，为简单起见，建议正常值的中间值为3mmHg，中界值的中间值为8mmHg。当处于中界值（8mmHg）区间时，如果没有出现其他指标提示右心房压升高，则右心房压降低为正常值范围，如果鼻腔吸入（＜35%）时出现的塌陷最小，以及存在提示右心房压升高的其他指标，则右心房压升至高值。如果不确定，则保持在 8mmHg

表 A–8 二尖瓣成形术 Wilkins 评分系统

级 别	瓣叶活动度	瓣膜厚度	钙 化	瓣膜下厚度
1	高活动度	轻度增厚	单一区域	腱索轻度增厚
2	活动度减低	瓣尖增厚	瓣叶边缘的分散区域	腱索增厚高达 1/3
3	只有基底部瓣叶活动	整个瓣叶增厚	延伸至瓣叶中部	腱索远端 1/3 增厚
4	最小活动度	瓣叶明显增厚	广泛钙化	增厚延伸至乳头肌

理想得分为 8 分或以下

表 A–9 成人主动脉正常参考值

主动脉根部	绝对值（cm）		指数值（cm/m^2）	
	男 性	女 性	男 性	女 性
瓣环	2.6±0.3	2.3±0.2	1.3±0.1	1.3±0.1
Valsalva 窦	3.4±0.3	3.0±0.3	1.7±0.2	1.8±0.2
窦管交界	2.9±0.3	2.6±0.3	1.5±0.2	1.5±0.2
升主动脉近段	3.0±0.4	2.7±0.4	1.5±0.2	1.6±0.3

引自 Lang RM, Badano LP, Mor–Avi V, et al. Recommendations for cardiac chamber quantification by echocardiography in adults: an update from the American Society of Echocardiography and the European Association of Cardiovascular Imaging. *J Am Soc Echocardiogr.* 2015;28(1):1–39.e14.

附录 B
超声心动图的相关公式
Commonly Utilized Equations in Echocardiography

潘四磊 译

常用身体参数计算

体重指数

$$BMI = \frac{体重}{身高^2}$$

其中体重单位 kg，身高单位 cm。

体表面积（Mosteller 公式）

$$BSA = \frac{\sqrt{体重 \times 身高}}{60}$$

其中体重单位 kg，身高单位 cm。

超声心动图

左心室和右心室

左心室容积（Teichholz 公式）

$$LVEDV = [7/(2.4 + LVEDD)] \cdot LVEDD^3$$

其中 LVEDV= 左心室舒张末期容积（ml），LVEDD= 左心室舒张末期直径（mm），LVESD= 左心室收缩末期直径（mm）。

用同样的公式计算左心室收缩末期容积（LVESV），用 LVESD 代替 LVEDD，用差值百分比来计算左心室射血分数（见图 14-4，其中 LVIDd=LVEDD，LVIDs=LVESD）。

左心室射血分数（简化的 Quinones 方程）

$$LVEF = \frac{LVEDD^2 - LVESD^2}{LVEDD^2} \times 100\% + K$$

其中 LVEDD= 左心室舒张末期直径（mm），LVESD= 左心室收缩末期直径（mm）；K= 心尖收缩校正，若心尖收缩功能正常为 +10%，若心尖收缩功能低下为 +5%，若心尖收缩无能为 +0%，若心尖收缩障碍为 -5%，若心尖处存在瘤样扩张为 -10%。

左心室缩短分数（FS）

$$FS = \frac{LVEDD - LVESD}{LVEDD} \times 100\%$$

其中 LVEDD= 左心室舒张末期直径（mm），LVESD= 左心室收缩末期直径（mm）。

左心室质量（线性方法，Cube 公式）

左心室质量 = 0.8 [1.04(LVEDD +IVSd + PWd)³ − LVEDD³]+ 0.6

其中 LVEDD= 左心室舒张末期直径（mm），

LVESD= 左心室收缩末期直径（mm），IVSd= 舒张末期室间隔厚度（mm），PWd= 舒张末期后壁厚度（mm），左心室质量单位 g。

相对室壁厚度

$$RWT = \frac{IVSd+PWd}{LVEDD}$$

其中 IVSd= 舒张末期室间隔厚度（mm），PWd= 舒张末期后壁厚度（mm），LVEDD= 左心室舒张末期直径（mm）。

左心室心肌性能指数（MPI）或 Tei 指数（图 B-1 和图 14-12）

$$LV\ MPI = \frac{IVCT+IVRT}{LVET} = \frac{MCOT-LVET}{LVET}$$

其中 IVCT= 等容收缩时间（ms），IVRT= 等容舒张时间（ms），MCOT= 二尖瓣关闭 – 开放时间（ms），LVET= 左心室射血时间（ms）。

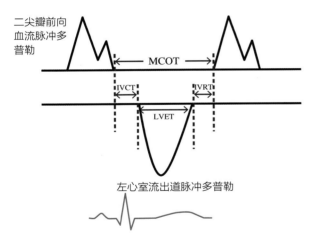

▲ 图 B-1　心肌性能指数或 Tei 指数（左心室）

右心室心肌性能指数或 Tei 指数

$$RV\ MPI = \frac{IVCT-IVRT}{RVET} = \frac{TCOT-RVET}{RVET}$$

$$MPI\ (Tei\ 指数) = \frac{IVCT+IVRT}{LVET} = \frac{MCOT-LVET}{LVET}$$

其中 IVCT= 等容收缩时间（ms），IVRT= 等容舒张时间（ms），RVET= 右心室射血时间（ms），TCOT= 三尖瓣关闭 – 开放时间（ms）。在相似心率下，测量可由脉冲多普勒频谱进行，或由一个组织多普勒频谱完成（图 16-13、16-14 和图 36-18，其中 TOCT=TRT）。

左心室室壁运动评分指数（用于左心室 17 节段模型）

$$WMSI = (\sum 17\ 节段评分)/17$$

每个节段评分依据包括：1= 运动正常；2= 运动低下；3= 运动失能；4= 运动障碍。

每搏输出量

$$SV = \pi \left(\frac{LVOT_d}{2}\right)^2 \times VTI_{LVOT}$$

其中 SV= 每搏输出量（ml），LVOTd= 左心室流出道直径（cm），VTI_{LVOT} = 左心室流出道速度时间积分（cm）。

心排血量

$$CO = SV \cdot HR$$

其中 CO= 心排血量（ml/min）（除以 1000 变成 L/min），SV= 每搏输出量（ml），HR= 心率（次 / 分）。

肺 – 体循环血流量比（Qp/Qs）来定量心内分流。

$$\frac{Qp}{Qs} = \frac{\pi \cdot \left(\frac{RVOTd}{2}\right)^2 \cdot VTI_{RVOT}}{\pi \cdot \left(\frac{LVOTd}{2}\right)^2 \cdot VTI_{LVOT}}$$

消除分子和分母中的相同因子，公式简化如下。

$$\frac{Qp}{Qs} = \frac{RVOTd^2 \cdot VTI_{RVOT}}{LVOTd^2 \cdot VTI_{LVOT}}$$

瓣膜（常用）

峰压差

峰压差使用简化伯努利方程把速度差转化为瞬时峰压差，公式如下。

$$\Delta P = (4V_2^2 - V_1^2)$$

其中 ΔP= 峰压差（mmHg）；V_2= 狭窄或瓣膜远端速度 (m/s)，如 V_{Ao}；V_1= 狭窄近端速度 (m/s)，如 V_{LVOT}。

每搏输出量

任何瓣环水平的每搏输出量可以通过脉冲多普勒和二维方法进行测量（图 14–10）。

$$SV = CSA \cdot VTI$$

其中 SV= 每搏输出量（ml），CSA= 瓣环水平的横断面面积，VTI= 瓣环水平前向血流脉冲多普勒速度时间积分。

该公式通常用于左心室流出道或主动脉瓣环，较少用于二尖瓣环和肺动脉瓣环，示例如下。

$$SV_{LVOT} = CSA_{LVOT} \cdot VTI_{LVOT} = \pi \left(\frac{LVOTd}{2}\right)^2 \cdot VTI_{LVOT}$$

其中 LVOTd= 左心室流出道直径（cm），VTI_{LVOT}= 左心室流出道速度时间积分（cm）。

决定瓣膜反流的容量方法

在正常患者中，也就是那些没有反流和分流的患者，通过所有瓣环的每搏输出量（SV）应该是相等的。如果有一个瓣膜存在反流，那么通过该瓣膜的流量就比其他正常的瓣膜多。这时反流体积可以计算为反流瓣膜的 SV 减去未受影响的瓣膜的 SV。对于主动脉瓣反流（AR），计算方法是左心室流出道 SV 减去二尖瓣（或肺动脉瓣）SV。详细内容见下文 AR 和二尖瓣反流（MR）。

主动脉瓣狭窄

峰压差

峰压差使用简化伯努利方程，公式如下。

$$\Delta P = 4 \left(V_{Ao}^2 - V_{LVOT}^2\right)$$

其中 ΔP= 峰压差（mmHg），V_{Ao}= 主动脉远端峰速度（ms），V_{LVOT}= 左心室流出道峰速度（ms）。

主动脉瓣面积

主动脉瓣面积，使用速度时间积分（VTI）或血流峰速度（Vmax）计算连续方程，公式如下。

$$AVA = \pi \left(\frac{LVOTd}{2}\right)^2 \times \frac{VTI_{LVOT}}{VTI_{Ao}}$$

其中 AVA= 主动脉瓣面积（cm^2），LVOTd= 左心室流出道直径（cm），VTI_{LVOT}= 脉冲多普勒获取的左心室流出道速度时间积分（cm），VTI_{Ao}= 连续波多普勒获取的主动脉速度时间积分（cm）。

或

$$AVA = \pi \left(\frac{LVOTd}{2}\right)^2 \times \frac{V_{LVOT}}{V_{Ao}}$$

其中 AVA= 主动脉瓣面积（cm^2），LVOTd= 左心室流出道直径（cm），V_{LVOT}= 脉冲多普勒获取的左心室流出道最大速度（m/s），V_{Ao}= 连续波多普勒获取的最大主动脉速度（m/s）（图 29–8）。

当用于人工主动脉瓣时，同样的公式可以得到有效反流孔面积。

**主动脉瓣面积应通过 BSA 进行标化，特别是对于体重非常大或小的患者。*

主动脉瓣无量纲指数

主动脉瓣无量纲指数（DI），使用速度时间积分或峰速度数值。

$$DI = \frac{VTI_{LVOT}}{VTI_{Ao}}$$

其中 VTI_{LVOT}= 脉冲多普勒获取的左心室流出道速度时间积分（cm），VTI_{Ao}= 连续波多普勒获取的主动脉速度时间积分（cm）。

或

$$DI = \frac{V_{LVOT}}{V_{Ao}}$$

其中 V_{LVOT}= 脉冲多普勒获取的左心室流出道最大速度（m/s），V_{Ao}= 连续波多普勒获取的最大主动脉速度（m/s）。

主动脉瓣反流

近端等速表面积（PISA）法计算有效反流口面积

$$EROA = \frac{2\pi r^2 \cdot V_A}{V_{max}}$$

其中 EROA= 有效反流口面积（cm²），r= 近端等速表面积汇聚面半径（cm），V_A= 混叠速度（cm/s），V_{max}= 主动脉瓣反流射流峰速度（cm/s）（图 29-14）。

近端等速表面积法计算反流容积

$$RV = EROA \cdot VTI_{AR}$$

其中 RV= 反流容积（ml），EROA= 有效反流口面积（cm²），VTI_{AR}= 主动脉瓣反流速度时间积分（cm）。

连续方程计算反流容积（容积法）

$$RV = LVOT\ SV - MV（或 PV）SV$$

其中 RV= 反流量（ml），LVOT SV= 左心室流出道每搏输出量（ml），MV SV= 二尖瓣每搏输出量（ml），或者选择 PV SV= 肺动脉瓣每搏输出量（ml）。

近端等速表面积法／二维法计算反流分数

$$RF = \frac{RV}{主动脉\ SV} \cdot 100\%$$

其中 RF= 反流分数（%），RV= 反流量（ml），主动脉 SV= 主动脉每搏输出量（ml）。

$$= CSA_{LVOT} \cdot VTI_{LVOT}$$

二尖瓣狭窄

峰压差

峰压差使用简化伯努利方程计算，公式如下。

$$\Delta P = 4\left(V_2^2 - V_1^2\right)$$

其中 ΔP= 峰压差（mmHg）；V_2= 跨二尖瓣远端峰速度（m/s），左心室面；V_1= 跨二尖瓣近端峰速度（m/s），左心房面。

二尖瓣面积

二尖瓣面积使用压力半降时间或减速时间计算，公式如下。

$$MVA = \frac{220}{PHT}$$

其中 MVA= 二尖瓣面积（cm²），PHT= 压力半降时间（ms）。

$$MVA = \frac{759}{DT}$$

其中 DT= 减速时间（ms）。

近端等速表面积法计算二尖瓣开口面积（图 28-18）

$$MVA = \frac{2\pi r^2 \cdot V_A}{V_{max}} \cdot \frac{\alpha}{180}$$

其中 EROA= 有效反流口面积（cm^2），r= 近端等速表面积汇聚面半径（cm），V_A= 混叠速度（cm/s），V_{max}= 二尖瓣狭窄射流峰速（cm/s），$\alpha/180$= 二尖瓣处近端等速表面积汇聚面形成角度矫正因子（通常约 120°）。

二尖瓣反流

近端等速表面积法计算有效反流口面积（图 28-12）

$$EROA = \frac{2\pi r^2 \cdot V_A}{V_{max}} \cdot \frac{\alpha}{180}$$

其中 EROA= 有效反流口面积（cm^2），r = 近端等速表面积汇聚面半径（cm），V_A= 混叠速度（cm/s），V_{max}= 二尖瓣反流射流峰速（cm/s），$\alpha/180$= 二尖瓣处近端等速表面积汇聚面形成角度矫正因子（通常约 120°）。

近端等速表面积法测量反流容积

$$RV = EROA \cdot VTI_{MR}$$

其中 RV= 反流容积（ml），EROA= 有效反流口面积（cm^2），VTI_{MR}= 二尖瓣反流速度时间积分（cm）。

连续方程计算反流容积（容积法）（图 28-13）

$$RV = MV\ SV - LVOT\ SV$$

其中 RV= 反流容积（ml），LVOT SV= 左心室流出道每搏输出量（ml），MV SV= 二尖瓣每搏输出量（ml）。

近端等速表面积法／二维法计算反流分数

$$RF = \frac{RV}{跨二尖瓣\ SV} \cdot 100\%$$

其中 RF = 反流分数 (%)，RV= 反流容积（ml），跨二尖瓣 SV= 跨二尖瓣每搏输出量。
即

$$SV = CSA_{MV} \cdot VTI_{MV}$$

其中 CSA_{MV}= 二尖瓣截面积（cm^2），VTI_{MV}= 二尖瓣反流速度时间积分（cm）。

由于二尖瓣环不是圆形的，所以常常用左心室总每搏输出量（LV SV）甚至肺动脉瓣每搏输出量（PV SV）来代替跨二尖瓣每搏输出量，只要没有其他反流瓣或心内分流的情况，这种方法就有效。

$$总\ LV\ SV = LVOT\ forward\ SV + MR\ RV$$

其中 $LVOT\ forward\ SV = CSA_{LVOT} \times VTI_{LVOT}$，二尖瓣反流容积在之前计算得出。

或者，左心室总搏出量可以按如下公式计算。

$$LV\ SV = LVEDV - LVESV$$

其中 LVEDV= 左心室舒张末期容积，LVESV= 左心室收缩末期容积（由辛普森二维方法计算或左心室三维法得出）。

三尖瓣反流

右心室收缩压（有三尖瓣反流时）

$$RVSP = 4\ (TR\ V_{max})^2 + RAP$$

其中 RVSP= 右心室收缩压（mmHg），通常为肺动脉（PA）收缩末期压；TR V_{max}= 三尖瓣反流峰速（cm/s）；RAP= 右房压，通常计算依据为①当下腔静脉直径≤21mm 且塌陷率＞50% 时，RAP=3（0～5）mmHg；②当下腔静脉直径≤21mm 且塌陷率＜50% 时，RAP=8（5～10）mmHg；③当下腔静脉直径＞21mm 且塌陷率＞50% 时，RAP=8（5～10）mmHg；④当下腔静脉直径＞21mm 且塌陷率＜50% 时，RAP=15mmHg（详细阐释见附录 A，表 A-7）。

肺动脉瓣反流

肺动脉舒张末期压可以按如下公式计算。

$$PA\ EDP = 4(PI\ V_{舒张末期})^2 + RAP$$

其中 PA EDP= 肺动脉舒张末期压（mmHg），PI $V_{舒张末期}$= 舒张末肺动脉瓣反流束速度（cm/s），RAP= 右房压（例如图 36-5，其中 PA EDP=dPAP）。

肺血管阻力

$$PVR = 10\ (TR\ V_{max}\ /\ VTI_{RVOT}) + 0.16$$

其中 PVR= 肺血管阻力（伍德单位），TR V_{max}= 三尖瓣反流峰速（m/s），VTI_{RVOT}= 右心室流出道速度时间积分（cm）

* 以上关于心腔定量的许多推荐计算方法和其他计算方法可参阅 Lang RM, Badano LP, Mor-Avi V, et al. Recommendations for cardiac chamber quantification by echocardiography in adults: an update from the American Society of Echocardiography and the European Association of Cardiovascular Imaging. *J Am Soc Echocardiogr.* 2015;28:1–39.

运动负荷试验

基于年龄最大预测心率（MPHR）的计算公式（Haskell 和 Fox 公式）如下。

$$MPHR = 220 - 年龄$$

基于年龄最大预测心率百分比的计算公式如下。

$$MPHR\ 百分比\ (\%) = \frac{可达到的最大心率}{MPHR}$$

心率血压乘积公式如下。

$$RPP = Max\ HR\ \times\ Max\ SBP$$

其中 RPP= 心率血压乘积，Max HR= 最大心率（次/分），Max SBP= 最大收缩压（mmHg）。

推荐阅读

Baumgartner, H., Hung, J., Bermejo, J., et al. (2009). Echocardiographic assessment of valve stenosis: EAE/ASE recommendations for clinical practice. *Journal of the American Society of Echocardiography, 22,* 1–23.

Grayburn, P. A., Weissman, N. J., & Zamorano, J. L. (2012). Quantitation of mitral regurgitation. *Circulation, 126,* 2005–2015.

Lancellotti, P., Tribouilloy, C., & Hagendorff, A. (2013). Recommendations for the echocardiographic assessment of native valvular regurgitation: an executive summary from the European Association of Cardiovascular Imaging. *European Heart Journal, 14,* 611–644.

Lang, R. M., Badano, L. P., Mor-Avi, V., et al. (2015). Recommendations for cardiac chamber quantification by echocardiography in adults: an update from the American Society of Echocardiography and the European Association of Cardiovascular Imaging. *Journal of the American Society of Echocardiography, 28,* 1–39.

Rudski, L. G., Lai, W. W., Afilalo, J., et al. (2010). Guidelines for the echocardiographic assessment of the right heart in adults: a report from the American Society of Echocardiography endorsed by the European Association of Echocardiography, a registered branch of the European Society of Cardiology, and the Canadian Society of Echocardiography. *Journal of the American Society of Echocardiography, 23,* 685–713.